中华人民共和国药典

2015 年版

第一增补本

国家药典委员会 编

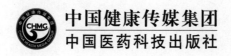

中国健康传媒集团
中国医药科技出版社

内 容 提 要

第一增补本共收载《中华人民共和国药典》2015年版新增品种及通则98个,修订或订正品种及通则338个。其中一部新增品种33个,修订或订正品种112个;二部新增品种60个,修订或订正品种136个;三部新增品种1个、通则4个,修订或订正品种43个、通则2个;四部修订通则3个,修订或订正品种42个。

图书在版编目(CIP)数据

中华人民共和国药典:2015年版:第一增补本/国家药典委员会编写.—北京:中国医药科技出版社,2018.8
ISBN 978-7-5067-9344-5

Ⅰ.①中… Ⅱ.①国… Ⅲ.①药典—中国 Ⅳ.①R921.2

中国版本图书馆 CIP 数据核字(2018)第 171670 号

责任编辑 高雨濛 向 丽 王 梓
美术编辑 陈君杞

出版 **中国健康传媒集团** | 中国医药科技出版社
地址 北京市海淀区文慧园北路甲 22 号
邮编 100082
电话 发行:010-62227427 邮购:010-62236938
网址 www.cmstp.com
规格 A4
印张 33½
字数 1183 千字
版次 2018 年 8 月第 1 版
印次 2018 年 10 月第 2 次印刷
印刷 三河市万龙印装有限公司
经销 全国各地新华书店
书号 ISBN 978-7-5067-9344-5
定价 506.00 元

前　言

根据《药典委员会章程》和国家药品标准发展的要求，为适应药品研发、生产、检验、应用以及监督管理等方面的需要，国家药典委员会及时对国家药品标准进行增修订和订正，出版药典增补本，药典增补本与现行版药典具有同等的法定地位。

第一增补本共收载新增品种及通则 98 个，修订或订正品种及通则 338 个。其中一部新增品种 33 个，修订或订正品种 112 个；二部新增品种 60 个，修订或订正品种 136 个；三部新增品种 1 个、通则 4 个，修订或订正品种 43 个、通则 2 个；四部修订通则 3 个，修订或订正品种 42 个。

本增补本的修订内容采用全文刊载方式，变动部分辅以"■　■"标记，并分别以［修订］、［订正］、［增订］和［删除］予以标识，以利于广大药学工作者及时掌握标准修订内容和方便使用。

本增补本经国家药品监督管理局公告 2018 年第 41 号批准颁布，自 2019 年 1 月 1 日起开始施行。

第一增补本采用药品名称与原药品名称对照

第一增补本名称	《中国药典》2015 年版名称/原药品名称
二部	
去氨加压素片	醋酸去氨加压素片
去氨加压素注射液	醋酸去氨加压素注射液
注射用去氨加压素	注射用醋酸去氨加压素
丙泊酚乳状注射液	丙泊酚注射液
矛头蝮蛇血凝酶	蛇毒血凝酶、血凝酶
注射用矛头蝮蛇血凝酶	注射用蛇毒血凝酶、注射用血凝酶
盐酸羟苄唑滴眼液	羟苄唑滴眼液
脂肪乳注射液（$C_{14\sim24}$）	脂肪乳注射液
腺苷注射液	腺苷注射液（供诊断用）
磷酸腺嘌呤	维生素 B_4
磷酸腺嘌呤片	维生素 B_4 片
乌司他丁溶液	乌司他丁
盐酸氮䓬斯汀	盐酸氮卓斯汀
盐酸氮䓬斯汀片	盐酸氮卓斯汀片
盐酸氮䓬斯汀鼻喷雾剂	盐酸氮卓斯汀鼻喷雾剂

目　录

二 部

《药品红外光谱集》(第五卷)修订品种 ……… 318

三　　部

新增生物制品通则 …………………………… 321

索　引

一 部

时间(分钟)	流动相 A(%)	流动相 B(%)
0～50	14	86
50～51	14→80	86→20
51～61	80	20

对照品溶液的制备 取木犀草苷对照品、毛蕊花糖苷对照品适量,精密称定,分别加 70%甲醇制成每 1ml 各含木犀草苷 20μg、毛蕊花糖苷 40μg 的溶液,即得。

供试品溶液的制备 取本品粉末(过四号筛)约 1g,精密称定,置具塞锥形瓶中,精密加入 70%甲醇 50ml,称定重量,超声处理(功率 500W,频率 40kHz)40 分钟,放冷,再称定重量,用 70%甲醇补足减失的重量,摇匀,滤过,取续滤液,作为木犀草苷供试品溶液。另精密量取续滤液 5ml,置 50ml 量瓶中,加 70%甲醇稀释至刻度,摇匀,作为毛蕊花糖苷供试品溶液。

测定法 分别精密吸取对照品溶液与供试品溶液各 10μl,注入液相色谱仪,测定,即得。

本品按干燥品计算,含木犀草苷($C_{21}H_{20}O_{11}$)不得少于 0.050%,含毛蕊花糖苷($C_{29}H_{36}O_{15}$)不得少于 0.80%。

【性味】 苦、微辛,平。

【功能与主治】 消炎,解肿毒,化湿浊,止血。用于细菌性感染引起炎症肿毒,急性传染性肝炎,内外伤出血。

【用法与用量】 9～30g。外用适量。

【贮藏】 置通风干燥处。

新 增 品 种

裸 花 紫 珠

Luohuazizhu

CALLICARPAE NUDIFLORAE FOLIUM

本品为马鞭草科植物裸花紫珠 *Callicarpa nudiflora* Hook. et Arn.的干燥叶。全年均可采收,除去杂质,晒干。

【性状】 本品多皱缩、卷曲。完整叶片展平后呈卵状披针形或矩圆形,长 10～25cm,宽 4～8cm。上表面黑色,下表面密被黄褐色星状毛。侧脉羽状,小脉近平行与侧脉几成直角。叶全缘或边缘有疏锯齿。叶柄长 1～3cm,被星状毛。质脆,易破碎。气微香,味涩微苦。

【鉴别】 (1)本品叶表面观:非腺毛有两种,一种为选生星状毛,大多碎断,直径 18～30μm,壁厚,非木化,完整者 1～10 余轮;每轮 1～7 侧生细胞。另一种非腺毛 1～4 细胞,末端有分叉,壁薄。腺鳞头部 6～8 细胞,扁球形,直径 50～60μm。腺毛头部 4 细胞,直径 22～27μm,柄 1～2 细胞。上皮细胞多角形,壁略呈连珠状增厚。下表皮细胞不规则多角形,垂周壁微波状弯曲,气孔不定式,保卫细胞长约 25μm。

(2)取本品粉末 1g,加水 150ml,煎煮,保持微沸 1 小时,放冷,滤过,滤液加氯化钠 5g,振摇使溶解,溶液加乙酸乙酯 40ml 振摇提取,取乙酸乙酯液,回收溶剂至干,残渣加甲醇 1ml 使溶解,作为供试品溶液。另取裸花紫珠对照药材 1g,同法制成对照药材溶液。照薄层色谱法(通则 0502)试验,吸取上述两种溶液各 10～20μl,分别点于同一用 0.5%氢氧化钠溶液制备的硅胶 G 薄层板上,以乙酸乙酯-甲醇-浓氨试液(17:2:1)为展开剂,展开,取出,晾干,喷以 3%三氯化铝乙醇溶液,在 105℃加热 5 分钟,在紫外光灯(365nm)下检视。供试品色谱中,在与对照药材色谱相应的位置上,显相同颜色的荧光斑点。

【检查】 水分 不得过 13.0%(通则 0832 第二法)。

总灰分 不得过 10.0%(通则 2302)。

【浸出物】 照水溶性浸出物测定法(通则 2201)项下的热浸法测定,不得少于 15.0%。

【含量测定】 照高效液相色谱法(通则 0512)测定。

色谱条件与系统适用性试验 以十八烷基硅烷键合硅胶为填充剂;以乙腈为流动相 A,以 0.1%甲酸溶液为流动相 B,按下表中的规定进行梯度洗脱;木犀草苷检测波长为 350nm,毛蕊花糖苷检测波长为 330nm;柱温为 35℃,理论板数按木犀草苷和毛蕊花糖苷峰计算均应不低于 5000。

万灵五香膏

Wanling Wuxiang Gao

【处方】

穿山甲 30g	羌活 30g
桃仁 30g	肉桂 60g
大黄 30g	制没药 30g
玄参 30g	马钱子 30g
怀牛膝 30g	赤芍 30g
血余炭 30g	红花 30g
制乳香 30g	苦杏仁 30g
地黄 30g	人工麝香 10g
生川乌 30g	白芷 30g
当归 30g	川芎 30g
续断 30g	

【制法】 以上二十一味,肉桂、白芷粉碎成细粉与人工麝香配研,过筛,混匀,分装成小瓶或小袋。乳香、没药粉碎成细粉,过筛,混匀。穿山甲、地黄、马钱子、桃仁酌予碎断,与食用植物油 3750g 同置锅内加热至 200℃,加入酌予碎断的当归等其余十二味,炸枯,去渣,滤过,炼至滴水成珠,加入红丹约 1700g,搅匀,收膏,将膏浸泡于水中。取膏,用文火加热熔化后,加入乳香、没药细粉搅匀,分摊于兽皮或布上,即得。

【性状】 本品为摊于兽皮或布上的黑膏药和瓶(袋)装的黄棕色药粉,气香。

【鉴别】 (1)取药粉1.5g,加乙醚30ml,冷浸1小时,时时振摇,滤过,滤液挥干,残渣加乙酸乙酯1ml使溶解,作为供试品溶液。另取白芷对照药材0.5g,同法制成对照药材溶液。再取欧前胡素对照品、异欧前胡素对照品,加乙酸乙酯制成每1ml各含1mg的混合溶液,作为对照品溶液。照薄层色谱法(通则0502)试验,吸取供试品溶液及对照药材溶液各4μl,对照品溶液2μl,分别点于同一硅胶G薄层板上,以石油醚(30～60℃)-乙醚(5:2)为展开剂,在25℃以下展开,取出,晾干,在紫外光(365nm)下检视。供试品色谱中,在与对照药材色谱和对照品色谱相应的位置上,显相同颜色的荧光斑点。

(2)取药粉1.0g,加乙醇10ml,冷浸20分钟,时时振摇,滤过,取滤液作为供试品溶液。另取桂皮醛对照品,加乙醇制成每1ml含1μl的溶液,作为对照品溶液。照薄层色谱法(通则0502)试验,吸取供试品溶液4μl,对照品溶液2μl,分别点于同一硅胶G薄层板上,以石油醚(30～60℃)-乙醚(3:2)为展开剂,展开,取出,晾干,喷以二硝基苯肼乙醇试液,在日光下检视。供试品色谱中,在与对照品色谱相应的位置上,显相同颜色的斑点。

【检查】 膏药软化点 应为55.0～75.0℃(通则2102)。

其他 药粉的外观均匀度、装量差异应符合散剂项下的有关规定(通则0115)。

膏药应符合膏药项下有关的各项规定(通则0186)。

【含量测定】 照气相色谱法(通则0521)测定。

色谱条件与系统适用性试验 以50%苯基-50%甲基聚硅氧烷为固定相的弹性石英毛细管柱(柱长为30m,柱内径为0.32mm,膜厚度为0.25μm);柱温为程序升温,初始温度200℃,保持15分钟,以每分钟25℃的速率升温至250℃,保持10分钟;理论板数按麝香酮峰计算应不低于15000。

对照品溶液的制备 取麝香酮对照品适量,精密称定,加无水乙醇制成每1ml含0.3mg的溶液,即得。

供试品溶液的制备 取药粉约1.0g,精密称定,精密加入无水乙醇10ml,密塞、振摇,放置1小时,滤过,取续滤液,即得。

测定法 分别精密吸取对照品溶液和供试品溶液各2μl,注入气相色谱仪,测定,即得。

本品每1g药粉中含麝香酮($C_{16}H_{30}O$)不得少于1.2mg。

【功能与主治】 活血通络,消肿止痛。用于风湿痹症,关节肿痛,筋骨酸楚,跌打损伤,骨折瘀阻,陈伤隐疼。

【用法与用量】 外用。加温软化,将小瓶内的药粉倒在膏药中心,稍加粘和后,贴于患处。每次用1～2贴,3～4天换一次。

【注意】 (1)本品含乌头碱、马钱子,应严格在医生指导下使用。(2)心脏病患者慎用。(3)孕妇及皮肤破损处禁用。

【规格】 (1)每张膏药净重15g,每小瓶装药粉0.38g

(2)每张膏药净重30g,每小瓶装药粉0.38g

【贮藏】 密封(药粉),密闭(膏药)。

小儿扶脾颗粒
Xiao'er Fupi Keli

【处方】

白术48g	陈皮24g
山楂48g	党参48g
莲子48g	茯苓38g

【制法】 以上六味,加水煎煮二次,第一次1.5小时,第二次2小时,合并煎液,滤过,滤液浓缩至相对密度为1.10～1.20(60℃)的清膏,加炼蜜48g,混匀,再加蔗糖适量,制成颗粒,干燥,制成1000g,即得。

【性状】 本品为淡黄色至棕黄色的颗粒;味甜、微酸。

【鉴别】 (1)取本品50g,加水50ml,加热使溶解,放冷,用乙酸乙酯振摇提取三次,每次30ml,合并乙酸乙酯液,回收溶剂至干,残渣加甲醇0.5ml使溶解,作为供试品溶液。另取白术对照药材1g,加水150ml,煎煮30分钟,滤过,滤液浓缩至约30ml,放冷,自"用乙酸乙酯振摇提取三次"起,同法制成对照药材溶液。照薄层色谱法(通则0502)试验,吸取上述两种溶液各10μl,分别点于同一硅胶G薄层板上,以环己烷-乙酸乙酯(7:3)为展开剂,展开,取出,晾干,喷以5%对二甲氨基苯甲醛硫酸溶液,在105℃加热至斑点显色清晰,在紫外光(365nm)下检视。供试品色谱中,在与对照药材色谱相应的位置上,显相同颜色的荧光斑点。

(2)取[鉴别](1)项下的供试品溶液作为供试品溶液。另取陈皮对照药材1g,加水150ml,煎煮30分钟,滤过,滤液浓缩至约30ml,放冷,用乙酸乙酯振摇提取三次,每次30ml,合并乙酸乙酯液,回收溶剂至干,残渣加甲醇0.5ml使溶解,作为对照药材溶液。照薄层色谱法(通则0502)试验,吸取上述两种溶液各2μl,分别点于同一硅胶G薄层板上,以环己烷-乙酸乙酯(2:3)为展开剂,展开,取出,晾干,喷以5%三氯化铝乙醇溶液,在105℃加热至斑点显色清晰,在紫外光(365nm)下检视。供试品色谱中,在与对照药材色谱相应的位置上,显相同颜色的荧光斑点。

(3)取本品10g,加水50ml,加热使溶解,放冷,用稀盐酸调节pH值至1～2,用乙酸乙酯振摇提取三次,每次50ml,合并乙酸乙酯液,回收溶剂至干,残渣加甲醇25ml使溶解,滤过,滤液作为供试品溶液。另取原儿茶酸对照品,加甲醇制成每1ml含2μg的溶液,作为对照品溶液。照高效液相色谱法(通则0512)试验,以十八烷基硅烷键合硅胶为填充剂;以甲醇-1%醋酸溶液(1:99)为流动相;检测波长为293nm;理论板数按原儿茶酸峰计算应不低于3000。分别吸取上述两种溶液各1μl,注入液相色谱仪。供试品色谱中应呈现与对照品色谱峰保留时间相对应的色谱峰。

（4）取本品100g，加水100ml，加热使溶解，放冷，加盐酸2ml，用乙醚振摇提取三次，每次50ml，弃去乙醚液，水液加氨试液调节pH值至9～11，用乙醚振摇提取三次，每次50ml，合并乙醚液，蒸干，残渣加甲醇0.5ml使溶解，作为供试品溶液。另取莲子对照药材2.5g，加水150ml，煎煮30分钟，滤过，滤液自"加盐酸2ml"起，同法制成对照药材溶液。照薄层色谱法（通则0502）试验，吸取上述两种溶液各20μl，分别点于同一硅胶G薄层板上，以三氯甲烷-二乙胺（7∶1）为展开剂，展至约12cm，取出，晾干，放置过夜，在紫外光（365nm）下检视。供试品色谱中，在与对照药材色谱相应的位置上，显两个或两个以上相同颜色的荧光主斑点。

【检查】　应符合颗粒剂项下有关的各项规定（通则0104）。

【含量测定】　照高效液相色谱法（通则0512）测定。

色谱条件与系统适用性试验　以十八烷基硅烷键合硅胶为填充剂；以甲醇-水（32∶68）为流动相；检测波长为283nm。理论板数按橙皮苷峰计算应不低于2000。

对照品溶液的制备　取橙皮苷对照品适量，精密称定，加甲醇制成每1ml含40μg的溶液，即得。

供试品溶液的制备　取装量差异项下的本品，混匀，取适量，研细，取约5g，精密称定，置具塞锥形瓶中，精密加入甲醇25ml，称定重量，加热回流1小时，放冷，再称定重量，用甲醇补足减失的重量，摇匀，滤过，取续滤液，即得。

测定法　分别精密吸取对照品溶液与供试品溶液各10μl，注入液相色谱仪，测定，即得。

本品每1g含陈皮以橙皮苷（$C_{28}H_{34}O_{15}$）计，不得少于0.20mg。

【功能与主治】　健脾胃，助消化。用于小儿脾胃气虚，消化不良，体质消瘦。

【用法与用量】　开水冲服。一次5～10g，一日2～3次；或遵医嘱。

【规格】　（1）每袋装5g　（2）每袋装10g

【贮藏】　密封。

丹 鹿 通 督 片
Danlu Tongdu Pian

【处方】　丹参500g　　　鹿角胶167g
　　　　　黄芪500g　　　延胡索333g
　　　　　杜仲500g

【制法】　以上五味，取黄芪、杜仲加水煎煮三次，每次1小时，合并煎液，滤过，滤液浓缩至适量；鹿角胶烊化，备用；丹参、延胡索加70%乙醇回流提取三次，每次1小时，合并提取液，滤过，滤液减压浓缩至适量，与上述药膏合并，干燥，粉碎，加入硬脂酸镁等辅料适量，制成颗粒，干燥，压制成1000片，包薄膜衣，即得。

【性状】　本品为薄膜衣片，除去包衣后显棕褐色；味微苦。

【鉴别】　（1）取本品2g，研细，加乙醚20ml，超声处理20分钟，滤过，滤液回收溶剂至干，残渣加甲醇1ml使溶解，作为供试品溶液。另取丹参对照药材2g，同法制成对照药材溶液。再取丹参酮ⅡA对照品，加甲醇制成每1ml含0.5mg的溶液，作为对照品溶液。照薄层色谱法（通则0502）试验，吸取供试品溶液10μl、对照药材溶液与对照品溶液各6μl，分别点于同一硅胶G薄层板上，以石油醚（60～90℃）-乙酸乙酯（10∶2）为展开剂，展开，取出，晾干。供试品色谱中，在与对照药材色谱和对照品色谱相应的位置上，显相同颜色的斑点。

（2）取黄芪对照药材1g，照〔含量测定〕项下方法制成对照药材溶液。取黄芪甲苷对照品，加甲醇制成每1ml含0.5mg的溶液，作为对照品溶液。照薄层色谱法（通则0502）试验，吸取〔含量测定〕项下供试品溶液10μl、上述对照药材与对照品溶液各3μl，分别点于同一硅胶G薄层板上，以乙酸乙酯-丙酮-水（5∶5∶1）为展开剂，展开，取出，晾干，喷以10%硫酸乙醇溶液，在105℃加热至斑点显色清晰，分别置日光及紫外光（365nm）下检视。供试品色谱中，在与对照药材色谱和对照品色谱相应的位置上，日光下显相同颜色的斑点，紫外光（365nm）下显相同颜色的荧光斑点。

（3）取本品4g，研细，置具塞锥形瓶中，加浓氨溶液5ml，浸润15分钟，再加乙醚20ml，超声处理20分钟，滤过，滤液用10%醋酸振摇提取2次（10ml，5ml），合并醋酸提取液，用浓氨溶液调节pH值至10～11，再用乙醚振摇提取2次，每次10ml，合并乙醚液，蒸干，残渣加甲醇1ml使溶解，作为供试品溶液。另取延胡索对照药材2g，同法制成对照药材溶液。再取延胡索乙素对照品，加甲醇制成每1ml含1mg的溶液，作为对照品溶液。照薄层色谱法（通则0502）试验，吸取供试品溶液6μl、对照药材溶液与对照品溶液各4μl，分别点于同一硅胶G薄层板上，以正己烷-三氯甲烷-甲醇（7.5∶4∶1）为展开剂，置展开剂预饱和的层析缸内，展开，取出，晾干，用碘蒸气熏至斑点显色清晰。供试品色谱中，在与对照药材色谱和对照品色谱相应的位置上，显相同颜色的斑点；挥尽板上吸附的碘后，紫外光（365nm）下检视，显相同颜色的荧光斑点。

【检查】　应符合片剂项下有关的各项规定（通则0101）。

【含量测定】　照高效液相色谱法（通则0512）测定。

色谱条件与系统适用性试验　以十八烷基硅烷键合硅胶为填充剂；以乙腈-水（34∶66）为流动相；蒸发光散射检测器检测。理论板数按黄芪甲苷峰计算应不低于6000。

对照品溶液的制备　取黄芪甲苷对照品适量，精密称定，加甲醇制成每1ml含0.2mg的溶液，即得。

供试品溶液的制备　取本品20片，除去包衣，精密称定，研细，取约2g，精密称定，置具塞锥形瓶中，精密加入甲醇 50ml,称定重量,加热回流 2 小时,取出,放冷,再称定重量,用甲醇补足减失的重量,摇匀,滤过,精密量取续滤液 25ml,回收溶剂至干,残渣加水 30ml,微热使溶解,用水饱和正丁醇缓缓振摇提取 4 次,每次 30ml,合并正丁醇液,用氨试液洗涤 2 次,每次 50ml(每次静置 4 小时以上),弃去氨液,正丁醇液蒸干,残渣加甲醇溶解并定容至 5ml,摇匀,滤过,取续滤液,即得。

测定法 分别精密吸取对照品溶液 10μl、20μl,供试品溶液 15μl,注入液相色谱仪,测定,用外标两点法对数方程计算,即得。

本品每片含黄芪以黄芪甲苷($C_{41}H_{68}O_{14}$)计,不得少于 0.20mg。

【功能主治】 活血通督,益肾通络。用于腰椎管狭窄症(如黄韧带增厚、椎体退行性改变、陈旧性椎间盘突出)属瘀阻督脉型所致的间歇性跛行,腰腿疼痛,活动受限,下肢酸胀疼痛,舌质暗或有瘀斑。

【用法与用量】 口服。一次 4 片,一日 3 次。一个月为一疗程,或遵医嘱。

【规格】 每片重 0.6g

【贮藏】 密封。

正 气 片
Zhengqi Pian

【处方】 广藿香油 1g　　　　紫苏叶油 0.6g

木香 200g　　　　　苍术 133g

甘草 67g　　　　　　茯苓 200g

陈皮 133g　　　　　制半夏 133g

姜厚朴 133g　　　　生姜 133g

【制法】 以上十味,取木香、苍术及 60% 的甘草,加蔗糖 27g 共粉碎成细粉,过筛;取茯苓、陈皮、半夏、厚朴、生姜及 40% 的甘草加水煎煮二次,第一次 3 小时,第二次 2 小时,合并煎液,滤过,滤液浓缩成稠膏,加上述细粉及纯化水适量,制粒干燥,加入广藿香油、紫苏叶油及适量润滑剂,压制成 1000 片,即得。

【性状】 本品为黄褐色的片;气芳香,味苦。

【鉴别】 (1)取本品少许,研细,加水搅匀,离心,反复操作数次。取沉淀物,置显微镜下观察:木纤维成束,长梭形,直径 16～24μm,壁稍厚,纹孔横裂缝状、十字形或人字状(木香)。纤维束周围薄壁细胞含草酸钙方晶,形成晶纤维(甘草)。

(2)取本品 2 片,研细,加环己烷 2ml,超声处理 15 分钟,滤过,滤液作为供试品溶液。另取苍术对照药材 1g,同法制成对照药材溶液。照薄层色谱法(通则 0502)试验,吸取上述两种溶液各 5μl,分别点于同一硅胶 G 薄层板上,以石油醚(60～90℃)-乙酸乙酯(40∶1)为展开剂,展开,取出,晾干,喷以 5% 对二甲氨基苯甲醛的 10% 硫酸乙醇溶液,在 105℃ 加热至斑点显色清晰,在日光下检视。供试品色谱中,在与对照药材色谱相应的位置上,显相同颜色的斑点,并应显有一相同的污绿色的主斑点(苍术素)。

(3)取本品 2 片,研细,加乙醚 20ml,超声处理 15 分钟,滤过,滤液挥干,残渣加乙酸乙酯 10ml 使溶解,作为供试品溶液。另取木香对照药材 0.5g,同法制成对照药材溶液。再取木香烃内酯对照品、去氢木香内酯对照品,用乙酸乙酯制成每 1ml 各含 0.5mg 的混合溶液,作为对照品溶液。照薄层色谱法(通则 0502)试验,吸取上述三种溶液各 2～4μl,分别点于同一硅胶 G 薄层板上,以环己烷-丙酮(10∶3)为展开剂,展开,取出,晾干,喷以 1% 香草醛硫酸溶液,在 105℃ 加热至斑点显色清晰,在日光下检视。供试品色谱中,在与对照药材色谱和对照品色谱相应的位置上,显相同颜色的斑点。

(4)取本品 4 片,研细,加乙醚 40ml,加热回流 1 小时,滤过,残渣挥干溶剂,加甲醇 30ml,加热回流 1 小时,滤过,滤液蒸干,残渣加水 40ml 使溶解,用水饱和的正丁醇振摇提取 3 次,每次 20ml,合并正丁醇提取液,用正丁醇饱和的水洗涤 3 次,每次 10ml,正丁醇液蒸干,残渣加甲醇 4ml 使溶解,作为供试品溶液。另取甘草对照药材 1g,同法制成对照药材溶液。再取甘草酸铵对照品,加甲醇制成每 1ml 含 2mg 的溶液,作为对照品溶液。照薄层色谱法(通则 0502)试验,吸取上述三种溶液各 4μl,分别点于同一硅胶 G 薄层板上,以乙酸乙酯-甲酸-冰醋酸-水(15∶1∶1∶2)为展开剂,展开,取出,晾干,喷以 10% 硫酸乙醇溶液,105℃ 加热至斑点显色清晰,分别在日光和紫外光(365nm)下检视。供试品色谱中,在与对照药材色谱和对照品色谱相应的位置上,日光下显相同颜色的斑点;紫外光下显相同颜色的荧光斑点。

(5)取本品 10 片,研细,加甲醇 30ml,超声处理 15 分钟,滤过,滤液蒸干,残渣加稀盐酸 40ml 使溶解,用三氯甲烷振摇提取 3 次,每次 20ml,合并三氯甲烷提取液,用 2% 氢氧化钠溶液振摇提取 3 次,每次 20ml,合并氢氧化钠提取液,用盐酸调节 pH 值至 1～2,用三氯甲烷振摇提取 3 次,每次 20ml,合并三氯甲烷提取液,用适量水洗涤,三氯甲烷液用无水硫酸钠脱水,蒸干,残渣加甲醇 1ml 使溶解,作为供试品溶液。另取厚朴酚对照品、和厚朴酚对照品,加甲醇制成每 1ml 各含 0.2mg 的混合溶液,作为对照品溶液。照薄层色谱法(通则 0502)试验,吸取上述两种溶液各 5～10μl,分别点于同一硅胶 G 薄层板上,以环己烷-丙酮(2∶1)为展开剂,展开,取出,晾干,喷以 1% 香草醛硫酸溶液,105℃ 加热至斑点显色清晰,在日光下检视。供试品色谱中,在与对照品色谱相应的位置上,显相同颜色的斑点。

【检查】 应符合片剂项下有关的各项规定(通则 0101)。

【含量测定】 照高效液相色谱法(通则 0512)测定。

色谱条件与系统适用性试验 以十八烷基硅烷键合硅胶

为填充剂;以乙腈-0.2％磷酸溶液(14:86)为流动相;检测波长为283nm。理论板数按橙皮苷色谱峰计算应不低于2000。

对照品溶液的制备 取橙皮苷对照品适量,精密称定,加75％甲醇制成每1ml含50μg的溶液,即得。

供试品溶液的制备 取重量差异项下的本品,研细,取约2g,精密称定,置索氏提取器中,加75％甲醇适量,加热回流至提取液无色,放冷,将提取液转移至100ml量瓶中,用少量75％甲醇洗涤容器数次,洗液并入同一量瓶中,用75％甲醇定容至刻度,摇匀,滤过,取续滤液,即得。

测定法 分别精密吸取对照品溶液与供试品溶液各10μl,注入液相色谱仪,测定,即得。

本品每片含陈皮以橙皮苷($C_{28}H_{34}O_{15}$)计,不得少于0.80mg。

【功能与主治】 发散风寒,化湿和中。用于伤风感冒,头痛胸闷,吐泻腹胀。

【用法与用量】 口服。一次4片,一日3次。

【规格】 每片重0.5g。

【贮藏】 密封。

附:紫苏叶油

紫苏叶油

本品为唇形科植物紫苏 Perilla frutescens (L.) Britt.的干燥叶(或带嫩枝)经水蒸气蒸馏提取的挥发油。

〔性状〕 本品为浅黄色至黄色的澄清液体,具有紫苏的特异香气,味微辛辣。露置空气中或存放日久,色渐变深,质渐浓稠。

本品在乙醇、乙酸乙酯、乙醚、石油醚、正己烷中易溶,在水中几乎不溶。

折光率 应为1.475~1.495(通则0622)。

〔鉴别〕 取本品适量,加无水乙醇-环己烷(1:1)制成每1ml含10μl的溶液,作为供试品溶液。另取紫苏醛对照品适量,加无水乙醇-环己烷(1:1)制成每1ml含17μl的溶液,作为对照品溶液。照气相色谱法(通则0521)试验,以5％交联苯基甲基聚硅氧烷为固定相的毛细管柱(柱长为30m,柱内径为0.32mm,膜厚度为0.25μm);柱温为程序升温:初始温度为60℃,保持10分钟,以每分钟8℃的速率升温至115℃,保持30分钟,再以每分钟15℃的速率升温至230℃,保持5分钟;进样口温度为250℃;检测器温度为280℃;分流进样,分流比为30:1。分别吸取对照品溶液和供试品溶液各1μl,注入气相色谱仪,记录色谱图。供试品色谱中应呈现与对照品色谱峰保留时间相一致的色谱峰。

〔检查〕 **乙醇中的不溶物** 取本品1ml,加乙醇5ml,摇匀,溶液应澄清(25℃)。

〔贮藏〕 遮光,密封,置阴凉处。

再造生血胶囊

Zaizao Shengxue Jiaonang

【处方】

菟丝子(酒制)85g	红参(去芦)25.5g
鸡血藤59.5g	阿胶25.5g
当归42.5g	女贞子25.5g
黄芪42.5g	益母草25.5g
熟地黄42.5g	白芍25.5g
制何首乌42.5g	淫羊藿25.5g
酒黄精34g	鹿茸(去毛)2.55g
党参34g	麦冬25.5g
仙鹤草34g	麸炒白术25.5g
盐补骨脂25.5g	枸杞子34g
旱莲25.5g	

【制法】 以上二十一味,益母草、墨旱莲、仙鹤草、鸡血藤、菟丝子(酒制)、酒黄精、熟地黄、女贞子、麦冬、黄芪、淫羊藿酌予碎断,加水煎煮三次,第一次3小时,第二次2小时,第三次1小时,滤过,合并滤液,浓缩至相对密度为1.30~1.35(50℃)的稠膏。取红参、鹿茸、当归、制何首乌、党参、枸杞子、盐补骨脂、阿胶、白芍、麸炒白术粉碎成细粉,过筛,混匀,与上述稠膏混合均匀,干燥(60~80℃),粉碎成细粉,混匀,装入胶囊,制成1000粒,即得。

【性状】 本品为硬胶囊,内容物为棕黄色至棕褐色粉末;气微,味微苦。

【鉴别】 (1)取本品,置显微镜下观察:草酸钙簇晶直径18~32μm,存在于薄壁细胞中,常排列成行,或一个细胞中含有数个簇晶(白芍)。草酸钙针晶细小,长10~32μm,不规则地充塞于薄壁细胞中(麸炒白术)。联结乳管直径14~25μm,含淡黄色颗粒状物;石细胞类斜方形或多角形,一端稍尖,壁较厚,纹孔稀疏(党参)。种皮栅状细胞淡棕色或红棕色,表面观多角形,壁稍厚,胞腔含红棕色物(盐补骨脂)。种皮石细胞表面观不规则多角形,壁厚,波状弯曲,层纹清晰(枸杞子)。骨碎片呈不规则形,边缘凹凸不平,棕色、淡黄色或淡灰色,半透明,表面有细密的纵向纹理及点状孔隙,有骨陷窝(鹿茸)。

(2)取本品内容物13g,加三氯甲烷80ml,超声处理30分钟,放冷,滤过(滤渣备用),滤液回收溶剂至干,残渣加甲醇1ml使溶解,作为供试品溶液。另取当归对照药材1g,加三氯甲烷30ml,同法制成对照药材溶液。照薄层色谱法(通则0502)试验,吸取上述两种溶液各2μl,分别点于同一硅胶G薄层板上,以正己烷-乙酸乙酯(4:1)为展开剂,展开,取出,晾干,在紫外光(365nm)下检视。供试品色谱中,在与对照药材色谱相应的位置上,显相同颜色的荧光斑点。

(3)取〔鉴别〕(2)项下的备用滤渣,回收溶剂至干,加甲醇

80ml,超声处理30分钟,放冷,滤过,滤液回收溶剂至干,残渣加水50ml使溶解,用乙醚振摇提取2次,每次30ml,弃去乙醚液,水层用水饱和的正丁醇振摇提取2次,每次30ml,合并提取液,用正丁醇饱和的氨试液洗涤2次,每次60ml,弃去洗涤液,正丁醇液回收溶剂至干,残渣加甲醇1ml使溶解,作为供试品溶液。另取红参对照药材1g,加三氯甲烷30ml,超声处理30分钟,放冷,滤过,弃去滤液,药渣挥干溶剂,加水饱和的正丁醇30ml,超声处理30分钟,放冷,滤过,滤液回收溶剂至干,残渣加甲醇1ml使溶解,作为对照药材溶液。再取人参皂苷 Rb_1 对照品、人参皂苷 Re 对照品、人参皂苷 Rg_1 对照品,加甲醇制成每1ml各含1mg的混合溶液,作为对照品溶液。照薄层色谱法(通则0502)试验,吸取供试品溶液8μl,对照药材溶液2μl,对照品溶液1μl,分别点于同一硅胶G薄层板上,以三氯甲烷-甲醇-水(65∶35∶10)10℃以下放置的下层溶液为展开剂,展开,取出,晾干,喷以10%硫酸乙醇溶液,在105℃加热至斑点显色清晰,分别在日光和紫外光(365nm)下检视。供试品色谱中,在与对照药材及对照品色谱相应的位置上,日光下显相同颜色的斑点;紫外光下显相同颜色的荧光斑点。

(4)取本品内容物8g,加甲醇60ml,超声处理30分钟,滤过,滤液回收溶剂至干,残渣加水20ml,用乙醚振摇提取3次,每次20ml,弃去乙醚液,再用水饱和的正丁醇振摇提取3次,每次20ml,合并提取液,回收溶剂至干,残渣加甲醇-乙酸乙酯(1∶1)5ml使溶解,加在中性氧化铝柱(60~100目,8g,柱内径为1.5cm)上,用甲醇-乙酸(1∶1)的溶液100ml洗脱,收集洗脱液,回收溶剂至干,残渣加甲醇1ml使溶解,作为供试品溶液。另取芍药苷对照品,加甲醇制成每1ml含1mg的溶液,作为对照品溶液。照薄层色谱法(通则0502)试验,吸取供试品溶液6~8μl,对照品溶液4μl,分别点于同一硅胶G薄层板上,以三氯甲烷-甲醇-甲酸(40∶5∶0.2)为展开剂,展开,取出,晾干。喷以5%香草醛硫酸溶液,105℃加热至显色清晰。供试品色谱中,在与对照品色谱相应的位置上,显相同颜色的斑点。

(5)取本品内容物1.5g,研细,加甲醇30ml,超声处理30分钟,滤过,滤液回收溶剂至干,残渣加水10ml使溶解,加盐酸2ml,置水浴上加热10分钟,用乙酸乙酯20ml振摇提取,分取乙酸乙酯层,回收溶剂至干,残渣加乙酸乙酯1ml使溶解,作为供试品溶液。另取何首乌对照药材0.5g,加甲醇30ml,同法制成对照药材溶液。再分别取大黄素对照品、大黄酚对照品,分别加乙酸乙酯制成每1ml含1mg的溶液,作为对照品溶液。照薄层色谱法(通则0502)试验,吸取供试品溶液10~15μl,对照药材溶液5μl,对照品溶液2μl,分别点于同一硅胶G薄层板上,以甲苯-乙酸乙酯-甲酸(15∶2∶1)为展开剂,展开,取出,晾干。在紫外光(365nm)下检视,供试品色谱中,在与对照药材和对照品色谱相应位置上,显相同颜色的斑点。

(6)取本品内容物1.5g,研细,加乙酸乙酯20ml,超声处理20分钟,滤过,滤液浓缩至1ml,作为供试品溶液。另取补

骨脂对照药材0.2g,加乙酸乙酯20ml,同法制成对照药材溶液。再取补骨脂素对照品、异补骨脂素对照品加甲醇制成每1ml各含1mg的混合溶液作为对照品溶液。照薄层色谱法(通则0502)试验,吸取供试品溶液5~10μl,对照药材溶液5μl,对照品溶液2μl,分别点于同一硅胶G薄层板上,以正己烷-乙酸乙酯(4∶1)为展开剂,展开,取出,晾干。喷以10%氢氧化钾甲醇溶液,在紫外光(365nm)下检视。供试品色谱中,在与对照药材和对照品色谱相应的位置上,应显相同颜色的荧光斑点。

【检查】 应符合胶囊剂项下有关的各项规定(通则0103)。

【含量测定】 照高效液相色谱法(通则0512)测定。

色谱条件与系统适用性试验 以十八烷基硅烷键合硅胶为填充剂;乙腈0.125%磷酸溶液(30∶70)为流动相;检测波长为247nm。理论板数按补骨脂素峰计算应不低于3000。

对照品溶液的制备 取补骨脂素对照品、异补骨脂素对照品适量,精密称定,加甲醇制成每1ml各含16μg的混合溶液,即得。

供试品溶液的制备 取装量差异项下本品内容物,混匀,取约1g,精密称定,精密加甲醇25ml,称定重量,超声处理(功率100W,频率40kHz)30分钟,放冷,再称定重量,用甲醇补足减失的重量,摇匀,滤过,弃去初滤液,取续滤液即得。

测定法 分别精密吸取上述对照品溶液与供试品溶液各10μl,注入液相色谱仪,测定,即得。

本品每粒含补骨脂以补骨脂素($C_{11}H_6O_3$)和异补骨脂素($C_{11}H_6O_3$)的总量计,不得少于0.12mg。

【功能与主治】 补肝益肾,补气养血。用于肝肾不足,气血两虚所致的血虚虚劳,症见心悸气短、头晕目眩、倦怠乏力、腰膝酸软、面色苍白、唇甲色淡或伴出血;再生障碍性贫血、缺铁性贫血见上述证候者。

【用法与用量】 口服。一次5粒,一日3次。

【规格】 每粒装0.32g

【贮藏】 密封。

注:菟丝子(酒制)的炮制方法 取菟丝子除去杂质,淘净泥沙,与黄酒及适量水,煮至呈黏粥状时,取出,捣烂,摊饼,切成小块,干燥(菟丝子200kg,黄酒30kg)。

血 滞 通 胶 囊

Xuezhitong Jiaonang

【处方】 薤白 8000g

【制法】 取薤白粉碎成粗粉,用90%乙醇作溶剂,浸渍48小时后渗漉,收集渗漉液8000ml,药渣再用90%乙醇6000ml及4000ml同法操作二次,合并三次渗漉液,在60℃以下减压回收乙醇并浓缩至相对密度为1.20~1.25(50℃)

的稠膏,加入淀粉 200g,混匀,60℃以下真空干燥,粉碎成细粉,用 90%乙醇制成颗粒,60℃以下干燥,加入硬脂酸镁 4g,混匀,装入胶囊,制成 1000 粒,即得。

【性状】 本品为硬胶囊,内容物为淡黄色至淡棕黄色的颗粒及粉末;有蒜臭、味微辣。

【鉴别】 (1)取本品内容物 0.5g,加石油醚(30～60℃)20ml,超声处理 15 分钟,滤过,滤液挥至 1ml,作为供试品溶液。另取薤白对照药材 2g,同法制成对照药材溶液。照薄层色谱法(通则 0502)试验,吸取上述两种溶液各 5μl,分别点于同一硅胶 G 薄层板上,以石油醚(60～90℃)-乙酸乙酯(1:0.3)为展开剂,展开,取出,晾干,喷以 5%香草醛硫酸溶液,在 105℃加热至斑点显色清晰。供试品色谱中,在与对照药材色谱相应的位置上,显相同颜色的斑点。

(2)取腺苷对照品、紫丁香苷对照品,加 50%甲醇制成每 1ml 各含 20μg 的混合溶液,作为对照品溶液。照高效液相色谱法(通则 0512)试验,以十八烷基硅烷键合硅胶为填充剂;以甲醇为流动相 A,以水为流动相 B,按下表中的规定进行梯度洗脱;流速为 0.8ml/min;柱温为 40℃;检测波长为 220nm。理论板数按紫丁香苷峰计算应不低于 3000。

时间(分钟)	流动相 A(%)	流动相 B(%)
0～15	5→15	95→85
15～20	15→20	85→80
20～30	20→40	80→60
30～45	40→45	60→55
45～50	45→5	55→95

分别精密吸取上述对照品溶液与〔含量测定〕紫丁香苷项下供试品溶液各 10μl,注入液相色谱仪,测定。供试品色谱图中应呈现与腺苷对照品、紫丁香苷对照品色谱峰保留时间相对应的色谱峰。

【检查】 应符合胶囊剂项下有关的各项规定(通则 0103)。

【含量测定】 **结合硫** 取装量差异项下的本品内容物,研细,取约 50mg,精密称定。照氧瓶燃烧法(通则 0703)进行有机破坏,用 1000ml 燃烧瓶,以 30%过氧化氢溶液 0.5ml、水 20ml 为吸收液,待生成的烟雾完全吸入吸收液后,加 1mol/L 盐酸溶液 2ml,水浴上加热至近沸,精密加入氯化钡溶液(2.44→1000)5ml,继续煮沸 15 分钟,放冷,加溴麝香草酚蓝指示液 2 滴,用 2mol/L 氢氧化钠溶液中和至溶液显蓝色,加氨-氯化铵缓冲液(pH 10)10ml,再精密加入氯化镁溶液(2.30→1000)5ml,铬黑 T 指示剂适量,用乙二胺四醋酸二钠滴定液(0.01mol/L)滴定至纯蓝色,并将滴定结果用空白试验校正。每 1ml 乙二胺四醋酸二钠滴定液(0.01mol/L)相当于 0.3206mg 的结合硫(S)。

本品每粒含薤白以结合硫(S)不得少于 0.45mg。

紫丁香苷 照高效液相色谱法(通则 0512)测定。

色谱条件与系统适用性试验 以十八烷基硅烷键合硅胶为填充剂;以甲醇-水(17:83)为流动相;检测波长为 265nm。理论板数按紫丁香苷峰计算应不低于 4000。

对照品溶液的制备 取紫丁香苷对照品适量,精密称定,加 50%甲醇制成每 1ml 含 20μg 的溶液,即得。

供试品溶液的制备 取装量差异项下的本品内容物,研细,取约 2g,精密称定,置具塞锥形瓶中,精密加入 50%甲醇 50ml,密塞,称定重量,超声处理(功率 250W,频率 40kHz)30 分钟,放冷,再称定重量,用 50%甲醇补足减失的重量,摇匀,滤过,精密量取续滤液 10ml,蒸干,残渣加 50%甲醇约 5ml,分次加在中性氧化铝柱(100～200 目,4g,内径为 1cm)上,用 50%甲醇 90ml 洗脱,收集流出液及洗脱液,蒸干,残渣用 50%甲醇转移至 2ml 量瓶中,并稀释至刻度,摇匀,滤过,取续滤液,即得。

测定法 分别精密吸取对照品溶液 10μl 与供试品溶液 20μl,注入液相色谱仪,测定,即得。

本品每粒含薤白以紫丁香苷($C_{17}H_{24}O_9$)计,不得少于 15.0μg。

【功能与主治】 通阳散结,行气导滞。用于高血脂症血瘀痰阻所致的胸闷、乏力、腹胀。

【用法与用量】 口服。一次 2 粒,一日 3 次,4 周为一疗程或遵医嘱。

【规格】 每粒装 0.45g

【贮藏】 密封,置阴凉干燥处。

安 脑 片
Annao Pian

【处方】

人工牛黄 3.7g	猪胆粉 49.7g
朱砂 13.7g	冰片 8.7g
水牛角浓缩粉 49.7g	珍珠 12.4g
黄芩 37.3g	黄连 37.3g
栀子 37.3g	雄黄 23.6g
郁金 37.3g	石膏 29.8g
煅赭石 16.1g	珍珠母 19.9g
薄荷脑 3.7g	

【制法】 以上十五味,除人工牛黄、猪胆粉、水牛角浓缩粉、冰片、薄荷脑外,朱砂、雄黄分别水飞成极细粉,煅赭石、珍珠分别粉碎成极细粉;其余黄连等六味粉碎成细粉;将人工牛黄、猪胆粉、水牛角浓缩粉研细,与上述药粉配研过筛,制成颗粒,再将冰片、薄荷脑用乙醇溶解,喷入颗粒,闷润 2 小时,混匀,压制成 1000 片,包糖衣或薄膜衣,即得。

【性状】 本品为糖衣片或薄膜衣片,除去包衣后显棕黄色;气辛,味苦、凉。

【鉴别】 (1)取本品,置显微镜下观察:不规则细小颗粒暗棕红色,有光泽,边缘暗黑色(朱砂)。不规则碎块金黄色或橙黄色,有光泽(雄黄)。不规则片状结晶无色,有平直纹理(石膏)。不规则小颗粒黑褐色(煅赭石)。不规则的碎块无色或淡绿色,半透明,有光泽,有时可见细密波状纹理(珍珠)。

(2)取本品 3 片,除去包衣,研细,加乙醇 10ml,超声处理 30 分钟,滤过,滤液回收溶剂至干,残渣加乙醇 3ml 使溶解,作为供试品溶液。另取胆酸对照品、猪去氧胆酸对照品,加乙醇制成每 1ml 含 1mg 的混合溶液,作为对照品溶液。照薄层色谱法(通则 0502)试验,吸取上述两种溶液各 2μl,分别点于同一硅胶 G 薄层板上,以异辛烷-乙酸乙酯-冰醋酸(15:7:5)为展开剂,展开,取出,晾干,喷以 10% 硫酸乙醇溶液,在 105℃加热至斑点显色清晰,置紫外光灯(365nm)下检视。供试品色谱中,在与对照品色谱相应的位置上,显相同颜色的荧光斑点。

(3)取黄连对照药材 50mg,加甲醇 5ml,超声处理 15 分钟,滤过,滤液作为对照药材溶液。再取盐酸小檗碱对照品,加甲醇制成每 1ml 含 0.5mg 的溶液,作为对照品溶液。照薄层色谱法(通则 0502)试验,吸取上述两种溶液和〔鉴别〕(2)项下的供试品溶液各 2μl,分别点于同一硅胶 G 薄层板上,以乙酸乙酯-丁酮-甲酸-水(10:7:1:1)为展开剂,展开,取出,晾干,置紫外光灯(365nm)下检视。供试品色谱中,在与对照药材色谱和对照品色谱相应的位置上,显相同的黄色荧光斑点。

(4)取本品 3 片,除去包衣,研细,加乙醚 10ml,超声处理 5 分钟,滤过,弃去乙醚液,残渣挥去乙醚,加乙酸乙酯 20ml,超声处理 20 分钟,滤过,滤液回收溶剂至干,残渣加甲醇 3ml 使溶解,作为供试品溶液。另取栀子苷对照品,加甲醇制成每 1ml 含 1mg 的溶液,作为对照品溶液。照薄层色谱法(通则 0502)试验,吸取上述两种溶液各 4μl,分别点于同一硅胶 G 薄层板上,以乙酸乙酯-丙酮-甲酸-水(10:7:2:0.5)为展开剂,展开,取出,晾干,喷以 10% 硫酸乙醇溶液,在 105℃加热至斑点显色清晰。供试品色谱中,在与对照品色谱相应的位置上,显相同颜色的斑点。

(5)取本品 4 片,除去包衣,研细,加甲醇 10ml,超声处理 20 分钟,滤过,滤液作为供试品溶液。另取黄芩苷对照品,加甲醇制成每 1ml 含 0.3mg 的溶液,作为对照品溶液。照薄层色谱法(通则 0502)试验,吸取上述两种溶液各 1μl,分别点于同一聚酰胺薄膜上,以醋酸为展开剂,展开,取出,晾干,置紫外光灯(365nm)下检视。供试品色谱中,在与对照品色谱相应的位置上,显相同的暗色斑点。

【检查】 三氧化二砷 取本品适量,研细,取 2g,精密称定,加稀盐酸 20ml,时时搅拌 40 分钟,滤过,残渣用稀盐酸洗涤 2 次,每次 10ml,搅拌 10 分钟。洗液与滤液合并,置 500ml 量瓶中,加水至刻度,摇匀。精密量取 2ml,加盐酸 5ml 与水 21ml,照砷盐检查法(通则 0822 第一法)检查,所显砷斑颜色不得深于标准砷斑。

其他 应符合片剂项下有关的各项规定(通则 0101)。

【含量测定】 照气相色谱法(通则 0521)测定。

色谱条件与系统适用性试验 聚乙二醇(HP-INNO-Wax)毛细管色谱柱(柱长为 30m,柱内径为 0.25mm,膜厚度为 0.25μm);程序升温:初始温度为 150℃,保持 4 分钟,以每分钟 8℃的速率升温至 200℃;检测器温度为 240℃;进样口温度为 240℃。理论板数按丁香酚峰计算应不低于 5000。

校正因子测定 取丁香酚对照品适量,加乙酸乙酯制成每 1ml 含 0.5mg 的溶液,摇匀,作为内标溶液。另取龙脑对照品、异龙脑对照品、薄荷脑对照品各 10mg,精密称定,置 25ml 量瓶中,加内标溶液溶解并稀释至刻度,摇匀,吸取 1μl,注入气相色谱仪,计算校正因子。

测定法 取重量差异项下的本品,研细,取约 0.75g,精密称定,置 25ml 具塞锥形瓶中,精密加入内标溶液 10ml,密塞,摇匀,称定重量,超声处理(功率 200W,频率 50kHz)10 分钟,放冷,再称定重量,用乙酸乙酯补足减失的重量,摇匀,滤过,吸取续滤液 1μl,注入气相色谱仪,测定,即得。

本品每片含冰片以龙脑($C_{10}H_{18}O$)和异龙脑($C_{10}H_{18}O$)的总量计,不得少于 4.4mg,含龙脑($C_{10}H_{18}O$)不得少于 2.4mg;含薄荷脑($C_{10}H_{20}O$)不得少于 1.9mg。

【功能与主治】 清热解毒,醒脑安神,豁痰开窍,镇惊熄风。用于高热神昏,烦躁谵语,抽搐惊厥,中风窍闭,头痛眩晕;高血压、脑中风见上述证候者。

【用法与用量】 口服。一次 4 片,一日 2～3 次,或遵医嘱,小儿酌减。

【规格】 薄膜衣片 每片重 0.5g

【贮藏】 密封。

妇 宁 栓

Funing Shuan

【处方】 苦参 1370g 关黄柏 820g
黄芩 682g 莪术 410g
蛤壳 182g 红丹 27.3g
儿茶 27.3g 乳香 13.6g
没药 13.6g 猪胆粉 36.4g
冰片 5.5g

【制法】 以上十一味,莪术提取挥发油,提取后的水溶液及药渣与苦参、关黄柏及处方量 1/2 的蛤壳再煎煮二次,第一次 2 小时,第二次 1.5 小时,合并煎液,滤过,滤液浓缩成稠膏,干燥,粉碎,备用。黄芩加水煎煮三次,第一次 2 小时,第二、三次各 1 小时,合并煎液,滤过,滤液浓缩至相对密度为 1.05～1.08(80℃测)的清膏,在 80℃时加入 2mol/L 盐酸溶液调节 pH 值至 1.0～2.0,80℃保温 1 小时,静置 24 小时,滤过，取沉淀，80℃以下干燥，粉碎，备用。将上述药粉与剩余的蛤壳、红丹、儿茶、乳香、没药、猪胆粉混匀，粉碎成细粉，与冰片配研；另取聚乙二醇4000适量，加热熔化，加入上述细粉及莪术油，混匀，灌模，制成1000粒，即得。或取半合成脂肪酸甘油酯适量，加热熔化，加入上述细粉及莪术油，混匀，灌模，制成1000粒，即得。

【性状】 本品为棕色的鱼雷型栓剂。

【鉴别】 (1)取本品2粒，加乙醇30ml，加热回流30分钟，取出，放冷，滤过，滤液蒸干，残渣加水20ml，分次溶解，滤过，滤液置分液漏斗中，加浓氨试液0.5ml，用三氯甲烷振摇提取2次，每次10ml，合并三氯甲烷液，回收溶剂至干，残渣加无水乙醇1ml使溶解，作为供试品溶液。另取苦参碱对照品，加无水乙醇制成每1ml含1mg的溶液，作为对照品溶液。照薄层色谱法(通则0502)试验，吸取上述两种溶液各2～4μl，分别点于同一硅胶G薄层板上，以甲苯-丙酮-甲醇(8：3：1)为展开剂，置氨蒸气饱和的展开缸内，展开，取出，晾干，喷以稀碘化铋钾试液。供试品色谱中，在与对照品色谱相应的位置上，显相同颜色的斑点。

(2)取本品2粒，加水30ml，加热熔化，放冷，滤过，滤液蒸干，残渣加甲醇1ml使溶解，作为供试品溶液。另取关黄柏对照药材0.1g，加甲醇10ml，加热回流15分钟，滤过，滤液浓缩至1ml，作为对照药材溶液。再取盐酸小檗碱对照品，加甲醇制成每1ml含0.2mg的溶液，作为对照品溶液。照薄层色谱法(通则0502)试验，吸取上述三种溶液各2～5μl，分别点于同一硅胶G薄层板上，以甲苯-乙酸乙酯-甲醇-异丙醇-浓氨试液(6：3：1.5：1.5：0.5)为展开剂，置氨蒸气饱和的展开缸内，展开，取出，晾干，置紫外光灯(365nm)下检视。供试品色谱中，在与对照药材色谱相应的位置上，显相同颜色的荧光斑点；在与对照品色谱相应的位置上，显相同的黄色荧光斑点。

(3)取黄芩苷对照品，加甲醇制成每1ml含0.3mg的溶液，作为对照品溶液。照薄层色谱法(通则0502)试验，吸取〔鉴别〕(2)项下的供试品溶液及上述对照品溶液各1～2μl，分别点于同一聚酰胺薄膜上，以乙酸乙酯-甲酸(6：1)为展开剂，展开，取出，晾干，喷以1%三氯化铁乙醇溶液。供试品色谱中，在与对照品色谱相应的位置上，显相同颜色的斑点。

(4)取本品2粒，切碎，加75%乙醇10ml，超声处理10分钟，10℃以下放置约30分钟使基质凝固析出，滤过，取续滤液作为供试品溶液；或离心，取上清液作为供试品溶液(水溶性基质)。另取冰片对照品，加乙醇制成每1ml含1mg的溶液，作为对照品溶液。照薄层色谱法(通则0502)试验，吸取上述两种溶液各3μl，分别点于同一硅胶G薄层板上，以甲苯-丙酮(9：1)为展开剂，展开，取出，晾干，喷以5%香草醛硫酸溶液，在105℃加热至斑点显色清晰。供试品色谱中，在与对照品色谱相应的位置上，显相同颜色的斑点。

(5)取本品1粒，加10%氢氧化钠溶液20ml，置水浴中加热使熔化，10℃以下放置约30分钟使基质凝固析出，用脱脂棉滤过，滤液置水浴中加热回流4小时，取出，放冷，用盐酸调节pH值至2～3，用乙酸乙酯振摇提取2次，每次15ml，合并乙酸乙酯液，回收溶剂至干，残渣加乙醇1ml使溶解，作为供试品溶液。另取猪去氧胆酸对照品，加乙醇制成每1ml含1mg的溶液，作为对照品溶液。照薄层色谱法(通则0502)试验，吸取上述两种溶液各3～5μl，分别点于同一硅胶G薄层板上，以异辛烷-乙醚-正丁醇-冰醋酸-水(10：5：3：5：1)的上层溶液为展开剂，展开，取出，晾干，喷以10%硫酸乙醇溶液，在105℃加热至斑点显色清晰。供试品色谱中，在与对照品色谱相应的位置上，显相同颜色的斑点。

【检查】 酸碱度 取本品2粒，加新煮沸的冷水30ml，水浴加热使熔化，放冷，滤过，取续滤液，依法(通则0631)测定，pH值应为4.0～6.0。

融变时限 取本品3粒，照融变时限检查法(通则0922)检查，脂溶性基质均应在30分钟内全部融化、软化；水溶性基质均应在120分钟内全部融化、软化。

其他 应符合栓剂项下有关的各项规定(通则0107)。

【含量测定】 照高效液相色谱法(通则0512)测定。

色谱条件与系统适用性试验 以十八烷基硅烷键合硅胶为填充剂；以乙腈-0.1%磷酸溶液(20：80)(用三乙胺调节pH值至8.0)为流动相；检测波长为220nm。理论板数按苦参碱峰计算应不低于4000。

对照品溶液的制备 取苦参碱对照品适量，精密称定，用无水乙醇制成每1ml含0.15mg的溶液，即得。

供试品溶液的制备 取重量差异项下的本品，切碎，混匀，取约1g，精密称定，置具塞锥形瓶中，精密加入水50ml，水浴中加热使溶散，在0～4℃放置约1小时，使基质凝固析出，滤过，精密量取续滤液20ml，置分液漏斗中，加浓氨试液1ml，用三氯甲烷振摇提取4次，每次15ml，合并三氯甲烷液，回收溶剂至干，残渣加无水乙醇适量使溶解，并转移至10ml量瓶中，用无水乙醇稀释至刻度，摇匀，即得。

测定法 精密吸取对照品溶液与供试品溶液各10μl，注入液相色谱仪，测定，即得。

本品每粒含苦参以苦参碱($C_{15}H_{24}N_2O$)计，不得少于4.8mg。

【功能与主治】 清热解毒，燥湿杀虫，去腐生肌，化瘀止痛。用于细菌、病毒、霉菌、滴虫引起的阴道炎、阴道溃疡、宫颈炎、宫颈糜烂、阴痒、阴蚀、黄白带下、味臭、小腹痛、腰骶痛。

【用法与用量】 外用，洗净外阴部，将栓剂塞入阴道深部或在医生指导下用药。每晚1粒，重症早晚各1粒。

【注意】 忌食辛辣，孕妇慎用。

【规格】 每粒重1.6g

【贮藏】 密封，置阴凉干燥处。

芪参益气滴丸

Qishenyiqi Diwan

【处方】 黄芪 1800g   丹参 900g

  三七 180g   降香油 12g

【制法】 以上四味,丹参、三七加水煎煮二次,每次 2 小时,滤过,滤液浓缩至相对密度为 1.13～1.23(80℃),加入乙醇使含醇量达 70％,静置,滤过,滤液回收乙醇并浓缩成稠膏;黄芪加水煎煮二次,第一次 2 小时,第二次 1 小时,滤过,滤液浓缩至相对密度为 1.05～1.20(75℃),加入乙醇使含醇量达 60％,静置,滤过,滤液回收乙醇,浓缩至相对密度为 1.18～1.30(60℃),加入乙醇使含醇量达 80％,静置,滤过,滤液回收乙醇并浓缩成稠膏。合并上述两稠膏,加入适量聚乙二醇 6000,加热熔融,加入降香油,混匀,制成滴丸 1050g,或包薄膜衣,即得。

【性状】 本品为浅棕色至深棕色的滴丸,或为薄膜衣滴丸,除去包衣后显浅棕色至深棕色;气微香,味微苦。

【鉴别】 (1)取本品 1 袋,薄膜衣滴丸压破包衣,加水 1ml,稀盐酸 1 滴,超声处理至滴丸全部溶散,放冷,加乙酸乙酯 3ml,振摇 1 分钟,离心 5 分钟,取乙酸乙酯层作为供试品溶液。另取丹参素钠对照品,加甲醇制成每 1ml 含 1mg 的溶液,作为对照品溶液。照薄层色谱法(通则 0502)试验,吸取上述两种溶液各 10μl,分别点于同一硅胶 G 薄层板上,以三氯甲烷-丙酮-甲酸(10∶4∶1.6)为展开剂,展开,取出,晾干,喷以 5％三氯化铁乙醇溶液,在 105℃加热至斑点显色清晰,置日光下检视。供试品色谱中,在与对照品色谱相应的位置上,显相同颜色的斑点。

(2)取本品 2 袋,薄膜衣滴丸压破包衣,加氨试液 5ml,超声处理使溶解,离心,取上清液通过 D101 型大孔吸附树脂柱(柱内径为 1cm,柱高为 5cm,流速为 0.5～0.7ml/min),用水 20ml 洗脱,弃去洗脱液,再用乙醚 10ml 洗脱,洗脱液备用;继用三氯甲烷 5ml 洗脱,弃去洗脱液,再用甲醇 4ml 缓慢洗脱,弃去初洗脱液约 1ml,收集后 3ml 甲醇洗脱液作为供试品溶液。另取三七皂苷 R₁ 对照品、人参皂苷 Rg₁ 对照品、黄芪甲苷对照品,加甲醇制成每 1ml 含三七皂苷 R₁ 1mg、黄芪甲苷 1mg 及人参皂苷 Rg₁ 0.5mg 的混合溶液,作为对照品溶液。照薄层色谱法(通则 0502)试验,吸取上述两种溶液各 5～10μl,分别点于同一高效硅胶 G 薄层板上,以三氯甲烷-甲醇-水(60∶30∶10)10℃以下放置分层的下层溶液为展开剂,展开,取出,晾干,喷以 10％硫酸乙醇溶液,在 105℃加热至斑点显色清晰,在日光下检视。供试品色谱中,在与对照品色谱相应的位置上,显相同颜色的斑点。

(3)取鉴别(2)项下的乙醚洗脱液,取上清液挥干,残渣

加乙醚 1ml 使溶解,作为供试品溶液。另取降香对照药材 2g,加乙醚 20ml,加热回流 30 分钟,滤过,滤液挥干,残渣加无水乙醇 1ml 使溶解,作为对照药材溶液。照薄层色谱法(通则 0502)试验,吸取上述两种溶液各 2～10μl,分别点于同一高效硅胶 G 薄层板上,以正己烷-丙酮-乙酸乙酯(8∶1∶1)为展开剂,展开,取出,晾干,喷以 1％香草醛硫酸溶液,在 105℃加热至斑点显色清晰,在日光下检视。供试品色谱中,在与对照药材色谱相应的位置上,至少显两个相同颜色的斑点。

【检查】 应符合丸剂项下有关的各项规定(通则 0108)。

【含量测定】 黄芪 照高效液相色谱法(通则 0512)测定。

色谱条件与系统适用性试验 以十八烷基硅烷键合硅胶为填充剂;以乙腈-水(34∶66)为流动相;用蒸发光散射检测器检测,柱温 40℃。理论板数按黄芪甲苷峰计算应不低于 3000。

对照品溶液的制备 取黄芪甲苷对照品适量,精密称定,加甲醇制成每 1ml 含 0.3mg 的溶液,即得。

供试品溶液的制备 取装量差异项下的本品内容物,混匀,滴丸取约 0.7g,精密称定,置 10ml 量瓶中,加 4％氨溶液 7ml,超声处理(功率 120W,频率 40kHz)20～25 分钟使充分溶散,放冷,用 4％氨溶液稀释至刻度,摇匀,以 1ml/min 的速度加在已处理好的 C18 固相萃取小柱(500mg,先以甲醇 5ml 预洗,再以水 5ml 预洗)上,以水 5ml 洗脱,弃去洗脱液,再用甲醇 2ml 缓慢洗脱至 2ml 量瓶中,加甲醇至刻度,摇匀,即得。

薄膜衣滴丸压破包衣,取约 1.8g,精密称定,置 25ml 量瓶中,加 4％氨溶液约 20ml,超声处理(功率 120W,频率 40kHz)20～25 分钟使充分溶散,放冷,用 4％氨溶液稀释至刻度,摇匀,置离心管中离心(转速为每分钟 2000 转)20 分钟,精密量取上清液 10ml,以 1ml/min 的速度加在已处理好的 C18 固相萃取小柱(500mg,先以甲醇 5ml 预洗,再以水 5ml 预洗)上,以水 5ml 洗脱,弃去洗脱液,再用甲醇 2ml 缓慢洗脱至 2ml 量瓶中,加甲醇至刻度,摇匀,即得。

测定法 分别精密吸取对照品溶液 10μl、20μl,供试品溶液 20μl,注入液相色谱仪,测定,以外标两点法对数方程计算,即得。

本品每袋含黄芪以黄芪甲苷($C_{41}H_{68}O_{14}$)计,不得少于 0.18mg。

丹参 照高效液相色谱法(通则 0512)测定。

色谱条件与系统适用性试验 用 Waters Acquity UPLC™ HSS T3(柱长为 100mm,内径为 2.1mm,1.8μm)色谱柱;以含 0.02％磷酸的 80％乙腈溶液为流动相 A,以 0.02％磷酸溶液为流动相 B,按下表中的规定进行梯度洗脱;流速为每分钟 0.4ml;检测波长为 280nm;柱温为 40℃。理论板数按丹参素峰计算应不低于 8000。

时间(分钟)	流动相 A(%)	流动相 B(%)
0～1.6	9→22	91→78
1.6～1.8	22→26	78→74
1.8～8.0	26→39	74→61
8.0～8.4	39→9	61→91
8.4～10.0	9	91

对照品溶液的制备　取丹参素钠对照品适量,精密称定,加 75%甲醇制成每 1ml 含 0.14mg 的溶液(相当于每 1mg 含丹参素 0.126mg),即得。

供试品溶液的制备　取装量差异项下本品内容物,混匀,取约 0.3g,薄膜衣滴丸取约 0.31g,精密称定,置 10ml 量瓶中,加水适量,超声处理使溶解,放冷,用水稀释至刻度,摇匀,离心,取上清液,即得。

测定法　分别精密吸取对照品溶液与供试品溶液各 2μl,注入液相色谱仪,测定,即得。

本品每袋含丹参以丹参素($C_9H_{10}O_5$)计,不得少于 1.50mg。

【功能与主治】　益气通脉,活血止痛。用于气虚血瘀所致胸痹,症见胸闷胸痛、气短乏力、心悸、自汗、面色少华、舌体胖有齿痕、舌质暗或有瘀斑、脉沉弦;冠心病心绞痛见上述证候者。

【用法与用量】　餐后半小时服用。一次 1 袋,一日 3 次。4 周为一疗程或遵医嘱。

【注意】　孕妇慎用。

【规格】　(1)每袋装 0.5g　(2)薄膜衣滴丸 每袋装 0.52g

【贮藏】　密封。

附:降香油

降 香 油

本品为降香加水回流提取的挥发油。

〔性状〕　本品为淡黄色至深黄色的透明液体。

相对密度　应为 0.900～0.940(通则 0601)。

折光率　应为 1.470～1.480(通则 0622)。

〔鉴别〕　取本品 20mg,加甲醇 1ml,振摇使溶解,作为供试品溶液。另取降香对照药材 2g,加乙醚 20ml,加热回流 30 分钟,滤过,滤液挥去乙醚,残渣加无水乙醇 2ml,作为对照药材溶液。照薄层色谱法(通则 0502)试验,吸取对照药材溶液 1μl、供试品溶液 10μl,分别点于同一硅胶 G 薄层板上,以甲苯-乙醚-三氯甲烷(7:2:1)为展开剂,展开,取出,晾干,喷以 1%香草醛硫酸溶液-无水乙醇(1:9)的混合溶液,在 105℃加热至斑点显色清晰,在日光下检视。供试品色谱中,在与对照药材色谱相应的位置上,至少显两个相同颜色的斑点。

〔贮藏〕　密闭,置冷处。

芪 珍 胶 囊
Qizhen Jiaonang

【处方】　珍珠 180g　　　黄芪 750g
三七 140g　　　大青叶 280g
重楼 210g

【制法】　以上五味,珍珠水飞成最细粉,黄芪加水煎煮二次,第一次 2 小时,第二次 1 小时,合并煎液,滤过,滤液减压浓缩至相对密度为 1.08～1.10(50℃)的清膏,加乙醇使含醇量为 70%,静置,滤过,沉淀加 4 倍量水溶解后,滤过,滤液加乙醇使含醇量为 75%,静置,滤过,沉淀减压干燥,粉碎后备用;其余三七等三味,用 65%乙醇作溶剂,浸渍 24 小时后,渗漉,收集 24 倍量体积的渗漉液,减压浓缩至相对密度为 1.28～1.30(40℃)的清膏,加入珍珠粉,混匀,减压干燥,粉碎,加入上述黄芪提取物,混匀,装入胶囊,制成 1000 粒,即得。

【性状】　本品为硬胶囊,内容物为灰褐色的粉末;味微苦。

【鉴别】　(1)取本品,置显微镜下观察:不规则碎块无色,半透明,表面显颗粒性,由数至十数薄层重叠,片层结构排列紧密,有时可见细密状纹理(珍珠)。

(2)取本品内容物 1g,加三氯甲烷 25ml,加热回流 1 小时,滤过,滤液挥干,残渣加三氯甲烷 1ml 使溶解,作为供试品溶液。另取靛玉红对照品,加三氯甲烷制成每 1ml 含 0.1mg 的溶液,作为对照品溶液。照薄层色谱法(通则 0502)试验,吸取上述两种溶液各 5μl,分别点于同一硅胶 G 薄层板上,以甲苯-三氯甲烷-丙酮(5:4:1)为展开剂,展开,取出,晾干,在日光下检视。供试品色谱中,在与对照品色谱相应的位置上,显相同颜色的斑点。

(3)取本品内容物 0.5g,加水饱和的正丁醇 20ml,超声处理 30 分钟,滤过,滤液用正丁醇饱和的水 40ml 洗涤,弃去水层,正丁醇层再用氨试液 40ml 洗涤,弃去氨试液层,正丁醇层蒸干,残渣加无水乙醇 1ml 使溶解,作为供试品溶液。另取人参皂苷 Rg₁ 对照品和三七皂苷 R₁ 对照品,加无水乙醇分别制成每 1ml 含 1mg 的溶液,作为对照品溶液。照薄层色谱法(通则 0502)试验,吸取上述三种溶液各 4μl,分别点于同一硅胶 G 薄层板上,以三氯甲烷-乙酸乙酯-甲醇-水(15:40:22:10)10℃以下放置的下层溶液为展开剂,展开,取出,晾干,喷以 10%硫酸乙醇溶液,110℃加热数分钟,在日光下检视。供试品色谱中,在与对照品色谱相应的位置上,显相同颜色的斑点。

(4)取本品内容物 0.5g,加无水乙醇 10ml,超声处理 30 分钟,滤过,滤液蒸干,残渣加 2mol/L 盐酸溶液 5ml,加热水解 2 小时,水解液放冷后用石油醚(60～90℃)振摇提取 3 次,每次 5ml,合并提取液,水洗至中性,石油醚层挥干,残渣加三氯甲烷 1ml 使溶解,作为供试品溶液。另取重楼对照药材 0.2g,同法制成对照药材溶液。照薄层色谱法(通则 0502)试验,吸取供试品溶液 10μl、对照药材溶液 4μl,分别点于同一硅胶 G 薄层板上,以环己烷-乙酸乙酯(4:1)为展开剂,展开,取出,晾干,喷以 10%硫酸乙醇溶液,110℃加热数分钟,在日光下检视。供试品色谱中,在与对照药材色谱相应的位置上,显相同颜色的斑点。

【检查】 应符合胶囊剂项下有关的各项规定(通则 0103)。

【含量测定】 珍珠 取装量差异项下的本品内容物,研匀,取约 0.1g,精密称定,置锥形瓶中,加水 1ml 使湿润,加稀盐酸 1ml,待反应完全后,加水 100ml 使溶解,再加 10%氢氧化钾溶液 5ml,加钙紫红素指示剂 0.2g,用乙二胺四醋酸二钠滴定液(0.05mol/L)滴定至溶液显污绿色,即得。每 1ml 的乙二胺四醋酸二钠滴定液(0.05mol/L)相当于 2.004mg 的 Ca。

本品每粒含珍珠以钙(Ca)计,不得少于 50.0mg。

三七 照高效液相色谱法(通则 0512)测定。

色谱条件与系统适用性试验 以十八烷基硅烷键合硅胶为填充剂;以乙腈为流动相 A,以水为流动相 B,按下表中的规定进行梯度洗脱;检测波长为 203nm。理论板数按三七皂苷 R_1 峰计算应不低于 4000。

时间(min)	流动相 A(%)	流动相 B(%)
0～2	20	80
2～22	20→40	80→60
22～25	40	60

对照品溶液的制备 取人参皂苷 Rg_1 对照品、人参皂苷 Rb_1 对照品和三七皂苷 R_1 对照品适量,精密称定,加甲醇制成每 1ml 含人参皂苷 Rg_1 0.2mg、人参皂苷 Rb_1 0.2mg、三七皂苷 R_1 0.05mg 的混合溶液,即得。

供试品溶液的制备 取装量差异项下的本品内容物,混匀,取约 0.6g,精密称定,精密加入甲醇 50ml,称定重量,置 80℃水浴上保持微沸 2 小时,放冷,再称定重量,用甲醇补足减失的重量,摇匀,滤过,取续滤液,即得。

测定法 分别精密吸取对照品溶液与供试品溶液各 20μl,注入液相色谱仪,测定,即得。

本品每粒含三七以人参皂苷 Rg_1($C_{42}H_{72}O_{14}$)、人参皂苷 Rb_1($C_{54}H_{92}O_{23}$)及三七皂苷 R_1($C_{47}H_{80}O_{18}$)的总量计,不得少于 2.5mg。

【功能与主治】 益气化瘀,清热解毒。用于肺癌、乳腺癌、胃癌患者的辅助治疗。

【用法与用量】 口服。一次 5 粒,一日 3 次。

【规格】 每粒装 0.3g

【贮藏】 密封。

坤 泰 胶 囊
Kuntai Jiaonang

【处方】 熟地黄 600g　　黄连 300g
　　　　白芍 300g　　　黄芩 300g
　　　　阿胶 100g　　　茯苓 100g

【制法】 以上六味,茯苓、阿胶混合粉碎成细粉;黄芩加沸水煎煮二次,每次 1.5 小时,滤过,合并滤液;其余熟地黄等三味,加水浸泡过夜后,煎煮二次,每次 1.5 小时,滤过,滤液与上述滤液合并,浓缩至相对密度为 1.10(70℃)的清膏,喷雾干燥,得干膏粉,与上述细粉混匀,装入胶囊,制成 1000 粒,即得。

【性状】 本品为硬胶囊,内容物为黄褐色或棕褐色的粉末;味苦。

【鉴别】 (1)取本品内容物,置显微镜下观察:不规则颗粒状团块及分枝状团块无色,遇水合氯醛液渐溶化。菌丝无色或带棕色,细长,稍弯曲(茯苓)。

(2)取本品内容物 10g,加乙醚 40ml,超声处理 15 分钟,回流提取 2 小时,滤过,滤液挥干,残渣加乙酸乙酯 1ml 使溶解,作为供试品溶液。另取熟地黄对照药材 10g,同法制成对照药材溶液。照薄层色谱法(通则 0502)试验,吸取上述两种溶液各 5μl,分别点于同一硅胶 G 薄层板上,以三氯甲烷-甲醇-浓氨试液(9.5:1:0.5)的下层溶液为展开剂,展开,取出,晾干,喷以 5%香草醛硫酸溶液,在 105℃加热至斑点显色清晰,在日光下检视。供试品色谱中,在与对照药材色谱相应的位置上,显相同颜色的斑点。

(3)取本品内容物 2g,加乙醇 8ml,超声处理 15 分钟,滤过,滤液浓缩至 1ml,作为供试品溶液。另取盐酸小檗碱对照品,加乙醇制成每 1ml 含 0.1mg 的溶液,作为对照品溶液。照薄层色谱法(通则 0502)试验,吸取上述两种溶液各 5μl,分别点于同一硅胶 G 薄层板上,以正丁醇-冰醋酸-水(7:1:2)为展开剂,展开,取出,晾干,在紫外光(365nm)下检视。供试品色谱中,在与对照品色谱相应的位置上,显相同颜色的荧光斑点。

(4)取本品内容物 4g,加水 40ml 使溶解,滤过,滤液用石油醚(60～90℃)振摇提取 2 次,每次 20ml,弃去石油醚液,水液用水饱和的正丁醇振摇提取 2 次,每次 20ml,合并正丁醇液,回收溶剂至 2ml,加入中性氧化铝 3g,混匀后装柱(内径 10mm),用乙酸乙酯-甲醇(1:1)的混合溶液洗脱,收集洗脱液 30ml,蒸干,残渣加乙醇 1ml 使溶解,作为供试品溶液。另取白芍对照药材 2g,同法制成对照药材溶液。再取芍药苷对照品,加乙醇制成每 1ml 含 1mg 的溶液,作为对照品溶液。照薄层色谱法(通则 0502)试验,吸取上述三种溶液各 5μl,分别点于同一硅胶 G 薄层板上,以三氯甲烷-乙酸乙酯-甲醇

(8:1:2)为展开剂,展开,取出,晾干,喷以 5%的香草醛硫酸溶液,在 105℃加热至斑点显色清晰,在日光下检视。供试品色谱中,在与对照药材色谱和对照品色谱相应的位置上,显相同颜色的斑点。

(5)取黄芩对照药材 1g,同〔鉴别〕(3)项下供试品溶液制备方法,同法制成对照药材溶液。另取黄芩苷对照品,加乙醇制成每 1ml 含 1mg 的溶液,作为对照品溶液。照薄层色谱法(通则 0502)试验,吸取〔鉴别〕(3)项下的供试品溶液及上述对照药材溶液和对照品溶液各 5μl,分别点于同一硅胶 G 薄层板上,以乙酸乙酯-甲酸-水(5:1:1)为展开剂,展开,取出,晾干,喷以 5%三氯化铁乙醇溶液,在日光下检视。供试品色谱中,在与对照药材色谱和对照品色谱相应的位置上,显相同颜色的斑点。

(6)取本品内容物 0.1g,至顶空瓶中,加 6mol/L 盐酸溶液 2ml,加盖密封,置沸水浴中煮沸 1 小时,取出放冷,加水 2ml,摇匀,滤过,用少量水洗涤滤器及残渣,滤液蒸干,残渣加甲醇 1ml 使溶解,作为供试品溶液。另取阿胶对照药材 20mg,同法制成对照药材溶液。再取甘氨酸对照品,加甲醇制成每 1ml 含 1mg 的溶液,作为对照品溶液。照薄层色谱法(通则 0502)试验,吸取上述三种溶液各 3μl,分别点于同一硅胶 G 薄层板上,以苯酚-0.5%硼砂溶液(4:1)为展开剂,展开,取出,晾干,喷以茚三酮试液,在 105℃加热至斑点显色清晰。供试品色谱中,在与对照药材色谱和对照品色谱相应的位置上,显相同颜色的斑点。

【检查】 应符合胶囊剂项下有关的各项规定(通则 0103)。

【含量测定】 照高效液相色谱法(通则 0512)测定。

色谱条件与系统适用性试验 以十八烷基硅烷键合硅胶为填充剂;以乙腈-0.1%磷酸溶液(23:77)为流动相;检测波长为 275nm。理论板数按盐酸小檗碱峰计算应不低于 5000。

对照品溶液的制备 取黄芩苷对照品和盐酸小檗碱对照品适量,精密称定,加 70%乙醇制成每 1ml 含黄芩苷 40μg、盐酸小檗碱 20μg 的混合溶液,即得。

供试品溶液的制备 取装量差异项下的本品内容物,混匀,研细,取约 0.1g,精密称定,置 50ml 量瓶中,加 70%乙醇 40ml,摇匀,超声处理(功率 500W,频率 53kHz)40 分钟,放冷,加 70%乙醇至刻度,摇匀,滤过,取续滤液,即得。

测定法 分别精密吸取对照品溶液与供试品溶液各 5μl,注入液相色谱仪,测定,即得。

本品每粒含黄芩以黄芩苷($C_{21}H_{18}O_{11}$)计,不得少于 6.5mg;含黄连以盐酸小檗碱($C_{20}H_{17}ON_4 \cdot HCl$)计,不得少于 4.0mg。

【功能与主治】 滋阴清热,安神除烦。用于绝经期前后诸证阴虚火旺者,症见潮热面红、自汗盗汗、心烦不宁、失眠多梦、头晕耳鸣、腰膝酸软、手足心热;妇女卵巢功能衰退更年期综合征见上述证候者。

【用法与用量】 口服。一次 4 粒,一日 3 次,2～4 周为一疗程,或遵医嘱。

【规格】 每粒装 0.5g

【贮藏】 密封,防潮。

固肠止泻胶囊
Guchang Zhixie Jiaonang

【处方】 乌梅 475g　　　黄连 152g
　　　　 干姜 152g　　　木香 113g
　　　　 罂粟壳 113g　　延胡索 113g

【制法】 以上六味,除乌梅外,其余黄连等五味粉碎成细粉,备用;乌梅加水煎煮二次,第一次 1.5 小时,第二次 1 小时,滤过,合并滤液,滤液浓缩至相对密度为 1.10(60℃)的清膏,与上述细粉混匀,干燥,粉碎,装入胶囊,制成 1000 粒,即得。

【性状】 本品为硬胶囊,内容物为黄褐色的粉末;味苦、微辣。

【鉴别】 (1)取本品,置显微镜下观察:纤维束鲜黄色,壁稍厚,纹孔明显(黄连)。淀粉粒长卵形、广卵形或不规则状,直径 25～32μm,脐点点状,位于较小端,层纹明显(干姜)。厚壁组织碎片黄绿色,细胞类多角形或略延长,壁稍弯曲,有的连珠状增厚,纹孔细密(延胡索)。菊糖团块不规则,有的可见微细放射状纹理,加热后溶解(木香)。厚角细胞表面观长多角形、长方形或长条形,直径 20～65μm,长 25～230μm,垂周壁厚,纹孔及孔沟明显,有的可见层纹(罂粟壳)。

(2)取本品内容物 0.3g,加甲醇 20ml,加热回流 15 分钟,滤过,滤液回收溶剂至干,残渣加甲醇 5ml 使溶解,作为供试品溶液。另取黄连对照药材 50mg,加甲醇 5ml,同法制成对照药材溶液。再取盐酸小檗碱对照品,加甲醇制成每 1ml 含 0.5mg 的溶液,作为对照品溶液。照薄层色谱法(通则 0502)试验,吸取上述三种溶液各 5μl,分别点于同一硅胶 G 薄层板上,以甲苯-乙酸乙酯-甲醇-异丙醇-水(6:3:1.5:1.5:0.3)为展开剂,置氨蒸气饱和的展开缸内,展开,取出,晾干,分别在日光和紫外光(365nm)下检视。供试品色谱中,在与对照药材色谱和对照品色谱相应的位置上,在日光下显相同颜色的斑点;在紫外光下,显相同颜色的荧光斑点。

(3)取本品内容物 4g,加乙醇 50ml,超声处理 20 分钟,滤过,滤液回收溶剂至干,残渣加甲醇 1ml 使溶解,作为供试品溶液。另取干姜对照药材 2g,加乙醇 20ml,同法制成对照药材溶液。照薄层色谱法(通则 0502)试验,吸取上述两种溶液各 5μl,分别点于同一硅胶 G 薄层板上,以石油醚(60～90℃)-乙酸乙酯(3:1)为展开剂,展开,取出,晾干,在紫外光(365nm)下检视。供试品色谱中,在与对照药材色谱相应的位置上,显相同颜色的荧光斑点。

(4)取本品内容物 3g,加乙醚 15ml,加热回流 30 分钟,滤过,滤液低温挥干,残渣加乙酸乙酯 1ml 使溶解,作为供试品溶液。另取木香对照药材 0.3g,同法制成对照药材溶液。照薄层色谱法(通则 0502)试验,吸取上述两种溶液各 5μl,分别点于同一硅胶 G 薄层板上,以环己烷-丙酮(10:3)为展开剂,展开,取出,晾干,喷以 5% 香草醛硫酸溶液,热风吹至斑点显色清晰,在日光下检视。供试品色谱中,在与对照药材色谱相应的位置上,显相同颜色的斑点。

(5)取本品内容物 4g,加甲醇 50ml,超声处理 30 分钟,滤过,滤液回收溶剂至干,残渣加水 10ml 使溶解,加浓氨试液调节 pH 值至 9～10,用乙醚振摇提取 3 次,每次 10ml,合并乙醚液,低温挥干,残渣加甲醇 1ml 使溶解,作为供试品溶液。另取延胡索对照药材 1g,同法制成对照药材溶液。再取延胡索乙素对照品,加甲醇制成每 1ml 含 0.5mg 的溶液,作为对照品溶液。照薄层色谱法(通则 0502)试验,吸取上述三种溶液各 5μl,分别点于同一用 1% 氢氧化钠制备的硅胶 G 薄层板上,以甲苯-丙酮(9:2)为展开剂,展开,取出,晾干,置碘蒸气中熏至斑点显色清晰,取出,挥尽板上吸附的碘后,在紫外光(365nm)下检视。供试品色谱中,在与对照药材色谱和对照品色谱相应的位置上,显相同颜色的荧光斑点。

【检查】 应符合胶囊剂项下有关的各项规定(通则 0103)。

【含量测定】 黄连 照高效液相色谱法(通则 0512)测定。

色谱条件与系统适用性试验 以十八烷基硅烷键合硅胶为填充剂;以乙腈-水(40:60)(1000ml 中磷酸二氢钾 3.4g,十二烷基磺酸钠 1.2g)为流动相;检测波长为 348nm。理论板数按盐酸小檗碱峰计算应不低于 3000。

对照品溶液的制备 取盐酸小檗碱对照品适量,精密称定,加甲醇制成每 1ml 含 0.15mg 的溶液,即得。

供试品溶液的制备 取装量差异项下的本品内容物,研细,取约 1g,精密称定,置 50ml 量瓶中,加入盐酸-甲醇(1:100)溶液 35ml,超声处理(功率 300W,频率 40kHz)30 分钟,放冷,用甲醇稀释至刻度,摇匀,滤过,取续滤液,即得。

测定法 分别精密吸取对照品溶液与供试品溶液各 10μl,注入液相色谱仪,测定,即得。

本品每粒含黄连以盐酸小檗碱($C_{20}H_{18}ClNO_4$)计,不得少于 3.7mg。

罂粟壳 照高效液相色谱法(通则 0512)测定。

色谱条件与系统适用性试验 以辛烷基硅烷键合硅胶为填充剂;以乙腈-0.01mol/L 磷酸二氢钾溶液-0.005mol/L 庚烷磺酸钠水溶液(16:42:42)为流动相;检测波长为 220nm。理论板数按吗啡峰计算应不低于 2000。

对照品溶液的制备 取吗啡对照品适量,精密称定,加 5% 醋酸的 20% 甲醇溶液制成每 1ml 含 40μg 的溶液,即得。

供试品溶液的制备 取本品适量,研细,取约 5g,精密称定,置 50ml 锥形瓶中,精密加入 5% 醋酸的 20% 甲醇溶液 50ml,密塞,称定重量,超声处理(功率 250W,频率 40kHz)1 小时,取出,放冷,再称定重量,用 5% 醋酸的 20% 甲醇溶液补足减失的重量,摇匀,静置,离心,取上清液滤过,取续滤液,即得。

测定法 分别精密吸取对照品溶液与供试品溶液各 10μl,注入液相色谱仪,测定,即得。

本品每粒含罂粟壳以吗啡($C_{17}H_{19}O_3N$)计,应为 0.067～0.456mg。

【功能与主治】 调和肝脾,涩肠止痛。用于肝脾不和,泻痢腹痛;慢性非特异性溃疡性结肠炎见上述证候者。

【用法与用量】 口服。一次 6 粒,一日 3 次。

【注意】 儿童禁用;本品易成瘾,不宜常服;忌食生冷、辛辣、油腻等刺激性食物。

【规格】 每粒装 0.67g

【贮藏】 密闭,防潮。

和 血 明 目 片
Hexue Mingmu Pian

【处方】
蒲黄 75g	丹参 75g
地黄 60g	墨旱莲 60g
菊花 50g	黄芩(炒炭)45g
决明子 45g	车前子 45g
茺蔚子 45g	女贞子 45g
夏枯草 45g	龙胆 45g
郁金 30g	木贼 45g
赤芍 30g	牡丹皮 30g
山楂 30g	当归 30g
川芎 10g	

【制法】 以上十九味,菊花、黄芩(炒炭)、车前子 22.5g、蒲黄 37.5g,混合粉碎成细粉,备用;剩余车前子、蒲黄与其余各味加水浸泡 30 分钟,煎煮二次,每次 2 小时,煎液滤过,滤液减压浓缩成相对密度为 1.10～1.15(60℃)的清膏,喷雾干燥,膏粉与上述细粉及适量辅料制成颗粒,加入硬脂酸镁 1.5g,混匀,压制成 1000 片,包糖衣或薄膜衣,即得。

【性状】 本品为糖衣片或薄膜衣片,除去包衣后显棕褐色;气微香,味苦、辛。

【鉴别】 (1)取本品,置显微镜下观察:花粉粒类圆形或椭圆形,直径约 17～29μm,表面有网状雕纹(蒲黄)。韧皮纤维淡黄色,梭形,壁厚,孔沟细(黄芩)。种皮内表皮细胞表面观类长方形,壁薄,微波状,常作镶嵌状排列(车前子)。花粉粒类圆形,直径 24～34μm,外壁有刺,刺长 3～5μm,具 3 个萌发孔(菊花)。

(2)取本品 10 片,除去包衣,研细,加甲醇 20ml,超声处理20分钟,滤过,滤液回收溶剂至干,残渣加甲醇1ml使溶解,作为供试品溶液。另取黄芩苷对照品,加甲醇制成每1ml含1mg的溶液,作为对照品溶液。照薄层色谱法(通则0502)试验,吸取上述两种溶液各5μl,分别点于同一以含4%醋酸钠的羧甲基纤维素钠溶液为黏合剂的硅胶G薄层板上,以乙酸乙酯-丁酮-甲酸-水(5:3:1:1)为展开剂,展开,取出,晾干,喷以1%三氯化铁乙醇溶液。在日光下检视。供试品色谱中,在与对照品色谱相应的位置上,显相同颜色的斑点。

(3)取本品10片,除去包衣,研细,加甲醇20ml,超声处理20分钟,滤过,滤液回收溶剂至干,残渣加水10ml使溶解,再加盐酸1ml,加热回流30分钟,立即冷却,用乙醚振摇提取3次,每次15ml,合并乙醚提取液,低温回收乙醚,残渣加甲醇1ml使溶解,作为供试品溶液。另取决明子对照药材0.5g,同法制成对照药材溶液。再取大黄酚对照品,加甲醇制成每1ml含0.5mg的溶液,作为对照品溶液。照薄层色谱法(通则0502)试验,吸取供试品溶液5μl、对照药材溶液和对照品溶液各1μl,分别点于同一硅胶G薄层板上,以石油醚(60~90℃)-甲酸乙酯-甲酸(15:5:1)的上层溶液为展开剂,展开,取出,晾干,在紫外光(365nm)下检视。供试品色谱中,在与对照药材色谱相应的位置上,显相同颜色的荧光主斑点,在与对照品色谱相应的位置上,显相同颜色的荧光斑点。

(4)取本品10片,除去包衣,研细,加甲醇25ml,超声处理30分钟,滤过,滤液回收溶剂至干,残渣加水20ml使溶解,用水饱和的正丁醇提取3次,每次20ml,合并正丁醇液,回收溶剂至干,残渣加甲醇2ml使溶解,作为供试品溶液。另取香蒲新苷对照品,加甲醇制成每1ml含1mg的溶液,作为对照品溶液。照薄层色谱法(通则0502)试验,吸取上述两种溶液各1μl,分别点于同一聚酰胺薄膜上,以丙酮-水(1:2)为展开剂,展开,取出,晾干,喷以三氯化铝试液,在紫外光(365nm)下检视。供试品色谱中,在与对照品色谱相应的位置上,显相同颜色的荧光斑点。

(5)取〔鉴别〕(4)项下的供试品溶液,加中性氧化铝3g,拌匀,水浴干燥,加在中性氧化铝柱(100~200目,2g,内径为1cm)上,以甲醇60ml洗脱,收集洗脱液,回收溶剂至干,残渣加甲醇0.5ml使溶解,作为供试品溶液。另取芍药苷对照品,加甲醇制成每1ml含1mg的溶液,作为对照品溶液。照薄层色谱法(通则0502)试验,吸取上述两种溶液各5μl,分别点于同一硅胶G薄层板上,以三氯甲烷-乙酸乙酯-甲醇-甲酸(40:5:10:0.2)为展开剂,展开,取出,晾干,喷以2%香草醛硫酸溶液,在105℃加热至斑点显色清晰,在日光下检视,供试品色谱中,在与对照品色谱相应的位置上,显相同颜色的斑点。

(6)取〔鉴别〕(5)项下的供试品溶液,加甲醇1ml稀释后作为供试品溶液。另取龙胆对照药材0.5g,加甲醇20ml,超声处理30分钟,滤过,滤液回收溶剂至干,残渣加甲醇1ml

使溶解,作为对照药材溶液。照薄层色谱法(通则0502)试验,吸取上述两种溶液各2μl,分别点于同一硅胶GF$_{254}$薄层板上,以三氯甲烷-甲醇-水(30:10:3)下层溶液为展开剂,展开,取出,晾干,在紫外光灯(254nm)下检视。供试品色谱中,在与对照药材色谱相应的位置上,显一个相同颜色的主斑点。

(7)取本品10片,除去包衣,研细,加乙酸乙酯30ml,加热回流1小时,滤过,滤液回收溶剂至干,残渣加乙酸乙酯1ml使溶解,作为供试品溶液。另取菊花对照药材1g,同法制成对照药材溶液。照薄层色谱法(通则0502)试验,吸取上述两种溶液各2μl,分别点于同一硅胶G薄层板上,以石油醚(60~90℃)-乙酸乙酯(10:1)为展开剂,展开,取出,晾干,喷以2%香草醛硫酸溶液,在105℃加热至斑点显色清晰,在日光下检视。供试品色谱中,在与对照药材色谱相应的位置上,显一个相同颜色的主斑点。

【检查】 应符合片剂项下有关的各项规定(通则0101)。

【含量测定】 照高效液相色谱法(通则0512)测定。

色谱条件与系统适用性试验 以十八烷基硅烷键合硅胶为填充剂;以甲醇-0.5%醋酸(8:92)为流动相;检测波长为281nm。理论板数按丹参素钠峰计算应不低于1500。

对照品溶液的制备 取丹参素钠对照品适量,加50%甲醇制成每1ml含丹参素钠25μg(相当于每1ml中含丹参素22.5μg)的溶液,即得。

供试品溶液的制备 取本品20片,除去包衣,精密称定,研细,取约0.5g,精密称定,置具塞锥形瓶中,精密加入50%甲醇25ml,密塞,称定重量,超声处理(功率250W,频率40kHz)10分钟,放冷,再称定重量,用50%甲醇补足减失的重量,摇匀,滤过,取续滤液,即得。

测定法 精密吸取对照品溶液与供试品溶液各10μl,注入液相色谱仪,测定,即得。

本品每片含丹参以丹参素($C_9H_{10}O_5$)计,不得少于0.25mg。

【功能与主治】 凉血止血、滋阴化瘀、养肝明目。用于阴虚肝旺,热伤血脉所引起的眼底出血。

【用法与用量】 口服。一次5片,一日3次。

【规格】 (1)糖衣片(片芯重0.3g) (2)薄膜衣片 每片重0.31g

【贮藏】 密封。

金嗓开音颗粒

Jinsang Kaiyin Keli

【处方】

金银花163g	连翘163g
玄参163g	板蓝根163g
赤芍65g	黄芩98g
桑叶65g	菊花65g

前胡 65g　　　　燀苦杏仁 65g

牛蒡子 65g　　　　泽泻 65g

胖大海 65g　　　　炒僵蚕 65g

蝉蜕 65g　　　　木蝴蝶 65g

【制法】 以上十六味，板蓝根、炒僵蚕粉碎成细粉，备用；金银花、连翘、赤芍、燀苦杏仁粉碎成粗粉，用80%乙醇加热回流提取二次，每次2小时，合并提取液，滤过，滤液另器收集。将上述药渣与其余玄参等十味，加水煎煮二次，每次2小时，合并煎液，滤过，滤液浓缩至相对密度为1.28～1.30（25℃）的清膏，加乙醇使含醇量达70%，搅拌均匀，静置，滤过，滤液与上述乙醇提取液合并，回收乙醇并浓缩至适量，加入上述板蓝根等细粉、糖粉和糊精适量，混匀，制粒，干燥，制成颗粒1000g，即得。

【性状】 本品为棕黄色至棕褐色的颗粒；气微，味甜、微苦。

【鉴别】（1）取本品，置显微镜下观察：体壁碎片无色，表面有极细的菌丝体（僵蚕）。

（2）取本品25g，研细，加甲醇80ml，超声处理30分钟，滤过，滤液回收溶剂至干，残渣加水20ml使溶散，用稀盐酸调节pH值至2，用乙酸乙酯振摇提取2次，每次20ml，合并乙酸乙酯液，回收溶剂至干，残渣加甲醇2ml使溶解，作为供试品溶液。另取黄芩苷对照品，加甲醇制成每1ml含1mg的溶液，作为对照品溶液。照薄层色谱法（通则0502）试验，吸取上述两种溶液各6μl，分别点于同一用4%无水醋酸钠溶液制备的硅胶G薄层板上，以乙酸乙酯-丁酮-甲酸-水（5：3：1：1）为展开剂，展开，取出，晾干，喷以1%三氯化铁乙醇溶液。在日光下检视。供试品色谱中，在与对照品色谱相应的位置上，显相同颜色的斑点。

（3）取本品20g，研细，加甲醇100ml，加热回流1小时，滤过，滤液回收溶剂至干，残渣加水30ml使溶散，用水饱和的正丁醇振摇提取2次，每次30ml，合并正丁醇液，回收溶剂至干，残渣加甲醇5ml使溶解，加入已处理好的中性氧化铝柱（100～200目，5g，内径1cm）上，用甲醇20ml洗脱，收集洗脱液，回收溶剂至干，残渣加甲醇2ml使溶解，作为供试品溶液。另取连翘苷对照品，加甲醇制成每1ml含1mg的溶液，作为对照品溶液。照薄层色谱法（通则0502）试验，吸取上述两种溶液各6μl，分别点于同一硅胶G薄层板上，以三氯甲烷-甲醇-冰醋酸（17：2：1）为展开剂，展开，展距约13cm，取出，晾干，喷以5%香草醛硫酸溶液，在105℃加热至斑点显色清晰。在日光下检视。供试品色谱中，在与对照品色谱相应的位置上，显相同颜色的斑点。

（4）取本品10g，研细，加无水乙醇100ml，加热回流2小时，滤过，滤液蒸干，残渣加水30ml使溶散，加氯化钠使成饱和溶液，滤过，滤液用水饱和的正丁醇振摇提取3次，每次20ml，合并正丁醇液，回收溶剂至干，残渣加甲醇5ml使溶解，加入已处理好的中性氧化铝柱（100～200目，5g，内径1cm）上，用甲醇80ml洗脱，收集洗脱液，回收溶剂至干，残渣

加甲醇1ml使溶解，作为供试品溶液。另取芍药苷对照品，加甲醇制成每1ml含1mg的溶液，作为对照品溶液。照薄层色谱法（通则0502）试验，吸取上述供试品溶液10μl，对照品溶液6μl，分别点于同一硅胶G薄层板上，以三氯甲烷-乙酸乙酯-甲醇-甲酸（40：5：10：0.2）为展开剂，展开，取出，晾干，喷以5%香草醛硫酸溶液，在105℃加热至斑点显色清晰，在日光下检视。供试品色谱中，在与对照品色谱相应的位置上，显相同颜色的斑点。

【检查】 应符合颗粒剂项下有关的各项规定（通则0104）。

【含量测定】 金银花、菊花　照高效液相色谱法（通则0512）测定。

色谱条件与系统适用性试验　以十八烷基硅烷键合硅胶为填充剂；以乙腈-0.4%磷酸溶液（13：87）为流动相；检测波长为327nm；理论板数按绿原酸峰计算应不低于2000。

对照品溶液的制备　取绿原酸对照品适量，精密称定，加70%甲醇制成每1ml含25μg的溶液，即得。

供试品溶液的制备　取装量差异项下的本品内容物，研细，取约0.3g，精密称定，精密加入70%甲醇25ml，超声处理（功率250W，频率40kHz）30分钟，放冷，再称定重量，用70%甲醇补足减失的重量，摇匀，滤过，精密量取续滤液5ml，置10ml量瓶中，加70%甲醇至刻度，摇匀，滤过，取续滤液，即得。

测定法　分别精密吸取对照品溶液与供试品溶液各10μl，注入液相色谱仪，测定，即得。

本品每袋含金银花和菊花以绿原酸（$C_{16}H_{18}O_9$）计，不得少于9.85mg。

连翘　照高效液相色谱法（通则0512）测定。

色谱条件与系统适用性试验　以十八烷基硅烷键合硅胶为填充剂；以乙腈-水（23：77）为流动相；检测波长为277nm。理论板数按连翘苷峰计算应不低于3000。

对照品溶液的制备　取连翘苷对照品适量，精密称定，加甲醇制成每1ml含30μg的溶液，即得。

供试品溶液的制备　取装量差异项下的本品内容物，研细，取约2.5g，精密称定，置具塞锥形瓶中，精密加入甲醇25ml，密塞，称定重量，超声处理（功率250W，频率40kHz）30分钟，放冷，再称定重量，用甲醇补足减失的重量，摇匀，滤过，精密量取续滤液5ml，加在中性氧化铝柱（100～200目，5g，内径为1～1.5cm）上，用70%乙醇80ml洗脱，收集洗脱液，浓缩至干，残渣用甲醇溶解，并转移至5ml量瓶中，加甲醇至刻度，摇匀，滤过，取续滤液，即得。

测定法　分别精密吸取对照品溶液与供试品溶液各10μl，注入液相色谱仪，测定，即得。

本品每袋含连翘以连翘苷（$C_{27}H_{34}O_{11}$）计，不得少于0.81mg。

【功能与主治】 清热解毒，疏风利咽。用于风热邪毒所致的咽喉肿痛，声音嘶哑；急性咽炎、亚急性咽炎、喉炎见上述证候者。

【用法与用量】 开水冲服。一次 1 袋，一日 2 次。

【注意】 忌烟、酒及辛辣食物。

【规格】 每袋装 4.5g

【贮藏】 密封。

金蝉止痒胶囊

Jinchan Zhiyang Jiaonang

【处方】
金银花 330.7g	栀子 330.7g
黄芩 330.7g	苦参 330.7g
黄柏 248g	龙胆 248g
白芷 330.7g	白鲜皮 330.7g
蛇床子 330.7g	蝉蜕 165.4g
连翘 330.7g	地肤子 330.7g
地黄 496g	青蒿 496g
广藿香 330.7g	甘草 165.4g

【制法】 以上十六味，广藿香、金银花、连翘、白芷、青蒿加水 8 倍量，提取挥发油 8 小时，蒸馏后的水溶液另器收集；药渣与其余黄芩等十一味，加水煎煮三次，第一次 2 小时，第二、三次各 1 小时，合并煎液，滤过，滤液与上述蒸馏后的水溶液合并，浓缩至相对密度 1.20～1.22(80℃)的清膏，加入淀粉适量，制粒，干燥，加入上述广藿香等挥发油及薄荷素油 1.3ml，混匀，装入胶囊，制成 1000 粒，即得。

【性状】 本品为硬胶囊，内容物为棕黄色至棕褐色的颗粒或粉末；气清香，味苦。

【鉴别】 (1)取本品内容物 5g，加水 30ml 使溶解，滤过，滤液用乙醚振摇提取 2 次，每次 20ml，弃去乙醚液，水液用氢氧化钠试液调节 pH 值至 8～9，用正丁醇振摇提取 3 次，每次 10ml，合并正丁醇液，用 0.1mol/L 氢氧化钠溶液洗涤 2 次，每次 10ml，弃去氢氧化钠液，正丁醇液回收溶剂至干，残渣加甲醇 1ml 使溶解，作为供试品溶液。另取栀子苷对照品，加甲醇制成每 1ml 含 2mg 的溶液，作为对照品溶液。照薄层色谱法(通则 0502)试验，吸取上述两种溶液各 10μl，分别点于同一硅胶 G 薄层板上，以正丁醇-醋酸-水(6：2：0.25)为展开剂，展开，取出，晾干，喷以 5％香草醛硫酸溶液，加热至斑点显色清晰。供试品色谱中，在与对照品色谱相应的位置上，显相同颜色的斑点。

(2)取本品内容物 5g，加水 30ml 使溶解，滤过，滤液加浓氨试液 0.3ml，用二氯甲烷振摇提取 3 次，每次 10ml，合并提取液，回收溶剂至干，残渣加甲醇 1ml 使溶解，作为供试品溶液。另取盐酸小檗碱对照品，加甲醇制成每 1ml 含 0.1mg 的溶液，作为对照品溶液。照薄层色谱法(通则 0502)试验，吸取上述两种溶液各 10μl，分别点于同一硅胶 G 薄层板上，以正丁醇-醋酸-水(6：2：0.25)为展开剂，展开，取出，晾干，在紫外光(365nm)下检视。供试品色谱中，在与对照品色谱相

应的位置上，显相同的黄色荧光斑点。

(3)取苦参对照药材 0.5g，加浓氨试液 0.3ml，二氯甲烷 25ml，振摇提取 4 小时，滤过，滤液回收溶剂至干，残渣加甲醇 1ml 使溶解，作为对照药材溶液。照薄层色谱法(通则 0502)试验，吸取〔鉴别〕(2)项下的供试品溶液及上述对照药材溶液各 10μl，分别点于同一硅胶 G 薄层板上，以甲苯-丙酮-乙酸乙酯-浓氨试液(2：3：4：0.2)为展开剂，展开，取出，晾干，喷以稀碘化铋钾试液。供试品色谱中，在与对照药材色谱相应的位置上，显相同颜色的斑点。

(4)取本品内容物 5g，加乙醇 30ml，加热回流 20 分钟，滤过，滤液蒸干，残渣加乙醇 1ml 使溶解，作为供试品溶液。另取黄芩对照药材 1g，加乙醇 20ml，同法制成对照药材溶液。照薄层色谱法(通则 0502)试验，吸取上述两种溶液各 5μl，分别点于同一硅胶 G 薄层板上，以二氯甲烷-甲醇-甲酸(7：1：0.5)为展开剂，展开，取出，晾干，喷以 2％三氯化铁乙醇溶液，在日光下检视。供试品色谱中，在与对照药材色谱相应的位置上，显相同颜色的斑点。

(5)取本品 5g，加乙酸乙酯 30ml，加热回流 30 分钟，滤过，滤液浓缩至 1ml，作为供试品溶液。另取青蒿对照药材 1g，加乙酸乙酯 20ml，同法制成对照药材溶液。照薄层色谱法(通则 0502)试验，吸取上述两种溶液各 5μl，分别点于同一硅胶 G 薄层板上，以二氯甲烷-乙醚(2：1)为展开剂，展开，取出，晾干，在紫外光(365nm)下检视。供试品色谱中，在与对照药材色谱相应的位置上，显相同颜色的荧光斑点。

【检查】 应符合胶囊剂项下有关的各项规定(通则 0103)。

【含量测定】 黄柏 照高效液相色谱法(通则 0512)测定。

色谱条件与系统适用性试验 以十八烷基硅烷键合硅胶为填充剂；以甲醇-乙腈-水(50：20：30)(含 0.1％十二烷基磺酸钠及 0.1％磷酸溶液)为流动相；检测波长为 265nm，理论板数按盐酸小檗碱峰计算应不低于 5000。

对照品溶液的制备 取盐酸小檗碱对照品适量，精密称定，加 60％甲醇制成每 1ml 含 5μg 的溶液，即得。

供试品溶液的制备 取装量差异项下的本品内容物，研细，取 0.25g，精密称定，置具塞锥形瓶中，精密加入 60％甲醇 50ml，称定重量，超声处理(功率 200W，频率 40kHz)30 分钟，放冷，再称定重量，用 60％甲醇补足减失的重量，摇匀，滤过，取续滤液，即得。

测定法 分别精密吸取对照品溶液与供试品溶液各 20μl，注入液相色谱仪，测定，即得。

本品每粒含黄柏以盐酸小檗碱($C_{20}H_{17}NO_4 \cdot HCl$)计，不得少于 0.4mg。

黄芩 照高效液相色谱法(通则 0512)测定。

色谱条件与系统适用性试验 以十八烷基硅烷键合硅胶为填充剂；以甲醇-水-磷酸(44：56：0.2)为流动相；检测波长为 280nm，理论板数按黄芩苷峰计算应不低于 2500。

对照品溶液的制备 取黄芩苷对照品适量,精密称定,加甲醇制成每1ml含20μg的溶液,即得。

供试品溶液的制备 取装量差异项下的本品内容物,研细,取1g,精密称定,置具塞锥形瓶中,精密加入70%乙醇50ml,称定重量,超声处理(功率200W,频率40kHz)30分钟,放冷,再称定重量,用70%乙醇补足减失的重量,摇匀,滤过,精密量取续滤液1ml,置10ml量瓶中,加甲醇至刻度,摇匀,滤过,取续滤液,即得。

测定法 分别精密吸取对照品溶液与供试品溶液各10μl,注入液相色谱仪,测定,即得。

本品每粒含黄芩以黄芩苷($C_{21}H_{18}O_{11}$)计,不得少于4.6mg。

【功能与主治】 清热解毒,燥湿止痒。用于湿热内蕴所引起的丘疹性荨麻疹,夏季皮炎皮肤瘙痒症状。

【用法与用量】 口服。一次6粒,一日3次,饭后服用。

【注意】 孕妇禁用;婴幼儿、脾胃虚寒者慎用。

【规格】 每粒装0.5g

【贮藏】 密封,置阴凉干燥处。

脉络舒通丸
Mailuo Shutong Wan

【处方】 黄芪833g　　　金银花833g
　　　　黄柏417g　　　苍术417g
　　　　薏苡仁833g　　玄参833g
　　　　当归417g　　　白芍417g
　　　　甘草138g　　　水蛭417g
　　　　蜈蚣33g　　　　全蝎138g

【制法】 以上十二味,取水蛭208.5g、蜈蚣16.5g、全蝎69g粉碎成细粉;金银花、苍术、玄参、当归、白芍加水浸泡3小时,蒸馏提取7小时,收集挥发油,加倍他-环糊精适量制成包合物。蒸馏后的药渣与剩余的水蛭、蜈蚣、全蝎及其余黄芪等四味,加水煎煮二次,每次1.5小时,合并煎液及提取挥发油后的水溶液,滤过,滤液浓缩至相对密度为1.10~1.20(80℃)的清膏,加乙醇使含醇量达60%,静置24小时,滤过,减压回收乙醇并浓缩至相对密度为1.10~1.18(80℃)的清膏,喷雾干燥成细粉;与上述水蛭等细粉、挥发油包合物及淀粉适量混匀,制丸,干燥,制成1000g,即得。

【性状】 本品为棕色至棕褐色的浓缩水丸;气微腥,味微苦。

【鉴别】 (1)取本品适量,用热水适量溶散,取沉淀物,置显微镜下观察:体壁碎片淡黄色至黄色,有网状纹理和圆形毛窝,有时可见黄棕色刚毛(全蝎)。气管壁碎片具棕色或深棕色的螺旋丝,宽1~5μm,丝间布有近无色点状物(蜈蚣)。

(2)取本品5g,研细,置250ml圆底烧瓶中,加水100ml,照挥发油测定法(通则2204)试验,自挥发油测定器上端加入乙酸乙酯1ml,加热至沸并保持微沸1小时,放冷,分取乙酸乙酯液,作为供试品溶液。另取当归对照药材0.5g,加乙醚20ml,超声处理10分钟,滤过,滤液挥干,残渣加乙酸乙酯1ml使溶解,作为对照药材溶液。照薄层色谱法(通则0502)试验,吸取上述两种溶液各5μl,分别点于同一硅胶G薄层板上,以环己烷-乙酸乙酯(9:1)为展开剂,展开,取出,晾干,在紫外光(365nm)下检视。供试品色谱中,在与对照药材色谱相应的位置上,显相同颜色的荧光斑点。

(3)取本品5g,研细,加乙醇50ml,超声处理30分钟,滤过,滤液蒸干,残渣加水20ml使溶解,浓氨试液调节pH值至9~10,用三氯甲烷20ml振摇提取,水液备用,三氯甲烷液回收溶剂至干,残渣加甲醇1ml使溶解,作为供试品溶液。另取黄柏对照药材0.1g,加甲醇20ml,超声处理20分钟,滤过,滤液回收溶剂至干,残渣加甲醇1ml使溶解,作为对照药材溶液。再取盐酸小檗碱对照品,加甲醇制成每1ml含0.1mg的溶液,作为对照品溶液。照薄层色谱法(通则0502)试验,吸取上述三种溶液各2μl,分别点于同一硅胶G薄层板上,以正丁醇-冰醋酸-水(7:1:2)为展开剂,展开,取出,晾干,在紫外光(365nm)下检视。供试品色谱中,在与对照药材色谱和对照品色谱相应的位置上,显相同颜色的荧光斑点。

(4)取〔鉴别〕(3)项下的备用水液,置水浴上挥至无氨味,用乙酸乙酯振摇提取2次,每次30ml,合并乙酸乙酯液,回收溶剂至干,残渣加甲醇2ml使溶解,加在聚酰胺柱(60~80目,内径8~10mm,高10cm)上,用水50ml洗脱,收集洗脱液,蒸干,残渣加甲醇1ml使溶解,作为供试品溶液。另取玄参对照药材1g,加水饱和的正丁醇20ml,超声处理30分钟,滤过,滤液回收溶剂至干,残渣加甲醇1ml使溶解,作为对照药材溶液。再取芍药苷对照品,加甲醇制成每1ml含1mg的溶液,作为对照品溶液。照薄层色谱法(通则0502)试验,吸取上述三种溶液各5μl,分别点于同一硅胶G薄层板上,以三氯甲烷-甲醇-水(7:3:1)的下层溶液为展开剂,展开,取出,晾干,喷以5%香草醛硫酸溶液,加热至斑点显色清晰,在日光下检视。供试品色谱中,在与对照药材色谱和对照品色谱相应的位置上,显相同颜色的斑点。

(5)取本品1g,研细,加甲醇30ml,超声处理30分钟,滤过,滤液回收溶剂至干,残渣加甲醇1ml使溶解,作为供试品溶液。另取水蛭对照药材0.5g,同法制成对照药材溶液。照薄层色谱法(通则0502)试验,吸取上述两种溶液各5μl,分别点于同一硅胶G薄层板上,以环己烷-乙酸乙酯(4:1)为展开剂,展开,取出,晾干,喷以10%硫酸乙醇溶液,在105℃加热至斑点显色清晰,分别在日光和紫外光(365nm)下检视。供试品色谱中,在与对照药材色谱相应的位置上,日光下显相同的紫红色斑点;紫外光下显相同颜色的荧光斑点。

【检查】 应符合丸剂项下有关的各项规定(通则0108)。

【含量测定】 黄芪 照高效液相色谱法(通则0512)

测定。

色谱条件与系统适用性试验　以十八烷基硅烷键合硅胶为填充剂;以乙腈-水(32:68)为流动相;蒸发光散射检测器检测。理论板数按黄芪甲苷峰计算应不低于4000。

对照品溶液的制备　取黄芪甲苷对照品适量,精密称定,加甲醇制成每1ml含0.2mg的溶液,即得。

供试品溶液的制备　取本品适量,研细,取约5g,精密称定,置具塞锥形瓶中,精密加入甲醇50ml,密塞,称定重量,超声处理(功率500W,频率40kHz)45分钟,取出,放冷,再称定重量,用甲醇补足减失的重量,摇匀,离心(转速为每分钟3000转)5分钟,取上清液,精密量取40ml,回收溶剂至干,残渣加水20ml,微热使溶解,用水饱和的正丁醇振摇提取4次,每次25ml,合并正丁醇提取液,用浓氨试液洗涤2次,每次40ml,静置30分钟,弃去洗涤液,正丁醇液回收溶剂至干,残渣加甲醇溶解,并转移至5ml量瓶中,加甲醇至刻度,摇匀,滤过,取续滤液,即得。

测定法　精密吸取对照品溶液10μl、20μl,供试品溶液10μl,注入液相色谱仪,测定,用外标两点法对数方程计算,即得。

本品每1g含黄芪以黄芪甲苷($C_{41}H_{68}O_{14}$)计,不得少于0.30mg。

金银花　照高效液相色谱法(通则0512)测定。

色谱条件与系统适用性试验　以十八烷基硅烷键合硅胶为填充剂;以乙腈-0.4%磷酸溶液(10:90)为流动相;检测波长为327nm。理论板数按绿原酸峰计算应不低于1000。

对照品溶液的制备　取绿原酸对照品适量,精密称定,置棕色量瓶中,加50%甲醇制成每1ml含20μg的溶液,即得。

供试品溶液的制备　取本品适量,研细,取约0.25g,精密称定,置具塞锥形瓶中,精密加入50%甲醇50ml,密塞,称定重量,超声处理(功率500W,频率40kHz)30分钟,放冷,再称定重量,用50%甲醇补足减失的重量,摇匀,滤过,取续滤液,即得。

测定法　精密吸取对照品溶液与供试品溶液各10μl,注入液相色谱仪,测定,即得。

本品每1g含金银花以绿原酸($C_{16}H_{18}O_9$)计,不得少于3.2mg。

【功能与主治】　清热解毒,化瘀通络,祛湿消肿。用于湿热瘀阻脉络所致的血栓性浅静脉炎,非急性期深静脉血栓形成所致的下肢肢体肿胀、疼痛、肤色暗红或伴有条索状物。

【用法与用量】　口服。一次1瓶,一日3次。

【注意】　(1)孕妇禁用。(2)肝肾功能不全者及有出血性疾病或凝血机制障碍者慎用。(3)深静脉血栓形成初发一周内的患者勿用。(4)忌食辛辣及刺激性食物。(5)部分患者服药后出现轻度恶心、呕吐、食欲不振等胃部不适。

【规格】　每瓶装12g(每丸重约0.056g)

【贮藏】　密封。

脉络舒通颗粒

Mailuo Shutong Keli

【处方】　黄芪500g　　　金银花500g

　　　　　黄柏250g　　　苍术250g

　　　　　薏苡仁500g　　玄参500g

　　　　　当归250g　　　白芍250g

　　　　　甘草83g　　　　水蛭250g

　　　　　蜈蚣20g　　　　全蝎83g

【制法】　以上十二味,取水蛭130g、蜈蚣10g和全蝎43g粉碎成细粉,金银花、苍术、玄参、当归、白芍水蒸气蒸馏提取挥发油,挥发油另器保存;蒸馏后的水溶液及药渣与剩余的水蛭、蜈蚣和全蝎及其余黄芪等四味加水煎煮二次,第一次1.5小时,第二次1小时,合并煎液,滤过,滤液浓缩至相对密度为1.15～1.20(80℃)的清膏,加乙醇使含醇量达60%,静置24小时,滤过,滤液回收乙醇并减压浓缩至相对密度为1.30～1.35(80℃)的稠膏,真空干燥,粉碎成细粉;与上述干膏粉及水蛭等细粉混匀,加入倍他-环糊精140g、阿斯帕坦7g、羧甲基淀粉钠75g及糊精适量,混匀,制粒,干燥;用适量乙醇溶解挥发油,喷入颗粒中,混匀,制成1000g,即得。

【性状】　本品为浅黄棕色至棕褐色的颗粒;气微腥,味甜、微苦。

【鉴别】　(1)取本品适量,用热水溶散,取沉淀物,置显微镜下观察:体壁碎片淡黄色至黄色,有网状纹理和圆形毛窝,有时可见黄棕色刚毛(全蝎)。气管壁碎片具棕色或深棕色的螺旋丝,宽1～5μm,丝间布有近无色点状物(蜈蚣)。

(2)取本品10g,研细,置250ml圆底烧瓶中,加水100ml,照挥发油测定法(通则2204)试验,自挥发油测定器上端加入乙酸乙酯1ml,加热至沸并保持微沸1小时,放冷,取乙酸乙酯液,作为供试品溶液。另取当归对照药材0.5g,加乙醚20ml,超声处理10分钟,滤过,滤液挥干,残渣加乙酸乙酯1ml使溶解,作为对照药材溶液。照薄层色谱法(通则0502)试验,吸取上述两种溶液各5μl,分别点于同一硅胶G薄层板上,以环己烷-乙酸乙酯(9:1)为展开剂,展开,取出,晾干,在紫外光(365nm)下检视。供试品色谱中,在与对照药材色谱相应的位置上,显相同颜色的荧光斑点。

(3)取本品10g,研细,加乙醇50ml,超声处理30分钟,滤过,滤液蒸干,残渣加水20ml使溶解,用浓氨试液调节pH值至9～10,用三氯甲烷20ml振摇提取,水液备用,三氯甲烷液蒸干,残渣加甲醇1ml使溶解,作为供试品溶液。另取黄柏对照药材0.1g,加甲醇20ml,超声处理20分钟,滤过,滤液蒸干,残渣加甲醇1ml使溶解,作为对照药材溶液。再取盐酸小檗碱对照品,加甲醇制成每1ml含0.1mg的溶液,作为对照品溶液。照薄层色谱法(通则0502)试验,吸取上述三种溶液各 2μl,分别点于同一硅胶 G 薄层板上,以正丁醇-冰醋酸-水(7∶1∶2)为展开剂,展开,取出,晾干,在紫外光(365nm)下检视。供试品色谱中,在与对照药材色谱和对照品色谱相应的位置上,显相同颜色的荧光斑点。

(4)取〔鉴别〕(3)项下的备用水液,置水浴上挥至无氨味,用乙酸乙酯振摇提取 2 次,每次 30ml,合并乙酸乙酯液,蒸干,残渣加甲醇 2ml 使溶解,加在聚酰胺柱(60～80 目,内径 8～10mm,高 10cm)上,用水 50ml 洗脱,收集洗脱液,蒸干,残渣加甲醇 1ml 使溶解,作为供试品溶液。另取玄参对照药材 1g,加水饱和的正丁醇 20ml,超声处理 30 分钟,滤过,滤液蒸干,残渣加甲醇 1ml 使溶解,作为对照药材溶液。再取芍药苷对照品,加甲醇制成每 1ml 含 1mg 的溶液,作为对照品溶液。照薄层色谱法(通则 0502)试验,吸取上述三种溶液各 5μl,分别点于同一硅胶 G 薄层板上,以三氯甲烷-甲醇-水(7∶3∶1)的下层溶液为展开剂,展开,取出,晾干,喷以 5% 香草醛硫酸溶液,加热至斑点显色清晰,在日光下检视。供试品色谱中,在与对照药材色谱和对照品色谱相应的位置上,显相同颜色的斑点。

(5)取本品 2g,研细,加甲醇 30ml,超声处理 30 分钟,滤过,滤液蒸干,残渣加甲醇 1ml 使溶解,作为供试品溶液。另取水蛭对照药材 0.5g,同法制成对照药材溶液。照薄层色谱法(通则 0502)试验,吸取上述两种溶液各 5μl,分别点于同一硅胶 G 薄层板上,以环己烷-乙酸乙酯(4∶1)为展开剂,展开,取出,喷以 10% 硫酸乙醇溶液,在 105℃ 加热至斑点显色清晰,分别在日光和紫外光(365nm)下检视。供试品色谱中,在与对照药材色谱相应的位置上,日光下显相同的紫红色斑点;紫外光下显相同颜色的荧光斑点。

【检查】 应符合颗粒剂项下有关的各项规定(通则 0104)。

【含量测定】 黄芪 照高效液相色谱法(通则 0512)测定。

色谱条件与系统适用性试验 以十八烷基硅烷键合硅胶为填充剂;以乙腈-水(32∶68)为流动相;蒸发光散射检测器检测。理论板数按黄芪甲苷峰计算应不低于 4000。

对照品溶液的制备 取黄芪甲苷对照品适量,精密称定,加甲醇制成每 1ml 含 0.2mg 的溶液,即得。

供试品溶液的制备 取本品适量,研细,取约 5g,精密称定,置具塞锥形瓶中,精密加入 50% 甲醇 50ml,密塞,称定重量,超声处理(功率 500W,频率 40kHz)45 分钟,取出,放冷,再称定重量,用 50% 甲醇补足减失的重量,摇匀,离心(转速为每分钟 3000 转)5 分钟,取上清液,精密量取 40ml,蒸干,残渣加水 20ml,微热使溶解,用水饱和的正丁醇振摇提取 4 次,每次 25ml,合并正丁醇液,用浓氨试液洗涤 2 次,每次 40ml,静置 30 分钟,弃去洗涤液,正丁醇液蒸干,残渣加甲醇溶解,转移至 5ml 量瓶中,加甲醇至刻度,摇匀,滤过,取续滤液,即得。

测定法 精密吸取对照品溶液 10μl、20μl,供试品溶液

10μl,注入液相色谱仪,测定,用外标两点法对数方程计算,即得。

本品每袋含黄芪以黄芪甲苷($C_{41}H_{68}O_{14}$)计,不得少于 3.6mg。

金银花 照高效液相色谱法(通则 0512)测定。

色谱条件与系统适用性试验 以十八烷基硅烷键合硅胶为填充剂;以乙腈-0.4% 磷酸溶液(10∶90)为流动相;检测波长为 327nm。理论板数按绿原酸峰计算应不低于 1000。

对照品溶液的制备 取绿原酸对照品适量,精密称定,置棕色量瓶中,加 50% 甲醇制成每 1ml 含 20μg 的溶液,即得。

供试品溶液的制备 取本品适量,研细,取约 0.5g,精密称定,置具塞锥形瓶中,精密加入 50% 甲醇 50ml,密塞,称定重量,超声处理(功率 500W,频率 40kHz)30 分钟,取出,放冷,再称定重量,用 50% 甲醇补足减失的重量,摇匀,滤过,取续滤液,即得。

测定法 精密吸取对照品溶液与供试品溶液各 10μl,注入液相色谱仪,测定,即得。

本品每袋含金银花以绿原酸($C_{16}H_{18}O_9$)计,不得少于 38.4mg。

【功能与主治】 清热解毒,化瘀通络,祛湿消肿。用于湿热瘀阻脉络所致的血栓性浅静脉炎,非急性期深静脉血栓形成所致的下肢肢体肿胀、疼痛、肤色暗红或伴有条索状物。

【用法与用量】 口服。一次 1 袋,一日 3 次。

【注意】 (1)孕妇禁用。(2)肝肾功能不全者及有出血性疾病或凝血机制障碍者慎用。(3)深静脉血栓形成初发一周内的患者勿用。(4)忌食辛辣及刺激性食物。

【规格】 每袋装 20g(无蔗糖)

【贮藏】 密封。

活血止痛软胶囊
Huoxue Zhitong Ruanjiaonang

【处方】 当归 222g　　　　三七 44g
　　　　　醋乳香 44g　　　　冰片 11g
　　　　　土鳖虫 111g　　　　煅自然铜 67g

【制法】 以上六味,当归加水提取 3 小时,收集挥发油,备用;水液减压浓缩至相对密度约为 1.20(50℃);煅自然铜加水煎煮 0.5 小时,与土鳖虫、当归药渣加水煎煮二次,每次 1 小时,合并煎液,滤过,滤液减压浓缩至相对密度为 1.20(50℃),合并上述两种浓缩液,放至室温,加乙醇使含醇量达 80%,搅匀,静置 24 小时,取上清液,回收乙醇至相对密度为 1.16～1.20(50℃)的清膏,喷雾干燥,粉碎,过筛,制成干粉。取三七、醋乳香、冰片粉碎,过 100 目筛,与干浸膏粉合并,混匀,过筛,加入上述当归挥发油及含 5% 甘油的聚乙二醇 400 适量,研磨,滤过,混匀,装入软胶囊,制成 1000 粒,

即得。

【性状】 本品为软胶囊,内容物为黄棕色至棕褐色黏稠液体;气芳香,味微苦。

【鉴别】 (1)取本品内容物,置显微镜下观察:淀粉粒单粒圆形、半圆形或多角形,直径 4～30μm,复粒由 2～10 余分粒组成;网纹及螺纹导管直径 15～55μm(三七)。

(2)取本品内容物 7g,加水饱和正丁醇 10ml,超声处理 10 分钟,静置 2 小时,滤过,滤液用水 20ml 洗涤,浓缩至干,残渣加甲醇 1ml 使溶解,作为供试品溶液。另取三七对照药材 0.5g,加水 5 滴润湿,加水饱和正丁醇 10ml,超声处理 10 分钟,倾取上清液,滤过,滤液用水 10ml 洗涤,分取正丁醇液,回收溶剂至干,残渣加甲醇 1ml 使溶解,作为对照药材溶液。另取人参皂苷 Rb₁ 对照品、人参皂苷 Rg₁ 对照品、三七皂苷 R₁ 对照品,加甲醇制成每 1ml 各含 1mg 的混合溶液,作为对照品溶液。照薄层色谱法(通则 0502)试验,吸取上述三种溶液各 1～2μl,分别点于同一硅胶 G 薄层板上,以三氯甲烷-乙酸乙酯-甲醇-水(15:40:22:10)10℃ 以下放置分层的下层溶液为展开剂,展开,取出,晾干,喷以 10% 硫酸乙醇溶液,在 105℃ 加热至斑点显色清晰,日光下检视。供试品色谱中,在与对照药材色谱和对照品色谱相应的位置上,显相同颜色的斑点。

(3)取本品内容物 7g,加水 20ml,超声处理 10 分钟,滤过,滤液用乙酸乙酯提取二次,每次 20ml,合并乙酸乙酯液,浓缩至干,残渣加甲醇 1ml 使溶解,作为供试品溶液。另取当归对照药材 0.5g,加水 25ml,加热回流 1 小时,放冷,滤过,滤液用乙酸乙酯提取二次,每次 25ml,合并乙酸乙酯液,回收溶剂至干,残渣加甲醇 1ml 使溶解,作为对照药材溶液。再取阿魏酸对照品,加甲醇制成每 1ml 含 1mg 的溶液,作为对照品溶液。照薄层色谱法(通则 0502)试验,吸取上述三种溶液各 2μl,分别点于同一硅胶 G 薄层板上,以甲苯-乙酸乙酯-甲酸(20:10:0.1)为展开剂,展开,取出,晾干,在紫外光灯(365nm)下检视。供试品色谱中,在与对照药材色谱和对照品色谱相应的位置上,显相同颜色的荧光斑点。

(4)取本品内容物 7g,加无水乙醇 15ml,超声处理 15 分钟,滤过,滤液蒸干,残渣加正丁醇 15ml 使溶解,用水 10ml 振摇洗涤,分取正丁醇液,回收溶剂至干,残渣加甲醇 1ml 使溶解,作为供试品溶液。另取 11-羰基-β-乙酰乳香酸对照品,加甲醇制成每 1ml 含 2mg 的溶液,作为对照品溶液。照薄层色谱法(通则 0502)试验,吸取上述两种溶液各 2μl,分别点于同一硅胶 GF₂₅₄ 薄层板上,以石油醚(60～90℃)-环己烷-乙酸乙酯-甲酸(10:30:15:1)为展开剂,展开,取出,晾干,在紫外光灯(254nm)下检视。供试品色谱中,在与对照品色谱相应的位置上,显相同颜色的斑点。

(5)取本品内容物 7g,加水 20ml,超声处理 10 分钟,用乙酸乙酯振摇提取二次,每次 10ml,合并乙酸乙酯液,作为供试品溶液。另取冰片对照品,加乙酸乙酯制成每 1ml 含 5mg 的溶液,作为对照品溶液。照薄层色谱法(通则 0502)试验,吸

取上述两种溶液各 2μl,分别点于同一硅胶 G 薄层板上。以甲苯-丙酮(96:4)为展开剂,展开,取出,晾干,喷以 5% 磷钼酸乙醇溶液,在 105℃ 加热至斑点显色清晰。供试品色谱中,在与对照品色谱相应的位置上,显相同颜色的斑点。

【检查】 应符合胶囊剂项下有关的各项规定(通则 0103)。

【含量测定】 三七 照高效液相色谱法(通则 0512)测定。

色谱条件与系统适用性试验 以十八烷基硅烷键合硅胶为填充剂;以乙腈为流动相 A,以水为流动相 B,按下表中的规定进行梯度洗脱;检测波长为 203nm。理论板数按三七皂苷 R₁ 峰计算应不低于 4000。

时间(分钟)	流动相 A(%)	流动相 B(%)
0～30	19	81
30～45	19→22	81→78
45～51	22	78
51～75	22→31	78→69
75～85	31→90	69→10

对照品溶液的制备 取人参皂苷 Rg₁ 对照品、人参皂苷 Rb₁ 对照品、三七皂苷 R₁ 对照品适量,精密称定,加甲醇制成每 1ml 含人参皂苷 Rg₁ 0.2mg、人参皂苷 Rb₁ 0.4mg 及三七皂苷 R₁ 0.1mg 的混合溶液,即得。

供试品溶液的制备 取装量差异项下的内容物,研匀,取 4g,精密称定,置具塞锥形瓶中,精密加入甲醇 25ml,密塞,称定重量,放置过夜,置 80℃ 水浴中加热并保持微沸 2 小时,放冷,再称定重量,用甲醇补足减失的重量,摇匀,滤过,取续滤液,即得。

测定法 分别精密吸取对照品溶液与供试品溶液各 10μl,注入液相色谱仪,测定,即得。

本品每粒含三七以人参皂苷 Rg₁($C_{42}H_{72}O_{14}$)、人参皂苷 Rb₁($C_{54}H_{92}O_{23}$)及三七皂苷 R₁($C_{47}H_{80}O_{18}$)的总量计,不得少于 2.0mg。

冰片 照气相色谱法(通则 0521)测定。

色谱条件与系统适用性试验 聚乙二醇 20000(PEG-20M)毛细管柱(柱长为 30m,内径为 0.25mm,膜厚度为 0.25μm);柱温为 125℃。理论板数按龙脑峰计算应不低于 10000。

对照品溶液的制备 取龙脑对照品适量,精密称定,加乙酸乙酯制成每 1ml 含 0.6mg 的溶液,即得。

供试品溶液的制备 取装量差异项下的本品内容物,研匀,取 2g,精密称定,置具塞锥形瓶中,精密加入乙酸乙酯 25ml,密塞,称定重量,超声处理(功率 250W,频率 40kHz)20 分钟,放冷,再称定重量,用乙酸乙酯补足减失的重量,摇匀,滤过,取续滤液,即得。

测定法 分别精密吸取对照品溶液与供试品溶液各

$1\mu l$,注入气相色谱仪,测定,即得。

本品每粒含冰片以龙脑($C_{10}H_{18}O$)计,不得少于4.5mg。

【功能与主治】 活血散瘀,消肿止痛。用于跌打损伤,瘀血肿痛。

【用法与用量】 口服。一次2粒,一日3次,温开水送服。疗程7天。

【注意】 孕妇禁用;临床试验期间个别患者出现血清转氨酶一过性升高;肝功能不全者慎用。

【规格】 每粒装0.65g

【贮藏】 密封,置阴凉干燥处。

冠 脉 宁 胶 囊

Guanmaining Jiaonang

【处方】

丹参 112.5g	没药(炒)25.5g
鸡血藤 112.5g	血竭 25.5g
醋延胡索 45g	当归 45g
郁金 45g	制何首乌 75g
炒桃仁 30g	酒黄精 75g
红花 30g	葛根 112.5g
乳香(炒) 25.5g	冰片 4.5g

【制法】 以上十四味,冰片研细,葛根、乳香、没药、血竭、郁金、醋延胡索粉碎成细粉,过筛;其余丹参等七味加水煎煮二次,第一次3小时,第二次2小时,滤过,合并滤液,浓缩成稠膏,与上述葛根等细粉混合,干燥,粉碎成细粉,过筛,制粒或加入适量辅料制粒,干燥,加入冰片,混匀,装入胶囊,制成1000粒(规格1、2)或800粒(规格3),即得。

【性状】 本品为硬胶囊,内容物为红棕色的颗粒和粉末;气芳香,味微苦、辛。

【鉴别】 (1)取本品10粒的内容物,研细,加甲醇50ml,加热回流1小时,滤过,滤液回收溶剂至干,残渣加水30ml使溶解,用乙醚振摇提取2次,每次30ml,弃去乙醚提取液,水提液用水饱和正丁醇振摇提取2次,每次30ml,合并正丁醇液,回收溶剂至干,残渣加乙醇5ml使溶解,作为供试品溶液。另取2,3,5,4′-四羟基二苯乙烯-2-O-β-D-葡萄糖苷对照品,加乙醇制成每1ml含1mg的溶液,作为对照品溶液。照薄层色谱法(通则0502)试验,吸取供试品溶液5μl,对照品溶液1μl,分别点于同一硅胶G薄层板上,以乙酸乙酯-甲酸-冰醋酸(15:0.7:0.5)为展开剂,展开,取出,晾干,喷以磷钼酸硫酸溶液(取磷钼酸2g,加水20ml使溶解,再加入硫酸30ml,摇匀),加热至斑点显色清晰,在日光下检视。供试品色谱中,在与对照品色谱相应的位置上,显相同颜色的斑点。

(2)取本品5粒的内容物,研细,加甲醇10ml,超声处理10分钟,滤过,滤液作为供试品溶液。另取葛根素对照品,加甲醇制成每1ml含1mg的溶液,作为对照品溶液。照薄层色谱法(通则0502)试验,吸取上述两种溶液各2μl,分别点于同一硅胶G薄层板上,以三氯甲烷-甲醇-水(14:5:0.5)为展开剂,展开,取出,晾干,在紫外光(365nm)下检视。供试品色谱中,在与对照品色谱相应的位置上,显相同颜色的荧光斑点。

(3)取本品5粒的内容物,研细,加乙醚5ml,浸泡30分钟,滤过,滤液浓缩至1ml,作为供试品溶液。另取血竭素高氯酸盐对照品,加乙醚制成饱和溶液,作为对照品溶液。照薄层色谱法(通则0502)试验,吸取供试品溶液4μl,对照品溶液15μl,分别点于同一硅胶G薄层板上,以甲苯-乙醇(10:1)为展开剂,展开,取出,晾干,在日光下检视。供试品色谱中,在与对照品色谱相应的位置上,显相同颜色的斑点。

(4)取本品2粒的内容物,研细,置小烧杯中,烧杯上覆盖载玻片,置沸水浴上加热15分钟,取下载玻片,升华物加乙酸乙酯0.5ml使溶解,作为供试品溶液。另取冰片对照品,加乙酸乙酯制成每1ml含1mg的溶液,作为对照品溶液。照薄层色谱法(通则0502)试验,吸取供试品溶液5～10μl,对照品溶液5μl,分别点于同一硅胶G薄层板上,以环己烷-乙酸乙酯(17:3)为展开剂,展开,取出,晾干,喷以5%香草醛硫酸溶液,加热至斑点显色清晰,在日光下检视。供试品色谱中,在与对照品色谱相应的位置上,显相同颜色的斑点。

【检查】 应符合胶囊剂项下有关的各项规定(通则0103)。

【含量测定】 照高效液相色谱法(通则0512)测定。

色谱条件与系统适用性试验 以十八烷基硅烷键合硅胶为填充剂;以乙腈为流动相A,甲醇为流动相B,0.05%磷酸溶液为流动相C,按下表中的规定进行梯度洗脱;检测波长为286nm。理论板数按葛根素峰计算应不低于3000。

时间(分钟)	流动相A(%)	流动相B(%)	流动相C(%)
0～30	1→23	17	82→60
30～35	23	17	60

对照品溶液的制备 分别取葛根素对照品和丹酚酸B对照品适量,精密称定,加50%甲醇制成每1ml含葛根素90μg,丹酚酸B 45μg的混合溶液,即得。

供试品溶液的制备 取装量差异项下的本品内容物,混匀,研细,取0.25g,精密称定,置25ml量瓶中,加50%甲醇适量,浸渍30分钟后超声处理(功率300W,频率50kHz)30分钟,放冷,加50%甲醇至刻度,摇匀,离心,取上清液,即得。

测定法 分别精密吸取对照品溶液与供试品溶液各10μl,注入液相色谱仪,测定,即得。

本品每粒含葛根以葛根素($C_{21}H_{20}O_9$)计,规格(1)、(2)不得少于2.1mg,规格(3)不得少于2.6mg;含丹参以丹酚酸B($C_{36}H_{30}O_{16}$)计,规格(1)、(2)不得少于0.50mg,规格(3)不得少于0.60mg。

【功能与主治】 活血化瘀,行气止痛。用于胸部刺痛、固定不移、入夜更甚,心悸不宁,舌质紫暗,脉沉弦;冠心病,心绞痛,冠状动脉供血不足见上述证候者。

【用法与用量】 口服。规格(1)、(2)一次 5 粒,规格(3)一次 4 粒,一日 3 次或遵医嘱。

【注意】 孕妇忌服。

【规格】 每粒装(1)0.33g (2)0.5g (3)0.48g

【贮藏】 密封。

桂附地黄口服液

Guifu Dihuang Koufuye

【处方】 肉桂 20g　　　　附子(制)20g
　　　　熟地黄 160g　　　酒萸肉 80g
　　　　牡丹皮 60g　　　　山药 80g
　　　　茯苓 60g　　　　　泽泻 60g

【制法】 以上八味,分别粉碎成粗粉,酒萸肉加乙醇提取 4 小时,滤过,滤液浓缩后备用;滤渣和其余肉桂等七味合并后加水,煎煮三次,第一次 1.5 小时,第一次煎煮收集蒸馏液约 400ml,备用。第二、三次各 0.5 小时,滤过,滤液合并,滤液浓缩至 1:1,待冷,加乙醇约 2 倍量使沉淀,静置 24 小时,滤过,滤液回收乙醇,冷藏 24 小时,滤过,滤液与上述蒸馏液及酒萸肉提取液合并,加蔗糖 50g、苯甲酸钠 3g、吐温 80 1g,加水至 1000ml,搅匀,分装,即得。

【性状】 本品为棕黄色至棕红色的液体;气微,味甜、微苦。

【鉴别】 (1)取本品 30ml,加乙醚振摇提取 2 次(必要时加少量无水乙醇破乳),每次 30ml,合并乙醚液,回收溶剂至干,残渣加乙醇 1ml 使溶解,作为供试品溶液。另取桂皮醛对照品,加乙醇制成每 1ml 含 0.5μl 的溶液,作为对照品溶液。照薄层色谱法(通则 0502)试验,吸取对照品溶液 5μl、供试品溶液 10~20μl,分别点于同一硅胶 G 薄层板上,以环己烷-乙酸乙酯-冰醋酸(20:1:1)为展开剂,展开,取出,晾干,喷以二硝基苯肼乙醇试液,在日光下检视。供试品色谱中,在与对照品色谱相应的位置上,显相同颜色的斑点。

(2)取〔鉴别〕(1)项下的供试品溶液作为供试品溶液。另取丹皮酚对照品,加乙醇制成每 1ml 含 1mg 的溶液,作为对照品溶液。照薄层色谱法(通则 0502)试验,吸取上述两种溶液各 10μl,分别点于同一硅胶 G 薄层板上,以环己烷-乙酸乙酯(3:1)为展开剂,展开,取出,晾干,喷以盐酸酸性 5%三氯化铁乙醇溶液,在 105℃加热至斑点显色清晰,在日光下检视。供试品色谱中,在与对照品色谱相应的位置上,显相同颜色的斑点。

(3)取本品 20ml,加乙酸乙酯振摇提取 2 次,每次 30ml,合并乙酸乙酯液,回收溶剂至干,残渣加乙醇 1ml 使溶解,作为供试品溶液。另取熟地黄对照药材 1g,加水 80ml,煎煮 30 分钟,离心,取上清液同法制成对照药材溶液。照薄层色谱法(通则 0502)试验,吸取上述两种溶液各 5μl,分别点于同一硅胶 G 薄层板上,以石油醚(60~90℃)-乙酸乙酯(2:3)为展开剂,展开,取出,晾干,喷以二硝基苯肼乙醇试液,在日光下检视。供试品色谱中,在与对照药材色谱相应的位置上,显相同颜色的斑点。

(4)取〔鉴别〕(3)项下的供试品溶液作为供试品溶液。另取马钱苷对照品,加乙醇制成每 1ml 含 1mg 的溶液,作为对照品溶液。照薄层色谱法(通则 0502)试验,吸取对照品溶液 5μl、供试品溶液 10μl,分别点于同一硅胶 G 薄层板上,以乙酸乙酯-乙醇-冰醋酸(50:10:1)为展开剂,展开,取出,晾干,喷以 5%香草醛硫酸溶液,在 105℃加热至斑点显色清晰,在日光下检视。供试品色谱中,在与对照品色谱相应的位置上,显相同颜色的斑点。

【检查】 乌头碱限量 精密吸取本品 100ml,置具塞锥形瓶中,加三氯甲烷 100ml 与浓氨试液 10ml,摇匀,放置 12 小时,超声处理 10 分钟,置分液漏斗中,分取三氯甲烷液,水液再加三氯甲烷振摇提取 2 次,每次 100ml,合并三氯甲烷液,回收溶剂至干,残渣加无水乙醇 1ml 使溶解,作为供试品溶液。另取乌头碱对照品,加无水乙醇制成每 1ml 含 1mg 的溶液,作为对照品溶液。照薄层色谱法(通则 0502)试验,吸取供试品溶液 15μl、对照品溶液 5μl,分别点于同一硅胶 G 薄层板上,以乙醚-三氯甲烷-甲醇(1:2:1)为展开剂,展开,取出,晾干,喷以稀碘化铋钾试液,在日光下检视。供试品色谱中,在与对照品色谱相应的位置上出现的斑点应小于对照品的斑点或不出现斑点。

相对密度 应不低于 1.02(通则 0601)。

pH 值 应为 3.5~5.0(通则 0631)。

其他 应符合合剂项下有关的各项规定(通则 0181)。

【含量测定】 酒萸肉 照高效液相色谱法(通则 0512)测定。

色谱条件与系统适用性试验 以十八烷基硅烷键合硅胶为填充剂;以乙腈为流动相 A,0.1%磷酸溶液为流动相 B,按下表中的规定进行梯度洗脱;检测波长为 236nm。理论板数按马钱苷峰计算应不低于 4000。

时间(分钟)	流动相 A(%)	流动相 B(%)
0~29	10	90
29~30	10→90	90→10
30~40	90	10
40~41	90→10	10→90
41~50	10	90

对照品溶液的制备 取马钱苷对照品适量,精密称定,加甲醇制成每 1ml 含 50μg 的溶液,即得。

供试品溶液的制备 精密量取本品 3ml,置 25ml 量瓶中,加甲醇稀释至刻度,摇匀,滤过,取续滤液,即得。

测定法　分别精密吸取对照品溶液与供试品溶液 10μl，注入液相色谱仪，测定，即得。

本品每 1ml 含酒萸肉以马钱苷（$C_{17}H_{26}O_{10}$）计，不得少于 0.28mg。

牡丹皮　照高效液相色谱法（通则 0512）测定。

色谱条件与系统适用性试验　以十八烷基硅烷键合硅胶为填充剂；以甲醇-水（68：32）为流动相；检测波长为 274nm。理论板数按丹皮酚峰计算应不低于 3500。

对照品溶液的制备　取丹皮酚对照品适量，精密称定，加甲醇制成每 1ml 含 15μg 的溶液，即得。

供试品溶液的制备　取〔含量测定〕酒萸肉项下的续滤液，即得。

测定法　分别精密吸取对照品溶液与供试品溶液各 10μl，注入液相色谱仪，测定，即得。

本品每 1ml 含牡丹皮以丹皮酚（$C_9H_{10}O_3$）计，不得少于 80μg。

【**功能与主治**】　温补肾阳。用于肾阳不足，腰膝痠冷，肢体浮肿，小便不利或反多，痰饮喘咳，消渴。

【**用法与用量**】　口服。一次 10ml，一日 2 次。

【**规格**】　每支装 10ml

【**贮藏**】　密封，置阴凉处。

益 脑 片
Yinao Pian

【**处方**】
龟甲胶 38.6g	远志 193.3g
龙骨 387.3g	灵芝 387.3g
五味子 49.3g	麦冬 193.3g
石菖蒲 193.3g	党参 111.0g
人参 66.6g	茯苓 387.3g

【**制法**】　以上十味，除龟甲胶外，人参、茯苓 96.8g 分别粉碎成细粉，剩余茯苓及远志等其余七味加水煎煮二次，第一次 3 小时，第二次 2 小时，滤过，合并滤液，浓缩成相对密度为 1.20（60℃）的稠膏，加入人参、茯苓细粉与溶化后的龟甲胶，充分混匀，干燥，粉碎成细粉，用 50% 乙醇制成颗粒，干燥，压制成 1000 片，包薄膜衣，即得。

【**性状**】　本品为薄膜衣片，除去包衣后显棕色至棕褐色；味微苦、甘。

【**鉴别**】　(1) 取本品，置显微镜下观察：树脂道碎片含金黄色至黄棕色分泌物；草酸钙簇晶直径 18～32μm，棱角锐尖（人参）。不规则分枝状团块无色，遇水合氯醛液溶化；菌丝无色或淡棕色，直径 4～6μm（茯苓）。

(2) 取本品 20 片，除去包衣，研细，加甲醇 25ml，超声处理 30 分钟，滤过，滤液蒸干，残渣加水 25ml 使溶解，用水饱和正丁醇振摇提取 2 次，每次 20ml，合并正丁醇液，用氨试液

25ml 振摇提取，弃去正丁醇液，氨试液用盐酸调节 pH 值至 1～2，再用水饱和的正丁醇振摇提取 2 次，每次 25ml，合并正丁醇液，回收溶剂至干，残渣加甲醇 1ml 使溶解，作为供试品溶液。另取远志对照药材 0.5g，同法制成对照药材溶液。照薄层色谱法（通则 0502）试验，吸取供试品溶液 3μl、对照药材溶液 2μl，分别点于同一硅胶 G 薄层板上，以甲苯-乙酸乙酯-甲醇-甲酸（17：10：1：1.2）为展开剂，展开，取出，晾干，喷以 2% 香草醛硫酸溶液，在 105℃加热至斑点显色清晰。供试品色谱中，在与对照药材色谱相应的位置上，显相同颜色的斑点。

(3) 取本品 20 片，除去包衣，研细，加水 6ml 使湿润，加水饱和正丁醇 20ml，超声处理 30 分钟，滤过，滤液用氨试液 50ml 洗涤，弃去氨试液，取正丁醇液回收溶剂至干，残渣加甲醇 1ml 使溶解，作为供试品溶液。另取人参对照药材 1g，加水 1ml 使湿润，同法制成对照药材溶液。再取人参皂苷 Rg_1 对照品、人参皂苷 Rb_1 对照品、人参皂苷 Re 对照品，加甲醇制成每 1ml 各含 2mg 的混合溶液，作为对照品溶液。照薄层色谱法（通则 0502）试验，吸取供试品溶液和对照品溶液各 5～10μl，对照药材溶液 2μl，分别点于同一硅胶 G 薄层板上，以三氯甲烷-甲醇-水（7：3：0.5）为展开剂，展开，取出，晾干，喷以 10% 硫酸乙醇溶液，在 105℃加热至斑点显色清晰。供试品色谱中，在与对照药材色谱和对照品色谱相应的位置上，显相同颜色的斑点。

(4) 取本品 20 片，除去包衣，研细，加石油醚（60～90℃）30ml，超声处理 30 分钟，滤过，滤液蒸干，残渣加甲醇 1ml 使溶解，作为供试品溶液。另取茯苓对照药材 1g，同法制成对照药材溶液。照薄层色谱法（通则 0502）试验，吸取上述两种溶液各 5μl，分别点于同一硅胶 G 薄层板上，以甲苯-乙酸乙酯-甲酸（20：4：0.4）为展开剂，展开，取出，晾干，置紫外光下（365nm）下检视。供试品色谱中，在与对照药材色谱相应的位置上，显相同颜色的荧光斑点。

【**检查**】　应符合片剂项下有关的各项规定（通则 0101）。

【**含量测定**】　照高效液相色谱法（通则 0512）测定。

色谱条件与系统适用性试验　以十八烷基硅烷键合硅胶为填充剂；以乙腈为流动相 A，以 0.1% 磷酸溶液为流动相 B；按下表中的规定进行梯度洗脱；检测波长为 250nm。理论板数按五味子醇甲峰计算应不低于 3000。

时间（分钟）	流动相 A（%）	流动相 B（%）
0～18	50→35	50→65
18～19	35→50	65→50
19～24	50	50
24～25	50→60	50→40
25～30	60	40
30～31	60→70	40→30
31～37	70	30
37～38	70→75	30→25
38～55	75	25

对照品溶液的制备 取五味子醇甲对照品适量,精密称定,加甲醇制成每1ml含15μg的溶液,即得。

供试品溶液的制备 取本品20片,除去包衣,精密称定,研细,取约2g,精密称定,精密加入甲醇20ml,密塞,称定重量,超声处理(功率500W,频率40kHz)30分钟,放冷,再称定重量,用甲醇补足减失的重量,摇匀,滤过,取续滤液,即得。

测定法 分别精密吸取对照品溶液与供试品溶液各10μl,注入液相色谱仪,测定,即得。

本品每粒含五味子以五味子醇甲($C_{24}H_{32}O_7$)计,不得少于35μg。

【功能与主治】 补气养阴,滋肾健脑,益智安神。用于心肝肾不足,气阴两虚所致的体倦头晕,失眠多梦,记忆力减退;神经衰弱,脑动脉硬化见上述证候者。

【用法与用量】 口服。一次3片,一日3次。

【规格】 每片重0.3g

【贮藏】 密封。

通 窍 耳 聋 丸
Tongqiao Erlong Wan

【处方】 北柴胡60g　　龙胆48g
芦荟48g　　熟大黄48g
黄芩120g　　青黛48g
天南星(矾炙)48g　　木香60g
醋青皮90g　　陈皮48g
当归90g　　栀子(姜炙)60g

【制法】 以上十二味,粉碎成细粉,过筛,混匀,用水泛丸,干燥,将滑石粉碎成极细粉,包衣,打光,即得。

【性状】 本品为白色光亮的水丸,除去包衣后呈绿褐色;味苦。

【鉴别】 (1)取本品粉末,置显微镜下观察:韧皮纤维淡黄色,梭形,壁厚,孔沟细(黄芩)。油管含淡黄色或黄棕色条状分泌物(北柴胡)。木纤维成束,长梭形,直径16~24μm,壁稍厚,纹孔口横裂缝状、十字状或人字状(木香)。不规则块片或颗粒蓝色(青黛)。草酸钙簇晶大,直径60~140μm(熟大黄)。种皮石细胞黄色或淡棕色,多破碎,完整者长多角形、长方形或不规则形,壁厚,有大的圆形纹孔,胞腔棕红色(栀子)。草酸钙方晶成片存在于无色薄壁组织中(陈皮)。

(2)取本品5g,研细,加甲醇50ml,超声处理30分钟,滤过,滤液蒸干,残渣加2%氢氧化钠溶液20ml,加热使溶解,移至分液漏斗中,用水饱和的正丁醇振摇提取二次,每次20ml,合并正丁醇液,蒸干,残渣加水5ml使溶解,通过D101型大孔吸附树脂柱(柱内径为1.5cm,柱高为12cm),以水80ml洗脱,弃去水液,再以20%乙醇80ml洗脱,弃去洗脱液,继以70%乙醇100ml洗脱,收集洗脱液,蒸干,残渣加甲醇2ml使

溶解,作为供试品溶液。另取北柴胡对照药材粉末0.5g,加甲醇20ml,超声处理10分钟,同法制成对照药材溶液。照薄层色谱法(通则0502)试验,吸取上述两种溶液各3μl,分别点于同一硅胶G薄层板上,使成条状,以三氯甲烷-甲醇-水(30:10:1)为展开剂,展开,取出,晾干,喷以2%对二甲氨基苯甲醛的40%硫酸溶液,在105℃加热至斑点显色清晰,分别在日光和紫外光(365nm)下检视。供试品色谱中,在与对照药材色谱相应的位置上,日光下显相同颜色的斑点,紫外光下显相同颜色的荧光斑点。

(3)取本品5g,研细,加17%氨溶液10ml,润湿,加二氯甲烷30ml,超声处理15分钟,滤过,滤液蒸干,残渣加二氯甲烷2ml使溶解,作为供试品溶液。另取龙胆对照药材0.5g,加17%氨溶液1ml润湿,加二氯甲烷10ml,超声处理15分钟,滤过,滤液蒸干,残渣加二氯甲烷1ml使溶解,作为对照药材溶液。照薄层色谱法(通则0502)试验,吸取上述两种溶液各5μl,分别点于同一硅胶G薄层板上,以二氯甲烷-乙醇(15:1.5)为展开剂,展开,取出,晾干,在紫外光(365nm)下检视。供试品色谱中,在与对照药材色谱相应的位置上,显相同颜色的荧光斑点。

(4)取本品6g,研细,加三氯甲烷40ml,超声处理15分钟,滤过,滤液备用,滤渣挥干,残渣加甲醇50ml,超声处理30分钟,滤过,滤液蒸干,残渣加甲醇2ml使溶解,作为供试品溶液。另取芦荟对照药材0.5g,加甲醇20ml,超声处理15分钟,滤过,滤液蒸干,残渣加甲醇2ml使溶解,作为对照药材溶液。再取芦荟苷对照品,加甲醇制成每1ml含5mg的溶液,作为对照品溶液。照薄层色谱法(通则0502)试验,吸取上述三种溶液各5μl,分别点于同一硅胶G薄层板上,以乙酸乙酯-甲醇-水(100:17:13)为展开剂,展开,取出,晾干,喷以10%氢氧化钾甲醇溶液,在紫外光(365nm)下检视。供试品色谱中,在与对照药材色谱和对照品色谱相应的位置上,显相同颜色的荧光斑点。

(5)取本品2g,加三氯甲烷30ml,超声处理15分钟,滤过,滤液蒸干,残渣加甲醇1ml使溶解,作为供试品溶液。另取大黄对照药材粉末0.1g,同法制成对照药材溶液。再取大黄酚对照品,加甲醇制成每1ml含1mg的溶液,作为对照品溶液。照薄层色谱法(通则0502)试验,吸取上述三种溶液各3μl,分别点于同一硅胶G薄层板上,以石油醚(60~90℃)-乙酸乙酯-甲酸(15:5:1)的上层溶液为展开剂,展开,取出,晾干,在紫外光(365nm)下检视。供试品色谱中,在对照药材色谱和对照品色谱相应的位置上,显相同颜色的荧光斑点,置氨蒸气中熏后,日光下检视,斑点显红色。

(6)取〔鉴别〕(4)项下三氯甲烷溶液,作为供试品溶液。另取青黛对照药材0.1g,加三氯甲烷5ml,同法制成对照药材溶液。照薄层色谱法(通则0502)试验,吸取上述两种溶液各5μl,分别点于同一硅胶G薄层板上,以甲苯-三氯甲烷-丙酮(5:4:1)为展开剂,展开,取出,晾干,在日光下检视。供试品色谱中,在与对照药材色谱相应的位置上,显相同颜色的斑点。

（7）取〔鉴别〕（4）项下三氯甲烷溶液，挥至约 15ml，作为供试品溶液。另取木香对照药材粉末 0.1g，加三氯甲烷 10ml，超声处理 5 分钟，滤过，滤液作为对照药材溶液。再取去氢木香烃内酯对照品，加甲醇制成每 1ml 含 0.5mg 的溶液，作为对照品溶液。照薄层色谱法（通则 0502）试验，吸取上述三种溶液各 5μl，分别点于同一硅胶 G 薄层板上，以甲苯-甲醇（27：1）为展开剂，展开，取出，晾干，喷以 5% 香草醛硫酸试液，在 105℃加热至斑点显色清晰，在日光下检视。供试品色谱中，在与对照药材色谱和对照品色谱相应的位置上，显相同颜色的斑点。

【检查】　土大黄苷　取本品 6g，研细，加甲醇 30ml，超声处理 15 分钟，滤过，滤液蒸干，残渣加甲醇 2ml 溶解，作为供试品溶液。另取土大黄苷对照品，加甲醇制成每 1ml 含 0.5mg 的溶液，作为对照品溶液。照薄层色谱法（通则 0502）试验，吸取上述两种溶液各 5μl，分别点于同一硅胶 G 薄层板上，以三氯甲烷-甲醇-水-甲酸（10：3：0.3：0.2）为展开剂，展开，取出，晾干，在紫外光（365nm）下检视。供试品色谱中，在与对照品色谱相应的位置上，不得显相同颜色的荧光斑点。

其他　应符合丸剂项下有关的各项规定（通则 0108）。

【含量测定】　龙胆　照高效液相色谱法（通则 0512）测定。

色谱条件与系统适用性试验　以十八烷基硅烷键合硅胶为填充剂；以甲醇-水（25：75）为流动相；检测波长为 270nm。理论板数按龙胆苦苷峰计算应不低于 3000。

对照品溶液的制备　取龙胆苦苷对照品适量，精密称定，加甲醇制成每 1ml 含 0.1mg 的溶液，即得。

供试品溶液的制备　取本品，研细，取约 1g，精密称定，精密加入甲醇 20ml，称定重量，加热回流 15 分钟，放冷，再称定重量，用甲醇补足减失的重量，摇匀，滤过，取续滤液，即得。

测定法　分别精密吸取对照品溶液与供试品溶液各 10μl，注入液相色谱仪，测定，即得。

本品每 1g 含龙胆以龙胆苦苷（$C_{16}H_{20}O_9$）计，不得少于 0.38mg。

黄芩　照高效液相色谱法（通则 0512）测定。

色谱条件与系统适用性试验　以十八烷基硅烷键合硅胶为填充剂；以甲醇-水-磷酸（47：53：0.2）为流动相；检测波长为 278nm。理论板数按黄芩苷峰计算应不低于 2500。

对照品溶液的制备　取黄芩苷对照品适量，精密称定，加 70% 乙醇制成每 1ml 含 60μg 的溶液，即得。

供试品溶液的制备　取本品，研细，取约 0.2g，精密称定，精密加入 70% 乙醇 50ml，称定重量，超声处理（功率 250W，频率 40kHz）30 分钟，放冷，称定重量，用 70% 乙醇补足减失的重量，摇匀，滤过，取续滤液，即得。

测定法　分别精密吸取对照品溶液与供试品溶液各 10μl，注入液相色谱仪，测定，即得。

本品每 1g 含黄芩以黄芩苷（$C_{21}H_{18}O_{11}$）计，不得少于 8.0mg。

【功能与主治】　清肝泻火，通窍润便。用于肝经热盛，头目眩晕，耳聋蝉鸣，耳底肿痛，目赤口苦，胸膈满闷，大便燥结。

【用法与用量】　口服。一次 6g，一日 2 次。

【注意】　忌食辛辣，孕妇忌服。

【规格】　每 100 粒重 6g

【贮藏】　密封，防潮。

黄芪生脉颗粒

Huangqi Shengmai Keli

【处方】　炙黄芪 600g　　　党参 400g
　　　　　麦冬 400g　　　　五味子 100g
　　　　　南五味子 100g

【制法】　以上五味，加水煎煮二次，第一次 2 小时，第二次 1.5 小时，滤过，滤液合并，离心，取上清液减压浓缩至适量，加糊精适量，混匀，干燥，制成 1000g，即得。

【性状】　本品为灰黄色至棕黄色的颗粒；味微酸、微甜。

【鉴别】　（1）取本品 10g，研细，加水 30ml，超声处理 30 分钟，滤过，滤液用三氯甲烷振摇提取 2 次，每次 30ml，合并三氯甲烷液，蒸干，残渣加三氯甲烷 0.5ml 使溶解，作为供试品溶液。另取五味子醇甲对照品，加三氯甲烷制成每 1ml 含 1mg 的溶液，作为对照品溶液。照薄层色谱法（通则 0502）试验，吸取供试品溶液 10μl、对照品溶液 5μl，分别点于同一硅胶 GF_{254} 薄层板上，以环己烷-乙酸乙酯-甲醇（6：3：1）为展开剂，展开，取出，晾干，在紫外光（254nm）下检视。供试品色谱中，在与对照品色谱相应的位置上，显相同颜色的斑点。

（2）取本品 5g，研细，加甲醇 20ml，超声处理 30 分钟，滤过，滤液蒸干，残渣加甲醇 2ml 使溶解，作为供试品溶液。另取党参对照药材 2g，同法制成对照药材溶液。照薄层色谱法（通则 0502）试验，吸取上述两种溶液各 10μl，分别点于同一硅胶 G 薄层板上，以甲苯-乙酸乙酯-甲酸（15：5：2）为展开剂，展开，取出，晾干，喷以 10% 硫酸乙醇溶液，在 105℃加热至斑点显色清晰，日光下检视。供试品色谱中，在与对照药材色谱相应的位置上，显相同颜色的斑点。

【检查】　应符合颗粒剂项下有关的各项规定（通则 0104）。

【含量测定】　照高效液相色谱法（通则 0512）测定。

色谱条件与系统适用性试验　以十八烷基硅烷键合硅胶为填充剂；以乙腈-水（36：64）为流动相；用蒸发光散射检测器检测。理论板数按黄芪甲苷峰计算应不低于 4000。

对照品溶液的制备　取黄芪甲苷对照品适量，精密称定，加甲醇制成每 1ml 含 0.2mg 的溶液，即得。

供试品溶液的制备　取装量差异项下的本品，混匀，取适量，研细，取约 5g，精密称定，精密加入甲醇 50ml，密塞，称定重量，超声处理（功率 500W，频率 40kHz）45 分钟，放冷，再称定重量,用甲醇补足减失的重量,摇匀,滤过,精密量取续滤液25ml,蒸干,残渣加水20ml使溶解,用水饱和的正丁醇振摇提取4次,每次20ml,合并正丁醇液,用氨试液洗涤2次,每次40ml,弃去氨液,正丁醇液蒸干,残渣加甲醇使溶解,并转移至5ml量瓶中,加甲醇至刻度,摇匀,滤过,取续滤液,即得。

测定法 精密吸取对照品溶液5μl、10μl,供试品溶液10μl,注入液相色谱仪,测定,以外标两点法对数方程计算,即得。

本品每袋含黄芪以黄芪甲苷($C_{41}H_{68}O_{14}$)计,不得少于0.95mg。

【功能与主治】 益气滋阴,养心行滞。用于气阴两虚、血脉瘀阻引起的胸痹心痛,症见胸痛、胸闷、心悸、气短;冠心病、心绞痛见上述证候者。

【用法与用量】 口服。一次1袋,一日3次。

【注意】 根据病情需要,必要时,应配合其他治疗措施。

【规格】 每袋装5g

【贮藏】 密封。

银杏叶软胶囊

Yinxingye Ruanjiaonang

【处方】 银杏叶提取物　40g

【制法】 取银杏叶提取物,加辅料适量,混合,压制成软胶囊1000粒〔规格(1)〕或500粒〔规格(2)〕,即得。

【性状】 本品为软胶囊,内容物为浅棕黄色至棕褐色的黏稠状液体或膏状物;味微苦。

【鉴别】 (1)取本品内容物适量(约相当于含总黄酮醇苷48mg),加正丁醇15ml,置水浴中温浸15分钟并时时振摇,放冷,滤过,滤液蒸干,残渣加乙醇2ml使溶解,作为供试品溶液。另取银杏叶对照提取物0.2g,同法制成对照提取物溶液。照薄层色谱法(通则0502)试验,吸取上述两种溶液各3μl,分别点于同一含4%醋酸钠的羧甲基纤维素钠溶液为黏合剂的硅胶G薄层板上,以乙酸乙酯-丁酮-甲酸-水(5:3:1:1)为展开剂,展开,取出,晾干,喷以3%三氯化铝乙醇溶液,在紫外光(365nm)下检视。供试品色谱中,在与对照提取物色谱相应的位置上,显相同颜色的荧光斑点。

(2)取本品,照〔含量测定〕萜类内酯项下的方法试验。供试品色谱中应呈现与银杏叶总内酯对照提取物色谱保留时间相对应的色谱峰。

【检查】 黄酮苷元峰面积比 〔含量测定〕总黄酮醇苷项下的供试品色谱中,槲皮素峰与山柰素峰的峰面积比应为0.8～1.4。

其他 应符合胶囊剂项下有关的各项规定(通则0103)。

【含量测定】 总黄酮醇苷 照高效液相色谱法(通则0512)测定。

色谱条件与系统适用性试验 以十八烷基硅烷键合硅胶为填充剂;以甲醇-0.4%磷酸溶液(50:50)为流动相;检测波长为360nm。理论板数按槲皮素峰计算应不低于2500。

对照品溶液的制备 取槲皮素对照品适量,精密称定,加甲醇制成每1ml含30μl的溶液,即得。

供试品溶液的制备 取装量差异项下的本品内容物,混匀,取约相当于总黄酮醇苷19.2mg的内容物,精密称定,置具塞锥形瓶中,精密加入甲醇20ml,密塞,称定重量,置水浴中加热回流30分钟(每隔10分钟,振摇使内容物溶散),取出,放冷,再称定重量,用甲醇补足减失的重量,摇匀,滤过,精密量取续滤液10ml,置锥形瓶中,加甲醇10ml、25%盐酸溶液5ml,摇匀,置水浴中加热回流30分钟,迅速冷却至室温,转移至50ml量瓶中,用甲醇稀释至刻度,摇匀,滤过,取续滤液,即得。

测定法 分别精密吸取对照品溶液与供试品溶液各10μl,注入液相色谱仪,测定,以槲皮素对照品的峰面积为对照,分别按下表相应的校正因子(F)计算槲皮素、山柰素和异鼠李素的含量,用待测成分色谱峰与槲皮素色谱峰的相对保留时间确定槲皮素、山柰素、异鼠李素的峰位,其相对保留时间应在规定值的±5%范围之内(若相对保留时间偏离超过5%,则应以相应成分的对照品确证),即得。

待测成分(峰)	相对保留时间	校正因子(F)
槲皮素	1.00	1.0000
山柰素	1.77	1.0020
异鼠李素	2.00	1.0890

总黄酮醇苷含量＝(槲皮素含量＋山柰素含量＋异鼠李素含量)×2.51

本品每粒含总黄酮醇苷〔规格(1)〕不得少于9.6mg,〔规格(2)〕不得少于19.2mg。

萜类内酯 照高效液相色谱法(通则0512)测定。

色谱条件与系统适用性试验 以十八烷基硅烷键合硅胶为填充剂;以正丙醇-四氢呋喃-水(1:33:66)为流动相;用蒸发光散射检测器检测。理论板数按白果内酯峰计算应不低于2500。

对照提取物溶液的制备 取银杏叶总内酯对照提取物适量,精密称定,加甲醇制成每1ml含2.5mg的溶液,即得。

供试品溶液的制备 取本品30粒内容物,精密称定,混匀,取约相当于萜类内酯19.2mg的内容物,精密称定,置具塞锥形瓶中,精密加入甲醇50ml,密塞,称定重量,置水浴中加热回流30分钟(每隔10分钟,振摇使内容物溶散),取出,放冷,再称定重量,用甲醇补足减失的重量,摇匀,滤过,精密量取续滤液20ml,回收甲醇,残渣加水10ml,置水浴中温热使溶散,加2%盐酸溶液2滴,用乙酸乙酯振摇提取4次(15ml,10ml,10ml,10ml),合并乙酸乙酯提取液,用5%醋酸钠溶液20ml洗涤,分取醋酸钠液,用乙酸乙酯10ml振摇提取,合并乙酸乙酯提取液,用水洗涤 2 次,每次 20ml,合并水洗液,用乙酸乙酯 10ml 洗涤,合并乙酸乙酯液,回收乙酸乙酯至干,残渣用丙酮适量溶解并转移至 5ml 量瓶中,加丙酮至刻度,摇匀,即得。

测定法 分别精密吸取对照提取物溶液 5μl、20μl 及供试品溶液 20μl,注入液相色谱仪,测定,用外标两点法对数方程分别计算白果内酯、银杏内酯 A、银杏内酯 B 和银杏内酯 C 的含量,即得。

本品每粒含萜类内酯以白果内酯($C_{15}H_{18}O_8$)、银杏内酯 A($C_{20}H_{24}O_9$)、银杏内酯 B($C_{20}H_{24}O_{10}$)和银杏内酯 C($C_{20}H_{24}O_{11}$)的总量计,〔规格(1)〕不得少于 2.4mg,〔规格(2)〕不得少于 4.8mg。

【功能与主治】 活血化瘀通络。用于瘀血阻络引起的胸痹心痛、中风、半身不遂、舌强语謇;冠心病稳定型心绞痛、脑梗死见上述证候者。

【用法与用量】 口服。〔规格(1)〕一次 2 粒,〔规格(2)〕一次 1 粒,一日 3 次;或遵医嘱。

【规格】 (1)每粒含总黄酮醇苷 9.6mg、萜类内酯 2.4mg
(2)每粒含总黄酮醇苷 19.2mg、萜类内酯 4.8mg

【贮藏】 密封,置阴凉干燥处。

痔 疮 胶 囊

Zhichuang Jiaonang

【处方】 大黄 323g　　蒺藜 323g
功劳木 645g　　白芷 323g
冰片 16g　　猪胆粉 4g

【制法】 以上六味,取白芷 161.5g 粉碎成细粉,剩余白芷与蒺藜、功劳木加水煎煮二次,每次 2 小时,滤过,合并滤液;大黄加水煎煮二次,每次 1 小时,滤过,合并滤液。合并上述两种滤液,加入猪胆粉,浓缩成相对密度为 1.25～1.30(60℃)的稠膏,真空干燥,粉碎成细粉,加入上述白芷粉及适量淀粉,或适量微晶纤维素和交联羧甲基纤维素钠,混匀,制成颗粒。冰片研细,与适量辅料混匀后加入上述颗粒中,混合均匀,装入胶囊,制成 1000 粒,即得。

【性状】 本品为硬胶囊,内容物为棕色至棕褐色颗粒和粉末;气芳香;味苦、凉。

【鉴别】 (1)取本品内容物 1.5g,加三氯甲烷 5ml,振摇 5 分钟,滤过,滤液作为供试品溶液。另取冰片对照品,加三氯甲烷制成每 1ml 含 1mg 的溶液,作为对照品溶液。照薄层色谱法(通则 0502)试验,吸取上述两种溶液各 5μl,分别点于同一硅胶 G 薄层板上,以石油醚(30～60℃)-乙酸乙酯(17:3)为展开剂,展开,取出,晾干,喷以 1% 香草醛硫酸溶液,在 105℃ 加热至斑点显色清晰。供试品色谱中,在与对照品色谱相应的位置上,显相同颜色的斑点。

(2)取本品内容物 1.5g,加乙醇 20ml,超声处理 20 分钟,滤过,滤液蒸干,残渣加甲醇 1ml 使溶解,作为供试品溶液。另取大黄对照药材 0.1g,同法制成对照药材溶液。照薄层色谱法(通则 0502)试验,吸取上述两种溶液各 5μl,分别点于同一硅胶 G 薄层板上使成条状,以石油醚(30～60℃)-甲酸乙酯-甲酸(15:5:1)的上层溶液为展开剂,展开,取出,晾干,在紫外光(365nm)下检视。供试品色谱中,在与对照药材色谱相应的位置上,显相同的黄色荧光条斑;置氨蒸气中熏后,条斑变为红色。

(3)取本品内容物 1.5g,加乙醚 10ml,浸泡 1 小时,时时振摇,滤过,滤液蒸干,残渣加乙酸乙酯 1ml 使溶解,作为供试品溶液。另取白芷对照药材 0.5g,同法制成对照药材溶液。照薄层色谱法(通则 0502)试验,吸取上述两种溶液各 10μl,分别点于同一硅胶 G 薄层板上,以石油醚(30～60℃)-乙醚(3:2)为展开剂,在 25℃ 以下展开,取出,晾干,在紫外光(365nm)下检视。供试品色谱中,在与对照药材色谱相应的位置上,显相同颜色的荧光斑点。

(4)取本品内容物 2g,加甲醇 10ml,加热至微沸,滤过,滤液作为供试品溶液。另取功劳木对照药材 0.5g,同法制成对照药材溶液。照薄层色谱法(通则 0502)试验,吸取上述两种溶液各 2μl,分别点于同一硅胶 G 薄层板上,以正丁醇-醋酸-水(7:1:2)的上层溶液为展开剂,展开,取出,晾干,在紫外光(365nm)下检视。供试品色谱中,在与对照药材色谱相应的位置上,显相同颜色的荧光斑点;再喷以稀碘化铋钾试液,斑点变为橙红色。

【检查】 土大黄苷 照高效液相色谱法(通则 0512)测定。

取本品内容物 0.5g,加甲醇 25ml,加热回流 1 小时,滤过,取续滤液 5ml,加水 5ml,摇匀,滤过,滤液作为供试品溶液。另取土大黄苷对照品适量,加 50% 甲醇制成每 1ml 含 1mg 的溶液,作为对照品溶液。照高效液相色谱法(通则 0512)试验,以十八烷基硅烷键合硅胶为填充剂,乙腈-甲醇-水(7:20:73)为流动相,检测波长为 320nm。分别吸取上述两种溶液各 10μl,注入液相色谱仪,供试品色谱图中,不得出现与对照品色谱峰保留时间相对应的色谱峰。

其他 应符合胶囊剂项下有关的各项规定(通则 0103)。

【含量测定】 功劳木 照高效液相色谱法(通则 0512)测定。

色谱条件与系统适用性试验 以十八烷基硅烷键合硅胶为填充剂;以乙腈-0.05mol/L 磷酸二氢钾溶液(用磷酸调节 pH 值至 3.0)(23:77)为流动相;检测波长为 346nm。理论板数按盐酸小檗碱峰计算应不低于 5000。

对照品溶液的制备 取盐酸小檗碱对照品和盐酸巴马汀对照品适量,精密称定,加流动相制成每 1ml 含盐酸小檗碱 30μg、盐酸巴马汀 50μg 的混合溶液,即得。

供试品溶液的制备 取本品 20 粒的内容物,混匀,取约 1.0g,精密称定,置具塞锥形瓶中,精密加入盐酸-甲醇

(1：100)混合溶液 50ml,密塞,称定重量,超声处理(功率560W,频率40kHz)45 分钟,放冷,再称定重量,用盐酸-甲醇(1：100)混合溶液补足减失的重量,摇匀,滤过,精密量取续滤液 5ml,蒸干,残渣加流动相使溶解,转移至 5ml 量瓶中,稀释至刻度,摇匀,滤过,取续滤液,即得。

测定法 分别精密吸取对照品溶液和供试品溶液各 10μl,注入液相色谱仪,测定,即得。

本品每粒含功劳木以盐酸小檗碱($C_{20}H_{17}NO_4 \cdot HCl$)和盐酸巴马汀($C_{21}H_{21}NO_4 \cdot HCl$)的总量计,不得少于 1.2mg。

大黄 照高效液相色谱法(通则 0512)测定。

色谱条件与系统适用性试验 以十八烷基硅烷键合硅胶为填充剂;以甲醇-0.1%磷酸溶液(85：15)为流动相;检测波长为 254nm。理论板数按大黄素峰计算应不低于 5000。

对照品溶液的制备 取大黄素对照品和大黄酚对照品适量,精密称定,加甲醇制成每 1ml 含大黄素 25μg、大黄酚 50μg 的混合溶液,即得。

供试品溶液的制备 取装量差异项下的本品内容物,混匀,取约 1.5g,精密称定,置具塞锥形瓶中,精密加入甲醇 25ml,密塞,称定重量,加热回流 40 分钟,放冷,再称定重量,用甲醇补足减失的重量,摇匀,滤过,精密量取续滤液 10ml,蒸干,残渣加 30%甲醇-盐酸(10：1)混合溶液 15ml,超声处理 2 分钟,加热回流 60 分钟,立即冷却,用三氯甲烷振摇提取 4 次,每次 15ml,合并三氯甲烷液,蒸干,残渣用甲醇溶解并转移至 25ml 量瓶中,加甲醇稀释至刻度,摇匀,滤过,取续滤液,即得。

测定法 分别精密吸取对照品溶液和供试品溶液各 10μl,注入液相色谱仪,测定,即得。

本品每粒含大黄以大黄素($C_{15}H_{10}O_5$)和大黄酚($C_{15}H_{10}O_4$)的总量计,不得少于 0.50mg。

【功能与主治】 清热解毒,凉血止痛,祛风消肿。用于各种痔疮,肛裂,大便秘结。

【用法与用量】 口服。一次 4～5 粒,一日 3 次。

【规格】 每粒装(1)0.38g (2)0.4g

【贮藏】 密封。

清 降 片
Qingjiang Pian

【处方】

蚕砂 21g		大黄 21g	
青黛 10g		玄参 21g	
皂角子 21g		赤芍 21g	
板蓝根 21g		麦冬 21g	
连翘 21g		牡丹皮 14g	
地黄 21g		甘草 7g	
白茅根 21g		金银花 21g	
薄荷脑 0.052g		川贝母 3g	

【制法】 以上十六味,蚕砂、大黄、青黛、川贝母粉碎成细粉,过筛;玄参、皂角子用 80%乙醇提取二次,每次 1.5 小时,合并乙醇提取液,浓缩成稠膏,相对密度为 1.30～1.35(60℃)。白茅根、金银花加水煎煮二次,第一次 30 分钟,第二次 15 分钟;赤芍、板蓝根、麦冬、连翘、牡丹皮、地黄、甘草加水煎煮二次,每次 1.5 小时,滤过,合并滤液,浓缩至相对密度为 1.30～1.40(60℃)的稠膏,与上述醇提稠膏合并,加入蚕砂等细粉及辅料适量,混匀,制粒,干燥,放冷,加入薄荷脑,混匀,压制成 1000 片(小片)或 500 片(大片),包薄膜衣,即得。

【性状】 本品为薄膜衣片,除去包衣后为绿褐色;味苦。

【鉴别】 (1)取本品 10 片(小片 20 片),除去包衣,研细,加石油醚(30～60℃)50ml,超声处理 45 分钟,滤过,弃去滤液,药渣挥去溶剂,加三氯甲烷 50ml,超声处理 45 分钟,滤过,药渣备用,滤液浓缩至约 2ml,作为供试品溶液。另取靛蓝对照品、靛玉红对照品,加三氯甲烷制成每 1ml 含靛蓝 1mg 和靛玉红 0.5mg 的混合溶液,作为对照品溶液。照薄层色谱法(通则 0502)试验,吸取供试品溶液 2～5μl,对照品溶液 5μl,分别点于同一硅胶 G 薄层板上,以甲苯-三氯甲烷-丙酮(5：4：1)为展开剂,展开,取出,晾干。供试品色谱中,在与对照品色谱相应的位置上,显相同颜色的斑点。

(2)取〔鉴别〕(1)项下的备用药渣,挥去溶剂,加甲醇 45ml,超声处理 45 分钟,滤过,滤液蒸干,残渣加水 20ml 使溶解,离心,取上清液,通过 D101 型大孔吸附树脂柱(柱内径为 1.5cm,柱高为 16cm),先后分别用 30%乙醇和 70%乙醇各 60ml 洗脱,收集 70%乙醇洗脱液,蒸干,残渣加甲醇 2ml 使溶解,作为供试品溶液。另取连翘苷对照品,加甲醇制成每 1ml 含 1mg 的溶液,作为对照品溶液。照薄层色谱法(通则 0502)试验,吸取供试品溶液 5～10μl,对照品溶液 5μl,分别点于同一高效硅胶 G 薄层板上,以三氯甲烷-甲醇-无水甲酸(17：2：1.5)为展开剂,展开,取出,晾干,喷以 5%香草醛硫酸溶液,在 105℃加热至斑点显色清晰。供试品色谱中,在与对照品色谱相应的位置上,显相同颜色的斑点。

(3)取本品 10 片(小片 20 片),除去包衣,研细,加石油醚(30～60℃)50ml,超声处理 45 分钟,滤过,弃去滤液,药渣挥干溶剂,加三氯甲烷 50ml,超声处理 45 分钟,滤过,弃去滤液,药渣挥干溶剂,加甲醇 40ml,加热回流 1 小时,滤过,滤液蒸干,残渣加水 20ml 使溶解,加在聚酰胺柱(80～100 目,3g,内径为 1.5cm,用水 50ml 预洗)上,先用水 60ml 洗脱,收集洗脱液,蒸干(再用乙醇 100ml 洗脱,收集洗脱液,备用),残渣加甲醇 2ml 使溶解,作为供试品溶液。另取芍药苷对照品,加甲醇制成每 1ml 含 1mg 的溶液,作为对照品溶液。照薄层色谱法(通则 0502)试验,吸取供试品溶液 5～10μl,对照品溶液 5μl,分别点于同一硅胶 G 薄层板上,以三氯甲烷-乙酸乙酯-甲醇-甲酸(40：5：10：0.2)为展开剂,展开,取出,晾干,喷以 5%香草醛硫酸溶液,在 105℃加热至斑点显色清晰。供试品色谱中,在与对照品色谱相应的位置上,显相同颜色的斑点。

(4)取〔鉴别〕(3)项下的备用洗脱液,蒸干,残渣加甲醇2ml使溶解,作为供试品溶液。另取甘草对照药材1g,加甲醇30ml,加热回流1小时,滤过,滤液蒸干,残渣加水10ml使溶解,用水饱和正丁醇振摇提取3次,每次10ml,合并正丁醇提取液,用水洗涤2次,每次10ml,弃去水液,正丁醇液蒸干,残渣加甲醇2ml使溶解,作为对照药材溶液。照薄层色谱法(通则0502)试验,吸取供试品溶液5～10μl,对照药材溶液2μl,分别点于同一硅胶G薄层板上,以三氯甲烷-甲醇-水(40:10:1)为展开剂,展开,取出,晾干,喷以10%硫酸乙醇溶液,在105℃加热至斑点显色清晰,置紫外光(365nm)下检视。供试品色谱中,在与对照药材色谱相应的位置上,显相同颜色的荧光斑点。

(5)取本品10片(小片20片),除去包衣,研细,加甲醇20ml,超声处理10分钟,滤过,滤液蒸干,残渣加水10ml使溶解,加盐酸1ml,加热回流30分钟,放冷,用乙醚振摇提取2次,每次20ml,合并乙醚液,蒸干,残渣加三氯甲烷1ml使溶解,作为供试品溶液。另取大黄对照药材0.2g,加甲醇20ml,同法制成对照药材溶液。照薄层色谱法(通则0502)试验,吸取上述两种溶液各5μl,分别点于同一硅胶G薄层板上,以正己烷-乙酸乙酯-甲酸(9:3:0.15)为展开剂,展开,取出,晾干,用氨蒸气熏5分钟显色,在日光下检视。供试品色谱中,在与对照药材色谱相应的位置上,显相同颜色的斑点。

【检查】 应符合片剂项下有关的各项规定(通则0101)。

【含量测定】 照高效液相色谱法(通则0512)测定。

色谱条件与系统适用性试验 以十八烷基硅烷键合硅胶为填充剂;以甲醇-0.1%磷酸溶液(85:15)为流动相;检测波长为254nm。理论板数按大黄素峰计算应不低于6000。

对照品溶液的制备 取大黄素对照品、大黄酚对照品适量,精密称定,加甲醇制成每1ml含大黄素15μg,大黄酚30μg的混合溶液,即得。

供试品溶液的制备 取本品10片(小片20片),除去包衣,精密称定,取约0.4g,精密称定,精密加入甲醇25ml,称定重量,加热回流1小时,放冷,再称定重量,用甲醇补足减失的重量,摇匀,滤过,精密量取续滤液10ml,置烧瓶中,减压回收溶剂至干,残渣加盐酸(22→100)溶液10ml,超声处理2分钟,再加三氯甲烷10ml,加热回流1小时,放冷,转移至分液漏斗中,用少量三氯甲烷洗涤容器,并入分液漏斗中,分取三氯甲烷层,酸液再用三氯甲烷振摇提取3次,每次10ml,合并三氯甲烷液,减压回收溶剂至干,残渣加甲醇使溶解,转移至10ml量瓶中,加甲醇稀释至刻度,摇匀,滤过,取续滤液,即得。

测定法 分别精密吸取对照品溶液5μl及供试品溶液10μl,注入液相色谱仪,测定,即得。

本品每片含大黄以大黄素($C_{15}H_{10}O_5$)和大黄酚($C_{15}H_{10}O_4$)的总量计,小片不得少于90μg,大片不得少于0.18mg。

【功能与主治】 清热解毒,利咽止痛。用于肺胃蕴热所致咽喉肿痛,发热烦躁,大便秘结;小儿急性咽炎,急性扁桃腺炎见以上证候者。

【用法与用量】 口服。小片:周岁一次3片,一日2次;三岁一次4片,一日3次;六岁一次6片,一日3次。大片:周岁一次1.5片,一日2次;三岁一次2片,一日3次;六岁一次3片,一日3次。

【规格】 (1)薄膜衣片 每片重0.125g(小片) (2)薄膜衣片 每片重0.25g(大片)

【贮藏】 密封,置阴凉干燥处。

跌 打 七 厘 片
Dieda Qili Pian

【处方】 人工麝香0.8g　　三七8g
血竭16g　　醋没药32g
红花48g　　冰片1.6g
朱砂40g　　醋乳香32g
酒当归80g　　儿茶40g

【制法】 以上十味,朱砂水飞成极细粉;人工麝香、血竭、冰片分别研成细粉;其余三七等六味粉碎成细粉,与上述朱砂、血竭细粉混匀,过筛,制成颗粒,干燥,加入人工麝香、冰片细粉及滑石粉9g,混匀,压制成1000片,或包薄膜衣,即得。

【性状】 本品为棕红色的片或薄膜衣片,薄膜衣片除去包衣后显棕红色;具特异香气,味微苦、涩。

【鉴别】 (1)取本品,置显微镜下观察:不规则细小颗粒红棕色,有光泽,边缘暗黑色(朱砂)。花粉粒球形或椭圆形,直径60μm,外壁有刺,具3个萌发孔(红花)。

(2)取本品5片,研细,加乙醚50ml,超声处理30分钟,滤过,滤液低温蒸干,残渣加乙酸乙酯1ml使溶解,作为供试品溶液。另取当归对照药材1g,加乙醚20ml,超声处理15分钟,滤过,滤液挥至1ml,作为对照药材溶液。照薄层色谱法(通则0502)试验,吸取上述两种溶液各5μl,分别点于同一硅胶G薄层板上,以环己烷-乙酸乙酯(14:1)为展开剂,展开,取出,晾干,在紫外光(365nm)下检视。供试品色谱中,在与对照药材色谱相应的位置上,显相同颜色的荧光斑点。

(3)取乳香、没药对照药材各1g,分别加乙醚10ml,超声处理10分钟,滤过,滤液挥干,残渣加乙酸乙酯1ml使溶解,作为对照药材溶液。照薄层色谱法(通则0502)试验,吸取〔鉴别〕(2)项下的供试品溶液及上述两种对照药材溶液各5μl,分别点于同一硅胶G薄层板上,以石油醚(60～90℃)-乙酸乙酯(9.5:0.5)为展开剂,展开,取出,晾干,喷以5%香草醛硫酸溶液,在100℃加热至斑点显色清晰,在日光下检视。供试品色谱中,在与对照药材色谱相应的位置上,显相同颜色的斑点。

(4)取儿茶对照药材0.5g,加乙醚20ml,超声处理15分钟,滤过,滤液挥干,残渣加甲醇2ml使溶解,作为对照药材溶液。照薄层色谱法(通则0502)试验,吸取〔鉴别〕(2)项下的供试品溶液及上述对照药材溶液各5μl,分别点于同一硅胶G薄层板上,以三氯甲烷-甲醇-甲酸(12∶3∶0.12)为展开剂,展开,取出,晾干,喷以10%磷钼酸乙醇溶液,在100℃加热至斑点显色清晰,在日光下检视。供试品色谱中,在与对照药材色谱相应的位置上,显相同颜色的斑点。

(5)取本品20片,研细,置索氏提取器中,加三氯甲烷适量,回流2小时,弃去三氯甲烷液,药渣挥干,加甲醇60ml,加热回流4小时,放冷,滤过,滤液回收溶剂至干,残渣加5%氢氧化钠溶液5ml使溶解,转移至分液漏斗中,再用水5ml,分2次洗涤容器,洗液并入分液漏斗中,用水饱和的正丁醇振摇提取4次(10ml、10ml、5ml、5ml),合并正丁醇液,用正丁醇饱和的水洗涤2次,每次5ml,取正丁醇液蒸干,残渣加甲醇2ml使溶解,作为供试品溶液。另取三七对照药材0.5g,同法制成对照药材溶液。再取人参皂苷Rb₁对照品、人参皂苷Rg₁对照品及三七皂苷R₁对照品,加甲醇制成每1ml含1mg的混合溶液,作为对照品溶液。照薄层色谱法(通则0502)试验,吸取上述三种溶液各3~5μl,分别点于同一硅胶G薄层板上,以三氯甲烷-乙酸乙酯-甲醇-水(15∶40∶22∶10)10℃以下放置的下层溶液为展开剂,展开,取出,晾干,喷以10%硫酸乙醇溶液,在105℃加热至斑点显色清晰,分别在日光和紫外光(365nm)下检视。供试品色谱中,在与对照药材色谱和对照品色谱相应的位置上,日光下显相同颜色的斑点,紫外光下显相同颜色的荧光斑点。

(6)取本品5片,研细,照挥发油测定法(通则2204)测定,自测定管上端加乙酸乙酯2ml,缓缓加热至沸,并保持微沸2小时,放冷,分取乙酸乙酯液,用铺有少量无水硫酸钠的漏斗滤过,滤液加乙酸乙酯至10ml,摇匀,作为供试品溶液。另取冰片对照品,加乙酸乙酯制成每1ml含1mg的溶液,作为对照品溶液。照气相色谱法(通则0521)试验,以聚乙二醇20000(PEG-20M)为固定相的毛细管色谱柱(柱长为30m,柱内径为0.32mm,膜厚度为0.25μm);柱温为150℃。分别吸取对照品溶液和供试品溶液各1μl,注入气相色谱仪。供试品色谱中应呈现与对照品色谱峰保留时间相对应的色谱峰。

【检查】 崩解时限 照崩解时限检查法(通则0921)检查,应在1小时内全部崩解。

其他 应符合片剂项下有关的各项规定(通则0101)。

【含量测定】 朱砂 取重量差异项下的本品,研细,取约0.7g,精密称定,置锥形瓶中,加硫酸20ml与硝酸钾2g,加热至完全溶解后保持微沸1小时,放冷,加水50ml,并加1%高锰酸钾溶液至显粉红色,再滴加2%硫酸亚铁溶液至红色消失后,加硫酸铁铵指示液2ml,用硫氰酸铵滴定液(0.1mol/L)滴定。每1ml硫氰酸铵滴定液(0.1mol/L)相当于11.63mg的硫化汞(HgS)。

本品每片含朱砂以硫化汞(HgS)计,应为32.0~44.0mg。

血竭 照高效液相色谱法(通则0512)测定。

色谱条件与系统适用性试验 以十八烷基硅烷键合硅胶

为填充剂;以乙腈-0.05mol/L磷酸二氢钠溶液(45∶55)为流动相;检测波长为440nm。理论板数按血竭素峰计算应不低于3000。

对照品溶液的制备 取血竭素高氯酸盐对照品适量,精密称定,置棕色容量瓶中,加10%磷酸甲醇溶液制成每1ml含10μg的溶液,即得(血竭素重量=血竭素高氯酸盐重量/1.377)。

供试品溶液的制备 取本品20片,精密称定,研细,过五号筛,取约0.5g,精密称定,置具塞棕色瓶中,精密加入10%磷酸甲醇溶液25ml,密塞,称定重量,超声处理(功率220W,50kHz)20分钟,取出,放冷,再称定重量,用10%磷酸甲醇溶液补足减失重量,摇匀,滤过,取续滤液,即得。

测定法 分别精密吸取对照品溶液与供试品溶液各20μl,注入液相色谱仪,测定,即得。

本品每片含血竭以血竭素(C₁₇H₁₄O₃)计,不得少于60μg。

【功能与主治】 活血,散瘀,消肿,止痛。用于跌打损伤,外伤出血。

【用法与用量】 口服。一次1~3片,一日3次;亦可用酒送服。

【注意】 肝肾功能不全、造血系统疾病、孕妇及哺乳期妇女禁用;本品含朱砂,不宜长期服用;本品为处方药,须在医生指导下使用;服用本品应定期检查血、尿中汞离子浓度,检查肝、肾功能,如超过规定限度者立即停用。

【规格】 (1)素片 每片重0.3g (2)薄膜衣片 每片重0.31g

【贮藏】 密封。

喉疾灵片
Houjiling Pian

【处方】 人工牛黄9.1g　　　　板蓝根150g
　　　　诃子肉125g　　　　　桔梗150g
　　　　猪牙皂25g　　　　　　连翘125g
　　　　天花粉250g　　　　　珍珠层粉9.1g
　　　　广东土牛膝150g　　　冰片9.1g
　　　　山豆根250g　　　　　了哥王250g

【制法】 以上十二味,冰片研细,人工牛黄及珍珠层粉分别过筛;诃子肉粉碎成细粉;其余板蓝根等八味加水煎煮二次,每次2小时,滤过,合并滤液,滤液浓缩成相对密度为1.15~1.18(85~95℃)的清膏,加乙醇使含醇量达63%,搅匀,静置过夜,滤过,滤渣用75%乙醇洗涤,滤过,合并滤液,回收乙醇并浓缩成稠膏,加入诃子肉细粉,混匀,干燥,粉碎,过筛,加入人工牛黄、珍珠层粉及羧甲淀粉钠、淀粉适量,混匀,制粒,干燥。加入冰片细粉,加硬脂酸镁及二氧化硅适量,混匀,压制成1000片,包糖衣或薄膜衣,即得。

【性状】 本品为糖衣片或薄膜衣片,除去包衣后显棕色至棕褐色;气芳香,味苦。

【鉴别】 (1)取本品 4 片,除去包衣,研细,加甲醇 10ml,超声处理 10 分钟,滤过,滤液浓缩至 2ml,作为供试品溶液。另取人工牛黄对照药材 10mg,加甲醇 1ml,振摇,静置,取上清液作为对照药材溶液。照薄层色谱法(通则 0502)试验,吸取上述两种溶液各 1～2µl,分别点于同一硅胶 G 薄层板上,以二氯甲烷-乙酸乙酯-甲酸(5:5:1)为展开剂,展开,取出,晾干,喷以 10%硫酸乙醇溶液,在 105℃加热至斑点显色清晰,在紫外光(365nm)下检视。供试品色谱中,在与对照药材色谱相应的位置上,显相同颜色的荧光斑点。

(2)取没食子酸对照品,加乙醇制成每 1ml 含 1mg 的溶液,作为对照品溶液。照薄层色谱法(通则 0502)试验,吸取〔鉴别〕(1)项下的供试品溶液及上述对照品溶液各 2～5µl,分别点于同一硅胶 G 薄层板上,以二氯甲烷-乙酸乙酯-甲酸(7:5:1)为展开剂,展开,取出,晾干,喷以 2%三氯化铁乙醇溶液,在日光下检视。供试品色谱中,在与对照品色谱相应的位置上,显相同颜色的斑点。

(3)取本品 4 片,除去包衣,研细,加乙酸乙酯 20ml,超声处理 10 分钟,滤过,滤液挥干,残渣加甲醇 1ml 使溶解,作为供试品溶液。另取冰片对照品,加甲醇制成每 1ml 含 1mg 的溶液,作为对照品溶液。照薄层色谱法(通则 0502)试验,吸取上述两种溶液各 1µl,分别点于同一硅胶 G 薄层板上,以石油醚(60～90℃)-乙酸乙酯(10:1)为展开剂,展开,取出,晾干,喷以 5%磷钼酸乙醇溶液,在 105℃加热至斑点显色清晰,在日光下检视。供试品色谱中,在与对照品色谱相应的位置上,显相同颜色的斑点。

(4)取了哥王对照药材 0.5g,加甲醇 10ml,超声处理 10 分钟,滤过,滤液浓缩至 2ml,作为对照药材溶液。照薄层色谱法(通则 0502)试验,吸取〔鉴别〕(1)项下的供试品溶液及上述对照药材溶液各 3µl,分别点于同一硅胶 G 薄层板上,以石油醚(60～90℃)-乙酸乙酯-甲酸(6:5:1)为展开剂,展开,取出,晾干,在紫外光(365nm)下检视。供试品色谱中,在与对照药材色谱相应的位置上,显相同颜色的荧光斑点。

【检查】 应符合片剂项下有关的各项规定(通则 0101)。

【含量测定】 照高效液相色谱法(通则 0512)测定。

色谱条件与系统适用性试验 以十八烷基硅烷键合硅胶为填充剂;以乙腈-0.05%三乙胺溶液(用磷酸调节 pH 值至 7.0)(18:82)为流动相;检测波长为 220nm。理论板数按苦参碱峰计算应不低于 3000。

对照品溶液的制备 取苦参碱对照品适量,精密称定,加甲醇制成每 1ml 含 50µg 的溶液,即得。

供试品溶液的制备 取本品 20 片,除去包衣,精密称定,研细,取约 0.25g,精密称定,置具塞锥形瓶中,加浓氨试液 1ml 使润湿,精密加入三氯甲烷 25ml,密塞,称定重量,超声处理(功率 100W,频率 40kHz)30 分钟,放冷,再称定重量,用三氯甲烷补足减失的重量,摇匀,分取三氯甲烷液,用铺有少量无水硫酸钠的滤纸滤过,弃去初滤液,精密量取续滤液 10ml,蒸干,残渣加无水乙醇适量使溶解,转移至 10ml 量瓶中,加无水乙醇至刻度,摇匀,滤过,取续滤液,即得。

测定法 分别精密吸取对照品溶液与供试品溶液各 10µl,注入液相色谱仪,测定,即得。

本品每片含山豆根以苦参碱($C_{15}H_{24}N_2O$)计,不得少于 0.50mg。

【功能与主治】 清热解毒,散肿止痛。用于热毒内蕴所致的两腮肿痛、咽部红肿、咽痛;腮腺炎、扁桃体炎、急性咽炎、慢性咽炎急性发作及一般喉痛见上述证候者。

【用法与用量】 口服。一次 2～3 片,一日 2～4 次。

【注意】 孕妇慎用。

【规格】 (1)糖衣片(片芯重 0.30g) (2)薄膜衣片 每片重 0.32g

【贮藏】 密封。

痛 风 定 片
Tongfengding Pian

【处方】

秦艽 350g	黄柏 250g
延胡索 250g	赤芍 250g
川牛膝 250g	泽泻 250g
车前子 250g	土茯苓 150g

【制法】 以上八味,土茯苓粉碎成细粉,备用。其余七味,加水浸泡 12 小时,煎煮二次,每次 1 小时,合并煎液,滤过,浓缩至相对密度约 1.20(80℃),真空干燥,粉碎成细粉,与上述土茯苓细粉混匀,制粒,干燥,整粒,加入硬脂酸镁适量,混匀,压制成 1000 片,包薄膜衣,即得。

【性状】 本品为薄膜衣片,除去薄膜衣后显灰褐色至褐色;味苦。

【鉴别】 (1)取本品,置显微镜下观察,具缘纹孔导管及管胞多见,具缘纹孔大多横向延长(土茯苓)。

(2)取〔含量测定〕黄柏项下备用的滤液,蒸干,残渣加乙醇 1ml 使溶解,作为供试品溶液。另取黄柏对照药材 0.1g,加盐酸甲醇溶液(1→100)10ml,超声处理 30 分钟,滤过,滤液蒸干,残渣加乙醇 1ml 使溶解,作为对照药材溶液。再取盐酸小檗碱对照品,加乙醇制成每 1ml 含 0.5mg 的溶液,作为对照品溶液。照薄层色谱法(通则 0502)试验,吸取上述三种溶液各 2µl,分别点于同一硅胶 G 薄层板上,以甲苯-乙酸乙酯-甲醇-异丙醇-浓氨试液(6:3:1.5:1.5:0.3)为展开剂,置于双槽展开缸内,另一槽加入等体积浓氨试液,预平衡 15 分钟,展开(温度 15～25℃),取出,晾干,在紫外光(365nm)下检视。供试品色谱中,在与对照药材色谱和对照品色谱相应的位置上,显相同颜色的荧光斑点。

(3)取本品 30 片,研细,加乙醇 50ml,超声处理 30 分钟,放冷,滤过,滤液蒸干,残渣加 5% 盐酸溶液 30ml 使溶解,用乙醚洗涤二次,每次 30ml,弃去乙醚液,加浓氨试液调 pH 值至 10,用乙醚振摇提取三次,每次 20ml,合并乙醚液,蒸干,残渣加甲醇 1ml 使溶解,作为供试品溶液。另取延胡索对照药材 1g,加乙醇 50ml,超声处理 30 分钟,滤过,滤液蒸干,残渣加水 10ml 使溶解,加浓氨试液调至碱性,用乙醚振摇提取三次,每次 10ml,合并乙醚液,蒸干,残渣加甲醇 1ml 使溶解,作为对照药材溶液。再取延胡索乙素对照品,加乙醇制成每 1ml 含 1mg 的溶液,作为对照品溶液。照薄层色谱法(通则 0502)试验,吸取上述三种溶液各 5μl,分别点于同一硅胶 G 薄层板上,以甲苯-丙酮(9∶2)为展开剂,展开,取出,晾干,置碘蒸气中熏约 3 分钟,取出,晾干,挥尽碘后,在紫外光(365nm)下检视。供试品色谱中,在与对照药材色谱和对照品色谱相应的位置上,显相同颜色的荧光斑点。

(4)取本品 20 片,研细,加乙醇 40ml,超声处理 40 分钟,滤过,滤液蒸干,残渣加水 30ml 使溶解,通过 D101 型大孔吸附树脂柱(柱内径为 1.5cm,柱高为 12cm),用水洗至洗脱液无色,再用 40% 乙醇 150ml 洗脱,收集洗脱液,蒸干,残渣加乙醇 1ml 使溶解,作为供试品溶液。另取芍药苷对照品和龙胆苦苷对照品,分别加乙醇制成每 1ml 各 1mg 的溶液,作为对照品溶液。照薄层色谱法(通则 0502)试验,吸取上述对照品溶液各 2μl、供试品溶液 5μl,分别点于同一硅胶 GF254 薄层板上,以乙酸乙酯-甲醇-水(10∶2∶1)为展开剂,展开,取出,晾干,在紫外光(254nm)下检视。供试品色谱中,在与龙胆苦苷对照品色谱相应的位置上,显相同颜色的斑点;喷以 10% 硫酸乙醇溶液,在 105℃ 烘至斑点显色清晰,在日光下检视。供试品色谱中,在与芍药苷和龙胆苦苷对照品色谱相应的位置上,显相同颜色的斑点。

【检查】 应符合片剂项下有关的各项规定(通则 0101)。

【含量测定】 黄柏 照高效液相色谱法(通则 0512)测定。

色谱条件与系统适用性试验 以十八烷基硅烷键合硅胶为填充剂;以乙腈-0.02mol/L 磷酸二氢钾的 0.1% 磷酸溶液(28∶72)为流动相;检测波长为 265nm。理论板数按盐酸小檗碱峰计算应不低于 4000。

对照品溶液的制备 取盐酸小檗碱对照品适量,精密称定,加甲醇制成每 1ml 含 20μg 的溶液,即得。

供试品溶液的制备 取重量差异项下的本品,研细,取约 0.4g,精密称定,置 50ml 量瓶中,加盐酸甲醇溶液(1→100) 30ml,超声处理(功率 180W,频率 60kHz)30 分钟,取出,放冷,用上述溶液稀释至刻度,摇匀,滤过,精密量取续滤液 10ml(剩余滤液备用),置 25ml 量瓶中,加上述溶液稀释至刻度,摇匀,滤过,取续滤液,即得。

测定法 精密吸取对照品溶液与供试品溶液各 5～10μl,注入液相色谱仪,测定,即得。

本品每片含黄柏以盐酸小檗碱($C_{20}H_{17}NO_4 \cdot HCl$)计,不得少于 1.20mg。

秦艽 照高效液相色谱法(通则 0512)测定。

色谱条件与系统适用性试验 以十八烷基硅烷键合硅胶为填充剂;以甲醇-0.1% 磷酸溶液(1∶4)为流动相;检测波长为 254nm。理论板数按马钱苷酸和龙胆苦苷峰计算均应不低于 3000。

对照品溶液的制备 取马钱苷酸对照品和龙胆苦苷对照品适量,精密称定,加甲醇制成每 1ml 含马钱苷酸 0.10mg、龙胆苦苷 0.25mg 的混合溶液,即得。

供试品溶液的制备 取重量差异项下的本品,研细,取约 1g,精密称定,置具塞锥形瓶中,精密加入甲醇 25ml,称定重量,超声处理(功率 180W,频率 60kHz)45 分钟,取出,放冷,用甲醇补足减失的重量,摇匀,滤过,取续滤液,即得。

测定法 精密吸取对照品溶液与供试品溶液各 5～10μl,注入液相色谱仪,测定,即得。

本品每片含秦艽以马钱苷酸($C_{16}H_{24}O_{10}$)计,不得少于 0.50mg;以龙胆苦苷($C_{16}H_{20}O_9$)计,不得少于 2.0mg。

【功能与主治】 清热祛湿,活血通络定痛。用于湿热瘀阻所致的痹病,症见关节红肿热痛,伴有发热、汗出不解、口渴心烦、小便黄、舌红苔黄腻、脉滑数;痛风见上述证候者。

【用法与用量】 口服。一次 4 片,一日 3 次。

【注意】 孕妇慎用;服药后不宜立即饮茶。

【规格】 每片重 0.4g

【贮藏】 密封。

强力天麻杜仲丸

Qiangli Tianma Duzhong Wan

【处方】
天麻 73.08g	盐杜仲 77.59g
制草乌 9.13g	炮附片 9.13g
独活 45.57g	藁本 53.87g
玄参 53.87g	当归 91.35g
地黄 146.05g	川牛膝 53.87g
槲寄生 53.87g	羌活 91.35g

【制法】 以上十二味,粉碎成细粉,过筛,混匀。每 100g 粉末加炼蜜 30～50g 与适量的水,泛丸,干燥,制成水蜜丸,即得。

【性状】 本品为黑褐色的水蜜丸;气微香,味微甜、略苦麻。

【鉴别】 (1)取本品,置显微镜下观察:石细胞黄棕色或无色,类长方形、类圆形或形状不规则,层纹明显,直径 22～94μm(玄参)。橡胶丝呈条状或扭曲成团,表面带颗粒性(杜仲)。薄壁组织灰棕色,细胞多皱缩,内含棕色核状物(地黄)。薄壁细胞含草酸钙砂晶(川牛膝)。草酸钙簇晶存在薄壁细胞中(槲寄生)。

(2)取本品 5g,研细,加乙醚 30ml,加热回流 30 分钟,放冷,滤过,滤液挥干,残渣加无水乙醇 1ml 使溶解,作为供试品溶液。另取独活、当归对照药材各 0.5g,分别加乙醚 10ml,超声处理 10 分钟,滤过,滤液作为对照药材溶液。照薄层色谱法(通则 0502)试验,吸取上述三种溶液各 2~5μl,分别点于同一硅胶 G 薄层板上,以石油醚(60~90℃)-乙酸乙酯(85∶15)为展开剂,展开,取出,晾干,在紫外光(365nm)下检视。供试品色谱中,在与对照药材色谱相应的位置上,显相同颜色的荧光斑点。

(3)取本品 5g,研细,加石油醚(60~90℃)20ml,加热回流 20 分钟,放冷,滤过,滤液挥干,残渣加无水乙醇 1ml 使溶解,作为供试品溶液。另取羌活对照药材 0.5g,同法制成对照药材溶液。照薄层色谱法(通则 0502)试验,吸取供试品溶液 10μl、对照药材溶液 3~5μl,分别点于同一硅胶 GF₂₅₄ 薄层板上,以石油醚(60~90℃)-乙酸乙酯(85∶15)为展开剂,展开,取出,晾干,在紫外光(254nm)下检视。供试品色谱中,在与对照药材色谱相应的位置上,显相同颜色的斑点。

(4)取本品 15g,研细,加水 40ml,超声处理 1 小时,离心,上清液用乙酸乙酯振摇提取 2 次,每次 30ml,弃去乙酸乙酯液,水层用水饱和的正丁醇振摇提取 2 次,每次 30ml,合并正丁醇液,用氨试液洗涤 2 次,每次 50ml,再用水洗涤 2 次,每次 50ml,正丁醇液蒸干,残渣加乙醇 1ml 使溶解,作为供试品溶液。另取玄参对照药材 1g,加水 20ml,同法制成对照药材溶液。照薄层色谱法(通则 0502)试验,吸取上述两种溶液各 10μl,分别点于同一硅胶 G 薄层板上,以三氯甲烷-甲醇(5∶1)为展开剂,展开,取出,晾干,喷以 5%香草醛硫酸溶液,在 105℃加热至斑点显色清晰,放置 20 分钟后,在日光下检视。供试品色谱中,在与对照药材色谱相应的位置上,显相同颜色的主斑点。

(5)取地黄对照药材 2g,加乙酸乙酯 20ml,超声处理 30 分钟,滤过,滤液蒸干,残渣加无水乙醇 1ml 使溶解,作为对照药材溶液。照薄层色谱法(通则 0502)试验,吸取〔检查〕乌头碱限量项下的供试品溶液及上述对照药材溶液各 5~10μl,分别点于同一硅胶 G 薄层板上,以环己烷-乙酸乙酯(6∶4)为展开剂,展开,取出,晾干,在日光下检视。供试品色谱中,在与对照药材色谱相应的位置上,显相同颜色的斑点。

【检查】 乌头碱限量 取本品 10.0g,研细,加氨试液 4ml 使湿润,混匀,加乙醚 50ml,密塞,摇匀,放置一夜,摇匀,滤过,滤液蒸干,残渣用无水乙醇使溶解,并稀释至 2.0ml,作为供试品溶液。另取乌头碱对照品,加无水乙醇制成每 1ml 含 2.0mg 的溶液,作为对照品溶液。照薄层色谱法(通则 0502)试验,吸取供试品溶液 10μl、对照品溶液 2μl,分别点于同一硅胶 G 薄层板上,以环己烷-乙酸乙酯-二乙胺(8∶6∶1)为展开剂,展开,取出,晾干,喷以稀碘化铋钾试液。供试品色谱中,在与对照品色谱相应的位置上,出现的斑点应小于对照品的斑点或不出现斑点。

重金属 取本品,研细,取约 1g,精密称定,照炽灼残渣检查法(通则 0841)炽灼至完全灰化。取遗留的残渣,依法检查(通则 0821 第二法),含重金属不得过百万分之三十。

其他 应符合丸剂项下有关的各项规定(通则 0108)。

【含量测定】 照高效液相色谱法(通则 0512)测定。

色谱条件与系统适用性试验 以十八烷基硅烷键合硅胶为填充剂;以乙腈-0.05%磷酸溶液(1.6∶98.4)为流动相;检测波长为 221nm。理论板数按天麻素峰计算应不低于 2000。

对照品溶液的制备 取天麻素对照品适量,精密称定,加流动相制成每 1ml 含 40μg 的溶液,即得。

供试品溶液的制备 取本品适量,研细,取 1g,精密称定,加甲醇 50ml,加热回流 1 小时,放冷,滤过,滤器及残渣用甲醇 15ml 分次洗涤,洗液并入滤液中,回收溶剂至干,残渣加流动相溶解并转移至 25ml 量瓶中,加流动相至刻度,摇匀,滤过,取续滤液,即得。

测定法 分别精密吸取对照品溶液与供试品溶液各 10μl,注入液相色谱仪,测定,即得。

本品每 1g 含天麻以天麻素(C₁₃H₁₈O₇)计,不得少于 0.15mg。

【功能与主治】 散风活血,舒筋止痛。用于中风引起的筋脉掣痛,肢体麻木,行走不便,腰腿酸痛,头痛头昏。

【用法与用量】 口服。一次 12 丸,一日 2~3 次。

【规格】 每丸重 0.25g

【贮藏】 密封。

强力枇杷胶囊

Qiangli Pipa Jiaonang

【处方】 枇杷叶 517.5g   罂粟壳 375g

百部 112.5g   白前 67.5g

桑白皮 45g   桔梗 45g

薄荷脑 1.125g

【制法】 以上七味,除薄荷脑外,其余枇杷叶等六味加水煎煮二次,每次 2 小时,合并煎液,滤过,滤液浓缩至相对密度约为 1.30(80℃)的稠膏,加淀粉约为稠膏的二分之一量,混匀,60~70℃干燥,粉碎成粗粉;薄荷脑用适量乙醇溶解,喷洒在粗粉上,混匀,装入胶囊,制成 1000 粒,即得。

【性状】 本品为硬胶囊,内容物为黄棕色的颗粒和粉末;气芳香,味苦。

【鉴别】 (1)取本品内容物 1.5g,研细,加甲醇 30ml,超声处理 30 分钟,滤过,滤液蒸干,残渣加水 30ml 使溶解,用水饱和正丁醇振摇提取 2 次,每次 50ml,合并正丁醇液,用氨试液 50ml 洗涤,分取正丁醇液,蒸干,残渣加甲醇 0.5ml 使溶解,作为供试品溶液。另取枇杷叶对照药材 1g,加水 100ml,煎煮 30 分钟,放冷,滤过,滤液浓缩至 30ml,自"用水饱和正丁醇振摇提取 2 次"起同法制成对照药材溶液。照薄层色谱法(通则 0502)试验,吸取上述两种溶液各 10μl,分别点于同一硅胶 G 薄层板上,以环己烷-乙酸乙酯-冰醋酸(12:2:0.2)为展开剂,展开,取出,晾干,喷以 10％硫酸乙醇溶液,在 105℃加热约 5 分钟,置紫外光(365nm)下检视。供试品色谱中,在与对照药材色谱相应的位置上,显相同颜色的荧光斑点。

(2)取本品内容物 3g,研细,置圆底烧瓶中,加水 100ml,照挥发油测定法(通则 2204)测定,自测定器上端加水使充满刻度部分,并溢流入烧瓶中为止,再加乙酸乙酯 2ml,加热至沸并保持微沸 30 分钟,放冷,分取乙酸乙酯液,作为供试品溶液。另取薄荷脑对照品,加乙酸乙酯制成每 1ml 含 1mg 的溶液,作为对照品溶液。照薄层色谱法(通则 0502)试验,吸取上述两种溶液各 4μl,分别点于同一硅胶 G 薄层板上,以环己烷-乙酸乙酯(17:3)为展开剂,展开,取出,晾干,喷以 5％香草醛硫酸溶液,置 110℃加热至斑点显色清晰。供试品色谱中,在与对照品色谱相应的位置上,显相同颜色的斑点。

(3)取本品内容物 1.5g,研细,加氨试液 2ml 与三氯甲烷 20ml,超声处理 1 小时,三氯甲烷液蒸干,残渣加甲醇 1ml 使溶解,作为供试品溶液。另取吗啡对照品、磷酸可待因对照品和盐酸罂粟碱对照品,分别加甲醇制成每 1ml 各含 1mg 的混合溶液,作为对照品溶液。照薄层色谱法(通则 0502)试验,吸取供试品溶液 10μl、对照品溶液 5μl,分别点于同一硅胶 G 薄层板上,以环己烷-丙酮-乙醇-浓氨试液(20:20:3:1)为展开剂,展开,取出,晾干,喷以稀碘化铋钾试液。供试品色谱中,在与对照品色谱相应的位置上,显相同颜色的斑点。

(4)取本品内容物 6g,研细,加 7％硫酸乙醇-水(1:3)溶液 40ml,加热回流 3 小时,放冷,滤过,滤液用三氯甲烷振摇提取 2 次,每次 20ml,合并三氯甲烷液,加水 30ml 洗涤,弃去洗液,三氯甲烷液用无水硫酸钠脱水,滤过,滤液蒸干,残渣加甲醇 1ml 使溶解,作为供试品溶液。另取桔梗对照药材 1g,加 7％硫酸乙醇-水(1:3)溶液 40ml,加热回流 3 小时,放冷,自"用三氯甲烷振摇提取 2 次"起同法制成对照药材溶液。照薄层色谱法(通则 0502)试验,吸取上述两种溶液各 10μl,分别点于同一硅胶 G 薄层板上,以三氯甲烷-乙醚(2:1)为展开剂,展开,取出,晾干,喷以 10％硫酸乙醇溶液,在 105℃加热至斑点显色清晰。供试品色谱中,在与对照药材色谱相应的位置上,显相同颜色的主斑点。

【检查】 应符合胶囊剂项下有关的各项规定(通则 0103)。

【含量测定】 照高效液相色谱法(通则 0512)测定。

色谱条件与系统适用性试验 以十八烷基硅烷键合硅胶为填充剂;以乙腈-0.01mol/L 庚烷磺酸钠溶液与 0.02mol/L 磷酸二氢钾溶液的等量混合液(用 10％磷酸调 pH 值至 2.8)(13:87)为流动相;检测波长为 220nm。理论板数按吗啡峰计算应不低于 2000。

对照品溶液的制备 取吗啡对照品适量,精密称定,置棕色量瓶中,加 5％醋酸的 20％甲醇溶液制成每 1ml 含 10μg 的溶液,即得。

供试品溶液的制备 取装量差异项下的本品内容物,研细,取约 0.2g,精密称定,置具塞锥形瓶中,精密加入 5％醋酸的 20％甲醇溶液 25ml,密塞,称定重量,超声处理(功率 250W,频率 25kHz)30 分钟,取出,放冷,再称定重量,用 5％醋酸的 20％甲醇溶液补足减失的重量,摇匀,滤过,取续滤液,即得。

测定法 分别精密吸取对照品溶液与供试品溶液各 10μl,注入液相色谱仪,测定,即得。

本品每粒含罂粟壳以吗啡($C_{17}H_{19}O_3N$)计,应为 0.11～0.75mg。

【功能与主治】 养阴敛肺,镇咳祛痰。用于久咳痨嗽,支气管炎。

【用法与用量】 口服。一次 2 粒,一日 3 次。

【注意】 本品含罂粟壳,不宜长期使用;孕妇、哺乳期妇女及儿童慎用。

【规格】 每粒装 0.3g

【贮藏】 密封。

疏风解毒胶囊

Shufeng Jiedu Jiaonang

【处方】
虎杖 450g	连翘 360g
板蓝根 360g	柴胡 360g
败酱草 360g	马鞭草 360g
芦根 270g	甘草 180g

【制法】 以上八味,虎杖、板蓝根粉碎成粗颗粒,加 5 倍量 70％乙醇加热回流 2 小时,滤过;药渣再加 3 倍量 70％乙醇加热回流 1 小时,滤过,滤液合并,回收乙醇并减压浓缩至相对密度为 1.35～1.40(60℃)的稠膏,备用。连翘、柴胡加水,提取挥发油 4 小时,分取挥发油,备用。滤过,滤液和药渣备用。其余败酱草等四味与柴胡、连翘提取挥发油后药渣合并,加水煎煮二次,第一次 2 小时,第二次 1 小时,滤过,滤液与上述备用滤液合并,减压浓缩至相对密度为 1.35～1.40(60℃)的稠膏,备用。取糊精、微粉硅胶各 50g,混匀,加入上述醇提与水提稠膏中,搅匀,真空干燥,粉碎,加入适量糊精调整重量至 520g,喷入挥发油(用适量无水乙醇稀释),过筛,混匀,装入胶囊,制成 1000 粒,即得。

【性状】 本品为硬胶囊,内容物为深棕色至棕褐色的颗粒或粉末;气香,味苦。

【鉴别】 (1)取本品 1 粒的内容物,加甲醇 10ml,超声处理 15 分钟,滤过,滤液蒸干,残渣加 8％盐酸溶液 10ml,超声处理 2 分钟,加二氯甲烷 10ml,加热回流 30 分钟,取出,放冷,分取二氯甲烷液,挥干溶剂,残渣加二氯甲烷 1ml 使溶解,作为供试品溶液。另取虎杖对照药材 0.5g,同法制成对照药材溶液。再取大黄素对照品,加甲醇制成每 1ml 含 0.5mg 的溶液,作为对照品溶液。照薄层色谱法(通则 0502)

试验,吸取上述三种溶液各 5μl,分别点于同一硅胶 G 薄层板上,以石油醚(30~60℃)-甲酸乙酯-甲酸(15:5:1)的上层溶液为展开剂,展开,取出,晾干,在紫外光(365nm)下检视。供试品色谱中,在与对照药材色谱和对照品色谱相应的位置上,显相同颜色的荧光斑点;置氨蒸气中熏后,斑点变为红色。

(2)在〔含量测定〕连翘项的色谱图,供试品色谱应呈现与对照品色谱峰保留时间相对应的色谱峰。

(3)取本品内容物适量,研细,取约 6g,加甲醇 50ml,超声处理 20 分钟,放冷,滤过,滤液蒸干,残渣加水 20ml 使溶解,用三氯甲烷振摇提取二次,每次 20ml,分取水液,再用乙酸乙酯振摇提取三次,每次 20ml,合并乙酸乙酯液,回收溶剂至干,残渣加甲醇 1ml 使溶解,作为供试品溶液。另取甘草对照药材 1g,加甲醇 20ml,超声处理 20 分钟,放冷,同法制成对照药材溶液。再取甘草苷对照品,加甲醇制成每 1ml 含 1mg 的溶液,作为对照品溶液。照薄层色谱法(通则 0502)试验,分别吸取上述溶液各 2μl,分别点于同一硅胶 H 薄层板上,以三氯甲烷-甲醇-乙酸乙酯-甲酸-水(18:6:3:0.4:0.15)为展开剂,展开,取出,晾干,喷以 10% 硫酸乙醇溶液,在 105℃加热至斑点显色清晰。供试品色谱中,在与对照药材色谱和对照品色谱相应的位置上,日光下显相同颜色的主斑点和斑点;紫外光(365nm)下显相同颜色的荧光主斑点和荧光斑点。

【检查】 应符合胶囊剂项下有关的各项规定(通则 0103)。

【含量测定】 连翘 照高效液相色谱法(通则 0512)测定。

色谱条件与系统适用性试验 以十八烷基硅烷键合硅胶为填充剂;以乙腈-0.1%三乙胺溶液(19:81)为流动相;检测波长为 277nm。理论板数按连翘苷峰计算应不低于 3000。

对照品溶液的制备 取连翘苷对照品适量,精密称定,加流动相制成每 1ml 含 40μg 的溶液,即得。

供试品溶液的制备 取装量差异项下的本品,研细,取约 2g,精密称定,精密加入甲醇 50ml,称定重量,超声处理(功率 360W,频率 50kHz)30 分钟,取出,放冷,称定重量,用甲醇补足减失的重量,摇匀,滤过,精密量取续滤液 25ml,加在中性氧化铝柱(100~200 目,15g,内径 1.5cm)上,用甲醇 25ml 洗脱,弃去洗脱液,再用 80% 甲醇 100ml 洗脱,收集洗脱液,蒸干,残渣加流动相适量,超声处理(功率 360W,频率 50kHz)2 分钟使溶解,转移至 10ml 量瓶中,加流动相至刻度,摇匀,滤过,取续滤液,即得。

测定法 分别精密吸取对照品溶液与供试品溶液各 10μl,注入液相色谱仪,测定,即得。

本品每粒含连翘以连翘苷($C_{27}H_{34}O_{11}$)计,不得少于 0.20mg。

虎杖 照高效液相色谱法(通则 0512)测定。

色谱条件与系统适用性试验 以十八烷基硅烷键合硅胶为填充剂;以乙腈-水(15:85)为流动相;检测波长为 306nm。理论板数按虎杖苷峰计算应不低于 3000。

对照品溶液的制备 取虎杖苷对照品适量,精密称定,加稀乙醇制成每 1ml 含 50μg 的溶液,即得。

供试品溶液的制备 取装量差异项下的本品,研细,取约 0.15g,精密称定,精密加入稀乙醇 25ml,称定重量,超声处理(功率 360W,频率 50kHz)15 分钟,取出,放冷,称定重量,用稀乙醇补足减失的重量,摇匀,滤过,取续滤液,即得。

测定法 分别精密吸取对照品溶液与供试品溶液各 10μl,注入液相色谱仪,测定,即得。

本品每粒含虎杖以虎杖苷($C_{20}H_{22}O_8$)计,不得少于 3.0mg。

【功能与主治】 疏风清热,解毒利咽。用于急性上呼吸道感染属风热证,症见发热,恶风,咽痛,头痛,鼻塞,流浊涕,咳嗽。

【用法与用量】 口服。一次 4 粒,一日 3 次。

【规格】 每粒装 0.52g(相当于饮片 2.7g)

【贮藏】 密封。

修 订 品 种

人 参

Renshen

GINSENG RADIX ET RHIZOMA

本品为五加科植物人参 *Panax ginseng* C. A. Mey. 的干燥根和根茎。多于秋季采挖,洗净经晒干或烘干。栽培的俗称"园参";播种在山林野生状态下自然生长的称"林下山参",习称"籽海"。

【性状】 主根呈纺锤形或圆柱形,长 3~15cm,直径 1~2cm。表面灰黄色,上部或全体有疏浅断续的粗横纹及明显的纵皱,下部有支根 2~3 条,并着生多数细长的须根,须根上常有不明显的细小疣状突出。根茎(芦头)长 1~4cm,直径 0.3~1.5cm,多拘挛而弯曲,具不定根(芋)和稀疏的凹窝状茎痕(芦碗)。质较硬,断面淡黄白色,显粉性,形成层环纹棕黄色,皮部有黄棕色的点状树脂道及放射状裂隙。香气特异,味微苦、甘。

或主根多与根茎近等长或较短,呈圆柱形、菱角形或人字形,长 1~6cm。表面灰黄色,具纵皱纹,上部或中下部有环纹。支根多为 2~3 条,须根少而细长,清晰不乱,有较明显的疣状突起。根茎细长,少数粗短,中上部具稀疏或密集而深陷的茎痕。不定根较细,多下垂。

【鉴别】 (1)本品横切面:木栓层为数列细胞。栓内层窄。韧皮部外侧有裂隙,内侧薄壁细胞排列较紧密,有树脂道散在,内含黄色分泌物。形成层成环。木质部射线宽广,导管单个散在或数个相聚,断续排列成放射状,导管旁偶有非木化的纤维。薄壁细胞含草酸钙簇晶。

粉末淡黄白色。树脂道碎片易见,含黄色块状分泌物。草酸钙簇晶直径 20~68μm,棱角锐尖。木栓细胞表面观类方形或多角形,壁细波状弯曲。网纹导管和梯纹导管直径 10~56μm。淀粉粒甚多,单粒类球形、半圆形或不规则多角形,直径 4~20μm,脐点点状或裂缝状;复粒由 2~6 分粒组成。

(2)取本品粉末 1g,加三氯甲烷 40ml,加热回流 1 小时,弃去三氯甲烷液,药渣挥干溶剂,加水 0.5ml 搅拌湿润,加水饱和正丁醇 10ml,超声处理 30 分钟,吸取上清液加 3 倍量氨试液,摇匀,放置分层,取上层液蒸干,残渣加甲醇 1ml 使溶解,作为供试品溶液。另取人参对照药材 1g,同法制成对照药材溶液。再取人参皂苷 Rb₁ 对照品、人参皂苷 Re 对照品、人参皂苷 Rf 对照品及人参皂苷 Rg₁ 对照品,加甲醇制成每 1ml 各含 2mg 的混合溶液,作为对照品溶液。照薄层色谱法(通则 0502)试验,吸取上述三种溶液各 1~2μl,分别点于同一硅胶 G 薄层板上,以三氯甲烷-乙酸乙酯-甲醇-水(15:40:22:10)10℃以下

放置的下层溶液为展开剂,展开,取出,晾干,喷以 10%硫酸乙醇溶液,在 105℃加热至斑点显色清晰,分别置日光和紫外光灯(365nm)下检视。供试品色谱中,在与对照药材色谱和对照品色谱相应位置上,分别显相同颜色的斑点或荧光斑点。

【检查】 水分 不得过 12.0%(通则 0832 第二法)。

总灰分 不得过 5.0%(通则 2302)。

■有机氯类农药残留量 照气相色谱法(通则 0521)测定。

色谱条件与系统适用性试验 分析柱:以键合交联 14%氰丙基苯基二甲基硅氧烷为固定液(DM1701 或同类型)的毛细管柱(30m×0.32mm×0.25μm),验证柱:以键合交联 5%苯基甲基硅氧烷为固定液(DB5 或同类型)的毛细管柱(30m×0.32mm×0.25μm);⁶³Ni-ECD 电子捕获检测器;进样口温度 230℃,检测器温度 300℃,不分流进样。程序升温:初始温度 60℃,保持 0.3 分钟,以每分钟 60℃升至 170℃,再以每分钟 10℃升至 220℃,保持 10 分钟,再以每分钟 1℃升至 240℃,每分钟 15℃升至 280℃,保持 5 分钟。理论板数按α-BHC峰计算应不低于 1×10⁵,两个相邻色谱峰的分离度应大于 1.5。

混合对照品储备液的制备 分别精密称取六六六(α-BHC、β-BHC、γ-BHC、δ-BHC)、滴滴涕(pp′-DDE、pp′-DDD、op′-DDT、pp′-DDT)、五氯硝基苯、六氯苯、七氯(七氯、环氧七氯)、艾氏剂、氯丹(顺式氯丹、反式氯丹、氧化氯丹)农药对照品适量,用正己烷溶解分别制成每 1ml 约含 100μg 的溶液。精密量取上述对照品溶液各 1ml,置同一 100ml 量瓶中,加正己烷至刻度,摇匀;或精密量取有机氯农药混对照品溶液 1ml,置 10ml 量瓶中,加正己烷至刻度,摇匀,即得(每 1ml 含各农药对照品 1μg)。

混合对照品溶液的制备 精密量取上述混合对照品储备液,用正己烷制成每 1ml 分别含 1ng、2ng、5ng、10ng、20ng、50ng、100ng 的溶液,即得。

供试品溶液的制备 取本品,粉碎成细粉(过二号筛),取约 5g,精密称定,置具塞锥形瓶中,加水 30ml,振摇 10 分钟,精密加丙酮 50ml,称定重量,超声处理(功率 300W,频率 40kHz)30 分钟,放冷,再称定重量,用丙酮补足减失的重量,再加氯化钠约 8g,精密加二氯甲烷 25ml,称定重量,超声处理(功率 300W,频率 40kHz)15 分钟,再称定重量,用二氯甲烷补足减失的重量,振摇使氯化钠充分溶解,静置,转移至离心管中,离心(每分钟 3000 转)3 分钟,使完全分层,将有机相转移至装有适量无水硫酸钠的具塞锥形瓶中,放置 30 分钟。精密量取 15ml,置 40℃水浴中减压浓缩至约 1ml,加正己烷约 5ml,减压浓缩至近干,用正己烷溶解并转移至 5ml 量瓶中,并稀释至刻度,摇匀,转移至离心管中,缓缓加入硫酸溶液(9→10)1ml,振摇 1 分钟,离心(每分钟 3000 转)10 分钟,分取上清液,加水 1ml,振摇,取上清液,即得。

测定法 分别精密吸取供试品溶液和与之相应浓度的混合对照品溶液各 1μl,注入气相色谱仪,分别连续进样 3 次,取 3 次平均值,按外标法计算,即得。

本品中含总六六六(α-BHC、β-BHC、γ-BHC、δ-BHC 之

和）不得过 0.2mg/kg；总滴滴涕（pp′-DDE、pp′-DDD、op′-DDT、pp′-DDT 之和）不得过 0.2mg/kg；五氯硝基苯不得过 0.1mg/kg；六氯苯不得过 0.1mg/kg；七氯（七氯、环氧七氯之和）不得过 0.05mg/kg；艾氏剂不得过 0.05mg/kg；氯丹（顺式氯丹、反式氯丹、氧化氯丹之和）不得过 0.1mg/kg。■［修订］

【含量测定】 照高效液相色谱法（通则 0512）测定。

色谱条件与系统适用性试验 以十八烷基硅烷键合硅胶为填充剂；以乙腈为流动相 A，以水为流动相 B，按下表中的规定进行梯度洗脱；检测波长为 203nm。理论板数按人参皂苷 Rg₁ 峰计算应不低于 6000。

时间（分钟）	流动相 A（%）	流动相 B（%）
0～35	19	81
35～55	19→29	81→71
55～70	29	71
70～100	29→40	71→60

对照品溶液的制备 精密称取人参皂苷 Rg₁ 对照品、人参皂苷 Re 对照品及人参皂苷 Rb₁ 对照品，加甲醇制成每 1ml 各含 0.2mg 的混合溶液，摇匀，即得。

供试品溶液的制备 取本品粉末（过四号筛）约 1g，精密称定，置索氏提取器中，加三氯甲烷加热回流 3 小时，弃去三氯甲烷液，药渣挥干溶剂，连同滤纸筒移入 100ml 锥形瓶中，精密加水饱和正丁醇 50ml，密塞，放置过夜，超声处理（功率 250W，频率 50kHz）30 分钟，滤过，弃去初滤液，精密量取续滤液 25ml，置蒸发皿中蒸干，残渣加甲醇溶解并转移至 5ml 量瓶中，加甲醇稀释至刻度，摇匀，滤过，取续滤液，即得。

测定法 分别精密吸取对照品溶液 10μl 与供试品溶液 10～20μl，注入液相色谱仪，测定，即得。

本品按干燥品计算，含人参皂苷 Rg₁（$C_{42}H_{72}O_{14}$）和人参皂苷 Re（$C_{48}H_{82}O_{18}$）的总量不得少于 0.30%，人参皂苷 Rb₁（$C_{54}H_{92}O_{23}$）不得少于 0.20%。

饮片

【炮制】 润透，切薄片，干燥，或用时粉碎、捣碎。

人参片 本品呈圆形或类圆形薄片。外表皮灰黄色。切面淡黄白色或类白色，显粉性，形成层环纹棕黄色，皮部有黄棕色的点状树脂道及放射性裂隙。体轻，质脆。香气特异，味微苦、甘。

【含量测定】 同药材，含人参皂苷 Rg₁（$C_{42}H_{72}O_{14}$）和人参皂苷 Re（$C_{48}H_{82}O_{18}$）的总量不得少于 0.27%，人参皂苷 Rb₁（$C_{54}H_{92}O_{23}$）不得少于 0.18%。

【鉴别】 （除横切面外）【检查】 同药材。

【性味与归经】 甘、微苦，微温。归脾、肺、心、肾经。

【功能与主治】 大补元气，复脉固脱，补脾益肺，生津养血，安神益智。用于体虚欲脱，肢冷脉微，脾虚食少，肺虚喘咳，津伤口渴，内热消渴，气血亏虚，久病虚羸，惊悸失眠，阳痿宫冷。

【用法与用量】 3～9g，另煎兑服；也可研粉吞服，一次

2g，一日 2 次。

【注意】 不宜与藜芦、五灵脂同用。

【贮藏】 置阴凉干燥处，密闭保存，防蛀。

大 蒜

Dasuan

ALLII SATIVI BULBUS

本品为百合科植物大蒜 *Allium sativum* L. 的鳞茎。夏季叶枯时采挖，除去须根和泥沙，通风晾晒至外皮干燥。

【性状】 本品呈类球形，直径 3～6cm。表面被白色、淡紫色或紫红色的膜质鳞皮。顶端略尖，中间有残留花葶，基部有多数须根痕。剥去外皮，可见独头或 6～16 个瓣状小鳞茎，着生于残留花茎基周围。鳞茎瓣略呈卵圆形，外皮膜质，先端略尖，一面弓状隆起，剥去皮膜，白色，肉质。气特异，味辛辣，具刺激性。

【鉴别】 取本品 6g，捣碎，35℃保温 1 小时，加无水乙醇 20ml，加热回流 1 小时，滤过，取滤液作为供试品溶液。另取大蒜素对照品，加无水乙醇制成每 1ml 含 0.4mg 的溶液，作为对照品溶液。照薄层色谱法（通则 0502）试验，吸取上述两种溶液各 5μl，分别点于同一硅胶 G 薄层板上，以正己烷为展开剂，展开，取出，晾干，以碘蒸气熏至斑点显色清晰。供试品色谱中，在与对照品色谱相应的位置上，显相同颜色的斑点。

【检查】 **总灰分** 不得过 2.0%（通则 2302）。

【浸出物】 照水溶性浸出物测定法（通则 2201）项下的热浸法测定，不得少于 63.0%。

【含量测定】 照高效液相色谱法（通则 0512）测定。

色谱条件与系统适用性试验 以十八烷基硅烷键合硅胶为填充剂；以甲醇-0.1%甲酸溶液（75：25）为流动相；检测波长为 210nm。理论板数按大蒜素峰计算应不低于 3000。

对照品溶液的制备 取大蒜素对照品适量，精密称定，加无水乙醇制成每 1ml 含 0.16mg 的溶液，即得。

供试品溶液的制备 取本品约 2g，捣碎，精密称定，置具塞锥形瓶中，在 35℃ 水浴保温 1 小时，精密加入无水乙醇 20ml，称定重量，加热回流 1 小时，取出，放冷，再称定重量，用无水乙醇补足减失的重量，摇匀，滤过，取续滤液，即得。

测定法 分别精密吸取对照品溶液与供试品溶液各 10μl，注入液相色谱仪，测定，即得。

■本品按干燥品计算，■［订正］含大蒜素（$C_6H_{10}S_3$）不得少于 0.15%。

【性味与归经】 辛，温。归脾、胃、肺经。

【功能与主治】 解毒消肿，杀虫，止痢。用于痈肿疮疡，疥癣，肺痨，顿咳，泄泻，痢疾。

【用法与用量】 9～15g。

【贮藏】 置阴凉干燥处。

大 腹 皮

Dafupi

ARECAE PERICARPIUM

本品为棕榈科植物槟榔 *Areca catechu* L. 的干燥果皮。冬季至次春采收未成熟的果实,煮后干燥,纵剖两瓣,剥取果皮,习称"大腹皮";春末至秋初采收成熟果实,煮后干燥,剥取果皮,打松,晒干,习称"大腹毛"。

【性状】 **大腹皮** 略呈椭圆形或长卵形瓢状,长 4～7cm,宽 2～3.5cm,厚 0.2～0.5cm。外果皮深棕色至近黑色,具不规则的纵皱纹及隆起的横纹,顶端有花柱残痕,基部有果梗及残存萼片。内果皮凹陷,褐色或深棕色,光滑呈硬壳状。体轻,质硬,纵向撕裂后可见中果皮纤维。气微,味微涩。

大腹毛 略呈椭圆形或瓢状。外果皮多已脱落或残存。中果皮棕毛状,黄白色或淡棕色,疏松质柔。内果皮硬壳状,黄棕色或棕色,内表面光滑,有时纵向破裂。气微,味淡。

【鉴别】 (1)本品粉末黄白色或黄棕色。中果皮纤维成束,细长,直径 8～15μm,微木化,纹孔明显,周围细胞中含有圆簇状硅质块,直径约 8μm。内果皮细胞呈不规则多角形、类圆形或椭圆形,直径 48～88μm,纹孔明显。

■(2)取本品粉末 5g,加甲醇 50ml,超声处理 30 分钟,滤过,滤液回收溶剂至干,加甲醇 2ml 使溶解,滤过,取续滤液,作为供试品溶液。另取大腹皮对照药材 5g,同法制成对照药材溶液。照薄层色谱法(通则 0502)试验,吸取上述两种溶液各 5μl,分别点于同一硅胶 G 薄层板上,以三氯甲烷-甲醇-甲酸(7:0.1:0.02)为展开剂,展开,取出,晾干,喷以 10%硫酸乙醇溶液,在 105℃ 加热至斑点显色清晰,在紫外光(365nm)下检视。供试品色谱中,在与对照药材色谱相应的位置上,显相同颜色的荧光斑点。■[增订]

【检查】 **水分** 不得过 12.0%(通则 0832 第二法)。

■**总灰分** 不得过 7.0%(通则 2302)。

【浸出物】 照醇溶性浸出物测定法(通则 2201)项下的热浸法测定,用稀乙醇作溶剂,不得少于 9.0%。■[增订]

饮片

【炮制】 **大腹皮** 除去杂质,洗净,切段,干燥。

【鉴别】 同药材。

大腹毛 除去杂质,洗净,干燥。

【鉴别】 同药材。

【性味与归经】 辛,微温。归脾、胃、大肠、小肠经。

【功能与主治】 行气宽中,行水消肿。用于湿阻气滞,脘腹胀闷,大便不爽,水肿胀满,脚气浮肿,小便不利。

【用法与用量】 5～10g。

【贮藏】 置干燥处。

山 药

Shanyao

DIOSCOREAE RHIZOMA

本品为薯蓣科植物薯蓣 *Dioscorea opposita* Thunb. 的干燥根茎。冬季茎叶枯萎后采挖,切去根头,洗净,除去外皮和须根,干燥,习称"毛山药■片■[删除]";或除去外皮,趁鲜切厚片,干燥,称为"山药片";也有选择肥大顺直的干燥山药,置清水中,浸至无干心,闷透,切齐两端,用木板搓成圆柱状,晒干,打光,习称"光山药"。

【性状】 **毛山药** 本品略呈圆柱形,弯曲而稍扁,长15～30cm,直径 1.5～6cm。表面黄白色或淡黄色,有纵沟、纵皱纹及须根痕,偶有浅棕色外皮残留。体重,质坚实,不易折断,断面白色,粉性。气微,味淡、微酸,嚼之发黏。

山药片 为不规则的厚片,皱缩不平,切面白色或黄白色,质坚脆,粉性。气微,味淡、微酸。

光山药 呈圆柱形,两端平齐,长 9～18cm,直径 1.5～3cm。表面光滑,白色或黄白色。

【鉴别】 (1)本品粉末类白色。淀粉粒单粒扁卵形、三角状卵形、类圆形或矩圆形,直径 8～35μm,脐点点状、人字状、十字状或短缝状,可见层纹;复粒稀少,由 2～3 分粒组成。草酸钙针晶束存在于黏液细胞中,长约至 240μm,针晶粗 2～5μm。具缘纹孔导管、网纹导管、螺纹导管及环纹导管直径12～48μm。

(2)取本品粉末 5g,加二氯甲烷 30ml,加热回流 2 小时,滤过,滤液蒸干,残渣加二氯甲烷 1ml 使溶解,作为供试品溶液。另取山药对照药材 5g,同法制成对照药材溶液。照薄层色谱法(通则 0502)试验,吸取上述两种溶液各 4μl,分别点于同一硅胶 G 薄层板上,以乙酸乙酯-甲醇-浓氨试液(9:1:0.5)为展开剂,展开,取出,晾干,喷以 10%磷钼酸乙醇溶液,在 105℃加热至斑点显色清晰。供试品色谱中,在与对照药材色谱相应的位置上,显相同颜色的斑点。

【检查】 **水分** 毛山药和光山药不得过 16.0%;山药片不得过 12.0%(通则 0832 第二法)。

总灰分 毛山药和光山药不得过 4.0%;山药片不得过 5.0%(通则 2302)。

二氧化硫残留量 照二氧化硫残留量测定法(通则 2331)测定,毛山药和光山药不得过 400mg/kg;山药片不得过 10mg/kg。

【浸出物】 照水溶性浸出物测定法(通则 2201)项下的冷浸法测定,毛山药和光山药不得少于 7.0%;山药片不得少于 10.0%。

饮片

【炮制】 **山药** 取毛山药或光山药除去杂质,分开大小个,泡润至透,切厚片,干燥。切片者呈类圆形的厚片。表面类白色或淡黄白色,质脆,易折断,切面类白色,富粉性。

【检查】 总灰分 同药材,不得过 2.0%。

【浸出物】 同药材,不得少于 4.0%。

【鉴别】【检查】(水分、二氧化硫残留量) 同药材。

山药片 取山药片,除去杂质。为不规则的厚片,皱缩不平,切面白色或黄白色,质坚脆,粉性。气微,味淡、微酸。

【鉴别】【检查】【浸出物】 同药材。

麸炒山药 取毛山药片或光山药片,照麸炒法(通则0213)炒至黄色。

本品形如毛山药片或光山药片,切面黄白色或微黄色,偶见焦斑,略有焦香气。

【检查】 水分 同药材,不得过 12.0%。

【浸出物】 同药材,不得少于 4.0%。

【鉴别】【检查】(总灰分、二氧化硫残留量) 同药材。

【性味与归经】 甘,平。归脾、肺、肾经。

【功能与主治】 补脾养胃,生津益肺,补肾涩精。用于脾虚食少,久泻不止,肺虚喘咳,肾虚遗精,带下,尿频,虚热消渴。麸炒山药补脾健胃。用于脾虚食少,泄泻便溏,白带过多。

【用法与用量】 15~30g。

【贮藏】 置通风干燥处,防蛀。

川　乌

Chuanwu

ACONITI RADIX

本品为毛茛科植物乌头 *Aconitum carmichaelii* Debx. 的干燥母根。6月下旬至8月上旬采挖,除去子根、须根及泥沙,晒干。

【性状】 本品呈不规则的圆锥形,稍弯曲,顶端常有残茎,中部多向一侧膨大,长 2~7.5cm,直径 1.2~2.5cm。表面棕褐色或灰棕色,皱缩,有小瘤状侧根及子根脱离后的痕迹。质坚实,断面类白色或浅灰黄色,形成层环纹呈多角形。气微,味辛辣、麻舌。

【鉴别】 (1)本品横切面:后生皮层为棕色木栓化细胞;皮层薄壁组织偶见石细胞,单个散在或数个成群,类长方形、方形或长椭圆形,胞腔较大;内皮层不甚明显。韧皮部散有筛管群;内侧偶见纤维束。形成层类多角形。其内外侧偶有1至数个异型维管束。木质部导管多列,呈径向或略呈"V"形排列。髓部明显。薄壁细胞充满淀粉粒。

粉末灰黄色。淀粉粒单粒球形、长圆形或肾形,直径 3~22μm;复粒由 2~15 分粒组成。石细胞近无色或淡黄绿色,呈类长方形、类方形、多角形或一边斜尖,直径 49~117μm,长 113~280μm,壁厚 4~13μm,壁厚者层纹明显,纹孔较稀疏。后生皮层细胞棕色,有的壁呈瘤状增厚突入细胞腔。导管淡黄色,主为具缘纹孔,直径 29~70μm,末端平截或短尖,穿孔位于端壁或侧壁,有的导管分子粗短拐曲或纵横连接。

(2)取本品粉末 5g,加氨试液 2ml 润湿,加乙醚 30ml,超声处理 30 分钟,滤过,滤液挥干,残渣加二氯甲烷 1ml 使溶解,作为供试品溶液。另取乌头双酯型生物碱对照提取物,加异丙醇-三氯甲烷(1:1)混合溶液制成每 1ml 各含 3mg 的混合溶液,作为对照提取物溶液。照薄层色谱法(通则0502)试验,吸取上述两种溶液各 10μl,分别点于同一硅胶 G 薄层板上,以正己烷-乙酸乙酯-甲醇(6.4:3.6:1)为展开剂,置氨蒸气预饱和 20 分钟的展开缸内,展开,取出,晾干,喷以稀碘化铋钾试液,在日光下检视。供试品色谱中,在与对照提取物色谱相应位置上,显相同颜色的斑点。■[修订]

【检查】 水分 不得过 12.0%(通则 0832 第二法)。

总灰分 不得过 9.0%(通则 2302)。

酸不溶性灰分 不得过 2.0%(通则 2302)。

【含量测定】 照高效液相色谱法(通则 0512)测定。

色谱条件与系统适用性试验 以十八烷基硅烷键合硅胶为填充剂;以乙腈为流动相 A,以 0.2%冰醋酸溶液(三乙胺调节 pH 值至 6.20)为流动相 B,按下表中的规定进行梯度洗脱;检测波长为 235nm。理论板数按新乌头碱峰计算应不低于 2000。

时间(分钟)	流动相 A(%)	流动相 B(%)
0~44	21→31	79→69
44~65	31→35	69→65
65~70	35	65

对照提取物溶液的制备 取乌头双酯型生物碱对照提取物(已标示新乌头碱、次乌头碱和乌头碱的含量)20mg,精密称定,置 10ml 量瓶中,加 0.01%盐酸甲醇溶液使溶解并稀释至刻度,摇匀,即得。

标准曲线的制备 精密量取上述对照提取物溶液各 1ml,分别置 2ml、5ml、10ml、25ml 量瓶中,加 0.01%盐酸甲醇溶液稀释至刻度,摇匀。分别精密量取对照提取物溶液及上述系列浓度对照提取物溶液各 10μl,注入液相色谱仪,测定,以对照提取物中相当于新乌头碱、次乌头碱和乌头碱的浓度为横坐标,相应色谱峰的峰面积值为纵坐标,绘制标准曲线。

测定法 取本品粉末(过三号筛)约 2g,精密称定,置具塞锥形瓶中,加氨试液 3ml,精密加入异丙醇-乙酸乙酯(1:1)混合溶液 50ml,称定重量,超声处理(功率 300W,频率 40kHz;水温在 25℃以下)30 分钟,放冷,再称定重量,用异丙醇-乙酸乙酯(1:1)混合溶液补足减失的重量,摇匀,滤过。精密量取续滤液 25ml,40℃以下减压回收溶剂至干,残渣加 0.01%盐酸甲醇溶液使溶解,转移至 5ml 量瓶中,并稀释至刻度,摇匀,滤过,精密吸取 10μl,注入液相色谱仪,测定,按标准曲线计算,即得。

本品按干燥品计算,含乌头碱($C_{34}H_{47}NO_{11}$)、次乌头碱($C_{33}H_{45}NO_{10}$)和新乌头碱($C_{33}H_{45}NO_{11}$)的总量应为 0.050%~0.17%。■[修订]

饮片

【炮制】 生川乌 除去杂质。用时捣碎。

【性状】【鉴别】【检查】【含量测定】 同药材。

【性味与归经】 辛、苦,热;有大毒。归心、肝、肾、脾经。

【功能与主治】 祛风除湿,温经止痛。用于风寒湿痹,关节疼痛,心腹冷痛,寒疝作痛及麻醉止痛。

【用法与用量】 一般炮制后用。

【注意】 生品内服宜慎;孕妇禁用;不宜与半夏、瓜蒌、瓜蒌子、瓜蒌皮、天花粉、川贝母、浙贝母、平贝母、伊贝母、湖北贝母、白蔹、白及同用。

【贮藏】 置通风干燥处,防蛀。

广金钱草

Guangjinqiancao

DESMODII STYRACIFOLII HERBA

本品为豆科植物广金钱草 *Desmodium styracifolium*(Osb.) Merr. 的干燥地上部分。夏、秋二季采割,除去杂质,晒干。

【性状】 本品茎呈圆柱形,长可达 1m;密被黄色伸展的短柔毛;质稍脆,断面中部有髓。叶互生,小叶 1 或 3,圆形或矩圆形,直径 2~4cm;先端微凹,基部心形或钝圆,全缘;上表面黄绿色或灰绿色,无毛,下表面具灰白色紧贴的绒毛,侧脉羽状;叶柄长 1~2cm,托叶 1 对,披针形,长约 0.8cm。气微香,味微甘。

【鉴别】 (1)■本品粉末黄绿色至淡绿色。非腺毛有两种:一种呈线状,长可达 1000μm,顶端渐尖;另一种呈钩状,较短,顶端弯曲成钩状。腺毛多细胞,头部 1~2 细胞,延长,基本多细胞,膨大。叶表皮细胞类长方形或多角形,气孔多数不定式。草酸钙方晶直径 5~30μm,常存在于维管束周围。色素块黄棕色或红棕色。■[订正]

(2)取本品粉末 0.2g,加 80%甲醇 25ml,超声处理 20 分钟,滤过,滤液蒸干,残渣加 50%甲醇 10ml 使溶解,作为供试品溶液。另取广金钱草对照药材 0.2g,同法制成对照药材溶液。再取夏佛塔苷对照品,加 50%甲醇制成每 1ml 含 75μg 的溶液,作为对照品溶液。照薄层色谱法(通则 0502)试验,吸取上述三种溶液各 1μl,分别点于同一聚酰胺薄膜上,以乙酸乙酯-丁酮-甲酸(5:1:1)为展开剂,展开,取出,晾干,喷以三氯化铝试液,热风吹干,置紫外光灯(365nm)下检视。供试品色谱中,在与对照药材色谱和对照品色谱相应的位置上,显相同颜色的荧光斑点。

【检查】 水分 不得过 12.0%(通则 0832 第二法)。

总灰分 不得过 11.0%(通则 2302)。

酸不溶性灰分 不得过 5.0%(通则 2302)。

【浸出物】 照水溶性浸出物测定法(通则 2201)项下的冷浸法测定,不得少于 5.0%。

【含量测定】 照高效液相色谱法(通则 0512)测定。

色谱条件与系统适用性试验 以十八烷基硅烷键合硅胶为填充剂;以甲醇-水(32:68)为流动相;检测波长为 272nm。理论板数按夏佛塔苷峰计算应不低于 1500。

对照品溶液的制备 取夏佛塔苷对照品适量,精密称定,加 50%甲醇制成每 1ml 含 75μg 的溶液,即得。

供试品溶液的制备 取本品粉末(过三号筛)约 0.2g,精密称定,置具塞锥形瓶中,精密加入 80%甲醇 25ml,称定重量,超声处理(功率 100W,频率 40kHz)20 分钟,放冷,再称定重量,用 80%甲醇补足减失的重量,摇匀,滤过,滤液蒸干,残渣加 50%甲醇适量使溶解,转移至 10ml 量瓶中,加 50%甲醇至刻度,摇匀,滤过,取续滤液,即得。

测定法 分别精密吸取对照品溶液与供试品溶液各 5μl,注入液相色谱仪,测定,即得。

本品按干燥品计算,含夏佛塔苷($C_{26}H_{28}O_{14}$)计,不得少于 0.13%。

饮片

【炮制】 除去杂质,切段,晒干。

【鉴别】【检查】【含量测定】 同药材。

【性味与归经】 甘、淡,凉。归肝、肾、膀胱经。

【功能与主治】 利湿退黄,利尿通淋。用于黄疸尿赤,热淋,石淋,小便涩痛,水肿尿少。

【用法与用量】 15~30g。

【贮藏】 置干燥处。

天　冬

Tiandong

ASPARAGI RADIX

本品为百合科植物天冬 *Asparagus cochinchinensis*(Lour.) Merr. 的干燥块根。秋、冬二季采挖,洗净,除去茎基和须根,置沸水中煮或蒸至透心,趁热除去外皮,洗净,干燥。

【性状】 本品呈长纺锤形,略弯曲,长 5~18cm,直径 0.5~2cm。表面黄白色至淡黄棕色,半透明,光滑或具深浅不等的纵皱纹,偶有残存的灰棕色外皮。质硬或柔润,有黏性,断面角质样,中柱黄白色。气微,味甜、微苦。

【鉴别】 (1)本品横切面:根被有时残存。皮层宽广,外侧有石细胞散在或断续排列成环,石细胞浅黄棕色,长条形、长椭圆形或类圆形,直径 32~110μm,壁厚,纹孔和孔沟极密;黏液细胞散在,草酸钙针晶束存在于椭圆形黏液细胞中,针晶长 40~99μm。内皮层明显。中柱韧皮部束和木质部束各 31~135 个,相互间隔排列,少数导管深入至髓部,髓细胞亦含草酸钙针晶束。

■(2)取本品粉末 1g,加甲醇 25ml,超声处理 30 分钟,滤过,取滤液回收溶剂至干,残渣加水 5ml 使溶解,通过已处理好的 C18 固相萃取柱(1.0g,6ml,依次用甲醇与水各 6ml 预洗),依次用水、10%甲醇、甲醇各 10ml 洗脱,收集甲醇洗脱液,回收溶剂至干,残渣加甲醇 1ml 使溶解,作为供试品溶液。另取天冬对照药材 1g,同法制成对照药材溶液。照薄层色谱法(通则 0502)试验,吸取上述两种溶液各 6μl,分别点于同一硅胶 G 薄层板上,使成条状。以三氯甲烷-甲醇-水(13:7:2)10℃以下放置的下层溶液为展开剂,展开,取出,晾干,喷以 10%硫酸乙醇溶液,在 105℃加热至斑点显色清晰,分别在日光及紫外光(365nm)下检视。供试品色谱中,在与对照药材色谱相应的位置上,显相同颜色的斑点;紫外光下显相同颜色的荧光斑点。■[增订]

【检查】 **水分** 不得过 16.0%(通则 0832 第二法)。

总灰分 不得过 5.0%(通则 2302)。

二氧化硫残留量 照二氧化硫残留量测定法(通则 2331)测定,不得过 400mg/kg。

【浸出物】 照醇溶性浸出物测定法(通则 2201)项下的热浸法测定,用稀乙醇作溶剂,不得少于 80.0%。

饮片

【炮制】 除去杂质,迅速洗净,切薄片,干燥。

【检查】 **二氧化硫残留量** 同药材。

【性味与归经】 甘、苦,寒。归肺、肾经。

【功能与主治】 养阴润燥,清肺生津。用于肺燥干咳,顿咳痰黏,腰膝酸痛,骨蒸潮热,内热消渴,热病津伤,咽干口渴,肠燥便秘。

【用法与用量】 6~12g。

【贮藏】 置通风干燥处,防霉,防蛀。

五 加 皮

Wujiapi

ACANTHOPANACIS CORTEX

本品为五加科植物细柱五加 *Acanthopanax gracilistylus* W. W. Smith 的干燥根皮。夏、秋二季采挖根部,洗净,剥取根皮,晒干。

【性状】 本品呈不规则卷筒状,长 5~15cm,直径 0.4~1.4cm,厚约 0.2cm。外表面灰褐色,有稍扭曲的纵皱纹和横长皮孔样■斑痕■[订正];内表面淡黄色或灰黄色,有细纵纹。体轻,质脆,易折断,断面不整齐,灰白色。气微香,味微辣而苦。

【鉴别】 (1)本品横切面:木栓层为数列细胞。栓内层窄,有少数分泌道散在。韧皮部宽广,外侧有裂隙,射线宽1~5列细胞;分泌道较多,周围分泌细胞 4~11 个。薄壁细胞含草酸钙簇晶及细小淀粉粒。

粉末灰白色。草酸钙簇晶直径 8~64μm,有时含晶细胞连接,簇晶排列成行。木栓细胞长方形或多角形,壁薄;老根皮的木栓细胞有时壁不均匀增厚,有少数纹孔。分泌道碎片含无色或淡黄色分泌物。淀粉粒甚多,单粒多角形或类球形,

直径 2~8μm;复粒由 2 分粒至数十分粒组成。

(2)取本品粉末 0.2g,加二氯甲烷 10ml,超声处理 30 分钟,滤过,滤液蒸干,残渣加二氯甲烷 1ml 使溶解,作为供试品溶液。另取五加皮对照药材 0.2g,同法制成对照药材溶液。再取异贝壳杉烯酸对照品,加甲醇制成每 1ml 含 2mg 的溶液,作为对照品溶液。照薄层色谱法(通则 0502)试验,吸取上述三种溶液各 3μl,分别点于同一硅胶 G 薄层板上,以石油醚(60~90℃)-丙酮-异丙醇-甲酸(12:2:0.5:0.1)为展开剂,展开,取出,晾干,喷以 10%硫酸乙醇溶液,在 105℃加热至斑点显色清晰,分别在日光和紫外光灯(365nm)下检视。供试品色谱中,在与对照药材色谱和对照品色谱相应的位置上,日光下显相同颜色的斑点;紫外光灯下显相同颜色的荧光斑点。

【检查】 **水分** 不得过 12.0%(通则 0832 第二法)。

总灰分 不得过 11.5%(通则 2302)。

酸不溶性灰分 不得过 3.5%(通则 2302)。

【浸出物】 照醇溶性浸出物测定法(通则 2201)项下的热浸法测定,用乙醇作溶剂,不得少于 10.5%。

饮片

【炮制】 除去杂质,洗净,润透,切厚片,干燥。

本品呈不规则的厚片。外表面灰褐色,有稍扭曲的纵皱纹及横长皮孔样斑痕;内表面淡黄色或灰黄色,有细纵纹。切面不整齐,灰白色。气微香,味微辣而苦。

【检查】 **水分** 同药材,不得过 11.0%。

【鉴别】(除横切面外) 【检查】(总灰分 酸不溶性灰分)【浸出物】 同药材。

【性味与归经】 辛、苦,温。归肝、肾经。

【功能与主治】 祛风除湿,补益肝肾,强筋壮骨,利水消肿。用于风湿痹病,筋骨痿软,小儿行迟,体虚乏力,水肿,脚气。

【用法与用量】 5~10g。

【贮藏】 置干燥处,防霉,防蛀。

平 贝 母

Pingbeimu

FRITILLARIAE USSURIENSIS BULBUS

本品为百合科植物平贝母 *Fritillaria ussuriensis* Maxim. 的干燥鳞茎。春季采挖,除去外皮、须根及泥沙,晒干或低温干燥。

【性状】 本品呈扁球形,高 0.5~1cm,直径 0.6~2cm。表面黄白色至浅棕色,外层鳞叶 2 瓣,肥厚,大小相近或一片稍大抱合,顶端略平或微凹入,常稍开裂;中央鳞片小。质坚实而脆,断面粉性。气微,味苦。

【鉴别】 (1)本品粉末类白色。淀粉粒单粒多为圆三角形、卵形、圆贝壳形、三角状卵形、长茧形,直径 6~58(74)μm,长almost至 67μm,脐点裂缝状、点状或人字状,多位于较小端,层纹细密;半复粒稀少,脐点 2 个;多脐点单粒可见,脐点 2~4 个。

气孔类圆形或扁圆形，直径 40～48(50)μm，副卫细胞 4～6 个。

　　(2)取本品粉末 10g，加浓氨试液 10ml、三氯甲烷 30ml，超声处理 30 分钟，滤过，滤液蒸干，残渣加甲醇 0.5ml 使溶解，作为供试品溶液。另取平贝母对照药材 10g，同法制成对照药材溶液。照薄层色谱法(通则 0502)试验，吸取供试品溶液 3～5μl、对照药材溶液 3μl■和对照品溶液 2μl■[删除]，分别点于同一硅胶 G 薄层板上，以乙酸乙酯-甲醇-浓氨试液-水(10∶1∶0.5∶0.05)为展开剂，展开，取出，晾干，依次喷以稀碘化铋钾试液和亚硝酸钠乙醇试液。供试品色谱中，在与对照药材色谱相应的位置上，显相同颜色的斑点。

　　【检查】　水分　不得过 15.0%(通则 0832 第二法)。

　　总灰分　不得过 4.0%(通则 2302)。

　　【浸出物】　照醇溶性浸出物测定法(通则 2201)项下的热浸法测定，用 50%乙醇作溶剂，不得少于 8.0%。

　　【含量测定】　对照品溶液的制备　取贝母素乙对照品适量，精密称定，加三氯甲烷制成每 1ml 含 0.1mg 的溶液，即得。

　　标准曲线的制备　精密量取对照品溶液 0.5ml、1ml、2ml、3ml、4ml，分别置 25ml 量瓶中，各精密加入 0.2mol/L 邻苯二甲酸氢钾缓冲液(取 0.2mol/L 邻苯二甲酸氢钾溶液 100ml，用 0.2mol/L 氢氧化钠溶液约 50ml 调节 pH 值为 5.0，即得)5ml，再精密加 0.03%溴百里香酚蓝试液(取溴百里香酚蓝 0.03g，用 1mol/L 氢氧化钠溶液 0.5ml 使溶解，加水稀释至 100ml，即得)2ml，加三氯甲烷至刻度，剧烈振摇，转移至分液漏斗中，放置 45 分钟。取三氯甲烷液，用干燥滤纸滤过，取续滤液，以相应的试剂为空白，照紫外-可见分光光度法(通则 0401)在 412nm 的波长处测定吸光度，以吸光度为纵坐标，浓度为横坐标，绘制标准曲线。

　　测定法　取本品粉末(过四号筛)约 2g，精密称定，置具塞锥形瓶中，加浓氨试液 3ml，浸润 1 小时，加三氯甲烷-甲醇(4∶1)混合溶液 40ml，置 80℃水浴加热回流 2 小时，放冷，滤过，用适量三氯甲烷-甲醇(4∶1)混合溶液洗涤药渣 2～3 次，洗液与滤液合并，蒸干，残渣加三氯甲烷使溶解，转移至 25ml 量瓶中，加三氯甲烷至刻度，摇匀。精密量取 2ml，置 25ml 量瓶中，照标准曲线制备项下的方法，自"各精密加入 0.2mol/L 邻苯二甲酸氢钾缓冲液 5ml"起，依法测定吸光度，从标准曲线上读出供试品溶液中贝母素乙的重量(mg)，计算，即得。

　　本品按干燥品计算，含总生物碱以贝母素乙(C_{27}H_{43}NO_3)计，不得少于 0.050%。

饮片

　　【炮制】　除去杂质，用时捣碎。

　　【性状】【鉴别】【检查】【浸出物】【含量测定】同药材。

　　【性味与归经】　苦、甘，微寒。归肺、心经。

　　【功能与主治】　清热润肺，化痰止咳。用于肺热燥咳，干

咳少痰，阴虚劳嗽，咳痰带血。

　　【用法与用量】　3～9g；研粉冲服，一次 1～2g。

　　【注意】　不宜与川乌、制川乌、草乌、制草乌、附子同用。

　　【贮藏】　置通风干燥处，防蛀。

白　果

Baiguo

GINKGO SEMEN

　　本品为银杏科植物银杏 *Ginkgo biloba* L. 的干燥成熟种子。秋季种子成熟时采收，除去肉质外种皮，洗净，稍蒸或略煮后，烘干。

　　【性状】　本品略呈椭圆形，一端稍尖，另端钝，长 1.5～2.5cm，宽 1～2cm，厚约 1cm。表面黄白色或淡棕黄色，平滑，具 2～3 条棱线。中种皮(壳)骨质，坚硬。内种皮膜质，种仁宽卵球形或椭圆形，一端淡棕色，另一端金黄色，横断面外层黄色，胶质样，内层淡黄色或淡绿色，粉性，中间有空隙。气微，味甘、微苦。

　　【鉴别】　(1)本品粉末浅黄棕色。石细胞单个散在或数个成群，类圆形、长圆形、类长方形或不规则形，有的具突起，长 60～322μm，直径 27～125μm，壁厚，孔沟较细密。内种皮薄壁细胞浅黄棕色至红棕色，类方形、长方形或类多角形。胚乳薄壁细胞多类长方形，内充满糊化淀粉粒。具缘纹孔管胞多破碎，直径 33～72μm。

　　■(2)取本品粉末 10g，加甲醇 40ml，加热回流 1 小时，放冷，滤过，滤液回收溶剂至干，残渣加水 15ml 使溶解，通过少量棉花滤过，滤液通过聚酰胺柱(80～100 目，3g，内径为 10～15mm)，用水 70ml 洗脱，收集洗脱液，用乙酸乙酯振摇提取 2 次，每次 40ml，合并乙酸乙酯液，回收溶剂至干，残渣加甲醇 1ml 使溶解，作为供试品溶液。另取银杏内酯 A 对照品、银杏内酯 C 对照品，加甲醇制成每 1ml 各含 0.5mg 的混合溶液，作为对照品溶液。照薄层色谱法(通则 0502)试验，吸取上述两种溶液各 10μl，分别点于同一以含 4%醋酸钠的羧甲基纤维素钠溶液为黏合剂的硅胶 G 薄层板上，以甲苯-乙酸乙酯-丙酮-甲醇(10∶5∶5∶0.6)为展开剂，展开，取出，晾干，喷以醋酐，在 140～160℃加热 30 分钟，在紫外光(365nm)下检视。供试品色谱中，在与对照品色谱相应的位置上，显相同颜色的荧光斑点。■[修订]

　　■【检查】　水分　照水分测定法(通则 0832 第二法)测定，不得过 10.0%。

　　【浸出物】　照醇溶性浸出物测定法(通则 2201)项下的热浸法测定，用稀乙醇作溶剂，不得少于 13.0%。■[增订]

饮片

　　【炮制】　白果仁　取白果，除去杂质及硬壳，用时捣碎。

　　■【鉴别】【检查】【浸出物】同药材。■[增订]

　　炒白果仁　取净白果仁，照清炒法(通则 0213)炒至有香

气。用时捣碎。

■【鉴别】【检查】【浸出物】同药材**■**[增订]。

【性味与归经】 甘、苦、涩,平;有毒。归肺、肾经。

【功能与主治】 敛肺定喘,止带缩尿。用于痰多喘咳,带下白浊,遗尿尿频。

【用法与用量】 5～10g。

【注意】 生食有毒。

【贮藏】 置通风干燥处。

西 洋 参

Xiyangshen

PANACIS QUINQUEFOLII RADIX

本品为五加科植物西洋参 *Panax quinquefolium* L. 的干燥根。均系栽培品,秋季采挖,洗净,晒干或低温干燥。

【性状】 本品呈纺锤形、圆柱形或圆锥形,长 3～12cm,直径 0.8～2cm。表面浅黄褐色或黄白色,可见横向环纹和线形皮孔状突起,并有细密浅纵皱纹和须根痕。主根中下部有一至数条侧根,多已折断。有的上端有根茎(芦头),环节明显,茎痕(芦碗)圆形或半圆形,具不定根(艼)或已折断。体重,质坚实,不易折断,断面平坦,浅黄白色,略显粉性,皮部可见黄棕色点状树脂道,形成层环纹棕黄色,木部略呈放射状纹理。气微而特异,味微苦、甘。

【鉴别】 取本品粉末 1g,加甲醇 25ml,加热回流 30 分钟,滤过,滤液蒸干,残渣加水 20ml 使溶解,加水饱和的正丁醇振摇提取 2 次,每次 25ml,合并正丁醇提取液,用水洗涤 2 次,每次 10ml,分取正丁醇液,蒸干,残渣加甲醇 4ml 使溶解,作为供试品溶液。另取西洋参对照药材 1g,同法制成对照药材溶液。再取拟人参皂苷 F₁₁ 对照品、人参皂苷 Rb₁ 对照品、人参皂苷 Re 对照品、人参皂苷 Rg₁ 对照品,加甲醇制成每 1ml 各含 2mg 的溶液,作为对照品溶液。照薄层色谱法(通则 0502)试验,吸取上述六种溶液各 2μl,分别点于同一硅胶 G 薄层板上,以三氯甲烷-乙酸乙酯-甲醇-水(15：40：22：10)5～10℃放置 12 小时的下层溶液为展开剂,展开,取出,晾干,喷以 10%硫酸乙醇溶液,在 105℃加热至斑点显色清晰,分别置日光和紫外光灯(365nm)下检视。供试品色谱中,在与对照药材色谱和对照品色谱相应的位置上,分别显相同颜色的斑点或荧光斑点。

【检查】 **水分** 不得过 13.0%(通则 0832 第二法)。

总灰分 不得过 5.0%(通则 2302)。

人参 取人参对照药材 1g,照〔鉴别〕项下对照药材溶液制备的方法制成对照药材溶液。照薄层色谱法(通则 0502)试验,吸取〔鉴别〕项下的供试品溶液和上述对照药材溶液各 2μl,分别点于同一硅胶 G 薄层板上,以三氯甲烷-甲醇-水(13：7：2)5～10℃放置 12 小时的下层溶液为展开剂,展开,

取出,晾干,喷以 10%硫酸乙醇溶液,在 105℃加热至斑点显色清晰,分别置日光和紫外光灯(365nm)下检视。供试品色谱中,不得显与对照药材完全相一致的斑点。

重金属及有害元素 照铅、镉、砷、汞、铜测定法(通则 2321 原子吸收分光光度法或电感耦合等离子体质谱法)测定,铅不得过 5mg/kg;镉不得过 0.3mg/kg;砷不得过 2mg/kg;汞不得过 0.2mg/kg;铜不得过 20mg/kg。

■有机氯类农药残留量 照气相色谱法(通则 0521)测定。

色谱条件与系统适用性试验 分析柱:以键合交联 14%氰丙基苯基二甲基硅氧烷为固定液(DM1701 或同类型)的毛细管柱(30m×0.32mm×0.25μm),验证柱:以键合交联 5%苯基甲基硅氧烷为固定液(DB5 或同类型)的毛细管柱(30m×0.32mm×0.25μm);⁶³Ni-ECD 电子捕获检测器;进样口温度 230℃,检测器温度 300℃,不分流进样。柱温为程序升温:初始温度 60℃,保持 0.3 分钟,以每分钟 60℃升至 170℃,再以每分钟 10℃升至 220℃,保持 10 分钟,再以每分钟 1℃升至 240℃,每分钟 15℃升至 280℃,保持 5 分钟。理论板数按 α-BHC 峰计算应不低于 $1×10^5$,两个相邻色谱峰的分离度应大于 1.5。

混合对照品储备液的制备 分别精密称取六六六(α-BHC、β-BHC、γ-BHC、δ-BHC)、滴滴涕(*pp'*-DDE、*pp'*-DDD、*op'*-DDT、*pp'*-DDT)、五氯硝基苯、六氯苯、七氯(七氯、环氧七氯)、艾氏剂、氯丹(顺式氯丹、反式氯丹、氧化氯丹)农药对照品适量,用正己烷溶解分别制成每 1ml 约含 100μg 的溶液。精密量取上述对照品溶液各 1ml,置同一 100ml 量瓶中,加正己烷至刻度,摇匀;或精密量取有机氯农药混合对照品溶液 1ml,置 10ml 量瓶中,加正己烷至刻度,摇匀,即得(每 1ml 含各农药对照品 1μg)。

混合对照品溶液的制备 精密量取上述混合对照品储备液,用正己烷制成每 1ml 分别含 1ng、2ng、5ng、10ng、20ng、50ng、100ng 的溶液,即得。

供试品溶液的制备 取本品,粉碎成细粉(过二号筛),取约 5g,精密称定,置具塞锥形瓶中,加水 30ml,振摇 10 分钟,精密加丙酮 50ml,称定重量,超声处理(功率 300W,频率 40kHz)30 分钟,放冷,再称定重量,用丙酮补足减失的重量,再加氯化钠约 8g,精密加二氯甲烷 25ml,称定重量,超声处理(功率 300W,频率 40kHz)15 分钟,再称定重量,用二氯甲烷补足减失的重量,振摇使氯化钠充分溶解,静置,转移至离心管中,离心(每分钟 3000 转)3 分钟,使完全分层,将有机相转移至装有适量无水硫酸钠的具塞锥形瓶中,放置 30 分钟。精密量取 15ml,置 40℃水浴中减压浓缩至约 1ml,加正己烷约 5ml,减压浓缩至近干,用正己烷溶解并转移至 5ml 量瓶中,并稀释至刻度,摇匀,转移至离心管中,缓缓加入硫酸溶液(9→10)1ml,振摇 1 分钟,离心(每分钟 3000 转)10 分钟,分取上清液,加水 1ml,振摇,取上清液,即得。

测定法 分别精密吸取供试品溶液和与之相应浓度的混合对照品溶液各 1μl,注入气相色谱仪,分别连续进样 3 次,取 3 次平均值,按外标法计算,即得。

本品中含总六六六（α-BHC、β-BHC、γ-BHC、δ-BHC 之和）不得过 0.2mg/kg；总滴滴涕（pp′-DDE、pp′-DDD、op′-DDT、pp′-DDT 之和）不得过 0.2mg/kg；五氯硝基苯不得过 0.1mg/kg；六氯苯不得过 0.1mg/kg；七氯（七氯、环氧七氯之和）不得过 0.05mg/kg；艾氏剂不得过 0.05mg/kg；氯丹（顺式氯丹、反式氯丹、氧化氯丹之和）不得过 0.1mg/kg。■[修订]

【浸出物】 照醇溶性浸出物测定法项下的热浸法（通则2201）测定，用 70％乙醇作溶剂，不得少于 30.0％。

【含量测定】 照高效液相色谱法（通则0512）测定。

色谱条件与系统适用性试验 以十八烷基硅烷键合硅胶为填充剂；以乙腈为流动相 A，以 0.1％磷酸溶液为流动相 B，按下表中的规定进行梯度洗脱；检测波长为 203nm；柱温 40℃。理论板数按人参皂苷 Rb₁ 峰计算应不低于 5000。

时间（分钟）	流动相 A（％）	流动相 B（％）
0～25	19→20	81→80
25～60	20→40	80→60
60～90	40→55	60→45
90～100	55→60	45→40

对照品溶液的制备 取人参皂苷 Rg₁ 对照品、人参皂苷 Re 对照品、人参皂苷 Rb₁ 对照品适量，精密称定，加甲醇制成每 1ml 各含人参皂苷 Rg₁ 0.1mg、人参皂苷 Re 0.4mg、人参皂苷 Rb₁ 1mg 的溶液，即得。

供试品溶液的制备 取本品粉末（过三号筛）约 1g，精密称定，置具塞锥形瓶中，精密加入水饱和的正丁醇 50ml，称定重量，置水浴中加热回流提取 1.5 小时，放冷，再称定重量，用水饱和正丁醇补足减失的重量，摇匀，滤过。精密量取续滤液 25ml，置蒸发皿中，蒸干，残渣加 50％甲醇适量使溶解，转移至 10ml 量瓶中，加 50％甲醇至刻度，摇匀，滤过，取续滤液，即得。

测定法 分别精密吸取对照品溶液与供试品溶液各 10μl，注入液相色谱仪，测定，即得。

本品含人参皂苷 Rg₁（$C_{42}H_{72}O_{14}$）、人参皂苷 Re（$C_{48}H_{82}O_{18}$）和人参皂苷 Rb₁（$C_{54}H_{92}O_{23}$）的总量不得少于 2.0％。

饮片

【炮制】 去芦，润透，切薄片，干燥或用时捣碎。

本品呈长圆形或类圆形薄片。外表皮浅黄褐色。切面淡黄白至黄白色，形成层环棕黄色，皮部有黄棕色点状树脂道，近形成层环处较多而明显，木部略呈放射状纹理。气微而特异，味微苦、甘。

【浸出物】 同药材，不得少于 25.0％。

【鉴别】【检查】【含量测定】 同药材。

【性味与归经】 甘、微苦，凉。归心、肺、肾经。

【功能与主治】 补气养阴，清热生津。用于气虚阴亏，虚热烦倦，咳喘痰血，内热消渴，口燥咽干。

【用法与用量】 3～6g，另煎兑服。

【注意】 不宜与藜芦同用。

【贮藏】 置阴凉干燥处，密闭，防蛀。

百　合

Baihe

LILII BULBUS

本品为百合科植物卷丹 *Lilium lancifolium* Thunb.、百合 *Lilium brownii* F. E. Brown var. *viridulum* Baker 或细叶百合 *Lilium pumilum* DC. 的干燥肉质鳞叶。秋季采挖，洗净，剥取鳞叶，置沸水中略烫，干燥。

【性状】 本品呈长椭圆形，长 2～5cm，宽 1～2cm，中部厚 1.3～4mm。表面黄白色至淡棕黄色，有的微带紫色，有数条纵直平行的白色维管束。顶端稍尖，基部较宽，边缘薄，微波状，略向内弯曲。质硬而脆，断面较平坦，角质样。气微，味微苦。

【鉴别】 取本品粉末 1g，加甲醇 10ml，超声处理 20 分钟，滤过，滤液浓缩至 1ml，作为供试品溶液。另取百合对照药材 1g，同法制成对照药材溶液。照薄层色谱法（通则0502）试验，吸取上述两种溶液各 10μl，分别点于同一硅胶 G 薄层板上，以石油醚（60～90℃）-乙酸乙酯-甲酸（15：5：1）的上层溶液为展开剂，展开，取出，晾干，喷以 10％磷钼酸乙醇溶液，加热至斑点显色清晰。供试品色谱中，在与对照药材色谱相应的位置上，显相同颜色的斑点。

■【检查】 水分 不得过 13.0％（通则0832 第二法）。

总灰分 不得过 5.0％（通则2302）。■[增订]

【浸出物】 照水溶性浸出物测定法（通则2201）项下的冷浸法测定，不得少于 18.0％。

■【含量测定】 对照品溶液的制备 精密称取经 105℃干燥至恒重的无水葡萄糖对照品 50mg，置 50ml 量瓶中，加水溶解并稀释至刻度，摇匀，即得（每 1ml 中含无水葡萄糖 1mg）。

标准曲线的制备 精密量取对照品溶液 2.0ml、2.5ml、3.0ml、3.5ml、4.0ml、4.5ml，分别置 50ml 量瓶中，加水至刻度，摇匀，精密量取上述各溶液 1ml，分别置棕色具塞试管中，分别加 0.2％蒽酮-硫酸溶液 4.0ml，混匀，迅速置冰水浴中冷却后，置沸水浴中加热 10 分钟，取出，置冰水浴中放置 5 分钟，室温放置 10 分钟，以相应试剂为空白，照紫外-可见分光光度法（通则0401），在 580nm 的波长处测定吸光度，以吸光度为纵坐标，浓度为横坐标，绘制标准曲线。

测定法 取本品粉末（过四号筛）约 1g，精密称定，置圆底烧瓶中，精密加水 100ml，称定重量，加热回流 2 小时，放冷，再称定重量，用水补足减失的重量，摇匀，离心，精密量取上清液 1.5ml，加乙醇 7.5ml，摇匀，离心，取沉淀加水溶解，置 50ml 量瓶中，并稀释至刻度，摇匀，精密量取 1ml，照标准曲线的制备项下的方法，自"加 0.2％蒽酮-硫酸溶液 4.0ml"

起,依法测定吸光度,从标准曲线上读出供试品溶液中含无水葡萄糖的重量(mg),计算,即得。

本品按干燥品计算,含百合多糖以无水葡萄糖($C_6H_{12}O_6$)计,不得少于21.0%。■[增订]

饮片

【炮制】 **百合** 除去杂质。

蜜百合 取净百合,照蜜炙法(通则0213)炒至不粘手。每100kg百合,用炼蜜5kg。

【性味与归经】 甘、寒。归心、肺经。

【功能与主治】 养阴润肺,清心安神。用于阴虚燥咳,劳嗽咳血,虚烦惊悸,失眠多梦,精神恍惚。

【用法与用量】 6~12g。

【贮藏】 置通风干燥处。

当 药

Dangyao

SWERTIAE HERBA

本品为龙胆科植物瘤毛獐牙菜 *Swertia pseudochinensis* Hara 的干燥全草。夏、秋二季采挖,除去杂质,晒干。

【性状】 本品长10~40cm。根呈长圆锥形,长2~7cm,表面黄色或黄褐色,断面类白色。茎方柱形,常具狭翅,多分枝,直径1~2.5mm;表面黄绿色或黄棕色带紫色,节处略膨大;质脆,易折断,断面中空。叶对生,无柄;叶片多皱缩或破碎,完整者展平后呈条状披针形,长2~4cm,宽0.3~0.9cm,先端渐尖,基部狭,全缘。圆锥状聚伞花序顶生或腋生。花萼5深裂,裂片线形。花冠淡蓝紫色或暗黄色,5深裂,裂片内侧基部有2腺体,腺体周围有长毛。蒴果椭圆形。气微,味苦。

【鉴别】 (1)取本品花冠内侧基部腺体周围的细毛,置显微镜下观察,表面可见瘤状突起。

(2)在〔含量测定〕项的色谱图中,供试品色谱中应分别呈现与獐牙菜苦苷、当药苷对照品色谱峰保留时间相应的色谱峰。

【检查】 **水分** 不得过10.0%(通则0832第二法)。

总灰分 不得过5.0%(通则2302)。

【含量测定】 **当药苷** 照高效液相色谱法(通则0512)测定。

色谱条件与系统适用性试验 以十八烷基硅烷键合硅胶为填充剂;以甲醇-水(20∶80)为流动相;检测波长为247nm。理论板数按当药苷峰计算应不低于6000。

对照品溶液的制备 取当药苷对照品适量,精密称定,加甲醇制成每1ml含40μg的溶液,即得。

供试品溶液的制备 取本品粉末(过三号筛)约2g,精密称定,置具塞锥形瓶中,精密加入甲醇50ml,密塞,称定重量,超声处理(功率250W,频率40kHz)20分钟,放冷,再称定重量,用甲醇补足减失的重量,摇匀,滤过,取续滤液,即得。

测定法 分别精密吸取对照品溶液与供试品溶液各10μl,注入液相色谱仪,测定,即得。

本品按干燥品计算,含当药苷($C_{16}H_{22}O_9$)不得少于0.070%。

■**獐牙菜苦苷**[订正] 照高效液相色谱法(通则0512)测定。

色谱条件与系统适用性试验 以十八烷基硅烷键合硅胶为填充剂;以甲醇-水(20∶80)为流动相;检测波长为238nm。理论板数按獐牙菜苦苷峰计算应不低于3000。

对照品溶液的制备 取獐牙菜苦苷对照品适量,精密称定,加甲醇制成每1ml含60μg的溶液,即得。

供试品溶液的制备 取本品粉末(过三号筛)约0.1g,精密称定,置具塞锥形瓶中,精密加入甲醇50ml,密塞,称定重量,超声处理(功率250W,频率40kHz)20分钟,放冷,再称定重量,用甲醇补足减失的重量,摇匀,滤过,取续滤液,■即得■[订正]

测定法 分别精密吸取对照品溶液与供试品溶液各10μl,注入液相色谱仪,测定,即得。

本品按干燥品计算,含獐牙菜苦苷($C_{16}H_{22}O_{10}$)不得少于3.5%。

饮片

【炮制】 除去杂质,喷淋清水,稍润,切段,干燥。

本品为不规则的段。根呈类圆柱形;表面黄色或黄褐色。茎呈柱形,常具狭翅,有的可见分枝;表面黄绿色或黄棕色带紫色,节处略膨大,切面中空。叶片与花多破碎,花冠裂片内侧基部有2腺体,腺体周围有长毛。蒴果椭圆形。气微,味苦。

【鉴别】【检查】 同药材。

【性味与归经】 苦,寒。归肝、胃、大肠经。

【功能与主治】 清湿热,健胃。用于湿热黄疸,胁痛,痢疾腹痛,食欲不振。

【用法与用量】 6~12g,儿童酌减。

【贮藏】 置干燥处。

血 竭

Xuejie

DRACONIS SANGUIS

本品为棕榈科植物麒麟竭 *Daemonorops draco* Bl. 果实渗出的树脂经加工制成。

【性状】 本品略呈类圆四方形或方砖形,表面暗红,有光泽,附有因摩擦而成的红粉。质硬而脆,破碎面红色,研粉为砖红色。气微,味淡。在水中不溶,在热水中软化。

【鉴别】 (1)取本品粉末,置白纸上,用火隔纸烘烤即熔化,但无扩散的油迹,对光照视呈鲜艳的红色。以火燃烧则产生呛鼻的烟气。

(2)取本品粉末0.1g,加乙醚10ml,密塞,振摇10分钟,滤过,取滤液作为供试品溶液。另取血竭对照药材 0.1g,同法制成对照药材溶液。照薄层色谱法(通则 0502)试验,吸取供试品溶液、对照药材溶液及〔含量测定〕项下血竭素高氯酸盐对照品溶液各 10～20μl,分别点于同一硅胶 G 薄层板上,以三氯甲烷-甲醇(19:1)为展开剂,展开,取出,晾干,■在日光下检视■[修订]。供试品色谱中,在与对照药材色谱和对照品色谱相应的位置上,显相同的橙色斑点。

(3)取本品粉末 0.5g,加乙醇 10ml,密塞,振摇 10 分钟,滤过,滤液加稀盐酸 5ml,混匀,析出棕黄色沉淀,放置后逐渐凝成棕黑色树脂状物。取树脂状物,用稀盐酸 10ml 分次充分洗涤,弃去洗液,加 20%氢氧化钾溶液 10ml,研磨,加三氯甲烷 5ml 振摇提取,三氯甲烷层显红色,取三氯甲烷液作为供试品溶液。另取血竭对照药材 0.5g,同法制成对照药材溶液。照薄层色谱法(通则 0502)试验,吸取上述两种溶液各 10～20μl,分别点于同一硅胶 G 薄层板上,以三氯甲烷-甲醇(19:1)为展开剂,展开,取出,晾干,■在日光下检视■[修订]。供试品色谱中,在与对照药材色谱相应的位置上,显相同的橙色斑点。

【检查】 **总灰分** 不得过 6.0%(通则 2302)。

■**松香** 取本品粉末 0.2g,加乙醇 25ml,超声处理 15 分钟,滤过,滤液作为供试品溶液。另取松香酸对照品,加乙醇制成每 1ml 含 1mg 的溶液,作为对照品溶液。照薄层色谱法(通则 0502)试验,吸取上述供试品溶液 2μl、对照品溶液 5μl,分别点于同一硅胶 GF$_{254}$ 薄层板上,以石油醚(60～90℃)-乙酸乙酯-冰醋酸(9:1:0.1)为展开剂,展开,取出,晾干,在紫外光(254nm)下检视。供试品色谱中,在与对照品色谱相应的位置上,不得显相同颜色的斑点;再喷以 10%硫酸乙醇溶液,在 105℃加热至斑点显色清晰,在紫外光(365nm)下检视,不得显相同的蓝白色荧光斑点。■[修订]

醇不溶物 取本品粉末约 2g,精密称定,置于已知重量的滤纸筒中,置索氏提取器内,加乙醇 200～400ml,回流提取至提取液无色,取出滤纸筒,挥去乙醇,于 105℃干燥 4 小时,精密称定,计算,不得过 25.0%。

【含量测定】 照高效液相色谱法(通则 0512)测定。

色谱条件与系统适用性试验 以十八烷基硅烷键合硅胶为填充剂;以乙腈-0.05mol/L 磷酸二氢钠溶液(50:50)为流动相;检测波长为 440nm;柱温 40℃。理论板数按血竭素峰计算应不低于 4000。

对照品溶液的制备 取血竭素高氯酸盐对照品 9mg,精密称定,置 50ml 棕色量瓶中,加 3%磷酸甲醇溶液使溶解,并稀释至刻度,摇匀,精密量取 1ml,置 5ml 棕色量瓶中,加甲醇至刻度,摇匀,即得(每 1ml 中含血竭素 26μg)(血竭素重量=血竭素高氯酸盐重量/1.377)。

供试品溶液的制备 取本品适量,研细,取0.05～0.15g,精密称定,置具塞试管中,精密加入 3%磷酸甲醇溶液 10ml,密塞,振摇 3 分钟,滤过,精密量取续滤液 1ml,置 5ml 棕色量瓶中,加甲醇至刻度,摇匀,即得。

测定法 分别精密吸取对照品溶液与供试品溶液各

10μl,注入液相色谱仪,测定,即得。

本品含血竭素($C_{17}H_{14}O_3$)不得少于 1.0%。

饮片

【炮制】 除去杂质,打成碎粒或研成细末。

【性味与归经】 甘、咸,平。归心、肝经。

【功能与主治】 活血定痛,化瘀止血,生肌敛疮。用于跌打损伤,心腹瘀痛,外伤出血,疮疡不敛。

【用法与用量】 研末,1～2g,或入丸剂。外用研末撒或入膏药用。

【贮藏】 置阴凉干燥处。

红花龙胆

Honghualongdan

■GENTIANAE RHODANTHAE HERBA■[订正]

本品为龙胆科植物红花龙胆 *Gentiana rhodantha* Franch. 的干燥全草。秋、冬二季采挖,除去泥沙,晒干。

【性状】 本品长 30～60cm。根茎短,具数条细根;根直径 1～2mm,表面浅棕色或黄白色。茎具棱,直径 1～2mm,黄绿色或带紫色,质脆,断面中空。花单生于枝顶及上部叶腋,花萼筒状,5 裂;花冠喇叭状,长 2～3.5cm,淡紫色或淡黄棕色,先端 5 裂,裂片间褶流苏状。蒴果狭长,2 瓣裂。种子扁卵形,长约 1mm,具狭翅。气微清香,茎叶味微苦,根味极苦。

【鉴别】 (1)本品粉末绿色或黄绿色。下表皮细胞有明显的角质纹理,中央有小且短的乳突,气孔不定式。上表皮细胞稍小,隐现角质纹理。叶脉上有长的乳突或非腺毛。木纤维单个或成束散在,细长条形,尖端倾斜或平截,直径 8～18μm,具斜纹孔,直径小者纹孔不明显。螺纹导管、网纹导管直径 25μm。花粉粒三孔沟,直径约 35μm。

(2)取本品粉末 0.5g,加甲醇 10ml,超声处理 15 分钟,滤过,滤液作为供试品溶液。另取红花龙胆对照药材 0.5g,同法制成对照药材溶液。再取芒果苷对照品,加甲醇制成每 1ml 含 1mg 的溶液,作为对照品溶液。照薄层色谱法(通则 0502)试验,吸取上述三种溶液各 5μl,分别点于同一硅胶 GF$_{254}$ 薄层板上,以乙酸乙酯-甲醇-水(10:2:1)为展开剂,展开,取出,晾干,置紫外光灯(254nm)下检视。供试品色谱中,在与对照药材色谱和对照品色谱相应的位置上,显相同颜色的斑点。

【检查】 **水分** 不得过 9.0%(通则 0832 第二法)。

总灰分 不得过 8.0%(通则 2302)。

酸不溶性灰分 不得过 3.0%(通则 2302)。

【含量测定】 照高效液相色谱法(通则 0512)测定。

色谱条件与系统适用性试验 以十八烷基硅烷键合硅胶为填充剂;以乙腈-0.02%磷酸溶液(13:87)为流动相;检测波长为 254nm。理论板数按芒果苷峰计算应不低于 3000。

对照品溶液的制备 取芒果苷对照品适量,精密称定,加甲醇制成每 1ml 含 40µg 的溶液,即得。

供试品溶液的制备 取本品粉末(过三号筛)约 0.3g,精密称定,置具塞锥形瓶中,精密加入 60% 甲醇 50ml,密塞,称定重量,超声处理(功率 250W,频率 40kHz)30 分钟,放冷,再称定重量,用 60% 甲醇补足减失的重量,摇匀,滤过,精密量取续滤液 3ml,置 10ml 量瓶中,加 60% 甲醇至刻度,摇匀,即得。

测定法 分别精密吸取对照品溶液与供试品溶液各 10µl,注入液相色谱仪,测定,即得。

本品按干燥品计算,含芒果苷($C_{19}H_{18}O_{11}$)不得少于 2.0%。

饮片

【炮制】 除去杂质,喷淋清水,稍润,切段,干燥。

【性味与归经】 苦,寒。归肝、胆经。

【功能与主治】 清热除湿,解毒,止咳。用于湿热黄疸,小便不利,肺热咳嗽。

【用法与用量】 9～15g。

【贮藏】 置干燥处,防潮。

麦 冬

Maidong

OPHIOPOGONIS RADIX

本品为百合科植物麦冬 *Ophiopogon japonicus* (L. f) Ker-Gawl. 的干燥块根。夏季采挖,洗净,反复暴晒、堆置,至七八成干,除去须根,干燥。

【性状】 本品呈纺锤形,两端略尖,长 1.5～3cm,直径 0.3～0.6cm。表面淡黄色或灰黄色,有细纵纹。质柔韧,断面黄白色,半透明,中柱细小。气微香,味甘、微苦。

【鉴别】 (1)本品横切面:表皮细胞 1 列或脱落,根被为 3～5 列木化细胞。皮层宽广,散有含草酸钙针晶束的黏液细胞,有的针晶直径至 10µm;内皮层细胞壁均匀增厚,木化,有通道细胞,外侧为 1 列石细胞,其内壁及侧壁增厚,纹孔密集。中柱较小,韧皮部束 16～22 个,木质部由导管、管胞、木纤维以及内侧的木化细胞连结成环层。髓小,薄壁细胞类圆形。

(2)取本品 2g,剪碎,加三氯甲烷-甲醇(7：3)混合溶液 20ml,浸泡 3 小时,超声处理 30 分钟,放冷,滤过,滤液蒸干,残渣加三氯甲烷 0.5ml 使溶解,作为供试品溶液。另取麦冬对照药材 2g,同法制成对照药材溶液。照薄层色谱法(通则 0502)试验,吸取上述两种溶液各 6µl,分别点于同一硅胶 GF$_{254}$ 薄层板上,以甲苯-甲醇-冰醋酸(80：5：0.1)为展开剂,展开,取出,晾干,置紫外光灯(254nm)下检视。供试品色谱中,在与对照药材色谱相应的位置上,显相同颜色的斑点。

【检查】 水分 不得过 18.0%(通则 0832 第二法)。

总灰分 不得过 5.0%(通则 2302)。

【浸出物】 照水溶性浸出物测定法(通则 2201)项下的冷浸法测定,不得少于 60.0%。

【含量测定】 对照品溶液的制备 取鲁斯可皂苷元对照品适量,精密称定,加甲醇制成每 1ml 含 50µg 的溶液,即得。

标准曲线的制备 精密量取对照品溶液 0.5ml、1ml、2ml、3ml、4ml、5ml、6ml,分别置具塞试管中,于水浴中挥干溶剂,精密加入高氯酸 10ml,摇匀,置热水中保温 15 分钟,取出,冰水冷却,以相应的试剂为空白,照紫外-可见分光光度法(通则 0401),在 397nm 波长处测定吸光度,以吸光度为纵坐标,浓度为横坐标,绘制标准曲线。

测定法 取本品细粉约 3g,精密称定,置具塞锥形瓶中,精密加入甲醇 50ml,称定重量,加热回流 2 小时,放冷,再称定重量,用甲醇补足减失的重量,摇匀,滤过,精密量取续滤液 25ml,回收溶剂至干,残渣加水 10ml 使溶解,用水饱和正丁醇振摇提取 5 次,每次 10ml,合并正丁醇液,用氨试液洗涤 2 次,每次 5ml,弃去氨液,正丁醇液蒸干。残渣用 80% 甲醇溶解,转移至 50ml 量瓶中,加 80% 甲醇至刻度,摇匀。精密量取供试品溶液 2～5ml,置 10ml 具塞试管中,照标准曲线的制备项下的方法,自"于水浴中挥干溶剂"起,依法测定吸光度,从标准曲线上读出供试品溶液中鲁斯可皂苷元的重量,计算,即得。

本品按干燥品计算,含麦冬总皂苷以鲁斯可皂苷元($C_{27}H_{42}O_4$)计,不得少于 0.12%。

饮片

【炮制】 除去杂质,洗净,润透,轧扁,干燥。

本品形如麦冬,或为轧扁的纺锤形块片。表面淡黄色或灰黄色,有细纵纹。质柔韧,断面黄白色,半透明,中柱细小。气微香,味甘、微苦。

■【性状】■[删除] 【鉴别】【检查】【含量测定】 同药材。

【性味与归经】 甘、微苦,微寒。归心、肺、胃经。

【功能与主治】 养阴生津,润肺清心。用于肺燥干咳,阴虚痨嗽,喉痹咽痛,津伤口渴,内热消渴,心烦失眠,肠燥便秘。

【用法与用量】 6～12g。

【贮藏】 置阴凉干燥处,防潮。

芦 根

Lugen

PHRAGMITIS RHIZOMA

本品为禾本科植物芦苇 *Phragmites communis* Trin. 的新鲜或干燥根茎。全年均可采挖,除去芽、须根及膜状叶,鲜用或晒干。

【性状】 鲜芦根 呈长圆柱形,有的略扁,长短不一,直径 1～2cm。表面黄白色,有光泽,外皮疏松可剥离,节呈环状,有残根和芽痕。体轻,质韧,不易折断。切断面黄白色,中空,壁厚 1～2mm,有小孔排列成环。气微,味甘。

芦根 呈扁圆柱形。节处较硬,节间有纵皱纹。

【鉴别】 (1)本品粉末浅灰棕色。表皮细胞表面观有长细胞与两个短细胞(栓质细胞、硅质细胞)相间排列;长细胞长条形,壁厚并波状弯曲,纹孔细小;栓质细胞新月形,硅质细胞较栓质细胞小,扁圆形。纤维成束或单根散在,直径6～33μm,壁厚不均,有的一边厚一边薄,孔沟较密。石细胞多单个散在,形状不规则,有的作纤维状,有的具短分支,大小悬殊,直径5～40μm,壁厚薄不等。厚壁细胞类长方形或长圆形,壁较厚,孔沟和纹孔较密。

(2)取本品粉末(鲜品干燥后粉碎)1g,加三氯甲烷10ml,超声处理20分钟,滤过,取滤液作为供试品溶液。另取芦根对照药材1g,同法制成对照药材溶液。照薄层色谱法(通则0502)试验,吸取上述两种溶液各10μl,分别点于同一硅胶G薄层板上,以石油醚(30～60℃)-甲酸乙酯-甲酸(15:5:1)的上层溶液为展开剂,展开,取出,晾干,喷以磷钼酸试液,在110℃加热至斑点显色清晰。供试品色谱中,在与对照药材色谱相应的位置上,显相同颜色的■荧光■[删除]斑点。

【检查】 **水分** 不得过12.0%(通则0832第二法)。

总灰分 不得过11.0%(通则2302)。

酸不溶性灰分 不得过8.0%(通则2302)。

饮片

【炮制】 **鲜芦根** 除去杂质,洗净,切段。

本品呈圆柱形段。表面黄白色,有光泽,节呈环状。切面黄白色,中空,有小孔排列成环。气微,味甘。

芦根 除去杂质,洗净,切段,干燥。

本品呈扁圆柱形段。表面黄白色,节间有纵皱纹。切面中空,有小孔排列成环。

【浸出物】 照水溶性浸出物测定法(通则2201)项下的热浸法测定,不得少于12.0%。

【鉴别】【检查】 同药材。

【性味与归经】 甘,寒。归肺、胃经。

【功能与主治】 清热泻火,生津止渴,除烦,止呕,利尿。用于热病烦渴,肺热咳嗽,肺痈吐脓,胃热呕哕,热淋涩痛。

【用法与用量】 15～30g;鲜品用量加倍,或捣汁用。

【贮藏】 干芦根置干燥处;鲜芦根埋于湿沙中。

杜　仲

Duzhong

EUCOMMIAE CORTEX

本品为杜仲科植物杜仲 *Eucommia ulmoides* Oliv. 的干燥树皮。4～6月剥取,刮去粗皮,堆置"发汗"至内皮呈紫褐色,晒干。

【性状】 本品呈板片状或两边稍向内卷,大小不一,厚3～7mm。外表面淡棕色或灰褐色,有明显的皱纹或纵裂槽纹,有的树皮较薄,未去粗皮,可见明显的皮孔。内表面暗紫色,光滑。质脆,易折断,断面有细密、银白色、富弹性的橡胶丝相连。气微,味稍苦。

【鉴别】 (1)本品粉末棕色。橡胶丝成条或扭曲成团,表面显颗粒性。石细胞甚多,大多成群,类长方形、类圆形、长条形或形状不规则,长约至180μm,直径20～80μm,壁厚,有的胞腔内含橡胶团块。木栓细胞表面观多角形,直径15～40μm,壁不均匀增厚,木化,有细小纹孔;侧面观长方形,壁三面增厚,一面薄,孔沟明显。

(2)取本品粉末1g,加三氯甲烷10ml,浸渍2小时,滤过。滤液挥干,加乙醇1ml,产生具弹性的胶膜。

【浸出物】 照醇溶性浸出物测定法(通则2201)项下的热浸法测定,用75%乙醇作溶剂,不得少于11.0%。

【含量测定】 照高效液相色谱法(通则0512)测定。

色谱条件与系统适用性试验 以十八烷基硅烷键合硅胶为填充剂;以甲醇-水(25:75)为流动相;检测波长为277nm。理论板数按松脂醇二葡萄糖苷峰计算应不低于1000。

对照品溶液的制备 取松脂醇二葡萄糖苷对照品适量,精密称定,加甲醇制成每1ml含0.5mg的溶液,即得。

供试品溶液的制备 取本品约3g,剪成碎片,揉成絮状,取约2g,精密称定,置索氏提取器中,加入三氯甲烷适量,加热回流6小时,弃去三氯甲烷液,药渣挥去三氯甲烷,再置索氏提取器中,加入甲醇适量,加热回流6小时,提取液回收甲醇至适量,转移至10ml量瓶中,加甲醇至刻度,摇匀,滤过,取续滤液,即得。

测定法 分别精密吸取对照品溶液与供试品溶液各10μl,注入液相色谱仪,测定,即得。

本品含松脂醇二葡萄糖苷($C_{32}H_{42}O_{16}$)不得少于0.10%。

饮片

【炮制】 **杜仲** 刮去残留粗皮,洗净,切块或丝,干燥。

本品呈小方块或丝状。外表面淡棕色或灰褐色,有明显的皱纹。内表面暗紫色,光滑。断面有细密、银白色、富弹性的橡胶丝相连。气微,味稍苦。

【鉴别】【浸出物】【含量测定】 同药材。

盐杜仲 取杜仲块或丝,照盐炙法(通则0213)炒至断丝、表面焦黑色。

本品形如杜仲块或丝,表面黑褐色,内表面褐色,折断时胶丝弹性较差。味微咸。

【检查】 **水分** ■同药材,■[删除]不得过13.0%。

总灰分 ■同药材,■[删除]不得过10.0%。

【浸出物】 同药材,不得少于12.0%。

【鉴别】【含量测定】 同药材。

【性味与归经】 甘,温。归肝、肾经。

【功能与主治】 补肝肾,强筋骨,安胎。用于肝肾不足,腰膝酸痛,筋骨无力,头晕目眩,妊娠漏血,胎动不安。

【用法与用量】 6～10g。

【贮藏】 置通风干燥处。

苦 杏 仁

Kuxingren

ARMENIACAE SEMEN AMARUM

本品为蔷薇科植物山杏 *Prunus armeniaca* L. var. *ansu* Maxim.、西伯利亚杏 *Prunus sibirica* L.、东北杏 *Prunus mandshurica*（Maxim.）Koehne 或杏 *Prunus armeniaca* L. 的干燥成熟种子。夏季采收成熟果实，除去果肉和核壳，取出种子，晒干。

【性状】 本品呈扁心形，长 1～1.9cm，宽 0.8～1.5cm，厚 0.5～0.8cm。表面黄棕色至深棕色，一端尖，另端钝圆，肥厚，左右不对称，尖端一侧有短线形种脐，圆端合点处向上具多数深棕色的脉纹。种皮薄，子叶 2，乳白色，富油性。气微，味苦。

【鉴别】 (1)种皮表面观：种皮石细胞单个散在或数个相连，黄棕色至棕色，表面观类多角形、类长圆形或贝壳形，直径 25～150μm。种皮外表皮细胞浅橙黄色至棕黄色，常与种皮石细胞相连，类圆形，壁常皱缩。

(2)取本品粉末 2g，置索氏提取器中，加二氯甲烷适量，加热回流 2 小时，弃去二氯甲烷液，药渣挥干，加甲醇 30ml，加热回流 30 分钟，放冷，滤过，滤液作为供试品溶液。另取苦杏仁苷对照品，加甲醇制成每 1ml 含 2mg 的溶液，作为对照品溶液。照薄层色谱法（通则 0502）试验，吸取上述两种溶液各 3μl，分别点于同一硅胶 G 薄层板上，以三氯甲烷-乙酸乙酯-甲醇-水（15：40：22：10）5～10℃放置 12 小时的下层溶液为展开剂，展开，取出，立即用 0.8% 磷钼酸的 15% 硫酸乙醇溶液浸板，在 105℃加热至斑点显色清晰。供试品色谱中，在与对照品色谱相应的位置上，显相同颜色的斑点。

【检查】 过氧化值 不得过 0.11（通则 2303）。

【含量测定】 照高效液相色谱法（通则 0512）测定。

色谱条件与系统适用性试验 以十八烷基硅烷键合硅胶为填充剂；以乙腈-0.1% 磷酸溶液（8：92）为流动相；检测波长为 207nm。理论板数按苦杏仁苷峰计算应不低于 7000。

对照品溶液的制备 取苦杏仁苷对照品适量，精密称定，加甲醇制成每 1ml 含 40μg 的溶液，即得。

供试品溶液的制备 取本品粉末（过二号筛）约 0.25g，精密称定，置具塞锥形瓶中，精密加入甲醇 25ml，密塞，称定重量，超声处理（功率 250W，频率 50kHz）30 分钟，放冷，再称定重量，用甲醇补足减失的重量，摇匀，过滤，精密量取续滤液 5ml，置 50ml 量瓶中，加 50% 甲醇稀释至刻度，摇匀，滤过，取续滤液，即得。

测定法 分别精密吸取对照品溶液与供试品溶液各 10～20μl，注入液相色谱仪，测定，即得。

本品含苦杏仁苷（$C_{20}H_{27}NO_{11}$）不得少于 3.0%。

饮片

【炮制】 苦杏仁 用时捣碎。

【性状】【鉴别】【检查】【含量测定】 同药材。

燀苦杏仁 取净苦杏仁，照燀法（通则 0213）去皮。用时捣碎。

本品呈扁心形。表面乳白色或黄白色，一端尖，另端钝圆，肥厚，左右不对称，富油性。有特异的香气，味苦。

【含量测定】 同药材，含苦杏仁苷（$C_{20}H_{27}NO_{11}$）不得少于 2.4%。

【鉴别】■(2)■[订正] 【检查】 同药材。

炒苦杏仁 取燀苦杏仁，照清炒法（通则 0213）炒至黄色。用时捣碎。

本品形如燀苦杏仁，表面黄色至棕黄色，微带焦斑。有香气，味苦。

【含量测定】 同药材，含苦杏仁苷（$C_{20}H_{27}NO_{11}$）不得少于 2.1%。

【鉴别】■(2)■[订正] 【检查】 同药材。

【性味与归经】 苦，微温；有小毒。归肺、大肠经。

【功能与主治】 降气止咳平喘，润肠通便。用于咳嗽气喘，胸满痰多，肠燥便秘。

【用法与用量】 5～10g，生品入煎剂后下。

【注意】 内服不宜过量，以免中毒。

【贮藏】 置阴凉干燥处，防蛀。

金钱白花蛇

Jinqianbaihuashe

BUNGARUS PARVUS

本品为眼镜蛇科动物银环蛇 *Bungarus multicinctus* Blyth 的幼蛇干燥体。夏、秋二季捕捉，剖开腹部，除去内脏，擦净血迹，用乙醇浸泡处理后，盘成圆形，用竹签固定，干燥。

【性状】 本品呈圆盘状，盘径 3～6cm，蛇体直径 0.2～0.4cm。头盘在中间，尾细，常纳口内，口腔内上颌骨前端有毒沟牙 1 对，鼻间鳞 2 片，无颊鳞，上下唇鳞通常各为 7 片。背部黑色或灰黑色，有白色环纹 45～58 个，黑白相间，白环纹在背部宽 1～2 行鳞片，向腹面渐增宽，黑环纹宽 3～5 行鳞片，背正中明显突起一条脊棱，脊鳞扩大呈六角形，背鳞细密，通身 15 行，尾下鳞单行。气微腥，味微咸。

■【鉴别】 聚合酶链式反应法。

模板 DNA 提取 取本品 0.5g，置乳钵中，加液氮适量，充分研磨使成粉末，取 50mg，置 2.0ml 离心管中，加入提取缓冲液 200μl（含 1% 聚乙烯吡咯烷酮-40 和 1% 曲拉通 X-100 的 0.5mol/L 氢氧化钠溶液），充分混匀；加入 0.1 mol/L Tris-盐酸溶液（pH 8.0）800μl，混匀，离心（转速为每分钟 12000 转）5 分钟；将上清液 500μl 转移至另一离心管中，加入 0.1mol/L Tris-盐酸溶液（pH 8.0）500μl，混匀，离心（转速为每分钟 12000 转）5 分钟；将上清液 50μl 转移至另一离心管中，加入无菌双蒸水 450μl，混匀，作为供试品溶液，置 −20℃

保存备用。另取金钱白花蛇对照药材 0.5g,同法制成对照药材模板 DNA 溶液。

PCR 反应 鉴别引物:5'GAAATTTCGGCTCTATGCTTATAACCTGTCTTT3' 和 5'GGAATCTTATCGATATCTGAATTAGTA3'。PCR 反应体系:在 200μl 离心管中进行,反应总体积为 25μl,反应体系包括 10×PCR 缓冲液 2.5μl,dNTP(10mmol/L)1μl,鉴别引物(10μmol/L)各 0.2μl,Taq DNA 聚合酶(5U/μl)0.2μl,模板 DNA1μl,25%聚乙烯吡咯烷酮-40 溶液 1μl,10mg/ml 牛血清蛋白 0.5μl,无菌双蒸水 18.4μl。将离心管置 PCR 仪,PCR 反应参数:95℃预变性 5 分钟,循环反应 30 次(95℃ 30 秒,60℃ 45 秒),延伸(72℃)5 分钟。

电泳检测 照琼脂糖凝胶电泳法(通则 0541),胶浓度为 1.5%,每 100ml 胶中加入 10000×核酸凝胶染色剂 GelRed 5μl;供试品与对照药材 PCR 反应溶液的上样最分别为 5μl,以 DL2000(DNA 条带从小到大分别为 100bp,250bp,500bp,750bp,1000bp 和 2000bp)作为 DNA 分子量标记,进行凝胶电泳检测。电泳结束后,取凝胶片在凝胶成像仪上或紫外透射仪上检视。供试品凝胶电泳图谱中,在与对照药材凝胶电泳图谱相应的位置上,在 500～750bp 之间应有单一 DNA 条带,空白对照无条带。■[增订]

【浸出物】 照醇溶性浸出物测定法(通则 2201)项下的热浸法测定,用稀乙醇作溶剂,不得少于 15.0%。

【性味与归经】 甘、咸,温;有毒。归肝经。

【功能与主治】 祛风,通络,止痉。用于风湿顽痹,麻木拘挛,中风口眼㖞斜,半身不遂,抽搐痉挛,破伤风,麻风,疥癣。

【用法与用量】 2～5g。研粉吞服 1～1.5g。

【贮藏】 置干燥处,防霉,防蛀。

草 乌

Caowu

ACONITI KUSNEZOFFII RADIX

本品为毛茛科植物北乌头 *Aconitum kusnezoffii* Reichb. 的干燥块根。秋季茎叶枯萎时采挖,除去须根和泥沙,干燥。

【性状】 本品呈不规则长圆锥形,略弯曲,长 2～7cm,直径 0.6～1.8cm。顶端常有残茎和少数不定根残基,有的顶端一侧有一枯萎的芽,一侧有一圆形或扁圆形不定根残基。表面灰褐色或黑棕褐色,皱缩,有纵皱纹、点状须根痕及数个瘤状侧根。质硬,断面灰白色或暗灰色,有裂隙,形成层环纹多角形或类圆形,髓部较大或中空。气微,味辛辣、麻舌。

【鉴别】 (1)本品横切面:后生皮层为 7～8 列棕黄色栓化细胞;皮层有石细胞,单个散在或 2～5 个成群,类长方形、方形或长圆形,胞腔大;内皮层明显。韧皮部宽广,常有不规则裂隙,筛管群随处可见。形成层环呈不规则多角形或类圆形。木质部导管 1～4 列或数个相聚,位于形成层角隅的内侧,有的内含棕黄色物。髓部较大。薄壁细胞充满淀粉粒。

粉末灰棕色。淀粉粒单粒类圆形,直径 2～23μm;复粒由 2～16 分粒组成。石细胞无色,与后生皮层细胞连结的显棕色,呈类方形、类长方形、类圆形、梭形或长条形,直径 20～133(234)μm,长至 465μm,壁厚薄不一,壁厚者层纹明显,纹孔细,有的含棕色物。后生皮层细胞棕色,表面观呈类方形或长多角形,壁不均匀增厚,有的呈瘤状突入细胞腔。

■(2)取本品粉末 1g,加氨试液 2ml 润湿,加乙醚 20ml,超声处理 30 分钟,滤过,滤液挥干,残渣加异丙醇-三氯甲烷(1∶1)混合溶液 1ml 使溶解,作为供试品溶液。另取乌头双酯型生物碱对照提取物,加异丙醇-三氯甲烷(1∶1)混合溶液制成每 1ml 各含 3mg 的混合溶液,作为对照提取物溶液。照薄层色谱法(通则 0502)试验,吸取供试品溶液 5μl,对照提取物溶液 10μl,分别点于同一硅胶 G 薄层板上,以正己烷-乙酸乙酯-甲醇(6.4∶3.6∶1)为展开剂,置氨蒸气预饱和 20 分钟的展开缸内,展开,取出,晾干,喷以稀碘化铋钾试液,在日光下检视。供试品色谱中,在与对照提取物色谱相应的位置上,显相同颜色的斑点。■[修订]

【检查】 杂质(残茎) 不得过 5%(通则 2301)。

水分 不得过 12.0%(通则 0832 第二法)。

总灰分 不得过 6.0%(通则 2302)。

■**【含量测定】** 照高效液相色谱法(通则 0512)测定。

色谱条件与系统适用性试验 以十八烷基硅烷键合硅胶为填充剂;以乙腈为流动相 A,以 0.2%冰醋酸溶液(三乙胺调节 pH 值至 6.20)为流动相 B,按下表中的规定进行梯度洗脱;检测波长为 235nm。理论板数按新乌头碱峰计算应不低于 2000。

时间(分钟)	流动相 A(%)	流动相 B(%)
0～44	21→31	79→69
44～65	31→35	69→65
65～70	35	65

对照提取物溶液的制备 取乌头双酯型生物碱对照提取物(已标示新乌头碱、次乌头碱和乌头碱的含量)20mg,精密称定,置 10ml 量瓶中,加 0.01%盐酸乙醇溶液使溶解并稀释至刻度,摇匀,即得。

标准曲线的制备 精密量取上述对照提取物溶液各 1ml,分别置 2ml,5ml,10ml,25ml 量瓶中,加 0.01%盐酸乙醇溶液稀释至刻度,摇匀。分别精密量取对照提取物溶液及上述系列浓度对照提取物溶液各 10μl,注入液相色谱仪,测定,以对照提取物中相当于新乌头碱、次乌头碱和乌头碱的浓度为横坐标,相应色谱峰的峰面积值为纵坐标,绘制标准曲线。

测定法 取本品粉末(过三号筛)约 2g,精密称定,置具塞锥形瓶中,加氨试液 3ml,精密加入异丙醇-乙酸乙酯(1∶1)混合溶液 50ml,称定重量,超声处理(功率 300W,频率 40kHz;水温 25℃以下)30 分钟,放冷,再称定重量,用异丙醇-

乙酸乙酯(1:1)混合溶液补足减失的重量,摇匀,滤过。精密量取续滤液 25ml,40℃ 以下减压回收溶剂至干,残渣加 0.01%盐酸乙醇溶液使溶解,转移至 5ml 量瓶中,并稀释至刻度,摇匀,滤过,精密吸取 10μl,注入液相色谱仪,测定,按标准曲线计算,即得。

本品按干燥品计算,含乌头碱($C_{34}H_{47}NO_{11}$)、次乌头碱($C_{33}H_{45}NO_{10}$)和新乌头碱($C_{33}H_{45}NO_{11}$)的总量应为 0.15%～0.75%。■[修订]

饮片

【炮制】 生草乌 除去杂质,洗净,干燥。

【性状】【鉴别】【检查】【含量测定】 同药材。

【性味与归经】 辛、苦,热;有大毒。归心、肝、肾、脾经。

【功能与主治】 祛风除湿,温经止痛。用于风寒湿痹,关节疼痛,心腹冷痛,寒疝作痛及麻醉止痛。

【用法与用量】 一般炮制后用。

【注意】 生品内服宜慎。孕妇禁用;不宜与半夏、瓜蒌、瓜蒌子、瓜蒌皮、天花粉、川贝母、浙贝母、平贝母、伊贝母、湖北贝母、白蔹、白及同用。

【贮藏】 置通风干燥处,防蛀。

桔 梗

Jiegeng

PLATYCODONIS RADIX

本品为桔梗科植物桔梗 *Platycodon grandiflorum* (Jacq.)A.DC.的干燥根。春、秋二季采挖,洗净,除去须根,趁鲜剥去外皮或不去外皮,干燥。

【性状】 本品呈圆柱形或略呈纺锤形,下部渐细,有的有分枝,略扭曲,长 7～20cm,直径 0.7～2cm。表面淡黄白色至黄色,不去外皮者表面黄棕色至灰棕色,具纵扭皱沟,并有横长的皮孔样斑痕及支根痕,上部有横纹。有的顶端有较短的根茎或不明显,其上有数个半月形茎痕。质脆,断面不平坦,形成层环棕色,皮部黄白色,有裂隙,木部淡黄色。气微,味微甜后苦。

【鉴别】 (1)本品横切面:木栓细胞有时残存,不去外皮者有木栓层,细胞中含草酸钙小棱晶。栓内层窄。韧皮部乳管群散在,乳管壁略厚,内含微细颗粒状黄棕色物。形成层成环。木质部导管单个散在或数个相聚,呈放射状排列。薄壁细胞含菊糖。

(2)取本品,切片,用稀甘油装片,置显微镜下观察,可见扇形或类圆形的菊糖结晶。

(3)取本品粉末 1g,加 7%硫酸乙醇-水(1:3)混合溶液 20ml,加热回流 3 小时,放冷,用三氯甲烷振摇提取 2 次,每次 20ml,合并三氯甲烷液,加水洗涤 2 次,每次 30ml,弃去洗液,三氯甲烷液用无水硫酸钠脱水,滤过,滤液■回收溶剂至干■[修订],残渣加甲醇 1ml 使溶解,作为供试品溶液。另取桔梗对照药材 1g,同法制成对照药材溶液。照薄层色谱法(通则 0502)试验,吸取上述两种溶液各 10μl,分别点于同一硅胶 G 薄层板上,以三氯甲烷-乙醚(2:1)为展开剂,展开,取出,晾干,喷以 10%硫酸乙醇溶液,在 105℃ 加热至斑点显色清晰。供试品色谱中,在与对照药材色谱相应的位置上,显相同颜色的斑点。

【检查】 水分 不得过 15.0%(通则 0832 第二法)。

总灰分 不得过 6.0%(通则 2302)。

【浸出物】 照醇溶性浸出物测定法(通则 2201)项下的热浸法测定,用乙醇作溶剂,不得少于 17.0%。

■【含量测定】 照高效液相色谱法(通则 0512)测定。

色谱条件与系统适用性试验 以十八烷基硅烷键合硅胶为填充剂,YMC-Pack ODS-A 色谱柱(柱长为 25cm,内径为 4.6mm,粒径为 5μm);以乙腈-水(25:75)为流动相;蒸发光散射检测器检测;理论板数按桔梗皂苷 D 峰计算应不低于 3000。

对照品溶液的制备 取桔梗皂苷 D 对照品适量,精密称定,加甲醇制成每 1ml 含 0.5mg 的溶液,即得。

供试品溶液的制备 取本品粉末(过二号筛)约 2g,精密称定,置具塞锥形瓶中,精密加入 50%甲醇 50ml,称定重量,超声处理(功率 250W,频率 40kHz)30 分钟,放冷,再称定重量,用 50%甲醇补足减失的重量,摇匀,滤过,精密量取续滤液 25ml,蒸干,残渣加水 20ml,微热使溶解,用水饱和的正丁醇振摇提取 3 次,每次 20ml,合并正丁醇液,用氨试液 50ml 洗涤,弃去氨液,再用正丁醇饱和的水 50ml 洗涤,弃去水液,正丁醇液回收溶剂至干,残渣加甲醇适量使溶解,转移至 5ml 量瓶中,加甲醇至刻度,摇匀,滤过,取续滤液,即得。

测定法 分别精密吸取对照品溶液 10μl、20μl,供试品溶液 10～15μl,注入液相色谱仪,测定,以外标两点法对数方程计算,即得。

本品按干燥品计算,含桔梗皂苷 D($C_{57}H_{92}O_{28}$)不得少于 0.10%。■[修订]

饮片

【炮制】 除去杂质,洗净,润透,切厚片,干燥。

本品呈椭圆形或不规则厚片。外皮多已除去或偶有残留。切面皮部黄白色,较窄;形成层环纹明显,棕色;木部宽,有较多裂隙。气微,味微甜后苦。

【检查】 水分 不得过 12.0%(通则 0832 第二法)。

总灰分 不得过 5.0%(通则 2302)。

【鉴别】(除横切面外)**【浸出物】【含量测定】** 同药材。

【性味与归经】 苦、辛,平。归肺经。

【功能与主治】 宣肺,利咽,祛痰,排脓。用于咳嗽痰多,胸闷不畅,咽痛音哑,肺痈吐脓。

【用法与用量】 3～10g。

【贮藏】 置通风干燥处,防蛀。

桃 仁

Taoren

PERSICAE SEMEN

本品为蔷薇科植物桃 *Prunus persica*（L.）Batsch 或山桃 *Prunus davidiana*（Carr.）Franch. 的干燥成熟种子。果实成熟后采收，除去果肉和核壳，取出种子，晒干。

【性状】 桃仁 呈扁长卵形，长 1.2～1.8cm，宽 0.8～1.2cm，厚 0.2～0.4cm。表面黄棕色至红棕色，密布颗粒状突起。一端尖，中部膨大，另端钝圆稍偏斜，边缘较薄。尖端一侧有短线形种脐，圆端有颜色略深不甚明显的合点，自合点处散出多数纵向维管束。种皮薄，子叶 2，类白色，富油性。气微，味微苦。

山桃仁 呈类卵圆形，较小而肥厚，长约 0.9cm，宽约 0.7cm，厚约 0.5cm。

【鉴别】 （1）本品种皮粉末（或解离）片：桃仁 石细胞黄色或黄棕色，侧面观贝壳形、盔帽形、弓形或椭圆形，高 54～153μm，底部宽约至 180μm，壁一边较厚，层纹细密；表面观类圆形、圆多角形或类方形，底部壁上纹孔大而较密。

山桃仁 石细胞淡黄色、橙黄色或橙红色，侧面观贝壳形、矩圆形、椭圆形或长条形，高 81～198（279）μm，宽约至 128（198）μm；表面观类圆形、类六角形、长多角形或类方形，底部壁厚薄不匀，纹孔较小。

（2）取本品粗粉 2g，加石油醚（60～90℃）50ml，加热回流 1 小时，滤过，弃去石油醚液，药渣再用石油醚 25ml 洗涤，弃去石油醚，药渣挥干，加甲醇 30ml，加热回流 1 小时，放冷，滤过，取滤液作为供试品溶液。另取苦杏仁苷对照品，加甲醇制成每 1ml 含 2mg 的溶液，作为对照品溶液。照薄层色谱法（通则 0502）试验，吸取上述两种溶液各 5μl，分别点于同一硅胶 G 薄层板上，以三氯甲烷-乙酸乙酯-甲醇-水（15：40：22：10）5～10℃放置 12 小时的下层溶液为展开剂，展开，取出，立即喷以磷钼酸硫酸溶液（磷钼酸 2g，加水 20ml 使溶解，再缓缓加入硫酸 30ml，混匀），在 105℃加热至斑点显色清晰。供试品色谱中，在与对照品色谱相应的位置上，显相同颜色的斑点。

【检查】 酸败度 照酸败度■测定■[订正]法（通则 2303）测定。

酸值 不得过 10.0。

羰基值 不得过 11.0。

黄曲霉毒素 照黄曲霉毒素测定法（通则 2351）测定。

本品每 1000g 含黄曲霉毒素 B_1 不得过 5μg，含黄曲霉毒素 G_2、黄曲霉毒素 G_1、黄曲霉毒素 B_2 和黄曲霉毒素 B_1 的总量不得过 10μg。

【含量测定】 照高效液相色谱法（通则 0512）测定。

色谱条件与系统适用性试验 以十八烷基硅烷键合硅胶为填充剂；以甲醇-水（20：80）为流动相；检测波长为 210nm；

理论板数按苦杏仁苷峰计算应不低于 3000。

对照品溶液的制备 取苦杏仁苷对照品适量，精密称定，加 70% 甲醇制成每 1ml 含苦杏仁苷 80μg 的溶液，即得。

供试品溶液的制备 取本品粗粉约 0.3g，精密称定，置具塞锥形瓶中，加石油醚（60～90℃）50ml，加热回流 1 小时，放冷，滤过，弃去石油醚液，药渣及滤纸挥干溶剂，放入原锥形瓶中，精密加入 70% 甲醇 50ml，称定重量，加热回流 1 小时，放冷，再称定重量，用 70% 甲醇补足减失的重量，摇匀，滤过。精密量取续滤液 5ml，置 10ml 量瓶中，加 50% 甲醇至刻度，摇匀，即得。

测定法 分别精密吸取对照品溶液与供试品溶液各 10μl，注入液相色谱仪，测定，即得。

本品按干燥品计算，含苦杏仁苷（$C_{20}H_{27}NO_{11}$）不得少于 2.0%。

饮片

【炮制】 桃仁 除去杂质。用时捣碎。

【性状】【鉴别】【检查】【含量测定】 同药材。

燀桃仁 取净桃仁，照燀法（通则 0213）去皮。用时捣碎。

本品呈扁长卵形，长 1.2～1.8cm，宽 0.8～1.2cm，厚 0.2～0.4cm。表面浅黄白色，一端尖，中部膨大，另端钝圆稍偏斜，边缘较薄。子叶 2，富油性。气微香，味微苦。

燀山桃仁 呈类卵圆形，较小而肥厚，长约 1cm，宽约 0.7cm，厚约 0.5cm。

【鉴别】 （1）本品横切面：内胚乳细胞 1～3 列，呈类方形。子叶细胞较大，内含糊粉粒和脂肪油滴，有的可见细小拟晶体。

【含量测定】 同药材，含苦杏仁苷（$C_{20}H_{27}NO_{11}$）不得少于 1.50%。

【鉴别】（2）**【检查】** 同药材。

炒桃仁 取燀桃仁，照清炒法（通则 0213）炒至黄色。用时捣碎。

本品呈扁长卵形，长 1.2～1.8cm，宽 0.8～1.2cm，厚 0.2～0.4cm。表面黄色至棕黄色，可见焦斑。一端尖，中部膨大，另端钝圆稍偏斜，边缘较薄。子叶 2，富油性。气微香，味微苦。

炒山桃仁 2 枚子叶多分离，完整者呈类卵圆形，较小而肥厚。长约 1cm，宽约 0.7cm，厚约 0.5cm。

【鉴别】 （1）本品横切面：内胚乳细胞 1～3 列，呈类方形。子叶细胞较大，内含糊粉粒和脂肪油滴，有的可见细小拟晶体。

【含量测定】 同药材，含苦杏仁苷（$C_{20}H_{27}NO_{11}$）不得少于 1.60%。

【鉴别】（2）**【检查】** 同药材。

【性味与归经】 苦、甘，平。归心、肝、大肠经。

【功能与主治】 活血祛瘀，润肠通便，止咳平喘。用于经闭痛经，癥瘕痞块，肺痈肠痈，跌扑损伤，肠燥便秘，咳嗽气喘。

【用法与用量】 5～10g。

【注意】 孕妇慎用。

【贮藏】 置阴凉干燥处，防蛀。

菝葜

Baqia

SMILACIS CHINAE RHIZOMA

本品为百合科植物菝葜 *Smilax china* L. 的干燥根茎。秋末至次年春采挖,除去须根,洗净,晒干或趁鲜切片,干燥。

【性状】 本品为不规则块状或弯曲扁柱形,有结节状隆起,长 10～20cm,直径 2～4cm。表面黄棕色或紫棕色,具圆锥状突起的茎基痕,并残留坚硬的刺状须根残基或细根。质坚硬,难折断,断面呈棕黄色或红棕色,纤维性,可见点状维管束和多数小亮点。切片呈不规则形,厚 0.3～1cm,边缘不整齐,切面粗纤维性;质硬,折断时有粉尘飞扬。气微,味微苦、涩。

【鉴别】 (1)本品粉末红棕色。淀粉粒多为单粒,类圆形,直径 5～30μm,脐点点状、裂缝状或飞鸟状。石细胞单个散在或数个成群,淡黄色或红棕色,呈类圆形、长椭圆形、类方形或不规则形,具明显分枝状孔沟,胞腔较小,具椭圆形纹孔,有的胞腔中含红棕色物。纤维易见,成束或散在,淡黄色或深棕色。草酸钙针晶多散在,偶有成束存在于黏液细胞中,长 75～140μm。

(2)取本品粉末 5g,加乙醇 50ml,超声处理 30 分钟,滤过,滤液加盐酸 5ml,加热回流 2 小时,放冷,用 40% 氢氧化钠溶液调至中性,蒸至无醇味,残渣加热水 40ml 使溶解,用二氯甲烷振摇提取 2 次(40ml,30ml),合并提取液,蒸干,残渣加甲醇 1ml 使溶解,作为供试品溶液。另取薯蓣皂苷元对照品,加甲醇制成每 1ml 含 0.5mg 的溶液,作为对照品溶液。照薄层色谱法(通则 0502)试验,吸取上述两种溶液各 10μl,分别点于同一硅胶 G 薄层板上,以环己烷-乙酸乙酯(4∶1)为展开剂,展开,取出,晾干,喷以 10% 硫酸乙醇溶液,在 105℃加热至斑点显色清晰。供试品色谱中,在与对照品色谱相应的位置上,显相同颜色的斑点。

(3)取本品粉末 1g,加盐酸 5ml,甲醇 25ml,水浴加热回流 1 小时,放冷,滤过,取滤液 2ml,蒸干,残渣加甲醇 1ml 使溶解,作为供试品溶液。另取菝葜对照药材 1g,同法制成对照药材溶液。照薄层色谱法(通则 0502)试验,吸取上述两种溶液各 5μl,分别点于同一硅胶 G 薄层板上,以甲苯-乙酸乙酯-甲酸(5∶5∶0.2)为展开剂,展开,取出,晾干,在 105℃下加热约 5 分钟,再喷以 1% 三氯化铁-1% 铁氰化钾(1∶1)混合溶液(新配制,临用前混合)。供试品色谱中,在与对照药材色谱相应的位置上,显相同颜色的斑点。

【检查】 **水分** 不得过 15.0%(通则 0832 第二法)。

总灰分 不得过 3.0%(通则 2302)。

【浸出物】 照醇溶性浸出物测定法(通则 2201)项下的热浸法测定,用 60% 乙醇作溶剂,不得少于 15.0%。

饮片

【炮制】 除去杂质,洗净,润透,切片,干燥。

本品呈不规则的片。外表皮黄棕色或紫棕色,可见残留刺状须根残基或细根。切面棕黄色或红棕色,纤维性,可见点状维管束。质硬,折断时有粉尘飞扬。气微,味微苦、涩。

【鉴别】 【检查】 【浸出物】■**【含量测定】**■[删除] 同药材。

【性味与归经】 甘、微苦、涩,平。归肝、肾经。

【功能与主治】 利湿去浊,祛风除痹,解毒散瘀。用于小便淋浊,带下量多,风湿痹痛,疔疮痈肿。

【用法与用量】 10～15g。

【贮藏】 置通风干燥处。

蜂 蜜

Fengmi

MEL

本品为蜜蜂科昆虫中华蜜蜂 *Apis cerana* Fabricius 或意大利蜂 *Apis mellifera* Linnaeus 所酿的蜜。春至秋季采收,滤过。

【性状】 本品为半透明、带光泽、浓稠的液体,白色至淡黄色或橘黄色至黄褐色,放久或遇冷渐有白色颗粒状结晶析出。气芳香,味极甜。

相对密度 本品如有结晶析出,可置于不超过 60℃ 的水浴中,待结晶全部融化后,搅匀,冷至 25℃,照相对密度测定法(通则 0601)项下的韦氏比重秤法测定,相对密度应在 1.349 以上。

【检查】 **水分** 不得过 24.0%(通则 0622 折光率测定法进行测定)。取本品(有结晶析出的样品置于不超过 60℃ 的恒温水浴中温热使融化)1～2 滴,滴于棱镜上(预先连接阿贝折光计与恒温水浴,并将水浴温度调至 40℃±0.1℃ 至恒温,用新沸过的冷水校正折光计的折光指数为 1.3305)测定,读取折光指数,按下式计算:

$$X = 100 - [78 + 390.7(n - 1.4768)]$$

X——样品中的水分含量(%)

n——样品在 40℃ 时的折光指数

酸度 取本品 10g,加新沸过的冷水 50ml,混匀,加酚酞指示液 2 滴与氢氧化钠滴定液(0.1mol/L)4ml,应显粉红色,10 秒钟内不消失。

淀粉和糊精 取本品 2g,加水 10ml,加热煮沸,放冷,加碘试液 1 滴,不得显蓝色、绿色或红褐色。

寡糖 取本品 2g,置烧杯中,加入 10ml 水溶解后,缓缓加至活性炭固相萃取柱(在固相萃取空柱管底部塞入一个筛板,压紧,置固相萃取装置上。称取硅藻土 0.2g,加水适量混匀,用吸管加至固相萃取柱管中,自然沉降形成 3mm 厚的硅藻土层,打开真空泵吸引,称取活性炭 0.5g 加 10ml 水搅拌,混匀,用吸管加入,在真空泵的吸引下使活性炭沉降,当水面接近活性炭层面时,再次注入 0.2g 用水混匀的硅藻土,在真空泵的吸引下,以 1 秒/滴的速度用 25ml 的水预洗,当液面到达柱面上 2mm 时关掉活塞,再压入上筛板,备用)中,打开活塞,在真空泵的吸引下,使溶液通过柱子,待液面下降到柱面以上2mm时,用7％乙醇25ml洗脱,弃去洗脱液。再用50％乙醇10ml洗脱,收集洗脱液,置65℃水浴中减压浓缩至干,残渣加30％乙醇1ml使溶解,作为供试品溶液。另取麦芽五糖对照品,加30％乙醇制成每1ml含1mg的溶液,作为对照品溶液。照薄层色谱法(通则0512)试验,吸取供试品溶液与对照品溶液各3μl,分别点于同一高效硅胶G薄层板上,以正丙醇-水-三乙胺(60：30：0.7)为展开剂,展开,取出,晾干,喷以苯胺-二苯胺-磷酸的混合溶液(取二苯胺1g,苯胺1ml,磷酸5ml,加■丙酮■[订正]至50ml,混匀),加热至斑点显色清晰,在日光下检视。供试品色谱中,在与对照品相应位置的下方,应不得显斑点。

5-羟甲基糠醛 照高效液相色谱法(通则0512)测定。

色谱条件与系统适用性试验 以十八烷基硅烷键合硅胶为填充剂;以乙腈-0.1％甲酸溶液(5：95)为流动相;5-羟甲基糠醛检测波长为284nm,鸟苷检测波长为254nm。理论板数按鸟苷峰计算应不低于3000。

对照品溶液的制备 取鸟苷对照品适量,精密称定,加10％甲醇制成每1ml含鸟苷0.2mg的溶液,即得。另取5-羟甲基糠醛对照品适量,加10％甲醇制成每1ml含4μg的溶液,作为定位用。

供试品溶液的制备 取本品1g,置烧杯中,精密称定,加10％甲醇适量溶解,并分次转移至50ml量瓶中,精密加入鸟苷对照品溶液1ml,加10％甲醇至刻度,摇匀,即得。

测定法 精密吸取供试品溶液10μl,注入液相色谱仪,测定;另取鸟苷对照品溶液、5-羟甲基糠醛对照品溶液各10μl,注入液相色谱仪,测定,用以确定供试品色谱中5-羟甲基糠醛及鸟苷的色谱峰;以鸟苷对照品计算含量并乘以校正因子0.340进行校正,即得。

本品含5-羟甲基糠醛,不得过0.004％。

蔗糖和麦芽糖 照〔含量测定〕项下方法测定,分别计算含量。本品含蔗糖和麦芽糖分别不得过5.0％。

【含量测定】 照高效液相色谱法(通则0512)测定。

色谱条件与系统适用性试验 以Prevail Carbohyrate ES为色谱柱,以乙腈-水(75：25)为流动相;示差折光检测器检测。理论板数按果糖峰计算应不低于2000。

标准曲线的制备 分别精密称取果糖对照品1.0g,葡萄糖对照品0.8g,置同一具塞锥形瓶中,精密加入40％乙腈20ml,溶解,摇匀,作为果糖、葡萄糖对照品储备液。另精密称取蔗糖对照品0.2g,麦芽糖对照品0.2g,置同一具塞锥形瓶中,精密加入40％乙腈10ml,溶解,摇匀,作为蔗糖、麦芽糖对照品储备液。分别精密量取果糖、葡萄糖对照品储备液和蔗糖、麦芽糖对照品储备液,加40％乙腈配成不同浓度的果糖、葡萄糖、蔗糖、麦芽糖混合对照品溶液。每一浓度溶液配制中,储备液的用量和稀释体积见下表。

精密吸取混合对照品溶液各15μl,注入液相色谱仪,分别测定。以对照品浓度为横坐标,以峰面积值为纵坐标,绘制标准曲线,计算回归方程。

供试品溶液的制备 取本品约1g,精密称定,置具塞锥形瓶中,精密加入40％乙腈20ml,溶解,摇匀,滤过,取续滤液,即得。

测定法 精密量取供试品溶液15μl,注入液相色谱仪,测定,按标准曲线法计算含量。

本品含果糖($C_6H_{12}O_6$)和葡萄糖($C_6H_{12}O_6$)的总量不得少于60.0％,果糖与葡萄糖含量比值不得小于1.0。

【性味与归经】 甘,平。归肺、脾、大肠经。

【功能与主治】 补中,润燥,止痛,解毒;外用生肌敛疮。用于脘腹虚痛,肺燥干咳,肠燥便秘,解乌头类药毒;外治疮疡不敛,水火烫伤。

【用法与用量】 15～30g。

【贮藏】 置阴凉处。

序号	果糖、葡萄糖	蔗糖、麦芽糖	稀释体积	混合对照品溶液浓度(mg/ml)			
	对照品储备液体积(ml)	对照品储备液体积(ml)	(ml)	果糖	葡萄糖	蔗糖	麦芽糖
1	1.0	0.125	5	10	8	0.5	0.5
2	3.0	0.5	10	15	12	1.0	1.0
3	2.0	0.5	5	20	16	2.0	2.0
4	5.0	2.0	10	25	20	4.0	4.0
5	3.0	1.5	5	30	24	6.0	6.0

蔓 荆 子

Manjingzi

VITICIS FRUCTUS

本品为马鞭草科植物单叶蔓荆 *Vitex trifolia* L. var. *simplicifolia* Cham. 或蔓荆 *Vitex trifolia* L. 的干燥成熟果实。秋季果实成熟时采收,除去杂质,晒干。

【性状】 本品呈球形,直径4～6mm。表面灰黑色或黑褐色,被灰白色粉霜状茸毛,有纵向浅沟4条,顶端微凹,基部有灰白色宿萼及短果梗。萼长为果实的1/3～2/3,5齿裂,其中2裂较深,密被茸毛。体轻,质坚韧,不易破碎,横切面可见4室,每室有种子1枚。气特异而芳香,味淡、微辛。

【鉴别】 (1)本品粉末灰褐色。花萼表皮细胞类圆形,壁多弯曲;非腺毛2～3细胞,顶端细胞基部稍粗,有疣突。外果皮细胞多角形,有角质纹理和毛茸脱落后的痕迹,并有腺毛与非腺毛:腺毛分头部单细胞、柄1～2细胞及头部2～6

细胞、柄单细胞两种;非腺毛 2～4 细胞,长 14～68μm,多弯曲,有壁疣。中果皮细胞长圆形或类圆形,壁微木化,纹孔明显。油管多破碎,含分泌物,周围细胞有淡黄色油滴。内果皮石细胞椭圆形或近方形,直径 10～35μm。种皮细胞圆形或类圆形,直径 42～73μm,壁有网状纹理,木化。

(2)取本品粉末 5g,加石油醚(60～90℃)50ml,加热回流 2 小时,滤过,弃去石油醚液,药渣挥干,加丙酮 80ml,加热回流 1.5 小时,滤过,滤液蒸干,残渣加甲醇 2ml 使溶解,作为供试品溶液。另取蔓荆子黄素对照品,加甲醇制成每 1ml 含 1mg 的溶液,作为对照品溶液。照薄层色谱法(通则 0502)试验,吸取上述两种溶液各 5μl,分别点于同一用 1%氢氧化钠溶液制备的硅胶 G 薄层板上,以环己烷-乙酸乙酯-甲醇(3:2:0.2)为展开剂,展开,取出,晾干,喷以 10%三氯化铝乙醇溶液。供试品色谱中,在与对照品色谱相应的位置上,显相同颜色的斑点。

【检查】 杂质 不得过 2%(通则 2301)。

水分 不得过 14.0%(通则 0832 第四法)。

总灰分 不得过 7.0%(通则 2302)。

【浸出物】 照醇溶性浸出物测定法(通则 2201)项下的热浸法测定,用甲醇作溶剂,不得少于 8.0%。

【含量测定】 照高效液相色谱法(通则 0512)测定。

色谱条件与系统适用性试验 以十八烷基硅烷键合硅胶为填充剂;以甲醇-0.4%磷酸溶液(60:40)为流动相;检测波长为 258nm。理论板数按蔓荆子黄素峰计算应不低于 2000。

对照品溶液的制备 取蔓荆子黄素对照品适量,精密称定,加甲醇制成每 1ml 含 30μg 的溶液,即得。

供试品溶液的制备 取本品粉末(过三号筛)约 2g,精密称定,置具塞锥形瓶中,精密加入甲醇 50ml,称定重量,加热回流 1 小时,放冷,再称定重量,用甲醇补足减失的重量,摇匀,滤过,取续滤液,即得。

测定法 分别精密吸取对照品溶液与供试品溶液各 10μl,注入液相色谱仪,测定,即得。

本品按干燥品计算,含蔓荆子黄素($C_{19}H_{18}O_8$)不得少于 0.030%。

饮片

【炮制】 蔓荆子 除去杂质。

【性状】【鉴别】【检查】(水分 总灰分)**【含量测定】** 同药材。

炒蔓荆子 取净蔓荆子,照清炒法(通则 0213)微炒。用时捣碎。

本品形如蔓荆子,表面黑色或黑褐色,基部有的可见残留宿萼和短果梗。气特异而芳香,味淡、微辛。

【检查】 水分 同药材,不得过 7.0%。

【鉴别】(2) **【检查】**(总灰分) **【浸出物】【含量测定】** 同药材。

【性味与归经】 辛、苦,微寒。归膀胱、肝、胃经。

【功能与主治】 疏散风热,清利头目。用于风热感冒头痛,齿龈肿痛,目赤多泪,目暗不明,头晕目眩。

【用法与用量】 5～10g。

【贮藏】 置阴凉干燥处。■[订正]

榅 藤 子
Ketengzi
ENTADAE SEMEN

本品系民族习用药材。为豆科植物榅藤子 *Entada phaseoloides* (Linn.) Merr. 的干燥成熟种子。秋、冬二季采收成熟果实,取出种子,干燥。

【性状】 本品为扁圆形或扁椭圆形,直径 4～6cm,厚 1cm。表面棕红色至紫褐色,具光泽,有细密的网纹,有的被棕黄色细粉。一端有略凸出的种脐。质坚硬。种皮厚约 1.5mm,种仁乳白色,子叶 2。气微,味淡,嚼之有豆腥味。

【鉴别】 取本品种仁粉末 0.5g,加甲醇 15ml,超声处理 30 分钟,滤过,滤液回收溶剂至干,残渣加甲醇 2ml 使溶解,作为供试品溶液。另取榅藤子仁对照药材 0.5g,同法制成对照药材溶液。再取榅藤子苷对照品、榅藤酰胺 A-β-D-吡喃葡萄糖苷对照品,加甲醇分别制成每 1ml 含 2mg 的溶液,作为对照品溶液。照薄层色谱法(通则 0502)试验,吸取上述四种溶液各 1～2μl,分别点于同一硅胶 G 薄层板上,以正丁醇-乙酸乙酯-水(4:1:5)的上层溶液为展开剂,预饱和 15 分钟,展开,取出,晾干,喷以 5%香草醛硫酸溶液,在 105 ℃加热至斑点显色清晰。供试品色谱中,在与对照药材色谱和对照品色谱相应的位置上,显相同颜色的斑点。■[修订]

【检查】 水分 不得过 9.5%(通则 0832 第二法)。

【浸出物】 取本品种仁,照醇溶性浸出物测定法(通则 2201)项下的冷浸法测定,用稀乙醇作溶剂,不得少于 29.0%。

【含量测定】 照高效液相色谱法(通则 0512)测定。

色谱条件与系统适用性试验 以十八烷基硅烷键合硅胶为填充剂;以甲醇为流动相 A,以 0.1%甲酸溶液为流动相 B,按下表中的规定进行梯度洗脱;检测波长为 280nm。理论板数按榅藤子苷峰计算应不低于 3000。

时间(分钟)	流动相 A(%)	流动相 B(%)
0～20	5→18	95→82

对照品溶液的制备 取榅藤子苷对照品、榅藤酰胺 A-β-D-吡喃葡萄糖苷对照品适量,精密称定,加 50%甲醇制成每 1ml 含榅藤子苷 0.5mg、榅藤酰胺 A-β-D-吡喃葡萄糖苷 25μg 的溶液,即得。

供试品溶液的制备 取本品种仁粉末(过三号筛)约 0.2g,精密称定,置具塞锥形瓶中,精密加入 50%甲醇 20ml,称定重量,超声处理(功率 750W,频率 55kHz)30 分钟,放冷,再称定重量,用50％甲醇补足减失的重量,摇匀,滤过,取续滤液,即得。

测定法 分别精密吸取对照品溶液与供试品溶液各10μl,注入液相色谱仪,测定,即得。

本品按干燥品计算,种仁含桤藤子苷($C_{14}H_{18}O_9$)不得少于4.0％,含桤藤酰胺A-β-D-吡喃葡萄糖苷($C_{12}H_{21}NO_7S$)不得少于0.60％。■[增订]

饮片

【炮制】 炒熟后去壳,研粉。

【性味与归经】 微苦,凉;有小毒。入肝、脾、胃、肾经。

【功能与主治】 补气补血,健胃消食,除风止痛,强筋硬骨。用于水血不足,面色苍白,四肢无力,脘腹疼痛,纳呆食少;风湿肢体关节痿软疼痛,性冷淡。

【用法与用量】 10～15g。

【注意】 不宜生用。

【贮藏】 置干燥处。

覆 盆 子

Fupenzi

RUBI FRUCTUS

本品为蔷薇科植物华东覆盆子 *Rubus chingii* Hu 的干燥果实。夏初果实由绿变绿黄时采收,除去梗、叶,置沸水中略烫或略蒸,取出,干燥。

【性状】 本品为聚合果,由多数小核果聚合而成,呈圆锥形或扁圆锥形,高0.6～1.3cm,直径0.5～1.2cm。表面黄绿色或淡棕色,顶端钝圆,基部中心凹入。宿萼棕褐色,下有果梗痕。小果易剥落,每个小果呈半月形,背面密被灰白色茸毛,两侧有明显的网纹,腹部有突起的棱线。体轻,质硬。气微,味微酸涩。

【鉴别】 (1)本品粉末棕黄色。非腺毛单细胞,长60～450μm,直径12～20μm,壁甚厚,木化,大多数具双螺纹,有的体部易脱落,足部残留而埋于表皮层,表面观圆多角形或长圆形,直径约至23μm,胞腔分枝,似石细胞状。草酸钙簇晶较多见,直径18～50μm。果皮纤维黄色,上下层纵横或斜向交错排列。

(2)取椴树苷对照品,加甲醇制成每1ml含0.1mg的溶液,作为对照品溶液。照薄层色谱法(通则0502)试验,吸取〔含量测定〕山柰酚-3-O-芸香糖苷项下的供试品溶液5μl,及上述对照品溶液2μl,分别点于同一硅胶G薄层板上,以乙酸乙酯-甲醇-水-甲酸(90∶4∶4∶0.5)为展开剂,展开,取出,晾干,喷以三氯化铝试液,在105℃加热5分钟,在紫外光灯(365nm)下检视。供试品色谱中,在与对照品色谱相应的位置上,显相同颜色的荧光斑点。

【检查】 水分 不得过12.0％(通则0832第二法)。

总灰分 不得过9.0％(通则2302)。

酸不溶性灰分 不得过2.0％(通则2302)。

【浸出物】 照水溶性浸出物测定法(通则2201)项下的热浸法测定,不得少于9.0％。

【含量测定】 鞣花酸 照高效液相色谱法(通则0512)测定。

色谱条件与系统适用性试验 以十八烷基硅烷键合硅胶为填充剂;以乙腈-0.2％磷酸溶液(15∶85)为流动相;检测波长为254nm。理论板数按鞣花酸峰计算应不低于3000。

对照品溶液的制备 取鞣花酸对照品适量,精密称定,加70％甲醇制成每1ml含5μg的溶液,即得。

供试品溶液的制备 取本品粉末(过四号筛)约0.5g,精密称定,置具塞锥形瓶中,精密加入70％甲醇50ml,称定重量,加热回流1小时,放冷,再称定重量,用70％甲醇补足减失的重量,摇匀,滤过,精密量取续滤液1ml,置5ml量瓶中,用70％甲醇稀释至刻度,摇匀,滤过,取续滤液,即得。

测定法 分别精密吸取对照品溶液与供试品溶液各10μl,注入液相色谱仪,测定,即得。

本品按干燥品计算,含鞣花酸($C_{14}H_6O_8$)不得少于0.20％。

山柰酚-3-O-芸香糖苷 照高效液相色谱法(通则0512)测定。

色谱条件与系统适用性试验 以十八烷基硅烷键合硅胶为填充剂;以乙腈-0.2％磷酸溶液(15∶85)为流动相;检测波长为344nm。理论板数按山柰酚-3-O-芸香糖苷峰计算应不低于3000。

对照品溶液的制备 取山柰酚-3-O-芸香糖苷对照品适量,精密称定,加甲醇制成每1ml含80μg的溶液,即得。

供试品溶液的制备 取本品粉末(过四号筛)约1g,精密称定,置具塞锥形瓶中,精密加入70％甲醇50ml,称定重量,加热回流提取1小时,放冷,再称定重量,用70％甲醇补足减失的重量,摇匀,滤过,精密量取续滤液25ml,蒸干,残渣加水20ml使溶解,用■石油醚(30～60℃)■[订正]振摇提取3次,每次20ml,弃去石油醚液,再用水饱和正丁醇振摇提取3次,每次20ml,合并正丁醇液,蒸干,残渣加甲醇适量使溶解,转移至5ml量瓶中,加甲醇至刻度,摇匀,滤过,取续滤液,即得。

测定法 分别精密吸取对照品溶液与供试品溶液各10μl,注入液相色谱仪,测定,即得。

本品按干燥品计算,含山柰酚-3-O-芸香糖苷($C_{27}H_{30}O_{15}$)不得少于0.03％。

【性味与归经】 甘、酸,温。归肝、肾、膀胱经。

【功能与主治】 益肾固精缩尿,养肝明目。用于遗精滑精,遗尿尿频,阳痿早泄,目暗昏花。

【用法与用量】 6～12g。

【贮藏】 置干燥处。

灯 盏 花 素

Dengzhanhuasu

BREVISCAPINE

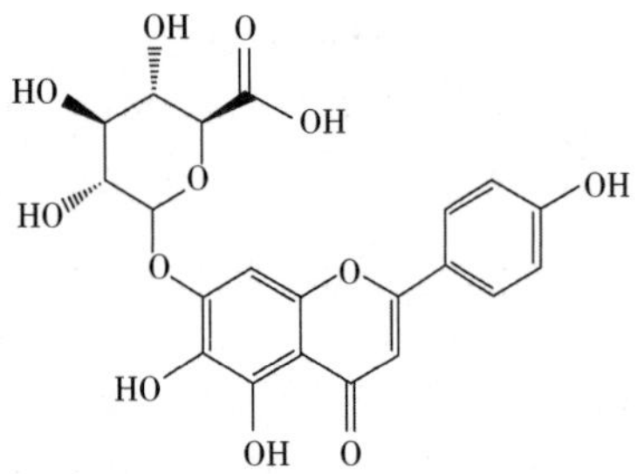

C$_{21}$H$_{18}$O$_{12}$ 462.37

本品为菊科植物短葶飞蓬 *Erigeron breviscapus*（Vant.）Hand.-Mazz. 中提取分离所得。按干燥品计算，含野黄芩苷（C$_{21}$H$_{18}$O$_{12}$）不得低于■ 83.5%■[修订]（供口服用）或■ 91.0%■[修订]（供注射用）。

【制法】 取灯盏细辛，粉碎成粗粉，加 75% 乙醇（6 倍、4 倍、4 倍）加热回流提取三次，每次 2 小时，合并提取液，滤过，滤液浓缩至无醇味，加等体积水搅匀，静置过夜，滤过，滤液通过大孔吸附树脂（聚苯乙烯型）柱，用水洗脱，收集洗脱液，浓缩，沉淀，滤过，沉淀用 10% 硫酸溶液调 pH 值至 2.0～2.5，静置过夜，滤过，沉淀用乙醇洗涤，再用水洗至中性，干燥，干燥品用乙醇精制，重结晶，结晶用乙醇、丙酮洗涤，干燥，粉碎，混合，即得。或取灯盏细辛粉碎成粗粉，加入 2～6 倍量 75% 乙醇，加热回流提取三次，每次 3 小时，滤过，合并滤液，浓缩至相对密度为 1.2（80℃）的清膏，加水适量，搅匀，加热至 80℃，用 5% 氢氧化钠溶液调节 pH 值至 8，搅拌使溶解，静置 24 小时，滤过，滤液用 10% 硫酸溶液调节 pH 值至 1～3，搅拌，静置 48 小时，抽滤，沉淀用水洗至中性，或先用 3～4 倍量乙醇洗 2～3 次，再用水洗涤至中性。加入 20 倍量 85%～95% 乙醇及 1% 量的活性炭，或加入适量甲醇溶解后，加 0.1% 量的活性炭，加热回流 1 小时，滤过，滤液浓缩至原体积的 60%～80%，静置使析出结晶，滤过，将所得结晶用 45% 乙醇洗涤 5 次，于 50～80℃减压真空干燥。取结晶物，加水适量，用 30% 精氨酸溶液或 10% 碳酸氢钠溶液调节 pH 值至 7.0～7.5，加热使溶解，离心，取上清液，滤过，滤液通过大孔吸附树脂（聚苯乙烯型）柱，用水洗脱，收集洗脱液，滤过；或用 5% 盐酸调节 pH 值至 1～3，静置，滤过，沉淀用水洗至中性，取沉淀，加入适量的水搅匀，加热，用 20%～30% 磷酸氢二钠溶液调节 pH 值至 6.5～7，煮沸，冷却至 35～55℃；减压浓缩，加入 8～10 倍量的丙酮，搅匀，静置，抽滤，用丙酮洗涤沉淀。取沉淀，加入适量 50%～70% 丙酮溶液使成混悬液，用 10% 盐酸溶液调节 pH 值至 1～2，静置，抽滤。取沉

淀，用注射用水洗至中性，再用 90% 乙醇洗涤，烘干，即得。

【性状】 本品为淡黄色至黄色粉末，有一定吸湿性；无臭，无味或味微咸。

■本品在吡啶、稀碱溶液中溶解，在甲醇中微溶■[修订]，在热水、乙醇、乙酸乙酯中略溶，在水、乙醚、三氯甲烷、苯、丙酮等有机溶剂中几乎不溶。无明显熔点。在 284nm±2nm 和 335nm±2nm 波长处有最大吸收。

【鉴别】 照〔含量测定〕项下的方法试验，供试品色谱图中，应呈现与野黄芩苷对照品色谱峰保留时间相同的色谱峰。

【检查】 溶液的颜色 取本品，加 1% 碳酸氢钠溶液溶解并稀释成每 1ml 含 0.02mg 的溶液，在 5 分钟内依法检查，应澄清，与黄绿色 6 号标准比色液（通则 0901 第一法）比较，不得更深（供注射用）。

干燥失重 取本品约 0.5g，置五氧化二磷干燥器中，减压干燥至恒重，减失重量不得过 2.0%（通则 0831）。

炽灼残渣 不得过 0.5%；供注射用不得过 0.2%（通则 0841）。

有关物质 取本品，加 1% 碳酸氢钠溶液溶解并稀释成每 1ml 含 0.02mg 的溶液，除"树脂"外，依法（通则 2400）检查，应符合规定（供注射用）。

树脂 取本品，加 1% 碳酸氢钠溶液溶解并稀释成每 1ml 含 0.02mg 的溶液，取溶液 5ml，加三氯甲烷 10ml 振摇提取，充分放置，分取三氯甲烷液，置水浴上蒸干，残渣加冰醋酸 2ml 使溶解，置具塞试管中，加水 3ml，混匀，放置 30 分钟，不得出现沉淀（供注射用）。

相关物质 照高效液相色谱法（通则 0512）测定（供注射用）。

检查法 取本品适量（相当于野黄芩苷 20mg），置 50ml 量瓶中，加甲醇适量，超声处理（功率 300W，频率 50kHz）45 分钟，放至室温，加甲醇稀释至刻度，摇匀，作为供试品溶液。精密量取供试品溶液 1ml，置 100ml 量瓶中，加甲醇稀释至刻度，摇匀，作为对照溶液。照〔含量测定〕项下的色谱条件，取对照溶液 5μl，注入液相色谱仪，调节检测灵敏度，使主成分色谱峰的峰高为满量程的 10%，再精密量取供试品溶液与对照溶液各 5μl，分别注入液相色谱仪，记录色谱图至主成分峰保留时间的 2.5 倍。供试品溶液色谱中，其他成分峰面积的和不得大于对照溶液主峰峰面积的 2 倍。

丙酮残留物 照残留溶剂测定法（通则 0861 第二法）测定（供注射用）。

色谱条件与系统适用性试验 以聚乙二醇为固定相，采用弹性石英毛细管柱（柱长为 30m，内径为 0.32mm，膜厚度为 0.5μm）；柱温为程序升温：初始温度为 60℃，维持 16 分钟，以每分钟 20℃升温至 200℃，维持 2 分钟；检测器温度 300℃；进样口温度 240℃；载气为氮气，流速为每分钟 1.0ml。顶空进样，顶空瓶平衡温度为 90℃，平衡时间为 30 分钟。理论板数以丙酮峰计算应不低于 10 000。

对照品溶液的制备 取丙酮对照品适量，精密称定，加

0.5％的碳酸钠溶液制成每 1ml 含 100μg 的溶液,作为对照品溶液。精密量取 5ml,置 20ml 顶空瓶中,密封瓶口,即得。

供试品溶液的制备 取本品约 0.1g,精密称定,置 20ml 顶空瓶中,精密加入 0.5％的碳酸钠溶液 5ml,密封瓶口,摇匀,即得。

测定法 分别精密量取对照品和供试品溶液顶空瓶气体 1ml,注入气相色谱仪,记录色谱图,按外标法以峰面积计算,即得。

本品含丙酮不得过 0.5％。

大孔吸附树脂有机残留物 正己烷、苯、甲苯、对二甲苯、邻二甲苯、苯乙烯和 1,2-二乙基苯 照残留溶剂测定法(通则 0861 第二法)测定(供注射用)。

色谱条件与系统适用性试验 以聚乙二醇为固定相,采用弹性石英毛细管柱(柱长为 30m,内径为 0.32mm,膜厚度为 0.5μm);柱温为程序升温:初始温度为 60℃,维持 16 分钟,以每分钟 20℃升温至 200℃,维持 2 分钟;检测器温度 300℃;进样口温度 240℃;载气为氮气,流速为每分钟 2.5ml。顶空进样,顶空瓶平衡温度为 80℃,平衡时间为 30 分钟。理论板数以邻二甲苯峰计算应不低于 10 000,各待测峰之间的分离度应符合规定。

对照品溶液的制备 取正己烷、苯、甲苯、对二甲苯、邻二甲苯、苯乙烯和 1,2-二乙基苯对照品适量,精密称定,加二甲亚砜制成每 1ml 中分别含 20μg、2μg、20μg、20μg、20μg、20μg、20μg 的溶液,作为对照品储备液。精密量取上述贮备液 5ml,置 50ml 量瓶中,加入 2％碳酸钠的 25％二甲亚砜溶液稀释至刻度,摇匀,精密量取 2ml,置 20ml 顶空瓶中,密封瓶口,即得。

供试品溶液的制备 取本品约 0.2g,精密称定,置 20ml 顶空瓶中,精密加入 2％碳酸钠的 25％二甲亚砜溶液 2ml,密封瓶口,摇匀,即得。

测定法 分别精密量取对照品溶液和供试品溶液顶空瓶气体 1ml,注入气相色谱仪,记录色谱图,按外标法以峰面积计算,即得。

本品含苯不得过 0.0002％,含正己烷、甲苯、对二甲苯、邻二甲苯、苯乙烯和 1,2-二乙基苯均不得过 0.002％。

重金属及有害元素 照铅、镉、砷、汞、铜测定法(通则 2321)测定,铅不得过 5mg/kg;镉不得过 0.3mg/kg;砷不得过 2mg/kg;汞不得过 0.2mg/kg(供注射用)。

热原 取本品,按 100mg 加 1％碳酸氢钠溶液 2.3ml 的比例加入 1％碳酸氢钠无热原溶液,在 50℃水浴振摇使溶解,再加氯化钠注射液制成每 1ml 含 2.5mg 的溶液,依法(通则 1142)检查,剂量按家兔体重每 1kg 注射 1ml,应符合规定(供注射用)。

过敏反应 取本品,按 100mg 加 1％碳酸氢钠溶液 2.3ml 的比例加入 1％碳酸氢钠无菌溶液,在 50℃水浴振摇使溶解,再加氯化钠注射液制成每 1ml 中含 3mg 的溶液,依法(通则 1147)检查,应符合规定(供注射用)。

降压物质 取本品,按 100mg 加 1％碳酸氢钠溶液 2.3ml 的比例加入 1％碳酸氢钠无菌溶液,在 50℃水浴振摇

使溶解,再加氯化钠注射液制成每 1ml 含 10mg 的溶液,依法(通则 1145)检查,剂量按每 1kg 注射 0.2ml,应符合规定(供注射用)。

异常毒性 取本品,按 100mg 加 1％碳酸氢钠溶液 2.3ml 的比例,加 1％碳酸氢钠无菌溶液,在 50℃水浴振摇使溶解,再加氯化钠注射液制成每 1ml 含 12mg 的溶液,依法(通则 1141)检查,按静脉注射法给药,应符合规定(供注射用)。

溶血与凝聚 2％红细胞混悬液的制备 取家兔心脏血,置有玻璃珠的容器内,振摇数分钟,除去纤维蛋白原使成脱纤血。加入 0.9％氯化钠溶液约 10 倍量,摇匀,每分钟 1000～1500 转离心 15 分钟,倾去上清液,沉淀的红细胞再用 0.9％氯化钠溶液按上述方法洗涤 3～4 次,至上清液不显红色,将所得红细胞用 0.9％氯化钠溶液制成 2％的混悬液。

溶液的制备 取本品,按每 25mg 加 10％精氨酸溶液 0.1ml 溶解,加氯化钠注射液稀释制成每 1ml 含 1mg 的溶液。

试验方法 取洁净试管 5 支,1、2、5 号管中各加供试品溶液 2.5ml,第 3 管加 0.9％氯化钠溶液 2.5ml 作为阴性对照管,第 4 管加蒸馏水 2.5ml 作为阳性对照管,然后 1～4 号管分别加 2％红细胞混悬液 2.5ml,第 5 管加 0.9％氯化钠溶液 2.5ml 作为供试品对照,摇匀,立即置恒温箱内,保持 37℃±0.5℃,在 3 小时内不得有溶血现象和凝聚现象(供注射用)。

试管号	1	2	3	4	5
2％红细胞混悬液(ml)	2.5	2.5	2.5	2.5	
氯化钠注射液(ml)			2.5		2.5
蒸馏水(ml)				2.5	
供试品溶液(ml)	2.5	2.5			2.5

【含量测定】 照高效液相色谱法(通则 0512)测定。

色谱条件与系统性适用性试验 以十八烷基硅烷键合硅胶为填充剂;以甲醇-0.1％磷酸溶液(40:60)为流动相;流速为每分钟 1.0ml;柱温 40℃;检测波长 335nm。理论板数按野黄芩苷峰计算应不低于 5000。

对照品溶液的制备 取野黄芩苷对照品 10mg,精密称定,置 100ml 量瓶中,加甲醇 70ml,超声处理(功率 300W,频率 50kHz)45 分钟,取出,放置室温,加甲醇稀释至刻度,摇匀,即得。

供试品溶液的制备 取本品 10mg,精密称定,置 100ml 量瓶中,加甲醇 70ml,超声处理(功率 300W,频率 50kHz)45 分钟,取出,放置室温,加甲醇稀释至刻度,摇匀,滤过,取续滤液,即得。

测定法 分别精密吸取对照品溶液和供试品溶液各 5μl,注入液相色谱仪,测定,即得。

【贮藏】 遮光,密闭。

【制剂】 口服制剂 注射剂

黄芩提取物

Huangqin Tiquwu

SCUTELLARIA EXTRACT

本品为唇形科植物**黄芩** *Scutellaria baicalensis* Georgi 的干燥根经加工制成的提取物。

【制法】 取黄芩,加水煎煮,合并煎液,浓缩至适量,用盐酸调节 pH 值至 1.0~2.0,80℃保温,静置,滤过,沉淀物加适量水搅匀,用 40%氢氧化钠溶液调节 pH 值至 7.0,加等量乙醇,搅拌使溶解,滤过,滤液用盐酸调节 pH 值至 1.0~2.0,60℃保温,静置,滤过,沉淀依次用适量水及不同浓度的乙醇洗至 pH 值至 ■中性■[修订],挥尽乙醇,减压干燥,即得。

【性状】 本品为淡黄色至棕黄色的粉末;味淡、微苦。

【鉴别】 取本品 1mg,加甲醇 1ml 使溶解,作为供试品溶液。另取黄芩苷对照品,加甲醇制成每 1ml 含 1mg 溶液,作为对照品溶液。照薄层色谱法(通则 0502)试验,吸取上述两种溶液各 2μl,分别点于同一聚酰胺薄膜上,以醋酸为展开剂,展开,取出,晾干,置紫外光灯(365nm)下检视。供试品色谱中,在与对照品色谱相应的位置上,显相同颜色的荧光斑点。

【检查】 **水分** 不得过 5.0%(通则 0832 第二法)。

炽灼残渣 不得过 0.8%(通则 0841)。

重金属 取炽灼残渣项下遗留的残渣,依法检查(通则 0821 第二法),不得过 20mg/kg。

【含量测定】 照高效液相色谱法(通则 0512)测定。

色谱条件与系统适用性试验 以十八烷基硅烷键合硅胶为填充剂;以甲醇-水-磷酸(47:53:0.2)为流动相;检测波长为 280nm。理论板数按黄芩苷峰计算应不低于 2500。

对照品溶液的制备 取黄芩苷对照品适量,精密称定,加甲醇制成每 1ml 含 60μg 的溶液,即得。

供试品溶液的制备 取本品约 10mg,精密称定,置 25ml 量瓶中,加甲醇适量使溶解,再加甲醇至刻度,摇匀。精密量取 5ml,置 25ml 量瓶中,加甲醇至刻度,摇匀,滤过,取续滤液,即得。

测定法 分别精密吸取对照品溶液与供试品溶液各 10μl,注入液相色谱仪,测定,即得。

本品按干燥品计,含黄芩苷($C_{21}H_{18}O_{11}$)不得少于 85.0%。

【贮藏】 密封,置阴凉干燥处。

十香返生丸

Shixiang Fansheng Wan

【处方】

沉香 30g	丁香 30g
檀香 30g	土木香 30g
醋香附 30g	降香 30g
广藿香 30g	乳香(醋炙)30g
天麻 30g	僵蚕(麸炒)30g
郁金 30g	莲子心 30g
瓜蒌子(蜜炙)30g	煅金礞石 30g
诃子肉 30g	甘草 60g
苏合香 30g	安息香 30g
人工麝香 15g	冰片 7.5g
朱砂 30g	琥珀 30g
牛黄 15g	

【制法】 以上二十三味,朱砂水飞成极细粉;琥珀、人工麝香、冰片、牛黄分别研成细粉;苏合香炖化,滤过;其余沉香等十七味粉碎成细粉,过筛,混匀。朱砂极细粉和琥珀等四味的细粉与沉香等十七味的细粉配研,过筛,混匀。每 100g 粉末加炼蜜 90~100g 及苏合香约 4.7g 制成大蜜丸,即得。

【性状】 本品为深棕色的大蜜丸;气芳香,味甘、苦。

【鉴别】 (1)取本品,置显微镜下观察:草酸钙针晶成束或散在,长 25~75μm;含糊化多糖类物的组织碎片遇碘液显棕色或淡棕紫色(天麻)。

(2)取本品 6g,剪碎,加乙醚 10ml,振摇提取 15 分钟,滤过,滤液作为供试品溶液。另取苏合香对照药材 0.15g,加乙醚 10ml,同法制成对照药材溶液。照薄层色谱法(通则 0502)试验,吸取供试品溶液 10μl、对照药材溶液 3μl,分别点于同一硅胶 GF_{254} 薄层板上,以石油醚(30~60℃)-正己烷-甲酸乙酯-甲酸(10:30:15:1)为展开剂,在 11~13℃展开,取出,晾干,置紫外光灯(254nm)下检视。供试品色谱中,在与对照药材色谱相应的位置上,显相同颜色的斑点。

(3)取本品 10 丸,剪碎,取约 0.9g,加入等量硅藻土,研细,加甲醇 50ml,加热回流 3 小时,提取液蒸干,残渣加乙醇 5ml 超声使溶解,离心,取上清液作为供试品溶液。另取胆酸对照品适量,加乙醇制成每 1ml 含 0.5mg 的溶液,作为对照品溶液。照薄层色谱法(通则 0502)试验,精密吸取供试品溶液 10μl、对照品溶液各 5μl,分别点于同一硅胶 G 薄层板上,以环己烷-乙酸乙酯-甲醇-醋酸(20:25:3:2)的上层溶液为展开剂,展开二次,取出,晾干,喷以 10%硫酸乙醇溶液,置 105℃加热至斑点显色清晰,分别置日光及紫外光灯(365nm)下检视。供试品色谱中,在与对照品色谱相应的位置上,显相同颜色的斑点及荧光斑点。

(4)取本品 12g,剪碎,照挥发油测定法(通则 2204)试验,加正己烷 1ml 于挥发油测定器中,缓缓加热至沸,并保持微沸约 3 小时,放置 30 分钟后,取正己烷液,用适量无水硫酸钠脱水,上清液作为供试品溶液。另取冰片对照品,加正己烷制成每 1ml 含 2.5mg 的溶液,作为对照品溶液。照气相色谱法(通则 0521)试验,以苯基(50%)甲基硅酮(OV-17)为固定相,涂布浓度为 10%,柱长为 2m,柱温为 150℃。分别取对照品溶液与供试品溶液适量,注入气相色谱仪。供试品色谱中应呈现与对照品色谱峰保留时间相同的色谱峰。

【检查】 ■**猪去氧胆酸** 取〔鉴别〕(3)项下的供试品溶液作为供试品溶液。另取猪去氧胆酸对照品,加乙醇制成每

1ml含0.50mg的溶液,作为对照品溶液。同〔鉴别〕(3)项下的方法试验,猪去氧胆酸对照品溶液点样量为5µl。供试品色谱中,在与对照品色谱相应的位置上,不得显相同颜色的斑点及荧光斑点。■[修订]

游离胆红素 照高效液相色谱法(通则0512)测定(避光操作)。

色谱条件与系统适用性试验 同〔含量测定〕胆红素项下。

对照品溶液的制备 取胆红素对照品适量,精密称定,加二氯甲烷制成每1ml含6.8µg的溶液,即得。

供试品溶液的制备 取重量差异项下的本品,剪碎,取适量,精密称定,精密加入无水碳酸钙适量(约为取样量的1~2倍),研匀,取粉末适量(相当于取本品0.30g),置具塞锥形瓶中,精密加入二氯甲烷20ml,密塞,称定重量,涡旋至充分混匀,冰浴超声处理(功率500W,频率53kHz)30分钟,再称定重量,用二氯甲烷补足减失的重量,摇匀,离心(转速为每分钟4000转),分取二氯甲烷液,滤过,取续滤液,即得。

测定法 分别精密吸取对照品溶液与供试品溶液各5µl,注入液相色谱仪,测定,即得。

供试品色谱中,在与对照品色谱峰保留时间相同的位置上出现的色谱峰面积应小于对照品色谱峰面积或不出现色谱峰。■[增订]

其他 应符合丸剂项下有关的各项规定(通则0108)。

【含量测定】 ■**丁香**■[修订] 照高效液相色谱法(通则0512)测定。

色谱条件与系统适用性试验 以十八烷基硅烷键合硅胶为填充剂;以甲醇-水-磷酸(65:35:0.05)为流动相;检测波长为203nm。理论板数按丁香酚计算应不低于4000。

对照品溶液的制备 取丁香酚对照品适量,精密称定,加甲醇制成每1ml含8µg的溶液,即得。

供试品溶液的制备 取重量差异项下的本品,剪碎,混匀,取约0.5g,精密称定,置具塞锥形瓶中,精密加入甲醇50ml,密塞,称定重量,超声处理(功率100W,频率40kHz)30分钟,放冷,再称定重量,用甲醇补足减失的重量,摇匀,滤过,精密量取续滤液2ml置5ml量瓶中,加甲醇至刻度,摇匀,即得。

测定法 分别精密吸取对照品溶液与供试品溶液各10µl,注入液相色谱仪,测定,即得。

本品每丸含丁香以丁香酚($C_{10}H_{12}O_2$)计,不得少于13mg。

■**牛黄** 照高效液相色谱法(通则0512)测定(避光操作)。

色谱条件与系统适用性试验 以十八烷基硅烷键合硅胶为填充剂;以乙腈-1%醋酸溶液(95:5)为流动相;检测波长为450nm。理论板数按胆红素峰计算应不低于5000。

对照品溶液的制备 取胆红素对照品适量,精密称定,加二氯甲烷制成每1ml含30µg的溶液,即得。

供试品溶液的制备 取重量差异项下的本品,剪碎,取适量,精密称定,精密加入硅藻土适量(约为取样量的1~2倍),研匀,取适量(相当于取本品0.25g),精密称定,置具塞锥形瓶中,加入含0.15%十六烷基三甲基氯化铵的10%草酸

溶液5ml,密塞,涡旋至充分混匀,精密加入水饱和的二氯甲烷25ml,密塞,称定重量,涡旋至充分混匀,超声处理(功率500W,频率53kHz)30分钟,放冷,再称定重量,用水饱和的二氯甲烷补足减失的重量,摇匀,离心(转速为每分钟4000转),分取二氯甲烷液,滤过,取续滤液,即得。

测定法 分别精密吸取对照品溶液与供试品溶液各5µl,注入液相色谱仪,测定,即得。

本品每丸含牛黄以胆红素($C_{33}H_{36}N_4O_6$)计,不得少于11.5mg。■[增订]

【功能与主治】 开窍化痰,镇静安神。用于中风痰迷心窍引起的言语不清、神志昏迷、痰涎壅盛、牙关紧闭。

【用法与用量】 口服。一次1丸,一日2次;或遵医嘱。

【注意】 孕妇忌服。

【规格】 每丸重6g

【贮藏】 密封。

■七味姜黄搽剂(姜黄消痤搽剂)■[修订]
Jianghuang Xiaocuo Chaji

【处方】 姜黄50g   重楼50g
杠板归50g   土荆芥25g
一枝黄花25g   绞股蓝25g
珊瑚姜50g

【制法】 以上七味,姜黄、珊瑚姜粉碎成粗粉,水蒸气蒸馏提取挥发油,备用。绞股蓝、一枝黄花、重楼粉碎成细粉,合并上述提油后药渣,用80%乙醇浸渍后缓缓渗漉,收集渗漉液,备用。杠板归、土荆芥加水煎煮三次,第一次2小时,第二次1.5小时,第三次1小时,合并煎液,滤过,滤液浓缩至相对密度为1.18~1.22(60℃)的清膏,加乙醇使含醇量达50%,静置24小时,滤过,滤液与上述渗漉液合并。上述姜黄等挥发油加聚山梨酯80 20ml,乳化后加入上述药液中,混匀,滤过,调整至1000ml,即得。

【性状】 本品为黄色的澄清溶液;具特异香气。

【鉴别】 (1)取本品作为供试品溶液。另取姜黄对照药材0.5g,加无水乙醇5ml,超声处理10分钟,取上清液,作为对照药材溶液。再取姜黄素对照品,加甲醇制成每1ml含0.1mg的溶液,作为对照品溶液。照薄层色谱法(通则0502)试验,吸取供试品溶液3µl、对照药材溶液和对照品溶液各2µl,分别点于同一硅胶G薄层板上,用三氯甲烷-甲醇-甲酸(9.6:0.4:0.1)为展开剂,展开,取出,晾干,在紫外光(365nm)下检视。供试品色谱中,在与对照药材色谱和对照品色谱相应的位置上,显相同颜色的荧光斑点。

(2)取本品作为供试品溶液。另取重楼对照药材0.5g,加乙醇10ml,加热回流30分钟,滤过,滤液作为对照药材溶液。再取重楼皂苷Ⅰ对照品,用甲醇制成每1ml含0.2mg的

溶液,作为对照品溶液。照薄层色谱法(通则0502)试验,吸取上述三种溶液各3μl,分别点于同一高效硅胶G薄层板上,以三氯甲烷-甲醇-水(15:5:1)的下层溶液为展开剂,展开,取出,晾干,喷以10%硫酸乙醇溶液,在105℃加热至斑点显色清晰,分别在日光和紫外光(365nm)下检视。供试品色谱中,在与对照药材色谱和对照品色谱相应的位置上,日光下显相同颜色的斑点,紫外光下显相同颜色的荧光斑点。

(3)取本品作为供试品溶液。另取珊瑚姜对照药材1g,加甲醇10ml,超声处理20分钟,滤过,滤液回收溶剂至干,残渣用甲醇1ml使溶解,作为对照药材溶液。照薄层色谱法(通则0502)试验,吸取上述两种溶液各5μl,分别点于同一硅胶G薄层板上,以环己烷-乙醚(3:2)为展开剂,展开,取出,晾干,喷以10%磷钼酸乙醇溶液,在110℃加热至斑点显色清晰,在日光下检视。供试品色谱中,在与对照药材色谱相应的位置上,显相同颜色的斑点。

(4)取本品10ml,置水浴上蒸至无醇味,加水20ml,摇匀,用石油醚(30～60℃),振摇提取2次,每次20ml,弃去石油醚液,水液加稀盐酸4滴,用乙酸乙酯振摇提取2次,每次20ml,合并乙酸乙酯提取液,回收溶剂至干,残渣加甲醇1ml使溶解,作为供试品溶液。另取咖啡酸对照品,加甲醇制成每1ml含0.5mg的溶液,作为对照品溶液。照薄层色谱法(通则0502)试验,吸取上述两种溶液各2μl,分别点于同一硅胶G薄层板上,以甲苯-乙酸乙酯-甲酸(5:3:1)为展开剂,展开,取出,晾干,在紫外光(365nm)下检视。供试品色谱中,在与对照品色谱相应的位置上,显相同颜色的荧光斑点。

【检查】 乙醇量 应为35%～60%(通则0711)。

pH值 应为3.0～5.0(通则0631)。

其他 应符合搽剂项下有关的各项规定(通则0117)。

【含量测定】 照高效液相色谱法(通则0512)测定。

色谱条件与系统适用性试验 以十八烷基硅烷键合硅胶为填充剂;以乙腈为流动相A,以0.4%醋酸溶液为流动相B,按下表的规定进行梯度洗脱;检测波长为360nm。理论板数按姜黄素峰计算应不低于5000。

时间(分钟)	流动相A(%)	流动相B(%)
0～7	17	83
7～9	17→44	83→56
9～25	44	56

对照品溶液的制备 取姜黄素对照品适量,精密称定,加乙醇制成每1ml含0.02mg的溶液,摇匀,即得。

供试品溶液的制备 精密量取本品2ml,置10ml量瓶中,加乙醇至刻度,摇匀,超声处理(功率300W,频率28kHz)10分钟,放冷,滤过,取续滤液,即得。

测定法 精密吸取对照品溶液与供试品溶液各10μl,注入液相色谱仪,测定,即得。

本品每1ml含姜黄以姜黄素($C_{21}H_{20}O_6$)计,不得少于50μg。

【功能与主治】 苗医:旭嘎怡沓痂,维象样丢象:粉刺,油面风。

中医:清热祛湿,散风止痒,活血消痤。用于湿热郁肤所致的粉刺(痤疮),油面风(脂溢性皮炎)。

【用法与用量】 外用。用棉签蘸取本品涂患处,一日2～3次。

【注意】 (1)治疗期间少食动物脂肪及酒、酸、辣等刺激性食物。

(2)本品对有破损的痤疮患者有短暂轻微的刺痛感。

(3)乙醇过敏者慎用。

【规格】 每瓶装(1)10ml (2)30ml (3)50ml (4)65ml

【贮藏】 避光,密闭。

八 珍 颗 粒

Bazhen Keli

【处方】 党参60g   炒白术60g
茯苓60g   炙甘草30g
当归90g   炒白芍60g
川芎45g   熟地黄90g

【制法】 以上八味,当归、川芎和炒白术先后用95%乙醇、50%乙醇分别加热回流提取2小时,滤过,滤液合并,回收乙醇,滤过,滤液备用;药渣与其余党参等五味加水煎煮二次,每次1.5小时,滤过,滤液合并,加入上述备用滤液,浓缩至适量,加入蔗糖和适量的糊精,混匀,制成颗粒,干燥,制成1000g;或加入适量的可溶性淀粉及矫味剂,混匀,制成颗粒,干燥,制成300g,即得。

【性状】 本品为浅棕色至棕褐色的颗粒;气微香,味甜、微苦。

【鉴别】 (1)取本品2袋的内容物,研细,加稀盐酸20ml和三氯甲烷30ml,加热回流1小时,放冷,分取三氯甲烷液,盐酸液再用三氯甲烷30ml振摇提取,合并三氯甲烷提取液,回收溶剂至干,残渣加乙醇1ml使溶解,作为供试品溶液。另取党参对照药材2g,加水煎煮30分钟,滤过,滤液浓缩至近干,加稀盐酸20ml和三氯甲烷30ml,同法制成对照药材溶液。照薄层色谱法(通则0502)试验,吸取上述两种溶液各10μl,分别点于同一硅胶G薄层板上,以三氯甲烷-乙酸乙酯-甲酸(20:4:0.5)为展开剂,展开,取出,晾干,喷以10%硫酸乙醇溶液,在105℃加热至斑点显色清晰,在日光下检视。供试品色谱中,在与对照药材色谱相应的位置上,显相同颜色的主斑点。

(2)取本品2袋的内容物,研细,加水50ml振摇使溶散,再加乙醚50ml振摇提取,分取乙醚层,挥干,残渣加乙醇1ml使溶解,作为供试品溶液。另取当归对照药材、川芎对照药材各 0.5g,分别同法制成对照药材溶液。照薄层色谱法(通则 0502)试验,吸取上述三种溶液各 10μl,分别点于同一硅胶 G 薄层板上,以环己烷-乙酸乙酯(4∶1)为展开剂,展开,取出,晾干,在紫外光(365nm)下检视。供试品色谱中,在与对照药材色谱相应的位置上,显相同颜色的荧光斑点。

(3)取本品 1 袋的内容物,研细,加水饱和的正丁醇 30ml,超声处理 30 分钟,滤过,滤液用正丁醇饱和的水洗涤 3 次,每次 20ml,分取正丁醇液,蒸干,残渣加甲醇 1ml 使溶解,作为供试品溶液。另取白术对照药材 0.5g,加稀乙醇 20ml,加热回流 1 小时,滤过,滤液蒸至近干,用水 20ml 溶解,用水饱和的正丁醇振摇提取 2 次(20ml,10ml),分取正丁醇液,蒸干,残渣加甲醇 1ml 使溶解,作为对照药材溶液。照薄层色谱法(通则 0502)试验,吸取上述两种溶液各 5μl,分别点于同一硅胶 G 薄层板上,以甲苯-乙酸乙酯-甲酸(8∶2∶0.2)为展开剂,展开,取出,晾干,喷以 10%硫酸乙醇溶液,在 105℃加热至斑点显色清晰,在日光下检视。供试品色谱中,在与对照药材色谱相应的位置上,显相同颜色的斑点。

■(4)取芍药苷对照品,加乙醇制成每 1ml 含 1mg 的溶液,作为对照品溶液。另取甘草对照药材 0.2g,加稀乙醇 20ml,加热回流 1 小时,滤过,滤液蒸至近干,用水 20ml 溶解,用水饱和的正丁醇振摇提取 2 次(20ml,10ml),分取正丁醇液,蒸干,残渣加甲醇 5ml 使溶解,作为对照药材溶液。照薄层色谱法(通则 0502)试验,吸取〔鉴别〕(3)项下的供试品溶液 10~20μl,上述对照品溶液与对照药材溶液各 10μl,分别点于同一硅胶 G 薄层板上,以乙酸乙酯-甲酸-冰醋酸-水(15∶1∶1∶2)为展开剂,展开,取出,晾干,喷以 10%硫酸乙醇溶液,在 105℃加热至斑点显色清晰,在日光下检视。供试品色谱中,在与对照药材和对照品色谱相应的位置上,显相同颜色的斑点。■[增订]

【检查】 应符合颗粒剂项下有关的各项规定(通则 0104)。

【含量测定】 照高效液相色谱法(通则 0512)测定。

色谱条件与系统适用性试验 以十八烷基硅烷键合硅胶为填充剂;以乙腈-0.1%磷酸溶液-三乙胺(13∶87∶0.04)为流动相;检测波长为 230nm。理论板数按芍药苷峰计算应不低于 3000。

对照品溶液的制备 取芍药苷对照品适量,精密称定,加 50%甲醇制成每 1ml 含 30μg 的溶液,即得。

供试品溶液的制备 取装量差异项下的本品内容物,研细,取约 1g 或 0.5g(无蔗糖),精密称定,置具塞锥形瓶中,精密加入 50%甲醇 25ml,密塞,称定重量,超声处理(功率 120W,频率 59kHz)30 分钟,放冷,再称定重量,用 50%甲醇补足减失的重量,摇匀,滤过,取续滤液,即得。

测定法 分别精密吸取对照品溶液与供试品溶液各 10μl,注入液相色谱仪,测定,即得。

本品每袋含白芍以芍药苷($C_{23}H_{28}O_{11}$)计,不得少于 4.0mg。

【功能与主治】 补气益血。用于气血两虚,面色萎黄,食欲不振,四肢乏力,月经过多。

【用法与用量】 开水冲服。一次 1 袋,一日 2 次。

【规格】 (1)每袋装 8g (2)每袋装 3.5g(无蔗糖)

【贮藏】 密封。

三七血伤宁胶囊

Sanqi Xueshangning Jiaonang

【处方】 三七　　　　　重楼
　　　　 制草乌　　　　 大叶紫珠
　　　　 山药　　　　　 黑紫藜芦
　　　　 冰片

【制法】 以上七味,冰片研细;部分大叶紫珠粉碎成细粉,剩余大叶紫珠加水煎煮三次,滤过,滤液合并,浓缩至适量,加入大叶紫珠细粉,拌匀,干燥,粉碎成细粉;部分黑紫藜芦及其余三七等四味粉碎成细粉,与上述大叶紫珠细粉及适量的滑石粉混匀,制颗粒,加入冰片细粉,混匀,装入胶囊,制成 1000 粒,即得。

保险子:取剩余的黑紫藜芦,粉碎成细粉,用水泛丸,制成 100 丸,包薄膜衣,即得。

【性状】 本品为硬胶囊,内容物为浅灰黄色至棕黄色的颗粒和粉末;气香,味辛、微苦。保险子为朱红色的薄膜衣水丸,除去包衣后显棕黄色至棕褐色;气微,味苦。

【鉴别】 (1)取本品,置显微镜下观察:草酸钙针晶束成束或散在(重楼)。非腺毛大多已断裂,由 1~3 个细胞组成(大叶紫珠)。

取保险子,置显微镜下观察:草酸钙针晶束成束或散在;表皮细胞类长方形,木栓化;纤维壁厚,木化(黑紫藜芦)。

(2)取本品内容物 5g,加乙醚 30ml,密塞,振摇 10 分钟,滤过,药渣备用,滤液挥干,残渣加甲醇 1ml 使溶解,作为供试品溶液。另取冰片对照品,加甲醇制成每 1ml 含 3mg 的溶液,作为对照品溶液。照薄层色谱法(通则 0502)试验,吸取上述两种溶液各 5μl,分别点于同一硅胶 G 薄层板上,以石油醚(30~60℃)-甲苯-乙酸乙酯(9∶2∶1)为展开剂,展开,取出,晾干,喷以 5%香草醛硫酸溶液,在 105℃加热至斑点显色清晰。供试品色谱中,在与对照品色谱相应的位置上,显相同颜色的斑点。

(3)取〔鉴别〕(2)项下的备用药渣,挥尽乙醚,加水饱和的正丁醇 30ml,超声处理 30 分钟,放冷,滤过,滤液用氨试液洗涤 2 次,每次 20ml,分取正丁醇液,蒸干,残渣加甲醇 1ml 使溶解,作为供试品溶液。另取人参皂苷 Rg_1 对照品和重楼皂苷 Ⅰ 对照品,分别加甲醇制成每 1ml 含 2mg 的溶液,作为对照品溶液。照薄层色谱法(通则 0502)试验,吸取上述三种溶液各 3~5μl,分别点于同一硅胶 G 薄层板上,以三氯甲烷-正丁醇-甲醇-水(2∶4∶1∶2)10℃以下放置分层的下层溶液为展开剂,展开,取出,晾干,喷以硫酸乙醇溶液(1→10),在 105℃加热至斑点显色清晰。供试品色谱中,在与对照品色谱相应的位置上,显相同颜色的斑点。

【检查】 **乌头碱的限量** 取本品 30 粒的内容物,研细,加乙醚 50ml,振摇 10 分钟,加氨试液 10ml,振摇 30 分钟,放置过夜,滤过,分取乙醚液,残渣用乙醚 20ml 洗涤,合并乙醚液,蒸干,残渣用无水乙醇溶解使成 1.0ml,作为供试品溶液。另取乌头碱对照品,加无水乙醇制成每 1ml 含 2.0mg 的溶液,作为对照品溶液。照薄层色谱法(通则 0502)试验,吸取上述两种溶液各 10μl,分别点于同一硅胶 G 薄层板上,以甲苯-乙酸乙酯-二乙胺(14:4:1)为展开剂,展开,取出,晾干,喷以稀碘化铋钾试液。供试品色谱中,在与对照品色谱相应位置上出现的斑点应小于对照品的斑点,或不出现斑点。

其他 应符合胶囊剂项下有关的各项规定(通则 0103)。

【含量测定】 照高效液相色谱法(通则 0512)测定。

色谱条件和系统适用性试验 以十八烷基硅烷键合硅胶为填充剂;以乙腈为流动相 A,以水为流动相 B,按下表中的规定进行梯度洗脱;检测波长为 203nm。理论板数按人参皂苷 Rg_1 峰计算应不低于 14 000。

时间(分钟)	流动相 A(%)	流动相 B(%)
0~25	20	80
25~75	20→35	80→65
75~76	35→90	65→10
76~83	90	10
83~90	20	80

对照品溶液的制备 取人参皂苷 Rg_1 对照品和人参皂苷 Rb_1 对照品适量,精密称定,加甲醇制成每 1ml 含人参皂苷 Rg_1 0.6mg、人参皂苷 Rb_1 0.4mg 的混合溶液,即得。

供试品溶液的制备 取本品 20 粒的内容物,精密称定,研细,取约 2g,精密称定,置索氏提取器中,加甲醇适量,浸泡过夜,加热回流 8 小时,提取液回收甲醇至干,残渣加水 25ml 使溶解,用水饱和的正丁醇振摇提取 3 次,每次 25ml,合并正丁醇提取液,用正丁醇饱和的氨试液洗涤 2 次,每次 25ml,取正丁醇液,减压回收溶剂至干,残渣用甲醇溶解,并转移至 10ml 量瓶中,加甲醇至刻度,摇匀,即得。

测定法 分别精密吸取对照品溶液与供试品溶液各 10μl,注入液相色谱仪,测定,即得。

本品每粒含三七以人参皂苷 Rg_1($C_{42}H_{72}O_{14}$)和人参皂苷 Rb_1($C_{54}H_{92}O_{23}$)的总量计,不得少于 1.2mg。

【功能与主治】 ■止血镇痛,祛瘀生新。用于瘀血阻滞、血不归经之各种血证及瘀血肿痛,如胃、十二指肠溃疡出血,支气管扩张出血,肺结核咯血,功能性子宫出血,外伤及痔疮出血,妇女月经不调,经痛,经闭及月经血量过多,产后瘀血,胃痛,肋间神经痛等。■[订正]

【用法与用量】 ■用温开水送服。一次 1 粒(重症者 2 粒),一日 3 次,每隔 4 小时服一次,初服者若无副作用,可如法连服多次;小儿二岁至五岁一次 1/10 粒,五岁以上 1/5 粒。跌打损伤较重者,可先用酒送服 1 丸保险子。瘀血肿痛者,用酒调和药粉,外擦患处;如外伤皮肤破损或外伤出血,只需内服。■[订正]

【注意】 轻伤及其他病症患者忌服保险子;服药期间忌食蚕豆、鱼类和酸冷食物;孕妇禁用。

【规格】 每粒装 0.4g。每 100 丸保险子重 4g。每 10 粒胶囊配装 1 丸保险子

【贮藏】 密封。

三 金 片
Sanjin Pian

【处方】 金樱根　　　　　　　菝葜
　　　　羊开口　　　　　　　金沙藤
　　　　积雪草

【制法】 以上五味,加水煎煮二次,第一次 2 小时,第二次 1 小时,煎液滤过,滤液合并,浓缩至适量,喷雾干燥,加入辅料适量,混匀,制成颗粒,干燥,压制成 1000 片(小片)或 600 片(大片),包糖衣或薄膜衣,即得。

【性状】 本品为糖衣片或薄膜衣片,除去包衣后显棕色至黑褐色;味酸、涩、微苦。

【鉴别】 (1)取本品 15 片(小片)或 10 片(大片),除去包衣,研细,加乙醇 15ml,超声处理 20 分钟,滤过,滤液蒸干,残渣加 0.01mol/L 氢氧化钠溶液 20ml,微热使溶解,用乙醚 10ml 振摇提取,弃去乙醚液,水溶液再用乙酸乙酯 10ml 振摇提取,水溶液备用;乙酸乙酯液浓缩至 1ml,作为供试品溶液。另取金樱根对照药材 2.5g,同法制成对照药材溶液。照薄层色谱法(通则 0502)试验,吸取上述两种溶液各 10μl,分别点于同一硅胶 G 薄层板上,以三氯甲烷-甲醇(17:3)为展开剂,展开,取出,晾干,喷以 10%硫酸乙醇溶液,加热至斑点显色清晰。供试品色谱中,在与对照药材色谱相应的位置上,显两个或两个以上相同颜色的主斑点。

(2)取〔鉴别〕(1)项下的备用水溶液,用水饱和的正丁醇 15ml 振摇提取,分取正丁醇液,用正丁醇饱和的水 5ml 洗涤,弃去水洗液,正丁醇液蒸干,残渣加甲醇 1ml 使溶解,作为供试品溶液。另取积雪草苷对照品,加甲醇制成每 1ml 含 1mg 的溶液,作为对照品溶液。照薄层色谱法(通则 0502)试验,吸取上述两种溶液各 10μl,分别点于同一硅胶 G 薄层板上,以三氯甲烷-甲醇-水(7:3:0.5)为展开剂,展开,取出,晾干,喷以 10%硫酸乙醇溶液,加热至斑点显色清晰。供试品色谱中,在与对照品色谱相应的位置上,显相同颜色的斑点。

(3)取本品 10 片(小片)或 6 片(大片),除去包衣,研细,加乙醇 50ml,超声处理 30 分钟,滤过,滤液加盐酸 5ml,加热回流 2 小时,放冷,用 40%氢氧化钠溶液调至中性,蒸至无醇味,残渣用热水 40ml 溶解,用二氯甲烷振摇提取 2 次(40ml,30ml),合并二氯甲烷提取液,蒸干,残渣加甲醇 1ml 使溶解,作为供试品溶液。另取菝葜对照药材 5g,同法制成对照药材溶液。再取薯蓣皂苷元对照品,加甲醇制成每 1ml 含 0.5mg

的溶液,作为对照品溶液。照薄层色谱法(通则0502)试验,吸取上述两种溶液各 10μl,分别点于同一硅胶 G 薄层板上,以环己烷-乙酸乙酯(4∶1)为展开剂,展开,取出,晾干,喷以 10%硫酸乙醇溶液,在 105℃加热至斑点显色清晰,置紫外光灯(365nm)下检视。供试品色谱中,在与对照药材色谱相应的位置上,显两个或两个以上相同颜色的荧光斑点;在与对照品色谱相应的位置上,显相同颜色的荧光斑点。

(4)取本品 15 片(小片)或 10 片(大片),研细,加甲醇 100ml,超声处理 20 分钟,滤过,滤液浓缩至约 10ml,加在中性氧化铝柱(100~200 目,5g,内径为 1cm)上,用甲醇 50ml 洗脱,收集流出液与洗脱液,蒸干,残渣用水 20ml 溶解,用乙酸乙酯振摇提取 2 次,每次 15ml,合并乙酸乙酯提取液,蒸干,残渣加甲醇 1ml 使溶解,作为供试品溶液。另取羊开口对照药材 5g,加水 100ml,加热回流 1 小时,滤过,滤液蒸干,残渣加甲醇 20ml,同法制成对照药材溶液。照薄层色谱法(通则0502)试验,吸取上述两种溶液各 5~10μl,分别点于同一硅胶 G 薄层板上,以三氯甲烷-丙酮-水(6∶14∶1)为展开剂,展开,取出,晾干,置紫外光灯(365nm)下检视。供试品色谱中,在与对照药材色谱相应的位置上,显相同颜色的荧光斑点。

【检查】 应符合片剂项下有关的各项规定(通则0101)。

【含量测定】 照高效液相色谱法(通则0512)测定。

色谱条件与系统适用性试验 以十八烷基硅烷键合硅胶为填充剂;以甲醇-水(48∶52)为流动相;用蒸发光散射检测器检测。理论板数按羟基积雪草苷峰计算应不低于 2000。

对照品溶液的制备 分别取羟基积雪草苷对照品适量,精密称定,加甲醇制成每 1ml 含 0.2mg 的溶液和每 1ml 含 0.6mg 的溶液,即得。

供试品溶液的制备 取本品 30 片(小片)或 20 片(大片),除去包衣,精密称定,研细,取约 1.5g,精密称定,精密加入甲醇 50ml,称定重量,超声处理(功率 250W,频率 40kHz)45 分钟,放冷,再称定重量,用甲醇补足减失的重量,摇匀,滤过。精密量取续滤液 25ml,回收溶剂至干,残渣加水 20ml 使溶解,用水饱和的正丁醇振摇提取 3 次,每次 15ml,合并正丁醇提取液,用氨试液洗涤 2 次,每次 15ml,取正丁醇液,减压回收溶剂至干,残渣用甲醇溶解,转移至 5ml 量瓶中,加甲醇至刻度,摇匀,即得。

测定法 分别精密吸取上述两种浓度的对照品溶液各 10μl 与供试品溶液 5~10μl,注入液相色谱仪,测定,用外标两点法对数方程计算,即得。

本品每片含积雪草以羟基积雪草苷($C_{48}H_{78}O_{20}$)计,小片不得少于 0.22mg;大片不得少于 0.35mg。

【功能与主治】 ■清热解毒,利湿通淋,益肾。用于下焦湿热所致的热淋、小便短赤、淋沥涩痛、尿急频数;急慢性肾盂肾炎、膀胱炎、尿路感染见上述证候者;慢性非细菌性前列腺炎肾虚湿热下注证。■[订正]

【用法与用量】 ■口服。(1)慢性非细菌性前列腺炎:大片一次 3 片,一日 3 次。疗程为 4 周。(2)其他适应症:小片一次 5 片,大片一次 3 片,一日 3~4 次。■[订正]

【注意】 (1)偶见血清丙氨酸氨基转移酶(ALT)、血清门冬氨酸氨基转移酶(AST)轻度升高,血尿素氮(BUN)轻度升高,血白细胞(WBC)轻度降低。(2)用药期间请注意肝、肾功能的监测。■[增订]

【规格】 (1)薄膜衣小片 每片重 0.18g(相当于饮片 2.1g)
(2)薄膜衣大片 每片重 0.29g(相当于饮片 3.5g)
(3)糖衣小片 片心重 0.17g(相当于饮片 2.1g)
(4)糖衣大片 片心重 0.28g(相当于饮片 3.5g)

【贮藏】 密封。

万氏牛黄清心丸

Wanshi Niuhuang Qingxin Wan

【处方】 牛黄 10g   朱砂 60g
黄连 200g   栀子 120g
郁金 80g   黄芩 120g

【制法】 以上六味,除牛黄外,朱砂水飞成极细粉;其余黄连等四味粉碎成细粉;将牛黄研细,与上述粉末配研,过筛,混匀。每 100g 粉末加炼蜜 100~120g 制成大蜜丸,即得。

【性状】 本品为红棕色至棕褐色的大蜜丸;气特异,味甜、微涩、苦。

【鉴别】 (1)取本品,置显微镜下观察:糊化淀粉粒团块几乎无色(郁金)。种皮石细胞黄色或淡棕色,多破碎,完整者长多角形、长方形或不规则形,壁厚,有大的圆形纹孔,胞腔棕红色(栀子)。韧皮纤维淡黄色,梭形,壁厚,孔沟细(黄芩)。纤维束鲜黄色,壁稍厚,纹孔明显(黄连)。不规则细小颗粒暗棕色,有光泽,边缘暗黑色(朱砂)。

(2)取本品 3g,加水适量,研匀,反复洗去悬浮物,可得少量朱红色沉淀。取沉淀,加入盐酸 1ml 及少量铜片,加热煮沸,铜片由黄色变为银白色。

(3)取本品 3g,剪碎,加硅藻土 0.6g,研匀,加三氯甲烷 10ml、冰醋酸 0.5ml,加热回流 30 分钟,放冷,滤过,滤液蒸干,残渣加乙醇 2ml 使溶解,滤过,滤液作为供试品溶液。另取胆酸对照品,加乙醇制成每 1ml 含 1mg 的溶液,作为对照品溶液。照薄层色谱法(通则0502)试验,吸取上述两种溶液各 10μl,分别点于同一硅胶 G 薄层板上,以正己烷-乙酸乙酯-甲醇-醋酸(6∶32∶1∶1)为展开剂,展开,取出,晾干,喷以 10%磷钼酸乙醇溶液,在 110℃加热约 10 分钟。供试品色谱中,在与对照品色谱相应的位置上,显相同颜色的斑点。

(4)取本品 3g,剪碎,加硅藻土 0.5g,研匀,加甲醇 20ml,加热回流 1 小时,放冷,滤过,滤液作为供试品溶液。另取黄芩苷对照品,加甲醇制成每 1ml 含 1mg 的溶液,作为对照品溶液。照薄层色谱法(通则0502)试验,吸取上述两种溶液各 5μl,分别点于同一以含 4%醋酸钠的羧甲基纤维素钠溶液为黏合剂的硅胶 G 薄层板上,以乙酸乙酯-丁酮-甲酸-水(5∶

3:1:1)为展开剂,展开,取出,晾干,喷以2%三氯化铁乙醇溶液。供试品色谱中,在与对照品色谱相应的位置上,显相同颜色的斑点。

(5)取本品3g,加乙醚15ml,研磨,弃去乙醚液,药渣挥去乙醚,加乙酸乙酯30ml,加热回流1小时,放冷,滤过,滤液蒸干,残渣加甲醇3ml使溶解,滤过,滤液作为供试品溶液。另取栀子苷对照品,加甲醇制成每1ml含1mg的溶液,作为对照品溶液。照薄层色谱法(通则0502)试验,吸取上述两种溶液各5μl,分别点于同一硅胶G薄层板上,以乙酸乙酯-丙酮-甲酸-水(10:7:2:0.5)为展开剂,展开,取出,晾干,喷以10%硫酸乙醇溶液,在105℃加热10分钟。供试品色谱中,在与对照品色谱相应的位置上,显相同颜色的斑点。

(6)取〔含量测定〕黄连项下的供试品溶液作为供试品溶液。取黄连对照药材50mg,加甲醇10ml,加热回流15分钟,滤过,滤液蒸干,残渣加甲醇1ml使溶解,作为对照药材溶液。另取盐酸小檗碱对照品,加甲醇制成每1ml含0.5mg的溶液,作为对照品溶液。照薄层色谱法(通则0502)试验,吸取上述三种溶液各2μl,分别点于同一硅胶G薄层板上,以甲苯-乙酸乙酯-异丙醇-甲醇-浓氨试液(12:6:3:3:1)为展开剂,在氨蒸气饱和下展开,取出,晾干,置紫外光灯(365nm)下检视。供试品色谱中,在与对照药材色谱和对照品色谱相应的位置上,显相同的黄色荧光斑点。

【检查】■猪去氧胆酸 取本品,剪碎,取0.6g,加入等量硅藻土,研细,加甲醇50ml,加热回流3小时,滤过,滤液蒸干,残渣加乙醇5ml超声使溶解,离心,取上清液作为供试品溶液。另取猪去氧胆酸对照品,加乙醇制成每1ml含0.5mg的溶液,作为对照品溶液。照薄层色谱法(通则0502)试验,吸取上述两种溶液各5μl,分别点于同一硅胶G薄层板上,以环己烷-乙酸乙酯-36%乙酸-甲醇(20:25:2:3)的上层溶液为展开剂,展开2次,取出,晾干,喷以10%硫酸乙醇溶液,在105℃加热至斑点显色清晰,分别在日光及紫外光(365nm)下检视。供试品色谱中,在与对照品色谱相应的位置上,不得显相同颜色的斑点及荧光斑点。

游离胆红素 照高效液相色谱法(通则0512)测定(避光操作)。

色谱条件与系统适用性试验 同〔含量测定〕胆红素项下。

对照品溶液的制备 取胆红素对照品适量,精密称定,加二氯甲烷制成每1ml含6.5μg的溶液,即得。

供试品溶液的制备 取重量差异项下的本品,剪碎,取约2g,精密称定,精密加入无水碳酸钙适量(根据样品含水量加入1~2倍量),充分混匀后研细,取粉末适量(相当于取本品413mg),精密称定,置具塞锥形瓶中,精密加入二氯甲烷20ml,密塞,称定重量,涡旋至充分混匀,冰浴超声处理(功率500W,频率53kHz)30分钟,再称定重量,用二氯甲烷补足减失的重量,摇匀,离心(转速为每分钟4000转),取二氯甲烷液,滤过,取续滤液,即得。

测定法 分别精密吸取对照品溶液与供试品溶液各5μl,注入液相色谱仪,测定,即得。

供试品色谱中,在与对照品色谱峰保留时间相对应的位置上,出现的色谱峰应小于对照品色谱峰,或不出现色谱峰。■〔增订〕

应符合丸剂项下有关的各项规定(通则0108)。

【含量测定】■胆红素 照高效液相色谱法(通则0512)测定(避光操作)。

色谱条件与系统适用性试验 以十八烷基硅烷键合硅胶为填充剂;以乙腈-1%冰醋酸(95:5)为流动相;检测波长为450nm。理论板数按胆红素峰计算应不低于3000。

对照品溶液的制备 取胆红素对照品适量,精密称定,加二氯甲烷制成每1ml含10μg的溶液,即得。

供试品溶液的制备 取重量差异项下本品,剪碎,取约0.5g,精密称定,精密加入硅藻土适量,充分混匀后研细,取粉末适量(相当于取本品约0.1g),精密称定,置具塞锥形瓶中,加入10%草酸溶液(含0.15%十六烷基三甲基氯化铵)4ml,密塞,涡旋至充分混匀,精密加入水饱和二氯甲烷20ml,密塞,称定重量,涡旋至充分混匀,超声处理(功率500W,频率53kHz)30分钟,放冷,再称定重量,用水饱和二氯甲烷补足减失的重量,摇匀,离心(转速为每分钟4000转),取二氯甲烷液,滤过,取续滤液,即得。

测定法 分别精密吸取对照品溶液与供试品溶液各5μl,注入液相色谱仪,测定,即得。

本品每丸含牛黄以胆红素($C_{33}H_{36}N_4O_6$)计,〔规格(1)〕不得少于2.0mg,〔规格(2)〕不得少于4.0mg。■〔增订〕

朱砂 取重量差异项下的本品,剪碎,混匀,取约5g,精密称定,置250ml凯氏烧瓶中,加硫酸30ml与硝酸钾8g,加热俟溶液至近无色,放冷,转入250ml锥形瓶中,用水50ml分次洗涤烧瓶,洗液并入溶液中,加1%高锰酸钾溶液至显粉红色且两分钟内不消失,再滴加2%硫酸亚铁溶液至红色消失后,加硫酸铁铵指示液2ml,用硫氰酸铵滴定液(0.1mol/L)滴定。每1ml硫氰酸铵滴定液(0.1mol/L)相当于11.63mg的硫化汞(HgS)。

本品每丸含朱砂以硫化汞(HgS)计,(1)应为69~90mg;(2)应为138~180mg。

黄连 照高效液相色谱法(通则0512)测定。

色谱条件与系统适用性试验 以十八烷基硅烷键合硅胶为填充剂;以乙腈-0.05mol/L磷酸二氢钾溶液(50:50)(每100ml中加十二烷基硫酸钠0.4g,再以磷酸调节pH值为4.0)为流动相;检测波长为345nm。理论板数按盐酸小檗碱峰计算应不低于5000。

对照品溶液的制备 取盐酸小檗碱对照品适量,精密称定,加甲醇制成每1ml含80μg的溶液,即得。

供试品溶液的制备 取重量差异项下的本品,剪碎,混匀,取约0.3g,精密称定,置具塞锥形瓶中,精密加入盐酸-甲醇(1:100)混合溶液25ml,称定重量,85℃水浴中加热回流

40分钟,放冷,再称定重量,用盐酸-甲醇(1∶100)混合溶液补足减失的重量,摇匀,离心,上清液滤过,取续滤液,即得。

测定法 分别精密吸取对照品溶液与供试品溶液各5μl,注入液相色谱仪,测定,即得。

本品每丸含黄连以盐酸小檗碱($C_{20}H_{17}NO_4 \cdot HCl$)计,小丸不得少于7.5mg;大丸不得少于15.0mg。

【功能与主治】 清热解毒,镇惊安神。用于热入心包、热盛动风证,症见高热烦躁、神昏谵语及小儿高热惊厥。

【用法与用量】 口服。一次2丸〔规格(1)〕或一次1丸〔规格(2)〕,一日2～3次。

【注意】 孕妇慎用。

【规格】 (1)每丸重1.5g (2)每丸重3g

【贮藏】 密封。

万 应 胶 囊
Wanying Jiaonang

【处方】 胡黄连54g 黄连54g
　　　　 儿茶54g 冰片3.3g
　　　　 香墨108g 熊胆粉10.8g
　　　　 人工麝香2.7g 牛黄2.7g
　　　　 牛胆汁87g

【制法】 以上九味,胡黄连、黄连、儿茶、香墨粉碎成细粉;将牛黄与上述细粉混匀。熊胆粉用适量■沸水■[修订]溶化;牛胆汁浓缩至适量,滤过,与熊胆粉液混合,加入上述粉末中,混匀,制成颗粒。将冰片、人工麝香研细,与上述颗粒混匀,装入胶囊,制成1000粒(0.3g)或2000粒(0.15g),即得。

【性状】 本品为硬胶囊,内容物为墨绿色或黑色的颗粒和粉末;气芳香,味苦、有清凉感。

【鉴别】 (1)取本品内容物1.8g,研细,加乙醚20ml,置水浴上加热回流1小时,滤过,滤液挥干,残渣加三氯甲烷1ml使溶解,作为供试品溶液。另取香草酸对照品,加三氯甲烷制成每1ml含1mg的溶液,作为对照品溶液。照薄层色谱法(通则0502)试验,吸取供试品溶液10μl、对照品溶液5μl,分别点于同一硅胶GF_{254}薄层板上,以正己烷-乙醚-甲酸(12∶8∶1)为展开剂,展开,取出,晾干,置紫外光灯(254nm)下检视。供试品色谱中,在与对照品色谱相应的位置上,显相同颜色的斑点。

(2)取本品内容物1g,研细,加甲醇20ml,超声处理20分钟,滤过,滤液作为供试品溶液。另取黄连对照药材50mg,加甲醇5ml,加热回流15分钟,滤过,滤液作为对照药材溶液。再取盐酸小檗碱对照品,加甲醇制成每1ml含1mg的溶液,作为对照品溶液。照薄层色谱法(通则0502)试验,吸取上述三种溶液各1μl,分别点于同一硅胶G薄层板上,以甲苯-乙酸乙酯-异丙醇-甲醇-浓氨试液(12∶6∶3∶3∶1)为展开剂,置氨蒸气预饱和的展开缸内展开,取出,晾干,置紫

外光灯(365nm)下检视。供试品色谱中,在与对照药材色谱和对照品色谱相应的位置上,显相同的黄色荧光斑点。

(3)取本品内容物0.5g,研细,加乙醚20ml,密塞,冷浸30分钟,滤过,滤液挥干,残渣加乙醇1ml使溶解,作为供试品溶液。另取冰片对照品,加乙醇制成每1ml含2mg的溶液,作为对照品溶液。照薄层色谱法(通则0502)试验,吸取供试品溶液5μl、对照品溶液2μl,分别点于同一硅胶G薄层板上,以甲苯-乙酸乙酯(19∶1)为展开剂,展开,取出,晾干,喷以5%香草醛硫酸溶液,在105℃加热至斑点显色清晰。供试品色谱中,在与对照品色谱相应的位置上,显相同颜色的斑点。

(4)取〔鉴别〕(2)项下剩余的供试品溶液,蒸干,残渣加10%氢氧化钠溶液5ml使溶解,加热回流5小时,放冷,用盐酸调节pH值至2～3,用乙醚振摇提取2次,每次15ml,合并乙醚液,用水洗涤2次,每次15ml,乙醚液蒸干,残渣加乙酸乙酯1ml使溶解,作为供试品溶液。另取胆酸对照品、熊去氧胆酸对照品,加乙酸乙酯制成每1ml各含1mg的混合溶液,作为对照品溶液。照薄层色谱法(通则0502)试验,吸取供试品溶液5μl、对照品溶液2μl,分别点于同一硅胶G薄层板上,以正己烷-乙酸乙酯-甲醇-醋酸(20∶25∶3∶2)的上层溶液为展开剂,展开,取出,晾干,喷以10%硫酸乙醇溶液,105℃加热5分钟,在紫外光(365nm)下检视。供试品色谱中,在与对照品色谱相应的位置上,显相同颜色的荧光斑点。

【检查】 应符合胶囊剂项下有关的各项规定(通则0103)。

【含量测定】 照高效液相色谱法(通则0512)测定。

色谱条件与系统适用性试验 以十八烷基硅烷键合硅胶为填充剂;以乙腈-0.033mol/L磷酸二氢钾溶液(30∶70)为流动相;检测波长为265nm。理论板数按盐酸小檗碱峰计算应不低于3000。

对照品溶液的制备 取盐酸小檗碱对照品适量,精密称定,加盐酸-70%乙醇(1∶100)混合溶液制成每1ml含10μg的溶液,即得。

供试品溶液的制备 取装量差异项下的本品内容物,研细,取约0.3g,精密称定,加盐酸-70%乙醇(1∶100)混合溶液30ml,加热回流1小时,放冷,滤过,滤液置50ml量瓶中,容器与滤渣用盐酸-70%乙醇(1∶100)混合溶液洗涤数次,洗液并入同一量瓶中,加盐酸-70%乙醇(1∶100)混合溶液至刻度,摇匀,离心,精密量取上清液1ml,置10ml量瓶中,用流动相稀释至刻度,摇匀,即得。

测定法 分别精密吸取对照品溶液与供试品溶液各10μl,注入液相色谱仪,测定,即得。

本品每粒含黄连以盐酸小檗碱($C_{20}H_{17}NO_4 \cdot HCl$)计,规格(1)不得少于3.0mg;规格(2)不得少于1.5mg。

【功能与主治】 清热,解毒,镇惊。用于邪毒内蕴所致的口舌生疮、牙龈咽喉肿痛、小儿高热、烦躁易惊。

【用法与用量】 口服。一次1～2粒〔规格(1)〕或2～4

粒〔规格(2)〕,一日2次;三岁以内小儿酌减。

【注意】 孕妇慎用。

【规格】 (1)每粒装0.3g (2)每粒装0.15g

【贮藏】 密封。

口 炎 清 颗 粒
Kouyanqing Keli

【处方】 天冬　　　　麦冬
　　　　玄参　　　　山银花
　　　　甘草

【制法】 以上五味,加水煎煮二次,第一次2小时,第二次1.5小时,合并煎液,滤过,滤液浓缩至相对密度为1.26~1.29(80℃),加入乙醇使含醇量达50%,充分搅拌,静置12小时以上,取上清液,滤过,滤液回收乙醇并浓缩成稠膏,加入适量的蔗糖、糊精,制成颗粒,干燥,制成1000g;或加入适量的可溶性淀粉、糊精及蛋白糖,制成颗粒,干燥,制成300g(无蔗糖),即得。

【性状】 本品为棕黄色至棕褐色的颗粒;味甜、微苦;或味甘、微苦(无蔗糖)。

■**【鉴别】** (1)取本品20g或6g(无蔗糖),加甲醇100ml,超声处理30分钟,滤过,滤液回收溶剂至干,残渣加水30ml使溶解,加盐酸5ml,加热回流1小时,放冷,用石油醚(60~90℃)振摇提取2次,每次30ml,合并石油醚液,回收溶剂至干,残渣加甲醇0.5ml使溶解,作为供试品溶液。另取天冬对照药材1g,加水50ml,煎煮30分钟,放冷,滤过,滤液加一倍量的无水乙醇,摇匀,离心,取上清液,蒸干,残渣加水30ml使溶解,同法制成对照药材溶液。照薄层色谱法(通则0502)试验,吸取上述两种溶液各5μl,分别点于同一含1%氢氧化钠的0.5%羧甲基纤维素钠溶液为黏合剂的硅胶G薄层扳上,以石油醚(60~90℃)-乙酸乙酯-甲酸(5:1.5:0.2)为展开剂,展开,取出,晾干,在紫外光(365nm)下检视。供试品色谱中,在与对照药材色谱相应的位置上,显相同颜色的荧光斑点。

(2)取本品20g或6g(无蔗糖),加甲醇100ml,超声处理30分钟,滤过,滤液回收溶剂至干,残渣加水3ml使溶解,通过C18固相萃取小柱(500mg,依次用甲醇、水各20ml预洗活化),依次用水15ml、30%甲醇10ml、甲醇15ml洗脱,收集甲醇洗脱液,回收溶剂至干,残渣加甲醇1ml使溶解,作为供试品溶液。另取玄参对照药材1g,加水50ml,煎煮30分钟,放冷,滤过,滤液加一倍量的无水乙醇,摇匀,离心,取上清液,蒸干,残渣加水3ml使溶解,同法制成对照药材溶液。再取哈巴俄苷对照品,加甲醇制成每1ml含1mg的溶液,作为对照品溶液。照薄层色谱法(通则0502)试验,吸取供试品溶液6μl,对照药材和对照品溶液各2μl,分别点于同一硅胶G薄层板上,以三氯甲烷-甲醇-水(12:4:1)的下层溶液为

展开剂,展开,取出,晾干,喷以5%香草醛硫酸溶液,在105℃加热至斑点显色清晰,在日光下检视。供试品色谱中,在与对照药材色谱和对照品色谱相应的位置上,显相同颜色的斑点。

(3)取本品10g或3g(无蔗糖),加甲醇30ml,超声处理15分钟,滤过,滤液回收溶剂至干,残渣加水20ml使溶解,加盐酸2ml,用乙酸乙酯振摇提取2次,每次20ml,合并乙酸乙酯液,回收溶剂至干,残渣加甲醇1ml使溶解,作为供试品溶液。另取山银花对照药材1g,加水50ml,煎煮30分钟,放冷,滤过,滤液加一倍量的无水乙醇,摇匀,离心,取上清液,蒸干,残渣加水20ml使溶解,同法制成对照药材溶液。照薄层色谱法(通则0502)试验,吸取上述两种溶液各2μl,分别点于同一硅胶G薄层板上,以乙酸丁酯-甲酸-水(7:2.5:2.5)10℃以下放置的上层溶液为展开剂,展开,取出,晾干,喷以2%三氯化铁乙醇溶液,在日光下检视。供试品色谱中,在与对照药材色谱相应的位置上,显相同颜色的斑点。

(4)取本品20g或6g(无蔗糖),加甲醇100ml、超声处理30分钟,滤过,滤液回收溶剂至干,残渣加水15ml使溶解,用水饱和的正丁醇振摇提取2次,每次20ml,合并正丁醇液,用正丁醇饱和的水洗涤2次,每次20ml,正丁醇液回收溶剂至干,残渣加甲醇2ml使溶解,加在中性氧化铝柱(100~200目,5g,内径为1.5cm)上,用甲醇20ml洗脱,再用40%甲醇30ml洗脱,收集40%甲醇洗脱液,蒸干,残渣加甲醇1ml使溶解,作为供试品溶液。另取甘草对照药材1g,加水50ml,煎煮30分钟,放冷,滤过,滤液加一倍量的无水乙醇,摇匀,离心,取上清液,蒸干,残渣加水15ml使溶解,同法制成对照药材溶液。照薄层色谱法(通则0502)试验,吸取供试品溶液5μl,对照药材溶液2μl,分别点于同一硅胶G薄层板上,以乙酸丁酯-甲酸-水(7:2.5:2.5)10℃以下放置的上层溶液为展开剂,展开,取出,晾干,喷以10%硫酸乙醇溶液,在105℃加热至斑点显色清晰,在紫外光(365nm)下检视。供试品色谱中,在与对照药材色谱相应的位置上,显相同颜色的荧光斑点。■[修订]

【检查】 应符合颗粒剂项下有关的各项规定(通则0104)。

■**【含量测定】** 照高效液相色谱法(通则0512)测定。

色谱条件与系统适用性试验 以十八烷基硅烷键合硅胶为填充剂;以乙腈为流动相A,以0.4%醋酸溶液为流动相B,按下表中的规定进行梯度洗脱;绿原酸检测波长为330nm;皂苷用蒸发光散射检测器检测。理论板数按绿原酸峰计算应不低于5000。

时间(分钟)	流动相A(%)	流动相B(%)
0~10	8→15	92→85
10~12	15→29	85→71
12~18	29→33	71→67
18~25	33→40	67→60

对照品溶液的制备 取绿原酸对照品、灰毡毛忍冬皂苷乙对照品、川续断皂苷乙对照品适量,精密称定,加50%甲醇制成每1ml含绿原酸150μg、灰毡毛忍冬皂苷乙250μg、川续断皂苷乙40μg的混合溶液,即得。

供试品溶液的制备 取装量差异项下的本品,混匀,取适量,研细,取约5.0g,或约1.5g(无蔗糖),精密称定,置具塞锥形瓶中,精密加入50%甲醇50ml,密塞,称定重量,超声处理(功率250W,频率37kHz)30分钟,放冷,再称定重量,用50%甲醇补足减失的重量,摇匀,滤过,取续滤液,即得。

测定法 分别精密吸取对照品溶液2μl、10μl,供试品溶液5～10μl,注入液相色谱仪,测定,以外标两点法计算绿原酸的含量,以外标两点法对数方程计算灰毡毛忍冬皂苷乙和川续断皂苷乙的含量,即得。

本品每袋含山银花以绿原酸($C_{16}H_{18}O_9$)计,不得少于8.0mg,以灰毡毛忍冬皂苷乙($C_{65}H_{106}O_{32}$)和川续断皂苷乙($C_{53}H_{86}O_{22}$)的总量计,不得少于16.0mg。■[修订]

【功能与主治】 滋阴清热,解毒消肿。用于阴虚火旺所致的口腔炎症。

【用法与用量】 口服。一次2袋,一日1～2次。

【规格】 (1)每袋装10g (2)每袋装3g(无蔗糖)

【贮藏】 密封。

川贝止咳露(川贝枇杷露)

Chuanbei Zhike Lu

【处方】 川贝母 5g　　枇杷叶 130.9g
百部 23.4g　　前胡 14.1g
桔梗 9.1g　　桑白皮 9.4g
薄荷脑 0.16g

【制法】 以上七味,除薄荷脑外,其余川贝母等六味加水煎煮二次,第一次2.5小时,第二次2小时,合并煎液,滤过,滤液浓缩至适量,加入蔗糖300g及防腐剂适量,煮沸使溶解,滤过,滤液加入薄荷脑、杏仁香精的乙醇溶液适量,加水至1000ml,搅匀,即得。

【性状】 本品为棕黄色至棕褐色的液体;气芳香,味甜、凉、微苦。

【鉴别】 (1)取本品200ml,浓缩至约70ml,转移至三角烧瓶中,用少量水清洗容器并转移至三角烧瓶中,加浓氨试液2ml,摇匀,加三氯甲烷100ml,加热回流30分钟,放冷,分取三氯甲烷液,加无水硫酸钠适量,滤过,滤液回收溶剂至干,残渣加三氯甲烷0.5ml使溶解,作为供试品溶液。另取贝母素乙对照品,加甲醇制成每1ml含1mg的溶液,作为对照品溶液。照薄层色谱法(通则0502)试验,吸取供试品溶液5～10μl、对照品溶液5μl,分别点于同一硅胶G薄层板上,以乙酸乙酯-甲醇-浓氨试液(17∶2∶1)为展开剂,展开,取出,

晾干,喷以稀碘化铋钾试液,在日光下检视。供试品色谱中,在与对照品色谱相应的位置上,显相同颜色的斑点。

(2)取本品25ml,用水饱和的正丁醇振摇提取3次,每次20ml,合并正丁醇液,回收溶剂至干,残渣加水3～5ml使溶解,通过D101型大孔吸附树脂柱(柱内径为1.5cm,柱高为8cm),用水50ml洗脱,弃去洗脱液,再用稀乙醇洗脱至无色,收集洗脱液,回收溶剂至干,残渣加甲醇0.5ml使溶解,作为供试品溶液。另取枇杷叶对照药材2g,加水100ml,煎煮1小时,滤过,滤液同法制成对照药材溶液。照薄层色谱法(通则0502)试验,吸取上述两种溶液各10～20μl,分别点于同一硅胶G薄层板上,使呈条状,以环己烷-乙酸乙酯-冰醋酸(8∶4∶0.1)为展开剂,展开,取出,晾干,喷以5%香草醛硫酸溶液,在105℃加热至斑点显色清晰,在日光下检视。供试品色谱中,在与对照药材色谱相应的位置上,显相同颜色的主条斑。

(3)取本品50ml,加盐酸1ml,摇匀,用乙醚振摇提取2次,每次40ml,合并乙醚液,回收溶剂至干,残渣加乙酸乙酯0.5ml使溶解,作为供试品溶液。另取前胡对照药材1g,加水150ml,煎煮30分钟,滤过,滤液浓缩至50ml,同法制成对照药材溶液。照薄层色谱法(通则0502)试验,吸取上述两种溶液各5～10μl,分别点于同一硅胶G薄层板上,以石油醚(60～90℃)-乙酸乙酯(3∶1)为展开剂,展开,取出,晾干,喷以饱和的氢氧化钠乙醇溶液,在紫外光(365nm)下检视。供试品色谱中,在与对照药材色谱相应的位置上,显相同的蓝色荧光主斑点。

(4)取本品30ml,加10%硫酸乙醇溶液10ml,加热回流3小时,放冷,加三氯甲烷60ml,振摇,转移至分液漏斗中,分取三氯甲烷液,水液再用三氯甲烷60ml振摇提取,合并三氯甲烷液,用水60ml洗涤,弃去洗液,三氯甲烷液用铺有适量无水硫酸钠的漏斗滤过,滤液回收溶剂至干,残渣加甲醇0.5ml使溶解,作为供试品溶液。另取桔梗对照药材1g,加10%硫酸乙醇溶液10ml及水30ml,同法制成对照药材溶液。照薄层色谱法(通则0502)试验,吸取供试品溶液2～10μl、对照药材溶液5～10μl,分别点于同一硅胶G薄层板上,以三氯甲烷-乙醚(1∶1)为展开剂,展开,取出,晾干,喷以10%硫酸乙醇溶液,在105℃加热至斑点显色清晰,在日光下检视。供试品色谱中,在与对照药材色谱相应的位置上,显相同颜色的主斑点。

(5)取本品15ml,用石油醚(30～60℃)振摇提取2次,每次15ml,合并石油醚液,低温浓缩至约1ml,作为供试品溶液。另取薄荷脑对照品,加石油醚(30～60℃)制成每1ml含0.5mg的溶液,作为对照品溶液。照薄层色谱法(通则0502)试验,吸取上述两种溶液各10μl,分别点于同一硅胶G薄层板上,以环己烷-乙酸乙酯(17∶3)为展开剂,展开,取出,晾干,喷以5%香草醛硫酸溶液,热风吹至斑点显色清晰,在日光下检视。供试品色谱中,在与对照品色谱相应的位置上,显相同颜色的斑点。

【检查】 相对密度 应为1.11～1.15(通则0601)。

其他 应符合糖浆剂项下有关的各项规定(通则0116)。

【含量测定】 照气相色谱法(通则0521)测定。

色谱条件与系统适用性试验 改性聚乙二醇毛细管柱

(柱长为 30m,柱内径为 0.32mm,膜厚度为 0.25μm),柱温 110℃,进样口温度为 220℃,检测器温度为 250℃;分流比为 5:1。理论板数按萘峰计算应不低于 5000。

校正因子测定 取萘适量,精密称定,加环己烷制成每 1ml 含 5mg 的溶液,作为内标溶液。另取薄荷脑对照品 60mg,精密称定,置 10ml 量瓶中,加环己烷溶解并稀释至刻度,摇匀。精密量取 1ml,置 50ml 量瓶中,精密加入内标溶液 1ml,加环己烷至刻度,摇匀。吸取 1μl,注入气相色谱仪,测定,计算校正因子。

测定法 精密量取本品 50ml,用环己烷振摇提取 4 次,每次 10ml,合并环己烷液,用氯化钠饱和溶液 10ml 洗涤,弃去洗涤液。环己烷液用铺有无水硫酸钠 1g 的漏斗滤过,滤液置 50ml 量瓶中,用环己烷洗涤滤器至约 48ml,精密加入内标溶液 1ml,加环己烷至刻度,摇匀,吸取 1μl,注入气相色谱仪,测定,即得。

本品每 1ml 含薄荷脑($C_{10}H_{20}O$)应不得少于 ■0.10mg■[修订]。

【功能与主治】 止嗽祛痰。用于风热咳嗽,痰多上气或燥咳。

【用法与用量】 口服。一次 15ml,一日 3 次;小儿减半。

【规格】 (1)每瓶装 100ml　(2)每瓶装 120ml　(3)每瓶装 150ml

【贮藏】 密封,置阴凉处。

女金丸
Nüjin Wan

【处方】

当归 140g	白芍 70g
川芎 70g	熟地黄 70g
党参 55g	炒白术 70g
茯苓 70g	甘草 70g
肉桂 70g	益母草 200g
牡丹皮 70g	没药(制)70g
醋延胡索 70g	藁本 70g
白芷 70g	黄芩 70g
白薇 70g	醋香附 150g
砂仁 50g	陈皮 140g
煅赤石脂 70g	鹿角霜 150g
阿胶 70g	

【制法】 以上二十三味,粉碎成细粉,过筛,混匀。每 100g 粉末用炼蜜 35～50g 加适量的水制丸,干燥,制成水蜜丸;或加炼蜜 120～150g 制成小蜜丸或大蜜丸,即得。

【性状】 本品为棕褐色至黑棕色的水蜜丸、小蜜丸或大蜜丸;气芳香,味甜、微苦。

【鉴别】 (1)取本品,置显微镜下观察:糊化淀粉粒团块淡黄色(延胡索)。不规则分枝状团块无色,遇水合氯醛试液溶化;菌丝无色或淡棕色,直径 4～6μm(茯苓)。非腺毛 1～3 细胞,稍弯曲,壁有疣状突起(益母草)。草酸钙方晶成片存在于薄壁组织中(陈皮)。纤维单个散在,长梭形,直径 24～50μm,壁厚,木化(肉桂)。内种皮厚壁细胞黄棕色或棕红色,表面观类多角形,壁厚,胞腔含硅质块(砂仁)。纤维束周围薄壁细胞含草酸钙方晶,形成晶纤维(甘草)。韧皮纤维淡黄色,梭形,壁厚,孔沟细(黄芩)。纤维成束,红棕色或黄棕色,壁甚厚(香附)。薄壁组织灰棕色至黑棕色,细胞多皱缩,内含棕色核状物(熟地黄)。薄壁细胞纺锤形,壁略厚,有极微细的斜向交错纹理(当归)。不规则块片半透明,边缘折光较强,表面有纤细短纹理和小孔及细裂隙(鹿角霜)。

(2)取本品水蜜丸 10g,研碎;或取小蜜丸或大蜜丸 18g,剪碎,置 500ml 圆底烧瓶中,加水 200ml,连接挥发油测定器,自测定器上端加水至刻度并溢流入烧瓶时为止,再加入石油醚(60～90℃)1ml,连接回流冷凝管,加热并保持微沸 1 小时,放冷,取石油醚液作为供试品溶液。另取丹皮酚对照品,加石油醚(60～90℃)制成每 1ml 含 1mg 的溶液,作为对照品溶液。照薄层色谱法(通则 0502)试验,吸取上述两种溶液各 2μl,分别点于同一用 1%氢氧化钠溶液制备的硅胶 G 薄层板上,以环己烷-乙酸乙酯(3:1)为展开剂,展开,取出,晾干,喷以 2%三氯化铁乙醇溶液-盐酸(50:1)的混合溶液。供试品色谱中,在与对照品色谱相应的位置上,显相同颜色的斑点。

(3)取桂皮醛对照品,加石油醚(60～90℃)制成每 1ml 含 0.5μl 的溶液,作为对照品溶液。照薄层色谱法(通则 0502)试验,吸取〔鉴别〕(2)项下的供试品溶液 5μl 与上述对照品溶液 2μl,分别点于同一用 1%氢氧化钠溶液制备的硅胶 G 薄层板上,以石油醚(60～90℃)-乙酸乙酯(17:3)为展开剂,展开,取出,晾干,喷以二硝基苯肼乙醇试液,放置 30 分钟至斑点显色清晰。供试品色谱中,在与对照品色谱相应的位置上,显相同颜色的斑点。

(4)取本品水蜜丸 5g,研碎;或取小蜜丸或大蜜丸 9g,剪碎,加水 60ml,搅拌使溶散,加热回流 30 分钟,放冷,离心,取上清液,用稀盐酸调 pH 值至 1～2,离心,取上清液,滤过,滤液通过 732 氢型阳离子交换树脂柱(内径为 10mm,柱高为 15cm),流速为每分钟 1.0～1.5ml,以水洗至洗脱液近无色,弃去洗脱液,再以氨溶液(15→100)30ml 洗脱,收集洗脱液,水浴蒸干,残渣用 80%乙醇 10ml 分次溶解,加在活性炭-中性氧化铝柱(活性炭 100 目以上,0.3g;中性氧化铝 100～200 目,2g;混匀,装柱,内径为 15mm)上,用 80%乙醇 20ml 洗脱,收集流出液与洗脱液,蒸干,残渣加甲醇 0.5ml 使溶解,作为供试品溶液。另取盐酸水苏碱对照品,加甲醇制成每 1ml 含 2mg 的溶液,作为对照品溶液。照薄层色谱法(通则 0502)试验,吸取上述两种溶液各 2～5μl,分别点于同一硅胶 G 薄层板上,以正丁醇-乙酸乙酯-盐酸(8:1:3)为展开剂,展开,取出,晾干 12 小时以上,喷以稀碘化铋钾试液,放置 2.5 小时,再次喷稀碘化铋钾试液。供试品色谱中,在与对照品色谱相应的位置上,显相同颜色的斑点。

(5)取本品水蜜丸 10g,研碎,加浓氨试液 5ml;或取小蜜丸或大蜜丸 18g,剪碎,加硅藻土 10g,研匀,加浓氨试液 10ml,密塞,振摇,放置 10 分钟,加三氯甲烷 60ml,加热回流 30 分钟,滤过,滤液浓缩至约 10ml,用 0.5mol/L 盐酸溶液振摇提取 2 次,每次 10ml,合并提取液,加浓氨试液 5ml(使 pH 值至 11 以上),用三氯甲烷振摇提取 2 次,每次 10ml,合并三氯甲烷液,水浴蒸干,残渣用三氯甲烷溶解使成 0.5ml,作为供试品溶液。另取延胡索对照药材 0.5g,加浓氨试液 0.5ml,振摇,放置 10 分钟,加三氯甲烷 20ml,同法制成对照药材溶液。照薄层色谱法(通则 0502)试验,吸取供试品溶液 10~20μl、对照药材溶液 10μl,分别点于同一用 1%氢氧化钠溶液制备的硅胶 G 薄层板上,以甲苯-丙酮(9:2)为展开剂,展开,取出,晾干,喷以稀碘化铋钾试液。供试品色谱中,在与对照药材色谱相应的位置上,显相同颜色的主斑点。

(6)取本品水蜜丸 5g,研碎;或取小蜜丸或大蜜丸 9g,剪碎,加硅藻土 5g,研匀,加甲醇 50ml,超声处理 30 分钟,滤过,滤液蒸干,残渣加水 5ml 使溶解,用脱脂棉滤过,滤液通过 D101 型大孔吸附树脂柱(16~60 目,内径为 1.5cm,柱高为 15cm),流速为每分钟 1.0~1.5ml,依次以水、30%乙醇各 50ml 洗脱,弃去洗脱液,继用 70%乙醇 50ml 洗脱,收集洗脱液,蒸干,残渣用 50%乙醇 5ml 溶解,通过聚酰胺柱(100~200 目,1g,内径为 1cm,湿法装柱),用 50%乙醇 10ml 洗脱,收集流出液及洗脱液,备用;继用乙醇 10ml 洗脱,收集洗脱液,蒸干,残渣加甲醇 1ml 使溶解,作为供试品溶液。另取黄芩对照药材 0.1g,加甲醇 5ml,超声处理 10 分钟,摇匀,静置,取上清液作为对照药材溶液。再取黄芩苷对照品,加甲醇制成每 1ml 含 0.5mg 的溶液,作为对照品溶液。照薄层色谱法(通则 0502)试验,吸取上述三种溶液各 4μl,分别点于同一聚酰胺薄膜上,以醋酸为展开剂,展开,取出,晾干,喷以 1%三氯化铁乙醇溶液。供试品色谱中,在与对照药材色谱和对照品色谱相应的位置上,显相同颜色的斑点。

(7)取〔鉴别〕(6)项下的备用溶液,水浴蒸去乙醇,加水至约 5ml,用乙酸乙酯振摇提取 2 次,每次 5ml,水溶液备用;合并乙酸乙酯液,蒸干,残渣加甲醇 1ml 使溶解,作为供试品溶液。另取陈皮对照药材 0.1g,加甲醇 5ml,超声处理 10 分钟,静置,取上清液作为对照药材溶液。照薄层色谱法(通则 0502)试验,吸取上述两种溶液各 2μl,分别点于同一硅胶 G 薄层板上,以三氯甲烷-甲醇-水(28:10:1)为展开剂,展开,取出,晾干,喷以三氯化铝试液,在 105℃加热约 5 分钟,置紫外光灯(365nm)下检视。供试品色谱中,在与对照药材色谱相应的位置上,显相同颜色的荧光斑点。

(8)取〔鉴别〕(7)项下的备用水溶液,用水饱和的正丁醇振摇提取 2 次,每次 8ml,合并正丁醇提取液,蒸干,残渣用甲醇 5ml 分次溶解,加在中性氧化铝柱(100~200 目,2g,内径为 1cm)上,用 80%甲醇 20ml 洗脱,收集流出液及洗脱液,蒸干,残渣加甲醇 1ml 使溶解,作为供试品溶液。另取芍药苷对照品,加甲醇制成每 1ml 含 1mg 的溶液,作为对照品溶液。照薄层色谱法(通则 0502)试验,吸取上述两种溶液各 5μl,分

别点于同一用 1%氢氧化钠溶液制备的硅胶 G 薄层板上,以三氯甲烷-乙酸乙酯-甲醇-水(15:40:18:10)10℃以下放置分层的下层溶液为展开剂,展开,取出,晾干,喷以 2%香草醛硫酸溶液,在 105℃加热至斑点显色清晰。供试品色谱中,在与对照品色谱相应的位置上,显相同颜色的斑点。

【检查】 应符合丸剂项下的有关规定(通则 0108)。

【含量测定】 照高效液相色谱法(通则 0512)测定。

色谱条件与系统适用性试验 以十八烷基硅烷键合硅胶为填充剂;以甲醇-乙腈-0.1%磷酸溶液(12:13:75)为流动相(必要时,每次进样测定后增加乙腈的比例,尽快冲出杂质成分);检测波长为 284nm。理论板数按橙皮苷峰计算应不低于 7000。

对照品溶液的制备 取橙皮苷对照品适量,精密称定,加甲醇制成每 1ml 含 30μg 的溶液,即得。

供试品溶液的制备 取本品水蜜丸适量,研碎,取约 0.7g,精密称定;或取重量差异项下的小蜜丸或大蜜丸,剪碎,混匀,取约 1g,精密称定,置具塞锥形瓶中,精密加入 80%甲醇 50ml,密塞,称定重量,超声处理(功率 400W,频率 40kHz)15 分钟使分散,加热回流 40 分钟,放冷,再称定重量,用 80%甲醇补足减失的重量,摇匀,滤过,取续滤液,即得。

测定法 分别精密吸取对照品溶液与供试品溶液各 10μl,注入液相色谱仪,测定,即得。

本品含陈皮以橙皮苷($C_{28}H_{34}O_{15}$)计,水蜜丸每 1g 不得少于 1.4mg;小蜜丸每 1g 不得少于 0.89mg;大蜜丸每丸不得少于 8.0mg。

■【检查】 应符合丸剂项下有关的各项规定(通则 0108)。■[删除]

【功能与主治】 益气养血,理气活血,止痛。用于气血两虚、气滞血瘀所致的月经不调,症见月经提前、月经错后、月经量多、神疲乏力、经水淋漓不净、行经腹痛。

【用法与用量】 口服。水蜜丸一次 5g,小蜜丸一次 9g(45 丸),大蜜丸一次 1 丸,一日 2 次。

【注意】 (1)对本品过敏者禁用,过敏体质者慎用。(2)孕妇慎用。(3)湿热蕴结者不宜使用。(4)忌食辛辣、生冷食物。(5)感冒时不宜服用。(6)平素月经正常突然出现月经过少或经期错后,或阴道不规则出血者应去医院就诊;治疗痛经,宜在经前 3~5 天开始服药,连服一周;服药后痛经不减轻或重度痛经者,应到医院诊治。

【规格】 (1)水蜜丸 每 10 丸重 2g (2)小蜜丸 每 100 丸重 20g (3)大蜜丸 每丸重 9g

【贮藏】 密封。

小儿百部止咳糖浆

Xiao'er Baibu Zhike Tangjiang

【处方】 蜜百部 100g　　　　苦杏仁 50g

桔梗 50g	桑白皮 50g
麦冬 25g	知母 25g
黄芩 100g	陈皮 100g
甘草 25g	制天南星 25g
枳壳(炒)50g	

【制法】 以上十一味,加水煎煮二次,第一次 3 小时,第二次 2 小时,合并煎液,滤过,滤液静置 6 小时以上,取上清液,浓缩至适量。另取蔗糖 650g 加水煮沸制成糖浆,与上述浓缩液混匀,煮沸,放冷,加入苯甲酸钠 2.5g 与香精适量,加水至 1000ml,搅匀,静置,滤过,即得。

【性状】 本品为棕褐色的黏稠液体;味甜。

【鉴别】 (1)取本品 5ml,加 75% 乙醇 15ml,超声处理 20 分钟,滤过,滤液作为供试品溶液。另取黄芩苷对照品,加 75% 乙醇制成每 1ml 含 0.2mg 的溶液,作为对照品溶液。照薄层色谱法(通则 0502)试验,吸取上述两种溶液各 1～3μl,分别点于同一聚酰胺薄膜上,以醋酸为展开剂,展开,取出,晾干,置紫外光灯(365nm)下检视。供试品色谱中,在与对照品色谱相应的位置上,显相同颜色的荧光斑点。

(2)取本品 1ml,置具塞离心管中,加甲醇 1ml,振摇,离心,取上清液作为供试品溶液。另取橙皮苷对照品,加甲醇制成饱和溶液,作为对照品溶液。照薄层色谱法(通则 0502)试验,吸取上述两种溶液各 2μl,分别点于同一用 0.5% 氢氧化钠溶液制备的硅胶 G 薄层板上,以乙酸乙酯-甲醇-水(100∶17∶3)为展开剂,展至约 3cm,取出,晾干,再以甲苯-乙酸乙酯-甲醇-水(20∶10∶1∶1)的上层溶液为展开剂,展至约 8cm,取出,晾干,喷以三氯化铝试液,置紫外光灯(365nm)下检视。供试品色谱中,在与对照品色谱相应的位置上,显相同颜色的荧光斑点。

【检查】 相对密度 应为■1.26～1.32■[修订](通则 0601)。

pH 值 应为 4.0～5.0(通则 0631)。

其他 应符合糖浆剂项下有关的各项规定(通则 0116)。

【含量测定】 照高效液相色谱法(通则 0512)测定。

色谱条件与系统适用性试验 以十八烷基硅烷键合硅胶为填充剂;以甲醇-水-磷酸(45∶55∶0.04)为流动相;检测波长为 276nm。理论板数按黄芩苷峰计算应不低于 2500。

对照品溶液的制备 取黄芩苷对照品适量,精密称定,加 50% 甲醇制成每 1ml 含 20μg 的溶液,即得。

供试品溶液的制备 精密量取本品 2ml,置 100ml 量瓶中,用水溶解并稀释至刻度,摇匀,精密量取 10ml,置 50ml 量瓶中,加 65% 甲醇至刻度,摇匀,滤过,取续滤液,即得。

测定法 分别精密吸取对照品溶液与供试品溶液各 10μl,注入液相色谱仪,测定,即得。

本品每 1ml 含黄芩以黄芩苷($C_{21}H_{18}O_{11}$)计,不得少于 3.7mg。

【功能与主治】 清肺,止咳、化痰。用于小儿痰热蕴肺所致的咳嗽、顿咳,症见咳嗽、痰多、痰黄黏稠、咯吐不爽,或痰咳不已、痰稠难出;百日咳见上述证候者。

【用法与用量】 口服。二岁以上一次 10ml,二岁以内一次 5ml,一日 3 次。

【规格】 (1)每瓶装 10ml (2)每瓶装 100ml

【贮藏】 密封。

小儿肺热咳喘口服液

Xiao'er Feire Kechuan Koufuye

【处方】
麻黄 50g	苦杏仁 100g
石膏 400g	甘草 50g
金银花 167g	连翘 167g
知母 167g	黄芩 167g
板蓝根 167g	麦冬 167g
鱼腥草 167g	

【制法】 以上十一味,石膏加水煎煮 0.5 小时,加入其余麻黄等十味,加水煎煮二次,每次 1 小时,合并煎液,滤过,滤液浓缩至相对密度为 1.10～1.15(80℃),放冷,加乙醇使含醇量达 75%,搅匀,静置 24 小时,滤过,滤液回收乙醇并浓缩至相对密度为 1.20～1.25(80℃)的清膏,加水约至 1000ml,搅匀,冷藏(4～7℃)■36～48 小时■[修订],滤过,滤液加入苯甲酸钠 3g 和甜蜜素 5g,加水至 1000ml,搅匀,灌装,灭菌,即得。

【性状】 本品为棕红色的液体;味苦、微甜。

【鉴别】 (1)取本品 10ml,加氯化钠饱和水溶液 10ml,用 10% 氢氧化钠溶液调节 pH 值至 12～13,用乙醚振摇提取 2 次,每次 20ml,合并乙醚提取液,加盐酸乙醇(1→20)溶液 2ml,低温挥干,残渣立即用甲醇 5ml 溶解,作为供试品溶液。另取盐酸麻黄碱对照品适量,加甲醇制成每 1ml 含 0.5mg 的溶液,作为对照品溶液。照薄层色谱法(通则 0502)试验,吸取上述两种溶液各 3μl,分别点于同一硅胶 G 薄层板上,以乙醇-浓氨试液(10∶0.5)为展开剂,展开,取出,晾干,喷以茚三酮试液,在 105℃加热至斑点显色清晰。供试品色谱中,在与对照品色谱相应的位置上,显相同颜色的斑点。

(2)取本品 5ml,加水 5ml,摇匀,加稀盐酸调节 pH 值至 1～2,离心 10 分钟,沉淀备用。分取上清液,用乙酸乙酯 15ml 振摇提取,乙酸乙酯液蒸干,残渣加乙酸乙酯 1ml 使溶解,作为供试品溶液Ⅰ。取上述备用沉淀,加乙醇 5ml 使溶解,作为供试品溶液Ⅱ。再取绿原酸对照品、黄芩苷对照品,分别加乙醇制成每 1ml 含 1mg 和 0.3mg 的溶液,作为对照品溶液。照薄层色谱法(通则 0502)试验,吸取上述四种溶液各 1～2μl,分别点于同一聚酰胺薄膜上,以乙酸乙酯-甲醇-甲酸(8∶1∶1)为展开剂,展开,取出,晾干,置紫外光灯(365nm)下检视。供试品色谱中,在与两种对照品色谱相应的位置上,分别显相同颜色的荧光斑点。

(3)取本品作为供试品溶液。另取连翘对照药材 0.5g,加甲醇 10ml,加热回流 20 分钟,滤过,滤液作为对照药材溶液。再取连翘苷对照品,加甲醇制成每1ml含1mg的溶液,作为对照品溶液。照薄层色谱法(通则0502)试验,吸取供试品溶液和对照品溶液各5μl、对照药材溶液10μl,分别点于同一硅胶G薄层板上,以三氯甲烷-甲醇(5:1)为展开剂,展开,取出,晾干,喷以10%硫酸乙醇溶液,在105℃加热至斑点显色清晰。供试品色谱中,在与对照药材色谱和对照品色谱相应的位置上,显相同颜色的斑点。

【检查】 相对密度 应为1.07~1.12(通则0601)。

pH值 应为5.0~7.0(通则0631)。

其他 应符合合剂项下有关的各项规定(通则0181)。

【含量测定】 照高效液相色谱法(通则0512)测定。

色谱条件与系统适用性试验 以十八烷基硅烷键合硅胶为填充剂;以乙腈-0.2%磷酸溶液(3:97)为流动相;检测波长为210nm。理论板数按盐酸麻黄碱峰计算应不低于7000。

对照品溶液的制备 取盐酸麻黄碱对照品、盐酸伪麻黄碱对照品适量,精密称定,分别加水制成每1ml含盐酸麻黄碱30μg的溶液和每1ml含盐酸伪麻黄碱15μg的溶液,即得。

供试品溶液的制备 精密量取本品5ml,通过D101型大孔吸附树脂柱(内径为1.5cm,柱高为13cm),先后以水100ml和20%乙醇75ml洗脱,弃去洗脱液,继用40%乙醇15ml、60%乙醇15ml和80%乙醇70ml洗脱,收集上述洗脱液,浓缩至约10ml,用适量10%乙醇转移至25ml量瓶中,加10%乙醇至刻度,摇匀,即得。

测定法 分别精密吸取对照品溶液与供试品溶液各10μl,注入液相色谱仪,测定,即得。

本品每1ml含麻黄以盐酸麻黄碱($C_{10}H_{15}NO \cdot HCl$)和盐酸伪麻黄碱($C_{10}H_{15}NO \cdot HCl$)的总量计,不得少于0.18mg。

【功能与主治】 清热解毒,宣肺化痰。用于热邪犯于肺卫所致发热、汗出、微恶风寒、咳嗽、痰黄,或兼喘息、口干而渴。

【用法与用量】 口服。一至三岁一次10ml,一日3次;四至七岁一次10ml,一日4次;八至十二岁一次20ml,一日3次,或遵医嘱。

【注意】 大剂量服用,可能有轻度胃肠不适反应。

【规格】 每支装10ml

【贮藏】 密封。

小儿热速清颗粒

Xiao'er Resuqing Keli

【处方】 柴胡1250g   黄芩625g

板蓝根1250g   葛根625g

金银花687.5g   水牛角312.5g

连翘750g   ■大黄312.5g■[修订]

【制法】 以上八味,柴胡、金银花、连翘蒸馏提取挥发油,蒸馏后的水溶液另器收集;水牛角加水先煎煮3小时后,再与柴胡等三味的药渣及黄芩等四味加水煎煮二次,每次1小时,合并煎液,滤过,滤液与上述水溶液合并,浓缩至相对密度为1.10~1.25(60℃)稠膏,冷至室温,加乙醇使含醇量达65%,搅匀,静置24小时,取上清液回收乙醇并浓缩至相对密度为1.20~1.35(80℃)的清膏,干燥、粉碎,加蔗糖、糊精适量,混匀,制成颗粒,干燥,喷入上述挥发油,混匀,制成3000g〔规格(1)〕;或制成1000g〔规格(2)〕,即得。

【性状】 本品为棕黄色至棕褐色的颗粒;味甜或味微苦。

【鉴别】 (1)取本品2袋的内容物,研细,加水40ml使溶解,用水饱和的正丁醇振摇提取3次,每次30ml,合并正丁醇提取液,用氨试液洗涤2次,每次30ml,弃去氨试液,正丁醇液回收溶剂至干,残渣加甲醇2ml使溶解,作为供试品溶液。另取柴胡对照药材0.5g,加水40ml,加热微沸1小时,滤过,自"用水饱和的正丁醇振摇提取3次,"起,同法制成对照药材溶液。照薄层色谱法(通则0502)试验,吸取供试品溶液10μl、对照药材溶液3μl,分别点于同一硅胶G薄层板上,以三氯甲烷-甲醇-水(13:7:2)10℃以下放置的下层溶液为展开剂,展开,取出,晾干,喷以2%对二甲氨基苯甲醛的40%硫酸溶液,在60℃加热至斑点显色清晰,分别置日光及紫外光(365nm)下检视。供试品色谱中,在与对照药材色谱相应的位置上,日光下显相同颜色的斑点;紫外光下显相同颜色的荧光斑点。

(2)取本品2袋的内容物,研细,加甲醇40ml,超声处理30分钟,滤过,滤液蒸干,残渣加水20ml使溶解,加盐酸2ml,加热回流30分钟,立即冷却,用乙醚振摇提取2次,每次20ml,合并乙醚液,蒸干,残渣加甲醇2ml使溶解,作为供试品溶液。另取大黄对照药材0.1g,同法制成对照药材溶液。再取大黄素对照品,加甲醇制成每1ml含0.5mg的溶液,作为对照品溶液。照薄层色谱法(通则0502)试验,吸取供试品溶液10μl、对照药材溶液及对照品溶液各1μl,分别点于同一硅胶H薄层板上,以石油醚(30~60℃)-甲酸乙酯-甲酸(15:5:1)的上层溶液为展开剂,展开,取出,晾干,在紫外光(365nm)下检视。供试品色谱中,在与对照药材色谱和对照品色谱相应的位置上,显相同颜色的荧光斑点。

(3)取本品2袋的内容物,研细,加水30ml使溶解,离心10分钟,通过D101型大孔吸附树脂柱(柱内径为2cm,柱高为15cm),依次用水150ml和甲醇100ml洗脱,收集甲醇洗脱液,回收溶剂至干,残渣加甲醇2ml使溶解,静置,取上清液,作为供试品溶液。另取连翘对照药材1g,加甲醇10ml,加热回流30分钟,滤过,滤液浓缩至2ml,作为对照药材溶液。再取连翘苷对照品,加甲醇制成每1ml含1mg的溶液,作为对照品溶液。照薄层色谱法(通则0502)试验,吸取供试品溶液10μl、对照药材溶液与对照品溶液各5μl,分别点于同一硅胶G薄层板上,以三氯甲烷-甲醇-冰醋酸(16:3:1)为展开剂,展开,取出,晾干,喷以5%香草醛硫酸溶液,在105℃加热至斑点显色清晰,在日光下检视。供试品色谱中,在与对照药材色谱和对照品色谱相应的位置上,显相同颜色的斑点。

(4)取本品2袋的内容物,研细,加甲醇20ml超声处理30分钟,滤过,滤液蒸干,残渣加水20ml使溶解,用水饱和的正丁醇振摇提取2次,每次30ml,合并正丁醇提取液,备用;水液置水浴上蒸干,残渣加甲醇1ml使溶解,作为供试品溶液。另取绿原酸对照品,加甲醇制成每1ml含1mg的溶液,作为对照品溶液。照薄层色谱法(通则0502)试验,吸取上述两种溶液各2μl,分别点于同一聚酰胺薄膜上,以醋酸为展开剂,展开,取出,晾干,在紫外光(365nm)下检视。供试品色谱中,在与对照品色谱相应的位置上,显相同颜色的荧光斑点。

(5)取〔鉴别〕(4)项下的正丁醇备用液,回收溶剂至干,残渣加甲醇1ml使溶解,作为供试品溶液。另取黄芩苷对照品,加甲醇制成每1ml含1mg的溶液,作为对照品溶液。照薄层色谱法(通则0502)试验,吸取上述两种溶液各5μl,分别点于同一硅胶G薄层板上,以乙酸乙酯-丙酮-醋酸-水(10:4:5:3)的上层溶液为展开剂,置预饱和30分钟的展开缸内,展开,取出,晾干,喷以1%的三氯化铁乙醇溶液。供试品色谱中,在与对照品色谱相应的位置上,显相同颜色的斑点。

(6)取本品2袋的内容物,研细,加乙酸乙酯50ml,超声处理30分钟,滤过,滤液回收溶剂至干,残渣加甲醇1ml使溶解,作为供试品溶液。另取葛根素对照品,加甲醇制成每1ml含0.5mg的溶液,作为对照品溶液。照薄层色谱法(通则0502)试验,吸取供试品溶液10μl、对照品溶液5μl,分别点于同一硅胶G薄层板上,以三氯甲烷-甲醇-水(7:2.5:0.25)为展开剂,展开,取出,晾干,在紫外光(365nm)下检视。供试品色谱中,在与对照品色谱相应的位置上,显相同颜色的荧光斑点。

【检查】 应符合颗粒剂项下有关的各项规定(通则0104)。

【含量测定】 黄芩 照高效液相色谱法(通则0512)测定。

色谱条件与系统适用性试验 以十八烷基硅烷键合硅胶为填充剂;以甲醇-0.2%磷酸溶液(47:53)为流动相;检测波长为277nm。理论板数按黄芩苷峰计算应不低于2500。

对照品溶液的制备 取黄芩苷对照品适量,精密称定,加50%甲醇制成每1ml含20μg的溶液,即得。

供试品溶液的制备 取装量差异项下的本品,研细,取约0.3g〔规格(1)〕或0.1g〔规格(2)〕,精密称定,置50ml量瓶中,加50%甲醇40ml,超声处理(功率250W,频率25kHz)30分钟,放冷,加50%甲醇至刻度,摇匀,滤过,取续滤液,即得。

测定法 分别精密吸取对照品溶液与供试品溶液各10μl,注入液相色谱仪,测定,即得。

本品每袋含黄芩以黄芩苷($C_{21}H_{18}O_{11}$)计,不得少于24.0mg。

连翘 照高效液相色谱法(通则0512)测定。

色谱条件与系统适用性试验 以十八烷基硅烷键合硅胶为填充剂;以乙腈为流动相A,以水为流动相B,按下表中的规定进行梯度洗脱,检测波长为229nm。理论板数按连翘苷峰计算应不低于3000。

时间(分钟)	流动相A(%)	流动相B(%)
0~10	24	76
10~15	24→20	76→80
15~18	20	80

对照品溶液的制备 取连翘苷对照品,精密称定,加甲醇制成每1ml含15μg的溶液,即得。

供试品溶液的制备 取装量差异项下的本品适量,研细,取约3g〔规格(1)〕或■1g■〔订正〕〔规格(2)〕,精密称定,精密加入甲醇25ml,密塞,称定重量,超声处理(功率250W,频率25kHz)30分钟,放冷,再称定重量,用甲醇补足减失的重量,摇匀,滤过,取续滤液,即得。

测定法 分别精密吸取对照品溶液与供试品溶液各10μl,注入液相色谱仪,测定,即得。

本品每袋含连翘以连翘苷($C_{27}H_{34}O_{11}$)计,不得少于0.50mg。

【功能与主治】 清热解毒,泻火利咽。用于小儿外感风热所致的感冒,症见高热、头痛、咽喉肿痛、鼻塞流涕、咳嗽、大便干结。

【用法与用量】 口服。周岁以内,一次1.5~3g〔规格(1)〕或0.5~1g〔规格(2)〕;一至三岁,一次3~6g〔规格(1)〕或1~2g〔规格(2)〕;三至七岁,一次6~9g〔规格(1)〕或2~3g〔规格(2)〕;七至十二岁,一次9~12g〔规格(1)〕或3~4g〔规格(2)〕;一日3~4次。

【注意】 如病情较重或服药24小时后疗效不明显者,可酌情增加剂量。

【规格】 每袋装(1)6g (2)2g

【贮藏】 密封。

天 麻 丸
Tianma Wan

【处方】 天麻60g 羌活100g
独活50g 盐杜仲70g
牛膝60g 粉草薢60g
附子(黑顺片)10g 当归100g
地黄160g 玄参60g

【制法】 以上十味,粉碎成细粉,过筛,混匀。每100g粉末用炼蜜40~50g加适量的水泛丸,干燥,制成水蜜丸;或加炼蜜90~110g制成小蜜丸或大蜜丸,即得。

【性状】 本品为黑褐色的水蜜丸或黑色的小蜜丸或大蜜丸;气微香,味微甜、略苦麻。

【鉴别】 (1)取本品,置显微镜下观察:草酸钙针晶成束或散在,长 25～48μm(天麻)。石细胞黄棕色或无色,类长方形、类圆形或形状不规则,层纹明显,直径约 94μm(玄参)。橡胶丝条状或扭曲成团,表面带颗粒性(盐杜仲)。薄壁组织灰棕色至黑棕色,细胞多皱缩,内含棕色核状物(地黄)。油管含棕黄色分泌物,直径约 100μm(当归)。草酸钙砂晶存在于薄壁细胞中(牛膝)。木化薄壁细胞淡黄色或黄色,成片或单个散在,长椭圆形、纺锤形或长梭形,一端常狭尖或有分枝,壁稍厚,纹孔横裂缝状,孔沟明显(粉草薢)。

(2)取本品水蜜丸 5g,研碎,加水饱和的正丁醇 30ml;或取小蜜丸或大蜜丸■8g■[订正],剪碎,加硅藻土 5g,研匀,加水饱和的正丁醇 60ml,超声处理 30 分钟,滤过,滤液回收溶剂至干,残渣用水 2ml 溶解,加在 D101 型大孔吸附树脂柱(内径为 1cm,柱高为 16cm)上,先用水 15ml 以每分钟 0.5ml 的流速洗脱,弃去水液,再用 10%乙醇 40ml 洗脱,收集洗脱液,蒸干,残渣加甲醇 2ml 使溶解,作为供试品溶液。另取天麻对照药材 0.5g,加水饱和的正丁醇 10ml,同法制成对照药材溶液。再取天麻素对照品,加甲醇制成每 1ml 含 1mg 的溶液,作为对照品溶液。照薄层色谱法(通则 0502)试验,吸取供试品溶液 1～2μl、对照药材溶液和对照品溶液各 3μl,分别点于同一硅胶 G 薄层板上,以三氯甲烷-乙酸乙酯-甲醇-甲酸(8:1:3:0.1)为展开剂,展开,取出,晾干,喷以 10%磷钼酸乙醇溶液,在 110℃加热至斑点显色清晰。供试品色谱中,在与对照药材色谱和对照品色谱相应的位置上,显相同颜色的斑点。

(3)取本品水蜜丸 5g,研碎,或取小蜜丸或大蜜丸 8g,剪碎,加硅藻土 2g,研匀,加石油醚(60～90℃)20ml,加热回流 20 分钟,放冷,滤过,滤液挥干,残渣加乙酸乙酯 1ml 使溶解,作为供试品溶液。另取羌活对照药材 0.5g,加石油醚(60～90℃)20ml,同法制成对照药材溶液。照薄层色谱法(通则 0502)试验,吸取供试品溶液 10μl、对照药材溶液 3～5μl,分别点于同一硅胶 G 薄层板上,以正己烷-甲苯-乙酸乙酯(2:1:1)为展开剂,展开,取出,晾干,喷以 1%香草醛硫酸溶液,在 105℃加热约 5 分钟。供试品色谱中,在与对照药材色谱相应的位置上,显一相同颜色的斑点。

(4)取当归对照药材 0.2g,加乙醚 10ml,加热回流 20 分钟,滤过,滤液挥干,残渣加乙酸乙酯 1ml 使溶解,作为对照药材溶液。照薄层色谱法(通则 0502)试验,吸取〔鉴别〕(3)项下的供试品溶液 5μl 和上述对照药材溶液 2μl,分别点于同一硅胶 G 薄层板上,以正己烷-乙酸乙酯(9:1)为展开剂,展开,取出,晾干,置紫外光(365nm)下检视。供试品色谱中,在与对照药材色谱相应的位置上,显一相同颜色的荧光主斑点。

(5)取本品水蜜丸 10g,研碎;或取小蜜丸或大蜜丸 12g,剪碎,加硅藻土 6g,研匀,加乙醚 40ml,加热回流 20 分钟,滤过,取药渣,挥尽乙醚,加 70%乙醇 60ml,加热回流 1 小时,放冷,滤过,滤液中加入盐酸 2ml,加热回流 1 小时,浓缩至约 5ml,加水 10ml,用石油醚(60～90℃)振摇提取 2 次,每次 20ml,合并石油醚液,回收溶剂至干,残渣加乙醇 1ml 使溶解,作为供试

品溶液。另取牛膝对照药材 1g,加乙醚 40ml,同法制成对照药材溶液。再取齐墩果酸对照品,加乙醇制成每 1ml 含 1mg 的溶液,作为对照品溶液。照薄层色谱法(通则 0502)试验,吸取供试品溶液 10μl、对照药材溶液和对照品溶液各 5μl,分别点于同一硅胶 G 薄层板上,以石油醚(60～90℃)-三氯甲烷-甲醇(5:10:0.5)为展开剂,展开,取出,晾干,喷以 10%硫酸乙醇溶液,在 105℃加热约 5 分钟。供试品色谱中,在与对照药材色谱和对照品色谱相应的位置上,显相同颜色的斑点。

【检查】 应符合丸剂项下有关的各项规定(通则 0108)。

【含量测定】 照高效液相色谱法(通则 0512)测定。

色谱条件与系统适用性试验 以十八烷基硅烷键合硅胶为填充剂;以乙腈-0.1%磷酸溶液(58:42)为流动相;检测波长为 320nm;柱温为 45℃。理论板数按异欧前胡素峰计算应不低于 20 000。

对照品溶液的制备 取异欧前胡素对照品和蛇床子素对照品适量,精密称定,加甲醇制成每 1ml 各含 10μg 的混合溶液,即得。

供试品溶液的制备 取本品水蜜丸适量,研碎,混匀,取 1g,精密称定;或取重量差异项下的小蜜丸或大蜜丸,剪碎,混匀,取 5g,精密称定,精密加入硅藻土 5g,研匀,取 4g,精密称定,置具塞锥形瓶中,精密加入甲醇 25ml,密塞,称定重量,浸泡过夜,超声处理(功率 250W,频率 40kHz)30 分钟,放冷,再称定重量,用甲醇补足减失的重量,摇匀滤过,取续滤液,即得。

测定法 分别精密吸取对照品溶液与供试品溶液各 10μl,注入液相色谱仪,测定,即得。

本品含羌活和独活以异欧前胡素($C_{16}H_{14}O_4$)和蛇床子素($C_{15}H_{16}O_3$)的总量计,水蜜丸每 1g 不得少于 0.2mg;■小蜜丸每 1g 不得少于 0.13mg■[订正],大蜜丸每丸不得少于 1.2mg。

【功能与主治】 祛风除湿,通络止痛,补益肝肾。用于风湿瘀阻、肝肾不足所致的痹病,症见肢体拘挛、手足麻木、腰腿痠痛。

【用法与用量】 口服。水蜜丸一次 6g,小蜜丸一次 9g,大蜜丸一次 1 丸,一日 2～3 次。

【注意】 孕妇慎用。

【规格】 (1)小蜜丸 每 100 丸重 20g
(2)大蜜丸 每丸重 9g

【贮藏】 密封。

止喘灵注射液

Zhichuanling Zhusheye

【处方】 麻黄　　　　洋金花
苦杏仁　　　　连翘

【制法】 以上四味,加水煎煮二次,第一次 1 小时,第二次 0.5 小时,合并煎液,滤过,滤液浓缩至约 150ml,用乙醇沉

淀处理二次,第一次溶液中含醇量为70%,第二次为85%,每次均于4℃冷藏放置24小时,滤过,滤液浓缩至约100ml,加注射用水稀释至800ml,测定含量,调节 pH 值,滤过,加注射用水至1000ml,灌封,灭菌,即得。

【性状】 本品为浅黄▪棕▪[订正]色的澄明液体。

【鉴别】 (1)取本品 20ml,加氨试液使成碱性,用三氯甲烷提取 2 次,每次 10ml,合并三氯甲烷液,取三氯甲烷液 4ml,分置 2 试管中,一管加氨制氯化铜试液与二硫化碳各 5 滴,振摇,静置,三氯甲烷层显黄色至黄棕色;另一管为空白,以三氯甲烷 5 滴代替二硫化碳,振摇后三氯甲烷层应无色或显微黄色。

(2)取〔鉴别〕(1)项下的三氯甲烷液 2ml,置水浴上浓缩至近干,置载玻片上,挥干,加 0.5%三硝基苯酚溶液 1 滴,置显微镜下观察,可见众多淡黄色油滴状物质。

(3)取〔鉴别〕(1)项下的三氯甲烷液 10ml,浓缩至 1ml,加甲醇 1ml,充分振摇,滤过,滤液作为供试品溶液。另取盐酸麻黄碱对照品,加甲醇制成每 1ml 含 1mg 的溶液,作为对照品溶液。照薄层色谱法(通则0502)试验,吸取上述两种溶液各 5μl,分别点于同一硅胶 G 薄层板上,以三氯甲烷-甲醇-浓氨试液(20:5:0.5)为展开剂,展开,取出,晾干,喷以茚三酮试液,在 105℃加热 5 分钟。供试品色谱中,在与对照品色谱相应的位置上,显相同的红色斑点。

【检查】 pH 值 应为 4.5~6.5(通则 0631)。

有关物质 按中药注射剂有关物质检查法(通则 2400)检查,应符合规定。

异常毒性 取本品,加灭菌生理盐水制成每 1ml 含 0.1ml 药液的溶液,依法检查(通则 1141)。按腹腔注射法给药,应符合规定。

其他 应符合注射剂项下有关的各项规定(通则 0102)。

【含量测定】 总生物碱 精密量取本品 10ml,加 1mol/L 氢氧化钠溶液 0.5ml,用三氯甲烷提取 4 次(10ml、10ml、5ml、5ml),合并三氯甲烷液,置具塞锥形瓶中,精密加硫酸滴定液(0.01mol/L)10ml 及新沸过的冷水 10ml,充分振摇,加茜素磺酸钠指示液 1~2 滴,用氢氧化钠滴定液(0.02mol/L)滴定至淡红色,并将滴定结果用空白试验校正。每 1ml 硫酸滴定液(0.01mol/L)相当于 3.305mg 的麻黄碱($C_{10}H_{15}NO$)。

本品每 1ml 含总生物碱以麻黄碱($C_{10}H_{15}NO$)计,应为 0.50~0.80mg。

洋金花 照高效液相色谱法(通则 0512)测定。

色谱条件与系统适用性试验 以十八烷基硅烷键合硅胶为填充剂;以乙腈-0.07mol/L 磷酸钠溶液(含 17.5mol/L 十二烷基硫酸钠,用磷酸调 pH 值至 6.0)(30:60)为流动相;检测波长为 216nm。理论板数按氢溴酸东莨菪碱峰计算,应不低于 3000。

对照品溶液的制备 取氢溴酸东莨菪碱对照品适量,精密称定,用 0.07mol/L 磷酸钠溶液(用磷酸调 pH 值至 6.0)溶解,制成每 1ml 含 0.2mg 的溶液,即得(东莨菪碱重量=氢溴酸东莨菪碱/1.445)。

供试品溶液的制备 精密量取本品 20ml,加 2mol/L 盐酸溶液调 pH 值至 2,用三氯甲烷 20ml 振摇提取 1 次,弃去三氯甲烷液,酸水层用浓氨试液调 pH 值至 9,用三氯甲烷振摇提取 5 次,每次 20ml,合并三氯甲烷液,置温水浴上回收三氯甲烷至干,残渣用 0.07mol/L 磷酸钠溶液(用磷酸调 pH 值至 6.0)溶解,转移至 5ml 量瓶中,并稀释至刻度,摇匀,即得。

测定法 分别精密吸取对照品溶液与供试品溶液各 20μl,注入液相色谱仪,测定,即得。

本品每 1ml 含洋金花以东莨菪碱($C_{17}H_{21}NO_4$)计,不得少于 15μg。

【功能与主治】 宣肺平喘,祛痰止咳。用于痰浊阻肺、肺失宣降所致的哮喘、咳嗽、胸闷、痰多;支气管哮喘、喘息性支气管炎见上述证候者。

【用法与用量】 肌注。一次 2ml,一日 2~3 次;七岁以下儿童酌减。1~2 周为一疗程,或遵医嘱。

【注意】 青光眼患者禁用;严重高血压、冠心病、前列腺肥大、尿潴留患者在医生指导下使用。

【规格】 每支装 2ml

【贮藏】 遮光、密闭。

止痛化癥胶囊
Zhitong Huazheng Jiaonang

【处方】
党参 75g	炙黄芪 150g
炒白术 45g	丹参 150g
当归 75g	鸡血藤 150g
三棱 45g	莪术 45g
芡实 75g	山药 75g
延胡索 75g	川楝子 45g
鱼腥草 150g	北败酱 150g
蜈蚣 1.8g	全蝎 75g
土鳖虫 75g	炮姜 22.5g
肉桂 15g	

【制法】 以上十九味,蜈蚣、全蝎、土鳖虫粉碎成细粉,其余丹参等十六味加水煎煮三次,第一次 3 小时,第二次 2 小时,第三次 1 小时,合并煎液,滤过,滤液浓缩成稠膏,加入蜈蚣等细粉,混匀,制粒,装入胶囊,制成 1000 粒,即得。

【性状】 本品为硬胶囊,内容物为棕褐色或黑褐色颗粒;气微香,味苦、微咸。

【鉴别】 (1)取本品内容物 9g,研细,加甲醇 50ml,超声处理 30 分钟,滤过,滤液蒸干,残渣加水 30ml 使溶解,用水饱和的正丁醇提取 2 次,每次 30ml,合并正丁醇液,加氨试液三倍量,摇匀,放置分层,取正丁醇液蒸干,残渣加甲醇 1ml 使溶解,作为供试品溶液。另取黄芪甲苷对照品,加甲醇制成每 1ml 含 1mg 的溶液,作为对照品溶液。照薄层色谱法(通则 0502)试验,吸取供试品溶液 5μl、对照品溶液 2μl,分别点于同一硅胶 G 薄层板上,以三氯甲烷-甲醇-水(13∶7∶2)的下层溶液为展开剂,展开,取出,晾干,喷以 10%硫酸乙醇溶液,在 105℃加热至斑点显色清晰。供试品色谱中,在与对照品色谱相应的位置上,显相同颜色的斑点。置紫外光灯(365nm)下检视,显相同颜色的荧光斑点。

(2)取本品内容物 6g,研细,加浓氨试液 3ml 及三氯甲烷 40ml,摇匀,放置 1 小时,超声处理 30 分钟,滤过,滤液蒸干,残渣加甲醇 1ml 使溶解,作为供试品溶液。另取延胡索对照药材 2g,加甲醇 50ml,浸泡过夜,同法制成对照药材溶液。再取延胡索乙素对照品,加甲醇溶解,制成每 1ml 含 1mg 的溶液,作为对照品溶液。照薄层色谱法(通则 0502)试验,吸取上述三种溶液各 5~10μl,分别点于同一用 1%氢氧化钠溶液制备的硅胶 G 薄层板上,以正己烷-三氯甲烷-甲醇(7.5∶4∶1)为展开剂,置以展开剂预饱和的展开缸内,展开,取出,晾干,置碘蒸气中熏至斑点清晰,取出,挥尽板上吸附的碘后,置紫外光灯(365nm)下检视。供试品色谱中,在与■对照药材和■[订正]对照品色谱相应的位置上,显相同颜色的荧光斑点。

(3)取本品内容物 6g,研细,加甲醇 40ml,超声处理 30 分钟,滤过,滤液蒸干,残渣加水 20ml 使溶解,用乙醚振摇提取 2 次,每次 25ml,弃去乙醚液,水液加盐酸调节 pH 值至 2~3,用乙醚 25ml 提取,弃去乙醚液,水液用乙酸乙酯振摇提取 2 次,每次 25ml,合并乙酸乙酯液,用水 30ml 洗涤,乙酸乙酯蒸干,残渣加甲醇 1ml 使溶解,作为供试品溶液。另取白术对照药材 2g,加甲醇 30ml,超声处理 30 分钟,滤过,滤液蒸干,残渣加水 20ml 使溶解,用乙酸乙酯振摇提取 2 次,每次 25ml,合并乙酸乙酯液,蒸干,残渣加甲醇 1ml 使溶解,作为对照药材溶液。照薄层色谱法(通则 0502)试验,吸取上述两种溶液各 10μl,分别点于同一硅胶 G 薄层板上,以三氯甲烷-丙酮-甲酸(19∶1∶0.1)为展开剂,展开,取出,晾干,喷以 2%氢氧化钠溶液,在紫外光(365nm)下检视。供试品色谱中,在与对照药材色谱相应的位置上,显相同颜色的荧光斑点。

(4)取丹参对照药材 2g,加盐酸溶液(1→50)25ml,加热回流 1 小时,滤过,滤液用乙酸乙酯振摇提取 2 次,每次 25ml,合并乙酸乙酯液,蒸干,残渣加甲醇 1ml 使溶解,作为对照药材溶液。另取丹参素钠对照品,加甲醇制成每 1ml 含 0.5mg 的溶液,作为对照品溶液。照薄层色谱法(通则 0502)试验,吸取〔鉴别〕(3)项下的供试品溶液及上述对照药材溶液和对照品溶液各 2~5μl,分别点于同一硅胶 G 薄层板上,以甲苯-乙酸乙酯-甲酸(8∶5∶2)为展开剂,展开,取出,晾干,置氨蒸气中熏 15 分钟,在紫外光(365nm)下检视。供试品色谱中,在与对照品色谱和对照药材色谱相应的位置上,显相同颜色的荧光斑点。

(5)取本品内容物 6g,研细,加甲醇 40ml,超声处理 30 分钟,滤过,滤液蒸干,残渣加水 20ml 使溶解,用乙酸乙酯振摇提取 2 次,每次 25ml,合并乙酸乙酯液,蒸干,残渣加甲醇 1ml 使溶解,作为供试品溶液。另取当归对照药材 1g,加水 50ml,煎煮 1 小时,滤过,滤液用乙酸乙酯振摇提取 2 次,每次 25ml,合并乙酸乙酯液,蒸干,残渣加甲醇 1ml 使溶解,作

为对照药材溶液。再取阿魏酸对照品,加甲醇制成每 1ml 含 0.5mg 的溶液,作为对照品溶液。照薄层色谱法(通则 0502)试验,吸取供试品溶液 10μl、对照品溶液和对照药材溶液各 5~10μl,分别点于同一硅胶 G 薄层板上,以甲苯-乙酸乙酯-甲酸(20∶10∶1)为展开剂,展开,取出,晾干,喷以 1%铁氰化钾溶液与 1%三氯化铁溶液等体积的混合溶液(临用前配制)。供试品色谱中,在与对照药材色谱和对照品色谱相应的位置上,显相同颜色的斑点。

(6)取本品内容物 6g,研细,加 80%丙酮 100ml,超声处理 30 分钟,滤过,滤液蒸干,残渣加甲醇 1ml 使溶解,作为供试品溶液。另取鸡血藤对照药材 2g,加 80%丙酮 40ml,同法制成对照药材溶液。再取芒柄花素对照品,加甲醇制成每 1ml 含 1mg 的溶液,作为对照品溶液。照薄层色谱法(通则 0502)试验,吸取上述三种溶液各 5μl,分别点于同一硅胶 GF₂₅₄ 薄层板上,以三氯甲烷-甲醇(20∶1)为展开剂,展开,取出,晾干,在紫外光(254nm)下检视。供试品色谱中,在与对照药材色谱和对照品色谱相应的位置上,显相同颜色的斑点。

(7)取本品内容物 6g,研细,加甲醇 30ml,超声处理 30 分钟,滤过,滤液蒸干,残渣加水 20ml 使溶解,再加盐酸 1ml,加热回流 1 小时,立即冷却,加三氯甲烷振摇提取 2 次,每次 25ml,合并三氯甲烷液,蒸干,残渣加甲醇 1ml 使溶解,作为供试品溶液。另取山药对照药材 2g,同法制成对照药材溶液。照薄层色谱法(通则 0502)试验,吸取上述两种溶液各 5μl,分别点于同一硅胶 G 薄层板上,以甲苯-丙酮(9∶1)为展开剂,展开,取出,晾干,喷以 10%硫酸乙醇溶液,在 105℃加热至斑点显色清晰。供试品色谱中,在与对照药材色谱相应的位置上,显相同颜色的斑点。

【检查】 应符合胶囊剂项下有关的各项规定(通则 0103)。

【含量测定】 照高效液相色谱法(通则 0512)测定。

色谱条件与系统适用性试验 以十八烷基硅烷键合硅胶为填充剂;以甲醇为流动相 A,二甲基甲酰胺-冰醋酸水溶液(取二甲基甲酰胺溶液 2ml,冰醋酸溶液 1ml,加水 95ml,混匀)为流动相 B;检测波长为 283nm。理论板数按丹参素峰计算应不低于 6000。

时间(分钟)	流动相 A(%)	流动相 B(%)
0~25	0→5	100→95

对照品溶液的制备 取丹参素钠对照品适量,精密称定,加 50%甲醇制成每 1ml 含 50μg 的溶液(相当于每 1ml 含丹参素 45μg),即得。

供试品溶液的制备 取装量差异项下的本品内容物,研细,取约 1g,精密称定,置具塞锥形瓶中,精密加入盐酸溶液(1→50)50ml,密塞,称定重量,超声处理(功率 250W,频率 50kHz)30 分钟,放冷,再称定重量,用盐酸溶液(1→50)补足减失的重量,摇匀,加入氯化钠 5g,摇匀,离心,精密量取上清液 25ml,用乙酸乙酯振摇提取 4 次(50ml,30ml,20ml,20ml),合并

乙酸乙酯液,回收乙酸乙酯至干,残渣用 50％甲醇溶解,转移至 10ml 量瓶中,并稀释至刻度,摇匀,滤过,取续滤液,即得。

测定法 分别精密吸取对照品溶液与供试品溶液各 10μl,注入液相色谱仪,测定,即得。

本品每粒含丹参以丹参素（C₉H₁₀O₅）计,不得少于 0.20mg。

【功能与主治】 益气活血,散结止痛。用于气虚血瘀所致的月经不调、痛经、癥瘕,症见行经后错、经量少、有血块、经行小腹疼痛、腹有癥块;慢性盆腔炎见上述证候者。

【用法与用量】 口服。一次 4～6 粒,一日 2～3 次。

【注意】 孕妇忌用。

【规格】 每粒装 0.3g

【贮藏】 密封。

中风回春片
Zhongfeng Huichun Pian

【处方】
酒当归 30g　　　　川芎（酒制）30g
红花 10g　　　　　桃仁 30g
丹参 100g　　　　　鸡血藤 100g
忍冬藤 100g　　　　络石藤 60g
地龙（炒）90g　　　土鳖虫（炒）30g
伸筋草 60g　　　　川牛膝 100g
蜈蚣 5g　　　　　　炒茺蔚子 30g
全蝎 10g　　　　　威灵仙（酒制）30g
炒僵蚕 30g　　　　木瓜 50g
金钱白花蛇 6g

【制法】 以上十九味,酒当归、川芎、地龙、土鳖虫、蜈蚣、金钱白花蛇、全蝎、■炒僵蚕以及丹参 50g■[订正],粉碎成细粉,过筛,剩余量与其余红花等十味,加水煎煮二次,第一次 2 小时,第二次 1.5 小时,滤过,合并滤液,滤液静置 24 小时,取上清液,浓缩至相对密度为 1.20～1.30（80℃）的稠膏,加入细粉,混匀,制成颗粒,干燥,压制成 1000 片,包糖衣或薄膜衣,即得。

【性状】 本品为糖衣片或薄膜衣片,除去包衣后显棕褐色;味苦。

【鉴别】 (1)取本品,置显微镜下观察:肌纤维无色至淡棕色,微波状弯曲,有时呈垂直交错排列（地龙）。体壁碎片无色,表面有极细的菌丝体（炒僵蚕）。体壁碎片黄色或棕红色,有圆形毛窝,直径 8～24μm,可见长短不一的刚毛（土鳖虫）。体壁碎片淡黄色或黄色,有网状纹理及圆形毛窝,有时可见棕褐色刚毛（全蝎）。

(2)取本品 10 片,除去包衣,研细,加乙酸乙酯 25ml,加热回流 30 分钟,滤过,滤液浓缩至约 1ml,作为供试品溶液。另取忍冬藤对照药材 2g,加乙酸乙酯 20ml,同法制成对照药材溶液。照薄层色谱法（通则 0502）试验,吸取上述两种溶液各 5μl,分别点于同一硅胶 G 薄层板上,以环己烷-乙酸乙酯-甲酸(8:2:0.1)为展开剂,展开,取出,晾干,置紫外光灯(365nm)下检视。供试品色谱中,在与对照药材色谱相应的位置上,显相同颜色的荧光主斑点。

(3)取本品 10 片,除去包衣,研细,加 70％乙醇 50ml,加热回流 1 小时,滤过,滤液蒸去乙醇,加热水 15ml 使溶解,用稀盐酸调节 pH 值至 2,用乙醚振摇提取 3 次,每次 15ml,合并乙醚液,蒸干,残渣加乙酸乙酯 2ml 使溶解,作为供试品溶液。另取丹参对照药材 2g,加 70％乙醇溶液 30ml,同法制成对照药材溶液。照薄层色谱法（通则 0502）试验,吸取上述两种溶液各 2～5μl,分别点于同一硅胶 G 薄层板上,以环己烷-乙酸乙酯-甲酸(5:2:0.1)为展开剂,展开,取出,晾干,置紫外光灯(365nm)下检视。供试品色谱中,在与对照药材色谱相应的位置上,显相同颜色的荧光主斑点。

(4)取本品 20 片,除去包衣,研细,加浓氨试液 2ml、乙醇 50ml,摇匀,静置 30 分钟,超声处理 15 分钟,滤过,滤液浓缩至约 1ml,作为供试品溶液。另取川芎、当归对照药材各 0.5g,各加浓氨试液 2ml、乙醇 25ml,同法制成对照药材溶液。照薄层色谱法（通则 0502）试验,吸取上述三种溶液各 2μl,分别点于同一硅胶 G 薄层板上,以正己烷-乙酸乙酯(5:1)为展开剂,展开,取出,晾干,置紫外光灯(365nm)下检视。供试品色谱中,在与对照药材色谱相应的位置上,显相同颜色的荧光主斑点。

【检查】 应符合片剂项下有关的各项规定（通则 0101）。

【含量测定】 照高效液相色谱法（通则 0512）测定。

色谱条件与系统适用性试验 以十八烷基硅烷键合硅胶为填充剂;以甲醇-1％醋酸溶液(5:95)为流动相;检测波长为 280nm。理论板数按丹参素峰计算应不低于 3000。

对照品溶液的制备 取丹参素钠对照品适量,精密称定,加 50％甲醇制成每 1ml 含丹参素钠 40μg 的溶液（相当于每 1ml 含丹参素 36μg）,即得。

供试品溶液的制备 取本品 10 片,除去包衣,精密称定,研细,取约 0.3g,精密称定,置具塞锥形瓶中,精密加入 50％甲醇 25ml,密塞,称定重量,超声处理 30 分钟（功率 300W,频率 40kHz）,放冷,再称定重量,用 50％甲醇补足减失的重量,摇匀,滤过,取续滤液,即得。

测定法 分别精密吸取对照品溶液与供试品溶液各 10～20μl,注入液相色谱仪,测定,即得。

本品每片含丹参按丹参素（C₉H₁₀O₅）计,不得少于 0.45mg。

【功能与主治】 活血化瘀,舒筋通络。用于痰瘀阻络所致的中风,症见半身不遂、肢体麻木、言语謇涩、口舌歪斜。

【用法与用量】 口服。一次 4～6 片,一日 3 次;或遵医嘱。

【注意】 脑出血急性期患者忌服。

【规格】 (1)薄膜衣片 每片重 0.3g　(2)糖衣片 片心重 0.3g

【贮藏】 密封。

牛 黄 上 清 丸

Niuhuang Shangqing Wan

【处方】　人工牛黄 2g　　薄荷 30g
　　　　　　菊花 40g　　　荆芥穗 16g
　　　　　　白芷 16g　　　川芎 16g
　　　　　　栀子 50g　　　黄连 16g
　　　　　　黄柏 10g　　　黄芩 50g
　　　　　　大黄 80g　　　连翘 50g
　　　　　　赤芍 16g　　　当归 50g
　　　　　　地黄 64g　　　桔梗 16g
　　　　　　甘草 10g　　　石膏 80g
　　　　　　冰片 10g

【制法】　以上十九味,除人工牛黄、冰片外,其余薄荷等十七味粉碎成细粉;将冰片研细,与人工牛黄及上述粉末配研,过筛,混匀。用 4％炼蜜和水泛丸,制成水丸;或每 100g 粉末加炼蜜 120～130g 制成小蜜丸或大蜜丸,即得。

【性状】　本品为棕黄色至深棕色的水丸或红褐色至黑褐色的小蜜丸、大蜜丸;气芳香,味苦。

【鉴别】　(1)取本品,置显微镜下观察:纤维束鲜黄色,壁稍厚,纹孔明显(黄连)。韧皮纤维淡黄色,梭形,壁厚,孔沟细(黄芩)。纤维束周围薄壁细胞含草酸钙方晶,形成晶纤维(甘草)。内果皮纤维上下层纵横交错,纤维短梭形(连翘)。石细胞鲜黄色,分枝状,壁厚,纹孔明显(黄柏)。种皮石细胞黄色或淡棕色,多破碎,完整者长多角形、长方形或形状不规则,壁厚,有大的圆形纹孔,胞腔棕红色(栀子)。薄壁组织灰棕色至黑棕色,细胞多皱缩,内含棕色核状物(地黄)。草酸钙簇晶大,直径 60～140μm(大黄)。花粉粒类圆形,直径 24～34μm,外壁有刺,长 3～5μm,具 3 个萌发孔(菊花)。草酸钙簇晶散在或存在于薄壁细胞中,直径 7～41μm,常排列成行或一个细胞中含有数个簇晶(赤芍)。薄壁细胞纺锤形,壁略厚,有极细微的斜向交错纹理(当归)。果皮石细胞淡棕色或淡黄色;多成片,细胞界限不明显,垂周壁稍厚,深波状弯曲,纹孔稀疏(荆芥穗)。不规则片状结晶无色,有平直纹理(石膏)。

(2)取蜜丸 12g,剪碎,加适量硅藻土,研匀;或取水丸 6g,研细。加三氯甲烷 50ml,超声处理 20 分钟,滤过,滤液回收溶剂至干,残渣加甲醇 3ml 分次使溶解,加在中性氧化铝柱(100～200 目,2g,内径为 1cm)上,以甲醇 15ml 洗脱,弃去洗脱液,再用 80％甲醇-浓氨试液(95∶5)的溶液 15ml 洗脱,收集洗脱液,回收溶剂至干,残渣加甲醇 1ml 使溶解,作为供试品溶液。另取人工牛黄对照药材 20mg,加甲醇 5ml,超声处理 20 分钟,滤过,取滤液作为对照药材溶液。再取胆酸对照品、猪去氧胆酸对照品,加甲醇制成每 1ml 各含 0.5mg 的混合溶液,作为对照品溶液。照薄层色谱法(通则 0502)试验,吸取供试品溶液 10μl、对照药材溶液及对照品溶液各 5μl,分别点于同一硅胶 G 薄层板上,以正己烷-乙酸乙酯-醋酸-甲醇(20∶25∶2∶3)的上层溶液为展开剂,展开,取出,晾干,喷以 10％硫酸乙醇溶液,105℃加热至斑点显色清晰,在紫外光(365nm)下检视。供试品色谱中,在与对照药材色谱和对照品色谱相应的位置上,显两个或两个以上相同颜色的荧光斑点。

(3)取蜜丸 3g,剪碎,加适量硅藻土,研细;或取水丸 2g,研细,加甲醇 50ml,超声处理 20 分钟,滤过,取滤液 5ml,蒸干,残渣加水 10ml 使溶解,加盐酸 1ml,置水浴上加热回流 30 分钟,立即冷却,用乙醚提取 2 次,每次 20ml,合并乙醚液,蒸干,残渣加乙酸乙酯 1ml 使溶解,作为供试品溶液。另取大黄对照药材 0.1g,加甲醇 20ml,同法制成对照药材溶液。照薄层色谱法(通则 0502)试验,吸取上述两种溶液各 2～10μl,分别点于同一硅胶 H 薄层板上,以石油醚(30～60℃)-甲酸乙酯-甲酸(15∶5∶1)的上层溶液为展开剂,展开,取出,晾干,在紫外光(365nm)下检视。供试品色谱中,在与对照药材色谱相应的位置上,显 5 个相同的橙色荧光斑点;置氨蒸气中熏后,在日光下检视,斑点变为红色。

(4)取蜜丸 3g,剪碎;或取水丸 2g,研细。加甲醇 20ml,超声处理 30 分钟,滤过,滤液通过中性氧化铝柱(100～200 目,3g,内径为 1cm),收集流出液,浓缩至 5ml,作为供试品溶液。另取黄连对照药材 0.1g,加甲醇 10ml,超声处理 30 分钟,滤过,取滤液作为对照药材溶液。再取盐酸小檗碱对照品,加甲醇制成每 1ml 含 0.5mg 的溶液,作为对照品溶液。照薄层色谱法(通则 0502)试验,吸取上述三种溶液各 1～2μl,分别点于同一硅胶 G 薄层板上,以环己烷-乙酸乙酯-异丙醇-甲醇-水-三乙胺(3∶3.5∶1∶1.5∶0.5∶1)为展开剂,置氨蒸气预饱和的展开缸内,预饱和 20 分钟,展开,取出,晾干,在紫外光(365nm)下检视。供试品色谱中,在与对照药材色谱和对照品色谱相应的位置上,显相同的黄色荧光斑点。

(5)取蜜丸 12g,剪碎;或取本品水丸 1g,研碎,加乙醚 30ml,加热回流 30 分钟,滤过,滤液挥干乙醚,残渣加乙酸乙酯 1ml 使溶解,作为供试品溶液。另取当归对照药材 0.1g,加乙醚 20ml,同法制成对照药材溶液。照薄层色谱法(通则 0502)试验,吸取上述两种溶液各 2～10μl,分别点于同一硅胶 G 薄层板上,以正己烷-乙酸乙酯(9∶1)为展开剂,展开,取出,晾干,置紫外光灯(365nm)下检视。供试品色谱中,在与对照药材色谱相应的位置上,显相同颜色的荧光斑点。

(6)取黄芩苷对照品、栀子苷对照品、连翘酯苷 A 对照品、芍药苷对照品,加甲醇分别制成每 1ml 含黄芩苷 60μg、栀子苷 20μg、连翘酯苷 A 10μg、芍药苷 10μg 的溶液,作为对照品溶液。照〔含量测定〕项下的色谱条件试验,分别吸取〔含量测定〕项下的供试品溶液和上述对照品溶液各 10μl,注入液相色谱仪。供试品色谱图中,应呈现与对照品色谱峰保留时间相对应的色谱峰。

【检查】 应符合丸剂项下有关的各项规定(通则0108)。

【含量测定】 照高效液相色谱法(通则0512)测定。

色谱条件及系统适用性试验 以十八烷基硅烷键合硅胶为填充剂;以乙腈为流动相A,以0.05%磷酸为流动相B,按下表中的规定进行梯度洗脱;检测波长为240nm。理论板数按黄芩苷峰计算应不低于3000。

时间(分钟)	流动相A(%)	流动相B(%)
0~18	10→23	90→77
18~30	23→27	77→73
30~35	27→35	73→65
35~40	35	65
40~45	35→50	65→50
45~50	50→10	50→90

对照品溶液的制备 取黄芩苷对照品和栀子苷对照品适量,精密称定,加甲醇制成每1ml含黄芩苷60μg、栀子苷20μg的混合溶液,即得。

供试品溶液的制备 取小蜜丸或重量差异项下的大蜜丸,剪碎,混匀;或取水丸适量,研细。取约1g,精密称定,置具塞锥形瓶中,精密加入70%甲醇50ml,称定重量,超声处理(功率500W,频率40kHz)30分钟,再加热回流1小时,放冷,再称定重量,用70%甲醇补足减失的重量,摇匀,滤过,取续滤液,即得。

测定法 分别精密吸取对照品溶液10~20μl与供试品溶液10μl,注入液相色谱仪,测定,即得。

本品含黄芩以黄芩苷($C_{21}H_{18}O_{11}$)计,大蜜丸每丸不得少于15mg,小蜜丸每1g不得少于2.5mg,水丸每1g不得少于5.0mg;本品含栀子以栀子苷($C_{17}H_{24}O_{10}$)计,大蜜丸每丸不得少于3.6mg,小蜜丸每1g不得少于0.60mg,水丸每1g不得少于1.20mg。

【功能与主治】 清热泻火,散风止痛。用于热毒内盛、风火上攻所致的头痛眩晕、目赤耳鸣、咽喉肿痛、口舌生疮、牙龈肿痛、大便燥结。

【用法与用量】 口服。小蜜丸一次6g,■水蜜丸一次4g,■[删除]水丸一次3g,大蜜丸一次1丸,一日2次。

【注意】 孕妇、哺乳期妇女慎用,脾胃虚寒者慎用。

【规格】 (1)大蜜丸每丸重6g

(2)小蜜丸每100丸重20g,或每袋装6g

(3)水丸每16粒重3g

■(4)水蜜丸每100丸重10g,或每袋装4g■[删除]

【贮藏】 密封。

六味地黄软胶囊
Liuwei Dihuang Ruanjiaonang

【处方】

熟地黄480g	酒萸肉240g
牡丹皮180g	山药240g
茯苓180g	泽泻180g

【制法】 以上六味,牡丹皮蒸馏提取挥发性成分,蒸馏后的水溶液另器收集;酒萸肉用70%乙醇回流提取二次,每次2小时,合并提取液,滤过,滤液备用。熟地黄、山药、泽泻加水煎煮二次,第一次2小时,第二次1小时,合并煎液,滤过,滤液与上述蒸馏后的水溶液合并,减压浓缩至相对密度为1.15~1.20(50℃),放冷,加乙醇使含醇量达70%,静置48小时,取上清液与上述酒萸肉提取液合并,减压回收乙醇至无醇味,备用;茯苓加水煮沸后,于80℃温浸二次,每次1.5小时,滤过,合并滤液,减压浓缩至相对密度为1.15~1.20(50℃)的清膏,与上述备用液合并,浓缩至相对密度为1.30(50℃)的稠膏,减压干燥,粉碎成细粉,加入牡丹皮挥发性成分及精制大豆油,混匀,制成软胶囊1000粒,即得。

【性状】 本品为软胶囊,内容物为棕褐色的膏状物;味甜、微酸。

【鉴别】 ■(1)取本品内容物5g,加乙醚60ml,加热回流1小时,放冷,滤过,滤液回收乙醚至干,残渣用石油醚(30~60℃)浸泡2次,每次15ml(浸泡约2分钟),倾去石油醚液,残渣加甲醇2ml使溶解,上清液作为供试品溶液。另取熊果酸对照品,加甲醇制成每1ml含1mg的溶液,作为对照品溶液。照薄层色谱法(通则0502)试验,吸取上述两种溶液各5μl,分别点于同一硅胶G薄层板上,以环己烷-二氯甲烷-乙酸乙酯-冰醋酸(20:5:8:0.5)为展开剂,展开,取出,晾干,喷以10%硫酸乙醇溶液,在105℃加热至斑点显色清晰。供试品色谱中,在与对照品色谱相应的位置上,显相同颜色的斑点。■[删除]

■(1)取本品内容物4g,加甲醇50ml,加热回流1小时,滤过,滤液回收溶剂至干,残渣加水20ml使溶解,用正丁醇-乙酸乙酯(1:1)混合溶液振摇提取2次,每次20ml,合并提取液,用氨溶液(1→10)20ml洗涤,弃去氨液,正丁醇-乙酸乙酯(1:1)混合溶液蒸干,残渣加甲醇1ml使溶解,作为供试品溶液。另取莫诺苷对照品、马钱苷对照品,加甲醇制成每1ml各含1mg的混合溶液,作为对照品溶液。照薄层色谱法(通则0502)试验,吸取上述两种溶液各5μl,分别点于同一硅胶G薄层板上,以三氯甲烷-甲醇(3:1)为展开剂,展开,取出,晾干,喷以10%硫酸乙醇溶液,在105℃加热至斑点显色清晰,在紫外光(365nm)下检视。供试品色谱中,在与对照品色谱相应的位置上,显相同颜色的荧光斑点。■[增订]

(2)取丹皮酚对照品,加乙醇制成每1ml含1mg的溶液,作为对照品溶液。照薄层色谱法(通则0502)试验,吸取〔鉴别〕(1)项下的供试品溶液10μl,上述对照品溶液5μl,分别点于同一硅胶G薄层板上,以环己烷-乙酸乙酯(3:1)为展开剂,展开,取出,晾干,喷以盐酸酸性5%三氯化铁乙醇溶液,热风吹至斑点显色清晰。供试品色谱中,在与对照品色谱相应的位置上,显相同颜色的斑点。

【检查】 应符合胶囊剂项下有关的各项规定(通则0103)。

【含量测定】 ■照高效液相色谱法(通则0512)测定。

色谱条件与系统适用性试验 以十八烷基硅烷键合硅胶为填充剂；以乙腈为流动相 A，以 0.3％磷酸溶液为流动相 B，按下表中的规定进行梯度洗脱；莫诺苷和马钱苷检测波长为 240nm，丹皮酚检测波长为 274nm；柱温为 40℃。理论板数按莫诺苷、马钱苷峰计算均应不低于 4000。

时间(分钟)	流动相 A(%)	流动相 B(%)
0～25	5→10	95→90
25～40	10→20	90→80
40～50	20→60	80→40
50～57	60	40

对照品溶液的制备 取莫诺苷对照品、马钱苷对照品和丹皮酚对照品适量，精密称定，加 50％甲醇制成每 1ml 中含莫诺苷与马钱苷各 30μg、含丹皮酚 60μg 的混合溶液，即得。

供试品溶液的制备 取装量差异项下的本品内容物约 1g，精密称定，置具塞锥形瓶中，精密加入 50％甲醇 50ml，密塞，称定重量，加热回流 1 小时，放冷，再称定重量，用 50％甲醇补足减失的重量，摇匀，滤过，精密量取续滤液 5ml，置 10ml 量瓶中，加 50％甲醇至刻度，摇匀，即得。

测定法 分别精密吸取对照品溶液与供试品溶液各 10μl，注入液相色谱仪，测定，即得。

本品每粒含酒萸肉以莫诺苷（$C_{17}H_{26}O_{11}$）和马钱苷（$C_{17}H_{26}O_{10}$）的总量计，不得少于 0.67mg；每粒含牡丹皮以丹皮酚（$C_9H_{10}O_3$）计，不得少于 0.80mg。■〔增订〕

■**酒萸肉** 照高效液相色谱法（通则 0512）测定。

色谱条件与系统适用性试验 以十八烷基硅烷键合硅胶为填充剂；以乙腈-0.05％磷酸溶液（9∶91）为流动相；检测波长为 236nm。理论板数按马钱苷峰计算应不低于 4000。

对照品溶液的制备 取马钱苷对照品适量，精密称定，加 50％甲醇制成每 1ml 含 40μg 的溶液，即得。

供试品溶液的制备 取装量差异项下的本品内容物约 1g，精密称定，置具塞锥形瓶中，精密加入 50％甲醇 25ml，密塞，称定重量，加热回流 1 小时，放冷，再称定重量，用 50％甲醇补足减失的重量，摇匀，滤过。精密量取续滤液 10ml，加在中性氧化铝柱（100～200 目，4g，内径为 1cm）上，用 40％甲醇 50ml 洗脱，收集流出液及洗脱液，蒸干，残渣加 50％甲醇使溶解，并转移至 10ml 量瓶中，加 50％甲醇稀释至刻度，摇匀，即得。

测定法 分别精密吸取对照品溶液与供试品溶液各 10μl，注入液相色谱仪，测定，即得。

本品每粒含酒萸肉以马钱苷（$C_{17}H_{26}O_{10}$）计，不得少于 0.30mg。

牡丹皮 照高效液相色谱法（通则 0512）测定。

色谱条件与系统适用性试验 以十八烷基硅烷键合硅胶为填充剂；以甲醇-水（65∶35）为流动相；检测波长为 274nm。理论板数按丹皮酚峰计算应不低于 3500。

对照品溶液的制备 取丹皮酚对照品适量，精密称定，加甲醇制成每 1ml 含 20μg 的溶液，即得。

供试品溶液的制备 取装量差异项下的本品内容物约 0.4g，精密称定，置具塞锥形瓶中，精密加入 70％乙醇 50ml，密塞，称定重量，加热回流 1 小时，放冷，再称定重量，用 70％乙醇补足减失的重量，摇匀，滤过，取续滤液，即得。

测定法 分别精密吸取对照品溶液与供试品溶液各 10μl，注入液相色谱仪，测定，即得。

本品每粒含牡丹皮以丹皮酚（$C_9H_{10}O_3$）计，不得少于 0.70mg。■〔删除〕

【功能与主治】 滋阴补肾。用于肾阴亏损，头晕耳鸣，腰膝酸软，骨蒸潮热，盗汗遗精，消渴。

【用法与用量】 口服。一次 3 粒，一日 2 次。

【规格】 每粒装 0.38g

【贮藏】 密封，置阴凉处。

六味地黄胶囊

Liuwei Dihuang Jiaonang

【处方】
熟地黄 1408g	酒萸肉 704g
牡丹皮 528g	山药 704g
茯苓 528g	泽泻 528g

【制法】 以上六味，取茯苓 110g 粉碎成细粉，筛余部分与剩余茯苓加水煎煮三次，每次 30 分钟，滤过，滤液合并，浓缩至稠膏状；酒萸肉加乙醇回流提取二次，每次 1 小时，滤过，药渣备用，滤液合并，回收乙醇，浓缩至稠膏状。牡丹皮用水蒸气蒸馏，并在收集的蒸馏液中加入 1mol/L 盐酸溶液使结晶，滤过，结晶用水洗涤，低温干燥，研成细粉；蒸馏后的水溶液及牡丹皮药渣、酒萸肉药渣与其余熟地黄等三味加水煎煮三次，每次 1 小时，滤过，滤液合并，通过大孔吸附树脂，用 70％乙醇洗脱，收集洗脱液，回收乙醇，浓缩至稠膏状，加入上述茯苓稠膏、酒萸肉稠膏及茯苓细粉，混合，减压干燥，粉碎成细粉，■或一步沸腾制粒，低温干燥，■〔增订〕加入上述牡丹皮提取物细粉和适量辅料，混匀，装入胶囊，制成 1000 粒，即得〔规格(1)〕。

以上六味，取茯苓 350g 粉碎成细粉；酒萸肉加乙醇回流提取二次，每次 1 小时，滤过，药渣备用，滤液合并，回收乙醇，浓缩至稠膏状；牡丹皮用水蒸气蒸馏，蒸馏液加入 1mol/L 盐酸溶液使结晶，备用；蒸馏后的水溶液及牡丹皮药渣、酒萸肉药渣、剩余茯苓与其余熟地黄等三味加水煎煮三次，每次 1 小时，滤过，滤液合并，浓缩至稠膏状；加入上述茯苓细粉及酒萸肉稠膏，混匀，低温干燥，粉碎成细粉，加入上述牡丹皮提取物和适量辅料，混匀，装入胶囊，制成 2000 粒，即得〔规格(2)〕。

【性状】 本品为硬胶囊，内容物为浅棕色至棕色的粉末和颗粒；味苦、微酸。

【鉴别】 （1）取本品，置显微镜下观察：不规则分枝状团块无色,遇水合氯醛液溶化;菌丝无色或淡棕色,直径4～6μm(茯苓)。

(2)取本品内容物0.6g〔规格(1)〕或2g〔规格(2)〕,加乙醚40ml,加热回流1小时,滤过,滤液挥干,残渣加丙酮0.5ml使溶解,作为供试品溶液。另取丹皮酚对照品,加丙酮制成每1ml含1mg的溶液,作为对照品溶液。照薄层色谱法(通则0502)试验,吸取上述两种溶液各5μl,分别点于同一硅胶G薄层板上,以环己烷-乙酸乙酯(3:1)为展开剂,展开,取出,晾干,喷以5%酸性三氯化铁乙醇溶液(5%三氯化铁乙醇溶液10ml,加盐酸2ml,混匀),热风吹至斑点显色清晰。供试品色谱中,在与对照品色谱相应的位置上,显相同颜色的斑点。

■(3)取本品内容物2g〔规格(1)〕或4g〔规格(2)〕,加甲醇50ml,加热回流30分钟,放冷,滤过,滤液回收溶剂至干,残渣加水5ml使溶解,通过D101型大孔吸附树脂柱(内径为1.5cm,柱高为3cm),先用水洗脱至无色,弃去,再依次用10%和30%乙醇各50ml洗脱,合并洗脱液,蒸干,残渣加甲醇1ml使溶解,作为供试品溶液;另取莫诺苷对照品和马钱苷对照品,分别加甲醇制成每1ml各含1mg的溶液,作为对照品溶液。照薄层色谱法(通则0502)试验,吸取上述三种溶液各2～5μl,分别点于同一硅胶G薄层板上,使成条状,以三氯甲烷-甲醇(3:1)为展开剂,展开,取出,晾干,喷以10%硫酸乙醇溶液,在105℃加热至斑点显色清晰,在紫外光(365nm)下检视。供试品色谱中,在与对照品色谱相应的位置上,显相同颜色的荧光斑点。■〔修订〕

(4)取本品内容物0.9g〔规格(1)〕或3g〔规格(2)〕,加石油醚(60～90℃)30ml,超声处理30分钟,滤过,滤液挥干,残渣加石油醚(60～90℃)1ml使溶解,作为供试品溶液。另取泽泻对照药材3g,同法制成对照药材溶液。照薄层色谱法(通则0502)试验,吸取上述两种溶液各5μl,分别点于同一硅胶G薄层板上,以正己烷-乙酸乙酯-甲酸(15:2:0.5)为展开剂,展开,取出,晾干,喷以10%硫酸乙醇溶液,在105℃加热至斑点显色清晰,分别在日光和紫外光灯(365nm)下检视。供试品色谱中,在与对照药材色谱相应的位置上,日光下显相同颜色的斑点;紫外光下显相同颜色的荧光斑点。

(5)取本品内容物3g〔规格(1)〕或6g〔规格(2)〕,加乙醚30ml,超声处理30分钟,滤过,滤液挥干,残渣加无水乙醇1ml使溶解,作为供试品溶液。另取茯苓对照药材4g,同法制成对照药材溶液。照薄层色谱法(通则0502)试验,吸取供试品溶液20μl,对照药材溶液10μl,分别点于同一硅胶G薄层板上,以乙醚-石油醚(60～90℃)(1:1)为展开剂,展开,取出,晾干,置紫外光灯(365nm)下检视。供试品色谱中,在与对照药材色谱相应的位置上,显相同颜色的荧光主斑点。

【检查】 应符合胶囊剂项下有关的各项规定(通则0103)。

■【含量测定】 照高效液相色谱法(通则0512)测定。

色谱条件与系统适用性试验 用十八烷基硅烷键合硅胶为填充剂,以乙腈为流动相A,以0.3%磷酸为流动相B,按下表中的规定进行梯度洗脱;柱温35℃;马钱苷和莫诺苷的检测波长为240nm,丹皮酚的检测波长为270nm;理论板数按马钱苷峰计算均应不低于3000。

时间(分钟)	流动相A(%)	流动相B(%)
0～5	5→8	95→92
5～20	8	92
20～35	8→20	92→80
35～45	20→60	80→40
45～55	60	40

对照品溶液的制备 分别取莫诺苷对照品、马钱苷对照品、丹皮酚对照品适量,精密称定,加甲醇制成每1ml含莫诺苷0.03mg、马钱苷0.04mg、丹皮酚0.15mg的混合溶液,即得。

供试品溶液的制备 即装量差异项下的本品内容物约1g,精密称定,置具塞锥形瓶中,精密加入50%甲醇50ml,密塞,称定重量,加热回流1小时,放冷,再称定重量,用50%甲醇补足减失的重量,摇匀,滤过,即得。

测定法 分别精密吸取对照品溶液10μl与供试品溶液10～20μl,注入液相色谱仪,测定,即得。

本品每粒含酒萸肉以莫诺苷($C_{17}H_{26}O_{11}$)和马钱苷($C_{17}H_{26}O_{10}$)的总量计,〔规格(1)〕不得少于1.4mg,〔规格(2)〕不得少于0.7mg;每粒含牡丹皮以丹皮酚($C_9H_{10}O_3$)计,〔规格(1)〕不得少于3.0mg,〔规格(2)〕不得少于1.5mg。■〔修订〕

【功能与主治】 滋阴补肾。用于肾阴亏损,头晕耳鸣,腰膝酸软,骨蒸潮热,盗汗遗精,消渴。

【用法与用量】 口服。一次1粒〔规格(1)〕或一次2粒〔规格(2)〕,一日2次。

【规格】 (1)每粒装0.3g (2)每粒装0.5g

【贮藏】 密封,防潮。

心可舒片
Xinkeshu Pian

【处方】 丹参294g 葛根294g
三七19.6g 山楂294g
木香19.6g

【制法】 以上五味,取三七、木香及部分山楂粉碎成细粉,剩余的山楂、葛根加入60%乙醇温浸30分钟,回流提取二次,合并醇提液,回收乙醇,备用;丹参加水煎煮二次,合并煎液,滤过,滤液与上述备用液合并,混匀,浓缩至适量,加入上述细粉制成颗粒,干燥,压制成1000片(小片)或500片(大片),包薄膜衣,即得。

【性状】 本品为薄膜衣片,除去薄膜衣后显棕色;气微,味酸、涩。

【鉴别】 (1)取本品,置显微镜下观察:树脂道碎片含黄色分泌物(三七)。木纤维成束,长梭形,直径16～24μm,纹孔口横裂缝状、十字状或人字状(木香)。

(2)取本品4片〔规格(1)〕或2片〔规格(2)〕,研细,加甲醇50ml,加热回流1小时,放冷,滤过,滤液回收溶剂至干,残渣加水20ml使溶解,用水饱和的正丁醇振摇提取2次,每次30ml,合并正丁醇液,用氨试液洗涤2次,每次30ml,取正丁醇液,回收溶剂至干,残渣加甲醇1ml使溶解,作为供试品溶液。另取三七对照药材0.1g,加甲醇30ml,同法制成对照药材溶液。再取人参皂苷Rg$_1$对照品、人参皂苷Rb$_1$对照品、人参皂苷Re对照品及三七皂苷R$_1$对照品,加甲醇制成每1ml各含1mg的混合溶液,作为对照品溶液。照薄层色谱法(通则0502)试验,吸取上述三种溶液各5μl,分别点于同一高效硅胶G薄层板上,以三氯甲烷-甲醇-水(13∶7∶2)10℃以下放置的下层溶液为展开剂,10℃以下展开,取出,晾干,喷以10%硫酸乙醇溶液,在105℃加热至斑点显色清晰,分别在日光和紫外光(365nm)下检视。供试品色谱中,在与对照药材色谱和对照品色谱相应的位置上,日光下显相同颜色的斑点;紫外光下显相同颜色的荧光斑点。

(3)取本品5片〔规格(1)〕或3片〔规格(2)〕,研细,加20%乙醇50ml,超声处理30分钟,离心(转速为每分钟4000转)10分钟,取上清液加在聚酰胺柱(100～200目,柱内径为1.5cm,2g,湿法装柱)上,用20%乙醇150ml洗脱,弃去洗脱液,继用30%的乙醇200ml洗脱,收集洗脱液,蒸干,残渣加70%甲醇2ml使溶解,作为供试品溶液。另取金丝桃苷对照品,加70%甲醇制成每1ml含30μg的溶液,作为对照品溶液。照高效液相色谱法(通则0512)试验,以十八烷基硅烷键合硅胶为填充剂;以乙腈为流动相A,以0.1%的三氟乙酸溶液为流动相B,按下表中的规定进行梯度洗脱;柱温为30℃;检测波长为355nm。理论板数按金丝桃苷峰计算,应不低于3000。分别吸取上述两种溶液各10μl,注入液相色谱仪。供试品色谱中应呈现2个主要色谱峰,其中一个峰的保留时间与金丝桃苷对照品色谱峰的保留时间相对应,另一个色谱峰以金丝桃苷峰为参照物峰,相对保留时间应为1.06±2%。

时间(分钟)	流动相A(%)	流动相B(%)
0～10	17	83
10～20	17→19	83→81

【检查】 应符合片剂项下有关的各项规定(通则0101)。

【特征图谱】 照高效液相色谱法(通则0512)测定。

色谱条件与系统适用性试验 同〔含量测定〕丹参、葛根项。

参照物溶液的制备 取葛根对照药材0.5g,置具塞锥形瓶中,加70%甲醇50ml,超声处理30分钟,摇匀,滤过,取续滤液作为对照药材参照物溶液。再取〔含量测定〕丹参、葛根项下对照品溶液,作为对照品参照物溶液。

供试品溶液的制备同〔含量测定〕丹参、葛根项。

测定法 精密吸取参照物溶液与供试品溶液各10μl,注入液相色谱仪,测定,即得。

供试品色谱中应呈现8个与对照特征图谱相对应的色谱峰;其中1、2、4、8的号峰保留时间应与丹参素钠、原儿茶醛、葛根素、丹酚酸B对照品色谱峰的保留时间相对应;3、4、5、6、7号峰的保留时间应与对照药材参照物色谱中的5个主色谱峰的保留时间相对应。

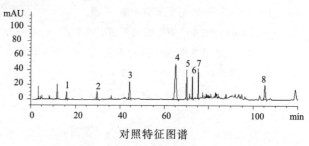

对照特征图谱

峰1:丹参素钠 峰2:原儿茶醛 峰3:3′-羟基葛根素
峰4:葛根素 峰5:3′-甲氧基葛根素 峰6:葛根素-7-木糖苷
峰7:大豆苷 峰8:丹酚酸B

【含量测定】 **丹参、葛根** 照高效液相色谱法(通则0512)测定。

色谱条件与系统适用性试验 以十八烷基硅烷键合硅胶为填充剂;以乙腈为流动相A,以0.1%的三氟乙酸溶液为流动相B,按下表中的规定进行梯度洗脱;柱温为25℃;检测波长为287nm。理论板数按丹酚酸B峰计算应不低于100 000。

时间(分钟)	流动相A(%)	流动相B(%)
0～20	5	95
20～30	5→9	95→91
30～60	9	91
60～80	9→22	91→78
80～120	22	78

对照品溶液的制备 取丹参素钠对照品、原儿茶醛对照品、丹酚酸B对照品、葛根素对照品适量,精密称定,加70%甲醇制成每1ml含丹参素钠50μg(相当于丹参素45μg)、原儿茶醛20μg、丹酚酸B100μg、葛根素150μg的混合溶液,即得。

供试品溶液的制备 取重量差异项下的本品,研细,取约0.5g精密称定,置具塞锥形瓶中,精密加入70%甲醇50ml,密塞,称定重量,超声处理(功率250W,频率40kHz)30分钟,取出,放冷,再称定重量,用70%甲醇补足减失的重量,摇匀,滤过,取续滤液,即得。

测定法 精密吸取对照品溶液与供试品溶液各10μl,注入液相色谱仪,测定,即得。

本品每片含丹参以丹酚酸B(C$_{36}$H$_{30}$O$_{16}$)计,〔规格(1)〕不得少于1.0mg,〔规格(2)〕不得少于2.0mg;以丹参素

（$C_9H_{10}O_5$）、原儿茶醛（$C_7H_6O_3$）与丹酚酸 B（$C_{36}H_{30}O_{16}$）的总量计，〔规格（1）〕不得少于 1.5mg，〔规格（2）〕不得少于 3.0mg。含葛根以葛根素（$C_{21}H_{20}O_9$）计，〔规格（1）〕不得少于 3.0mg，〔规格（2）〕不得少于 6.0mg。

木香 照高效液相色谱法（通则 0512）测定。

色谱条件与系统适用性试验 以十八烷基硅烷键合硅胶为填充剂；以乙腈-水（45：55）为流动相；检测波长为 225nm。理论板数按去氢木香内酯峰计算应不低于 5000。

对照品溶液的制备 取木香烃内酯对照品、去氢木香内酯对照品适量，精密称定，加甲醇制成每 1ml 含木香烃内酯 20μg、去氢木香内酯 30μg 的混合溶液，即得。

供试品溶液的制备 取重量差异项下的本品，研细，取约 0.6g，精密称定，置具塞锥形瓶中，精密加入甲醇 25ml，密塞，称定重量，超声处理（功率 250W，频率 40kHz）30 分钟，取出，放冷，再称定重量，用甲醇补足减失的重量，摇匀，滤过，取续滤液，即得。

测定法 精密吸取对照品溶液与供试品溶液各 10μl，注入液相色谱仪，测定，即得。

本品每片含木香以木香烃内酯（$C_{15}H_{20}O_2$）和去氢木香内酯（$C_{15}H_{18}O_2$）的总量计，〔规格（1）〕不得少于 ■0.25mg■[修订]，〔规格（2）〕不得少于 ■0.50mg■[修订]。

【功能与主治】 活血化瘀，行气止痛。用于气滞血瘀引起的胸闷、心悸、头晕、头痛、颈项疼痛；冠心病心绞痛、高血脂、高血压、心律失常见上述证候者。

【用法与用量】 口服。一次 4 片〔规格（1）〕或 2 片〔规格（2）〕，一日 3 次，或遵医嘱。

【注意】 孕妇慎用。

【规格】 每片重 （1）0.31g （2）0.62g

【贮藏】 密封。

心 悦 胶 囊

Xinyue Jiaonang

【处方】 西洋参茎叶总皂苷 50g

【制法】 取西洋参茎叶总皂苷，加淀粉适量，混匀，制粒，干燥，粉碎，装入胶囊，制成 1000 粒，即得。

【性状】 本品为硬胶囊，内容物为淡黄色粉末；气微，味苦。

【鉴别】 取本品内容物 0.6g，加甲醇 10ml 使溶解，作为供试品溶液。另取人参皂苷 Rg_1 对照品、拟人参皂苷 F_{11} 对照品、人参皂苷 Re 对照品及人参皂苷 Rb_3 对照品，加甲醇制成每 1ml 各含 1mg 的混合溶液，作为对照品溶液。照薄层色谱法（通则 0502）试验，吸取上述两种溶液各 2μl，分别点于同一硅胶 G 薄层板上，以正丁醇-乙酸乙酯-水（4：1：2）的上层溶液为展开剂，展开，展距 9～

12cm，取出，晾干，喷以 10％硫酸乙醇溶液，在 105℃加热至斑点显色清晰，分别在日光及紫外光（365nm）下检视。供试品色谱中，在与对照品色谱相应的位置上，日光下显相同颜色的斑点；紫外光下显相同颜色的荧光斑点。

【检查】 **人参茎叶** 取人参茎叶皂苷对照品，加甲醇制成每 1ml 含 10mg 的溶液，作为对照品溶液。照薄层色谱法（通则 0502）试验，吸取〔鉴别〕项下的供试品溶液及对照品溶液各 5μl，分别点于同一硅胶 G 薄层板上，以正丁醇-乙酸乙酯-水（4：1：2）的上层溶液为展开剂，展开，展距 9～12cm，取出，晾干，喷以 10％硫酸乙醇溶液，在 105℃加热至斑点显色清晰，分别在日光及紫外光（365nm）下检视。供试品色谱中，在与对照品色谱相应的位置上，不得呈现与对照品色谱完全一致的斑点或荧光斑点。

其他 应符合胶囊剂项下有关的各项规定（通则 0103）。

【含量测定】 **西洋参茎叶总皂苷** 对照品溶液的制备 取人参皂苷 Re 对照品适量，精密称定，加甲醇制成每 1ml 含 5mg 的溶液，摇匀，即得。

标准曲线的制备 精密吸取对照品溶液 15μl、20μl、25μl、30μl、35μl，分别置具塞试管中，挥干溶剂，精密加入 8％香草醛乙醇溶液 0.5ml，77％硫酸溶液 5ml，摇匀，置 60℃恒温水浴中加热 15 分钟，取出，置冰水浴中冷却 15 分钟，摇匀，以相应试剂作空白，照紫外-可见分光光度法（通则 0401），在 540nm 波长处测定吸光度，以吸光度为纵坐标，浓度为横坐标，绘制标准曲线。

测定法 精密吸取〔含量测定〕人参皂苷 Rg_1、Re、Rb_3 项下供试品溶液 40μl，照标准曲线制备项下的方法，自"置具塞试管中"起依法操作，测定吸光度，从标准曲线上读出供试品溶液中相当于人参皂苷 Re 的含量。计算，即得。

本品每粒含西洋参茎叶总皂苷以人参皂苷 Re（$C_{48}H_{82}O_{18}$）计，应为 37.5～50.0mg。

人参皂苷 Rg_1、Re、Rb_3 照高效液相色谱法（通则 0512）测定。

色谱条件与系统适用性试验 以十八烷基硅烷键合硅胶为填充剂；以乙腈为流动相 A，以水为流动相 B，按下表中的规定进行梯度洗脱；检测波长为 203nm。理论板数按人参皂苷 Re 峰计算应不低于 6000。

时间（分钟）	流动相 A（％）	流动相 B（％）
0～35	19	81
35～55	19→29	81→71
55～70	29	71
70～100	29→40	71→60

对照品溶液的制备 取人参皂苷 Rg_1 对照品、Re 对照品及人参皂苷 Rb_3 对照品适量，精密称定，加甲醇制成每 1ml 含人参皂苷 Rg_1 0.1mg、人参皂苷 Re 及人参皂苷 Rb_3 各 0.4mg 的混合溶液，摇匀，即得。

供试品溶液的制备 取本品 20 粒的内容物，精密称定，研细,取约 0.75g,精密称定,置 50ml 量瓶中,加甲醇适量使溶解并稀释至刻度,摇匀,滤过,取续滤液,即得。

测定法 分别精密吸取对照品溶液与供试品溶液各 $10\mu l$,注入液相色谱仪,测定,即得。

本品每粒含西洋参茎叶总皂苷以人参皂苷 $Rg_1(C_{42}H_{72}O_{14})$、人参皂苷 $Re(C_{48}H_{82}O_{18})$ 及人参皂苷 Rb_3 $(C_{53}H_{90}O_{22})$ 总量计,不得少于 6.0mg。

【功能与主治】 益气养心,■和■[订正]血。用于冠心病心绞痛属于气阴两虚证者。

【用法与用量】 口服。一次 2 粒,一日 3 次。

【规格】 每粒装 0.3g

【贮藏】 密封。

心 脑 欣 丸

Xinnaoxin Wan

【处方】 红景天 2000g　　　枸杞子 1000g
沙棘鲜浆 286g

【制法】 以上三味,红景天加 70% 乙醇回流提取二次,第一次 3 小时,第二次 2 小时,合并提取液,回收乙醇后备用;枸杞子加水煎煮二次,每次 2 小时,合并煎液,滤过,滤液备用;沙棘鲜浆与上述醇提液和水煎液混合,浓缩至适量,干燥,加入淀粉及辅料适量,制丸,干燥,制成 1000g〔规格(1)、规格(2)〕;或加入淀粉,干燥,粉碎,再加入淀粉适量,混匀,用水泛丸,制成 5000 丸〔规格(3)〕,干燥,即得。

【性状】 本品为棕黄色至棕褐色的浓缩水丸,气微,味淡〔规格(1)、规格(2)〕;或为黑色至黑褐色的浓缩水丸;气微,味淡〔规格(3)〕。

【鉴别】 (1)取本品 2.5g,研细,加水 50ml,摇匀,滤过,滤液加乙酸乙酯 20ml 振摇提取,分取乙酸乙酯液,浓缩至 1ml,作为供试品溶液。另取枸杞子对照药材 0.5g,加水 50ml,煮沸 10 分钟,放冷,滤过,滤液同法制成对照药材溶液。照薄层色谱法(通则 0502)试验,吸取上述两种溶液各 $10\mu l$,分别点于同一硅胶 G 薄层板上,以甲苯-甲酸乙酯-甲酸(5:12:1.5)为展开剂,展开,取出,晾干,在紫外光(365nm)下检视。供试品色谱中,在与对照药材色谱相应的位置上,显相同颜色的荧光斑点。

(2)取本品 2.5g,研细,加甲醇 10ml,摇匀,超声处理 30 分钟,放冷,滤过,取滤液作为供试品溶液。另取红景天对照药材 0.5g,同法制成对照药材溶液。再取红景天苷对照品,加甲醇制成每 1ml 含 1mg 的溶液,作为对照品溶液。照薄层色谱法(通则 0502)试验,吸取上述三种溶液各 $5\mu l$,分别点于同一硅胶 G 薄层板上,以三氯甲烷-甲醇-丙酮-水(15:4:1:1)的下层溶液为展开剂,展开,取出,晾干,以碘蒸气熏至斑点显色清晰。供试品色谱中,在与对照药材色谱和对照品色谱相应的位置上,显相同颜色的斑点。

【检查】 应符合丸剂项下有关的各项规定(通则 0108)。

粒度 按照粒度测定法(通则 0982 第二法,双筛分法),不能通过一号筛和能通过二号筛的丸总和不得过 15%〔规格(1)〕。

【含量测定】 照高效液相色谱法(通则 0512)测定。

色谱条件与系统适用性试验 以十八烷基硅烷键合硅胶为填充剂;以乙腈-水(8:92)为流动相;检测波长为 223nm。理论板数按红景天苷峰计算应不低于 2000。

对照品溶液的制备 取红景天苷对照品适量,精密称定,加甲醇制成每 1ml 含 0.1mg 的溶液,即得。

供试品溶液的制备 取本品适量,研细,取约 0.15g,精密称定,置具塞锥形瓶中,精密加入甲醇 10ml,密塞,称定重量,超声处理(功率 300W,频率 25kHz)30 分钟,放冷,再称定重量,用甲醇补足减失的重量,摇匀,滤过,取续滤液,即得。

测定法 分别精密吸取对照品溶液与供试品溶液各 $5\mu l$,注入液相色谱仪,测定,即得。

本品每 1g 含红景天以红景天苷($C_{14}H_{20}O_7$)计,不得少于 5.0mg。

【功能与主治】 益气活血。用于气虚血瘀所致的头晕,头痛,心悸,气喘,乏力;缺氧引起的红细胞增多症见上述证候者。

【用法与用量】 口服。一次 1 袋〔规格(1)〕、〔规格(2)〕,一次 5 丸〔规格(3)〕,一日 2 次。饭后服。

【规格】 (1)每袋装 1.0g(约 1250 丸)　(2)每袋装 1.0g(约 30~40 丸)　(3)每丸重 0.2g

【贮藏】 密封。

附:沙棘鲜浆质量标准

沙 棘 鲜 浆

本品为胡颓子科植物沙棘 *Hippophae rhamnoides* L. 成熟果实的鲜汁,秋季果实成熟时压榨。

〔性状〕 本品为浅棕黄色液体。气微异,味极酸。

〔鉴别〕 (1)取本品,滴于滤纸上,吹干,滴加 1% 三氯化铝乙醇溶液,于紫外光灯(365nm)下观察,显淡黄色荧光,再用氨气熏,荧光增强。

(2)取本品 5ml,加硝酸银试液 0.5ml,产生棕色沉淀。

〔相对密度〕 应不低于 0.95(通则 0601)。

〔含量测定〕 精密量取本品 2~4ml,置锥形瓶中,加新沸过的冷水 50ml,摇匀,立即用碘滴定液(0.02mol/L)滴定,至用玻璃棒蘸取溶液少许,划近涂有淀粉指示液的白瓷板上显灰蓝色条痕,即为终点。每 1ml 碘滴定液(0.02mol/L)相当于■3.522mg■[修订]的抗坏血酸($C_6H_8O_6$)。

本品每 1ml 含抗坏血酸($C_6H_8O_6$)不得少于 5.0mg。

〔贮藏〕 置阴凉干燥处。

〔制剂〕 心脑欣片;心脑欣丸;心脑欣胶囊。

心 脑 静 片
Xinnaojing Pian

【处方】 莲子心 11g　　　　　珍珠母 46g
　　　　　槐米 64g　　　　　　黄柏 64g
　　　　　木香 7g　　　　　　　黄芩 286g
　　　　　夏枯草 214g　　　　　钩藤 214g
　　　　　龙胆 71g　　　　　　　淡竹叶 36g
　　　　　铁丝威灵仙 179g　　　制天南星 57g
　　　　　甘草 14g　　　　　　　人工牛黄 7.1g
　　　　　朱砂 7.1g　　　　　　　冰片 19.3g

【制法】 以上十六味,朱砂水飞成极细粉;莲子心、珍珠母、槐米、黄柏、木香粉碎成细粉,过筛;人工牛黄、冰片分别研细,过筛;其余黄芩等八味加水煎煮二次,每次 2 小时,煎液滤过,滤液合并,浓缩至相对密度为 1.24~1.28(80℃)的清膏,加入莲子心等粉末及辅料,混匀,与朱砂配研,制成颗粒,干燥,放冷;加入人工牛黄、冰片粉末,混匀,压制成 1000 片,包糖衣或薄膜衣,即得。

【性状】 本品为糖衣片或薄膜衣片,除去包衣后显棕色至棕褐色;气香,味微苦、凉。

【鉴别】 (1)取本品,置显微镜下观察:不规则块片表面多不平整,呈明显的颗粒性,有的呈层状结构,边缘为不规则锯齿状(珍珠母)。不规则细小颗粒暗棕红色,有光泽,边缘暗黑色(朱砂)。

(2)取本品 3 片,除去包衣,研细,加三氯甲烷 30ml,超声处理 15 分钟,滤过,滤渣备用,滤液蒸干,残渣加三氯甲烷 2ml 使溶解,作为供试品溶液。另取盐酸小檗碱对照品,加三氯甲烷制成每 1ml 含 0.5mg 的溶液,作为对照品溶液。照薄层色谱法(通则 0502)试验,吸取供试品溶液 2~6μl、对照品溶液 2μl,分别点于同一硅胶 G 薄层板上使成条状,以甲苯-异丙醇-乙酸乙酯-甲醇-水(6:1.5:3:1.5:0.3)为展开剂,置氨蒸气饱和的展开缸内,展开,取出,晾干,置紫外光灯(365nm)下检视。供试品色谱中,在与对照品色谱相应的位置上,显相同的黄色荧光条斑。

(3)取冰片对照品,加三氯甲烷制成每 1ml 含 0.5mg 的溶液,作为对照品溶液。照薄层色谱法(通则 0502)试验,吸取■〔鉴别〕(2)■〔订正〕项下的供试品溶液 2~6μl、上述对照品溶液 2μl,分别点于同一硅胶 G 薄层板上使成条状,以甲苯-乙酸乙酯(19:1)为展开剂,展开,取出,晾干,喷以 5% 香草醛硫酸溶液,加热至斑点显色清晰。供试品色谱中,在与对照品色谱相应的位置上,显相同颜色的条斑。

(4)取〔鉴别〕(2)项下的滤渣,加甲醇 25ml,超声处理

20 分钟,滤过,滤液蒸干,残渣加甲醇 2ml 使溶解,作为供试品溶液。另取槐米对照药材 0.2g,加甲醇 10ml,同法制成对照药材溶液。再取芦丁对照品,加甲醇制成每 1ml 含 1mg 的溶液,作为对照品溶液。照薄层色谱法(通则 0502)试验,吸取上述三种溶液各 4~8μl,分别点于同一硅胶 G 薄层板上使成条带状,以乙酸乙酯-甲醇-水(8:1:1)为展开剂,展开,取出,晾干,喷以 5% 三氯化铝乙醇溶液,在 105℃ 加热约 3 分钟,置紫外光灯(365nm)下检视。供试品色谱中,在与对照药材色谱和对照品色谱相应的位置上,显相同颜色的荧光斑点。置碘蒸气中熏至斑点显色清晰。供试品色谱中,在与对照药材色谱和对照品色谱相应的位置上,显相同颜色的条斑。

【检查】 应符合片剂项下有关的各项规定(通则 0101)。

【含量测定】 照高效液相色谱法(通则 0512)测定。

色谱条件与系统适用性试验 以十八烷基硅烷键合硅胶为填充剂;以甲醇-水-磷酸(47:53:0.2)为流动相;检测波长为 280nm。理论板数按黄芩苷峰计算应不低于 6000。

对照品溶液的制备 取黄芩苷对照品适量,精密称定,加 70% 甲醇制成每 1ml 含 0.1mg 的溶液,即得。

供试品溶液的制备 取本品 10 片,除去包衣,精密称定,研细,取约 0.5g,精密称定,精密加入 70% 甲醇 50ml,称定重量,超声处理(功率 50W,频率 50kHz)45 分钟,放冷,再称定重量,用 70% 甲醇补足减失的重量,摇匀,滤过,精密量取续滤液 5ml,置 10ml 量瓶中,用 70% 甲醇稀释至刻度,摇匀,即得。

测定法 分别精密吸取对照品溶液 10μl 与供试品溶液 5~10μl,注入液相色谱仪,测定,即得。

本品每片含黄芩以黄芩苷($C_{21}H_{18}O_{11}$)计,不得少于 10.0mg。

【功能与主治】 平肝潜阳,清心安神。用于肝阳上亢所致的眩晕及中风,症见头晕目眩、烦躁不宁、言语不清、手足不遂。也可用于高血压肝阳上亢证。

【用法与用量】 口服。一次 4 片,一日 1~3 次。

【注意】 孕妇忌服;本品不宜久服;肝肾功能不全者慎用。

【规格】 (1)薄膜衣片　每片重 0.4g
　　　　　(2)糖衣片　片心重 0.4g

【贮藏】 密封。

功 劳 去 火 片
Gonglao Quhuo Pian

【处方】 功劳木 604g　　　　　黄柏 302g
　　　　　黄芩 302g　　　　　　栀子 302g

【制法】 以上四味,取黄柏 100g,粉碎成细粉,剩余的黄

柏与功劳木加水煎煮三次,每次 2 小时,合并煎液,滤过,滤液浓缩成稠膏。黄芩、栀子加水煎煮二次,每次 2 小时,合并煎液,滤过,滤液浓缩成稠膏。上述两种稠膏分别加入黄柏粉,混匀,干燥,粉碎成细粉,混匀,制成颗粒,压制 1000 片,包糖衣;或压制成 600 片,包薄膜衣,即得。

【性状】 本品为糖衣片或薄膜衣片,除去包衣后,显棕黄色至棕褐色;味苦。

【鉴别】 (1)取本品,置显微镜下观察:纤维束鲜黄色,周围细胞含草酸钙方晶,形成晶纤维,含晶细胞壁木化增厚(黄柏)。

(2)取本品 5 片,除去包衣,研细,取 0.6g,加甲醇 10ml,超声处理 15 分钟,滤过,滤液蒸干,残渣加水 15ml 使溶解,用盐酸调节 pH 值至 2~3,用乙酸乙酯振摇提取 2 次,每次 10ml,合并提取液,蒸干,残渣加甲醇 2ml 使溶解,作为供试品溶液。另取黄芩苷对照品,加甲醇制成每 1ml 含 1mg 的溶液,作为对照品溶液。照薄层色谱法(通则 0502)试验,吸取上述两种溶液各 3~5μl,分别点于同一硅胶 G 薄层板上,以乙酸乙酯-丙酮-醋酸-水(10:4:5:3)的上层溶液为展开剂,展开,取出,晾干,喷以 2% 三氯化铁乙醇溶液。供试品色谱中,在与对照品色谱相应的位置上,显相同颜色的斑点。

(3)取本品 5 片,除去包衣,研细,取 0.6g,加乙醇 10ml,加热回流 10 分钟,放冷,滤过,滤液作为供试品溶液。另取栀子苷对照品,加甲醇制成每 1ml 含 1mg 的溶液,作为对照品溶液。照薄层色谱法(通则 0502)试验,吸取上述两种溶液各 5~10μl,分别点于同一硅胶 G 薄层板上,以三氯甲烷-甲醇(7:2)为展开剂,展开,取出,晾干,喷以 10% 硫酸乙醇溶液,在 105℃加热至斑点显色清晰。供试品色谱中,在与对照品色谱相应的位置上,显相同颜色的斑点。

【检查】 应符合片剂项下有关的各项规定(通则 0101)。

【含量测定】 照高效液相色谱法(通则 0512)测定。

色谱条件与系统适用性试验 以十八烷基硅烷键合硅胶为填充剂;以乙腈-冰醋酸-三乙胺-水(34:1:1:64)为流动相;检测波长为 265nm;柱温为 30℃。理论板数按盐酸小檗碱峰计算应不低于 4000。

对照品溶液的制备 取盐酸小檗碱对照品适量,精密称定,加甲醇制成每 1ml 含 30μg 的溶液,即得。

供试品溶液的制备 取本品 10 片,除去包衣,精密称定,研细,取约 0.1g,精密称定,置具塞锥形瓶中,精密加入盐酸-60% 甲醇(1:100)混合溶液 50ml,密塞,称定重量,置 70℃水浴中加热 45 分钟,放冷,再称定重量,用甲醇补足减失的重量,摇匀,滤过,取续滤液,即得。

测定法 分别精密量取对照品溶液与供试品溶液各 10μl,注入液相色谱仪,测定,即得。

本品每片含功劳木和黄柏以盐酸小檗碱($C_{20}H_{17}NO_4 \cdot HCl$)计,糖衣片不得少于 1.5mg;薄膜衣片不得少于 2.5mg。

【功能与主治】 ■清热解毒。用于实热火毒所致的急性咽喉炎、急性胆囊炎、急性肠炎。■[订正]

【用法与用量】 口服。糖衣片一次 5 片,薄膜衣片一次 3 片,一日 3 次。

【注意】 本品仅适用于实热火毒、三焦热盛之证,虚寒者慎用,虚寒重症者禁用。

【规格】 薄膜衣片 每片重 0.5g

【贮藏】 密封。

左 金 丸
Zuojin Wan

【处方】 黄连 600g　　　　吴茱萸 100g

【制法】 以上二味,粉碎成细粉,过筛,混匀,用水泛丸,干燥,即得。

【性状】 本品为黄褐色的水丸;气特异,味苦、辛。

【鉴别】 (1)取本品,置显微镜下观察:纤维束鲜黄色,壁稍厚,纹孔明显(黄连)。非腺毛 2~6 细胞,胞腔内有的充满红棕色物;腺毛头部多细胞,椭圆形,含棕黄色至棕红色物,柄 2~5 细胞(吴茱萸)。

(2)取本品 1g,研细,加乙醇 10ml,超声处理 20 分钟,放冷,滤过,滤液作为供试品溶液。另取黄连对照药材 0.2g,同法制成对照药材溶液。再取盐酸小檗碱对照品,加乙醇制成每 1ml 含 0.5mg 的溶液,作为对照品溶液。照薄层色谱法(通则 0502)试验,吸取上述供试品溶液 3μl,对照药材溶液及对照品溶液■三种溶液■[删除]各 1μl,分别点于同一硅胶 G 薄层板上,以甲苯-异丙醇-乙酸乙酯-甲醇-浓氨试液(12:3:6:3:1)为展开剂,置氨蒸气预饱和的展开缸内,展开,取出,晾干,置紫外光灯(365nm)下检视。供试品色谱中,在与对照药材色谱和对照品色谱相应的位置上,显相同颜色的荧光斑点。

(3)取吴茱萸对照药材 0.2g,加乙醇 10ml,超声处理 20 分钟,滤过,滤液作为对照药材溶液。另取吴茱萸次碱对照品,加乙醇制成每 1ml 含 0.2mg 的溶液,作为对照品溶液。照薄层色谱法(通则 0502)试验,吸取〔鉴别〕(2)项下的供试品溶液 5μl、上述对照药材溶液和对照品溶液各 1μl,分别点于同一硅胶 G 薄层板上,以环己烷-乙酸乙酯-甲醇(19:5:1)为展开剂,展开,取出,晾干,喷以 10% 硫酸乙醇溶液,在 105℃加热 5 分钟,置紫外光灯(365nm)下检视。供试品色谱中,在与对照药材色谱和对照品色谱相应的位置上,显相同颜色的荧光斑点。

【检查】 应符合丸剂项下有关的各项规定(通则 0108)。

【含量测定】 照高效液相色谱法(通则 0512)测定。

色谱条件与系统适用性试验 以十八烷基硅烷键合硅胶为填充剂;以乙腈-0.05mol/L 磷酸二氢钾溶液(磷酸调 pH 值至 3.0)(25:75)为流动相;检测波长为 350nm。理论板数按盐酸小檗碱峰计算应不低于 3000。

对照品溶液的制备 取盐酸小檗碱对照品适量,精密称定,加盐酸-甲醇(1:100)混合溶液制成每 1ml 含 50μg 的溶液,即得。

供试品溶液的制备 取本品粉末约 0.1g,精密称定,置具塞锥形瓶中,精密加入盐酸-甲醇(1:100)混合溶液 100ml,称定重量,冷浸 1 小时后加热回流 1 小时,放冷,再称定重量,用盐酸-甲醇(1:100)混合溶液补足减失的重量,摇匀,滤过,取续滤液,即得。

测定法 分别精密吸取对照品溶液与供试品溶液各 10μl,注入液相色谱仪,测定,即得。

本品每 1g 含黄连以盐酸小檗碱($C_{20}H_{17}NO_4 \cdot HCl$)计,不得少于 31mg。

【功能与主治】 泻火,疏肝,和胃,止痛。用于肝火犯胃,脘胁疼痛,口苦嘈杂,呕吐酸水,不喜热饮。

【用法与用量】 口服。一次 3～6g,一日 2 次。

【贮藏】 密封。

归 脾 合 剂
Guipi Heji

【处方】

党参 68g	炒白术 136g
炙黄芪 68g	炙甘草 34g
茯苓 136g	制远志 136g
炒酸枣仁 68g	龙眼肉 136g
当归 136g	木香 34g
大枣(去核)34g	生姜 17g

【制法】 以上十二味,炒白术、木香和当归分别蒸馏提取挥发油;当归药渣用 50%乙醇作溶剂进行渗漉,收集渗漉液,回收乙醇;白术和木香的药渣与其余党参等九味加水煎煮三次,第一次 2 小时,第二次 1.5 小时,第三次 1 小时,合并煎液,滤过,滤液浓缩至适量,与上述渗漉液合并,静置,滤过,滤液浓缩至约 1000ml,加入苯甲酸钠 3g,放冷,加入上述挥发油,加水至 1000ml,混匀,即得。

【性状】 本品为红棕色至棕黑色的液体;气芳香,味微甘、微苦。

【鉴别】 (1)取〔含量测定〕项下的供试品溶液作为供试品溶液。另取党参对照药材 0.5g,加甲醇 50ml,加热回流 2 小时,滤过,滤液蒸干,残渣加水 10ml 使溶解,用水饱和的正丁醇振摇提取 3 次,每次 40ml,合并正丁醇液,用氨试液 40ml 洗涤,正丁醇液蒸干,残渣加甲醇 1ml 使溶解,作为对照药材溶液。照薄层色谱法(通则 0502)试验,吸取上述两种溶液各 1μl,分别点于同一硅胶 G 薄层板上,以正丁醇-乙醇-水(7:2:1)为展开剂,展开,取出,晾干,喷以 10%硫酸乙醇溶液,在 105℃加热至斑点显色清晰,在日光下检视。供试品色谱中,在与对照药材色谱相应的位置上,显相同颜

色的斑点。

(2)取本品 20ml,用水饱和的正丁醇振摇提取 2 次,每次 30ml,合并正丁醇提取液,回收溶剂至干,残渣加盐酸无水乙醇溶液(10→100)20ml,加热回流 30 分钟,放冷,滤过,滤液加水 30ml,用三氯甲烷振摇提取 2 次,每次 20ml,合并三氯甲烷提取液,回收溶剂至干,残渣加乙酸乙酯 1ml 使溶解,作为供试品溶液。另取远志对照药材 1g,■加水 60ml,煎煮 30 分钟,滤过,滤液蒸干,自"残渣加盐酸无水乙醇溶液(10→100)20ml"起■[修订]同法制成对照药材溶液。照薄层色谱法(通则 0502)试验,吸取上述两种溶液各 5μl,分别点于同一硅胶 G 薄层板上,以■正己烷-三氯甲烷-丙酮-冰醋酸(0.2:8:3:0.1)■[修订]为展开剂,展开,取出,晾干,喷以 2%香草醛硫酸溶液,在 105℃加热至斑点显色清晰,在日光下检视。供试品色谱中,在与对照药材色谱相应的位置上,显相同颜色的斑点。

(3)取本品 20ml,用乙醚振摇提取 2 次,每次 25ml,合并乙醚提取液,挥干,残渣加甲醇 1ml 使溶解,作为供试品溶液。另取当归对照药材 1g,加甲醇 10ml,超声处理 15 分钟,滤过,滤液作为对照药材溶液。照薄层色谱法(通则 0502)试验,吸取上述两种溶液各 10μl,分别点于同一硅胶 G 薄层板上,以环己烷-乙酸乙酯(9:1)为展开剂,展开,取出,晾干,在紫外光(365nm)下检视。供试品色谱中,在与对照药材色谱相应的位置上,显相同颜色的荧光斑点。

(4)取本品,照〔含量测定〕项下的方法试验。供试品色谱中应呈现与黄芪甲苷对照品色谱峰保留时间相对应的色谱峰。

【检查】 **相对密度** 应不低于 1.08(通则 0601)。

pH 值 应为 3.5～5.5(通则 0631)。

其他 应符合合剂项下有关的各项规定(通则 0181)。

【含量测定】 照高效液相色谱法(通则 0512)测定。

色谱条件与系统适用性试验 以十八烷基硅烷键合硅胶为填充剂;以乙腈-水(32:68)为流动相;用蒸发光散射检测器检测。理论板数按黄芪甲苷峰计算应不低于 5000。

对照品溶液的制备 取黄芪甲苷对照品适量,精密称定,加甲醇制成每 1ml 含 0.2mg 的溶液,即得。

供试品溶液的制备 精密量取本品 25ml,置分液漏斗中,用水饱和的正丁醇振摇提取 4 次(首次轻轻振摇),每次 25ml,合并正丁醇提取液,用氨试液 25ml 分 3 次洗涤,正丁醇液蒸干,残渣用甲醇溶解并转移至 5ml 量瓶中,加甲醇至刻度,摇匀,滤过,取续滤液,即得。

测定法 精密吸取对照品溶液 10μl 和 20μl、供试品溶液 20μl,注入液相色谱仪,测定,以外标两点法对数方程计算,即得。

本品每 1ml 含炙黄芪以黄芪甲苷($C_{41}H_{68}O_{14}$)计,不得少于 15μg。

【功能与主治】 益气健脾,养血安神。用于心脾两虚,气短心悸,失眠多梦,头昏头晕,肢倦乏力,食欲不振,崩漏便血。

【用法与用量】 口服。一次 10～20ml,一日 3 次;用时摇匀。

【规格】 (1)每支装 10ml (2)每瓶装 100ml (3)每瓶装 120ml

【贮藏】 密封,置阴凉处。

生 血 宝 合 剂
Shengxuebao Heji

【处方】 制何首乌 344g   女贞子 430.7g
桑椹 430.7g   墨旱莲 430.7g
白芍 344g   黄芪 344g
狗脊 344g

【制法】 以上七味,加水浸泡20分钟,煎煮二次,第一次2小时,第二次1.5小时,合并煎液,滤过,滤液减压浓缩至1000ml,加入甜菊素■2.5g■[修订],羟苯乙酯1.5g,混匀,分装,即得。

【性状】 本品为棕色至棕褐色的液体;气微香,味甜、微苦。

【鉴别】 (1)取本品 10ml,加水 10ml,混匀,加水饱和的正丁醇振摇提取 2 次,每次 20ml,合并正丁醇液,回收溶剂至干,残渣加甲醇 2ml 使溶解,作为供试品溶液。另取芍药苷对照品,加甲醇制成每 1ml 含 1mg 的溶液,作为对照品溶液。照薄层色谱法(通则 0502)试验,吸取上述两种溶液各 5μl,分别点于同一硅胶 G 薄层板上,以三氯甲烷-甲醇-乙酸乙酯-浓氨试液(50∶20∶10∶2.5)为展开剂,展开,取出,晾干,喷以 5%香草醛硫酸溶液,热风吹至斑点显色清晰,在日光下检视。供试品色谱中,在与对照品色谱相应的位置上,显相同颜色的斑点。

(2)取本品 10ml,加水 10ml,混匀,再加盐酸 3ml,置水浴上加热 1 小时,立即冷却,加乙醚振摇提取 2 次,每次 20ml,合并乙醚液,挥干,残渣加三氯甲烷 2ml 使溶解,作为供试品溶液。另取制何首乌对照药材 3g,加水适量,煎煮 30 分钟,滤过,滤液加盐酸 3ml,同法制成对照药材溶液。再取大黄素对照品、大黄素甲醚对照品,分别加甲醇制成每 1ml 含 1mg 的溶液,作为对照品溶液。照薄层色谱法(通则 0502)试验,吸取上述供试品溶液 10μl、对照药材溶液和对照品溶液各 5μl,分别点于同一硅胶 G 薄层板上,以石油醚(30～60℃)-甲酸乙酯-甲酸(15∶5∶1)的上层溶液为展开剂,展开,取出,晾干,在紫外光(365nm)下检视。供试品色谱中,在与对照药材色谱和对照品色谱相应的位置上,显相同颜色的荧光斑点。

(3)■取本品 30ml,加水 20ml,混匀,加乙酸乙酯振摇提取 2 次,每次 50ml,合并乙酸乙酯液,回收溶剂至干,残渣加甲醇 2ml 使溶解,加在中性氧化铝柱(100～200 目,6g,内径为 1.5cm)上,先用 80%甲醇 20ml 洗脱,弃去洗脱液;再用 40%甲醇 40ml 洗脱,收集洗脱液,蒸干,残渣加甲醇 1ml 使溶解,作为供试品溶液。另取墨旱莲对照药材 2g,加水 100ml,煎煮 1 小时,滤过,滤液浓缩至 50ml,加乙酸乙酯振摇提取 2 次,每次 50ml,合并乙酸乙酯液,回收溶剂至干,残渣加甲醇 1ml 使溶解,作为对照药材溶液。再取旱莲苷 A 对照品,加甲醇制成每 1ml 含 1mg 的溶液,作为对照品溶液。照薄层色谱法(通则 0502)试验,吸取供试品溶液和对照药材溶液各 4μl、对照品溶液 2μl,分别点于同一硅胶 G 薄层板上,以二氯甲烷-乙酸乙酯-甲醇-水(30∶40∶15∶3)为展开剂,展开,取出,晾干,喷以香草醛硫酸试液,在 105℃加热至斑点显色清晰。供试品色谱中,在与对照品色谱相应的位置上,显相同颜色的斑点;在与对照药材色谱相应的位置上,显相同颜色的主斑点。■[修订]

(4)取本品 10ml,加水饱和的正丁醇振摇提取 2 次,每次 15ml,合并正丁醇液,用 5%碳酸钠溶液洗涤 3 次,每次 15ml,再以水 10ml 洗涤 2 次,弃去水液,正丁醇液回收溶剂至干,加甲醇 1ml 使溶解,作为供试品溶液。另取黄芪甲苷对照品,加甲醇制成 1ml 含 1mg 的溶液,作为对照品溶液。照薄层色谱法(通则 0502)试验,吸取上述两种溶液各 5μl,分别点于同一硅胶 G 薄层板上,以三氯甲烷-甲醇-水(13∶7∶2)10℃以下放置的下层溶液为展开剂,展开,取出,晾干,喷以 5%硫酸乙醇溶液,在 105℃加热至斑点显色清晰,在紫外光(365nm)下检视。供试品色谱中,在与对照品色谱相应的位置上,显相同的橙黄色荧光斑点。

(5)取本品 10ml,用水饱和的正丁醇振摇提取 2 次,每次 20ml,合并正丁醇液,用氨试液洗涤 2 次,每次 10ml,弃去氨试液,正丁醇液回收溶剂至干,残渣加甲醇 1ml 使溶解,作为供试品溶液。另取特女贞苷对照品,加甲醇制成每 1ml 含 1mg 的溶液,作为对照品溶液。照薄层色谱法(通则 0502)试验,吸取供试品溶液 3～5μl、对照品溶液 5μl,分别点于同一硅胶 GF$_{254}$薄层板上,以乙酸乙酯-丙酮-水(4∶5∶1)为展开剂,展开,取出,晾干,在紫外光(254nm)下检视。供试品色谱中,在与对照品色谱相应的位置上,显相同颜色的斑点。

【检查】 相对密度 应不低于 1.05(通则 0601)。

pH 值 应为 4.0～6.0(通则 0631)。

其他 应符合合剂项下有关的各项规定(通则 0181)。

【含量测定】 白芍 照高效液相色谱法(通则 0512)测定。

色谱条件与系统适用性试验 以十八烷基硅烷键合硅胶为填充剂;以乙腈-水-磷酸(13∶87∶0.15)为流动相;检测波长为 230nm。理论板数以芍药苷峰计算应不低于 2000。

对照品溶液的制备 取芍药苷对照品适量,精密称定,加甲醇制成每 1ml 含 0.1mg 的溶液,即得。

供试品溶液的制备 精密量取本品 2ml,置 50ml 量瓶中,加甲醇稀释至刻度,摇匀,滤过,取续滤液,即得。

测定法 精密吸取对照品溶液与供试品溶液各 10μl,注入液相色谱仪,测定,即得。

本品每 1ml 含白芍以芍药苷（$C_{23}H_{28}O_{11}$）计,不得少于 2.9mg。

制何首乌 照高效液相色谱法（通则 0512）测定（避光操作）。

色谱条件与系统适用性试验 以十八烷基硅烷键合硅胶为填充剂;以乙腈-水（20：80）为流动相;检测波长为 320nm。理论板数按 2,3,5,4'-四羟基二苯乙烯-2-O-β-D-葡萄糖苷峰计算应不低于 2000。

对照品溶液的制备 取 2,3,5,4'-四羟基二苯乙烯-2-O-β-D-葡萄糖苷对照品适量,精密称定,加稀乙醇制成每 1ml 含 10μg 的溶液,即得。

供试品溶液的制备 精密量取本品 2ml,置 50ml 量瓶中,加稀乙醇稀释至刻度,摇匀,滤过,取续滤液,即得。

测定法 分别精密吸取对照品溶液与供试品溶液各 10μl,注入液相色谱仪,测定,即得。

本品每 1ml 含制何首乌以 2,3,5,4'-四羟基二苯乙烯-2-O-β-D-葡萄糖苷（$C_{20}H_{22}O_9$）计,不得少于 0.20mg。

【功能与主治】 滋补肝肾,益气生血。用于肝肾不足、气血两虚所致的神疲乏力、腰膝酸软、头晕耳鸣、心悸、气短、失眠、咽干、纳差食少;放、化疗所致的白细胞减少,缺铁性贫血见上述证候者。

【用法与用量】 口服,一次 15ml,一日 3 次。

【规格】 每瓶装 100ml

【贮藏】 密封,置阴凉处。

白 蒲 黄 片

Baipuhuang Pian

【处方】 白头翁 830g　　　　蒲公英 830g
黄芩 83g　　　　　黄柏 83g

【制法】 以上四味,酌予碎断,加 80％乙醇在 80℃浸渍 4 小时,滤过,滤液回收乙醇,备用。药渣加水煎煮二次,每次 1 小时,滤过,合并滤液,与上述回收乙醇后的提取液混合,浓缩成稠膏,加适量淀粉,混匀,干燥,■粉碎,■[订正]过筛,制成颗粒,干燥,制成 1000 片,包糖衣或薄膜衣,即得。

【性状】 本品为糖衣片或薄膜衣片,除去包衣后显黄褐色;味微苦。

【鉴别】 (1)取本品 4g,糖衣片除去糖衣,研细,加甲醇 40ml,超声处理 30 分钟,滤过,滤液回收溶剂至干,残渣加 0.5mol/L 盐酸溶液 20ml 使溶解,用乙酸乙酯振摇提取 2 次,每次 20ml,水溶液备用,合并乙酸乙酯液,蒸干,残渣加甲醇 2ml 使溶解,作为供试品溶液。另取黄芩苷对照品,加甲醇制成每 1ml 含 1mg 的溶液,作为对照品溶液。照薄层色谱法（通则 0502）试验,吸取上述两种溶液各 1μl,分别点于同一以 4％醋酸钠溶液制备的硅胶 G 薄层板上,以乙酸乙酯-丁酮-甲酸-水（5：3：1：1）为展开剂,展开,取出,晾干,喷以 2％三氯化铁乙醇溶液。供试品色谱中,在与对照品色谱相应的位置上,显相同颜色的斑点。

(2)取〔鉴别〕(1)项下的水溶液,用氨试液调节 pH 值至 12,再用三氯甲烷振摇提取 2 次,每次 20ml,合并三氯甲烷液,回收溶剂至干,残渣加甲醇 1ml 使溶解,作为供试品溶液。另取黄柏对照药材 0.1g,加甲醇 10ml,超声处理 30 分钟,滤过,滤液作为对照药材溶液。再取盐酸小檗碱对照品,加甲醇制成每 1ml 含 0.5mg 的溶液,作为对照品溶液。照薄层色谱法（通则 0502）试验,吸取供试品溶液 1～2μl,对照药材溶液和对照品溶液各 1μl,分别点于同一硅胶 G 薄层板上,以正丁醇-冰醋酸-水（7：2：4）为展开剂,展开,取出,晾干,置紫外光灯（365nm）下检视。供试品色谱中,在与对照药材色谱和对照品色谱相应的位置上,显相同颜色的荧光斑点。

【检查】 应符合片剂项下有关的各项规定（通则 0101）。

【含量测定】 照高效液相色谱法（通则 0512）测定。

色谱条件与系统适用性试验 以十八烷基硅烷键合硅胶为填充剂;以甲醇-水-磷酸（43：57：0.2）为流动相;检测波长为 280nm。理论板数按黄芩苷峰计算应不低于 3000。

对照品溶液的制备 取黄芩苷对照品适量,精密称定,加 50％甲醇制成每 1ml 含 20μg 的溶液,即得。

供试品溶液的制备 取本品 10 片,除去糖衣,精密称定,或取重量差异项下的本品（薄膜衣片）,研细,取约 0.5g,精密称定,置具塞锥形瓶中,精密加入 50％甲醇 50ml,密塞,称定重量,超声处理（功率 250W,频率 40kHz）30 分钟,放冷,再称定重量,用 50％甲醇补足减失的重量,摇匀,滤过,取续滤液,即得。

测定法 分别精密吸取对照品溶液 10μl 与供试品溶液 5～20μl,注入液相色谱仪,测定,即得。

本品每片含黄芩以黄芩苷（$C_{21}H_{18}O_{11}$）计,不得少于 1.5mg。

【功能与主治】 清热燥湿,解毒凉血。用于大肠湿热、热毒壅盛所致的痢疾、泄泻,症见里急后重、便下脓血;肠炎、痢疾见上述证候者。

【用法与用量】 口服。一次 3～6 片,一日 3 次。

【规格】 (1)薄膜衣片　每片重 0.35g
(2)薄膜衣片　每片重 0.4g
(3)糖衣片（片心重 0.3g）

【贮藏】 密封。

孕 康 颗 粒

Yunkang Keli

【处方】 山药　　　　　续断
黄芪　　　　　当归
狗脊（去毛）　　　菟丝子

桑寄生	盐杜仲
补骨脂	党参
茯苓	炒白术
阿胶	地黄
山茱萸	枸杞子
乌梅	白芍
砂仁	益智
苎麻根	黄芩
艾叶	

【制法】 以上二十三味,除阿胶外,其余山药等二十二味,用50～60℃温水浸泡4小时,滤过,滤液备用,药渣加水煎煮三次,第一次2小时,第二次1小时,第三次0.5小时,滤过,合并滤液,加入阿胶溶化,浓缩成每1ml含生药1g,加乙醇使含醇量达70%,搅匀,静置24小时,滤过,回收乙醇,■滤液减压浓缩至相对密度为1.30～1.35(50℃)的稠膏,加入糊精、甜菊素等辅料适量■[订正],混匀,制粒,干燥,制成颗粒1000g,即得。

【性状】 本品为棕色至棕褐色的颗粒;味甜、微苦。

【鉴别】 (1)取本品20g,研细,加甲醇50ml,超声处理30分钟,滤过,滤液蒸干,残渣加水30ml使溶解,用水饱和正丁醇振摇提取3次,每次20ml,合并正丁醇液,加氨试液洗涤2次,每次50ml,弃去氨液,取正丁醇液蒸干,残渣加甲醇5ml使溶解,加在中性氧化铝柱(100～200目,8g,内径为10～15mm)上,用40%甲醇150ml洗脱,收集洗脱液,蒸干,残渣加甲醇2ml使溶解,作为供试品溶液。另取黄芪甲苷对照品,加甲醇制成每1ml含0.5mg的溶液,作为对照品溶液。照薄层色谱法(通则0502)试验,吸取上述两种溶液各2～10μl,分别点于同一硅胶G薄层板上,以三氯甲烷-甲醇-水(13:7:2)10℃以下放置的下层溶液为展开剂,展开,取出,晾干,喷以10%硫酸乙醇溶液,在105℃加热至斑点显色清晰。供试品色谱中,在与对照品色谱相应的位置上,显相同颜色的斑点;置紫外光灯(365nm)下检视,显相同颜色的荧光斑点。

(2)取本品10g,研细,加水80ml使溶解,加等量的石油醚(30～60℃),振摇提取,分取石油醚液,挥干,残渣加乙醇1ml使溶解,作为供试品溶液。另取当归对照药材0.5g,加石油醚(30～60℃)2ml,振摇,浸渍2小时,取上清液,作为对照药材溶液。照薄层色谱法(通则0502)试验,吸取上述两种溶液各5μl,分别点于同一硅胶G薄层板上,以环己烷-乙酸乙酯(4:1)为展开剂,展开,取出,晾干,置紫外光灯(365nm)下检视。供试品色谱中,在与对照药材色谱相应的位置上,显相同颜色的荧光斑点。

(3)取芍药苷对照品,加乙醇制成每1ml含2mg的溶液,作为对照品溶液。照薄层色谱法(通则0502)试验,吸取〔鉴别〕(1)项下的供试品溶液5～10μl及上述对照品溶液5μl,分别点于同一硅胶G薄层板上,以三氯甲烷-乙酸乙酯-甲醇-甲酸(40:5:10:0.2)为展开剂,展开,取出,晾干,喷

以1%香草醛硫酸溶液,105℃加热至斑点显色清晰。供试品色谱中,在与对照品色谱相应的位置上,显相同颜色的斑点。

(4)取本品10g,研细,加水30ml使溶解,滤过,滤液加盐酸调节pH值至1～2,置80℃水浴上加热约15分钟,用乙酸乙酯振摇提取2次,每次15ml,合并乙酸乙酯液,蒸干,残渣加甲醇5ml使溶解,作为供试品溶液。另取黄芩苷对照品,加甲醇制成每1ml含1mg的溶液,作为对照品溶液。照薄层色谱法(通则0502)试验,吸取上述两种溶液各2μl,分别点于同一含4%醋酸钠的羧甲基纤维素钠为黏合剂的硅胶G薄层板上,以乙酸乙酯-丁酮-甲酸-水(5:3:1:1)为展开剂,展开,取出,晾干,喷以1%三氯化铁乙醇溶液。供试品色谱中,在与对照品色谱相应的位置上,显相同颜色的斑点。

(5)取补骨脂素对照品、异补骨脂素对照品适量,加乙酸乙酯制成每1ml各含1mg的混合溶液,作为对照品溶液。照薄层色谱法(通则0502)试验,吸取〔鉴别〕(2)项下的供试品溶液及上述对照品溶液各5μl,分别点于同一硅胶G薄层板上,以正己烷-乙酸乙酯(4:1)为展开剂,展开,取出,晾干,喷以10%氢氧化钾甲醇溶液,置紫外光灯(365nm)下检视。供试品色谱中,在与对照品色谱相应的位置上显相同颜色的荧光斑点。

【检查】 应符合颗粒剂项下的有关各项规定(通则0104)。

【含量测定】 照高效液相色谱法(通则0512)测定。

色谱条件与系统适用性试验 以十八烷基硅烷键合硅胶为填充剂;以甲醇-0.4%磷酸溶液(50:50)为流动相;检测波长为280nm。理论板数按黄芩苷峰计算应不低于2500。

对照品溶液的制备 取黄芩苷对照品适量,精密称定,加70%乙醇制成每1ml含50μg溶液,即得。

供试品溶液的制备 取装量差异项下的本品,研细,取约1g,精密称定,精密加入70%乙醇100ml,称定重量,超声处理(功率250W,频率25kHz)30分钟,冷却,再称定重量,用70%乙醇补足减失的重量,摇匀,滤过,取续滤液,即得。

测定法 分别精密吸取对照品溶液5μl与供试品溶液10μl,注入液相色谱仪,测定,即得。

本品每袋含黄芩以黄芩苷($C_{21}H_{18}O_{11}$)计,不得少于16.0mg。

【功能与主治】 健脾固肾,养血安胎。用于肾虚型和气血虚弱型先兆流产和习惯性流产。

【用法与用量】 开水冲服。早、中、晚空腹口服,一次1袋,一日3次。

【注意】 (1)服药期间,忌食辛辣刺激性食物,避免剧烈运动及重体力劳动。

(2)凡难免流产、异位妊娠、葡萄胎等非本品适用范围。

【规格】 每袋装8g

【贮藏】 避光,密封,置阴凉处。

耳 聋 左 慈 丸

Erlong Zuoci Wan

【处方】 ■煅磁石■[订正]20g　　　　熟地黄 160g
山茱萸(制)80g　　　　牡丹皮 60g
山药 80g　　　　茯苓 60g
泽泻 60g　　　　竹叶柴胡 20g

【制法】 以上八味,粉碎成细粉,过筛,混匀。每 100g 粉末用炼蜜 30～50g 加适量的水制成水蜜丸,干燥;或加炼蜜 90～110g 制成大蜜丸,即得。

【性状】 本品为棕黑色的水蜜丸,或为黑褐色的大蜜丸;味甜、微酸。

【鉴别】 (1)取本品,置显微镜下观察:不规则分枝状团块无色,遇水合氯醛试液溶化;菌丝无色或淡棕色,直径 4～6μm(茯苓)。草酸钙簇晶存在于无色薄壁细胞中,有时数个排列成行(牡丹皮)。薄壁细胞类圆形,有椭圆形纹孔,集成纹孔群;内皮层细胞垂周壁波状弯曲,较厚,木化,有稀疏细孔沟(泽泻)。草酸钙针晶束存在于黏液细胞中,长 80～240μm,针晶直径 2～8μm(山药)。油管含黄色或棕黄色分泌物(竹叶柴胡)。不规则碎块大小不一,黑色(■煅磁石■[订正])。

(2)取本品 0.1g,加稀盐酸 5ml,充分搅匀,加热煮沸 2～3 分钟,滤过,取滤液,照铁盐(通则 0301)的鉴别方法试验,显相同的反应。

(3)取本品水蜜丸 6g,研碎;或取大蜜丸 9g,剪碎,加硅藻土 5g,研匀。加乙醚 70ml,低温回流 1 小时,滤过,滤液挥去乙醚,残渣加丙酮 1ml 使溶解,作为供试品溶液。另取丹皮酚对照品,加丙酮制成每 1ml 含 1mg 的溶液,作为对照品溶液。照薄层色谱法(通则 0502)试验,吸取上述两种溶液各 5μl,分别点于同一硅胶 G 薄层板上,以环己烷-乙酸乙酯(3:1)为展开剂,展开,取出,晾干,喷以盐酸酸性 5%三氯化铁乙醇溶液(每 100ml 5%三氯化铁乙醇溶液中,加入 5 滴盐酸,混匀,即得),加热至斑点显色清晰。供试品色谱中,在与对照品色谱相应的位置上,显相同颜色的斑点。

■(4)取本品水蜜丸 4g,研碎;或取大蜜丸 6g,剪碎,加 70%乙醇 30ml,加热回流 30 分钟,滤过,滤液蒸干,残渣加水 5ml 微热使溶解,通过 D101 型大孔吸附树脂柱(柱内径为 1.5cm,柱高为 12cm),先用水 50ml 洗脱,弃去洗液,继用 70%乙醇 50ml 洗脱,收集洗脱液,蒸干,残渣加 70%乙醇 2ml 微热使溶解,作为供试品溶液。另取马钱苷对照品和莫诺苷对照品,加甲醇制成每 1ml 各含 1mg 的混合溶液,作为对照品溶液。照薄层色谱法(通则 0502)试验,吸取上述两种溶液各 5μl,分别点于同一硅胶 G 薄层板上,以三氯甲烷-甲醇(3:1)为展开剂,展开,取出,晾干,喷以 10%硫酸乙醇溶液,在 105℃加热至斑点显色清晰。分别在日光和紫外光(365nm)下检视。供试品色谱中,日光下在与马钱苷对照品色谱相应的位置上,显相同颜色的斑点;紫外光下,在与莫诺苷对照品色谱相应的位置上,显相同颜色的荧光斑点。■[增订]

【检查】 应符合丸剂项下有关的各项规定(通则 0108)。

【含量测定】 照高效液相色谱法(通则 0512)测定。

■色谱条件与系统适用性试验 以十八烷基硅烷键合硅胶为填充剂;以乙腈为流动相 A,以 0.3%磷酸溶液为流动相 B,按下表中的规定进行梯度洗脱;柱温为 40℃;检测波长为 240nm。理论板数按马钱苷峰和莫诺苷峰计算应不低于 4000。

时间(分钟)	流动相 A(%)	流动相 B(%)
0～5	5→8	95→92
5～20	8	92
20～35	8→20	92→80
35～45	20→60	80→40

对照品溶液的制备 取马钱苷对照品、莫诺苷对照品适量,精密称定,加 50%甲醇制成每 1ml 各含 20μg 的混合溶液,即得。

供试品溶液的制备 取本品水蜜丸适量,研细,取约 1g,精密称定;或取重量差异项下的大蜜丸,剪碎,取约 1.5g,精密称定,置具塞锥形瓶中,精密加入 50%甲醇 25ml,称重,加热回流 1 小时,放冷,再称定重量,用 50%甲醇补足减失的重量,摇匀,滤过,取续滤液,即得。

测定法 分别精密吸取对照品溶液与供试品溶液各 10μl,注入液相色谱仪,测定,取得。

本品含山茱萸以马钱苷($C_{17}H_{26}O_{10}$)和莫诺苷($C_{17}H_{26}O_{11}$)计,水蜜丸每 1g 不得少于 0.95mg;大蜜丸每丸不得少于 6.0mg。■[修订]

【功能与主治】 滋肾平肝。用于肝肾阴虚,耳鸣耳聋,头晕目眩。

【用法与用量】 口服。水蜜丸一次 6g;大蜜丸一次 1 丸,一日 2 次。

【规格】 (1)水蜜丸 每 10 丸重 1g
(2)水蜜丸 每 15 丸重 3g
(3)大蜜丸 每丸重 9g

【贮藏】 密封。

西瓜霜润喉片

Xiguashuang Runhou Pian

【处方】 西瓜霜　　　　冰片
薄荷素油　　　　薄荷脑

【制法】 以上四味,西瓜霜粉碎成细粉,加入蔗糖粉、糊精,取枸橼酸及胭脂红适量;或西瓜霜粉碎成细粉加入异麦芽酮糖醇混匀,取枸橼酸、阿司帕坦及胭脂红适量,加水使溶解,与上述粉末混匀,制成颗粒,干燥,加入薄荷素油、薄荷脑、冰片及橘子香精适量,混匀,密闭,压制成片,即得。

【性状】 本品为浅红色或浅橙红色(无蔗糖)的片;气芳香,味甜而辛凉。

【鉴别】 取薄荷脑对照品、冰片对照品,加无水乙醇制成每1ml含薄荷脑0.6mg和冰片0.3mg的混合溶液,作为对照品溶液。吸取上述对照品溶液及〔含量测定〕冰片项下的供试品溶液各1μl,照〔含量测定〕冰片项下的方法试验,供试品色谱中应呈现与对照品色谱峰保留时间相同的色谱峰。

■【检查】 除崩解时限不检查外,其他应符合片剂项下有关的各项规定(通则0101)。■[订正]

【含量测定】 西瓜霜 取本品60片,精密称定,研细,取约18g,精密称定,加水150ml,振摇10分钟,离心,滤过,沉淀物用水50ml分3次洗涤,离心,滤过,合并滤液,加盐酸1ml,煮沸,不断搅拌,并缓缓加入热氯化钡试液使沉淀完全,置水浴上加热30分钟,静置1小时,用无灰滤纸或已炽灼至恒重的古氏坩埚滤过,沉淀用水分次洗涤,至洗液不再显氯化物的反应,干燥,并炽灼至恒重,精密称定,与0.6086相乘,计算,即得。

本品每片含西瓜霜以硫酸钠(Na_2SO_4)计,〔规格(1)〕、〔规格(2)〕应为11.5~13.5mg;〔规格(3)〕应为23~27mg。

冰片 照气相色谱法(通则0521)测定。

色谱条件与系统适用性试验 改性聚乙二醇20000(PEG-20M)毛细管柱(柱长为30m,柱内径为0.53mm,膜厚度为1.2μm);柱温135℃。理论板数按龙脑峰计算应不低于8000。

校正因子测定 取水杨酸甲酯适量,加无水乙醇制成每1ml含0.2mg的溶液,作为内标溶液。取龙脑对照品约15mg,精密称定,置100ml量瓶中,加入内标溶液溶解并稀释至刻度,摇匀。吸取1μl,注入气相色谱仪,计算校正因子。

测定法 取重量差异项下的本品,研细,取约1.5g,精密称定,置具塞锥形瓶中,精密加入内标溶液5ml,摇匀,称定重量,超声处理(功率250W,频率50kHz)20分钟,放冷,再称定重量,用无水乙醇补足减失的重量,摇匀,离心,吸取上清液1μl,注入气相色谱仪,测定,即得。

本品每片含冰片以龙脑($C_{10}H_{18}O$)计,〔规格(1)〕、〔规格(2)〕不得少于0.18mg,〔规格(3)〕不得少于0.36mg。

【功能与主治】 清音利咽,消肿止痛。用于防治咽喉肿痛,声音嘶哑,喉痹,喉痛,喉蛾,口糜,口舌生疮,牙痛;急、慢性咽喉炎,急性扁桃体炎,口腔溃疡,口腔炎,牙龈肿痛。

【用法与用量】 含服。每小时含化2~4片〔规格(1)、(2)〕或每小时含化1~2片〔规格(3)〕。

【规格】 (1)每片重0.6g (2)每片重0.6g(无蔗糖) (3)每片重1.2g

【贮藏】 密封,避光。

安 宫 牛 黄 丸
Angong Niuhuang Wan

【处方】

牛黄 100g	水牛角浓缩粉 200g
麝香或人工麝香 25g	珍珠 50g
朱砂 100g	雄黄 100g
黄连 100g	黄芩 100g
栀子 100g	郁金 100g
冰片 25g	

【制法】 以上十一味,珍珠水飞或粉碎成极细粉;朱砂、雄黄分别水飞成极细粉;黄连、黄芩、栀子、郁金粉碎成细粉;将牛黄、水牛角浓缩粉、麝香或人工麝香、冰片研细,与上述粉末配研,过筛,混匀,加适量炼蜜制成大蜜丸600丸或1200丸,或包金衣,即得。

【性状】 本品为黄橙色至红褐色的大蜜丸,或为包金衣的大蜜丸,除去金衣后显黄橙色至红褐色;气芳香浓郁,味微苦。

【鉴别】 (1)取本品,置显微镜下观察:不规则碎片灰白色或灰黄色,稍具光泽,表面有灰棕色色素颗粒,并有不规则纵长裂缝(水牛角浓缩粉)。不规则碎块无色或淡绿色,半透明,有光泽,有时可见细密波状纹理(珍珠)。不规则细小颗粒暗棕红色,有光泽,边缘暗黑色(朱砂)。不规则碎块金黄色或橙黄色,有光泽(雄黄)。纤维束鲜黄色,壁稍厚,纹孔明显;石细胞鲜黄色(黄连)。韧皮纤维淡黄色,梭形,壁厚,孔沟细(黄芩)。果皮含晶石细胞类圆形或多角形,直径17~31μm,壁厚,胞腔内含草酸钙方晶(栀子)。糊化淀粉粒团块几乎无色(郁金)。

(2)取本品2g,剪碎,加乙醇20ml,加热回流1小时,放冷,滤过,滤液作为供试品溶液。另取胆酸对照品,加乙醇制成每1ml含1mg的溶液,作为对照品溶液。照薄层色谱法(通则0502)试验,吸取上述两种溶液各10μl,分别点于同一硅胶G薄层板上,以乙醚-三氯甲烷-冰醋酸(2:2:1)为展开剂,展开,取出,晾干,喷以10%磷钼酸乙醇溶液,在105℃加热约10分钟至斑点显色清晰。供试品色谱中,在与对照品色谱相应的位置上,显相同颜色的斑点。

(3)取盐酸小檗碱对照品、黄芩苷对照品,分别加乙醇制成每1ml含盐酸小檗碱0.2mg的溶液和每1ml含黄芩苷0.5mg的溶液,作为对照品溶液。照薄层色谱法(通则0502)试验,吸取〔鉴别(2)〕项下的供试品溶液20μl及上述两种对照品溶液各10μl,分别点于同一用4%醋酸钠溶液制备的硅胶G薄层板上使成条状,以乙酸乙酯-丁酮-甲酸-水(10:7:1:1)为展开剂,展开,取出,晾干,分别在日光和紫外光灯(365nm)下检视。供试品色谱中,在与黄芩苷对照品色谱相应的位置上,日光下显相同颜色的条斑;在与盐酸小檗碱对照品色谱相应的位置上,紫外光下显相同的黄色荧光条斑。

(4)取本品 1.5g,剪碎,加乙酸乙酯 5ml,超声处理 15 分钟,放冷,离心,取上清液作为供试品溶液。另取冰片对照品,加乙酸乙酯制成每 1ml 含 1mg 的溶液,作为对照品溶液。照薄层色谱法(通则 0502)试验,吸取上述两种溶液各 3μl,分别点于同一硅胶 G 薄层板上,以苯-丙酮(9∶1)为展开剂,展开,取出,晾干,喷以 5％香草醛硫酸溶液,在 105℃加热至斑点显色清晰。供试品色谱中,在与对照品色谱相应的位置上,显相同颜色的斑点。

(5)取本品 3g,剪碎,照挥发油测定法(通则 2204)试验,加环己烷 0.5ml,缓缓加热至沸,并保持微沸约 2.5 小时,放置 30 分钟后,取环己烷液作为供试品溶液。另取麝香酮对照品,加环己烷制成每 1ml 含 2.5mg 的溶液,作为对照品溶液。照气相色谱法(通则 0521)试验,以苯基(50％)甲基硅酮(OV-17)为固定相,涂布浓度为 9％,柱长为 2m,柱温为 210℃。分别吸取对照品溶液和供试品溶液适量,注入气相色谱仪。供试品色谱中应呈现与对照品色谱峰保留时间相同的色谱峰。

【检查】 猪去氧胆酸 取重量差异项下本品,剪碎,取 1g,加入等量硅藻土,研细,加乙醇 20ml,加热回流提取 1 小时,放冷,滤过,滤液作为供试品溶液。另取猪去氧胆酸对照品,加乙醇制成每 1ml 含 0.5mg 的溶液,作为对照品溶液。照薄层色谱法(通则 0502)试验,吸取上述两种溶液各 6μl,分别点于同一硅胶 G 薄层板上,以环己烷-乙酸乙酯-醋酸-甲醇(20∶25∶2∶3)的上层溶液为展开剂,展开 2 次,取出,晾干,喷以 10％硫酸乙醇溶液,在 105℃加热至斑点显色清晰。供试品色谱中,在与对照品色谱相应的位置上,不得显相同颜色的斑点。

酸不溶性灰分 取本品 1g,金衣丸除去金衣,剪碎,精密称定,依法(通则 2302)检查,不得过 1.0％。

其他 应符合丸剂项下有关的各项规定(通则 0108)。

【含量测定】 胆红素 照高效液相色谱法(通则 0512)测定(避光操作)。

色谱条件与系统适用性试验 以十八烷基硅烷键合硅胶为填充剂;以乙腈-1％醋酸溶液(95∶5)为流动相;检测波长为 450nm。理论板数按胆红素峰计算应不低于 3000。

对照品溶液的制备 取胆红素对照品适量,精密称定,加二氯甲烷制成每 1ml 含 15μg 的溶液,即得。

供试品溶液的制备 取重量差异项下本品,剪碎,取约 4g,精密称定,精密加入硅藻土适量(约为取样量的 2 倍),充分混匀后研细,取粉末适量(相当于本品 30mg),精密称定,置具塞锥形瓶中,加入 10％草酸溶液(含 0.15％十六烷基三甲基氯化铵)10ml,密塞,涡旋混匀,精密加入水饱和的二氯甲烷 50ml,密塞,称定重量,混匀,超声处理(功率 500W,频率 53kHz,水温 25～35℃)40 分钟,放冷,再称定重量,用水饱和的二氯甲烷补足减失的重量,摇匀,离心(转速为每分钟 4000 转),分取二氯甲烷液,滤过,取续滤液,

即得。

测定法 分别精密吸取对照品溶液与供试品溶液各 5μl,注入液相色谱仪,测定,即得。

本品每丸含牛黄以胆红素($C_{33}H_{36}N_4O_6$)计,〔规格(1)〕不得少于 9.3mg,〔规格(2)〕不得少于 18.5mg。

黄芩 黄连 照高效液相色谱法(通则 0512)测定。

色谱条件与系统适用性试验 以十八烷基硅烷键合硅胶为填充剂;以乙腈为流动相 A,以 0.05mol/L 磷酸二氢钾溶液为流动相 B,按下表中的规定进行梯度洗脱;检测波长为 278nm。理论板数按黄芩苷计算应不低于 6000。

时间(分钟)	流动相 A(％)	流动相 B(％)
0～5	21	79
5～15	33	67

对照品溶液的制备 取黄芩苷对照品和盐酸小檗碱对照品适量,精密称定,加甲醇制成每 1ml 含黄芩苷 20μg、盐酸小檗碱 10μg 的混合溶液,即得。

供试品溶液的制备 取本品 10 丸,剪碎,取约 0.45g,精密称定,置具塞锥形瓶中,精密加入 70％乙醇 100ml,密塞,称定重量,超声处理(功率 350W,频率 50kHz)30 分钟,放冷,再称定重量,用 70％乙醇补足减失的重量,摇匀,滤过,取续滤液,即得。

测定法 分别精密吸取对照品溶液与供试品溶液各 10μl,注入液相色谱仪,测定,即得。

本品每丸含黄芩以黄芩苷($C_{21}H_{18}O_{11}$)计,〔规格(1)〕不得少于 5.0mg,〔规格(2)〕不得少于 10.0mg;含黄连以盐酸小檗碱($C_{20}H_{17}NO_4$・HCl)计,〔规格(1)〕不得少于 2.3mg,〔规格(2)〕不得少于 4.5mg。

【功能与主治】 清热解毒,镇惊开窍。用于热病,邪入心包,高热惊厥,神昏谵语;中风昏迷及脑炎、脑膜炎、中毒性脑病、脑出血、败血症见上述证候者。

【用法与用量】 口服。一次 2 丸〔规格(1)〕或一次 1 丸〔规格(2)〕,■一日 1 次〔修订〕;小儿三岁以内一次 1/2 丸〔规格(1)〕或一次 1/4 丸〔规格(2)〕,四■岁〔订正〕至六岁一次 1 丸〔规格(1)〕或一次 1/2 丸〔规格(2)〕,一日 1 次;或遵医嘱。

【注意】 孕妇慎用。

【规格】 (1)每丸重 1.5g (2)每丸重 3g

【贮藏】 密封。

安 神 补 脑 液
Anshen Bunao Ye

【处方】 鹿茸　　　　制何首乌
　　　　淫羊藿　　　　干姜

甘草　　　　　　　大枣

维生素 B₁

【制法】 以上七味，干姜提取挥发油，药渣与制何首乌、淫羊藿、大枣、甘草加水煎煮三次，合并煎液，滤过，滤液浓缩至适量，加 3 倍量乙醇，静置，滤过，滤液备用。将鹿茸加水煎煮五次，滤过，滤液合并，浓缩，加蜂蜡，静置至蜡层完全凝固后除去蜡层，抽滤，加乙醇使醇含量达 80%，静置，滤过，滤液回收乙醇，浓缩至适量，加乙醇使含醇量达 75%，静置，滤过，滤液回收乙醇，加水和乙醇调节浓度（含醇量为 20%～30%）。将上述药液、鹿茸提取液及单糖浆或蔗糖水溶液（含蔗糖 180g）或果葡糖浆 300g 混匀，加入干姜挥发油、维生素 B₁、苯甲酸、苯甲酸钠、羟苯乙酯，搅拌均匀，静置，滤过，加水至 1000ml，混匀，即得。

【性状】 本品为黄色至棕黄色的液体■久置有少量沉淀■[增订]；气芳香，味甜、辛。

【鉴别】 ■(1)取本品 5ml，加氢氧化钠试液 2.5ml、铁氰化钾试液 0.5ml 与正丁醇 5ml，强烈振摇 2 分钟，放置使分层，溶液置紫外光灯(365nm)下观察，正丁醇层显蓝色荧光，加酸使成酸性，荧光即消失，再加碱使成碱性，荧光又显出。■[删除]

■(2)■[删除]取本品 30ml，加乙醚振摇提取两次，每次 20ml，取水液再用水饱和的正丁醇振摇提取两次，每次 30ml，合并正丁醇提取液，回收溶剂至干，残渣加甲醇 1ml 使溶解，作为供试品溶液。另取何首乌对照药材 0.25g，加乙醇 20ml，加热回流 1 小时，滤过，滤液浓缩至 3ml，作为对照药材溶液。再取 2,3,5,4′-四羟基二苯乙烯-2-O-β-D-葡萄糖苷对照品，加甲醇制成每 1ml 含 0.5mg 的溶液，作为对照品溶液。照薄层色谱法(通则 0502)试验，吸取上述三种溶液各 3μl，分别点于同一硅胶 G 薄层板上，以甲苯-丙酮-甲醇■(5：4：1)■[修订]为展开剂，展开，取出，晾干，喷以磷钼酸硫酸溶液(取磷钼酸 2g，加水 20ml 使溶解，再缓缓加入硫酸 30ml，摇匀)，稍加热。供试品色谱中，在与对照药材色谱和对照品色谱相应的位置上，显相同颜色的斑点。

【检查】 pH 值　应为 3.0～5.0(通则 0631)。

其他　应符合合剂项下有关的各项规定(通则 0181)。

【含量测定】 淫羊藿　照高效液相色谱法(通则 0512)测定。

色谱条件与系统适用性试验　以十八烷基硅烷键合硅胶为填充剂；以乙腈-水(25：75)为流动相；检测波长为 270nm。理论板数按淫羊藿苷峰计算应不低于 2500。

对照品溶液的制备　取淫羊藿苷对照品适量，精密称定，加甲醇制成每 1ml 含■50μg■[修订]的溶液，即得。

供试品溶液的制备　精密量取本品 20ml，用乙醚振摇提取 2 次，每次 15ml，弃去乙醚液，水液用乙酸乙酯提取五次，每次 15ml，合并乙酸乙酯液，回收溶剂至干，残渣用甲醇溶解并转移至■10ml■[修订]量瓶中，加甲醇至刻度，摇匀，滤过，取续滤液，即得。

测定法　分别精密吸取对照品溶液与供试品溶液各

5μl，注入液相色谱仪，测定，即得。

本品每 1ml 含淫羊藿以淫羊藿苷($C_{33}H_{40}O_{15}$)计，不得少于■60μg■[修订]。

维生素 B₁　照高效液相色谱法(通则 0512)测定。

■色谱条件与系统适用性试验　以十八烷基硅烷键合硅胶为填充剂；以乙腈-0.05mol/L 磷酸二氢钾溶液(5：95)为流动相；检测波长为 246nm。理论板数按维生素 B₁ 峰计算应不低于 3000。

对照品溶液的制备　取维生素 B₁ 对照品适量，精密称定，加水溶解并制成每 1ml 含 0.1mg 的溶液，即得。

供试品溶液的制备　精密量取本品 10ml，置 50ml 量瓶中，加水稀释至刻度，摇匀，滤过，取续滤液，即得。

测定法　分别精密吸取对照品溶液与供试品溶液各 10μl，注入液相色谱仪，测定，即得。■[修订]

本品含维生素 B₁($C_{12}H_{17}ClN_4OS \cdot HCl$)应为标示量的 80.0%～120.0%。

【功能与主治】 生精补髓，益气养血，强脑安神。用于肾精不足、气血两亏所致的头晕、乏力、健忘、失眠；神经衰弱症见上述证候者。

【用法与用量】 口服。一次 10ml，一日 2 次。

【规格】 (1)每支装 10ml(含维生素 B₁ 5mg)　(2)每瓶装 100ml(含维生素 B₁ 50mg)

【贮藏】 密封。

安 脑 丸
Annao Wan

【处方】

人工牛黄 15g	猪胆粉 200g
朱砂 55g	冰片 35g
水牛角浓缩粉 200g	珍珠 50g
黄芩 150g	黄连 150g
栀子 150g	雄黄 95g
郁金 150g	石膏 120g
煅赭石 65g	珍珠母 80g
薄荷脑 15g	

【制法】 以上十五味，除人工牛黄、猪胆粉、水牛角浓缩粉、冰片、薄荷脑外，■朱砂、雄黄分别水飞成极细粉，煅赭石、珍珠粉碎成极细粉■[订正]，其余黄连等六味粉碎成细粉；将上述人工牛黄等五味研细，与上述药粉配研，过筛，混匀。每 100g 粉末加炼蜜 70～100g 制成小蜜丸或大蜜丸，即得。

【性状】 本品为红棕色的小蜜丸或大蜜丸；气芳香，味苦、凉。

【鉴别】 (1)取本品，置显微镜下观察：不规则细小颗粒暗棕红色，有光泽，边缘暗黑色(朱砂)。不规则碎片灰白色或浅灰黄色，稍具光泽，表面有灰棕色色素颗粒，并有不规则纵长裂缝(水牛角浓缩粉)。不规则碎块无色或淡绿色,半透明,有光泽,有时可见细密波状纹理(珍珠)。韧皮纤维淡黄色,梭形,壁厚,孔沟细(黄芩)。纤维束鲜黄色,壁稍厚,纹孔明显(黄连)。种皮石细胞黄色或淡棕色,多破碎,完整者长多角形、长方形或不规则形,壁厚,有大的圆形纹孔,胞腔棕红色(栀子)。不规则碎块金黄色或橙黄色,有光泽(雄黄)。糊化淀粉粒团块几乎无色(郁金)。不规则片状结晶无色,有平直纹理(石膏)。不规则小颗粒黑褐色(煅赭石)。

(2)取本品 3g,剪碎,加硅藻土 2g,研匀,加乙醇 20ml,加热回流 1 小时,滤过,滤液作为供试品溶液。另取胆酸对照品、猪去氧胆酸对照品,加乙醇制成每1ml各含1mg的混合溶液,作为对照品溶液。照薄层色谱法(通则 0502)试验,吸取上述两种溶液各 2μl,分别点于同一硅胶 G 薄层板上,以异辛烷-乙酸乙酯-冰醋酸(15:7:5)为展开剂,展开,取出,晾干,喷以 10% 硫酸乙醇溶液,在 105℃ 加热至斑点显色清晰,置紫外光灯(365nm)下检视。供试品色谱中,在与对照品色谱相应的位置上,显相同颜色的荧光斑点。

(3)取本品 6g,剪碎,加甲醇 10ml,加热回流 1 小时,放冷,滤过,滤液作为供试品溶液。另取黄连对照药材 50mg,加甲醇 5ml,超声处理 15 分钟,滤过,滤液作为对照药材溶液。再取盐酸小檗碱对照品,加甲醇制成每 1ml 含 0.5mg 的溶液,作为对照品溶液。照薄层色谱法(通则 0502)试验,吸取上述三种溶液各 2μl,分别点于同一硅胶 G 薄层板上,以乙酸乙酯-丁酮-甲酸-水(10:7:1:1)为展开剂,展开,取出,晾干,置紫外光灯(365nm)下检视。供试品色谱中,在与对照药材色谱和对照品色谱相应的位置上,显相同的黄色荧光斑点。

(4)取本品 3g,剪碎,加硅藻土 1g,研匀,加乙醚 20ml,超声处理 5 分钟,滤过,弃去乙醚液,残渣挥去乙醚,加乙酸乙酯 30ml,加热回流 1 小时,放冷,滤过,滤液蒸干,残渣加甲醇 3ml 使溶解,作为供试品溶液。另取栀子苷对照品,加甲醇制成每 1ml 含 1mg 的溶液,作为对照品溶液。照薄层色谱法(通则 0502)试验,吸取上述两种溶液各 4μl,分别点于同一硅胶 G 薄层板上,以乙酸乙酯-丙酮-甲酸-水(10:7:2:0.5)为展开剂,展开,取出,晾干,喷以 10% 硫酸乙醇溶液,在 105℃ 加热至斑点显色清晰。供试品色谱中,在与对照品色谱相应的位置上,显相同颜色的斑点。

(5)取本品 3g,剪碎,加甲醇 10ml,超声处理20分钟,滤过,滤液作为供试品溶液。另取黄芩苷对照品,加甲醇制成每 1ml 含 0.3mg 的溶液,作为对照品溶液。照薄层色谱法(通则 0502)试验,吸取上述两种溶液各 1μl,分别点于同一聚酰胺薄膜上,以醋酸为展开剂,展开,取出,晾干,置紫外光灯(365nm)下检视。供试品色谱中,在与对照品色谱相应的位置上,显相同颜色的荧光斑点。

【检查】 三氧化二砷 取本品适量,剪碎,精密称取 2.4g,加稀盐酸 20ml,不断搅拌 40 分钟,滤过,残渣用稀盐酸洗涤 2 次,每次 10ml,搅拌 10 分钟。洗液与滤液合并,置 500ml 量瓶中,加水至刻度,摇匀。精密量取 2ml,加盐酸 5ml

与水 21ml,照砷盐检查法(通则 0822 第一法)检查,所显砷斑颜色不得深于标准砷斑。

其他 应符合丸剂项下有关的各项规定(通则 0108)。

【含量测定】 照气相色谱法(通则 0521)测定。

色谱条件与系统适用性试验 HP-INNOWax 毛细管柱(柱长为 30m,内径为 0.32mm,膜厚度为 0.25μm);程序升温:初始温度为 150℃,保持 4 分钟,以每分钟 8℃ 的速率升温至 200℃;进样口温度为 240℃,检测器温度为 240℃。理论板数按丁香酚峰计算应不低于 5000。

校正因子测定 取丁香酚对照品适量,精密称定,加乙酸乙酯制成每 1ml 含 0.5mg 的溶液,作为内标溶液。另取冰片对照品 20mg,薄荷脑对照品 10mg,精密称定,置 25ml 量瓶中,加内标溶液溶解并稀释至刻度,摇匀,吸取 1μl,注入气相色谱仪,计算校正因子。

测定法 取本品小蜜丸 6g,剪碎,精密称定;或取重量差异项下的大蜜丸,剪碎,取 6g,精密称定,加硅藻土 6g,研匀后,取约 2g,精密称定,置 25ml 量瓶中,精密加入内标溶液 15ml 与水 1ml,密塞,摇匀,称定重量,浸渍过夜,再称定重量,用乙酸乙酯补足减失的重量,摇匀,滤过,吸取 1μl,注入气相色谱仪,测定,即得。

本品含冰片($C_{10}H_{18}O$),小蜜丸每1g 不得少于 ■8.0mg■[订正];大蜜丸每丸不得少于 24.0mg;含薄荷脑($C_{10}H_{20}O$),小蜜丸每 1g 不得少于 3.0mg;大蜜丸每丸不得少于 9.0mg。

【功能与主治】 清热解毒,醒脑安神,豁痰开窍,镇惊熄风。用于高热神昏,烦躁谵语,抽搐惊厥,中风窍闭,头痛眩晕;高血压、脑中风见上述证候者。

【用法与用量】 口服。小蜜丸一次 3~6g,大蜜丸一次 1~2 丸,一日 2 次;小儿酌减或遵医嘱。

【注意】 按医嘱服用。

【规格】 (1)小蜜丸每 11 丸重 3g (2)大蜜丸每丸重 3g

【贮藏】 密封。

杏仁止咳合剂

Xingren Zhike Heji

【处方】 杏仁水 40ml　　　　百部流浸膏 20ml
　　　　远志流浸膏 22.5ml　陈皮流浸膏 15ml
　　　　桔梗流浸膏 20ml　　甘草流浸膏 15ml

【制法】 以上六味,另取蔗糖 200g,加水加热使溶化,放冷,加入苯甲酸钠 3g,依次加入远志流浸膏、桔梗流浸膏、甘草流浸膏、百部流浸膏、陈皮流浸膏、杏仁水,混匀,加水至 1000ml,加滑石粉适量,搅匀,静置使沉淀,滤取上清液,灌装,即得。

【性状】 本品为浅黄棕色至红棕色的液体;气香,味甜、苦涩。

【鉴别】 (1)取本品 20ml,用乙酸乙酯振摇提取 2 次,每 20ml,合并乙酸乙酯液,蒸干,残渣加乙酸乙酯 2ml 使溶解,作为供试品溶液。另取陈皮对照药材 0.5g,加乙酸乙酯 20ml,加热回流 1 小时,滤过,滤液蒸干,残渣加乙酸乙酯 1ml 使溶解,作为对照药材溶液。照薄层色谱法(通则 0502)试验,吸取上述两种溶液各 2μl,分别点于同一硅胶 G 薄层板上,以石油醚(60～90℃)-丙酮(9:4)为展开剂,展开,取出,晾干,置紫外光灯(365nm)下检视。供试品色谱中,在与对照药材色谱相应的位置上,显相同颜色的荧光斑点。

(2)取本品 50ml,用水饱和的正丁醇振摇提取 3 次,每次 25ml,合并正丁醇提取液,蒸干,残渣加甲醇 5ml,搅拌使溶解,加乙醚 30ml,搅拌,放置使沉淀完全,滤过,取滤渣,加盐酸溶液(1→10)50ml,加热回流 2 小时,放置使沉淀完全,取沉淀,加甲醇 2ml 使溶解,作为供试品溶液。另取远志对照药材 0.5g,加甲醇 20ml,超声处理 15 分钟,滤过,滤液浓缩至约 3ml,自"加乙醚 30ml"起,同法制成对照药材溶液。照薄层色谱法(通则 0502)试验,吸取上述两种溶液各 5μl,分别点于同一硅胶 G 薄层板上,以甲苯-乙酸乙酯-甲酸(15:5:1)为展开剂,展开,取出,晾干,喷以 5%香草醛硫酸溶液。供试品色谱中,在与对照药材色谱相应的位置上,显相同颜色的斑点。

(3)取本品 25ml,蒸去乙醇,移至分液漏斗中,用水 10ml 洗涤蒸发皿,洗液并入分液漏斗,用水饱和的正丁醇振摇提取 3 次,每次 25ml,合并正丁醇液,用正丁醇饱和的水洗 2 次,每次 20ml,弃去洗液,正丁醇液蒸干,残渣加甲醇 1ml 使溶解,作为供试品溶液。另取甘草对照药材 2g,加乙醚 30ml,加热回流 40 分钟,滤过,药渣,挥干乙醚,加甲醇 35ml,加热回流 1 小时,滤过,滤液蒸干,残渣加水 10ml 使溶解,自"用水饱和的正丁醇振摇提取 3 次"起,同法制成对照药材溶液。照薄层色谱法(通则 0502)试验,吸取上述两种溶液各 2～3μl,分别点于同一硅胶 G 薄层板上,以三氯甲烷-乙酸乙酯-甲醇-水(15:40:22:10)10℃以下的下层溶液为展开剂,展开,取出,晾干,喷以 10%硫酸乙醇溶液,105℃加热 3 分钟,置紫外光灯(365nm)下检视。供试品色谱中,在与对照药材色谱相应的位置上,显相同颜色的荧光斑点。

【检查】 相对密度 应不低于 1.07(通则 0601)。

pH 值 应为 5.0～7.0(通则 0631)。

其他 应符合■合剂■[修订]项下有关的各项规定■(通则 0181)■[修订]。

【含量测定】 照高效液相色谱法(通则 0512)测定。

色谱条件与系统适用性试验 以十八烷基硅烷键合硅胶为填充剂;以甲醇-0.2mol/L 醋酸钠溶液(用冰醋酸调节 pH 值至 4.2)(54:46)为流动相;检测波长为 250nm。理论板数按甘草酸峰计算应不低于 3000。

对照品溶液的制备 取甘草酸单铵盐对照品适量,精密称定,加甲醇制成每 1ml 含 50μg 的溶液(相当于每 1ml 含甘草酸 48.98μg),即得。

供试品溶液的制备 精密量取本品 5ml,置 25ml 量瓶中,用流动相稀释至刻度,摇匀,滤过,取续滤液,即得。

测定法 分别精密吸取对照品溶液与供试品溶液各 10μl,注入液相色谱仪,测定,即得。

本品每 1ml 含甘草酸($C_{42}H_{62}O_{16}$)不得少于 0.15mg。

【功能与主治】 化痰止咳。用于痰浊阻肺,咳嗽痰多;急、慢性支气管炎见上述证候者。

【用法与用量】 口服。一次 15ml,一日 3～4 次。

【贮藏】 密封,置阴凉干燥处。

附:1. 杏仁水质量标准

杏 仁 水

〔处方〕 苦杏仁 1000g

〔制法〕 取苦杏仁,研成细粉,压榨去油,加水浸泡 2 小时后用水蒸气蒸馏,收集蒸馏液至盛有 90%乙醇 250ml 的烧瓶内,收集蒸馏液至总量达 1000ml,即得。

〔性状〕 本品为无色的澄清液体;气芳香,味淡。

〔鉴别〕 取本品 5ml 置试管中,在试管中悬挂一条三硝基苯酚试纸,用软木塞塞紧,置温水浴中,10 分钟后,试纸显砖红色。

〔贮藏〕 密封。

2. 百部流浸膏质量标准

百部流浸膏

〔处方〕 百部 1000g

〔制法〕 百部粉碎成粗粉,用 55%乙醇作溶剂,浸渍 48 小时后进行渗漉,收集渗漉液 850ml,另器保存。继续渗漉至渗漉液近无色或无苦味时为止。续渗漉液在 60℃以下浓缩至稠膏状,加入初渗漉液,混合,用 60%乙醇稀释至 1000ml,混匀,静置,滤过,取滤液,即得。

〔性状〕 本品为棕褐色至深棕褐色的液体;气微香,味苦、涩。

〔鉴别〕 取本品 10ml,蒸去乙醇,移至分液漏斗中,用水 10ml 洗涤蒸发皿,洗涤液并入分液漏斗中,用浓氨试液调节至 pH 11,加入氯化钠 4g,用三氯甲烷振摇提取 3 次,每次 25ml,合并提取液,挥干,残渣加甲醇 1ml 使溶解,作为供试品溶液。另取百部对照药材 1g,加 70%乙醇溶液 20ml,加热回流 1 小时,滤过,滤液蒸干,残渣用水 10ml 溶解,同法制成对照药材溶液。照薄层色谱法(通则 0502)试验,吸取上述两种溶液各 2μl,分别点于同一硅胶 G 薄层板上,以正己烷-三氯甲烷-甲醇-二乙胺(10:6:1:0.5)为展开剂,展开,取出,晾干,置碘蒸气中熏至斑点显色清晰。供试品色谱中,在与对照药材色谱相应的位置上,显相同颜色的斑点。

〔检查〕 乙醇量 应为 28%～38%(通则 0711)。

〔**总固体**〕 取本品 1g,置已恒重的蒸发皿中,置水浴上蒸干,于 105℃ 干燥 3 小时,置干燥器中冷却 30 分钟,迅速精密称定重量。

本品含总固体不得少于 40.0%。

〔**贮藏**〕 密封。

3. 陈皮流浸膏质量标准

陈皮流浸膏

〔**处方**〕 陈皮 1000g

〔**制法**〕 陈皮粉碎成中粉,用 60% 乙醇作溶剂,浸渍24 小时后缓缓渗漉,收集渗漉液 850ml,另器保存。继续渗漉至橙皮苷提取完全,续渗漉液于 60℃ 以下浓缩至稠膏状,加入初渗漉液,混匀,用 60% 乙醇稀释至 1000ml,静置,滤过,取滤液,即得。

〔**性状**〕 本品为棕褐色的液体;气香,味微苦、涩。

〔**鉴别**〕 取本品 5ml,加水 25ml,用乙酸乙酯振摇提取2 次,每次 20ml,合并提取液,挥干,残渣加乙酸乙酯 5ml 使溶解,作为供试品溶液。取陈皮对照药材 0.5g,加乙酸乙酯20ml,加热回流 1 小时,滤过,滤液蒸干,残渣加乙酸乙酯2ml 使溶解,作为对照药材溶液。照薄层色谱法(通则0502)试验,吸取上述两种溶液各 2μl,分别点于同一硅胶 G薄层板上,以石油醚(60~90℃)-丙酮(9∶4)为展开剂,展开,取出,晾干,置紫外光灯(365nm)下检视。供试品色谱中,在与对照药材色谱相应的位置上,显相同颜色的荧光斑点。

〔**检查**〕 **乙醇量** 应为 38%~48%(通则 0711)。

〔**含量测定**〕 照高效液相色谱法(通则 0512)测定。

色谱条件与系统适用性试验 以十八烷基硅烷键合硅胶为填充剂;以甲醇-2%醋酸溶液(35∶65)为流动相;检测波长为 283nm。理论板数按橙皮苷峰计算应不低于 3000。

对照品溶液的制备 取橙皮苷对照品适量,精密称定,加甲醇制成每 1ml 含橙皮苷 100μg 的溶液,即得。

供试品溶液的制备 取本品 1ml,置 50ml 量瓶中,用稀乙醇稀释至刻度,摇匀,滤过,取续滤液,即得。

测定法 分别精密吸取对照品溶液与供试品溶液各10μl,注入液相色谱仪,测定,即得。

本品每 1ml 含橙皮苷不得少于 2.0mg。

〔**贮藏**〕 密封。

杞菊地黄丸(浓缩丸)
Qiju Dihuang Wan

【**处方**】 枸杞子 40g　　　　菊花 40g
　　　　熟地黄 160g　　　　酒萸肉 80g
　　　　牡丹皮 60g　　　　山药 80g
　　　　茯苓 60g　　　　泽泻 60g

【**制法**】 以上八味,取酒萸肉 26.7g、牡丹皮 26.5g、山药粉碎成细粉;泽泻、茯苓加水煎煮二次,第一次 3 小时,第二次 2 小时,滤过,滤液合并并浓缩成相对密度为 1.30~1.35(60~80℃)的稠膏;熟地黄切片,加水煎煮三次,第一次 3 小时,第二次 2 小时,第三次 1 小时,滤过,滤液合并并浓缩成相对密度为 1.30~1.35(60~80℃)的稠膏;枸杞子以 45% 乙醇作溶剂,剩余的酒萸肉与牡丹皮及菊花以 70%乙醇作溶剂,浸渍 24 小时后,分别进行渗漉,收集漉液,合并上述漉液,回收乙醇浓缩成相对密度为 1.30~1.35(60~80℃)的稠膏,与上述细粉与稠膏混匀,制成浓缩丸,干燥,打光,即得。

【**性状**】 本品为棕色至棕黑色的浓缩丸;味甜而酸。

【**鉴别**】 (1)取本品,置显微镜下观察:草酸钙簇晶存在于无色薄壁细胞中,有时数个排列成行(牡丹皮)。果皮表皮细胞橙黄色,表面观类多角形,垂周壁连珠状增厚(酒萸肉)。

(2)取本品 15g,研碎,加水 100ml,加热回流 30 分钟,放冷,离心,取上清液,用乙酸乙酯 50ml 振摇提取,分取乙酸乙酯液,蒸干,残渣加甲醇 1ml 使溶解,作为供试品溶液。另取枸杞子对照药材 0.5g,加水 50ml,加热回流 30 分钟,放冷,离心,取上清液,用乙酸乙酯 30ml 振摇提取,分取乙酸乙酯液,蒸干,残渣加甲醇 1ml 使溶解,作为对照药材溶液。照薄层色谱法(通则 0502)试验,吸取上述两种溶液各 10μl,分别点于同一硅胶 G 薄层板上,以甲苯-乙酸乙酯-甲酸(15∶2∶1)的上层溶液为展开剂,展开,取出,晾干,置紫外光灯(365nm)下检视。供试品色谱中,在与对照药材色谱相应的位置上,显相同颜色的荧光斑点。

(3)取本品 2g,研细,加甲醇 25ml,超声处理 30 分钟,滤过,滤液蒸干,残渣加水 5ml 使溶解,通过大孔吸附树脂柱(柱内径为 1.5cm,柱高为 12cm),用氨溶液(1→25)70ml 洗脱,弃去洗脱液,再用 30% 乙醇 60ml 洗脱,收集洗脱液,蒸干,残渣加甲醇 1ml 使溶解,作为供试品溶液。另取莫诺苷对照品、马钱苷对照品,加甲醇制成每 1ml 各含 2mg 的混合溶液,作为对照品溶液。照薄层色谱法(通则 0502)试验,吸取供试品溶液 5μl、对照品溶液 2μl,分别点于同一硅胶 G 薄层板上,以三氯甲烷-甲醇(3∶1)为展开剂,展开,取出,晾干,喷以 10%硫酸乙醇溶液,在 105℃加热至斑点显色清晰,在紫外光(365nm)下检视。供试品色谱中,在与对照品色谱相应的位置上,显相同颜色的荧光斑点。

(4)取山茱萸对照药材 1g,加乙醚 40ml,加热回流 1 小时,滤过,滤液挥干,残渣加乙酸乙酯 1ml 使溶解,作为对照药材溶液。另取熊果酸对照品,加乙酸乙酯制成每 1ml 含1mg 的溶液,作为对照品溶液。照薄层色谱法(通则 0502)试验,吸取〔鉴别〕(5)项下的供试品溶液及上述对照药材溶液和对照品溶液各 5μl,分别点于同一硅胶 G 薄层板上,以甲苯-乙酸乙酯-冰醋酸(24：8：1)为展开剂,展开,取出,晾干,喷以10％硫酸乙醇溶液,在105℃加热至斑点显色清晰。供试品色谱中,在与对照药材色谱和对照品色谱相应的位置上,显相同的紫红色斑点。

(5)取本品 6g,研碎,加乙醚 40ml,加热回流 1 小时,滤过,滤液挥去乙醚,残渣加丙酮 1ml 使溶解,作为供试品溶液。另取牡丹皮对照药材 1g,同法制成对照药材溶液。再取丹皮酚对照品,加丙酮制成每 1ml 含 1mg 的溶液,作为对照品溶液。照薄层色谱法(通则 0502)试验,吸取上述三种溶液各 10μl,分别点于同一硅胶 G 薄层板上,使成条状,以环己烷-乙酸乙酯(3：1)为展开剂,展开,取出,晾干,喷以盐酸酸性5％三氯化铁乙醇溶液,加热至斑点显色清晰。供试品色谱中,在与对照药材色谱和对照品色谱相应的位置上,显相同颜色的条斑。

【检查】 应符合丸剂项下有关的各项规定(通则 0108)。

【含量测定】 照高效液相色谱法(通则 0512)测定。

色谱条件与系统适用性试验 以十八烷基硅烷键合硅胶为填充剂;以乙腈为流动相 A,以 0.3％磷酸溶液为流动相 B,按下表中的规定进行梯度洗脱,莫诺苷和马钱苷检测波长为240nm,丹皮酚检测波长为 274nm;柱温为 40℃。理论板数按莫诺苷、马钱苷峰计算均应不低于 4000。

时间(分钟)	流动相 A(％)	流动相 B(％)
0～5	5→8	95→92
5～20	8	92
20～35	8→20	92→80
35～45	20→60	80→40
45～55	60	40

对照品溶液的制备 取莫诺苷对照品、马钱苷对照品和丹皮酚对照品适量,精密称定,加 70％甲醇制成每 1ml中含莫诺苷与马钱苷各 20μg、含丹皮酚 45μg 的混合溶液,即得。

供试品溶液的制备 取重量差异项下的本品,研细,取约0.3g,精密称定,置具塞锥形瓶中,精密加入 70％甲醇 25ml,密塞,称定重量,加热回流 1 小时,放冷,再称定重量,用 70％甲醇补足减失的重量,摇匀,滤过,取续滤液,即得。

测定法 分别精密吸取对照品溶液与供试品溶液各10μl,注入液相色谱仪,测定,即得。

本品每丸含酒萸肉以莫诺苷($C_{17}H_{26}O_{11}$)和马钱苷($C_{17}H_{26}O_{10}$)的总量计,不得少于 0.28mg;含牡丹皮以丹皮酚($C_9H_{10}O_3$)计,不得少于■0.20mg■[修订]。

【功能与主治】 滋肾养肝。用于肝肾阴亏,眩晕耳鸣,羞明畏光,迎风流泪,视物昏花。

【用法与用量】 口服。一次 8 丸,一日 3 次。

【规格】 每 8 丸相当于原药材 3g

【贮藏】 密封。

抗病毒口服液

Kangbingdu Koufuye

【处方】 板蓝根　　　石膏
　　　　芦根　　　　地黄
　　　　郁金　　　　知母
　　　　石菖蒲　　　广藿香
　　　　连翘

【制法】 以上九味,加水煎煮二次,第一次 3 小时,收集挥发油,用羟丙基倍他环糊精包合,或第一次 1.5 小时(同时收集挥发油及挥发油乳浊液);第二次 1 小时 20 分钟,滤过,滤液合并,浓缩至适量,加 85％以上的乙醇使含醇量为70％,静置,滤过,滤液回收乙醇并浓缩至适量,加入挥发油包合物及适量蜂蜜、蔗糖、■桔■[订正]子香精、环拉酸钠或加入挥发油、挥发油乳液及适量蜂蜜、蔗糖;用 10％的氢氧化钠溶液调节 pH 值,滤过,加水至 1000ml,混匀,滤过,灌封,灭菌,即得。

【性状】 本品为棕红色的液体;味辛、微苦。

【鉴别】 (1)取〔含量测定〕项下的供试品溶液约 5ml,加在中性氧化铝柱(200～300 目,2g,内径为 1cm)上,用 70％甲醇 10ml 洗脱,收集流出液和洗脱液,蒸干,残渣加甲醇 2ml使溶解,作为供试品溶液。另取连翘对照药材 1g,加水 20ml,煎煮 30 分钟,随时补充减失水分,滤过,滤液用乙酸乙酯振摇提取 3 次,每次 20ml,合并乙酸乙酯液,蒸干,残渣加 70％甲醇溶解使成 5ml,同法制成对照药材溶液。再取连翘苷对照品,加甲醇制成每 1ml 含 0.5mg 的溶液,作为对照品溶液。照薄层色谱法(通则 0502)试验,吸取上述三种溶液各 5μl,分别点于同一硅胶 G 薄层板上,以三氯甲烷-乙酸乙酯-甲醇-甲酸(60：5：10：0.1)为展开剂,展开,取出,晾干,喷以 5％香草醛硫酸溶液,在 105℃加热至斑点显色清晰。供试品色谱中,在与对照药材色谱和对照品色谱相应的位置上,显相同颜色的斑点。

(2)取本品 40ml,用乙醚振摇提取 2 次,每次 30ml,合并乙醚液(水溶液备用),挥干,残渣加乙酸乙酯 0.5ml 使溶解,作为供试品溶液。另取石菖蒲对照药材 0.5g,加乙醚25ml,回流提取 30 分钟,滤过,滤液挥干,残渣加乙酸乙酯1ml 使溶解,作为对照药材溶液。照薄层色谱法(通则0502)试验,吸取供试品溶液 5～10μl、对照药材溶液 3μl,分别点于同一硅胶 GF_{254} 薄层板上,以甲苯-丙酮(9：1)为展开剂,展开,取出,晾干,置紫外光灯(254nm)下检视。供试品色谱中,在与对照药材色谱相应的位置上,显相同颜色的斑点。

(3)取〔鉴别〕(2)项下乙醚提取后的水溶液,用水饱和的正丁醇振摇提取 3 次,每次 40ml,合并正丁醇液,蒸干,残渣加乙醇 20ml 使溶解,加盐酸 2ml,加热回流 1 小时,放冷,加水 10ml,用石油醚(60～90℃)振摇提取 2 次,每次 20ml,合并石油醚液,蒸干,残渣加乙酸乙酯 1ml 使溶解,作为供试品溶液。另取菝葜皂苷元对照品,加乙酸乙酯制成每 1ml 含 0.5mg 的溶液,作为对照品溶液。照薄层色谱法(通则 0502)试验,吸取上述两种溶液各 10μl,分别点于同一硅胶 G 薄层板上,以甲苯-丙酮(9:1)为展开剂,展开,取出,晾干,喷以 5％香草醛硫酸溶液,在 105℃加热至斑点显色清晰。供试品色谱中,在与对照品色谱相应的位置上,显相同颜色的斑点。

(4)取本品 100ml,置 500ml 圆底烧瓶中,加水 100ml 与玻璃珠数粒,连接挥发油测定器,自测定器上端加水使充满刻度部分,并溢流入烧瓶为止,再加入环己烷 2ml,连接回流冷凝管,加热回流 2 小时,冷却,取环己烷液,加入适量无水硫酸钠,振摇,取上清液作为供试品溶液。另取百秋李醇对照品,加环己烷制成每 1ml 含 0.1mg 的溶液,作为对照品溶液。照气相色谱法(通则 0521)试验,用以 5％苯基甲基聚硅氧烷为固定相的毛细管柱(柱长为 30m,内径为 0.32mm,膜厚度为 0.25μm);柱温为程序升温:初始温度 170℃,以每分钟 2℃的速率升温至 180℃,保持 2 分钟,再以每分钟 10℃的速率升温至 230℃,保持 2 分钟;进样口温度为 230℃;检测器温度为 250℃;分流进样,分流比为 50:1。分别吸取对照品溶液和供试品溶液各 1μl,注入气相色谱仪。供试品色谱中应呈现与对照品色谱峰保留时间相同的色谱峰。

【检查】 **相对密度** 应为 1.10～1.16(通则 0601)。

pH 值 应为 4.0～6.0(通则 0631)。

其他 应符合合剂项下有关的各项规定(通则 0181)。

【特征图谱】 照高效液相色谱法(通则 0512)测定。

色谱条件与系统适用性试验 以十八烷基硅烷键合硅胶为填充剂(YMC Hydrosphere C18 色谱柱,柱长为 25cm,内径为 4.6mm,粒径为 5μm);以乙腈为流动相 A,以 0.01％磷酸溶液为流动相 B,按下表中的规定进行梯度洗脱;流速为 1ml/min;检测波长为 236nm;柱温为 30℃。理论板数按(R,S)-告依春峰计算应不低于 20 000,4 号峰与 5 号峰的分离度应不低于 1.0。

时间(分钟)	流动相 A(%)	流动相 B(%)
0～22	7→18	93→82
22～29	18	82
29～31	18→23	82→77
31～40	23	77
40～53	23→40	77→60
53～60	40	60
60～65	40→7	60→93

参照物溶液的制备 取(R,S)-告依春、连翘苷对照品适量,精密称定,加 70％甲醇制成每 1ml 含(R,S)-告依春

0.02mg、连翘苷 0.06mg 的混合溶液,即得。

供试品溶液的制备 取〔含量测定〕项下的供试品溶液,即得。

测定法 分别吸取参照物溶液和供试品溶液各 10μl,注入液相色谱仪,测定,记录 1 小时的色谱图,即得。

供试品特征图谱中应有 7 个特征峰,其中有 2 个峰应分别与相应的参照物峰保留时间相同,与(R,S)-告依春参照物相应的峰为 S 峰,除 6 号峰外,计算特征峰 1～7 号与 S 峰的相对保留时间,其中 1 号峰的相对保留时间在规定值的±5％之内,其余特征峰的相对保留时间在规定值的±8％之内。规定值为:0.58(峰 1)、1.00(峰 2)、2.38(峰 3)、2.61(峰 4)、2.65(峰 5)、4.94(峰 7)。

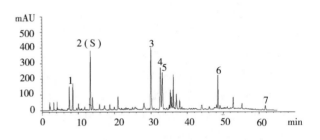

对照特征图谱

峰 2(S):(R,S)-告依春　峰 5:连翘酯苷 A
峰 6:连翘苷　峰 7:连翘酯素

积分参数 斜率灵敏度为 80,峰宽为 0.01,最小峰面积为 10,最小峰高为 15。

【含量测定】 照高效液相色谱法(通则 0512)测定。

色谱条件与系统适用性试验 以十八烷基硅烷键合硅胶为填充剂;以乙腈-水(23:77)为流动相;检测波长为 277nm。理论板数按连翘苷峰计算应不低于 3000。

对照品溶液的制备 取连翘苷对照品适量,精密称定,加 70％甲醇制成每 1ml 含 75μg 的溶液,即得。

供试品溶液的制备 精密量取本品 25ml,用乙酸乙酯振摇提取 6 次,每次 25ml,合并乙酸乙酯液,蒸干,残渣加 70％甲醇溶解,置 10ml 量瓶中,加 70％甲醇至刻度,摇匀,即得。

测定法 分别精密吸取对照品溶液与供试品溶液各 20μl,注入液相色谱仪,测定,即得。

本品每 1ml 含连翘以连翘苷($C_{27}H_{34}O_{11}$)计,不得少于 25μg。

【功能与主治】 清热祛湿,凉血解毒。用于风热感冒,温病发热及上呼吸道感染,流感、腮腺炎病毒感染疾患。

【用法与用量】 口服。一次 10ml,一日 2～3 次(早饭前和午饭、晚饭后各服一次);小儿酌减。

【注意】 临床症状较重、病程较长或合并有细菌感染的患者,应加服其他治疗药物。

【规格】 每支装 10ml

【贮藏】 密封。

启 脾 口 服 液

Qipi Koufuye

【处方】 人参 20g   麸炒白术 20g

茯苓 20g   甘草 10g

陈皮 10g   山药 20g

炒莲子 20g   炒山楂 10g

炒六神曲 16g   炒麦芽 10g

泽泻 10g

【制法】 以上十一味，人参用 70%乙醇回流提取三次，第一次 3 小时，第二次 2 小时，第三次 1 小时，提取液回收乙醇，药液另器收集；陈皮、麸炒白术提取挥发油备用；药渣及蒸馏后的水溶液与其余茯苓等八味药合并，加水煎煮 2 次，第一次 2 小时，第二次 1 小时，煎液滤过，合并滤液，浓缩至相对密度为 1.12～1.20（85℃）的清膏，加乙醇使含醇量达 70%，搅匀，静置 24 小时，取上清液回收乙醇，滤过。蔗糖 150g 制成单糖浆，山梨酸钾 1.5g 用水溶解，将上述挥发油加入其中，混匀，并与已处理的蜂蜜 200g，一并加入上述滤液中，混匀，调节 pH 值至 4.0～5.5，制成 1000ml，搅匀，滤过，灭菌，分装，即得。

【性状】 本品为黄棕色至棕色的液体；气香，味甜。

【鉴别】 （1）取人参皂苷 Rb$_1$、人参皂苷 Re、及人参皂苷 Rg$_1$ 对照品，加甲醇制成每 1ml 各含 0.5mg 的混合溶液，作为对照品溶液。照薄层色谱法（通则 0502）试验，吸取〔含量测定〕项下供试品溶液与上述对照品溶液各 10μl，分别点于同一硅胶 G 薄层板上，以三氯甲烷-甲醇-水（13：7：2）10℃以下放置的下层溶液为展开剂，在 10℃以下展开，取出，晾干，喷以 10%硫酸乙醇溶液，在 110℃加热至斑点显色清晰，分别在日光和紫外光（365nm）下检视。供试品色谱中，在与对照品色谱相应的位置上，日光下显相同颜色的斑点；紫外光下显相同颜色的荧光斑点。

（2）取本品 20ml，加在聚酰胺柱（30～60 目，5g，柱内径为 1.5cm，干法装柱）上，先用 80ml 水洗脱，弃去水洗液，再用 70%乙醇 100ml 洗脱，收集乙醇洗脱液，回收溶剂至干，残渣加甲醇 2ml 使溶解，作为供试品溶液。另取橙皮苷对照品，加甲醇制成饱和溶液，作为对照品溶液。照薄层色谱法（通则 0502）试验，吸取上述两种溶液各 5μl，分别点于同一硅胶 G 薄层板上使成条带状，以三氯甲烷-甲醇-水（32：17：5）的下层溶液为展开剂，展开，取出，晾干，喷以三氯化铝试液，在紫外光（365nm）下检视。供试品色谱中，在与对照品色谱相应的位置上，显相同颜色的荧光斑点。

（3）取本品 50ml，加乙醚振摇提取 3 次（50ml，30ml，30ml），弃去乙醚液，水层加水饱和的正丁醇振摇提取 3 次（30ml，30ml，20ml），合并正丁醇提取液，用正丁醇饱和的水洗涤 3 次，每次 30ml，弃去水洗液，正丁醇液回收溶剂至干，

残渣加甲醇 1ml 使溶解，作为供试品溶液。另取甘草对照药材 1g，加水饱和的正丁醇 30ml，超声处理 20 分钟，滤过，滤液回收溶剂至干，残渣加甲醇 2ml 使溶解，作为对照药材溶液。照薄层色谱法（通则 0502）试验，吸取上述两种溶液各 5μl，分别点于同一硅胶 G 薄层板上，以三氯甲烷-甲醇-水（13：7：2）10℃以下放置的下层溶液为展开剂，在 10℃以下展开，取出，晾干，喷以 10%硫酸乙醇溶液，在 105℃加热至斑点显色清晰，分别在日光和紫外光（365nm）下检视。供试品色谱中，在与对照药材色谱相应的位置上，日光下显相同颜色的斑点；在紫外光下显相同颜色的荧光斑点。

（4）取本品 50ml，加乙酸乙酯振摇提取 3 次，每次 30ml，合并乙酸乙酯提取液，加水 30ml 洗涤，弃去水洗液，乙酸乙酯提取液回收溶剂至干，残渣用乙酸乙酯 1ml 使溶解，作为供试品溶液。另取山楂对照药材 2g，加水 200ml 煎煮 40 分钟，滤过，滤液浓缩至 40ml，同法制成对照药材溶液。照薄层色谱法（通则 0502）试验，吸取上述两种溶液各 5μl，分别点于同一硅胶 G 薄层板上，以甲苯-乙酸乙酯-甲酸（6：3：1）上层溶液为展开剂，展开，取出，晾干，喷以 5%三氯化铁乙醇溶液，热风吹至斑点显色清晰，在日光下检视。供试品色谱中，在与对照药材色谱相应的位置上，显相同颜色的斑点。

【检查】 **相对密度** 应不低于 1.06（通则 0601）。

pH 值 应为 4.0～5.5（通则 0631）。

其他 应符合合剂项下有关的各项规定（通则 0181）。

【含量测定】 照高效液相色谱法（通则 0512）测定。

色谱条件与系统适用性试验 以十八烷基硅烷键合硅胶为填充剂；以乙腈为流动相 A，以水为流动相 B，按下表中的规定进行梯度洗脱；柱温为 35℃；检测波长为 203nm。理论板数按人参皂苷 Re 峰计算应不低于 2500。

时间（分钟）	流动相 A（%）	流动相 B（%）
0～60	19	81
60～70	19→70	81→30

对照品溶液的制备 取人参皂苷 Rg$_1$ 对照品、人参皂苷 Re 对照品适量，精密称定，加甲醇制成每 1ml 各含 0.25mg 的混合溶液，摇匀，即得。

供试品溶液的制备 精密量取本品 50ml，加三氯甲烷振摇提取 3 次，每次 30ml，弃去三氯甲烷提取液，水液加水饱和的正丁醇振摇提取 5 次（50ml，30ml，30ml，20ml，20ml），合并正丁醇提取液，加氨试液洗涤 4 次，每次 50ml，弃去氨试液，再加正丁醇饱和的水轻轻振摇洗涤 2 次，每次 50ml，弃去水洗液，正丁醇液回收溶剂至干，残渣加甲醇溶解并转移至 5ml 量瓶中，加甲醇稀释至刻度，摇匀，滤过，取续滤液，即得。

测定法 精密吸取对照品溶液与供试品溶液各 5μl，注入液相色谱仪，测定，即得。

本品每 1ml 含人参以人参皂苷 Rg$_1$（C$_{42}$H$_{72}$O$_{14}$）和人参皂苷 Re（C$_{48}$H$_{82}$O$_{18}$）的总量计，不得少于 ■29μg■[修订]。

【功能与主治】 健脾和胃。用于脾胃虚弱，消化不良，腹

胀便溏。

【用法与用量】 口服。一次 10ml,一日 2～3 次,三岁以内儿童酌减。

【注意】 服药期间,忌食生冷、油腻之品。

【规格】 (1)每瓶装 10ml (2)每瓶装 100ml (3)每瓶装 120ml

【贮藏】 置阴凉干燥处。

补中益气颗粒

Buzhong Yiqi Keli

【处方】

炙黄芪 557g	党参 166.5g
炙甘草 277g	当归 166.5g
炒白术 166.5g	升麻 166.5g
柴胡 166.5g	陈皮 166.5g
生姜 57g	大枣 110g

【制法】 以上十味,加水煎煮二次,第一次 2 小时,第二次 1 小时,合并煎液,滤过,滤液浓缩至相对密度为 1.07～1.09(80℃),加入等量乙醇,搅匀,静置 24 小时,滤过,滤液回收乙醇并浓缩至相对密度为 1.08～1.10(70℃),喷雾干燥,干膏粉加入■糊精及乳糖(1∶1)■[修订]适量,制粒,制成 1000g,即得。

【性状】 本品为棕色的颗粒;味甜、微苦、辛。

【鉴别】 (1)取本品 2g,研细,加甲醇 20ml,加热回流 30 分钟,滤过,滤液回收溶剂至干,残渣加水 20ml 使溶解,用水饱和的正丁醇振摇提取 2 次,每次 20ml,合并正丁醇提取液,回收溶剂至干,残渣加甲醇 2ml 使溶解,作为供试品溶液。另取甘草对照药材 1g,同法制成对照药材溶液。照薄层色谱法(通则 0502)试验,吸取供试品溶液 5μl、对照药材溶液 2μl,分别点于同一用 1%氢氧化钠溶液制备的硅胶 G 薄层板上,以乙酸乙酯-甲酸-冰醋酸-水(15∶1∶1∶2)为展开剂,展开,取出,晾干,喷以 10%硫酸乙醇溶液,在 105℃加热至斑点显色清晰,分别在日光和紫外光(365nm)下检视。供试品色谱中,在与对照药材色谱相应的位置上,日光下显相同颜色的斑点;紫外光下显相同颜色的荧光斑点。

(2)取本品 1g,研细,加甲醇 20ml,加热回流 30 分钟,滤过,滤液回收溶剂至干,残渣加甲醇 2ml 使溶解,作为供试品溶液。另取橙皮苷对照品,加甲醇制成饱和溶液,作为对照品溶液。照薄层色谱法(通则 0502)试验,吸取供试品溶液 5μl、对照品溶液 3μl,分别点于同一用 1%氢氧化钠溶液制备的硅胶 G 薄层板上,以乙酸乙酯-甲醇-水(100∶17∶13)为展开剂,展开,展距约 3cm,取出,晾干,再以甲苯-乙酸乙酯-甲酸-水(20∶10∶1∶1)的上层溶液为展开剂,展开,展距约 8cm,取出,晾干,喷以三氯化铝试液,在 105℃加热数分钟,在紫外光(365nm)下检视。供试品色谱中,在与对照品色谱相应的位置上,显相同颜色的荧光斑点。

(3)取本品 6g,研细,加甲醇 50ml,加热回流 1 小时,滤过,滤液回收溶剂至干,残渣加水 50ml 使溶解,用乙醚振摇提取 2 次,每次 30ml,合并乙醚提取液,挥散溶剂至 0.5ml,作为供试品溶液。另取当归对照药材 1g,加水 50ml,加热回流提取 30 分钟,滤过,取滤液,自"用乙醚振摇提取 2 次"起,同法制成对照药材溶液。照薄层色谱法(通则 0502)试验,吸取供试品溶液 10μl、对照药材溶液 5μl,分别点于同一硅胶 G 薄层板上,以环己烷-乙酸乙酯(4∶1)为展开剂,展开,取出,晾干,在紫外光(365nm)下检视。供试品色谱中,在与对照药材色谱相应的位置上,显相同颜色的荧光斑点。

■(4)取〔含量测定〕项下的供试品溶液及对照品溶液。照薄层色谱法(通则 0502)试验,吸取供试品溶液 10～15μl、对照品溶液 4μl,分别点于同一硅胶 G 薄层板上,以三氯甲烷-甲醇-水(13∶7∶2)10℃以下放置的下层溶液为展开剂,展开,取出,晾干,喷以 10%硫酸乙醇溶液,在 105℃加热至斑点显色清晰,分别在日光和紫外光灯(365nm)下检视。供试品色谱中,在与对照品色谱相应的位置上,日光下显相同颜色的斑点,紫外光灯下显相同颜色的荧光斑点。

(5)取本品 1g,研细,加甲醇 50ml,加热回流 1 小时,滤过,滤液回收溶剂至干,残渣加 70%乙醇 2ml 使溶解,作为供试品溶液。另取升麻对照药材 0.5g,同法制成对照药材溶液。再取异阿魏酸对照品,加甲醇制成每 1ml 含 0.5mg 的溶液,作为对照品溶液。照薄层色谱法(通则 0502)试验,吸取供试品溶液 5μl、对照药材溶液和对照品溶液各 2μl,分别点于同一硅胶 G 薄层板上,以三氯甲烷-甲醇-冰醋酸(39∶1∶0.4)为展开剂,展开,取出,晾干,在紫外光(365nm)下检视。供试品色谱中,在与对照药材色谱和对照品色谱相应的位置上,显相同颜色的荧光斑点。■[增订]

【检查】 应符合颗粒剂项下有关的各项规定(通则 0104)。

【含量测定】 照高效液相色谱法(通则 0512)测定。

色谱条件与系统适用性试验 以十八烷基硅烷键合硅胶为填充剂;以乙腈-水(35∶65)为流动相;用蒸发光散射检测器检测。理论板数按黄芪甲苷峰计算应不低于 4000。

对照品溶液的制备 取黄芪甲苷对照品适量,精密称定,加甲醇制成每 1ml 含 0.5mg 的溶液,即得。

供试品溶液的制备 取装量差异项下的本品,混匀,研细,取 8g,精密称定,精密加入甲醇 100ml,称定重量,加热回流 1 小时,放冷,再称定重量,用甲醇补足减失的重量,摇匀,滤过,精密量取续滤液 50ml,回收溶剂至干,残渣加水 25ml 使溶解,用乙醚振摇提取 2 次,每次 25ml,弃去乙醚液,再用水饱和的正丁醇振摇提取提 5 次,■每次 25ml■[修订],合并正丁醇提取液,用氨试液洗涤 3 次,每次 40ml,弃去氨洗液,正丁醇液回收溶剂至干,残渣用甲醇溶解并转移至■5ml■[修订]量瓶中,加甲醇至刻度,摇匀,滤过,取续滤液,取得。

测定法 分别精密吸取对照品溶液■10μl■[修订]与 20μl、供试品溶液 20μl,注入液相色谱仪,测定,以外标两点法对数方程计算,即得。

本品每袋含炙黄芪以黄芪甲苷($C_{41}H_{65}O_{14}$)计,不得少于0.30mg。

【功能与主治】 补中益气,升阳举陷。用于脾胃虚弱、中气下陷所致的泄泻、脱肛、阴挺,症见体倦乏力、食少腹胀、便溏久泻、肛门下坠或脱肛、子宫脱垂。

【用法与用量】 口服。一次1袋,一日2~3次。

【规格】 每袋装3g

【贮藏】 密封,置阴凉干燥处。

补肺活血胶囊
Bufei Huoxue Jiaonang

【处方】 黄芪720g　　　　　　赤芍720g
补骨脂360g

【制法】 以上三味,取赤芍180g粉碎成细粉,备用;其余药味加水煎煮二次,第一次加8倍量水,第二次加6倍量水,每次1小时,合并煎液,滤过,滤液浓缩至相对密度为1.05~1.15(80℃),加乙醇使含醇量达60%,充分搅拌,静置24小时,滤取上清液,回收乙醇至无醇味,继续浓缩至相对密度为1.35~1.40(80℃),加入上述赤芍细粉,混匀,干燥,粉碎,用90%乙醇制粒,干燥,加辅料适量,混匀,装入胶囊,制成1000粒,即得。

【性状】 本品为硬胶囊,内容物为棕黄色至棕褐色的细颗粒和粉末;气微香,味微酸、苦。

【鉴别】 (1)取本品,置显微镜下观察:草酸钙簇晶直径11~35μm,散在或存在于薄壁细胞中,常数个至数十个排列成行(赤芍)。

(2)取本品内容物3g,加石油醚(30~60℃)20ml,超声处理15分钟,滤过,滤液回收溶剂至干,残渣加乙酸乙酯0.5ml使溶解,作为供试品溶液。另取补骨脂素对照品、异补骨脂素对照品,加乙酸乙酯制成每1ml各含1mg的混合溶液,作为对照品溶液。照薄层色谱法(通则0502)试验,吸取供试品溶液6μl,对照品溶液4μl,分别点于同一硅胶G薄层板上,以正己烷-乙酸乙酯(8:2)为展开剂,展开,取出,晾干,在紫外光(365nm)下检视。供试品色谱中,在与对照品色谱相应的位置上,显相同颜色的荧光斑点。

【检查】 应符合胶囊剂项下有关的各项规定(通则0103)。

【含量测定】 黄芪 照高效液相色谱法(通则0512)测定。

色谱条件与系统适用性试验 以十八烷基硅烷键合硅胶为填充剂;以乙腈-水(32:68)为流动相;蒸发光散射检测器检测。理论板数按黄芪甲苷峰计算应不低于4000。

对照品溶液的制备 取黄芪甲苷对照品适量,精密称定,加甲醇制成每1ml含0.5mg的溶液,即得。

供试品溶液的制备 取装量差异项下的本品内容物,研细,取约1g,精密称定,加甲醇加热回流提取2次,每次50ml,第一次60分钟,第二次30分钟,滤过,滤渣用少量甲醇洗涤,合并洗液和滤液,回收溶剂至干,残渣加水20ml使溶解,用水饱和的正丁醇振摇提取4次(30ml,20ml,20ml,20ml),合并正丁醇液,用氨试液洗涤2次,每次40ml,最后一次洗涤静置过夜后,弃去氨液,正丁醇液蒸干,残渣加甲醇溶解,转移至5ml量瓶中,加甲醇至刻度,摇匀,滤过,取续滤液,即得。

测定法 分别精密吸取对照品溶液10μl、20μl及供试品溶液10~20μl,注入液相色谱仪,测定,用外标两点法对数方程计算,即得。

本品每粒含黄芪以黄芪甲苷($C_{41}H_{68}O_{14}$)计,不得少于 ■0.26mg■[修订]。

赤芍 照高效液相色谱法(通则0512)测定。

色谱条件与系统适用性试验 以十八烷基硅烷键合硅胶为填充剂;以0.05mol/L磷酸二氢钾溶液-甲醇(60:40)为流动相;检测波长为230nm。理论板数按芍药苷峰计算应不低于3000。

对照品溶液的制备 取芍药苷对照品适量,精密称定,加稀乙醇制成每1ml含50μg的溶液,即得。

供试品溶液的制备 取装量差异项下的本品内容物,研细,取约0.3g,精密称定,置具塞锥形瓶中,精密加入稀乙醇25ml,密塞,称定重量,超声处理(功率250W,频率40kHz)1小时,放冷,再称定重量,用稀乙醇补足减失的重量,摇匀,离心(转速为每分钟3000转),精密量取上清液5ml,置20ml量瓶中,加稀乙醇至刻度,摇匀,滤过,取续滤液,即得。

测定法 分别精密吸取对照品溶液与供试品溶液各10μl,注入液相色谱仪,测定,即得。

本品每粒含赤芍以芍药苷($C_{23}H_{28}O_{11}$)计,不得少于4.5mg。

【功能与主治】 益气活血,补肺固肾。用于肺心病(缓解期)属气虚血瘀证,症见咳嗽气促,或咳喘胸闷,心悸气短,肢冷乏力,腰膝酸软,口唇紫绀,舌淡苔白或舌紫暗。

【用法与用量】 口服。一次4粒,一日3次。

【规格】 每粒装0.35g

【贮藏】 密封。

阿 胶 三 宝 膏
Ejiao Sanbao Gao

【处方】 阿胶90g　　　　　　大枣300g
黄芪300g

【制法】 以上三味,黄芪、大枣碎断,加水煎煮三次,第一次3小时,第二次2小时,第三次1小时,煎液滤过,滤液合并,浓缩至相对密度为1.21~1.25(55℃)的清膏;另取蔗糖240g和饴糖90g加水适量,加热使溶化,滤过;阿胶加水适量溶化,与上述清膏、糖水混匀,浓缩,制成1000g,即得。

【性状】 本品为暗棕红色的黏稠液体;味甜。

■【鉴别】 取本品 1.0g,加 1%碳酸氢铵溶液 50ml,超声处理 30 分钟,用微孔滤膜滤过,取续滤液 100μl,置微量进样瓶中,加胰蛋白酶溶液 10μl(取序列分析用胰蛋白酶,加 1%碳酸氢铵溶液制成每 1ml 含 1mg 的溶液,临用时配制),摇匀,37℃恒温酶解 12 小时,作为供试品溶液。另取阿胶对照药材 0.1g,同法制成对照药材溶液。照高效液相色谱-质谱法(通则 0512 和通则 0431)试验,以十八烷基硅烷键合硅胶为填充剂(色谱柱内径为 2.1mm);以乙腈为流动相 A,以 0.1%甲酸溶液为流动相 B,按下表中的规定进行梯度洗脱;流速为每分钟 0.3ml。采用质谱检测器,电喷雾正离子模式(ESI+),进行多反应监测(MRM),选择质荷比(m/z)539.8(双电荷)→612.4 和 m/z 539.8(双电荷)→923.8 作为检测离子对。取阿胶对照药材溶液,进样 5μl,按上述检测离子对测定的 MRM 色谱峰的信噪比均应大于 3∶1。

时间(分钟)	流动相 A(%)	流动相 B(%)
0~25	5→20	95→80
25~40	20→50	80→50

吸取供试品溶液 5μl,注入高效液相色谱-质谱联用仪,测定。以质荷比(m/z)539.8(双电荷)→612.4 和 m/z 539.8(双电荷)→923.8 离子对提取的供试品离子流色谱中,应同时呈现与对照药材色谱保留时间一致的色谱峰。■[增订]

【检查】 相对密度 应不低于 1.18(通则 0601)。

其他 应符合煎膏剂项下有关的各项规定(通则 0183)。

【含量测定】 黄芪 照高效液相色谱法(通则 0512)测定。

色谱条件与系统适用性试验 以十八烷基硅烷键合硅胶为填充剂;以乙腈-水(32∶68)为流动相;蒸发光散射检测器检测。理论板数按黄芪甲苷峰计算应不低于 5000。

对照品溶液的制备 取黄芪甲苷对照品适量,精密称定,加甲醇制成每 1ml 含 0.6mg 的溶液,即得。

供试品溶液的制备 取本品 10g,精密称定,置具塞锥形瓶中,加入等量的硅藻土,拌匀,在 60℃烘干(适时搅拌),放冷,精密加入甲醇 100ml,称定重量,超声处理(功率 250W,频率 40kHz)1 小时,放冷,再称定重量,用甲醇补足减失的重量,摇匀,滤过,精密量取续滤液 50ml,蒸干,残渣加水 25ml 使溶解,用水饱和的正丁醇提取 4 次,每次 25ml,合并正丁醇液,正丁醇液用氨试液洗涤 2 次,每次 25ml,合并氨试液,氨试液再用水饱和的正丁醇 25ml 提取,合并正丁醇提取液,回收正丁醇至干,残渣加甲醇适量使溶解并转移至 5ml 量瓶中,加甲醇稀释至刻度,摇匀,滤过,取续滤液,即得。

测定法 分别精密吸取对照品溶液 5μl、15μl 与供试品溶液 20μl,注入液相色谱仪,测定,以外标两点法对数方程计算,即得。

本品每 1g 含黄芪以黄芪甲苷($C_{41}H_{68}O_{14}$)计,不得少于■0.10mg■[修订]。

■阿胶 照高效液相色谱法(通则 0512)测定。

色谱条件与系统适用性试验 以十八烷基硅烷键合硅胶为填充剂;以乙腈-0.1mol/L 醋酸钠溶液(用醋酸调节 pH 值至 6.5)(7∶93)为流动相 A,以乙腈-水(4∶1)为流动相 B,按下表中的规定进行梯度洗脱;检测波长为 254nm;柱温为 43℃。理论板数按 L-羟脯氨酸峰计算应不低于 4000。

时间(分钟)	流动相 A(%)	流动相 B(%)
0~20	100→93	0→7
20~23.9	93→88	7→12
23.9~24	88→85	12→15
24~39	85→66	15→34
39~40	66→0	34→100

对照品溶液的制备 取 L-羟脯氨酸对照品、甘氨酸对照品、丙氨酸对照品、L-脯氨酸对照品适量,精密称定,加 0.1mol/L 盐酸溶液制成每 1ml 分别含 L-羟脯氨酸 80μg、甘氨酸 0.16mg、丙氨酸 70μg、L-脯氨酸 0.12mg 的混合溶液,即得。

供试品溶液的制备 取本品约 2.5g,精密称定,置 25ml 置瓶中,加 0.1mol/L 盐酸溶液 20ml,超声处理(功率 500W,频率 40kHz)30 分钟,放冷,加 0.1mol/L 盐酸溶液至刻度,摇匀。精密量取 2ml,置 10ml 安瓿中,加盐酸 2ml,150℃水解 1 小时,放冷,移至蒸发皿中,用水 10ml 分次洗涤安瓿,洗液并入蒸发皿中,蒸干,残渣加 0.1mol/L 盐酸溶液溶解,转移至 25ml 量瓶中,加 0.1mol/L 盐酸溶液至刻度,摇匀,滤过,即得。

精密量取上述对照品溶液和供试品溶液各 5ml,分别置 25ml 量瓶中,各加 0.1mol/L 异硫氰酸苯酯(PITC)的乙腈溶液 2.5ml,1mol/L 三乙胺的乙腈溶液 2.5ml,摇匀,室温放置 1 小时后,加·50%乙腈至刻度,摇匀。取 10ml,加正己烷 10ml,振摇,放置 10 分钟,取下层溶液,滤过,取续滤液,即得。

测定法 分别精密吸取衍生化后的对照品溶液与供试品溶液各 5μl,注入液相色谱仪,测定,即得。

本品每 1g 含阿胶以 L-羟脯氨酸计,不得少于 6.1mg;以甘氨酸计,不得少于 13.8mg;以丙氨酸计,不得少于 5.4mg;以 L-脯氨酸计,不得少于 7.7mg。■[增订]

■总氮量 精密量取本品 2ml,照氮测定法(通则 0704 第一法)测定,即得。

本品每 1ml 含总氮(N)不得少于 10.0mg。■[删除]

【功能与主治】 补气血,健脾胃。用于气血两亏、脾胃虚弱所致的心悸、气短、崩漏、浮肿、食少。

【用法与用量】 开水冲服。一次 10g,一日 2 次。

【贮藏】 密封,置阴凉处。

国 公 酒

Guogong Jiu

【处方】 当归　　　　　羌活
　　　　牛膝　　　　　防风
　　　　独活　　　　　牡丹皮

广藿香　　　　　槟榔

麦冬　　　　　　陈皮

五加皮　　　　　姜厚朴

红花　　　　　　制天南星

枸杞子　　　　　白芷

白芍　　　　　　紫草

盐补骨脂　　　　醋青皮

炒白术　　　　　川芎

木瓜　　　　　　栀子

麸炒苍术　　　　麸炒枳壳

乌药　　　　　　佛手

玉竹　　　　　　红曲

【制法】　以上三十味与适量的蜂蜜和■赤砂糖■[修订]用白酒回流提取三次,第一次 40 分钟,第二、三次每次 30 分钟,滤过,合并滤液,静置 3～4 个月,吸取上清液,滤过,灌封,即得。

【性状】　本品为深红色的澄清液体;气清香,味辛、甜、微苦。

【鉴别】　(1)取本品 100ml,回收乙醇至无醇味,放冷,用水 15ml 分次转移至分液漏斗中,用乙醚振摇提取 3 次(15ml,10ml,10ml),弃去乙醚液,水溶液用乙酸乙酯振摇提取 3 次(15ml,10ml,10ml),水溶液备用;合并乙酸乙酯提取液,蒸干,残渣加甲醇 5ml 使溶解,作为供试品溶液。另取橙皮苷对照品,加甲醇制成每 1ml 含 1mg 的溶液,作为对照品溶液。照薄层色谱法(通则 0502)试验,吸取上述两种溶液各 2μl,分别点于同一用 0.5％氢氧化钠溶液制备的硅胶 G 薄层板上,以乙酸乙酯-甲醇-水(100∶17∶13)为展开剂,展开,展距 3cm,取出,晾干,再以甲苯-乙酸乙酯-甲酸-水(20∶10∶1∶1)的上层溶液为展开剂,展开,展距 8cm,取出,晾干,喷以 1％三氯化铝甲醇溶液,略加热至干,置紫外光灯(365nm)下检视。供试品色谱中,在与对照品色谱相应的位置上,显相同颜色的荧光斑点。

(2)取〔鉴别〕(1)项下的备用水溶液,用水饱和的正丁醇振摇提取 2 次(15ml,10ml),水溶液置水浴上蒸去正丁醇,加水 10ml,混匀,通过 732 型氢型阳离子交换树脂柱,用水洗至洗脱液澄明,再用 3.5％氨溶液 100ml 洗脱,洗脱液减压蒸干,残渣加甲醇 2ml 使溶解,作为供试品溶液。另取辛弗林对照品,加甲醇制成每 1ml 含 1mg 的溶液,作为对照品溶液。照薄层色谱法(通则 0502)试验,吸取上述两种溶液各 10μl,分别点于同一硅胶 G 薄层板上,以正丁醇-冰醋酸-水(4∶1∶5)的上层溶液为展开剂,展开,取出,晾干,喷以 0.5％茚三酮乙醇溶液,在 105℃加热至斑点显色清晰。供试品色谱中,在与对照品色谱相应的位置上,显相同颜色的斑点。

【检查】　乙醇量　应为 55％～60％(通则 0711)。

总固体　取本品,依法(通则 0185 第一法)检查。遗留残渣不得少于 0.6％。

其他　应符合酒剂项下有关的各项规定(通则 0185)。

【功能与主治】　散风祛湿,舒筋活络。用于风寒湿邪闭阻所致的痹病,症见关节疼痛、沉重、屈伸不利、手足麻木、腰腿疼痛;也用于经络不和所致的半身不遂、口眼歪斜、下肢痿软、行走无力。

【用法与用量】　口服。一次 10ml,一日 2 次。

【注意】　孕妇忌服。

【贮藏】　密封,防晒。

金 水 宝 片

Jinshuibao Pian

【处方】　发酵虫草菌粉(Cs-4)500g

【制法】　取发酵虫草菌粉(Cs-4),加入适量的辅料,混匀,制成颗粒,干燥,压制成 2500 片〔规格(1)〕;或压制成 2000 片〔规格(2)〕;或压制成 1000 片〔规格(3)〕。包糖衣或薄膜衣,即得。

【性状】　本品为糖衣片或薄膜衣片,除去包衣后显浅棕色至棕褐色;气香,味微苦。

【鉴别】　(1)取本品 5 片〔规格(1)〕或 4 片〔规格(2)〕或 2 片〔规格(3)〕,除去包衣,研细,加稀乙醇 16ml,超声处理 30 分钟,滤过,滤液作为供试品溶液。另取腺嘌呤对照品、腺苷对照品和尿苷对照品,加稀乙醇制成每 1ml 各含 2mg 的混合溶液,作为对照品溶液。照薄层色谱法(通则 0502)试验,吸取供试品溶液 10μl、对照品溶液 1μl,分别点于同一以含 4％磷酸氢二钠的羧甲基纤维素钠溶液为黏合剂的硅胶 GF$_{254}$ 薄层板上,以三氯甲烷-乙酸乙酯-异丙醇-水-浓氨试液(8∶2∶6∶0.3∶0.2)为展开剂,展开,取出,晾干,置紫外光灯(254nm)下检视。供试品色谱中,在与对照品色谱相应的位置上,显相同颜色的斑点。

(2)取本品 5 片〔规格(1)〕或 4 片〔规格(2)〕或 2 片〔规格(3)〕,除去包衣,研细,加水 10ml,加热至沸,滤过,滤液作为供试品溶液。另取亮氨酸对照品、丙氨酸对照品和缬氨酸对照品,加水制成每 1ml 含亮氨酸和丙氨酸各 1mg、含缬氨酸 0.5mg 的混合溶液,作为对照品溶液。照薄层色谱法(通则 0502)试验,吸取供试品溶液 3μl、对照品溶液 2μl,分别点于同一硅胶 G 薄层板上,以正丁醇-冰醋酸-水(4∶1∶1)为展开剂,展开,取出,晾干,喷以茚三酮试液,加热至斑点显色清晰。供试品色谱中,在与对照品色谱相应的位置上,显相同颜色的斑点。

(3)取甘露醇对照品,加稀乙醇制成每 1ml 含 9mg 的溶液,作为对照品溶液。照薄层色谱法(通则 0502)试验,吸取〔鉴别〕(1)项下的供试品溶液 3μl 及上述对照品溶液 2μl,分别点于同一硅胶 G 薄层板上,以异丙醇-乙酸乙酯-水(9∶6∶2)为展开剂,展开,取出,晾干,喷以茴香醛试液,在 130℃加热至斑点显色清晰。供试品色谱中,在与对照品色谱相应的位置上,显相同颜色的斑点。

(4)取本品 5 片〔规格(1)〕或 4 片〔规格(2)〕或 2 片〔规格

（3）〕，除去包衣，研细，加甲醇20ml，超声处理15分钟，滤过，滤液作为供试品溶液。另取发酵虫草菌粉（C₅-4）对照药材1g，同法制成对照药材溶液。再取麦角甾醇对照品，加甲醇制成每1ml含0.4mg的溶液，作为对照品溶液。照薄层色谱法（通则0502）试验，吸取上述三种溶液各10μl，分别点于同一硅胶G薄层板上，以石油醚（60～90℃）-乙酸乙酯-甲酸（7：3：0.1）为展开剂，展开，取出，晾干，喷以10%硫酸乙醇溶液，在105℃加热至斑点显色清晰，分别在日光及紫外光（365nm）下检视。供试品色谱中，在与对照药材色谱和对照品色谱相应的位置上，分别显相同颜色的斑点和荧光斑点。

【检查】 应符合片剂项下有关的各项规定（通则0101）。

【含量测定】 尿苷、鸟苷和腺苷 照高效液相色谱法（通则0512）测定。

色谱条件与系统适用性试验 以十八烷基硅烷键合硅胶为填充剂；以0.05mol/L的磷酸二氢钾水溶液为流动相A，以甲醇为流动相B，按下表中的规定进行梯度洗脱，检测波长为260nm。理论板数按腺苷峰计算应不低于5000。

时间（分钟）	流动相A（%）	流动相B（%）
0～13	100	0
13～30	100→85	0→15
30～40	85→40	15→60
40～45	40	60

对照品溶液的制备 取尿苷对照品、鸟苷对照品及腺苷对照品适量，精密称定，加水制成每1ml含尿苷30μg、鸟苷20μg、腺苷20μg的混合溶液，即得。

供试品溶液的制备 取本品20片，除去包衣，精密称定，研细，取约0.5g，精密称定，置具塞锥形瓶中，精密加入70%甲醇50ml，称定重量，超声处理（功率500W，频率40kHz）20分钟，取出，放冷，再称定重量，加70%甲醇补足减失的重量，摇匀，滤过，取续滤液25ml至蒸发皿中，回收溶剂至干，残渣用水溶解，定容至25ml容量瓶中，滤过，取续滤液，即得。

测定法 分别精密吸取对照品溶液与供试品溶液各20μl，注入液相色谱仪，测定，即得。

本品每片含尿苷（C₉H₁₂N₂O₆）、鸟苷（C₁₀H₁₃N₅O₅）和腺苷（C₁₀H₁₃N₅O₄）总量，〔规格（1）〕不得少于1.2mg；〔规格（2）〕不得少于1.5mg；〔规格（3）〕不得少于3.0mg。

麦角甾醇 照高效液相色谱法（通则0512）测定。

色谱条件与系统适用性试验 以十八烷基硅烷键合硅胶为填充剂；以甲醇-水（98：2）为流动相，检测波长为283nm。理论板数按麦角甾醇峰计算应不低于5000。

对照品溶液的制备 取麦角甾醇对照品适量，精密称定，加甲醇制成每1ml含40μg的溶液，作为对照品溶液。

供试品溶液的制备 取本品20片，除去包衣，精密称定，研细，取约0.5g，精密称定，置具塞锥形瓶中，精密加入甲醇25ml，称定重量，超声处理（功率500W，频率40kHz）1小时，取出，放冷，再称定重量，加甲醇补足减失的重量，滤过，取续

滤液，即得。

测定法 分别 ■删除 精密吸取对照品溶液与供试品溶液各10μl，注入液相色谱仪，测定，即得。

本品每片含麦角甾醇（C₂₈H₄₄O），〔规格（1）〕不得少于■0.40mg■修订；〔规格（2）〕不得少于■0.50mg■修订；〔规格（3）〕不得少于■1.0mg■修订。

【功能与主治】 补益肺肾，秘精益气。用于肺肾两虚，精气不足，久咳虚喘，神疲乏力，不寐健忘，腰膝酸软，月经不调，阳痿早泄；慢性支气管炎、慢性肾功能不全、高脂血症、肝硬化见上述证候者。

【用法与用量】 口服。一次5片〔规格（1）〕，一次4片〔规格（2）〕，一次2片〔规格（3）〕，一日3次；用于慢性肾功能不全者，一次10片〔规格（1）〕，一次8片〔规格（2）〕，一次4片〔规格（3）〕，一日3次；或遵医嘱。

【规格】 （1）糖衣片（每片含发酵虫草菌粉0.2g）
（2）薄膜衣片 每片重0.42g
（3）薄膜衣片 每片重0.75g

【贮藏】 密封。

金 水 宝 胶 囊
Jinshuibao Jiaonang

【处方】 发酵虫草菌粉（C₅-4）330g

【制法】 取发酵虫草菌粉（C₅-4），■粉碎成细粉，■删除 装入胶囊，制成1000粒，即得。

【性状】 本品为硬胶囊，内容物为黄棕色至浅棕褐色的粉末；气香，味微苦。

【鉴别】 （1）取〔含量测定〕项下的续滤液15ml，蒸干，残渣加稀乙醇5ml使溶解，作为供试品溶液。另取腺嘌呤对照品、腺苷对照品和尿苷对照品，加稀乙醇制成每1ml各含2mg的混合溶液，作为对照品溶液。照薄层色谱法（通则0502）试验，吸取供试品溶液10μl、对照品溶液1μl，分别点于同一以含4%磷酸氢二钠的羧甲基纤维素钠溶液为黏合剂的硅胶GF₂₅₄薄层板上，以三氯甲烷-异丙醇-乙酸乙酯-水-浓氨试液（8：6：2：0.3：0.2）为展开剂，展开，取出，晾干，置紫外光灯（254nm）下检视。供试品色谱中，在与对照品色谱相应的位置上，显相同颜色的斑点。

（2）取本品内容物1g，加水10ml，加热至沸，滤过，滤液作为供试品溶液。另取亮氨酸对照品、丙氨酸对照品和缬氨酸对照品，加水制成每1ml含亮氨酸和丙氨酸各1mg、含缬氨酸0.5mg的混合溶液，作为对照品溶液。照薄层色谱法（通则0502）试验，吸取供试品溶液3μl、对照品溶液2μl，分别点于同一硅胶G薄层板上，以正丁醇-冰醋酸-水（4：1：1）为展开剂，展开，取出，晾干，喷以茚三酮试液，加热至斑点显色清晰。供试品色谱中，在与对照品色谱相应的位置上，显相同颜色的斑点。

（3）取甘露醇对照品，加稀乙醇制成每 1ml 含 9mg 的溶液，作为对照品溶液。照薄层色谱法（通则 0502）试验，吸取〔鉴别〕（1）项下的供试品溶液 3µl 及上述对照品溶液 2µl，分别点于同一硅胶 G 薄层板上，以异丙醇-乙酸乙酯-水（9：6：2）为展开剂，展开，取出，晾干，喷以茴香醛试液，在 130℃ 加热至斑点显色清晰。供试品色谱中，在与对照品色谱相应的位置上，显相同颜色的斑点。

■（4）取本品内容物 0.5g，加甲醇 10ml，超声处理 15 分钟，滤过，滤液浓缩至 1ml，作为供试品溶液。另取发酵虫草菌粉（Cs-4）对照药材 0.5g，同法制成对照药材溶液。再取麦角甾醇对照品，加甲醇制成每 1ml 含 0.4mg 的溶液，作为对照品溶液。照薄层色谱法（通则 0502）试验，吸取上述三种溶液各 10µl，分别点于同一硅胶 G 薄层板上，以石油醚（60～90℃）-乙酸乙酯-甲酸（7：3：0.1）为展开剂，展开，取出，晾干，喷以 10% 硫酸乙醇溶液，在 105℃ 加热至斑点显色清晰，分别在日光和紫外光（365nm）下检视。供试品色谱中，在与对照药材色谱和对照品色谱相应的位置上，日光下显相同颜色的斑点；紫外光下显相同颜色的荧光斑点。■[增订]

■（5）■[修订]取装量差异项下的本品内容物，混匀，取约 0.25g，加 70% 甲醇 50ml，密塞，称定重量，超声处理 20 分钟，放冷，再称定重量，用 70% 甲醇补足减失的重量，滤过，取续滤液 25ml 至蒸发皿中，水浴蒸干，残渣加水使溶解并定容至 25ml 容量瓶中，滤过，取续滤液，作为供试品溶液。另取尿嘧啶对照品、尿苷对照品、腺嘌呤对照品、鸟苷对照品、腺苷对照品适量，加水配制成浓度各为 1.6µg/ml、24µg/ml、4.8µg/ml、24µg/ml、24µg/ml 的混合溶液，作为对照品溶液。照高效液相色谱法（通则 0512）试验，以十八烷基硅烷键合硅胶为填充剂（柱长为 25cm，内径为 4.6mm，粒径为 5µm）；以甲醇为流动相 A，以 0.05mol/L 的磷酸二氢钾溶液为流动相 B，按下表中的规定进行梯度洗脱；检测波长为 260nm。理论板数按腺苷峰计算应不低于 5000。

时间（分钟）	流动相 A（%）	流动相 B（%）
0.01	0.0	100.0
13.00	0.0	100.0
30.00	15.0	85.0
40.00	60.0	40.0

分别精密吸取对照品溶液 10µl，供试品溶液 10～20µl，注入液相色谱仪。供试品色谱中应呈现与对照品色谱中的五个色谱峰保留时间相同的色谱峰。

【检查】 应符合胶囊剂项下有关的各项规定（通则 0103）。

【含量测定】 腺苷 照高效液相色谱法（通则 0512）测定。

色谱条件与系统适用性试验 以十八烷基硅烷键合硅胶为填充剂；以含 2% 四氢呋喃的磷酸盐缓冲溶液[0.066mol/L 磷酸二氢钾溶液-0.066mol/L 磷酸氢二钠溶液（2：3）]为流动相；检测波长为 260nm。理论板数按腺苷峰计算应不低于 3000。

对照品溶液的制备 取腺苷对照品约 10mg，精密称定，置 25ml 量瓶中，用稀乙醇溶解并稀释至刻度，摇匀，精密量取 2ml，置 100ml 量瓶中，用流动相稀释至刻度，摇匀，即得（每 1ml 含腺苷 8µg）。

供试品溶液的制备 取装量差异项下的本品内容物，混匀，取约 1g，精密称定，置具塞锥形瓶中，精密加入稀乙醇 50ml，密塞，称定重量，超声处理（功率 250W，频率 33kHz）30 分钟，放冷，再称定重量，用稀乙醇补足减失的重量，摇匀，滤过，精密量取续滤液 1ml，置 5ml 量瓶中，用流动相稀释至刻度，摇匀，即得。

测定法 分别精密吸取对照品溶液与供试品溶液各 20µl，注入液相色谱仪，测定，即得。

本品每粒含腺苷（$C_{10}H_{13}N_5O_4$）应为 0.70～1.20mg。

麦角甾醇 照高效液相色谱法（通则 0512）测定。

色谱条件与系统适用性试验 以十八烷基硅烷键合硅胶为填充剂；以甲醇：水（98：2）为流动相；检测波长为 283nm；柱温 25℃。理论板数按麦角甾醇峰计算应不低于 3000。

对照品溶液的制备 取麦角甾醇适量，精密称定，加甲醇制成每 1ml 含 80µg 的溶液，即得。

供试品溶液的制备 取装量差异项下的本品内容物，混匀，取约 0.5g，精密称定，置具塞锥形瓶中，精密加入甲醇 30ml，密塞，称定重量，超声处理（功率■500W■[修订]，频率■40kHz■[修订]）60 分钟，放冷，再称定重量，用甲醇补足减失的重量，摇匀，滤过，取续滤液，即得。

测定法 ■分别■[删除]精密吸取对照品溶液与供试品溶液各 10µl，注入液相色谱仪，测定，即得。

本品每粒含麦角甾醇（$C_{28}H_{44}O$）应不低于■0.66mg■[修订]。

【功能与主治】 补益肺肾，秘精益气。用于肺肾两虚，精气不足，久咳虚喘，神疲乏力，不寐健忘，腰膝酸软，月经不调，阳痿早泄；慢性支气管炎、慢性肾功能不全、高脂血症、肝硬化见上述证候者。

【用法与用量】 口服。一次 3 粒，一日 3 次；用于慢性肾功能不全者，一次 6 粒，一日 3 次；或遵医嘱。

【规格】 每粒装 0.33g

【贮藏】 密封。

乳 块 消 片

Rukuaixiao Pian

【处方】 橘叶 825g 　　　　丹参 825g
　　　　皂角刺 550g 　　　■炒王不留行■[修订]550g
　　　　川楝子 550g 　　　　地龙 550g

【制法】 以上六味，除地龙、■炒王不留行■[修订]外，其余橘叶等四味加水煎煮二次，每次 1 小时，滤过，滤液合并，浓缩成清膏，放冷，备用；地龙、■炒王不留行■[修订]用 70% 乙醇回流提取二次，第一次 2 小时，第二次 1 小时，滤过，滤液合并，加入上述清膏中,加乙醇使含醇量达70%,搅拌均匀,静置,回收乙醇并浓缩至稠膏状,干燥,粉碎,加辅料适量,混匀,制成颗粒,干燥,压制成1000片,包糖衣或薄膜衣,即得。

【性状】 本品为糖衣片或薄膜衣片,除去包衣后显棕褐色;味苦。

【鉴别】 (1)取本品10片,糖衣片除去糖衣,研细,加三氯甲烷20ml,超声处理20分钟,滤过,滤液浓缩至约1ml,作为供试品溶液。另取地龙对照药材1g,同法制成对照药材溶液。照薄层色谱法(通则0502)试验,吸取上述两种溶液各5μl,分别点于同一硅胶G薄层板上,以甲苯-丙酮(9∶1)为展开剂,展开,取出,晾干,在紫外光(365nm)下检视。供试品色谱中,在与对照药材色谱相应的位置上,显相同颜色的荧光主斑点。

(2)取本品5片,糖衣片除去糖衣,研细,加水20ml,研磨使溶解,离心,取上清液,用石油醚(60～90℃)振摇提取三次(20ml,20ml,15ml),弃去石油醚液,水溶液用乙酸乙酯振摇提取三次,每次20ml,合并乙酸乙酯提取液,回收溶剂至干,残渣加乙醇1ml使溶解,作为供试品溶液。另取丹参对照药材3g,加水60ml,煎煮1小时,滤过,滤液浓缩至约10ml,加乙醇使含醇量达70%,滤过,滤液蒸干,残渣加水20ml使溶解,自"用乙酸乙酯振摇提取三次"起,同法制成对照药材溶液。照薄层色谱法(通则0502)试验,吸取上述两种溶液各5μl,分别点于同一硅胶G薄层板上,以三氯甲烷-丙酮-甲酸(25∶10∶4)为展开剂,展开,取出,晾干,置氨蒸气中熏后,喷以5%三氯化铁乙醇溶液,在日光下检视。供试品色谱中,在与对照药材色谱相应的位置上,显相同颜色的主斑点。

(3)取本品5片,糖衣片除去糖衣,研细,加70%乙醇50ml,加热回流1小时,滤过,滤液蒸干,残渣加水30ml使溶解,用乙醚振摇提取三次,每次30ml,弃去乙醚液,水层挥去乙醚,通过聚酰胺柱(80～100目,2g,柱内径为1cm,湿法装柱),用水100ml洗脱,弃去洗脱液,再用70%乙醇50ml洗脱,收集乙醇洗脱液,回收溶剂至干,残渣加水15ml使溶解,用乙酸乙酯振摇提取两次,每次15ml,合并乙酸乙酯提取液,回收溶剂至干,残渣加乙醇1ml使溶解,作为供试品溶液。另取橘叶对照药材3g,加水60ml,煎煮1小时,滤过,滤液浓缩至约10ml,加乙醇使含醇量达70%,滤过,滤液蒸干,残渣加水30ml使溶解,通过聚酰胺柱(80～100目,2g,柱内径为1cm,湿法装柱),用水100ml洗脱,弃去洗脱液,再用70%乙醇50ml洗脱,收集70%乙醇洗脱液,蒸干,残渣加乙醇1ml使溶解,作为对照药材溶液。照薄层色谱法(通则0502)试验,吸取上述两种溶液各2μl,分别点于同一聚酰胺薄膜上,以丁酮-乙酰丙酮-乙醇-水(4∶3∶3∶13)为展开剂,置冰醋酸蒸气饱和的展开缸内,展开,取出,晾干,喷以1%三氯化铝乙醇溶液,在105℃加热3分钟,在紫外光(365nm)下检视。供试品色谱中,在与对照药材色谱相应的位置上,显相同颜色的荧光主斑点。

【检查】 应符合片剂项下有关的各项规定(通则0101)。

【含量测定】 橘叶 照高效液相色谱法(通则0512)测定。

色谱条件与系统适用性试验 以十八烷基硅烷键合硅胶为填充剂,以乙腈-0.2%磷酸溶液(22∶78)为流动相;检测波长为284nm。理论板数按橙皮苷峰计算应不低于3500。

对照品溶液的制备 取橙皮苷对照品适量,精密称定,加甲醇制成每1ml含60μg的溶液,即得。

供试品溶液的制备 取本品10片,除去包衣,精密称定,研细,取约0.4g,精密称定,置具塞锥形瓶中,精密加入甲醇20ml,密塞,称定重量,超声处理(功率250W,频率40kHz)30分钟,放冷,再称定重量,用甲醇补足减失的重量,摇匀,滤过,取续滤液,即得。

测定法 分别精密吸取对照品溶液与供试品溶液各10μl,注入液相色谱仪,测定,即得。

本品每片含橘叶以橙皮苷($C_{28}H_{34}O_{15}$)计,不得少于1.0mg。

丹参 照高效液相色谱法(通则0512)测定。

色谱条件与系统适用性试验 以十八烷基硅烷键合硅胶为填充剂;以甲醇-1%醋酸溶液(13∶87)为流动相;检测波长为280nm。理论板数按丹参素峰计算应不低于3500。

对照品溶液的制备 取丹参素钠对照品适量,精密称定,加5%草酸溶液制成每1ml含40μg的溶液(相当于每1ml含丹参素36μg),即得。

供试品溶液的制备 取本品10片,除去包衣,精密称定,研细,取约0.3g,精密称定,置离心管中,加水2ml及中性氧化铝(100～200目)1.5g,搅拌均匀,用水洗涤两次,每次20ml,离心(转速为每分钟3000转)10分钟,弃去水洗液,再用5%草酸溶液搅拌提取三次,每次8ml,离心,合并草酸溶液,置25ml量瓶中,加5%草酸溶液稀释至刻度,摇匀,滤过,取续滤液,即得。

测定法 分别精密吸取对照品溶液与供试品溶液各10μl,注入液相色谱仪,测定,即得。

本品每片含丹参以丹参素($C_9H_{10}O_5$)计,不得少于0.8mg。

【功能与主治】 疏肝理气,活血化瘀,消散乳块。用于肝气郁结,气滞血瘀,乳腺增生,乳房胀痛。

【用法与用量】 口服。一次4～6片,一日3次。

【注意】 孕妇忌服。

【规格】 (1)薄膜衣片 每片重0.36g

(2)糖衣片 片心重0.35g

【贮藏】 密封。

京 万 红 软 膏

Jingwanhong Ruangao

【处方】 地榆　　地黄

当归　　桃仁

黄连　　木鳖子

罂粟壳　　■血余■[订正]

棕榈	半边莲
土鳖虫	白蔹
黄柏	紫草
金银花	红花
大黄	苦参
五倍子	槐米
木瓜	苍术
白芷	赤芍
黄芩	胡黄连
川芎	栀子
乌梅	冰片
血竭	乳香
没药	

【性状】 本品为深棕红色的软膏;具特殊的油腻气。

【鉴别】 (1)取本品 20g,加盐酸-甲醇-水(10∶45∶45)50ml,加热回流 2 小时,放冷,滤过,滤液用盐酸饱和的乙醚振摇提取 2 次,每次 40ml,合并乙醚液,蒸干,残渣加甲醇 1ml 使溶解,作为供试品溶液。另取没食子酸对照品,加甲醇制成每 1ml 含 0.5mg 的溶液,作为对照品溶液。照薄层色谱法(通则 0502)试验,吸取供试品溶液 5～10μl、对照品溶液 5μl,分别点于同一硅胶 G 薄层板上,以水饱和的甲苯-乙酸乙酯-甲酸(6∶3∶1)为展开剂,展开,取出,晾干,喷以 1%三氯化铁乙醇溶液。供试品色谱中,在与对照品色谱相应的位置上,显相同颜色的斑点。

(2)取本品 20g,加甲醇 50ml,超声处理 15 分钟,放冷,滤过,滤液蒸干,残渣加甲醇 1ml 使溶解,作为供试品溶液。另取乳香对照药材 1g,加甲醇 20ml,超声处理 15 分钟,滤过,滤液蒸干,残渣加甲醇 1ml 使溶解,作为对照药材溶液。照薄层色谱法(通则 0502)试验,吸取上述两种溶液各 5～10μl,分别点于同一硅胶 G 薄层板上,以石油醚(60～90℃)-乙酸乙酯(19∶1)为展开剂,展开,取出,晾干,喷以 5%香草醛硫酸溶液,放置 30 分钟后观察。供试品色谱中,在与对照药材色谱相应的位置上,显相同颜色的斑点。

(3)取本品 20g,加甲醇 50ml,加热回流 10 分钟,冷冻 30 分钟,滤过,滤液蒸干,残渣加 20%氢氧化钾溶液 10ml 使溶解,滤过,滤液用三氯甲烷 5ml 振摇提取,分取三氯甲烷液,蒸干,残渣加甲醇 1ml 使溶解,作为供试品溶液。另取血竭对照药材 0.1g,加甲醇 10ml,加热回流 10 分钟,滤过,滤液蒸干,残渣自"加 20%氢氧化钾溶液 10ml"起,同法制成对照药材溶液。照薄层色谱法(通则 0502)试验,吸取供试品溶液 10μl、对照药材溶液 1～3μl,分别点于同一硅胶 G 薄层板上,以三氯甲烷-乙酸乙酯(19∶1)为展开剂,展开,取出,晾干,喷以 5%香草醛硫酸溶液,加热至斑点显色清晰。供试品色谱中,在与对照药材色谱相应的位置上,显相同颜色的斑点。

【检查】 **粒度** 取本品,依法(通则 0109)测定,平均每张载玻片上检出超过 180μm 的粒子不得多于 8 粒,并不得 1 粒超过 600μm。

其他 应符合软膏剂项下有关的各项规定(通则 0109)。

【含量测定】 **冰片** 照气相色谱法(通则 0521)测定。

色谱条件与系统适用性试验 以聚乙二醇 20000(PEG-20M)为固定相的毛细管柱(柱长为 30m,柱内径为 0.53mm,膜厚度为 1μm),柱温为 155℃。理论板数按正十八烷峰计算应不低于 10 000。

校正因子测定 取正十八烷适量,精密称定,加乙酸乙酯制成每 1ml 含 0.25mg 的溶液,作为内标溶液。另取龙脑对照品适量,精密称定,加内标溶液制成每 1ml 含 0.3mg 的溶液,摇匀,吸取 1μl,注入气相色谱仪,测定,计算校正因子。

测定法 取装量项下的内容物,混匀,取适量(相当于含龙脑约 6mg),精密称定,置具塞锥形瓶中,精密加入内标溶液 20ml,密塞,振摇,滤过,吸取续滤液 1μl,注入气相色谱仪,测定,即得。

本品每 1g 含冰片以龙脑($C_{10}H_{18}O$)计,应为 4.1～8.2mg。

■血竭 照高效液相色谱法(通则 0512)测定。避光操作。

色谱条件与系统适用性试验 以十八烷基硅烷键合硅胶为填充剂;以乙腈-0.05mol/L 磷酸二氢钠溶液(40∶60)为流动相;检测波长为 440nm。理论板数按血竭素峰计算应不低于 4000。

对照品溶液的制备 取血竭素高氯酸盐对照品适量,精密称定,加 3%盐酸甲醇溶液(V/V)制成每 1ml 中含血竭素高氯酸盐 10μg(相当于血竭素 7.25μg)的溶液,即得。

供试品溶液的制备 取装量项下的内容物,混匀,先精密称取硅藻土 12g,再精密称取本品约 6g,置于硅藻土上,小心转移至研钵中,研匀,精密称取 15g(相当于 5g 样品),置具塞锥形瓶中,精密加入 3%盐酸甲醇溶液(V/V)100ml,称定重量,加热回流 30 分钟,放冷,再称定重量,用 3%盐酸甲醇溶液(V/V)补足减失的重量,摇匀,滤过,取续滤液,即得。

测定法 分别精密吸取对照品溶液与供试品溶液各 10～20μl,注入液相色谱仪,测定,即得。

本品每 1g 含血竭以血竭素($C_{17}H_{14}O_3$)计,不得少于 40μg。■[修订]

【功能与主治】 活血解毒,消肿止痛,去腐生肌。用于轻度水、火烫伤、疮疡肿痛、创面溃烂。

【用法与用量】 用生理盐水清理创面,涂敷本品或将本品涂于消毒纱布上,敷盖创面,用消毒纱布包扎,一日 1 次。

【注意】 孕妇慎用。

【规格】 (1)每支装 10g (2)每支装 20g
(3)每瓶装 30g (4)每瓶装 50g

【贮藏】 密封,遮光,置阴凉干燥处。

炎 宁 糖 浆
Yanning Tangjiang

【处方】 鹿茸草 1562.5g 白花蛇舌草 781.25g
鸭跖草 781.25g

【制法】　以上三味,加水煎煮二次,第一次煎煮1.5小时,第二次煎煮1小时,合并煎液,滤过,滤液浓缩至相对密度为1.10(85～95℃),加乙醇使含醇量达60%,搅匀,静置12小时,滤过,滤液回收乙醇,浓缩至相对密度为1.10～1.30(75℃);另取蔗糖650g,制成单糖浆,加入上述浓缩液中,混匀,浓缩至1000ml,加入0.15%山梨酸钾,混匀,分装,即得。

【性状】　本品为红棕色至深棕色的黏稠液体;气香,味微甜、苦。

【鉴别】　(1)取本品1ml,加乙醇20ml放置数分钟后,滤过,取滤液2ml,加三氯化铁试液1～2滴,即显墨绿色。

(2)取〔鉴别〕(1)项下剩余的滤液5ml,蒸干,加三氯甲烷5ml使溶解,取三氯甲烷液,加硫酸2滴,放置后显微黄色,置水浴中加热变为粉红色。

(3)取本品40ml,加硅藻土15g,搅匀,放置20分钟,加水100ml,搅匀,使充分溶散,滤过,残渣用水洗涤2次,每次50ml,残渣100℃烘干,研成细粉,置索氏提取器内,加乙醚适量,加热回流提取4小时,提取液回收乙醚至干,残渣用石油醚(30～60℃)浸泡两次,每次15ml(浸泡约2分钟),倾去石油醚,残渣加无水乙醇-三氯甲烷(3∶2)混合液约1ml,微热使溶解,作为供试品溶液。另取熊果酸对照品,加无水乙醇制成每1ml含0.5mg的溶液,作为对照品溶液,照薄层色谱法(通则0502)试验,吸取上述两种溶液各10μl,分别点于同一硅胶G薄层板上,以环己烷-三氯甲烷-乙酸乙酯-甲酸(20∶5∶8∶0.5)为展开剂,展开,取出,晾干,喷以10%硫酸乙醇溶液,在105℃加热至斑点显色清晰。供试品色谱中,在与对照品色谱相应的位置上,显相同颜色的斑点。

【检查】　相对密度　应不低于1.18(通则0601)。

pH值　应为4.0～5.5(通则0631)。

其他　应符合糖浆剂项下有关的各项规定(通则0116)。

■【含量测定】　总黄酮　对照品溶液的制备　取芦丁对照品20mg,精密称定,置50ml量瓶中,加60%乙醇适量,置80℃水浴中加热使溶解,放冷,用60%乙醇稀释至刻度,摇匀。精密量取25ml,置50ml量瓶中,加水稀释至刻度,摇匀,即得(每1ml中含芦丁0.2mg)。

标准曲线的制备　精密量取对照品溶液1ml、2ml、3ml、4ml、5ml,分别置25ml量瓶中,各加入30%乙醇至6.0ml,加5%亚硝酸钠溶液1ml,混匀,放置6分钟,加10%三氯化铝溶液1ml,摇匀,放置6分钟,加1mol/L氢氧化钠溶液10ml,用30%乙醇加至刻度,摇匀,放置10分钟,以相应的溶液为空白。照紫外-可见分光光度法(通则0401),在510nm波长处测定吸光度,以吸光度为纵坐标,浓度为横坐标,绘制标准曲线。

测定法　精密量取本品2ml,置100ml量瓶中,加30%乙醇稀释至刻度,摇匀,滤过,弃去初滤液,精密量取5ml,置25ml量瓶中,加30%乙醇稀释至刻度,摇匀。精密量取2ml,置25ml量瓶中,照标准曲线制备项下的方法,自"加入30%乙醇至6.0ml"起,依法测定吸光度,从标准曲线上读出供试品溶液中芦丁的含量,计算,即得。

本品每1ml含总黄酮按芦丁($C_{27}H_{30}O_{16}$)计,不得少于35mg。■[订正]

【功能与主治】　清热解毒,消炎止痢。用于上呼吸道感染,扁桃体炎,尿路感染,急性菌痢,肠炎。

【用法与用量】　口服。一次10ml,一日3～4次;■儿童酌减。■[增订]

【规格】　每瓶装100ml

【贮藏】　遮光,密封。

茵 栀 黄 胶 囊
Yinzhihuang Jiaonang

【处方】　茵陈提取物60g　　　栀子提取物32g
黄芩提取物(以黄芩苷计)200g
金银花提取物40g

【制法】　以上四味,取茵陈提取物、栀子提取物、金银花提取物,粉碎成细粉,加辅料适量,与黄芩提取物混匀,制粒,干燥,装入胶囊,制成1000粒〔规格(1)〕或1500粒〔规格(2)〕,即得。

【性状】　本品为硬胶囊,内容物为黄色或棕黄色的颗粒;气微香,味微苦。

【鉴别】　(1)取本品内容物1.2g,加水20ml使溶解,滤过,滤液置分液漏斗中,用乙酸乙酯振摇提取2次,每次20ml,合并乙酸乙酯液,蒸干,残渣加甲醇1ml使溶解,作为供试品溶液。另取茵陈对照药材3g,加水50ml,煎煮10分钟,放冷,滤过,滤液自"用乙酸乙酯振摇提取2次"起,同法制成对照药材溶液。照薄层色谱法(通则0502)试验,吸取上述两种溶液各5μl,分别点于同一硅胶G薄层板上,以石油醚(60～90℃)-乙酸乙酯-丙酮(5∶3∶2)为展开剂,展开,取出,晾干,喷以5%氢氧化钾乙醇溶液,在紫外光(365nm)下检视。供试品色谱中,在与对照药材色谱相应的位置上,显相同的蓝色荧光斑点。

(2)取本品内容物1.5g,研细,加50%甲醇50ml超声处理30分钟,滤过,滤液蒸干,残渣加水10ml使溶解,通过D101型大孔吸附树脂柱(内径为1cm,柱高为10cm),以水100ml洗脱,弃去水液,再用70%乙醇50ml洗脱,收集洗脱液,蒸干,残渣加甲醇1ml使溶解,作为供试品溶液。另取栀子对照药材0.5g,加50%甲醇25ml,超声处理30分钟,滤过,滤液蒸干,残渣加甲醇1ml使溶解,作为对照药材溶液。再取栀子苷对照品,加甲醇制成每1ml含0.1mg的溶液,作为对照品溶液。照薄层色谱法(通则0502)试验,吸取上述三种溶液各10μl,分别点于同一硅胶G薄层板上,以三氯甲烷-甲醇(3∶1)为展开剂,展开,取出,晾干,喷以10%硫酸乙醇溶液,在105℃加热至斑点显色清晰,在日光下检视。供试品色谱中,在与对照药材色谱和对照品色谱相应的位置上,显相同颜色的斑点。

(3)取本品内容物20mg，加甲醇10ml使溶解，离心，取上清液作为供试品溶液。另取黄芩苷对照品，加甲醇制成每1ml含1mg的溶液，作为对照品溶液。照薄层色谱法(通则0502)试验，吸取上述两种溶液各2μl，分别点于同一硅胶G薄层板上，以乙酸乙酯-丁酮-甲酸-水(5∶3∶1∶1)为展开剂，展开，取出，晾干，喷以1%三氯化铁乙醇溶液，在日光下检视。供试品色谱中，在与对照品色谱相应的位置上，显相同颜色的斑点。

【检查】 应符合胶囊剂项下有关的各项规定(通则0103)。

【特征图谱】 照高效液相色谱法(通则0512)测定。

色谱条件与系统适用性试验 以十八烷基硅烷键合硅胶为填充剂(柱长为25cm，内径为4.6mm，粒径为5μm)；以乙腈为流动相A，以0.1%甲酸溶液为流动相B，按下表中的规定进行梯度洗脱；柱温为30℃；检测波长为325nm。理论板数按绿原酸峰计算应不低于10 000。

时间(分钟)	流动相A(%)	流动相B(%)	流速
0～20	5→15	95→85	0.8
20～25	15→18	85→82	0.8→1.0
25～50	18	82	1.0

参照物溶液的制备 取绿原酸对照品适量，精密称定，加50%甲醇制成每1ml含30μg的溶液，即得。

供试品溶液的制备 取本品内容物1.5g，研细，加50%甲醇50ml，超声处理30分钟，滤过，取续滤液，即得。

测定法 分别精密吸取参照物溶液和供试品溶液各10μl，注入液相色谱仪，测定，即得。

供试品特征图谱中应有6个特征峰，与参照物峰相应的峰为S峰，计算各特征峰与S峰的相对保留时间，其相对保留时间应在规定值的±10%之内。规定值为0.72(峰1)、1.00(峰S)、1.05(峰3)、1.92(峰4)、2.05(峰5)、2.38(峰6)。

【含量测定】 **茵陈提取物** 照高效液相色谱法(通则0512)测定。

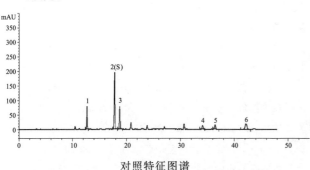

对照特征图谱

峰1：新绿原酸　峰S：绿原酸　峰3：隐绿原酸

峰4：3,4-*O*-二咖啡酰奎宁酸

峰5：3,5-*O*-二咖啡酰奎宁酸

峰6：4,5-*O*-二咖啡酰奎宁酸

色谱条件与系统适用性试验 以十八烷基硅烷键合硅胶为填充剂；以乙腈-0.1%甲酸溶液(11∶89)为流动相；检测波长为275nm。理论板数按对羟基苯乙酮峰计算应不低于3000。

对照品溶液的制备 取对羟基苯乙酮对照品适量，精密称定，加70%甲醇制成每1ml含10μg的溶液，即得。

供试品溶液的制备 取装量差异项下的本品内容物，研细，取约0.65g，精密称定，置具塞锥形瓶中，精密加入70%甲醇20ml，称定重量，超声处理(功率140W，频率42kHz)30分钟，取出，放冷，再称定重量，用70%甲醇补足减失的重量，摇匀，离心，取上清液，即得。

测定法 分别精密吸取对照品溶液与供试品溶液各20μl，注入液相色谱仪，测定，即得。

本品每粒含茵陈提取物以对羟基苯乙酮($C_8H_8O_2$)计，〔规格(1)〕不得少于0.050mg；〔规格(2)〕不得少于0.030mg。

栀子提取物 照高效液相色谱法(通则0512)测定。

色谱条件与系统适用性试验 以十八烷基硅烷键合硅胶为填充剂；以乙腈-0.1%甲酸溶液(10∶90)为流动相；检测波长为238nm。理论板数按栀子苷峰计算应不低于5000。

对照品溶液的制备 取栀子苷对照品适量，精密称定，加50%甲醇制成每1ml含30μg的溶液，即得。

供试品溶液的制备 取装量差异项下的本品内容物，研细，取约0.15g，精密称定，置50ml棕色量瓶中，加50%甲醇适量，超声处理(功率140W，频率42kHz)30分钟，取出，放冷，用50%甲醇稀释至刻度，摇匀，滤过，取续滤液，即得。

测定法 分别精密吸取对照品溶液与供试品溶液各10μl，注入液相色谱仪，测定，即得。

本品每粒含栀子提取物以栀子苷($C_{17}H_{24}O_{10}$)计，〔规格(1)〕不得少于2.4mg；〔规格(2)〕不得少于1.6mg。

黄芩提取物 照高效液相色谱法(通则0512)测定。

色谱条件与系统适用性试验 以十八烷基硅烷键合硅胶为填充剂；以乙腈-0.1%甲酸溶液(25∶75)为流动相；检测波长为280nm。理论板数按黄芩苷峰计算应不低于5000。

对照品溶液的制备 取黄芩苷对照品适量，精密称定，加50%甲醇制成每1ml含50μg的溶液，即得。

供试品溶液的制备 取装量差异项下的本品内容物，研细，取约0.13g，精密称定，置50ml量瓶中，加甲醇40ml，超声处理(功率140W，频率42kHz)10分钟，取出，放冷，用甲醇稀释至刻度，摇匀，离心，精密量取上清液1ml，置20ml量瓶中，加50%甲醇至刻度，摇匀，即得。

测定法 分别精密吸取对照品溶液与供试品溶液各10μl，注入液相色谱仪，测定，即得。

本品每粒含黄芩提取物以黄芩苷($C_{21}H_{18}O_{11}$)计，〔规格(1)〕应为180.0～220.0mg；〔规格(2)〕应为120.0～147.0mg。

金银花提取物和茵陈提取物 照高效液相色谱法(通则0512)测定。

色谱条件与系统适用性试验 以十八烷基硅烷键合硅胶为填充剂；以乙腈-0.1%甲酸溶液(10∶90)为流动相；检测波

长为 325nm。理论板数按绿原酸峰计算应不低于 5000。

对照品溶液的制备 取绿原酸对照品适量,精密称定,置棕色量瓶中,加 50%甲醇制成每 1ml 含 30μg 的溶液,即得。

供试品溶液的制备 取上述〔含量测定〕栀子提取物项下供试品溶液,即得。

测定法 分别精密吸取对照品溶液与供试品溶液各 10μl,注入液相色谱仪,测定,即得。

本品每粒含金银花提取物和茵陈提取物以绿原酸 ($C_{16}H_{18}O_9$)计,〔规格(1)〕不得少于 1.8mg;〔规格(2)〕不得少于 1.2mg。

【功能与主治】 清热解毒,利湿退黄。用于肝胆湿热所致的黄疸,症见面目悉黄、胸胁胀痛、恶心呕吐、小便黄赤;急、慢性肝炎见上述证候者。

【用法与用量】 口服。一次 2 粒〔规格(1)〕,或一次 3 粒〔规格(2)〕,一日 3 次。

【注意】 服药期间忌酒及辛辣之品。

【规格】 (1)每粒装 0.33g (2)每粒装 0.26g

【贮藏】 密封。

附:1. 茵陈提取物质量标准

茵陈提取物

本品为菊科植物滨蒿 *Artemitia scoparia* Waldst. et Kit. 或茵陈蒿 *Artemisia capillaris* Thunb. 春季采收的的干燥地上部分(绵茵陈)经加工制成的提取物。

〔制法〕 取绵茵陈,加水煎煮三次,第一次 1.5 小时,第二、三次各 1 小时,合并煎液,滤过,滤液浓缩至适量,加乙醇使含醇量达 70%,冷藏 24 小时,滤过,滤液回收乙醇至适量,加乙醇使含醇量达 85%,冷藏 24 小时,滤过,滤液回收乙醇至适量,再加水约 5 倍量,冷藏 48 小时,滤过,滤液浓缩成稠膏状,真空干燥,粉碎,即得。

〔性状〕 本品为黄棕色至棕褐色的粉末或块状物;气香,味苦。

〔鉴别〕 取本品 0.2g,加水 20ml,超声使溶解,用乙酸乙酯振摇提取 2 次,每次 20ml,合并乙酸乙酯液,蒸干,残渣加甲醇 1ml 使溶解,作为供试品溶液。另取茵陈对照药材 3g,加水 50ml,煮沸 10 分钟,放冷,滤过,滤液自"用乙酸乙酯振摇提取 2 次"起,同法制成对照药材溶液。照薄层色谱法(通则 0502)试验,吸取上述两种溶液各 5μl,分别点于同一硅胶 G 薄层板上,以石油醚(60~90℃)-乙酸乙酯-丙酮(5:3:2)为展开剂,展开,取出,晾干,喷以 5%氢氧化钾乙醇溶液,在紫外光(365nm)下检视。供试品色谱中,在与对照药材色谱相应的位置上,显相同的蓝色荧光斑点。

〔检查〕 **水分** 不得过 8.0%(通则 0832 第二法)。

〔含量测定〕 照高效液相色谱法(通则 0512)测定。

色谱条件与系统适用性试验 以十八烷基硅烷键合硅胶为填充剂;以乙腈-0.1%甲酸溶液(11:89)为流动相;检测波长为

275nm。理论板数按对羟基苯乙酮峰计算应不低于 3000。

对照品溶液的制备 取对羟基苯乙酮对照品适量,精密称定,加 70%甲醇制成每 1ml 含 10μg 的溶液,即得。

供试品溶液的制备 取本品约 0.1g,精密称定,置具塞锥形瓶中,精密加入 70%甲醇 20ml,称定重量,超声处理(功率 140W,频率 42kHz)10 分钟,放冷,用 70%甲醇补足减失的重量,摇匀,离心,取上清液,即得。

测定法 分别精密吸取对照品溶液与供试品溶液各 20μl,注入液相色谱仪,测定,即得。

本品按干燥品计算,含对羟基苯乙酮($C_8H_8O_2$)不得少于 0.10%。

〔贮藏〕 密封,置阴凉干燥处。

2. 栀子提取物质量标准

栀子提取物

本品为茜草科植物栀子 *Cardenia jasminoides* Ellis 的干燥成熟果实经加工制成的提取物。

〔制法〕 取栀子,粉碎成粗粉,加水煎煮三次,第一、二次各 1 小时,第三次 0.5 小时,合并煎液,滤过,滤液浓缩至适量,加乙醇使含醇量达 70%,冷藏 24 小时,滤过,滤液回收乙醇,再加乙醇使含醇量达 85%,冷藏 24 小时,滤过,滤液回收乙醇,再加水约 5 倍量,冷藏 48 小时,滤过,滤液浓缩至适量,真空干燥,粉碎,即得。

〔性状〕 本品为棕色至红棕色的粉末;味微苦。

〔鉴别〕 取本品 30mg,加 50%甲醇适量,振摇使溶解,蒸干,残渣加甲醇 1ml 使溶解,作为供试品溶液。另取栀子对照药材 0.5g,加 50%甲醇 25ml,超声处理 30 分钟,滤过,滤液蒸干,残渣加甲醇 1ml 使溶解,作为对照药材溶液。再取栀子苷对照品,加甲醇制成每 1ml 含 0.1mg 的溶液,作为对照品溶液。照薄层色谱法(通则 0502)试验,吸取上述三种溶液各 5~10μl,分别点于同一硅胶 G 薄层板上,以三氯甲烷-甲醇(3:1)为展开剂,展开,取出,晾干,喷以 10%硫酸乙醇溶液,在 105℃加热至斑点显色清晰。供试品色谱中,在与对照药材色谱和对照品色谱相应的位置上,显相同颜色的斑点。

〔检查〕 **水分** 不得过 5.0%(通则 0832 第二法)。

炽灼残渣 不得过 17.0%(通则 0841)。

〔含量测定〕 照高效液相色谱法(通则 0512)测定。

色谱条件与系统适用性试验 以十八烷基硅烷键合硅胶为填充剂;以乙腈-0.1%甲酸溶液(10:90)为流动相;检测波长为 238nm。理论板数按栀子苷峰计算应不低于 5000。

对照品溶液的制备 取栀子苷对照品适量,精密称定,加 50%甲醇制成每 1ml 含 30μg 的溶液,即得。

供试品溶液的制备 取本品约 25mg,精密称定,置 50ml 量瓶中,加 50%甲醇适量,振摇使完全溶解,用 50%甲醇稀释至刻度,摇匀,滤过,取续滤液,即得。

测定法 分别精密吸取对照品溶液与供试品溶液各 $10\mu l$，注入液相色谱仪，测定，即得。

本品按干燥品计算，含栀子苷（$C_{17}H_{24}O_{10}$）不得少于 10.0%。

〔贮藏〕 密封，置阴凉干燥处。

3. 黄芩提取物质量标准

黄芩提取物

本品为唇形科植物黄芩 *Scutellaria baicalensis* Georgi 的干燥根经加工制成的提取物。

〔制法〕 取黄芩，粉碎成粗粉，加水煎煮三次，每次 1 小时，合并煎液，滤过，滤液加热至 80℃，加盐酸调节 pH 值至 1～2，静置，滤过，沉淀物加 2 倍量水搅拌成糊状，加 40%氢氧化钠溶液调节 pH 值至 6.5～7.0，滤过，滤液加等量乙醇，加热至 80℃，加盐酸调节 pH 值至 1～2，使黄芩苷析出，滤过，用乙醇洗涤，真空干燥，即得。

〔性状〕 本品为淡黄色的粉末；味苦。

〔检查〕 **水分** 不得过 3.0%（通则 0832 第二法）。

〔含量测定〕 照高效液相色谱法（通则 0512）测定。

色谱条件与系统适用性试验 以十八烷基硅烷键合硅胶为填充剂；以乙腈-0.1%甲酸溶液（25：75）为流动相；检测波长为 280nm。理论板数按黄芩苷峰计算应不低于 3000。

对照品溶液的制备 取黄芩苷对照品适量，精密称定，加 50%甲醇制成每 1ml 含 50μg 的溶液，即得。

供试品溶液的制备 取本品约 50mg，精密称定，置 50ml 量瓶中，加甲醇适量，超声处理（功率 140W，频率 42kHz）10 分钟，放冷，用甲醇稀释至刻度，摇匀，离心，精密量取上清液 1ml，置 20ml 量瓶中，加 50%甲醇至刻度，摇匀，即得。

测定法 分别精密吸取对照品溶液与供试品溶液各 $10\mu l$，注入液相色谱仪，测定，即得。

本品按干燥品计算，含黄芩苷（$C_{21}H_{18}O_{11}$）不得少于 90.0%。

〔贮藏〕 密封，置阴凉干燥处。

4. 金银花提取物质量标准

金银花提取物

本品为忍冬科植物忍冬 *Lonicera japonica* Thunb. 的带初开的花经加工制成的提取物。

〔制法〕 取金银花，加水煎煮二次，每次 1 小时，合并煎液，滤过，滤液浓缩成清膏，冷却至 45～60℃，加 20%～40%氢氧化钙溶液调节 pH 值至 12，滤过，沉淀物加适量乙醇，搅匀，静置，用 50%硫酸调节 pH 值至 3.0～4.0，滤过，滤液用 40%氢氧化▪钠▪[订正]溶液调节 pH 值至 6.5～7.0，回收乙醇，浓缩至稠膏，真空干燥，即得。

〔性状〕 本品为黄色至棕色的粉末；味微苦。

〔检查〕 **水分** 不得过 6.0%（通则 0832 第二法）。

炽灼残渣 不得过 17.0%（通则 0841）。

〔特征图谱〕 照高效液相色谱法（通则 0512）测定。

色谱条件与系统适用性试验 以十八烷基硅烷键合硅胶为填充剂（柱长为 25cm，内径为 4.6mm，粒径为 5μm）；以乙腈为流动相 A，以 0.1%磷酸溶液为流动相 B，按下表中的规定进行梯度洗脱；柱温为 30℃；检测波长为 325nm。理论板数按绿原酸峰计算应不低于 10 000。

时间（分钟）	流动相 A（%）	流动相 B（%）	流速
0～20	5→15	95→85	0.8
20～25	15→18	85→82	0.8→1.0
25～50	18	82	1.0

参照物溶液的制备 取绿原酸对照品适量，精密称定，加 50%甲醇制成每 1ml 含 30μg 的溶液，即得。

供试品溶液的制备 取本品 0.1g，置 50ml 量瓶中，用 50%甲醇溶解并稀释至刻度，摇匀，即得。

测定法 分别精密吸取参照物溶液和供试品溶液各 $10\mu l$，注入液相色谱仪，测定，即得。

供试品特征图谱中应有 6 个特征峰，与参照物峰相应的峰为 S 峰，计算各特征峰与 S 峰的相对保留时间，其相对保留时间应在规定值的 ±10%之内。规定值为 0.72（峰 1）、1.00（峰 S）、1.05（峰 3）、1.92（峰 4）、2.05（峰 5）、2.38（峰 6）。

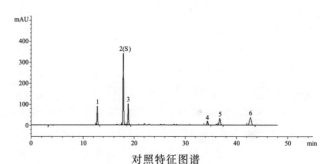

对照特征图谱

峰 1：新绿原酸　　峰 S：绿原酸　　峰 3：隐绿原酸
峰 4：3,4-*O*-二咖啡酰奎宁酸
峰 5：3,5-*O*-二咖啡酰奎宁酸
峰 6：4,5-*O*-二咖啡酰奎宁酸

〔含量测定〕 照高效液相色谱法（通则 0512）测定。

色谱条件与系统适用性试验 以十八烷基硅烷键合硅胶为填充剂；以乙腈-0.1%甲酸溶液（10：90）为流动相；检测波长为 325nm。理论板数按绿原酸峰计算应不低于 5000。

对照品溶液的制备 取绿原酸对照品适量，精密称定，加 50%甲醇制成每 1ml 含 30μg 的溶液，即得。

供试品溶液的制备 取本品约 25mg，精密称定，置 50ml 棕色量瓶中，加 50%甲醇适量，振摇使完全溶解，用 50%甲醇稀释至刻度，摇匀，滤过，取续滤液，即得。

测定法 分别精密吸取对照品溶液与供试品溶液各 $10\mu l$，注入液相色谱仪，测定，即得。

本品按干燥品计算，含绿原酸（$C_{16}H_{18}O_9$）不得少于 4.5%。

〔贮藏〕 密封，置阴凉干燥处。

骨折挫伤胶囊

Guzhecuoshang Jiaonang

【处方】 猪骨 250g   炒黄瓜子 200g

煅自然铜 25g   红花 25g

大黄 15g   当归 15g

醋乳香 10g   醋没药 10g

血竭 10g   土鳖虫 3g

【制法】 以上十味,猪骨煎取胶汁,滤至澄清,缓缓加热浓缩至胶液不透纸为度,加入冰糖 1.25g、黄酒 3.75ml,混匀,浓缩成胶;炒黄瓜子去油后,与上述猪骨胶及其余红花等八味混合,粉碎成细粉,过筛,混匀,装入胶囊,制成 1000 粒,即得。

【性状】 本品为硬胶囊,内容物为黄棕色至棕褐色的粉末;味辛辣。

【鉴别】 (1)取本品,置显微镜下观察:花粉粒球形或椭圆形,直径约 60μm,外壁有刺,具 3 个萌发孔(红花)。草酸钙簇晶大,直径 60～140μm(大黄)。体壁碎片黄色或棕红色,有圆形毛窝,直径 8～24μm,可见长短不一的刚毛(土鳖虫)。不规则碎块棕黑色(自然铜)。

(2)取本品内容物 0.6g,加甲醇 20ml,浸渍 1 小时,滤过,滤液蒸干,残渣加水 10ml 使溶解,再加盐酸 1ml,置水浴中加热 30 分钟,立即冷却,用乙醚提取 2 次,每次 10ml,合并乙醚液,蒸干,残渣加三氯甲烷 1ml 使溶解,作为供试品溶液。另取大黄对照药材 0.1g,同法制成对照药材溶液。再取大黄酸对照品、大黄素对照品,分别加甲醇制成每 1ml 含 1mg 的溶液,作为对照品溶液。照薄层色谱法(通则 0502)试验,吸取上述四种溶液各 4μl,分别点于同一硅胶 G 薄层板上,以石油醚(30～60℃)-甲酸乙酯-甲酸(15:5:1)的上层溶液为展开剂,展开,取出,晾干,置紫外光灯(365nm)下检视。供试品色谱中,在与对照药材色谱相应的位置上,显相同的五个橙黄色荧光主斑点;在与对照品色谱相应的位置上,显相同的橙黄色荧光斑点,置氨蒸气中熏后,斑点变为红色。

(3)取本品内容物 6g,加乙醚 30ml,超声处理 10 分钟,滤过,■弃去滤液,残渣挥干乙醚,■[订正]加 80% 丙酮溶液 15ml,密塞,振摇 15 分钟,静置,取上清液作为供试品溶液。另取红花对照药材 0.5g,同法制成对照药材溶液。照薄层色谱法(通则 0502)试验,吸取上述两种溶液各 5μl,分别点于同一硅胶 H 薄层板上,以乙酸乙酯-甲醇-水-甲酸(7:0.4:3:2)为展开剂,展开,取出,晾干。供试品色谱中,在与对照药材色谱相应的位置上,显相同颜色的斑点。

【检查】 应符合胶囊剂项下有关的各项规定(通则 0103)。

【含量测定】 照高效液相色谱法(通则 0512)测定。

色谱条件与系统适用性试验 以十八烷基硅烷键合硅胶为填充剂;以乙腈-0.05mol/L 磷酸二氢钠溶液(50:50)为流动相;检测波长为 440nm;柱温 40℃。理论板数按血竭素峰计算应不低于 4000。

对照品溶液的制备 取血竭素高氯酸盐对照品适量,精密称定,置棕色量瓶中,加 3% 磷酸甲醇溶液制成每 1ml 含 8μg 的溶液,即得(血竭素重量＝血竭素高氯酸盐重量/1.377)。

供试品溶液的制备 取本品装量差异项下的内容物 0.75g,精密称定,置 50ml 棕色量瓶中,加入 3% 磷酸甲醇溶液 40ml,超声处理(功率 200W,频率 50kHz)10 分钟,放冷,加 3% 磷酸甲醇溶液至刻度,摇匀,滤过,续滤液,即得。

测定法 分别精密吸取对照品溶液与供试品溶液各 10μl,注入液相色谱仪,测定,即得。

本品每粒含血竭以血竭素($C_{17}H_{14}O_3$)计,不得少于 40μg。

【功能与主治】 舒筋活络,消肿散瘀,接骨止痛。用于跌打损伤,扭腰岔气,筋伤骨折属于瘀血阻络者。

【用法与用量】 用温黄酒或温开水送服。一次 4～6 粒,一日 3 次;小儿酌减。

【注意】 孕妇禁服。

【规格】 每粒装 0.29g

【贮藏】 密封。

注:猪骨 为猪科动物猪 *Susscrofa dommestica* Brisson. 的干燥骨骼。

香附丸(水丸)

Xiangfu Wan

【处方】 醋香附 300g   当归 200g

川芎 50g   炒白芍 100g

熟地黄 100g   炒白术 100g

砂仁 25g   陈皮 50g

黄芩 50g

【制法】 以上九味,粉碎成细粉,过筛,混匀,用适量的黄酒泛丸,低温干燥,即得。

【性状】 本品为暗黄色至深褐色的水丸;气香,味苦辛。

【鉴别】 (1)取本品,置显微镜下观察:草酸钙簇晶直径 18～32μm,存在于薄壁细胞中,常排列成行,或一个细胞中含有数个簇晶(炒白芍)。草酸钙方晶成片存在于薄壁组织中(陈皮)。草酸钙针晶细小,长 10～32μm,不规则地充塞于薄壁细胞中(炒白术)。薄壁细胞纺锤形,壁略厚,有极微细的斜向交错纹理(当归)。内种皮厚壁细胞黄棕色或棕红色,表面观类多角形,壁厚,胞腔含硅质块(砂仁)。分泌细胞类圆形,含淡黄棕色至红棕色分泌物,其周围细胞作放射状排列(醋香附)。韧皮纤维淡黄色,梭形,壁厚,孔沟细(黄芩)。

(2)取本品 2g,研碎,加石油醚(30～60℃)10ml,冷浸30分钟,时时振摇,滤过,药渣备用,滤液挥干,残渣加乙酸乙酯 1ml 使溶解,作为供试品溶液。另取 α-香附酮对照品,加乙酸乙酯制成每 1ml 含 1mg 的溶液,作为对照品溶液。照薄层色谱法(通则 0502)试验,吸取供试品溶液 5～10μl,对照品溶液 5μl,分别点于同一硅胶 G 薄层板上,以正己烷-乙酸乙酯(17∶3)为展开剂,展开,取出,晾干,喷以二硝基苯肼乙醇试液,放置片刻。供试品色谱中,在与对照品色谱相应的位置上,显相同的橙红色斑点。

(3)取本品 1g,研碎,加乙醚 20ml,超声处理 10 分钟,滤过,滤液蒸干,残渣加乙醇 1ml 使溶解,作为供试品溶液。另取当归对照药材、川芎对照药材各 0.5g,分别同法制成对照药材溶液。照薄层色谱法(通则 0502)试验,吸取上述三种溶液各 10μl,分别点于同一硅胶 G 薄层板上,以正己烷-乙酸乙酯(4∶1)为展开剂,展开,取出,晾干,置紫外光灯(365nm)下检视。供试品色谱中,在与对照药材色谱相应的位置上,显相同颜色的荧光斑点。

(4)取〔鉴别〕(2)项下的备用药渣,加甲醇 25ml,超声处理 20 分钟,滤过,滤液蒸干,残渣加甲醇 2ml 使溶解,作为供试品溶液。另取黄芩苷对照品,加甲醇制成每 1ml 含 1mg 的溶液,作为对照品溶液。照薄层色谱法(通则 0502)试验,吸取上述两种溶液各 10μl,分别点于同一含 4% 醋酸钠的羧甲基纤维素钠溶液为黏合剂的硅胶 G 薄层板上使成条状,以乙酸乙酯-丁酮-甲酸-水(5∶3∶1∶1)为展开剂,展开,取出,晾干,喷以 1% 三氯化铁乙醇溶液。供试品色谱中,在与对照品色谱相应的位置上,显相同颜色的条斑。

(5)取陈皮对照药材 0.2g,加甲醇 1ml,超声处理 15 分钟,静置,取上清液作为对照药材溶液。另取橙皮苷对照品,加甲醇制成饱和溶液,作为对照品溶液。照薄层色谱法(通则 0502)试验,吸取〔鉴别〕(4)■〔订正〕项下的供试品溶液 5μl 及上述对照药材溶液和对照品溶液各 2μl,分别点于同一用 0.5% 氢氧化钠溶液制备的硅胶 G 薄层板上,以乙酸乙酯-甲醇-水(100∶17∶13)为展开剂,展开,展距约 3cm,取出,晾干;再以甲苯-乙酸乙酯-甲酸-水(20∶10∶1∶1)的上层溶液为展开剂,展开,展距约 8cm,取出,晾干,喷以 1% 三氯化铝乙醇溶液,置紫外光灯(365nm)下检视。供试品色谱中,在与对照品色谱相应的位置上,显相同的黄色至黄绿色荧光斑点;在与对照药材色谱相应的位置上,显相同的一个黄色至黄绿色荧光斑点及三个蓝色荧光斑点。

【检查】 应符合丸剂项下有关的各项规定(通则 0108)。

【含量测定】 照高效液相色谱法(通则 0512)测定。

色谱条件与系统适用性试验 以十八烷基硅烷键合硅胶为填充剂;以乙腈为流动相 A,以 0.1% 磷酸溶液为流动相 B,按下表中的规定进行梯度洗脱;检测波长为 230nm。理论板数按芍药苷峰计算应不低于 3000。

时间(分钟)	流动相 A(%)	流动相 B(%)
0～20	14	86
21～40	86	14
41～50	14	86

对照品溶液的制备 取芍药苷对照品适量,精密称定,加稀乙醇制成每 1ml 含 60μg 的溶液,即得。

供试品溶液的制备 取装量差异项下的本品适量,研细,取约 1g,精密称定,置锥形瓶中,精密加入稀乙醇 25ml,称定重量,加热回流 30 分钟,放冷,再称定重量,用稀乙醇补足减失的重量,摇匀,滤过,取续滤液,即得。

测定法 分别精密吸取供试品溶液与对照品溶液各 10μl,注入液相色谱仪,测定,即得。

本品每 1g 含白芍以芍药苷($C_{23}H_{28}O_{11}$)计,不得少于 1.5mg。

【功能与主治】 舒肝健脾,养血调经。用于肝郁血虚、脾失健运所致的月经不调、月经前后诸症,症见经行前后不定期、经量或多或少、有血块,经前胸闷、心烦、双乳胀痛、食欲不振。

【用法与用量】 用黄酒或温开水送服。一次 6～9g,一日 2 次。

【贮藏】 密封。

复 方 阿 胶 浆

Fufang Ejiao Jiang

【处方】 阿胶 红参
熟地黄 党参
山楂

【性状】 本品为棕褐色至黑褐色的液体;味甜。

【鉴别】 (1)取本品 2ml,置具塞试管中,加盐酸 2ml,密塞,置 105℃烘箱中加热 6 小时,加水 6ml,摇匀,滤过,滤液蒸干,残渣加 10% 乙醇 10ml 使溶解,作为供试品溶液。另取甘氨酸对照品、L-羟脯氨酸对照品,加 10% 乙醇制成每 1ml 各含 1mg 的混合溶液,作为对照品溶液。照薄层色谱法(通则 0502)试验,吸取供试品溶液 2μl、对照品溶液 1μl,分别点于同一硅胶 G 薄层板上,以苯酚-0.5% 硼砂溶液(4∶1)为展开剂,展开,取出,晾干,喷以 0.2% 茚三酮乙醇溶液,在 105℃加热至斑点显色清晰。供试品色谱中,在与对照品色谱相应的位置上,显相同颜色的斑点。

(2)取本品 20ml,用正丁醇 20ml 振摇提取,■正丁醇液回收溶剂至干,■〔修订〕残渣加含 7% 硫酸的 45% 乙醇溶液 20ml,加热回流 1 小时,于 80℃挥去乙醇,用环己烷振摇提取 2 次,每次 15ml,合并■环己烷液■〔修订〕,用适量无水硫酸钠脱水,滤过,滤液浓缩至约 1ml,作为供试品溶液。另取人参三醇对照品,加无水乙醇制成每 1ml 含 1mg 的溶液,作为对照品溶液。照薄层色谱法(通则0502)试验,吸取供试品溶液20µl,对照品溶液5µl,分别点于同一硅胶G薄层板上,以环己烷-丙酮(2:1)为展开剂,展开,取出,晾干,喷以10%硫酸乙醇溶液,在105℃加热5分钟,置紫外光(365nm)下检视。供试品色谱中,在与对照品色谱相应的位置上,显相同颜色的荧光斑点。

(3)取本品20ml,加乙醇40ml,混匀,静置约10分钟,滤过,滤液蒸去乙醇,加水10ml,用水饱和的正丁醇振摇提取3次,每次15ml,■合并正丁醇液,回收溶剂至干■[修订]。残渣加甲醇2ml使溶解,作为供试品溶液。另取党参对照药材2g,加乙醇20ml,加热回流1小时,滤过,滤液蒸干,残渣用水20ml溶解,自"用水饱和的正丁醇振摇提取3次"起,同法制成对照药材溶液。照薄层色谱法(通则0502)试验,吸取供试品溶液20µl,对照药材溶液10µl,分别点于同一硅胶G薄层板上,以石油醚(30～60℃)-甲酸乙酯-甲酸(15:5:1)的上层溶液为展开剂,展开,取出,晾干,喷以10%硫酸乙醇溶液,在105℃加热10分钟,置紫外光灯(365nm)下检视。供试品色谱中,在与对照药材色谱相应的位置上,显相同的蓝色荧光斑点。

(4)取本品40ml,加聚酰胺(30～60目)4g,混匀,静置30分钟,用脱脂棉滤过,聚酰胺用水洗至洗脱液近无色,加乙醇40ml,超声处理10分钟,滤过,滤液蒸干,残渣加甲醇1ml使溶解,作为供试品溶液。另取山楂对照药材2g,加水40ml,浸泡30分钟后,加热回流30分钟,滤过,滤液加聚酰胺4g,同法制成对照药材溶液。照薄层色谱法(通则0502)试验,取上述两种溶液各2µl,分别点于同一聚酰胺薄膜上,以丁酮-乙酸乙酯-甲酸-水(4:4:2:1)为展开剂,展开,取出,晾干,喷以1%三氯化铝乙醇溶液,在105℃加热5分钟,置紫外光灯(365nm)下检视。供试品色谱中,在与对照药材色谱相应的位置上,显相同颜色的荧光斑点。

■(5)取本品2ml,加1%碳酸氢铵溶液48ml,摇匀,用微孔滤膜滤过,取续滤液100µl,置微量进样瓶中,加胰蛋白酶溶液10µl(取序列分析用胰蛋白酶适量,加1%碳酸氢铵溶液制成每1ml含1mg的溶液,临用时配置),摇匀,37℃恒温酶解12小时,作为供试品溶液。另取阿胶对照药材0.1g,加1%碳酸氢铵溶液50ml,超声处理30分钟,用微孔滤膜滤过,同法制成对照药材溶液。照高效液相色谱法-质谱法(通则0512和通则0431)试验,以十八烷基硅烷键合硅胶为填充剂(色谱柱内径2.1mm);以乙腈为流动相A,以0.1%甲酸溶液为流动相B,按下表中的规定进行梯度洗脱。流速为每分钟0.3ml。采用质谱检测器,电喷雾正离子模式(ESI+),进行多反应监测(MRM),选择质荷比(m/z)539.8(双电荷)→612.4和m/z539.8(双电荷)→923.8作为检测离子对。取阿胶对照药材溶液,进样5µl,按上述检测离子对测定的MRM色谱峰的信噪比均应大于3:1。精密吸取供试品溶液5µl,注入高效液相色谱-质谱联用仪,测定。以质荷比(m/z)539.8(双电荷)→612.4和m/z 539.8(双电荷)→923.8离子对提取的供试品离子流色谱中,应同时呈现对照药材色谱保留时间一致的色谱峰。

时间(分钟)	流动相A(%)	流动相B(%)
0～25	5→20	95→80
25～40	20→50	80→50

■[增订]

【检查】 相对密度 应不低于1.08或1.06(无蔗糖)(通则0601)。

pH值 应为4.5～6.5(通则0631)。

其他 应符合合剂项下有关的各项规定(通则0181)。

【正丁醇提取物】 精密量取本品20ml,用水饱和的正丁醇振摇提取4次,每次20ml,合并正丁醇提取液,置已干燥至恒重的蒸发皿中,蒸干,于105℃干燥3小时,置干燥器中冷却30分钟,迅速精密称定重量,计算,即得。

本品含正丁醇提取物不得少于0.80%。

【含量测定】 总氮量 精密量取本品2ml,照氮测定法(通则0704 第一法)测定,即得。

本品每1ml含总氮(N)不得少于5.5mg。

【功能与主治】 补气养血。用于气血两虚,头晕目眩,心悸失眠,食欲不振及白细胞减少症和贫血。

【用法与用量】 口服。一次20ml,一日3次。

【规格】 (1)每瓶装20ml (2)每瓶装200ml (3)每瓶装250ml (4)每瓶装20ml(无蔗糖)

【贮藏】 密封。

保和丸(水丸)

Baohe Wan

【处方】 焦山楂300g　　　　六神曲(炒)100g
半夏(制)100g　　　茯苓100g
陈皮50g　　　　　连翘50g
炒莱菔子50g　　　炒麦芽50g

【制法】 以上八味,粉碎成细粉,过筛,混匀。用水泛丸,干燥,即得。

【性状】 本品为灰棕色至褐色的■水■[订正]丸;气微香,味微酸、涩■、甜■[删除]。

【鉴别】 (1)取本品,置显微镜下观察:不规则分枝状团块无色,遇水合氯醛试液溶化;菌丝无色或淡棕色,直径4～6µm(茯苓)。果皮石细胞淡紫红色、红色或黄棕色,类圆形或多角形,直径约125µm(焦山楂)。草酸钙针晶成束,长32～144µm,存在于黏液细胞中或散在(半夏)。草酸钙方晶成片存在于薄壁组织中(陈皮)。内果皮纤维上下层纵横交错,纤维短梭形(连翘)。表皮细胞纵列,由1个长细胞与2个短细胞相间连接,长细胞壁厚,波状弯曲,木化(炒麦芽)。种皮碎片黄色或棕红色,细胞小,多角形,壁厚(炒莱菔子)。

(2)取本品16g,研细,加水80ml,加热回流1小时,趁热用纱布滤过,滤液蒸干,残渣加乙醇20ml,加热回流1小时,滤过,滤液蒸干,残渣加乙醇 2ml 使溶解,滤过,滤液作为供试品溶液。另取连翘对照药材 1g,加水 20ml,加热回流 1 小时,滤过,滤液蒸干,残渣加乙醇 20ml,同法制成对照药材溶液。照薄层色谱法(通则 0502)试验,吸取上述两种溶液各 10μl,分别点于同一硅胶 G 薄层板上,以三氯甲烷-甲醇(20:3)为展开剂,展开,取出,晾干,喷以醋酐-硫酸(20:1)的混合溶液,在 105℃加热 10 分钟,放冷,置紫外光(365nm)下检视。供试品色谱中,在与对照药材色谱相应的位置上,显相同颜色的荧光斑点。

(3)取本品 5g,研细,置索氏提取器中,加石油醚(30～60℃)50ml,加热回流 1 小时,弃去石油醚,加甲醇 40ml,加热回流 30 分钟,提取液置水浴上蒸干,残渣加甲醇 10ml 使溶解,滤过,滤液作为供试品溶液。另取橙皮苷对照品,加甲醇制成饱和溶液,作为对照品溶液。照薄层色谱法(通则 0502)试验,吸取上述两种溶液各 2μl,分别点于同一用 0.5%氢氧化钠溶液制备的硅胶 G 薄层板上,以乙酸乙酯-甲醇-水(100:17:13)为展开剂,展开,展距 3cm,取出,晾干;再以甲苯-乙酸乙酯-甲酸-水(20:10:1:1)的上层溶液为展开剂,展开,展距 8cm,取出,晾干,喷以 1%三氯化铝甲醇溶液,晾干,置紫外光灯(365nm)下检视。供试品色谱中,在与对照品色谱相应的位置上,显相同颜色的荧光斑点。

【检查】 应符合丸剂项下有关的各项规定(通则 0108)。

【含量测定】 照高效液相色谱法(通则 0512)测定。

色谱条件与系统适用性试验 以十八烷基硅烷键合硅胶为填充剂;以甲醇-醋酸-水(42:4:54)为流动相;柱温为 40℃;检测波长为 283nm。理论板数按橙皮苷峰计算应不低于 2000。

对照品溶液的制备 取橙皮苷对照品约 10mg,精密称定,置 50ml 量瓶中,用甲醇溶解(必要时超声处理)并稀释至刻度,摇匀,精密量取 2ml,置 10ml 量瓶中,用流动相稀释至刻度,摇匀,即得(每 1ml 含橙皮苷 40μg)。

供试品溶液的制备 取本品 2g,研细,精密称定,置索氏提取器中,加石油醚(60～90℃)80ml,加热回流 2～3 小时,弃去石油醚,药渣挥干,加甲醇 80ml,加热回流至提取液无色,放冷,滤过,滤液置 100ml 量瓶中,用少量甲醇分次洗涤容器,洗液滤入同一量瓶中,加甲醇至刻度,摇匀,精密量取 5ml,置 10ml 量瓶中,加流动相至刻度,摇匀,即得。

测定法 分别精密吸取对照品溶液与供试品溶液各 10μl,注入液相色谱仪,测定,即得。

本品每 1g 含陈皮以橙皮苷($C_{28}H_{34}O_{15}$)计,不得少于 1.8mg。

【功能与主治】 消食,导滞,和胃。用于食积停滞,脘腹胀满,嗳腐吞酸,不欲饮食。

【用法与用量】 口服。一次 6～9g,一日 2 次;小儿酌减。

【贮藏】 密封。

养正消积胶囊
Yangzheng Xiaoji Jiaonang

【处方】
黄芪	女贞子
人参	莪术
灵芝	绞股蓝
炒白术	半枝莲
白花蛇舌草	茯苓
土鳖虫	鸡内金
蛇莓	白英
茵陈(绵茵陈)	徐长卿

【制法】 以上十六味,女贞子、人参加 70%乙醇提取 2 次,第一次 3 小时,第二次 2 小时,滤过,合并滤液,滤液回收乙醇至清膏,药渣备用;莪术、炒白术、徐长卿提取挥发油,水溶液及药渣备用;茯苓、土鳖虫、鸡内金粉碎成细粉备用;其余黄芪等八味与女贞子、莪术等的药渣合并,加水煎煮 2 次,每次 2 小时,滤过,滤液与女贞子等的清膏、莪术等的水溶液合并,浓缩至适宜的稠膏,与茯苓等细粉混匀,减压干燥成干膏,粉碎成细粉,喷入上述挥发油,混匀,密闭,装入胶囊,制成 1000 粒,即得。

【性状】 本品为硬胶囊,内容物为棕色粉末;气香,味苦、涩。

【鉴别】 (1)取本品,置显微镜下观察:不规则分枝状团块无色,遇水合氯醛试液溶化;菌丝无色或淡棕色,直径 4～6μm(茯苓)。

(2)取本品内容物 4g,加正己烷 10ml,密塞,浸渍 10 分钟,振摇,静置,取上清液作为供试品溶液。另取■温■[删除]莪术油对照提取物,加正己烷制成每 1ml 含 10μl 的溶液,作为对照提取物溶液(临用配制)。照薄层色谱法(通则 0502)试验,吸取供试品溶液 10μl、对照提取物溶液 3μl,分别点于同一硅胶 G 薄层板上,以石油醚(60～90℃)为展开剂,展开,取出,晾干,喷以 2%香草醛硫酸溶液,在 105℃加热至斑点显色清晰。供试品色谱中,在与对照提取物色谱相应的位置上,显相同颜色的斑点。

(3)取丹皮酚对照品,加正己烷制成每 1ml 含 1mg 的溶液,作为对照品溶液。照薄层色谱法(通则 0502)试验,吸取〔鉴别〕(2)项下的供试品溶液 5μl 及上述对照品溶液 10μl,分别点于同一硅胶 G 薄层板上,以环己烷-乙酸乙酯(6:1)为展开剂,展开,取出,晾干,喷以 2%三氯化铁乙醇溶液,在 105℃加热至斑点显色清晰。供试品色谱中,在与对照品色谱相应的位置上,显相同颜色的斑点。

(4)取本品内容物 4g,加甲醇 50ml,超声处理 20 分钟,滤过,滤液蒸干,残渣加水 30ml 溶解,用三氯甲烷振摇提取 2 次,每次 30ml,弃去三氯甲烷液,水溶液用水饱和的正丁醇振摇提取 2 次,每次 30ml,合并正丁醇液,用氨试液洗涤 2 次,每次 20ml,弃去氨洗液,再用正丁醇饱和的水洗涤 2 次,每次

20ml,弃去水液,正丁醇液蒸干,残渣加甲醇 2ml 使溶解,作为供试品溶液。另取人参皂苷 Rb₁ 对照品、人参皂苷 Rg₁ 对照品及黄芪甲苷对照品,加甲醇制成每 1ml 各含 0.5mg 的混合溶液,作为对照品溶液。照薄层色谱法(通则 0502)试验,吸取上述两种溶液各 1～2μl,分别点于同一高效硅胶 G 薄层板上,使成条状,以正丁醇-乙酸乙酯-水(4:1:5)的上层溶液为展开剂,展开,取出,晾干,喷以 10%硫酸乙醇溶液,在 105℃加热至斑点显色清晰,置紫外光灯(365nm)下检视。供试品色谱中,在与对照品色谱相应的位置上,显相同颜色的荧光条斑。

(5)取本品内容物 4g,加乙醇 50ml,超声处理 20 分钟,滤过,滤液蒸干,残渣加水 30ml,加热使溶解,滤过,滤液用乙酸乙酯振摇提取 2 次,每次 30ml,合并乙酸乙酯,蒸干,残渣加乙酸乙酯 1ml 使溶解,作为供试品溶液。另取茵陈(绵茵陈)对照药材 1g,加水 200ml,煎煮 30 分钟,滤过,滤液浓缩至约 30ml,放冷,同法制成对照药材溶液。照薄层色谱法(通则 0502)试验,吸取上述两种溶液各 3μl,分别点于同一硅胶 G 薄层板上,以石油醚(60～90℃)-乙酸乙酯-丙酮(9:1.5:0.5)为展开剂,展开,取出,晾干,喷以 10%硫酸乙醇溶液,在 105℃加热至斑点显色清晰,置紫外光灯(254nm)下检视。供试品色谱中,在与对照药材色谱相应的位置上,至少显一个相同颜色的荧光主斑点。

【检查】 应符合胶囊剂项下有关的各项规定(通则 0103)。

【含量测定】 照高效液相色谱法(通则 0512)测定。

色谱条件与系统适用性试验 以十八烷基硅烷键合硅胶为填充剂;以乙腈-甲醇-0.5%冰醋酸溶液(19:67:14)为流动相;流速:0.33ml/min;用蒸发光散射检测器检测。理论板数按齐墩果酸峰计算应不低于 28 000。

对照品溶液的制备 分别取齐墩果酸对照品和熊果酸对照品适量,精密称定,加甲醇制成每 1ml 含齐墩果酸 0.1mg 和含熊果酸 0.06mg 的混合溶液,摇匀,即得。

供试品溶液的制备 取装量差异项下的本品内容物,研细,取约 0.6g,精密称定,置具塞锥形瓶中,精密加入甲醇 25ml,密塞,称定重量,超声处理(功率 400W,频率 40kHz)40 分钟,放冷,再称定重量,用甲醇补足减失的重量,摇匀,滤过,取续滤液,即得。

测定法 分别精密吸取对照品溶液 7μl、20μl 与供试品溶液 10～20μl,注入液相色谱仪,以外标两点法对数方程计算齐墩果酸和熊果酸的含量,即得。

本品每粒含女贞子以齐墩果酸($C_{30}H_{48}O_3$)和熊果酸($C_{30}H_{48}O_3$)的总量计,不得少于 2.0mg。

【功能与主治】 健脾益肾、化瘀解毒。适用于不宜手术的脾肾两虚、瘀毒内阻型原发性肝癌辅助治疗,与肝内动脉介入灌注加栓塞化疗合用,有助于提高介入化疗疗效、减轻对白细胞、肝功能、血红蛋白的毒性作用,改善患者生存质量、改善脘腹胀满、纳呆食少、神疲乏力、腰膝酸软、溲赤便溏、疼痛。

【用法与用量】 口服。一次 4 粒,一日 3 次。

【规格】 每粒装 0.39g

【贮藏】 密封。

注:莪术 为姜科植物温郁金 *Curcuma wenyujin* Y. H. Chen et C. Ling 的干燥根茎,习称"温莪术"。

养 胃 颗 粒
Yangwei Keli

【处方】

炙黄芪 500g		党参 333g	
白芍 500g		甘草 281g	
陈皮 250g		香附 500g	
乌梅 167g		山药 500g	

【制法】 以上八味,陈皮提取挥发油,药渣备用;其余炙黄芪等七味加水煎煮二次,第一次 2 小时,第二次 1 小时,第二次煎煮时加入上述陈皮药渣,滤过,合并滤液,静置,取上清液浓缩至相对密度为 1.25～1.30(60℃)的清膏,加蔗糖粉 446.7g 及适量的糊精,制成颗粒,干燥,喷入陈皮挥发油,混匀,制成 3000g;■或清膏加适量的糊精、三氯蔗糖 1.2g 制成颗粒,干燥,喷入陈皮挥发油,桔子香精 2g,混匀,制成 1000g,即得。■[修订]

【性状】 ■本品为棕黄色至棕色的颗粒;气香,味甜、微苦。■[修订]

【鉴别】 (1)取本品 24g 或 8g(无蔗糖),研细,加海砂适量,加甲醇 50ml,超声处理 40 分钟,滤过,滤液蒸干,残渣加氨试液 40ml 使溶解,用水饱和的正丁醇振摇提取 3 次,每次 20ml,合并提取液,再用正丁醇饱和的水洗涤 2 次,每次 30ml,弃去水液,正丁醇液蒸干,残渣加乙醇 1ml 使溶解,作为供试品溶液。另取黄芪甲苷对照品,加甲醇制成每 1ml 含 0.5mg 的溶液,作为对照品溶液。照薄层色谱法(通则 0502)试验,吸取上述两种溶液各 5μl,分别点于同一硅胶 G 薄层板上,以三氯甲烷-甲醇-水(13:7:2)10℃以下放置分层的下层液为展开剂,展开,取出,晾干,喷以 10%硫酸乙醇溶液,在 105℃加热至斑点显色清晰。供试品色谱中,在与对照品色谱相应的位置上,显相同颜色的斑点;置紫外光灯(365nm)下检视,显相同颜色的荧光斑点。

(2)取芍药苷对照品,加乙醇制成每 1ml 含 0.5mg 的溶液,作为对照品溶液。照薄层色谱法(通则 0502)试验,吸取〔鉴别〕(1)项下的供试品溶液及上述对照品溶液各 2μl,分别点于同一硅胶 G 薄层板上,以三氯甲烷-乙酸乙酯-甲醇-甲酸(40:5:10:0.2)为展开剂,展开,取出,晾干,喷以 5%香草醛硫酸溶液,在 105℃加热至斑点显色清晰。供试品色谱中,在与对照品色谱相应的位置上,显相同颜色的斑点。

(3)取本品 15g 或 5g(无蔗糖),加甲醇 40ml,超声处理 30 分钟,滤过,滤液蒸干,残渣加水 20ml 使溶解,用水饱和的正丁醇振摇提取 2 次,每次 25ml,合并提取液,再用正丁醇饱和的水 30ml 洗涤,弃去水液,正丁醇液蒸干,残渣加甲醇 1ml 使溶解,作为供试品溶液。另取甘草对照药材 0.5g,同法制成对照药材溶液。照薄层色谱法(通则0502)试验,吸取上述两种溶液各1~2μl,分别点于同一用1%氢氧化钠溶液制备的硅胶G薄层板上,以乙酸乙酯-甲酸-冰醋酸-水(15∶1∶1∶2)为展开剂,展开,取出,晾干,喷以10%硫酸乙醇溶液,在105℃加热至斑点显色清晰。供试品色谱中,在与对照药材色谱相应的位置上,显相同颜色的斑点;置紫外光灯(365nm)下检视,显相同颜色的荧光斑点。

(4)取橙皮苷对照品,加甲醇制成饱和溶液,作为对照品溶液。照薄层色谱法(通则0502)试验,吸取〔鉴别〕(3)项下供试品溶液2μl及上述对照品溶液5μl,分别点于同一硅胶G薄层板上,以三氯甲烷-甲醇-水(13∶7∶2)10℃下放置分层的下层液为展开剂,展开,取出,晾干,喷以3%三氯化铝乙醇溶液,置紫外光灯(365nm)下检视。供试品色谱中,在与对照品色谱相应的位置上,显相同颜色的荧光斑点。

【检查】 应符合颗粒剂项下有关的各项规定(通则0104)。

【含量测定】 照高效液相色谱法(通则0512)测定。

色谱条件与系统适用性试验 以十八烷基硅烷键合硅胶为填充剂;以甲醇-水(30∶70)为流动相;检测波长为230nm。理论板数按芍药苷峰计算应不低于2000。

对照品溶液的制备 取芍药苷对照品适量,精密称定,加50%乙醇制成每1ml含0.1mg的溶液,即得。

供试品溶液的制备 取装量差异项下的本品,研细,取1.5g或0.5g(无蔗糖),精密称定,置具塞锥形瓶中,精密加入50%乙醇25ml,密塞,称定重量,超声处理(功率300W,频率50kHz)30分钟,放冷,再称定重量,用50%乙醇补足减失的重量,摇匀,滤过,取续滤液,即得。

测定法 分别精密吸取对照品溶液与供试品溶液各10μl,注入液相色谱仪,测定,即得。

本品每袋含白芍以芍药苷($C_{23}H_{28}O_{11}$)计,不得少于17.0mg。

【功能与主治】 养胃健脾,理气和中。用于脾虚气滞所致的胃痛,症见胃脘不舒、胀满疼痛、嗳气食少;慢性萎缩性胃炎见上述证候者。

【用法与用量】 开水冲服。一次1袋,一日3次。

【注意】 忌生冷、油腻、不易消化及刺激性食物,戒烟酒。

【规格】 (1)每袋装15g (2)每袋装5g(无蔗糖)

【贮藏】 密封。

桂附地黄胶囊
Guifu Dihuang Jiaonang

【处方】 肉桂22.22g　　　　附子(制)22.22g
　　　　熟地黄177.77g　　　酒萸肉88.88g
　　　　牡丹皮66.66g　　　　山药88.88g
　　　　茯苓66.66g　　　　　泽泻66.66g

【制法】 以上八味,茯苓、山药粉碎成最细粉,其余肉桂

等六味用乙醇回流提取二次,每次1.5小时,提取液滤过,滤液回收乙醇并浓缩至适量,备用;药渣加水煎煮二次,每次1小时,煎液滤过,滤液合并,浓缩至适量,与上述浓缩液合并,加入茯苓、山药最细粉及适量二氧化硅,混匀,干燥,过筛,装入胶囊,制成1000粒,即得。

【性状】 本品为硬胶囊,内容物为棕黄色至棕色的颗粒和粉末;气芳香,味微苦。

【鉴别】 (1)取本品内容物,置显微镜下观察:不规则分枝状团块无色,遇水合氯醛试液溶化;菌丝无色或淡棕色,直径4~6μm(茯苓)。淀粉粒三角状卵形或矩圆形,直径24~40μm,脐点短缝状或人字状(山药)。

■(2)取本品内容物0.5g,置索氏提取器中,加无水乙醇适量,回流提取至提取液无色,减压回收乙醇至5ml,在2~10℃放置24小时,取上清液作为供试品溶液。另取熊果酸对照品,加乙醇制成每1ml含0.2mg的溶液,作为对照品溶液。照薄层色谱法(通则0502)试验,吸取上述两种溶液各6μl,分别点于同一硅胶G薄层板上,以三氯甲烷-丙酮(10∶1)为展开剂,展开,取出,晾干,喷以5%磷钼酸溶液,在105℃加热至斑点显色清晰。供试品色谱中,在与对照品色谱相应的位置上,显相同颜色的斑点。■[删除]

(2)取本品内容物4g,加水150ml、盐酸45ml、乙醚150ml,摇匀,冷浸24小时,滤过,滤液置分液漏斗中,分取乙醚液,用无水硫酸钠1g,滤过,滤液浓缩至1ml,静置,取上清液作为供试品溶液。另取桂皮醛对照品,加乙醚制成每1ml含0.4μl的溶液,作为对照品溶液。照薄层色谱法(通则0502)试验,吸取上述两种溶液各6μl,分别点于同一硅胶G薄层板上,以环己烷-乙酸乙酯-冰醋酸(20∶1∶1)为展开剂,展开,取出,晾干,喷以二硝基苯肼试液。供试品色谱中,在与对照品色谱相应的位置上,显相同颜色的斑点。

■(3)取本品内容物2g,加甲醇20ml,加热回流30分钟,滤过,滤液蒸干,残渣加50%甲醇10ml微热使溶解,置中性氧化铝柱(100~200目,4g,内径1cm)上,用50%甲醇30ml洗脱,收集洗脱液,蒸干,残渣加甲醇2ml使溶解,作为供试品溶液。另取马钱苷对照品,加甲醇制成每1ml含2mg的混合溶液,作为对照品溶液。照薄层色谱法(通则0502)试验,吸取上述两种溶液各5μl,分别点于同一硅胶G薄层板上,以甲苯-乙酸乙酯-甲醇-甲酸(6∶12∶4∶0.1)为展开剂,展开,取出,晾干,喷以10%硫酸乙醇溶液,在105℃加热至斑点显色清晰,在日光下检视。供试品色谱中,在与对照品色谱相应的位置上,显相同颜色的斑点。

(4)取本品内容物4g,加乙醚15ml,振摇15分钟,放置1小时,滤过,滤液挥去乙醚,残渣加丙酮1ml使溶解,作为供试品溶液。另取丹皮酚对照品,加丙酮制成每1ml含1mg的溶液,作为对照品溶液。照薄层色谱法(通则0502)试验,吸取上述两种溶液各10μl,分别点于同一硅胶G薄层板上,以环己烷-乙酸乙酯(3∶1)为展开剂,展开,取出,晾干,喷以盐酸酸性5%三氯化铁乙醇溶液,在105℃加热至斑点显色清

晰,在日光下检视。供试品色谱中,在与对照品色谱相应的位置上,显相同的蓝褐色斑点。

(5)取本品内容物4g,加乙酸乙酯50ml,加热回流30分钟,滤过,滤液回收溶剂至干,残渣加甲醇1ml使溶解,作为供试品溶液。另取山药对照药材0.5g,加乙酸乙酯15ml,同法制成对照药材溶液。照薄层色谱法(通则0502)试验,吸取上述两种溶液各10μl,分别点于同一硅胶G薄层板上,以正己烷-乙酸乙酯(4:1)为展开剂,展开,取出,晾干,喷以10%硫酸乙醇溶液,在105℃加热至斑点显色清晰,在紫外光(365nm)下检视。供试品色谱中,在与对照药材色谱相应的位置上,显相同颜色的荧光斑点。

(6)取茯苓对照药材1g,加乙醚20ml,加热回流20分钟,取出,放冷,滤过,滤液挥干,残渣加正己烷1ml使溶解,作为对照药材溶液。照薄层色谱法(通则0502)试验,吸取〔鉴别〕(4)项下的供试品溶液及上述对照药材溶液各10μl,分别点于同一硅胶G薄层板上,以石油醚(60～90℃)-乙醚(3:2)为展开剂,展开,取出,晾干,在紫外光(365nm)下检视。供试品色谱中,在与对照药材色谱相应的位置上,显相同颜色的荧光斑点。■[增订]

【检查】 乌头碱限量 取本品内容物适量,研细,取17g,精密称定,置具塞锥形瓶中,加三氯甲烷100ml与浓氨试液10ml,摇匀,放置12小时,超声处理10分钟,滤过,取滤液,用硫酸溶液(3→100)振摇提取5次,每次20ml,合并提取液,用浓氨试液调节pH值至10～11,用三氯甲烷振摇提取5次,每次20ml,合并提取液,蒸干,残渣加乙酸乙酯1ml使溶解,作为供试品溶液。另取乌头碱对照品适量,加无水乙醇制成每1ml含0.5mg的溶液,作为对照品溶液。照薄层色谱法(通则0502)试验,精密吸取供试品溶液12μl、对照品溶液5μl,分别点于同一硅胶G薄层板上,以正己烷-乙酸乙酯-乙醇(6.4:3.6:1)为展开剂,置氨蒸气预平衡15分钟的展开缸内展开,取出,晾干,喷以稀碘化铋钾试液。供试品色谱中,在与对照品色谱相应的位置上出现的斑点应小于对照品的斑点,或不出现斑点。

其他 应符合胶囊剂项下有关的各项规定(通则0103)。

■【含量测定】 照高效液相色谱法(通则0512)测定。

色谱条件与系统适用性试验 以十八烷基硅烷键合硅胶为填充剂;以甲醇为流动相A,以0.3%磷酸溶液为流动相B,按下表中的规定进行梯度洗脱;莫诺苷和马钱苷检测波长为240nm,丹皮酚检测波长为274nm;柱温为40℃。理论板数按莫诺苷峰计算应不低于2000。

时间(分钟)	流动相A(%)	流动相B(%)
0～45	10	90
45～68	10→32	90→68
68～73	32→75	68→25
73～83	75	25

对照品溶液的制备 取莫诺苷对照品、马钱苷对照品和丹皮酚对照品适量,精密称定,加50%甲醇制成每1ml含莫诺苷与马钱苷各20μg、丹皮酚50μg的混合溶液,即得。

供试品溶液的制备 取装量差异项下的本品内容物,混

匀,研细,取约1g,精密称定,精密加入50%甲醇25ml,称定重量,加热回流1小时,放冷,再称定重量,用50%甲醇补足减失的重量,摇匀,滤过,取续滤液,即得。

测定法 分别精密吸取对照品溶液与供试品溶液各10μl,注入液相色谱仪,测定,即得。

本品每粒含酒萸肉以莫诺苷($C_{17}H_{26}O_{11}$)和马钱苷($C_{17}H_{26}O_{10}$)的总量计,不得少于0.50mg;含牡丹皮以丹皮酚($C_9H_{10}O_3$)计,不得少于0.60mg。■[修订]

【功能与主治】 温补肾阳。用于肾阳不足,腰膝痠冷,肢体浮肿,小便不利或反多,痰饮喘咳,消渴。

【用法与用量】 口服。一次7粒,一日2次。

【规格】 每粒装0.34g

【贮藏】 密封。

脑心通胶囊

Naoxintong Jiaonang

【处方】

黄芪66g		赤芍27g	
丹参27g		当归27g	
川芎27g		桃仁27g	
红花13g		醋乳香13g	
醋没药13g		鸡血藤20g	
牛膝27g		桂枝20g	
桑枝27g		地龙27g	
全蝎13g		水蛭27g	

【制法】 以上十六味,取地龙、全蝎,粉碎成细粉;其余黄芪等十四味粉碎成细粉,与上述粉末配研,过筛,混匀,装入胶囊,制成1000粒,即得。

【性状】 本品为硬胶囊,内容物为淡棕黄色至黄棕色的粉末;气特异,味微苦。

【鉴别】 (1)取本品内容物,置显微镜下观察:花粉粒类圆形或椭圆形,直径43～66μm,外壁具短刺和点状雕纹,具3个萌发孔(红花)。薄壁细胞纺锤形,壁略厚,有极微细的斜向交错纹理(当归)。纤维成束或散离,壁厚,表面有纵裂纹,两端断裂成帚状或较平截(黄芪)。石细胞类圆形或类长方形,壁一面菲薄(桂枝)。草酸钙簇晶直径18～32μm,存在于薄壁细胞中,常排列成行,或一个细胞中含有数个簇晶(赤芍)。体壁碎片淡黄色至黄色,有网状纹理及圆形毛窝,有时可见棕褐色刚毛(全蝎)。纤维成束,周围薄壁细胞含草酸钙方晶,形成晶纤维(鸡血藤)。

(2)取本品内容物10g,加乙醚60ml,加热回流1小时,药渣备用,分取乙醚液,挥干,残渣加乙酸乙酯1ml使溶解,作为供试品溶液。另取丹参酮IIA对照品,加乙酸乙酯制成每1ml含1mg的溶液,作为对照品溶液。照薄层色谱法(通则0502)试验,吸取上述两种溶液各5μl,分别点于同一硅胶G

薄层板上,以甲苯-乙酸乙酯(19:1)为展开剂,展开,取出,晾干。供试品色谱中,在与对照品色谱相应的位置上,显相同的暗红色斑点。

(3)取〔鉴别〕(2)项下的药渣,挥干乙醚,加甲醇60ml,加热回流1小时,滤过,滤液回收溶剂至干,残渣加水10ml微热使溶解,用水饱和的正丁醇振摇提取3次,每次20ml,合并正丁醇提取液,用氨试液洗涤2次,每次20ml,弃去氨液,正丁醇液回收溶液至干,残渣加水3～5ml使溶解,通过D101型大孔吸附树脂柱(柱内径为1.5cm,柱高为12cm),以水50ml洗脱,弃去水液,再用40%乙醇30ml洗脱,弃去洗脱液,继用70%乙醇50ml洗脱,收集洗脱液,蒸干,残渣加甲醇2ml使溶解,作为供试品溶液。另取黄芪甲苷对照品,加甲醇制成每1ml含1mg的溶液,作为对照品溶液。照薄层色谱法(通则0502)试验,吸取上述两种溶液各6μl,分别点于同一硅胶G薄层板上,以三氯甲烷-甲醇-水(13:6:2),10℃以下放置过夜的下层溶液为展开剂,展开,取出,晾干,喷以10%硫酸乙醇溶液,在100℃加热至斑点显色清晰。供试品色谱中,在与对照品色谱相应的位置上,显相同颜色的斑点。

(4)取本品内容物10g,加乙醚30ml,加热回流1小时,滤过,滤液回收溶剂至干,残渣加乙酸乙酯5ml使溶解,作为供试品溶液。另取当归对照药材及川芎对照药材各0.5g,分别加乙醚20ml,同法制成对照药材溶液。照薄层色谱法(通则0502)试验,吸取上述三种溶液各2～5μl,分别点于同一硅胶G薄层板上,以正己烷-乙酸乙酯(9:1)为展开剂,展开,取出,晾干,在紫外光(365nm)下检视。供试品色谱中,在与对照药材色谱相应的位置上,显相同颜色的荧光斑点。

(5)取本品内容物4g,加乙醇30ml,加热回流1小时,滤液浓缩至约10ml,加盐酸1ml,加热回流1小时后浓缩至约5ml,加水10ml,用石油醚(60～90℃)振摇提取2次,每次20ml,合并提取液,回收溶剂至干,残渣加乙醇2ml使溶解,作为供试品溶液。另取牛膝对照药材2g,加乙醇20ml,同法制成对照药材溶液。照薄层色谱法(通则0502)试验,吸取上述两种溶液各3～6μl,分别点于同一硅胶G薄层板上,以三氯甲烷-甲醇(40:1)为展开剂,置用展开剂预饱和30分钟的展开缸内,展开约12cm,取出,晾干,喷以2%磷钼酸乙醇溶液,在100℃加热至斑点显色清晰。供试品色谱中,在与对照药材色谱相应的位置上,显相同颜色的斑点。

(6)取本品内容物10g,加无水乙醇60ml,超声处理30分钟,滤过,滤液低温浓缩至1ml,作为供试品溶液。另取桂枝对照药材1g,加无水乙醇20ml,超声处理20分钟,滤过,滤液低温浓缩至2ml,作为对照药材溶液。再取桂皮醛对照品,加无水乙醇制成每1ml含1μl的溶液,作为对照品溶液。照薄层色谱法(通则0502)试验,吸取上述三种溶液各5μl,分别点于同一硅胶G薄层板上,以石油醚(60～90℃)-乙酸乙酯(17:3)为展开剂,展开,取出,晾干,喷以二硝基苯肼乙醇试液。供试品色谱中,在与对照药材色谱和对照品色谱相应的位置上,显相同颜色的斑点。

(7)取本品内容物10g,置具塞锥形瓶中,加乙醚50ml,超声处理20分钟,滤过,滤液回收溶剂至干,残渣加甲醇1ml使溶解,作为供试品溶液。另取乳香对照药材1g,加乙醚20ml,同法制成对照药材溶液。照薄层色谱法(通则0502)试验,吸取上述两种溶液各5μl,分别点于同一硅胶G薄层板上,以甲苯-乙酸乙酯(19:1)为展开剂,展开,取出,晾干,喷以5%香草醛硫酸溶液,在105℃加热至斑点显色清晰。供试品色谱中,在与对照药材色谱相应的位置上,显相同颜色的斑点。

(8)取本品内容物15g,加80%丙酮150ml,超声处理30分钟,滤过,滤液回收溶剂至干,残渣加甲醇2ml使溶解,作为供试品溶液,另取鸡血藤对照药材2g,加80%丙酮20ml,超声处理30分钟,滤过,滤液浓缩至2ml,作为对照药材溶液。再取芒柄花素对照品,加甲醇制成每1ml含1mg的溶液,作为对照品溶液。照薄层色谱法(通则0502)试验,吸取上述三种溶液各5μl,分别点于同一硅胶G薄层板上,以三氯甲烷-甲醇(20:1)为展开剂,展开,取出,晾干,在紫外光(254nm)下检视。供试品色谱中,在与对照药材色谱和对照品色谱相应的位置上,显相同颜色的斑点。

【检查】 应符合胶囊剂项下有关的各项规定(通则0103)。

【含量测定】 赤芍 照高效液相色谱法(通则0512)测定。

色谱条件与系统适用性试验 以十八烷基硅烷键合硅胶为填充剂;以甲醇-水-冰醋酸(25:75:0.2)为流动相;检测波长为230nm。理论板数按芍药苷峰计算应不低于1500。

对照品溶液的制备 取芍药苷对照品适量,精密称定,加甲醇制成每1ml含40μg的溶液,即得。

供试品溶液的制备 取本品20粒的内容物,精密称定,研细,取0.4g,精密称定,置具塞锥形瓶中,加入70%乙醇50ml,密塞,放置过夜,超声处理(功率为250W,频率为50kHz)30分钟,摇匀,滤过,药渣及滤器用70%乙醇20ml分数次洗涤,洗液并入滤液中,蒸至近干,残渣加70%乙醇微热使溶解,转移至25ml量瓶中,加70%乙醇至刻度,摇匀,滤过,取续滤液,即得。

测定法 分别精密吸取对照品溶液10μl与供试品溶液10～20μl,注入液相色谱仪,测定,即得。

本品每粒含赤芍以芍药苷($C_{23}H_{28}O_{11}$)计,不得少于0.40mg。

■丹参 丹参酮$_{IIA}$ 照高效液相色谱法(通则0512)测定。

色谱条件与系统适用性试验 以十八烷基硅烷键合硅胶为填充剂;以甲醇-水(75:25)为流动相;检测波长为270nm。理论板数按丹参酮$_{IIA}$峰计算应不低于3000。

对照品溶液的制备 取丹参酮$_{IIA}$对照品适量,精密称定,加甲醇制成每1ml含8μg的溶液,即得。

供试品溶液的制备 取〔含量测定〕赤芍项下剩余的内容物,取2g,精密称定,置具塞锥形瓶中,精密加入甲醇50ml,称定重量,加热回流1小时,放冷,再称定重量,用甲醇补足减失的重量,摇匀,滤过,取续滤液,即得。

测定法 分别精密吸取对照品溶液10μl与供试品溶液

10～20μl,注入液相色谱仪,测定,即得。

本品每粒含丹参以丹参酮ⅡA(C₁₉H₁₈O₃)计,不得少于43μg。■[删除]

丹参 照高效液相色谱法(通则0512)测定。

色谱条件与系统适用性试验 以十八烷基硅烷键合硅胶为填充剂;以乙腈-甲醇-甲酸-水(10:27:1:63)为流动相;检测波长为286nm。理论板数按丹酚酸B峰计算应不低于6000。

对照品溶液的制备 取丹酚酸B对照品适量,精密称定,加70%甲醇制成每1ml含0.1mg的溶液,即得。

供试品溶液的制备 取本品20粒内容物,研细,取约2.5g,精密称定,置具塞锥形瓶中,精密加入70%甲醇50ml,称定重量,超声处理(功率为250W,频率为50kHz)1小时,放冷,再称定重量,用70%甲醇补足减失的重量,摇匀,滤过,取续滤液,即得。

测定法 分别精密吸取对照品溶液与供试品溶液各10μl,注入液相色谱仪,测定,即得。

本品每粒含丹参以丹酚酸B(C₃₆H₃₀O₁₆)计,不得少于0.40mg。

【功能与主治】 益气活血,化瘀通络。用于气虚血滞、脉络瘀阻所致中风中经络,半身不遂、肢体麻木、口眼歪斜、舌强语謇及胸痹心痛、胸闷、心悸、气短;脑梗塞、冠心病心绞痛属上述证候者。

【用法与用量】 口服。一次2～4粒,一日3次。

【注意】 孕妇禁用。

【规格】 每粒装0.4g

【贮藏】 密封。

益母草颗粒

Yimucao Keli

【处方】 益母草1350g

【制法】 ■取益母草,切碎,加水煎煮3小时,煎液滤过,滤液浓缩至相对密度为1.04(90～95℃)的清膏,静置,取上清液,浓缩至相对密度为1.36～1.38(83℃)的稠膏;或浓缩至相对密度为1.15～1.18(50℃)的清膏,清膏经喷雾干燥成浸膏粉,加蔗糖600g和适量的糊精,混匀,制成颗粒,干燥,制成1000g〔规格(1)〕;或加糊精、甜菊素适量;或加糊精、淀粉适量,分别制成颗粒,干燥,制成333g〔规格(2)〕;或加糊精及淀粉适量,制成颗粒,干燥,制成267g〔规格(3)〕。或取益母草,切碎,加水适量,于95℃±3℃动态浸提2小时,浸出液经固液分离,超速离心,澄清液减压浓缩至相对密度为1.10(50℃)的清膏,喷雾干燥成细粉,加糊精、麦芽糊精及甜菊素适量,混匀,制成颗粒,干燥,制成133g〔规格(4)〕,即得。■[修订]

【性状】 本品为棕黄色至棕褐色的颗粒;味甜、微苦■或味苦、微甜或微苦(无甜菊素或蔗糖)。■[增订]

【鉴别】 ■(1)取本品5g〔规格(1)〕、2g〔规格(2)、(3)〕或1g〔规格(4)〕,加沸水30ml使溶解,放冷,离心(3000转/分钟),取上清液,加于聚酰胺柱(80～100目,3g,湿法装柱)上,用水50ml洗脱,弃去水洗脱液,再用20%乙醇50ml洗脱,弃去20%乙醇洗脱液,最后用70%乙醇50ml洗脱,收集洗脱液,蒸干,残渣加甲醇1ml使溶解,离心,取上清液作为供试品溶液。另取益母草对照药材1g,加水50ml煮沸1小时,放冷,滤过,滤液浓缩至约30ml,加乙酸乙酯振摇提取2次,每次30ml,合并乙酸乙酯提取液,蒸干,残渣加甲醇1ml使溶解,作为对照药材溶液。照薄层色谱法(通则0502)试验,吸取上述两种溶液各5μl,分别点于同一高效硅胶G薄层板上,以乙酸乙酯-丁酮-甲酸-水(5:3:1:1)为展开剂,展开,取出,晾干,喷以1%三氯化铝乙醇溶液,在105℃烘约5分钟,在紫外光(365nm)下检视。供试品色谱中,在与对照药材色谱相应的位置上,显相同颜色的荧光斑点。■[增订]

(2)本品〔含量测定〕所得薄层色谱中,供试品色谱中,在与对照品色谱相应的位置上,显相同颜色的斑点。

【检查】 应符合颗粒剂项下有关的各项规定(通则0104)。

【含量测定】 ■照高效液相色谱法(通则0512)测定。

色谱条件与系统适用性试验 以强阳离子交换键合硅胶为填充剂(SCX-强阳离子交换树脂柱);以乙腈-0.05mol/L磷酸二氢钾-磷酸(15:85:0.15)为流动相;检测波长为192nm。理论板数按盐酸水苏碱峰计算,应不低于2000。

对照品溶液制备 取盐酸水苏碱对照品适量,精密称定,加甲醇制成每1ml含0.1mg的溶液,即得。

供试品溶液制备 取装量差异项下的本品,混匀,取适量,研细,取约1g〔规格(1)〕、0.4g〔规格(2)、(3)〕或0.2g〔规格(4)〕,精密称定,置具塞锥形瓶中,精密加入0.5%盐酸甲醇溶液25ml,密塞,称定重量,超声处理(功率250W,频率33kHz)30分钟,放冷,再称定重量,用0.5%盐酸甲醇溶液补足减失的重量,摇匀,滤过,取续滤液,即得。

测定法 分别精密吸取对照品溶液与供试品溶液各10μl,注入液相色谱仪,测定,即得。

本品每袋含益母草以盐酸水苏碱(C₇H₁₃NO₂·HCl)计,不得少于27.0mg。■[修订]

【功能与主治】 活血调经。用于血瘀所致的月经不调、产后恶露不绝,症见经水量少、淋漓不净、产后出血时间过长;产后子宫复旧不全见上述证候者。

【用法与用量】 开水冲服。一次1袋,一日2次。

【注意】 孕妇禁用。

【规格】 ■每袋装(1)15g (2)5g (3)4g (4)2g(无蔗糖或甜菊素)■[修订]

【贮藏】 密封。

益 母 草 膏

Yimucao Gao

本品为益母草经加工制成的煎膏。

【制法】 取益母草,切碎,加水煎煮二次,每次2小时,合并煎液,滤过,滤液浓缩至相对密度为1.21~1.25(80℃)的清膏。每100g清膏加红糖200g,加热溶化,混匀,浓缩至规定的相对密度,即得。

【性状】 本品为棕黑色稠厚的半流体;气微,味苦、甜。

【鉴别】 ■在〔含量测定〕项色谱图中,供试品色谱中应呈现与对照品色谱保留时间一致的色谱峰。■[修订]

【检查】 相对密度 应不低于1.36(通则0183)。

其他 应符合煎膏剂项下有关的各项规定(通则0183)。

【含量测定】 ■照高效液相色谱法(通则0512)测定。

色谱条件与系统适用性试验 以强阳离子交换键合硅胶为填充剂;以乙腈-0.05mol/L磷酸二氢钾溶液-磷酸(15:85:0.15)为流动相;检测波长为192nm。理论板数按盐酸水苏碱峰计算应不低于2000。

对照品溶液制备 取盐酸水苏碱对照品适量,精密称定,加甲醇制成每1ml含0.3mg的溶液,即得。

供试品溶液制备 取本品,摇匀,取约1g,精密称定,置具塞锥形瓶中,精密加入0.5%盐酸甲醇溶液25ml,称定重量,超声处理(功率250W,频率33kHz)30分钟,放冷,再称定重量,用0.5%盐酸甲醇溶液补足减失的重量,摇匀,滤过,取续滤液,即得。

测定法 分别精密吸取对照品溶液与供试品溶液各10μl,注入液相色谱仪,测定,即得。

本品每1g含盐酸水苏碱($C_7H_{13}NO_2 \cdot HCl$)计,不得少于3.6mg。■[修订]

【功能与主治】 活血调经。用于血瘀所致的月经不调、产后恶露不绝,症见月经量少、淋漓不净、产后出血时间过长;产后子宫复旧不全见上述证候者。

【用法与用量】 口服。一次10g,一日1~2次。

【注意】 孕妇禁用。

【规格】 ■(1)每瓶装120g (2)每瓶装125g (3)每瓶装250g■[修订]

【贮藏】 密封。

■益 血 生 胶 囊

Yixuesheng Jiaonang

【处方】 阿胶21g   龟甲胶21g
鹿角胶21g   鹿血21g

牛髓36g	紫河车14g
鹿茸4g	茯苓36g
黄芪(蜜制)29g	白芍29g
当归21g	党参21g
熟地黄21g	白术(麸炒)21g
制何首乌14g	大枣14g
炒山楂21g	炒麦芽21g
炒鸡内金14g	知母(盐制)7g
大黄(酒制)7g	花生衣4g

【制法】 以上二十二味,除牛髓外,阿胶、龟甲胶、鹿角胶、党参、何首乌、白芍、茯苓、鹿茸、炒麦芽、知母、鹿血粉碎成细粉,过筛,混匀;其余熟地黄等十味加水煎煮三次,第一次3小时,第二次2小时,第三次1小时,滤过,合并滤液,浓缩至相对密度为1.25~1.30(70~80℃),低温干燥,粉碎成细粉,过筛,加入上述阿胶等十一味的细粉及牛髓,混匀,装入胶囊,制成1000粒,即得。

【性状】 本品为硬胶囊,内容物为棕褐色颗粒状粉末;气腥,味微咸。

【鉴别】 (1)取本品内容物,置显微镜下观察:表皮细胞纵列,由1个长细胞与2个短细胞相间连接,长细胞壁厚,波状弯曲,木化(炒麦芽)。草酸钙针晶成束或散在,长26~110μm(知母)。

(2)取本品内容物6g,加石油醚(30~60℃)40ml,超声处理20分钟,每次20ml,弃去石油醚液,药渣加乙醚20ml,振摇,滤过,弃去滤液,药渣挥去溶剂,加2%氢氧化钾甲醇溶液50ml,加热回流1小时,滤过,滤液蒸干,残渣用水50ml溶解,滤过,滤液用正丁醇提取2次(30ml,20ml),合并正丁醇提取液,用水20ml洗涤,用无水硫酸钠脱水,滤过,滤液蒸干,残渣加甲醇约0.5ml使溶解,作为供试品溶液。另取黄芪甲苷对照品,加甲醇制成每1ml含1mg的溶液,作为对照品溶液。照薄层色谱法(通则0502)试验,吸取供试品溶液5μl、对照品溶液2μl,分别点于同一硅胶G薄层板上,以三氯甲烷-甲醇-水(20:7:1)的下层溶液为展开剂,展开,取出,晾干,喷以10%硫酸乙醇溶液,在105℃加热至斑点显色清晰。供试品色谱中,在与对照品色谱相应位置上,显相同颜色的斑点。

(3)取本品内容物6g,照〔鉴别〕(2)项下分别用石油醚和乙醚脱脂二次,药渣置水浴上用乙醇热浸二次(50ml,30ml),每次1小时,合并乙醇提取液,蒸干,残渣加水20ml使溶解,用乙醚提取2次(30ml,20ml),合并乙醚液,挥干,残渣加乙醚0.5ml使溶解,作为供试品溶液。另取大黄对照药材2g,加甲醇20ml,回流1小时,滤液蒸干,残渣加水15ml使溶解,用乙醚10ml振摇提取,乙醚液挥干,残渣加甲醇1ml使溶解,作为对照药材溶液。照薄层色谱法(通则0502)试验,吸取供试品溶液5μl、对照药材溶液3μl,分别点于同一硅胶G薄层板上,以石油醚(60~90℃)-乙酸乙酯-甲酸(15:5:1)的上层溶液为展开剂,展开,取出,晾干,置紫外光(365nm)下检视。供试品色谱中,在与对照药材色谱相应的位置上,显相同颜色的荧光斑点。

(4)取本品内容物 3g,加甲醇 25ml,超声处理 30 分钟,滤过,滤液蒸干,残渣加水 2ml 使溶解,通过 C18 固相萃取小柱(500mg,用甲醇、20%甲醇各 10ml 预洗),依次用 20%甲醇、甲醇各 15ml 洗脱,收集甲醇洗脱液,浓缩至 2ml,作为供试品溶液。另取党参对照药材 1g,同法制成对照药材溶液。照薄层色谱法(通则 0502)试验,吸取供试品溶液 5μl、对照品溶液 2μl,分别点于同一高效硅胶 G 薄层板上,以正丁醇-冰醋酸-水(7:1:0.5)为展开剂,展开,取出,晾干,喷以 10%硫酸乙醇溶液,在 105℃加热至斑点显色清晰。供试品色谱中,在与对照药材色谱相应的位置上,显相同颜色的斑点。

(5)取本品内容物 6g,加甲醇 20ml,超声处理 30 分钟,滤过,滤液蒸干,残渣加三氯甲烷 2ml 使溶解,作为供试品溶液。另取茯苓对照药材 1g,同法制成对照药材溶液。照薄层色谱法(通则 0502)试验,吸取供试品溶液 5μl、对照药材溶液 4μl,分别点于同一硅胶 G 薄层板上,以石油醚(30~60℃)-乙醚(3:2)为展开剂,展开,取出,晾干,置紫外光(365nm)灯下检视。供试品色谱中,在与对照药材色谱相应位置上,显相同颜色荧光斑点。

【检查】 应符合胶囊剂项下有关的各项规定(通则 0103)。

【含量测定】 照高效液相色谱法(通则 0512)测定。

色谱条件与系统适用性试验 以十八烷基硅烷键合硅胶为填充剂;以甲醇-水(28:72)为流动相;检测波长为 230nm;理论板数按芍药苷峰计算,应不低于 2000。

对照品溶液的制备 取芍药苷对照品适量,加甲醇制成每 1ml 含 30μg 的溶液,即得。

供试品溶液的制备 取装量差异项下的本品,混匀,取 0.5g,精密称定,加石油醚(30~60℃)30ml,超声处理 20 分钟,滤过,药渣挥去石油醚,连同滤纸置具塞锥形瓶中,精密加入 50%乙醇 50ml,称定重量,放置 2 小时,超声处理 30 分钟,放冷,再称定重量,用 50%乙醇补足减失的重量,摇匀,滤过,取续滤液,即得。

测定法 分别精密吸取对照品溶液和供试品溶液各 10μl,注入液相色谱仪,测定,即得。

本品每粒含白芍以芍药苷($C_{23}H_{28}O_{11}$)计,不得少于 0.34mg。

【功能与主治】 健脾补肾,生血填精。用于脾肾两虚,精血不足所致的面色无华、眩晕气短、体倦乏力、腰膝酸软;缺铁性贫血、慢性再生障碍性贫血见上述证候者。

【用法与用量】 口服。一次 4 粒,一日 3 次,儿童酌减。

【注意】 虚热者慎用。

【规格】 每粒装 0.25g

【贮藏】 密封。■[删除]

宽 胸 气 雾 剂
Kuanxiong Qiwuji

【处方】 ■檀香油 70ml   荜茇油 15ml
高良姜油 32ml   细辛油 23ml
冰片 22.5g■[修订]

【制法】 以上五味,除冰片外,其余细辛油等四味,混匀,置 40℃水浴上,加入冰片,微热使溶解,以无水乙醇调整总量至 625ml,混匀,过滤,灌封,压入抛射剂,即得。

【性状】 本品为定量阀门气雾剂,在耐压容器中的药液为浅黄色的澄清液体;喷出时具特异香气,味苦、微辛辣。

【鉴别】 (1)取本品,喷出适量,加无水乙醇制成每 1ml 含 0.5ml 的溶液,作为供试品溶液。另取檀香油对照品,加无水乙醇制成每 1ml 含 0.1ml 的溶液,作为对照品溶液。照薄层色谱法(通则 0502)试验,吸取上述两种溶液各 2μl,分别点于同一硅胶 G 薄层板上,以石油醚(60~90℃)-乙酸乙酯(19:1)为展开剂,展开,取出,晾干,喷以 5%香草醛硫酸溶液,加热至斑点显色清晰,在日光下检视。供试品色谱中,在与对照品色谱相应的位置上,显相同颜色的斑点。

(2)取高良姜对照药材 5g,加水 200ml,用挥发油测定器提取挥发油,自测定器上端加入乙酸乙酯 3ml,加热至微沸,并保持微沸 2 小时,放冷,分取乙酸乙酯液,作为对照药材溶液。照薄层色谱法(通则 0502)试验,吸取〔鉴别〕(1)项下的供试品溶液 3μl、上述对照药材溶液 5μl,分别点于同一硅胶 H 薄层板上,以石油醚(60~90℃)-乙酸乙酯(19:1)为展开剂,展开,取出,晾干,喷以 5%香草醛硫酸溶液,加热至斑点显色清晰,在日光下检视。供试品色谱中,在与对照药材色谱相应的位置上,显相同颜色的斑点。

(3)取本品,喷出适量,加无水乙醇制成每 1ml 含 0.1ml 的溶液,作为供试品溶液。另取细辛对照药材 2g,加二氯甲烷 5ml,低温超声处理 1 小时,滤过,滤液作为对照药材溶液。照气相色谱法(通则 0521)试验,以聚乙二醇 20000(PEG-20M)为固定相的毛细管柱,柱温为 60℃。吸取供试品溶液与对照药材溶液各 0.5~1μl,注入气相色谱仪,测定。供试品色谱中,应呈现与对照药材色谱保留时间相同的色谱峰。

【检查】 乙醇量 照乙醇量测定法(通则 0711)测定。

色谱条件与系统适用性试验 以键合交联聚乙二醇为固定相的毛细管柱(柱长为 30m,内径为 0.53mm,膜厚度为 1.0μm);柱温为程序升温:起始温度为 50℃,维持 2 分钟,以每分钟 10℃的速率升温至 110℃,维持 5 分钟;进样口温度为 190℃;检测器温度为 220℃。理论板数按正丙醇峰计算应不低于 8000,乙醇峰与正丙醇峰的分离度应大于 2.0。

校正因子测定 精密量取恒温至 20℃的无水乙醇 4ml、

5ml、6ml,分别置100ml量瓶中,分别精密加入恒温至20℃的正丙醇(内标物质)5ml,用水稀释至刻度,摇匀,分别精密移取上述溶液1ml,分别置100ml量瓶中,加水稀释至刻度,摇匀,作为对照品溶液。取上述三种对照溶液各1μl,注入气相色谱仪,分别连续进样3次,测定峰面积,计算校正因子,所得校正因子的相对标准偏差不得大于2.0%。

测定法 取本品5瓶,除去帽盖,精密称定,分别在铝盖上钻一小孔,插入连有干燥引流管的注射针头(勿与药液面接触),引流管另一端放入盛有50ml水的200ml量瓶中,待抛射剂缓缓排出后,除去铝盖及阀门,内容物移入上述量瓶中,将注射针头、引流管、铝盖、阀门及容器用水洗涤数次后,合并洗液至上述200ml量瓶中,再精密加入恒温至20℃的正丙醇10ml,用水稀释至刻度,摇匀,分取下层水液,精密量取1ml,置100ml量瓶中,用水稀释至刻度,摇匀,作为供试品溶液。精密量取1μl,注入气相色谱仪,测定,即得。另将空瓶连同阀门和铝盖洗净烘干,称定总重,求出内容物的重量,供计算用。

本品乙醇量应为27%(ml/g)~42%(ml/g)。

其他 应符合气雾剂项下有关的各项规定(通则0113)。

【特征图谱】 照气相色谱法(通则0521)测定。

色谱条件与系统适用性试验 以5%二苯基-95%二甲基聚硅氧烷为固定相的石英毛细管柱(柱长为30m,内径为0.32mm,膜厚度为0.25μm);柱温为程序升温:初始温度为65℃,保持5分钟,以每分钟5℃的速率升温至130℃,保持5分钟,以每分钟1℃的速率升温至135℃,保持5分钟,以每分钟2.5℃的速率升温至160℃,保持5分钟,以每分钟0.5℃的速率升温至162℃,保持5分钟,再以每分钟6℃的速率升温至250℃。进样口温度为240℃,检测器温度为250℃;分流进样,分流比为20:1。理论板数按桉油精峰计算应不低于100 000。

参照物溶液的制备 取桉油精对照品适量,精密称定,置10ml量瓶中,加无水乙醇制成每1ml含2μg的溶液,即得。

供试品溶液的制备 取本品,喷出适量,精密量取1ml,置10ml量瓶中,以无水乙醇稀释至刻度,摇匀,即得。

测定法 分别精密吸取参照物溶液和供试品溶液各1μl,注入气相色谱仪,测定,记录色谱图,即得。

供试品特征图谱中应呈现12个特征峰,其中与桉油精参照物峰保留时间相对应的峰为S峰,计算各特征峰与S峰的相对保留时间,其相对保留时间应在规定值的±5%之内。规定值为0.885(峰1)、1.254(峰3)、1.268(峰4)、1.288(峰5)、1.603(峰6)、2.008(峰7)、2.396(峰8)、2.721(峰9)、3.255(峰10)、3.488(峰11)、3.517(峰12)。

【含量测定】 照气相色谱法(通则0521)测定。

色谱条件与系统适用性试验 以聚乙二醇20000(PEG-20M)为固定相的毛细管柱(柱长为30m,内径为0.32mm,膜厚度为0.25μm);柱温为100℃。理论板数按龙脑峰计算应不低于5000。

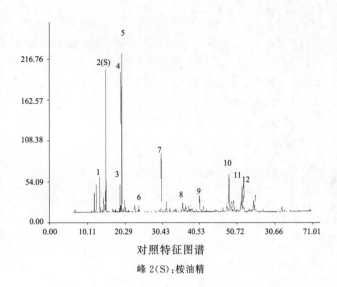

对照特征图谱
峰2(S):桉油精

校正因子的测定 取萘适量,精密称定,加无水乙醇制成每1ml含2mg的溶液,作为内标溶液。另取龙脑对照品10mg,精密称定,置25ml量瓶中,精密加入内标溶液5ml,加无水乙醇稀释至刻度,摇匀,吸取1μl,注入气相色谱仪,测定,计算校正因子。

测定法 精密量取本品药液1ml,置50ml量瓶中,精密加入内标溶液10ml,加无水乙醇稀释至刻度,混匀,吸取1μl,注入气相色谱仪,测定,即得。

本品每1ml含冰片以龙脑($C_{10}H_{18}O$)计,不得少于18.0mg。

【功能与主治】 辛温通阳,理气止痛。用于阴寒阻滞、气机郁痹所致的胸痹,症见胸闷、心痛、形寒肢冷;冠心病心绞痛见上述证候者。

【用法与用量】 将瓶倒置,喷口对准舌下喷,一日2~3次。

【规格】 (1)每瓶含内容物5.8g,其中药液2.7ml(含挥发油0.6ml),每瓶60揿,每揿重69mg

(2)每瓶装20ml,内含挥发油2ml

【贮藏】 密封,置凉暗处。

附:1.细辛油质量标准

细 辛 油

本品为马兜铃科植物北细辛 *Asarum heterotro poides* Fr. Schmidt var. *mandshuricum* (Maxim.) Kitag.、汉城细辛 *Asarum sieboldii* Miq. var. *seoulense* Nakai 或华细辛 *Asarum sieboldii* Miq. 的干燥根和根茎经水蒸气蒸馏提取的挥发油。

〔**性状**〕 本品为淡黄色至绿色的澄清液体;具有细辛特有的香气,味辛辣。

本品在甲醇、乙醇、乙醚、三氯甲烷中易溶,在水中微溶。

相对密度 应为0.962~1.062(通则0601)。

折光率 应为1.489~1.509(通则0622)。

〔**鉴别**〕 取本品,加无水乙醇制成每1ml含3μl的溶液,作为供试品溶液。另取细辛对照药材2g,照宽胸气雾剂〔鉴别〕(3)项下方法制备对照药材溶液。照气相色谱法(通则0521)试验,以聚乙二醇20000(PEG-20M)为固定相的毛细管柱,柱温为60℃,分别吸取供试品溶液与对照药材溶液各0.5~1μl,注入气相色谱仪,测定。供试品色谱中,应呈现与对照药材色谱保留时间相同的色谱峰。

〔检查〕 酸值 不得过2.5(通则0713)。

〔贮藏〕 密封,置凉暗处。

2.檀香油质量标准

檀 香 油

本品为檀香科植物檀香 *Santalum album* L. 树干的干燥心材经水蒸气蒸馏提取的挥发油。

〔性状〕 本品为淡黄色至黄色略有黏性的澄清液体,具有檀香特有的香气。

本品在甲醇、乙醇、乙醚、三氯甲烷中易溶,溶于6倍量70%乙醇,在水中微溶。

相对密度 在25℃时应为0.944~0.984(通则0601)。

折光率 应为1.478~1.508(通则0622)。

〔鉴别〕 取本品,加无水乙醇制成每1ml含50μl的溶液,作为供试品溶液。另取檀香油对照品,加无水乙醇制成每1ml含50μl的溶液,作为对照品溶液。照薄层色谱法(通则0502)试验,吸取上述两种溶液各2μl,分别点于同一硅胶G薄层板上,以石油醚(60~90℃)-乙酸乙酯(19:1)为展开剂,展开,取出,晾干,喷以5%香草醛硫酸溶液,加热至斑点显色清晰,在日光下检视。供试品色谱中,在与对照品色谱相应的位置上,显相同颜色的斑点。

〔检查〕 酸值 不得过3.0(通则0713)。

〔贮藏〕 密封,置凉暗处。

3.高良姜油质量标准

高 良 姜 油

本品为姜科植物高良姜 *Alpiniae Officinarum* Hance 的根茎经水蒸气蒸馏提取的挥发油。

〔性状〕 本品为黄色澄明液体,有特异性香气,味微苦、清凉而辛辣。

本品在甲醇、乙醇、乙醚、三氯甲烷中易溶,在水中微溶。

相对密度 应为0.873~0.913(通则0601)。

折光率 应为1.461~1.491(通则0622)。

〔鉴别〕 取本品,加无水乙醇制成每1ml含50μl的溶液,作为供试品溶液。另取高良姜对照药材5g,照宽胸气雾剂〔鉴别〕(2)项下方法制备对照药材溶液。照薄层色谱法(通则0502)试验,吸取供试品溶液2μl、对照药材溶液5μl,分别点于同一硅胶H薄层板上,以石油醚(60~90℃)-乙酸乙酯(19:1)为展开剂,展开,取出,晾干,喷以5%香草醛硫酸溶液,加热至斑点显色清晰,在日光下检视。供试品色谱中,在与对照药材色谱相应的位置上,显相同颜色的斑点。

〔检查〕 酸值 不得过4.0(通则0713)。

〔贮藏〕 避光,密封,置阴凉处。

4.荜茇油质量标准

荜 茇 油

本品为胡椒科植物荜茇 *Piper longum* L. 的干燥近成熟或成熟果穗经水蒸气蒸馏提取的挥发油。

〔性状〕 本品为浅黄色至黄绿色澄明液体,有特异香气,味淡而后微辛。

本品在甲醇、乙醇、乙醚、三氯甲烷中易溶,在水中微溶。

相对密度 应为0.832~0.892(通则0601)。

折光率 应为1.480~1.500(通则0622)。

〔检查〕 酸值 不得过2.5(通则0713)。

〔鉴别〕 取本品,加无水乙醇制成每1ml含10μl的溶液,作为供试品溶液。另取荜茇对照药材5g,加水200ml,用挥发油测定器提取挥发油,自测定器上端加入乙酸乙酯3ml,加热至微沸,并保持微沸2小时,放冷,分取乙酸乙酯液,作为对照药材溶液。照气相色谱法(通则0521)试验,以聚乙二醇20000(PEG-20M)为固定相的毛细管柱,柱温为程序升温,初始温度为100℃,保持5分钟,以每分钟1℃的速率升温至115℃,分别吸取供试品溶液与对照药材溶液各0.5~1μl,注入气相色谱仪。供试品色谱中应呈现与对照药材色谱保留时间相同的色谱峰。

〔贮藏〕 避光,密封,置阴凉处。

消 肿 止 痛 酊

Xiaozhong Zhitong Ding

【处方】

木香 71g	防风 71g
荆芥 71g	细辛 71g
五加皮 71g	桂枝 71g
牛膝 71g	川芎 71g
徐长卿 71g	白芷 106g
莪术 71g	红杜仲 106g
大罗伞 152g	小罗伞 106g
两面针 152g	黄藤 144g
栀子 152g	三棱 106g
沉香 49g	樟脑 83g
薄荷脑 83g	

【制法】 以上二十一味,除樟脑、薄荷脑外,其余木香等十九味粉碎成粗粉,用53%乙醇作溶剂,浸渍28小时后,缓缓渗漉,收集漉液8700ml,另器保存;取樟脑、薄荷脑加适量乙醇使溶解,与上述漉液混匀,加53%乙醇至10 000ml,混匀,

静置,滤过,即得。

【性状】 本品为黄褐色的澄清液体;气芳香,味辛、苦。

【鉴别】 (1)取本品 50ml,置水浴上蒸至近干,加硅藻土 3g,研匀,加石油醚(60～90℃)40ml,超声处理 30 分钟,滤过,药渣备用。滤液蒸干,残渣加乙酸乙酯 1ml 使溶解,作为供试品溶液。另取木香对照药材、川芎对照药材各 1g,分别加石油醚(60～90℃)10ml,超声处理 10 分钟,滤过,滤液作为对照药材溶液。照薄层色谱法(通则 0502)试验,吸取上述三种溶液各 2～5μl,分别点于同一硅胶 G 薄层板上,以甲苯-乙酸乙酯(10∶1)为展开剂,展开,取出,晾干,置紫外光灯(365nm)下检视。供试品色谱中,在与川芎对照药材色谱相应的位置上,显相同颜色的荧光斑点;再喷以香草醛-硫酸-乙醇溶液(0.5∶2∶8),在 105℃加热至斑点显色清晰。供试品色谱中,在与木香对照药材色谱相应的位置上,显相同颜色的斑点。

(2)取〔鉴别〕(1)项下的药渣,挥尽石油醚,加乙酸乙酯 40ml,加热回流 1 小时,放冷,滤过,滤液蒸干,残渣加甲醇 1ml 使溶解,作为供试品溶液。另取栀子对照药材 1g,同法制成对照药材溶液。再取栀子苷对照品,加甲醇制成每 1ml 含 1mg 的溶液,作为对照品溶液。照薄层色谱法(通则 0502)试验,吸取上述三种溶液各 2～5μl,分别点于同一硅胶 G 薄层板上,以三氯甲烷-甲醇(3∶1)为展开剂,展开,取出,晾干,喷以 10%硫酸乙醇溶液,在 105℃加热至斑点显色清晰。供试品色谱中,在与对照药材色谱和对照品色谱相应的位置上,显相同颜色的斑点。

【检查】 总固体 精密量取本品 20ml,置已干燥至恒重的蒸发皿中,于水浴上蒸干,在 105℃干燥 3 小时,移至干燥器中,冷却 30 分钟,迅速精密称定重量,遗留残渣不得少于 2.0%。

乙醇量 应为 47%～57%(通则 0711)。

其他 应符合酊剂项下有关的各项规定(通则 0120)。

【含量测定】 黄藤 照高效液相色谱法(通则 0512)测定。

色谱条件与系统适用性试验 以十八烷基硅烷键合硅胶为填充剂;以乙腈-0.4%磷酸溶液(22∶78)为流动相;检测波长为 345nm。理论板数按盐酸巴马汀峰计算应不低于 4000。

对照品溶液的制备 取盐酸巴马汀对照品适量,精密称定,加甲醇制成每 1ml 含 40μg 的溶液,即得。

供试品溶液的制备 精密量取本品 5ml,精密加入盐酸-甲醇(1∶100)混合溶液 5ml,密塞,称定重量,超声处理(功率 320W,频率 40kHz)15 分钟,放冷,再称定重量,用盐酸-甲醇(1∶100)混合溶液补足减失的重量,摇匀,滤过,取续滤液,即得。

测定法 分别精密吸取对照品溶液与供试品溶液各 10μl,注入液相色谱仪,测定,即得。

本品每 1ml 含黄藤以盐酸巴马汀($C_{21}H_{22}NO_4 \cdot HCl$)计,不得少于 56μg。

樟脑、薄荷脑 照气相色谱法(通则 0521)测定。

色谱条件与系统适用性试验 聚乙二醇 20000(PEG-20M)毛细管柱(柱长为 30m,内径为 0.53mm,膜厚度为 1μm);柱温为程序升温,初始温度为 120℃,保持 2 分钟,以每分钟 3℃的速率升温至 180℃,保持 3 分钟。理论板数按樟脑峰计算应不低于 20 000。

校正因子测定 取萘适量,加乙醇制成每 1ml 含 6mg 的溶液,作为内标溶液。另取樟脑对照品 25mg、薄荷脑对照品 25mg,精密称定,置同一 25ml 量瓶中,精密加入内标溶液 2ml,加稀乙醇溶解并稀释至刻度,摇匀,吸取 1μl,注入气相色谱仪,测定,计算校正因子。

测定法 精密量取本品 3ml,置 25ml 量瓶中,精密加入内标溶液 2ml,加稀乙醇至刻度,摇匀。吸取 1μl,注入气相色谱仪,测定,即得。

本品每 1ml 含樟脑($C_{10}H_{16}O$)应为 6.7～10.0mg;含薄荷脑($C_{10}H_{20}O$)应为 6.2～10.4mg。

【功能与主治】 ■舒筋活络,消肿止痛。用于跌打扭伤,风湿骨痛,无名肿毒及腮腺炎肿痛。用于治疗手、足、耳部位的Ⅰ度冻疮(急性期),症见局部皮肤肿胀、瘙痒、疼痛。■[订正]

【用法与用量】 外用,擦患处。口服,一次 5～10ml,一日 1～2 次;必要时饭前服用。■用于冻疮:外用,擦患处,待自然干燥后,再涂搽一遍,一日 2 次,疗程 7 天。■[增订]

【注意】 ■(1)偶见局部刺痛。(2)孕妇禁用。(3)对本品过敏者禁用。(4)破损皮肤禁用。(5)对乙醇过敏者禁用。(6)过敏体质或对多种药物过敏者慎用。■[订正]

【贮藏】 密封,置阴凉处。

消 痔 软 膏

Xiaozhi Ruangao

【处方】 熊胆粉　　　　　　地榆
冰片

【制法】 以上三味,熊胆粉、冰片分别研成中粉,备用;地榆加水煎煮三次,滤过,滤液合并,浓缩成稠膏,喷雾干燥,粉碎成最细粉,与上述熊胆粉和冰片粉混匀,加入■适量■[订正]白凡士林及适量羊毛脂,混匀,制成 1000g,即得。

【性状】 本品为棕褐色的软膏。

【鉴别】 (1)取本品 3g,加■无水乙醇 10ml,搅拌均匀,超声处理 15 分钟■[修订],作为供试品溶液。另取冰片对照品,加■无水乙醇■[修订]制成每 1ml 含 5mg 溶液,作为对照品溶液。照薄层色谱法(通则 0502)试验,吸取上述两种溶液各 6μl,分别点于同一硅胶 G 薄层板上,以甲苯-乙酸乙酯(9∶1)为展开剂,展开,取出,晾干,喷以 10%磷钼酸乙醇溶液,在 105℃加热至斑点显色清晰。供试品色谱中,在与对照品色谱相应的位置上,显相同颜色的斑点。

（2）取本品 2g，加水 20ml，超声处理 10 分钟，滤过，滤液加盐酸 1ml，用乙醚振摇提取 2 次，每次 10ml，合并乙醚液，蒸干，残渣加甲醇 1ml 使溶解，作为供试品溶液。另取地榆对照药材 1g，同法制成对照药材溶液。再取没食子酸对照品，加甲醇制成每 1ml 含 1mg 的溶液，作为对照品溶液。照薄层色谱法（通则 0502）试验，吸取上述三种溶液各 5μl，分别点于同一硅胶 G 薄层板上，以甲苯（用水饱和）-乙酸乙酯-甲酸（6∶3∶1）为展开剂，展开，取出，晾干，喷以 1% 三氯化铁乙醇溶液。供试品色谱中，在与对照药材色谱和对照品色谱相应的位置上，显相同颜色的斑点。

【检查】 应符合软膏剂项下有关的各项规定（通则 0109）。

【含量测定】 地榆 照高效液相色谱法（通则 0512）测定。

色谱条件与系统适用性试验 以十八烷基硅烷键合硅胶为填充剂；以甲醇-0.3% 磷酸溶液（3∶97）为流动相；检测波长为 272nm。理论板数按没食子酸峰计算应不低于 3000。

对照品溶液的制备 取没食子酸对照品适量，精密称定，加 50% 甲醇制成每 1ml 含 50μg 的溶液，即得。

供试品溶液的制备 取装量项下的本品，混匀，取约 2g，精密称定，精密加入 50% 甲醇 50ml，称定重量，加热回流 60 分钟，取出，放冷，再称定重量，用 50% 甲醇补足减失的重量，摇匀，滤过，取续滤液，即得。

测定法 分别精密吸取对照品溶液与供试品溶液各 10μl，注入液相色谱仪，测定，即得。

本品每 1g 含地榆以没食子酸（$C_7H_6O_5$）计，不得少于 0.60mg。

熊胆粉 照高效液相色谱法（通则 0512）测定。

色谱条件与系统适用性试验 以十八烷基硅烷键合硅胶为填充剂；以甲醇-0.03mol/L 磷酸二氢钠溶液（65∶35）为流动相；检测波长为 205nm。理论板数按牛磺熊去氧胆酸钠峰计算应不低于 1500。

对照品溶液的制备 取牛磺熊去氧胆酸钠对照品适量，精密称定，加甲醇制成每 1ml 含 1mg 的溶液，即得（折合牛磺熊去氧胆酸为 0.957mg）。

供试品溶液的制备 取装量项下的本品，混匀，取约 2g，精密称定，加硅藻土 5g，混匀，置索氏提取器中，加石油醚（60～90℃）适量，加热回流提取 3 小时，弃去石油醚液，药渣挥去石油醚，用甲醇 40ml 浸渍过夜，再加甲醇适量，加热回流 5 小时，用 40% 氢氧化钠溶液调节 pH 值至 9～10，滤过，用碱性甲醇（取甲醇适量，用 40% 氢氧化钠溶液调节 pH 值至 9～10）15ml 分次洗涤滤纸和药渣，洗涤液与滤液合并，蒸干，残渣用流动相适量溶解，转移至 10ml 量瓶中，加流动相至刻度，摇匀，滤过，取续滤液，即得。

测定法 分别精密吸取对照品溶液与供试品溶液各 10μl，注入液相色谱仪，测定，即得。

本品每 1g 含熊胆粉以牛磺熊去氧胆酸（$C_{26}H_{45}NO_8S$）

计，不得少于 2.80mg。

【功能与主治】 凉血止血，消肿止痛。用于炎性、血栓性外痔及 Ⅰ、Ⅱ 期内痔属风热瘀阻或湿热壅滞证。

【用法与用量】 外用。用药前用温水清洗局部，治疗内痔：将注入头轻轻插入肛内，把药膏推入肛内；治疗外痔：将药膏均匀涂敷患处，外用清洁纱布覆盖。一次 2～3g，一日 2 次。

【注意】 忌食辛辣、厚味食物。

【规格】 每支装 （1）2.5g （2）5g

【贮藏】 密闭，置干燥处。

通脉养心口服液

Tongmai Yangxin Koufuye

【处方】 地黄 100g　　　　鸡血藤 100g
麦冬 60g　　　　　甘草 60g
制何首乌 60g　　　阿胶 60g
五味子 60g　　　　党参 60g
醋龟甲 40g　　　　大枣 40g
桂枝 20g

【制法】 以上十一味，醋龟甲加水煎煮 2 小时后，加入鸡血藤、党参、大枣煎煮二次，第一次 4 小时，第二次 2 小时，煎液滤过，滤液合并，浓缩至相对密度为 1.05～1.15（50℃），加 80% 乙醇使含醇量达 60%，取适量，加入阿胶，加热溶解，并入上述乙醇液中，混匀，静置 24 小时，滤过，滤液备用；其余地黄等六味用 80% 乙醇作溶剂，浸渍 48 小时后进行渗漉，收集渗漉液 1200ml，与上述提取液合并，静置 24 小时，滤过，滤液减压回收乙醇至相对密度为 1.01～1.05（60℃），加入蜂蜜 160g，苯甲酸钠 3g，加水至 1000ml，混匀，静置 7 天，滤过，即得。

【性状】 本品为红棕色的液体；味甜、微苦。

【鉴别】 （1）取本品 20ml，加盐酸 2ml，再加三氯甲烷 20ml，加热回流 1 小时，放冷，分取三氯甲烷液，酸液再用三氯甲烷 20ml，振摇提取，合并三氯甲烷液，蒸干，残渣加三氯甲烷 1ml 使溶解，作为供试品溶液。另取制何首乌对照药材 0.25g，加乙醇 50ml，加热回流 1 小时，滤过，滤液浓缩至约 5ml，作为对照药材溶液。再取大黄素对照品，加三氯甲烷制成每 1ml 含 0.5mg 的溶液，作为对照品溶液。照薄层色谱法（通则 0502）试验，分别吸取供试品溶液 10μl、对照药材溶液和对照品溶液各 5μl，分别点于同一硅胶 G 薄层板上，以甲苯-乙酸乙酯-甲酸（15∶2∶1）为展开剂，展开，取出，晾干，置紫外光灯（365nm）下检视。供试品色谱中，在与对照药材色谱和对照品色谱相应的位置上，显相同颜色的荧光斑点；用氨蒸气熏后，在日光下检视，斑点变为红色。

（2）取本品 20ml，用 5% 氢氧化钠溶液调节 pH 值至 10，用乙醚 20ml 振摇提取，分取乙醚液（水层备用），蒸干，残渣加三氯甲烷 1ml 使溶解，作为供试品溶液。另取五味子对照药材 1g，加三氯甲烷 20ml，加热回流 30 分钟，滤过，滤液蒸干，残渣加三氯甲烷 1ml 使溶解，作为对照药材溶液。再取五味子醇甲对照品，加三氯甲烷制成每 1ml 含 1mg 的溶液，作为对照品溶液。照薄层色谱法（通则 0502）试验，分别吸取上述三种溶液各 10μl，分别点于同一硅胶 GF$_{254}$ 薄层板上，以环己烷-乙酸乙酯-甲醇（6：3：1）为展开剂，展开，取出，晾干，置紫外光灯（254nm）下检视。供试品色谱中，在与对照药材色谱和对照品色谱相应位置上，显相同颜色的斑点。

（3）取〔鉴别〕（2）项下的备用水层，加乙酸乙酯 20ml 振摇提取，分取乙酸乙酯液，蒸干，残渣加乙醇 1ml 使溶解，作为供试品溶液。另取芒柄花素对照品，加甲醇制成每 1ml 含 1mg 的溶液，作为对照品溶液。照薄层色谱法（通则 0502）试验，分别吸取上述两种溶液各 10μl，分别点于同一硅胶 G 薄层板上，以三氯甲烷-甲醇（30：1）为展开剂，展开，取出，晾干，置紫外光灯（365nm）下检视。供试品色谱中，在与对照品色谱相应位置上，显相同颜色的荧光斑点。

【检查】 相对密度 应不低于 1.05（通则 0601）。

pH 值 应为 4.0～5.5（通则 0631）。

微生物限度 取本品，细菌计数采用培养基稀释法（取原液 1ml 等量分注 5 个平皿）；霉菌和酵母菌计数采用平皿法；大肠埃希菌检查采用供试液直接接种于 100ml 增菌培养基，依法检查■（通则 1105、通则 1106、通则 1107）■〔订正〕，应符合规定。

其他 应符合合剂项下有关的各项规定（通则 0181）。

【含量测定】 照高效液相色谱法（通则 0512）测定。

色谱条件与系统适用性试验 以十八烷基硅烷键合硅胶为填充剂；以乙腈-冰醋酸-水（42：2：58）为流动相；检测波长为 254nm。理论板数按甘草酸峰计算应不低于 5000。

对照品溶液的制备 取甘草酸铵对照品适量，精密称定，加稀乙醇制成每 1ml 含 0.1mg 的溶液，即得（每 1ml 含甘草酸铵对照品 0.1mg，折合甘草酸为 0.097 95mg）。

供试品溶液的制备 精密量取本品 5ml，置 10ml 量瓶中，用稀乙醇稀释至刻度，摇匀，滤过，取续滤液，即得。

测定法 分别精密吸取对照品溶液 10μl 与供试品溶液 5μl，注入液相色谱仪，测定，即得。

本品每 1ml 含甘草以甘草酸（C$_{42}$H$_{62}$O$_{16}$）计，不得少于 0.24mg。

【功能与主治】 益气养阴，通脉止痛。用于冠心病气阴两虚证，症见胸痛、胸闷、心悸、气短、脉弦细。

【用法与用量】 口服。一次 10ml，一日 2 次。

【注意】 孕妇慎用。

【规格】 每支装 10ml

【贮藏】 密封。

通 宣 理 肺 片

Tongxuan Lifei Pian

【处方】

紫苏叶 180g	前胡 120g
桔梗 120g	苦杏仁 90g
麻黄 120g	甘草 90g
陈皮 120g	半夏（制）90g
茯苓 120g	麸炒枳壳 120g
黄芩 120g	

【制法】 以上十一味，取半夏（制）及麸炒枳壳 48g 粉碎成细粉，备用；紫苏叶、陈皮用水蒸气蒸馏法提取挥发油，收集挥发油，备用；药液滤过，药渣再加水煎煮 2 小时，滤过，合并滤液，备用；苦杏仁压榨去油，药渣与剩余的麸炒枳壳，用 85％乙醇加热回流提取二次，每次 2 小时，合并 85％乙醇提取液，滤过，滤液回收乙醇，备用；其余前胡等六味加水煎煮二次，每次 2 小时，合并煎液，滤过，滤液与上述两种备用药液合并，减压浓缩至相对密度为 1.34～1.38（50℃）的稠膏，加入上述半夏（制）、麸炒枳壳细粉，混匀，干燥；干膏加淀粉适量，粉碎成细粉，混匀，制成颗粒，干燥，喷入上述挥发油，加入硬脂酸镁适量，混匀，压制成 1000 片，包糖衣或薄膜衣，即得。

【性状】 本品为糖衣片或薄膜衣片，除去包衣后显灰棕色至棕褐色；气香，味微苦。

【鉴别】 （1）取本品 10 片，除去包衣，研细，加乙醚 20ml 与浓氨试液 1ml，密塞，放置 2 小时，时时振摇，滤过，滤液加盐酸乙醇溶液（1→10）1ml，摇匀，蒸干，残渣加甲醇 1ml 使溶解，作为供试品溶液。另取盐酸麻黄碱对照品，加甲醇制成每 1ml 含 1mg 的溶液，作为对照品溶液。照薄层色谱法（通则 0502）试验，吸取上述两种溶液各 8～10μl，分别点于同一硅胶 G 薄层板上，以三氯甲烷-甲醇-浓氨试液（40：7：1）为展开剂，展开，取出，晾干，喷以茚三酮试液，在 105℃加热至斑点显色清晰，在日光下检视。供试品色谱中，在与对照品色谱相应的位置上，显相同颜色的斑点。

（2）取本品 8 片，除去包衣，研细，加乙醇 25ml，加热回流 30 分钟，滤过，滤液蒸干，残渣加水 10ml 使溶解，用乙酸乙酯振摇提取 2 次，每次 15ml，合并乙酸乙酯液，蒸干，残渣加无水乙醇 1ml 使溶解，作为供试品溶液。另取枳壳对照药材 0.5g，加乙酸乙酯 10ml，加热回流 30 分钟，滤过，滤液蒸干，残渣加无水乙醇 1ml 使溶解，作为对照药材溶液。照薄层色谱法（通则 0502）试验，吸取上述两种溶液各 10～15μl，分别点于同一硅胶 G 薄层板上，以环己烷-乙酸乙酯-甲酸（10：2：0.2）为展开剂，展开，取出，晾干，在紫外光（365nm）下检视。供试品色谱中，在与对照药材色谱相应的位置上，显相同颜色的荧光主斑点。

（3）取本品 8 片，除去包衣，研细，加乙醇 25ml，加热回流 30 分钟，滤过，滤液蒸干，残渣加乙醇 1ml 使溶解，作为供试品溶液。另取黄芩苷对照品,加甲醇制成每1ml含1mg的溶液,作为对照品溶液。照薄层色谱法(通则0502)试验,吸取上述两种溶液各10μl,分别点于同一含4%醋酸钠的羧甲基纤维素钠溶液为黏合剂的硅胶G薄层板上,以乙酸乙酯-丁酮-甲酸-水(5:3:1:1)为展开剂,展开,取出,晾干,喷以1%三氯化铁乙醇溶液,在日光下检视。供试品色谱中,在与对照品色谱相应的位置上,显相同颜色的斑点。

(4)取甘草对照药材0.4g,加水40ml,加热煮沸20分钟,滤过,滤液用乙酸乙酯振摇提取2次,每次10ml,合并乙酸乙酯液,蒸干,残渣加乙醇1ml使溶解,作为对照药材溶液。照薄层色谱法(通则0502)试验,吸取〔鉴别〕(2)项下的供试品溶液及上述对照药材溶液各5~10μl,分别点于同一硅胶G薄层板上,以三氯甲烷-甲醇-水(10:2.5:0.25)为展开剂,展开,取出,晾干,喷以10%硫酸乙醇溶液,在105℃加热至斑点显色清晰,在日光下检视。供试品色谱中,在与对照药材色谱相应的位置上,显相同颜色的斑点。

(5)取本品24片,研细,置500ml圆底烧瓶中,加水250ml与玻璃珠数粒,连接挥发油测定器,自测定器上端加水至刻度,并溢流入烧瓶为止,再加石油醚(60~90℃)1ml,连接冷凝器,加热至沸,并保持微沸2小时,放冷,取石油醚层,作为供试品溶液。另取紫苏叶对照药材1g,同法制成对照药材溶液。照薄层色谱法(通则0502)试验,吸取上述两种溶液各10μl,分别点于同一■硅胶GF₂₅₄■[修订]薄层板上,以石油醚(60~90℃)-乙酸乙酯(15:1)为展开剂,展开,取出,晾干,在紫外光(254nm)下检视。供试品色谱中,在与对照药材色谱相应的位置上,显相同颜色的斑点。

(6)取本品15片,研细,加甲醇40ml,加热回流30分钟,放冷,滤过,滤液蒸干,残渣加甲醇2ml使溶解,滤过,滤液作为供试品溶液。另取陈皮对照药材1g,同法制成对照药材溶液。再取橙皮苷对照品,加甲醇制成饱和溶液,作为对照品溶液。照薄层色谱法(通则0502)试验,吸取上述三种溶液各10μl,分别点于同一含0.5%氢氧化钠溶液制备的羧甲基纤维素钠为黏合剂的硅胶G薄层板上,以乙酸乙酯-甲醇-水(10:1.7:1.3)为展开剂,展开,取出,晾干,喷以0.5%■三氯化铝■[订正]乙醇溶液,在紫外光(365nm)下检视。供试品色谱中,在与对照药材色谱相应的位置上,显相同颜色的荧光主斑点;在与对照品色谱相应的位置上,显相同颜色的荧光斑点。

【检查】 应符合片剂项下有关的各项规定(通则0101)。

【含量测定】 黄芩 照高效液相色谱法(通则0512)测定。

色谱条件与系统适用性试验 以十八烷基硅烷键合硅胶为填充剂;以甲醇-0.2%磷酸溶液(47:53)为流动相;检测波长为274nm。理论板数按黄芩苷峰计算应不低于3000。

对照品溶液的制备 取黄芩苷对照品适量,精密称定,加甲醇制成每1ml含50μg的溶液,即得。

供试品溶液的制备 取装量差异项下的本品,研细,取约0.5g,精密称定,置具塞锥形瓶中,精密加入50%甲醇50ml,称定重量,超声处理(功率250W,频率40kHz)30分钟,放冷,再称定重量,用50%甲醇补足减失的重量,摇匀,滤过,取续滤液,即得。

测定法 分别精密吸取对照品溶液10μl与供试品溶液5μl,注入液相色谱仪,测定,即得。

本品每片含黄芩以黄芩苷($C_{21}H_{18}O_{11}$)计,不得少于2.5mg。

麻黄 照高效液相色谱法(通则0512)测定。

色谱条件与系统适用性试验 以十八烷基硅烷键合硅胶为填充剂;以乙腈-0.3%三乙胺的0.02mol/L磷酸二氢钾溶液(用磷酸调节pH值至3.0)(4:96)为流动相;检测波长为210nm。理论板数按盐酸麻黄碱峰计算应不低于4000。

对照品溶液的制备 取盐酸麻黄碱对照品、盐酸伪麻黄碱对照品适量,精密称定,加0.1mol/L盐酸溶液制成每1ml含盐酸麻黄碱30μg、盐酸伪麻黄碱15μg的混合溶液,即得。

供试品溶液的制备 取装量差异项下的本品,研细,取约1g,精密称定,置具塞锥形瓶中,精密加水50ml,密塞,称定重量,超声处理(功率500W,频率40kHz)30分钟,放冷,再称定重量,用水补足减失的重量,摇匀,滤过,精密量取续滤液25ml,加浓氨试液1ml,用乙醚振摇提取4次,每次30ml,合并乙醚液,加5%盐酸乙醇溶液1ml,摇匀,放置30分钟,蒸干,残渣加水溶解并转移至10ml量瓶中,加水至刻度,摇匀,滤过,取续滤液,即得。

测定法 分别精密吸取对照品溶液与供试品溶液各10μl,注入液相色谱仪,测定,即得。

本品每片含麻黄以盐酸麻黄碱($C_{10}H_{15}NO·HCl$)和盐酸伪麻黄碱($C_{10}H_{15}NO·HCl$)的总量计,不得少于0.20mg。

【功能主治】 解表散寒,宣肺止咳。用于风寒束表、肺气不宣所致的感冒咳嗽,症见发热、恶寒、咳嗽、鼻塞流涕、头痛、无汗、肢体痠痛。

【用法用量】 口服。一次4片,一日2~3次。

【规格】 (1)薄膜衣每片重0.3g (2)糖衣片(片心重0.29g)

【贮藏】 密封。

通窍鼻炎颗粒
Tongqiao Biyan Keli

【处方】

炒苍耳子600g		防风450g
黄芪750g		白芷450g
辛夷450g		炒白术450g
薄荷150g		

【制法】 以上七味,白芷、炒白术250g,粉碎成细粉,剩余炒白术与其余炒苍耳子等五味,加水煎煮二次,每次2小时,合并煎液,滤过,滤液减压浓缩至相对密度为1.28~1.32

(80℃)的清膏，与上述粉末混匀，干燥，粉碎，制成颗粒1000g，即得。

【性状】 本品为棕色至棕褐色的颗粒，气微香，味微苦。

【鉴别】 (1)取本品，置显微镜下观察：草酸钙针晶细小，长10～32μm，不规则地充塞于薄壁细胞中(炒白术)。草酸钙簇晶呈圆簇状或类圆形，半透明，直径6～18μm(白芷)。

(2)取本品10g，研细，加石油醚(60～90℃)30ml，超声处理20分钟，滤过，药渣备用，滤液挥至1ml，作为供试品溶液。另取白芷对照药材0.1g，加石油醚(60～90℃)1ml，超声处理20分钟，放置，取上清液作为对照药材溶液。照薄层色谱法(通则0502)试验，吸取上述两种溶液各10μl，分别点于同一硅胶G薄层板上，以石油醚(30～60℃)-乙醚(3：2)为展开剂，展开，取出，晾干，置紫外光(365nm)下检视。供试品色谱中，在与对照药材色谱相应的位置上，显相同颜色的荧光斑点。

(3)取〔鉴别〕(2)项下石油醚提取后的药渣，挥干溶剂，加正丁醇15ml，加热回流2小时，滤过，滤液用1%氢氧化钠溶液洗涤3次，每次15ml，正丁醇液用正丁醇饱和的水洗至中性，取正丁醇液回收溶剂至干，残渣加甲醇2ml使溶解，作为供试品溶液。另取黄芪甲苷对照品，加甲醇制成每1ml含1mg的溶液，作为对照品溶液。照薄层色谱法(通则0502)试验，吸取上述两种溶液各5～10μl，分别点于同一硅胶G薄层板上，以三氯甲烷-甲醇-水(63：35：10)10℃以下放置的下层溶液为展开剂，展开，取出，晾干，喷以10%硫酸乙醇溶液，在105℃加热至斑点显色清晰，分别置日光及紫外光(365nm)下检视。供试品色谱中，在与对照品色谱相应的位置上，日光下显相同颜色的斑点；紫外光下显相同颜色的荧光斑点。

(4)取本品5g，研细，加石油醚(60～90℃)30ml，超声处理5分钟，滤过，弃去石油醚液，残渣加甲醇30ml，超声处理15分钟，滤过，滤液回收溶剂至干，残渣加水5ml使溶解，放冷，加于D101型大孔吸附树脂柱(内径为10～15mm，柱高为12cm)上，分别用水、20%甲醇、30%甲醇各40ml，依次洗脱，收集30%甲醇洗脱液，浓缩至干，残渣加甲醇1ml使溶解，作为供试品溶液。另取苍耳子对照药材1g，同法制成对照药材溶液。照薄层色谱法(通则0502)试验，吸取上述两种溶液各10μl，分别点于同一硅胶G薄层板上，以三氯甲烷-乙酸乙酯-甲醇-甲酸-水(3：10：2：2：2)为展开剂，展开，取出，晾干，碘蒸气熏至斑点显色清晰。供试品色谱中，在与对照药材色谱相应的位置上，显相同颜色的主斑点。

(5)取白术对照药材1g，加石油醚(60～90℃)40ml，超声处理30分钟，滤过，滤液回收溶剂至干，残渣加乙酸乙酯5ml使溶解，作为对照药材溶液。照薄层色谱法(通则0502)试验，吸取〔鉴别〕(2)项下的供试品溶液及上述对照药材溶液各10μl，分别点于同一硅胶G薄层板上，以石油醚(60～90℃)-甲苯-乙酸乙酯(5：1：1)为展开剂，展开，取出，晾干，喷以10%硫酸乙醇溶液，在105℃加热至斑点显色清晰，置紫外光

(365nm)下检视。供试品色谱中，在与对照药材色谱相应的位置上，显相同颜色的荧光斑点。

【检查】 ■应符合颗粒剂项下有关的各项规定(通则0104)。■[订正]

【含量测定】 白芷 照高效液相色谱法(通则0512)测定。

色谱条件与系统适用性试验 以十八烷基硅烷键合硅胶为填充剂；以甲醇-水(54：46)为流动相；检测波长为248nm。理论板数按欧前胡素峰计算应不低于5000。

对照品溶液的制备 取欧前胡素对照品适量，精密称定，加甲醇制成每1ml含15μg的溶液，即得。

供试品溶液的制备 取装量差异项下的本品，研细，取约2g，精密称定，置具塞锥形瓶中，精密加入甲醇25ml，称定重量，超声处理(功率250W，频率50kHz)30分钟，放冷，再称定重量，用甲醇补足减失的重量，摇匀，滤过，取续滤液，即得。

测定法 分别精密吸取对照品溶液与供试品溶液各10μl，注入液相色谱仪，测定，即得。

本品每袋含白芷以欧前胡素($C_{16}H_{14}O_4$)计，不得少于0.40mg。

黄芪 照高效液相色谱法(通则0512)测定。

色谱条件与系统适用性试验 以十八烷基硅烷键合硅胶为填充剂；以乙腈-水(32：68)为流动相；蒸发光散射检测器检测。理论板数按黄芪甲苷峰计算应不低于4000。

对照品溶液的制备 取黄芪甲苷对照品适量，精密称定，加甲醇制成每1ml含0.5mg的溶液，即得。

供试品溶液的制备 取装量项下的本品，研细，取约4g，精密称定，置索氏提取器中，加甲醇50ml，加热回流4小时，提取液回收溶剂并浓缩至干，残渣加水10ml，微热使溶解，用水饱和的正丁醇振摇提取4次，每次40ml，合并正丁醇液，用氨试液充分洗涤2次，每次40ml，弃去氨液，正丁醇液回收溶剂至干，残渣加水5ml使溶解，放冷，通过D101型大孔吸附树脂柱(内径为1.5cm，柱高为12cm)，以水50ml洗脱，弃去水液，再用40%乙醇30ml洗脱，弃去洗脱液，继用70%乙醇80ml洗脱，收集洗脱液，蒸干，用甲醇溶解并转移至5ml量瓶中，加甲醇至刻度，摇匀，即得。

测定法 精密吸取对照品溶液5μl、15μl，供试品溶液10μl，注入液相色谱仪，测定，以外标两点法对数方程计算，即得。

本品每袋含黄芪以黄芪甲苷($C_{41}H_{68}O_{14}$)计，不得少于0.80mg。

【功能与主治】 散风固表，宣肺通窍。用于风热蕴肺、表虚不固所致的鼻塞时轻时重、鼻流清涕或浊涕、前额头痛；慢性鼻炎、过敏性鼻炎、鼻窦炎见上述证候者。

【用法与用量】 开水冲服。一次1袋，一日3次。

【规格】 每袋装2g

【贮藏】 密封。

黄连上清胶囊

Huanglian Shangqing Jiaonang

【处方】 黄连 8.78g　　　　栀子(姜制)70.23g

连翘 70.23g　　　　炒蔓荆子 70.23g

防风 35.11g　　　　荆芥穗 70.23g

白芷 70.23g　　　　黄芩 70.23g

菊花 140.46g　　　　薄荷 35.11g

酒大黄 280.92g　　　黄柏(酒炙)35.11g

桔梗 70.23g　　　　川芎 35.11g

石膏 35.11g　　　　旋覆花 17.57g

甘草 35.11g

【制法】 以上十七味,酒大黄、黄连粉碎成细粉;连翘、荆芥穗、薄荷加水蒸馏 4 小时,收集挥发油,挥发油用倍他环糊精包合,备用;蒸馏后的水溶液另器收集,其余栀子等十二味加水煎煮二次,每次 2 小时(第一次煎沸后加入黄芩),煎液滤过,滤液合并,与蒸馏后的水溶液合并,浓缩,加入酒大黄和黄连的细粉,制成颗粒,干燥,加入挥发油包合物,混匀,制成 1000 粒,即得。

【性状】 本品为硬胶囊,内容物为棕黄色至棕褐色的颗粒和粉末;气微香,味苦。

【鉴别】 (1)取本品内容物 1g,研细,加甲醇 10ml,加热回流 15 分钟,滤过,滤液作为供试品溶液。另取盐酸小檗碱对照品适量,加甲醇制成每 1ml 含 0.2mg 的溶液,作为对照品溶液。照薄层色谱法(通则 0502)试验,吸取上述两种溶液各 1μl,分别点于同一硅胶 G 薄层板上,以甲苯-乙酸乙酯-异丙醇-甲醇-水(6∶3∶1.5∶1.5∶0.3)为展开剂,置氨蒸气预饱和的展开缸内,展开,取出,晾干,在紫外光(365nm)下检视。供试品色谱中,在与对照品色谱相应的位置上,显相同颜色的荧光斑点。

(2)取本品内容物 8g,研细,加乙醚 80ml,加热回流 1 小时,滤过,弃去乙醚液,药渣挥尽乙醚,加乙酸乙酯 80ml,加热回流 1 小时,滤过,滤液加活性炭 1.5g,振摇,滤过,滤液蒸干,残渣加甲醇 1ml 使溶解,作为供试品溶液。另取栀子苷对照品,加甲醇制成每 1ml 含 1mg 的溶液,作为对照品溶液。照薄层色谱法(通则 0502)试验,吸取上述两种溶液各 2μl,分别点于同一硅胶 GF_{254} 薄层板上,以乙酸乙酯-丙酮-甲酸-水(5∶5∶1∶1)为展开剂,展开,取出,晾干,在紫外光(254nm)下检视;再喷以 10%硫酸乙醇溶液,在 105℃加热至斑点显色清晰,在日光下检视。供试品色谱中,在与对照品色谱相应的位置上,均显相同颜色的斑点。

(3)取本品内容物 7g,研细,加甲醇 50ml,超声处理 30 分钟,滤过,滤液蒸干,残渣加水 20ml,微热使溶解,放冷,用乙醚振摇提取 2 次,每次 25ml,弃去乙醚液,水溶液用水饱和的正丁醇振摇提取 2 次,每次 25ml,合并正丁醇提取液,蒸干,

残渣加甲醇 5ml 使溶解,加在中性氧化铝柱(100～200 目,10g,柱内径为 10～20mm,湿法装柱)上,用 40%甲醇 100ml 洗脱,收集洗脱液,蒸干,残渣加甲醇 1ml 使溶解,作为供试品溶液。另取连翘苷对照品,加甲醇制成每 1ml 含 1mg 的溶液,作为对照品溶液。照薄层色谱法(通则 0502)试验,吸取供试品溶液 5μl、对照品溶液 2μl,分别点于同一硅胶 G 薄层板上,以三氯甲烷-甲醇(9∶1)为展开剂,展开,取出,晾干,喷以醋酐-硫酸(20∶1)的混合溶液,加热至斑点显色清晰,在日光下检视。供试品色谱中,在与对照品色谱相应的位置上,显相同颜色的斑点。

(4)取本品内容物 4g,研细,加甲醇 40ml,超声处理 20 分钟,滤过,滤液蒸干,残渣加水 10ml,微热使溶解,放冷,用稀盐酸调节 pH 值至 1～2,用乙酸乙酯振摇提取 2 次,每次 15ml,合并乙酸乙酯提取液,蒸干,残渣加甲醇 1ml 使溶解,作为供试品溶液。另取黄芩苷对照品,加甲醇制成每 1ml 含 1mg 的溶液,作为对照品溶液。照薄层色谱法(通则 0502)试验,吸取上述两种溶液各 2μl,分别点于同一硅胶 G 薄层板上,以乙酸乙酯-丁酮-甲酸-水(5∶3∶1∶1)为展开剂,展开,取出,晾干,喷以 1%三氯化铁乙醇溶液,在日光下检视。供试品色谱中,在与对照品色谱相应的位置上,显相同颜色的斑点。

(5)取本品内容物 0.3g,研细,加甲醇 20ml,浸渍 1 小时,滤过,取滤液 5ml,蒸干,残渣加水 10ml 使溶解,再加盐酸 1ml,加热回流 30 分钟,立即冷却,用乙醚振摇提取 2 次,每次 20ml,合并乙醚提取液,蒸干,残渣加三氯甲烷 1ml 使溶解,作为供试品溶液。另取大黄对照药材 0.1g,同法制成对照药材溶液。再取大黄酸对照品,加甲醇制成每 1ml 含 1mg 的溶液,作为对照品溶液。照薄层色谱法(通则 0502)试验,吸取上述三种溶液各 1μl,分别点于同一以羧甲基纤维素钠为黏合剂硅胶 H 薄层板上,以石油醚(30～60℃)-甲酸乙酯-甲酸(15∶5∶1)的上层溶液为展开剂,展开,取出,晾干,在紫外光(365nm)下检视。供试品色谱中,在与对照药材色谱相应的位置上,显相同的 5 个橙黄色荧光斑点;在与对照品色谱相应的位置上,显相同的橙黄色荧光斑点。置氨蒸气中熏后,在日光下检视,斑点显红色。

(6)取本品内容物 4g,研细,加 1%碳酸氢钠溶液 50ml,超声处理 30 分钟,离心,取上清液,用稀盐酸调节 pH 值至 2～3,用乙醚振摇提取 2 次,每次 25ml,合并乙醚提取液,挥干,残渣加甲醇 2ml 使溶解,作为供试品溶液。另取阿魏酸对照品适量,加甲醇制成每 1ml 含 1mg 的溶液,作为对照品溶液。照薄层色谱法(通则 0502)试验,吸取供试品溶液 4μl、对照品溶液 2μl,分别点于同一硅胶 G 薄层板上,以甲苯-乙酸乙酯-甲酸(4∶3∶0.1)为展开剂,展开,取出,晾干,喷以 1%三氯化铁溶液与 1%铁氰化钾溶液等量的混合溶液(临用时配制),在日光下检视。供试品色谱中,在与对照品色谱相应的位置上,显相同颜色的斑点。

(7)取本品内容物 8g,研细,加乙醚 50ml,超声处理 30 分

钟,滤过,弃去乙醚液,药渣挥去乙醚,加甲醇 40ml,超声处理 30 分钟,滤过,滤液蒸干,残渣加水 20ml 使溶解,用水饱和的正丁醇振摇提取 3 次,每次 20ml,合并正丁醇提取液,蒸干,残渣加甲醇 5ml 使溶解,加在中性氧化铝柱(100～200 目,10g,柱内径为 10～20mm)上,用甲醇 80ml 洗脱,收集洗脱液,蒸干,残渣加甲醇 2ml 使溶解,作为供试品溶液。另取甘草对照药材 1g,加乙醚 20ml,同法制成对照药材溶液。照薄层色谱法(通则 0502)试验,吸取供试品溶液 8μl、对照药材溶液 5μl,分别点于同一硅胶 G 薄层板上,以甲苯-乙酸乙酯-甲醇(7:3:1)为展开剂,展开,取出,晾干,在紫外光(365nm)下检视。供试品色谱中,在与对照药材色谱相应的位置上,显相同颜色的荧光斑点。

【检查】 应符合胶囊剂项下有关的各项规定(通则 0103)。

【含量测定】 黄连 黄柏 照高效液相色谱法(通则 0512)测定。

色谱条件与系统适用性试验 以十八烷基硅烷键合硅胶为填充剂;以乙腈-■ 0.1mol/L■[订正]磷酸二氢钾溶液-0.025mol/L 十二烷基硫酸钠溶液(50:25:25)为流动相;检测波长为 265nm。理论板数按盐酸小檗碱峰计算应不低于 3000。

对照品溶液的制备 取盐酸小檗碱对照品适量,精密称定,加盐酸-甲醇(1:100)混合溶液制成每 1ml 含 60μg 的溶液,即得。

供试品溶液的制备 取装量差异项下的本品内容物,混匀,研细,取约 0.3g,精密称定,置具塞锥形瓶中,精密加入盐酸-甲醇(1:100)的混合溶液 25ml,密塞,称定重量,置 50℃ 水浴中加热 15 分钟,放冷,超声处理(功率 150W,频率 40kHz)30 分钟,放冷,再称定重量,用盐酸-甲醇(1:100)的混合溶液补足减失的重量,摇匀,滤过,精密量取续滤液 5ml,置 10ml 量瓶中,加盐酸-甲醇(1:100)混合溶液至刻度,摇匀,即得。

测定法 精密吸取对照品溶液与供试品溶液各 10μl,注入液相色谱仪,测定,即得。

本品每粒含黄连和黄柏以盐酸小檗碱($C_{20}H_{17}NO_4 \cdot HCl$)计,不得少于 0.65mg。

大黄 照高效液相色谱法(通则 0512)测定。

色谱条件与系统适用性试验 以十八烷基硅烷键合硅胶为填充剂;以甲醇-0.1%磷酸溶液(85:15)为流动相;检测波长为 254nm。理论板数按大黄素峰计算应不低于 2000。

对照品溶液的制备 取大黄素对照品、大黄酚对照品适量,精密称定,加甲醇制成每 1ml 含大黄素 4μg、大黄酚 8μg 的混合溶液,即得。

供试品溶液的制备 取装量差异项下的本品内容物,混匀,研细(过三号筛),取约 0.35g,精密称定,置具塞锥形瓶中,精密加入甲醇 50ml,称定重量,置水浴上加热回流 1 小时,放冷,再称定重量,用甲醇补足减失的重量,摇匀,滤过,精密量取续滤液 10ml,置烧瓶中,蒸干,残渣加 2.5mol/L 硫酸 20ml、三氯甲烷 20ml,置水浴中加热回流 1 小时,立即冷却,移至分液漏斗中,用少量三氯甲烷洗涤容器,洗液并入分液漏斗中,分取三氯甲烷液,酸液再用三氯甲烷振摇提取 3 次,每次 15ml,合并三氯甲烷液,蒸干,残渣用甲醇溶解并转移至 25ml 量瓶中,加甲醇至刻度,摇匀,即得。

测定法 精密吸取对照品溶液与供试品溶液各 10μl,注入液相色谱仪,测定,即得。

本品每粒含酒大黄以大黄素($C_{15}H_{10}O_5$)和大黄酚($C_{15}H_{10}O_4$)的总量计,不得少于 1.3mg。

黄芩 照高效液相色谱法(通则 0512)测定。

色谱条件与系统适用性试验 以十八烷基硅烷键合硅胶为填充剂;以甲醇-0.4%磷酸溶液(47:53)为流动相;检测波长为 280nm。理论板数按黄芩苷峰计算应不低于 4000。

对照品溶液的制备 取黄芩苷对照品适量,精密称定,加甲醇制成每 1ml 含 40μg 的溶液,即得。

供试品溶液的制备 取装量差异项下的本品内容物,混匀,研细,取约 0.14g,精密称定,置具塞锥形瓶中,精密加入 70%乙醇 25ml,密塞,称定重量,超声处理(功率 250W,频率 33kHz)45 分钟,放冷,再称定重量,用 70%乙醇补足减失的重量,摇匀,滤过,取续滤液,即得。

测定法 精密吸取对照品溶液与供试品溶液各 10μl,注入液相色谱仪,测定,即得。

本品每粒含黄芩以黄芩苷($C_{21}H_{18}O_{11}$)计,不得少于 2.8mg。

【功能与主治】 散风清热、泻火止痛。用于风热上攻、肺胃热盛所致的头晕目眩、暴发火眼、牙齿疼痛、口舌生疮、咽喉肿痛、耳痛耳鸣、大便秘结、小便短赤。

【用法与用量】 口服。一次 2 粒,一日 2 次。

【注意】 忌食辛辣食物;孕妇慎用;脾胃虚寒者禁用。

【规格】 每粒装 0.4g

【贮藏】 密封。

银 黄 口 服 液

Yinhuang Koufuye

【处方】 金银花提取物(以绿原酸计)2.4g
黄芩提取物(以黄芩苷计)24g

【制法】 以上二味,黄芩提取物加水适量使溶解,用 8% 氢氧化钠溶液调节 pH 值至 8,滤过,滤液与金银花提取物合并,用 8%氢氧化钠溶液调节 pH 值至 7.2,煮沸 1 小时,滤过,加入单糖浆适量,加水至近全量,搅匀,用 8%氢氧化钠溶液调节 pH 值至 7.2,加水至 1000ml,滤过,灌封,灭菌,即得。

【性状】 本品为红棕色的澄清液体;味甜、微苦。

【特征图谱】 照高效液相色谱法(通则 0512)测定。

色谱条件与系统适用性试验 以十八烷基硅烷键合硅胶

为填充剂；以乙腈为流动相A，以0.4%磷酸溶液为流动相B，按下表中的规定进行梯度洗脱；检测波长为327nm。理论板数按绿原酸峰计算应不低于2000。

时间(分钟)	流动相A(%)	流动相B(%)
0～15	5→20	95→80
15～30	20→30	80→70
30～40	30	70

参照物溶液的制备 同〔含量测定〕金银花提取物对照品溶液的制备项下。

供试品溶液的制备 同〔含量测定〕金银花提取物项下。

测定法 分别精密吸取参照物溶液与供试品溶液各10μl，注入液相色谱仪，记录色谱图，即得。

供试品色谱中应呈现7个特征峰，与参照物峰相对应的峰为S峰，计算各特征峰与S峰的相对保留时间，其相对保留时间应在规定值的±5%之内。规定值为：0.76(峰1)、1.00(峰2)、1.05(峰3)、1.80(峰4)、1.87(峰5)、2.01(峰6)、2.33(峰7)。

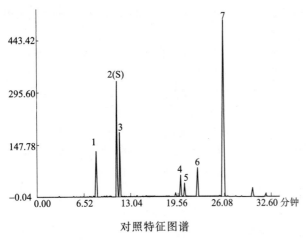

对照特征图谱

峰1：新绿原酸　峰2：绿原酸　峰3：隐绿原酸
峰4：3,4-O-二咖啡酰奎宁酸　峰5：3,5-O-二咖啡酰奎宁酸
峰6：4,5-O-二咖啡酰奎宁酸　峰7：黄芩苷

【检查】 山银花 照高效液相色谱法(通则0512)测定。

色谱条件与系统适用性试验 ■以十八烷基硅烷键合硅胶为填充剂，以乙腈为流动相A，以0.4%醋酸溶液为流动相B，按〔特征图谱〕的规定进行梯度洗脱；■〔订正〕用蒸发光散射检测器检测。理论板数按灰毡毛忍冬皂苷乙峰计算应不低于5000。

对照品溶液的制备 取灰毡毛忍冬皂苷乙对照品，精密称定，加50%甲醇制成每1ml含0.12mg的溶液，即得。

供试品溶液的制备 同〔含量测定〕金银花提取物项下。

测定法 分别精密吸取对照品溶液与供试品溶液各20μl，注入液相色谱仪，测定，即得。

供试品色谱中不得呈现与对照品色谱峰保留时间相对应的色谱峰。

相对密度 应不低于1.10(通则0601)。

pH值 应为5.0～7.0(通则0631)。

其他 应符合合剂项下有关的各项规定(通则0181)。

【含量测定】 金银花提取物 照高效液相色谱法(通则0512)测定。

色谱条件与系统适用性试验 同〔特征图谱〕项下。

对照品溶液的制备 取绿原酸对照品适量，精密稳定，置棕色量瓶中，加50%甲醇制成每1ml含40μg的溶液，即得。

供试品溶液的制备 精密量取本品1ml，置50ml棕色量瓶中，加50%甲醇稀释至刻度，摇匀，滤过，取续滤液，即得。

测定法 分别精密吸取对照品溶液与供试品溶液各10μl，注入液相色谱仪，测定，即得。

本品每1ml含金银花提取物以绿原酸($C_{16}H_{18}O_9$)计，不得少于1.7mg。

黄芩提取物 照高效液相色谱法(通则0512)测定。

色谱条件与系统适用性试验 以十八烷基硅烷键合硅胶为填充剂；以甲醇-水-磷酸(50：50：0.2)为流动相；检测波长为274nm。理论板数按黄芩苷峰计算应不低于2500。

对照品溶液的制备 取黄芩苷对照品适量，精密称定，加50%甲醇制成每1ml含50μg的溶液，即得。

供试品溶液的制备 精密量取本品1ml，置50ml量瓶中，加水稀释至刻度，摇匀，精密量取3ml，置25ml量瓶中，加50%甲醇稀释至刻度，摇匀，滤过，取续滤液，即得。

测定法 分别精密吸取对照品溶液与供试品溶液各10μl，注入液相色谱仪，测定，即得。

本品每1ml含黄芩提取物以黄芩苷($C_{21}H_{18}O_{11}$)计，不得少于18.0mg。

【功能与主治】 清热疏风，利咽解毒。用于外感风热、肺胃热盛所致的咽干、咽痛、喉核肿大、口渴、发热；急慢性扁桃体炎、急慢性咽炎、上呼吸道感染见上述证候者。

【用法与用量】 口服。一次10～20ml，一日3次；小儿酌减。

【规格】 每支装10ml

【贮藏】 密封。

附：金银花提取物质量标准

金银花提取物

〔制法〕 取金银花1000g，加15%乙醇回流提取二次，每次1小时，合并提取液，减压浓缩至相对密度为1.15～1.18(60℃)的清膏，加乙醇使含醇量达65%，静置24小时，取上清液，减压浓缩至相对密度为1.15～1.18(60℃)，加水至750g，密闭，冷藏24小时以上，取上清液，即得。

〔性状〕 本品为红棕色的液体；气微，味微苦。

〔特征图谱〕 照高效液相色谱法(通则0512)测定。

色谱条件与系统适用性试验 参照物溶液的制备 同银黄口服液〔特征图谱〕项下。

供试品溶液的制备 同〔含量测定〕项下。

测定法 分别精密吸取参照物溶液与供试品溶液各10μl,注入液相色谱仪,记录色谱图,即得。

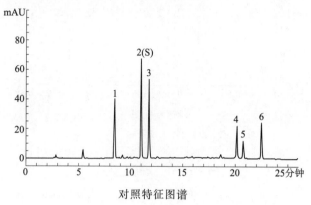

对照特征图谱

峰1:新绿原酸　峰2:绿原酸　峰3:隐绿原酸

峰4:3,4-O-二咖啡酰奎宁酸　峰5:3,5-O-二咖啡酰奎宁酸

峰6:4,5-O-二咖啡酰奎宁酸

供试品色谱中应呈现6个特征峰,与参照物峰相对应的峰为S峰,计算各特征峰与S峰的相对保留时间,其相对保留时间应在规定值的±5%之内。规定值为:0.76(峰1)、1.00(峰2)、1.05(峰3)、1.80(峰4)、1.87(峰5)、2.01(峰6)。

〔检查〕 **山银花** 照高效液相色谱法(通则0512)测定。

色谱条件与系统适用性试验 对照品溶液的制备 同银黄口服液山银花〔检查〕项下。

供试品溶液的制备 同〔含量测定〕项下。

测定法 分别精密吸取对照品溶液与供试品溶液各20μl,注入液相色谱仪,测定,即得。

供试品色谱中不得呈现与对照品色谱峰保留时间相对应的色谱峰。

〔含量测定〕 精密量取本品1ml,置100ml量瓶中,加50%甲醇稀释至刻度,作为供试品溶液。照银黄口服液〔含量测定〕金银花提取物项下方法测定,即得。本品每1ml含绿原酸($C_{16}H_{18}O_9$)不得少于3.6mg。

〔贮藏〕 密闭,遮光。

〔制剂〕 银黄口服液

银　黄　片

Yinhuang Pian

【处方】 金银花提取物100g　黄芩提取物40g

【制法】 以上二味,加淀粉适量,混匀,压制成1000片,包糖衣或薄膜衣,即得。

【性状】 本品为糖衣片或薄膜衣片,除去包衣后显黄色至棕黄色;味微苦。

【特征图谱】 照高效液相色谱法(通则0512)测定。

色谱条件与系统适用性试验 以十八烷基硅烷键合硅胶为填充剂;以乙腈为流动相A,以0.4%磷酸溶液为流动相B,按下表中的规定进行梯度洗脱;检测波长为327nm。理论板数按绿原酸峰计算应不低于2000。

时间(分钟)	流动相A(%)	流动相B(%)
0~15	5→20	95→80
15~30	20→30	80→70
30~40	30	70

参照物溶液的制备 同〔含量测定〕金银花提取物对照品溶液的制备项下。

供试品溶液的制备 同〔含量测定〕金银花提取物项下。

测定法 分别精密吸取参照物溶液10μl、供试品溶液20μl,注入液相色谱仪,记录色谱图,即得。

供试品色谱中应呈现7个特征峰,与参照物峰相对应的峰为S峰,计算各特征峰与S峰的相对保留时间,其相对保留时间应在规定值的±5%之内。规定值为:0.76(峰1)、1.00(峰2)、1.05(峰3)、1.80(峰4)、1.87(峰5)、2.01(峰6)、2.33(峰7)。

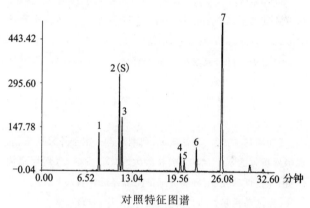

对照特征图谱

峰1:新绿原酸　峰2:绿原酸　峰3:隐绿原酸

峰4:3,4-O-二咖啡酰奎宁酸　峰5:3,5-O-二咖啡酰奎宁酸

峰6:4,5-O-二咖啡奎宁酸　峰7:黄芩苷

【检查】 **山银花** 照高效液相色谱法(通则0512)测定。

色谱条件与系统适用性试验 ■以十八烷基硅烷键合硅胶为填充剂,以乙腈为流动相A,以0.4%醋酸溶液为流动相B,按〔特征图谱〕的规定进行梯度洗脱;■[订正]用蒸发光散射检测器检测。理论板数按灰毡毛忍冬皂苷乙峰计算应不低于5000。

对照品溶液的制备 取灰毡毛忍冬皂苷乙对照品,精密称定,加50%甲醇制成每1ml含0.12mg的溶液,即得。

供试品溶液的制备 同〔含量测定〕金银花提取物项下。

测定法 分别精密吸取对照品溶液与供试品溶液各20μl,注入液相色谱仪,测定,即得。

供试品色谱中不得呈现与对照品色谱峰保留时间相对应的色谱峰。

其他 应符合片剂项下有关的各项规定(通则0101)。

【含量测定】 金银花提取物 照高效液相色谱法(通则0512)测定。

色谱条件与系统适用性试验 同〔特征图谱〕项下。

对照品溶液的制备 取绿原酸对照品适量,精密称定,加50%甲醇制成每1ml含40μg的溶液,即得。

供试品溶液的制备 取本品10片,除去包衣,精密称定,研细,取约0.2g,精密称定,置50ml量瓶中,加50%甲醇适量,超声处理(功率500W,频率40kHz)30分钟,放冷,加50%甲醇至刻度,摇匀,滤过,取续滤液,即得。

测定法 精密吸取对照品溶液与供试品溶液各10μl,注入液相色谱仪,测定,即得。

本品每片含金银花提取物以绿原酸($C_{16}H_{18}O_9$)计,不得少于1.3mg。

黄芩提取物 照高效液相色谱法(通则0512)测定。

色谱条件与系统适用性试验 以十八烷基硅烷键合硅胶为填充剂;以甲醇-水-磷酸(50:50:0.2)为流动相;检测波长为274nm。理论板数按黄芩苷峰计算应不低于2500。

对照品溶液的制备 取黄芩苷对照品适量,精密称定,加50%甲醇制成每1ml含50μg的溶液,即得。

供试品溶液的制备 精密量取〔含量测定〕金银花提取物项下的供试品溶液2ml,置10ml量瓶中,加50%甲醇稀释至刻度,摇匀,滤过,取续滤液,即得。

测定法 精密吸取对照品溶液与供试品溶液各10μl,注入液相色谱仪,测定,即得。

本品每片含黄芩提取物以黄芩苷($C_{21}H_{18}O_{11}$)计,不得少于27.0mg。

【功能与主治】 清热疏风,利咽解毒。用于外感风热、肺胃热盛所致的咽干、咽痛、喉核肿大、口渴、发热;急慢性扁桃体炎、急慢性咽炎、上呼吸道感染见上述证候者。

【用法与用量】 口服。一次2～4片,一日4次。

【规格】 (1)糖衣片(片心重0.25g) (2)薄膜衣片 每片重0.27g

【贮藏】 密封。

附:金银花提取物质量标准

金银花提取物

〔制法〕 取金银花,加水煎煮三次,第一、二次每次1小时,第三次0.5小时,煎液滤过,滤液合并,减压浓缩至相对密度为1.13～1.18(70℃),加入淀粉适量,搅拌均匀,干燥,即得。

〔性状〕 本品为淡黄色至棕黄色的粉末;气微,味微苦。

〔特征图谱〕 照高效液相色谱法(通则0512)测定。

色谱条件与系统适用性试验 参照物溶液的制备 同银黄片〔特征图谱〕项下。

供试品溶液的制备 同〔含量测定〕项下。

测定法 分别精密吸取参照物溶液10μl、供试品溶液20μl,注入液相色谱仪,记录色谱图,即得。

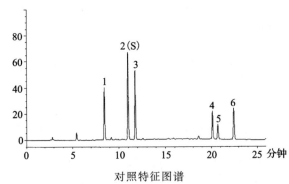

对照特征图谱

峰1:新绿原酸 峰2:绿原酸 峰3:隐绿原酸
峰4:3,4-O-二咖啡酰奎宁酸 峰5:3,5-O-二咖啡酰奎宁酸
峰6:4,5-O-二咖啡酰奎宁酸

供试品色谱中应呈现6个特征峰,与参照物峰相对应的峰为S峰,计算各特征峰与S峰的相对保留时间,其相对保留时间应在规定值的±5%之内。规定值为:0.76(峰1)、1.00(峰2)、1.05(峰3)、1.80(峰4)、1.87(峰5)、2.01(峰6)。

〔检查〕 山银花 照高效液相色谱法(通则0512)测定。

色谱条件与系统适用性试验 对照品溶液的制备 同银黄片山银花〔检查〕项下。

供试品溶液的制备 同〔含量测定〕项下。

测定法 分别精密吸取对照品溶液与供试品溶液各20μl,注入液相色谱仪,测定,即得。

供试品色谱中不得呈现与对照品色谱峰保留时间相对应的色谱峰。

水分 不得过6.0%(通则0832第二法)。

〔含量测定〕 照高效液相色谱法(通则0512)测定。

色谱条件与系统适用性试验 对照品溶液的制备 同银黄片〔含量测定〕金银花提取物项下。

供试品溶液的制备 取本品0.1g,精密称定,置100ml量瓶中,加50%甲醇适量,超声处理(功率500W,频率40kHz)30分钟,放冷,加50%甲醇至刻度,摇匀,滤过,取续滤液,即得。

测定法 精密吸取对照品溶液与供试品溶液各10μl,注入液相色谱仪,测定,即得。

本品按干燥品计算,含绿原酸($C_{16}H_{18}O_9$)不得少于1.5%。

〔贮藏〕 密闭,遮光。

银 黄 颗 粒
Yinhuang Keli

【处方】 金银花提取物100g 黄芩提取物40g

【制法】 以上二味,加蔗糖800g与淀粉适量,粉碎成细粉,混匀,制成颗粒,60℃以下干燥,制成1000g〔规格(1)、(2)〕;或加糊精与蛋白糖(或50%～60%甜菊素乙醇溶液)适量,混匀,制成颗粒,60℃以下干燥,制成1000g〔规格(3)、

750g〔规格(4)〕或500g〔规格(5)、(6)〕(无蔗糖),即得。

【性状】 本品为淡黄色至棕黄色的颗粒;味甜、微苦。

【特征图谱】 照高效液相色谱法(通则0512)测定。

色谱条件与系统适用性试验 以十八烷基硅烷键合硅胶为填充剂;以乙腈为流动相A,以0.4%磷酸溶液为流动相B,按下表中的规定进行梯度洗脱;检测波长为327nm。理论板数按绿原酸峰计算应不低于2000。

时间(分钟)	流动相A(%)	流动相B(%)
0～15	5→20	95→80
15～30	20→30	80→70
30～40	30	70

参照物溶液的制备 同〔含量测定〕金银花提取物对照品溶液的制备项下。

供试品溶液的制备 同〔含量测定〕金银花提取物项下。

测定法 分别精密吸取参照物溶液10μl、供试品溶液20μl,注入液相色谱仪,记录色谱图,即得。

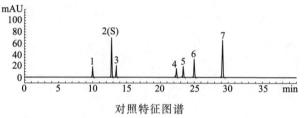

对照特征图谱

峰1:新绿原酸 峰2:绿原酸 峰3:隐绿原酸
峰4:3,4-O-二咖啡酰奎宁酸 峰5:3,5-O-二咖啡酰奎宁酸
峰6:4,5-O-二咖啡酰奎宁酸 峰7:黄芩苷

供试品色谱中应呈现7个特征峰,与参照物峰相对应的峰为S峰,计算各特征峰与S峰的相对保留时间,其相对保留时间应在规定值的±5%之内。规定值为:0.76(峰1)、1.00(峰2)、1.05(峰3)、1.80(峰4)、1.87(峰5)、2.01(峰6)、2.33(峰7)。

【检查】 山银花 照高效液相色谱法(通则0512)测定。

色谱条件与系统适用性试验 ■以十八烷基硅烷键合硅胶为填充剂,以乙腈为流动相A,以0.4%醋酸溶液为流动相B,按〔特征图谱〕的规定进行梯度洗脱;■〔订正〕用蒸发光散射检测器检测。理论板数按灰毡毛忍冬皂苷乙峰计算应不低于5000。

对照品溶液的制备 取灰毡毛忍冬皂苷乙对照品,精密称定,加50%甲醇制成每1ml含0.12mg的溶液,即得。

供试品溶液的制备 同〔含量测定〕金银花提取物项下。

测定法 分别精密吸取对照品溶液与供试品溶液各20μl,注入液相色谱仪,测定,即得。

供试品色谱中不得呈现与对照品色谱峰保留时间相对应的色谱峰。

其他 应符合颗粒剂项下有关的各项规定(通则0104)。

【含量测定】 金银花提取物 照高效液相色谱法(通则0512)测定。

色谱条件与系统适用性试验 同〔特征图谱〕项下。

对照品溶液的制备 取绿原酸对照品适量,精密称定,置棕色量瓶中,加50%甲醇制成每1ml含40μg的溶液,即得。

供试品溶液的制备 取装量差异项下的本品,研细,取适量(相当于金银花提取物33.3mg),精密称定,置50ml棕色量瓶中,加50%甲醇40ml,超声处理(功率500W,频率40kHz)30分钟,放冷,加50%甲醇至刻度,摇匀,滤过,取续滤液,即得。

测定法 分别精密吸取对照品溶液10μl、供试品溶液20μl,注入液相色谱仪,测定,即得。

本品每袋含金银花提取物以绿原酸($C_{16}H_{18}O_9$)计,〔规格(1)、(3)、(4)、(5)〕不得少于5.0mg;〔规格(2)、(6)〕不得少于10.0mg。

黄芩提取物 照高效液相色谱法(通则0512)测定。

色谱条件与系统适用性试验 以十八烷基硅烷键合硅胶为填充剂;以甲醇-水-磷酸(50:50:0.2)为流动相;检测波长为274nm。理论板数按黄芩苷峰计算应不低于2500。

对照品溶液的制备 取黄芩苷对照品适量,精密称定,加50%甲醇制成每1ml含50μg的溶液,即得。

供试品溶液的制备 精密量取〔含量测定〕金银花提取物项下的供试品溶液3ml,置10ml量瓶中,加50%甲醇稀释至刻度,摇匀,滤过,取续滤液,即得。

测定法 分别精密吸取对照品溶液与供试品溶液各10μl,注入液相色谱仪,测定,即得。

本品每袋含黄芩提取物以黄芩苷($C_{21}H_{18}O_{11}$)计,〔规格(1)、(3)、(4)、(5)〕不得少于122mg;〔规格(2)、(6)〕不得少于244mg。

【功能与主治】 清热疏风,利咽解毒。用于外感风热、肺胃热盛所致的咽干、咽痛、喉核肿大、口渴、发热;急慢性扁桃体炎、急慢性咽炎、上呼吸道感染见上述证候者。

【用法与用量】 开水冲服。一次1～2袋〔规格(1)、(3)、(4)、(5)〕或一次0.5～1袋〔规格(2)、(6)〕,一日2次。

【规格】 (1)每袋装4g (2)每袋装8g (3)每袋装4g(无蔗糖) (4)每袋装3g(无蔗糖) (5)每袋装2g(无蔗糖) (6)每袋装4g(无蔗糖)

【贮藏】 密封,防潮。

注:金银花提取物质量标准见"银黄片"项下。

清 肺 消 炎 丸

Qingfei Xiaoyan Wan

【处方】 ■麻黄250g　　石膏750g

地龙750g　　牛蒡子250g

葶苈子250g　　人工牛黄100g

炒苦杏仁 60g　　　　　　羚羊角 30g■[修订]

【制法】　以上八味,除人工牛黄外,羚羊角粉碎成极细粉,其余麻黄等六味粉碎成细粉,与上述羚羊角及人工牛黄粉末配研,混匀,过筛。■加适量水,制成水丸,干燥;或■[增订]每100g粉末用炼蜜 60～80g 加适量水泛丸,制成水蜜丸,干燥,即得。

【性状】　本品为■灰棕色至棕色的水丸,或■[增订]棕褐色的水蜜丸;气腥,味微辛、苦。

【鉴别】　(1)取本品,置显微镜下观察:气孔特异,保卫细胞侧面观呈哑铃状(麻黄)。不规则片状结晶无色,有平直纹理(石膏)。石细胞橙黄色,贝壳状,壁较厚,较宽一边纹孔明显(炒苦杏仁)。肌纤维无色至淡棕色,微波状弯曲,有时呈垂直交错排列(地龙)。种皮内表皮细胞黄色,多角形或长多角形,壁稍厚(葶苈子)。

(2)取本品 20 丸,研碎,加稀盐酸 10～20ml,放置 30 分钟,使溶解,滤过,滤液显钙盐(通则 0301)与硫酸盐(通则 0301)的鉴别反应。

(3)取本品 20 丸,研碎,加三氯甲烷 4ml,搅匀,放置 1 小时,取上清液作为供试品溶液。另取胆酸对照品,加无水乙醇制成每 1ml 含 2mg 的溶液,作为对照品溶液。照薄层色谱法(通则 0502)试验,吸取上述两种溶液各 1μl,分别点于同一硅胶 G 薄层板上,以乙醚-三氯甲烷-冰醋酸(2∶2∶1)为展开剂,展开,取出,晾干,喷以 10%硫酸乙醇溶液,在 105℃加热至斑点显色清晰,置紫外光灯(365nm)下检视。供试品色谱中,在与对照品色谱相应的位置上,显相同颜色的荧光斑点。

(4)取本品■水丸 5g 或水蜜丸 10g■[增订],研碎,加三氯甲烷 20ml、盐酸 3ml,加热回流 1 小时,滤过,滤液蒸干,残渣加乙酸乙酯 15ml,加活性炭 0.5g,加热煮沸,滤过,滤液浓缩至 1ml,作为供试品溶液。另取牛蒡子对照药材 0.5g,同法制成对照药材溶液。照薄层色谱法(通则 0502)试验,吸取上述两种溶液各 6～10μl,分别点于同一硅胶 G 薄层板上,以石油醚(30～60℃)-甲苯-乙酸乙酯-冰醋酸(10∶20∶7∶0.5)为展开剂,展开,取出,晾干,喷以盐酸酸性 5%三氯化铁乙醇溶液,在 105℃加热至斑点显色清晰。供试品色谱中,在与对照药材色谱相应的位置上,显相同颜色的斑点。

【检查】　水分　■水丸不得过 9.0%(通则 0832 第五法);水蜜丸■[增订]不得过 14.0%(通则 0832)。

其他　应符合丸剂项下有关的各项规定(通则 0108)。

■【含量测定】　照高效液相色谱法(通则 0512)测定。

色谱条件与系统适用性试验　以十八烷基硅烷键合硅胶为填充剂;以乙腈-0.02mol/L 磷酸二氢钾溶液(含 0.2%三乙胺,用磷酸调节至 pH 2.7)(4∶96)为流动相;检测波长为 210nm。理论板数按盐酸麻黄碱峰计算应不低于 8000。

对照品溶液的制备　取盐酸麻黄碱、盐酸伪麻黄碱对照品适量,精密称定,加甲醇制成每 1ml 含盐酸麻黄碱、盐酸伪麻黄碱各 40μg 的混合溶液,即得。

供试品溶液的制备　取本品适量,研细,取约 2.0g,精密称定,精密加入甲醇 25ml,称定重量,超声处理(功率 500W,频率 40kHz)45 分钟,放冷,再称定重量,用甲醇补足减失的重量,摇匀,滤过,取续滤液,即得。

测定法　分别精密吸取对照品溶液与供试品溶液各 5～10μl,注入液相色谱仪,测定,即得。

本品每 1g 含麻黄以盐酸麻黄碱($C_{10}H_{15}NO \cdot HCl$)和盐酸伪麻黄碱($C_{10}H_{15}NO \cdot HCl$)的总量计,水丸不得少于 0.56mg,水蜜丸不得少于 0.34mg。■[修订]

【功能与主治】　清肺化痰,止咳平喘。用于痰热阻肺,咳嗽气喘,胸胁胀痛,吐痰黄稠;上呼吸道感染、急性支气管炎、慢性支气管炎急性发作及肺部感染见上述证候者。

【用法与用量】　口服。周岁以内一次 10 丸,一至三岁一次 20 丸,三至六岁一次 30 丸,六至十二岁一次 40 丸,十二岁以上及成人一次 60 丸,一日 3 次。

【注意】　风寒表证引起的咳嗽、心功能不全者慎用。

【规格】　■水丸每 60 丸重 5g;水蜜丸■[增订]每 60 丸重 8g

【贮藏】　密封。

颈 复 康 颗 粒
Jingfukang Keli

【处方】　　羌活　　　　　　川芎
　　　　　　葛根　　　　　　秦艽
　　　　　　威灵仙　　　　　苍术
　　　　　　丹参　　　　　　白芍
　　　　　　地龙(酒炙)　　　红花
　　　　　　乳香(制)　　　　黄芪
　　　　　　党参　　　　　　地黄
　　　　　　石决明　　　　　煅花蕊石
　　　　　　关黄柏　　　　　炒王不留行
　　　　　　燀桃仁　　　　　没药(制)
　　　　　　土鳖虫(酒炙)

【制法】　以上二十一味,川芎、苍术、羌活、乳香、没药提取挥发油,挥发油用倍他环糊精包结,包结物干燥后备用;药渣及其余葛根等十六味加水煎煮二次,每次 2 小时,合并煎液,滤过,滤液减压浓缩,喷雾干燥。加入挥发油倍他环糊精包结物及适量乳糖、硬脂酸镁,混合均匀,制成颗粒,即得。

【性状】　本品为黄褐色至棕褐色的颗粒;味微苦。

【鉴别】　(1)取本品 2g,研细,加甲醇 25ml,超声处理 20 分钟,滤过,滤液蒸干,残渣加 0.5mol/L 盐酸溶液 10ml 使溶解,用乙酸乙酯振摇提取 2 次,每次 15ml,弃去乙酸乙酯液,水层用氨试液调节 pH 值至 12,用三氯甲烷振摇提取 2 次,每次 15ml,合并三氯甲烷液,蒸干,残渣加甲醇 1ml 使溶解,作为供试品溶液。另取关黄柏对照药材 0.1g,加甲醇 10ml,超声处理 20 分钟,滤过,滤液作为对照药材溶液。再取盐酸小檗碱对照品,加甲醇制成每 1ml 含 0.1mg 的溶液,作为对照品溶液。照薄层色谱法(通则 0502)试验,吸取上述三种溶液各 2μl,分别点于同一硅胶 G 薄层板上,以二甲苯-异丙醇-乙酸乙酯-甲醇-浓氨试液(10:3:6:3:1)为展开剂,另槽内加入等体积的浓氨试液,预饱和数分钟后,展开,取出,晾干,置紫外光灯(365nm)下检视。供试品色谱中,在与对照药材色谱和对照品色谱相应的位置上,显相同颜色的荧光斑点。

(2)取本品 2g,研细,加甲醇 50ml,超声处理 20 分钟,滤过,滤液蒸干,残渣加水适量使溶解,通过 D101 型大孔吸附树脂柱(内径为 1.5cm,柱高为 12cm),以水 30ml 洗脱,弃去水液,用氨试液 2ml 洗脱,再用水 80ml 洗脱,水液弃去;再用 40%乙醇 50ml 洗脱,洗脱液备用,继用 70%乙醇 70ml 洗脱,收集洗脱液,蒸干,残渣加水饱和的正丁醇 20ml 使溶解,用氨试液 10ml 洗涤,取正丁醇液蒸干,残渣加无水乙醇 1ml 使溶解,作为供试品溶液。另取黄芪甲苷对照品,加甲醇制成每 1ml 含 1mg 的溶液,作为对照品溶液。照薄层色谱法(通则 0502)试验,吸取供试品溶液 10μl、对照品溶液 4μl,分别点于同一硅胶 G 薄层板上,以三氯甲烷-甲醇-水(13:6.5:2)10℃以下放置的下层溶液为展开剂,展开,取出,晾干,喷以 10%硫酸乙醇溶液,在 100℃加热至斑点显色清晰。供试品色谱中,在与对照品色谱相应的位置上,显相同颜色的斑点。

(3)取〔鉴别〕(2)项下 40%乙醇洗脱液,蒸干,残渣加水饱和的正丁醇 10ml 使溶解,取上清液,蒸干,残渣加甲醇 2ml 使溶解,作为供试品溶液。另取芍药苷对照品,加甲醇制成每 1ml 含 1mg 的溶液,作为对照品溶液。照薄层色谱法(通则 0502)试验,吸取上述两种溶液各 3μl,分别点于同一硅胶 G 薄层板上,以三氯甲烷-乙酸乙酯-甲醇-甲酸(40:5:10:0.2)为展开剂,展开,取出,晾干,喷以 5%香草醛硫酸溶液,加热至斑点显色清晰。供试品色谱中,在与对照品色谱相应的位置上,显相同颜色的斑点。

(4)取本品 5g,研细,加甲醇 50ml,超声处理 20 分钟,滤过,滤液蒸干,残渣加水 20ml 使溶解,用氨试液调节 pH 值至 12,用乙酸乙酯振摇提取 2 次,每次 20ml,弃去乙酸乙酯液,水液用稀盐酸调节 pH 值至 2,用乙酸乙酯振摇提取 2 次,每次 20ml,合并乙酸乙酯液,蒸干,残渣加甲醇 1ml 使溶解,作为供试品溶液。另取丹参素钠对照品,加甲醇制成每 1ml 含 1mg 的溶液,作为对照品溶液。照薄层色谱法(通则 0502)试验,吸取上述两种溶液各 3μl,分别点于同一以羧甲基纤维素钠为黏合剂的硅胶 GF$_{254}$薄层板上,以三氯甲烷-乙酸乙酯-丙酮-甲酸(20:10:15:4)为展开剂,展开,取出,晾干,置氨蒸气中熏后,置紫外光灯(365nm)下检视。供试品色谱中,在与对照品色谱相应的位置上,显相同颜色的荧光斑点。

【检查】 ■水分 不得过 7.0%(通则 0832)。

其他■[删除] 应符合颗粒剂项下有关的各项规定(通则 0104)。

【含量测定】 照高效液相色谱法(通则 0512)测定。

色谱条件与系统适用性试验 以十八烷基硅烷键合硅胶为填充剂;以甲醇-水-磷酸(25:75:0.2)为流动相;检测波长为 250nm。理论板数按葛根素峰计算应不低于 2000。

对照品溶液的制备 取葛根素对照品适量,精密称定,加甲醇制成每 1ml 含 50μg 的溶液,即得。

供试品溶液的制备 取装量差异项下的本品适量,研细,取约 0.5g,精密称定,置具塞锥形瓶中,精密加入甲醇 25ml,密塞,称定重量,超声处理(功率 160W,频率 50kHz)30 分钟,放冷,再称定重量,用甲醇补足减失的重量,摇匀,取上清液,滤过,取续滤液,即得。

测定法 分别精密吸取对照品溶液与供试品溶液各 5μl,注入液相色谱仪,测定,即得。

本品每袋含葛根以葛根素(C$_{21}$H$_{20}$O$_9$)计,不得少于 8.0mg。

【功能与主治】 活血通络,散风止痛。用于风湿瘀阻所致的颈椎病,症见头晕、颈项僵硬、肩背酸痛、手臂麻木。

【用法与用量】 开水冲服。一次 1~2 袋,一日 2 次。饭后服用。

【注意】 孕妇忌服。消化道溃疡、肾性高血压患者慎服或遵医嘱。如有感冒、发烧、鼻咽痛等患者,应暂停服用。

【规格】 每袋装 5g

【贮藏】 密封。

紫 雪 散
Zixue San

【处方】

石膏 144g	北寒水石 144g
滑石 144g	磁石 144g
玄参 48g	木香 15g
沉香 15g	升麻 48g
甘草 24g	丁香 3g
芒硝(制)480g	硝石(精制)96g
水牛角浓缩粉 9g	羚羊角 4.5g
人工麝香 3.6g	朱砂 9g

【制法】 以上十六味,石膏、北寒水石、滑石、磁石砸成小块,加水煎煮三次,玄参、木香、沉香、升麻、甘草、丁香用石膏等煎液煎煮三次,合并煎液,滤过,滤液浓缩成膏;■芒硝■[订正]、硝石粉碎,兑入膏中,混匀,干燥,粉碎成细粉;羚羊角锉研成细粉;朱砂水飞成极细粉;将水牛角浓缩粉、人工麝香研细,与上述粉末配研,过筛,混匀,即得。

【性状】 本品为棕红色至灰棕色的粉末;气芳香,味咸、微苦。

【鉴别】 (1)取本品,置显微镜下观察:不规则细小颗粒暗棕红色,有光泽,边缘暗黑色(朱砂)。

(2)取本品少量,加水适量,振摇,滤过。取滤液 2ml,加等量硫酸,混合,放冷,加新配制的硫酸亚铁试液使成两液层,两液接界处显棕色。另取滤液 2ml,加氯化钡试液数滴,即生成白色沉淀,此沉淀在盐酸及硝酸中均不溶解。另取铂丝,用盐酸湿润后,蘸取滤液,置无色火焰中燃烧,火焰显鲜黄色。

(3)取本品 4.5g,加甲醇 30ml,超声处理 30 分钟,滤过,滤液蒸干,残渣加甲醇 1ml 使溶解,作为供试品溶液。另取甘草对照药材 1g,加甲醇 15ml,同法制成对照药材溶液。照薄层色谱法(通则 0502)试验,吸取上述两种溶液各 4～8μl,分别点于同一硅胶 G 薄层板上,以三氯甲烷-甲醇(8：2)为展开剂,展开,取出,晾干,喷以 10%硫酸乙醇溶液,加热至斑点显色清晰。供试品色谱中,在与对照药材色谱相应的位置上,显相同颜色的斑点;紫外光灯(365nm)下检视,显相同颜色的荧光斑点。

(4)取本品 6g,加乙醚 30ml,超声处理 20 分钟,滤过,滤液挥至约 1ml,作为供试品溶液。另取升麻对照药材 1g,加乙醚 20ml,同法制成对照药材溶液。照薄层色谱法(通则 0502)试验,吸取上述两种溶液各 4～8μl,分别点于同一硅胶 G 薄层板上,以甲苯-三氯甲烷-冰醋酸(6：1：0.5)为展开剂,展开,取出,晾干,置紫外光灯(365nm)下检视。供试品色谱中,在与对照药材色谱相应的位置上,显相同颜色的荧光斑点。

(5)取本品 5g,置索氏提取器中,加乙醚 40ml,加热回流提取约 1 小时,挥去乙醚,残渣加环己烷 2ml 使溶解,作为供试品溶液。另取麝香酮对照品,加环己烷制成每 1ml 含 20μg 的溶液,作为对照品溶液。照气相色谱法(通则 0521)试验,以聚乙二醇戊二酸酯为固定相,涂布浓度为 1%,柱长为 2m,柱温为 140℃。分别吸取对照品溶液和供试品溶液各 2～5μl,注入气相色谱仪。供试品色谱中,应呈现与对照品色谱峰保留时间相同的色谱峰。

【检查】 重金属及有害元素 照铅、镉、砷、汞、铜测定法(通则 2321 原子吸收分光光度法)测定,铅不得过 5mg/kg;镉不得过 0.3mg/kg;砷不得过 2mg/kg;铜不得过 10mg/kg。

其他 应符合散剂项下有关的各项规定(通则 0115)。

【功能与主治】 清热开窍,止痉安神。用于热入心包、热动肝风证,症见高热烦躁、神昏谵语、惊风抽搐、斑疹吐衄、尿赤便秘。

【用法与用量】 口服。一次 1.5～3g,一日 2 次;周岁小儿一次 0.3g,五岁以内小儿每增一岁递增 0.3g,一日 1 次;五岁以上小儿酌情服用。

【注意】 孕妇禁用。

【规格】 (1)每瓶装 1.5g (2)每袋装 1.5g

【贮藏】 密封,置阴凉处。

滑 膜 炎 片

Huamoyan Pian

【处方】 夏枯草 800g 　　女贞子 400g
枸骨叶 400g 　　黄芪 532g
防己 532g 　　薏苡仁 800g
土茯苓 532g 　　丝瓜络 400g
泽兰 240g 　　丹参 400g
当归 268g 　　川牛膝 268g
豨莶草 400g

【制法】 以上十三味,加水煎煮二次,每次 2 小时,滤过,合并滤液,浓缩至相对密度为 1.05～1.14(66℃)的清膏,放冷,加乙醇使含醇量达 50%,搅匀,静置 24 小时以上,滤过,滤液回收乙醇,浓缩至相对密度为 1.34～1.36(66℃)的稠膏,减压干燥,粉碎成细粉,加入辅料适量,混匀,制粒;或取稠膏,加入淀粉、糊精适量,混匀,制粒,干燥,加入硬脂酸镁适量,压制成 1000 片,包薄膜衣,即得。

【性状】 本品为薄膜衣片,除去包衣后显棕色至棕黑色;味甜、微苦。

【鉴别】 (1)取本品 5 片,除去薄膜衣,研细,加甲醇 20ml,超声处理 30 分钟,滤过,滤液蒸干,残渣加水 20ml 使溶解,用水饱和的正丁醇振摇提取 2 次,每次 15ml,合并正丁醇液,用氨试液洗涤 2 次,每次 20ml,正丁醇液回收溶剂至干,残渣加甲醇 1ml 使溶解,作为供试品溶液。另取枸骨叶对照药材 2g,加水 30ml,煎煮 30 分钟,放冷,滤过,滤液自“用水饱和的正丁醇振摇提取 2 次”起同法制成对照药材溶液。照薄层色谱法(通则 0502)试验,吸取上述两种溶液各 10μl,分别点于同一硅胶 G 薄层板上,以三氯甲烷-甲醇-甲酸-水(30：10：1：1)为展开剂,展开,取出,晾干,喷以 10%硫酸乙醇溶液,在 105℃加热至斑点显色清晰,分别在日光和紫外光(365nm)下检视。供试品色谱中,在与对照药材色谱相应的位置上,日光下显相同颜色的斑点,紫外光下显相同颜色的荧光斑点。

(2)取黄芪甲苷对照品,加甲醇制成每 1ml 含 1mg 的溶液,作为对照品溶液。照薄层色谱法(通则 0502)试验,吸取〔鉴别〕(1)项下的供试品溶液与上述对照品溶液各 10μl,分别点于同一硅胶 G 薄层板上,以三氯甲烷-甲醇-水(13：7：2)的下层溶液为展开剂,展开,取出,晾干,喷以 10%硫酸乙醇溶液,在 105℃加热至斑点显色清晰,分别在日光和紫外光(365nm)下检视。供试品色谱中,在与对照药材色谱相应的位置上,日光下显相同颜色的斑点,紫外光下显相同颜色的荧光斑点。

(3)取本品 5 片,除去薄膜衣,研细,加三氯甲烷 20ml 及浓氨试液 2ml,加热回流 1 小时,滤过,滤液回收溶剂至干,残渣加甲醇 0.5ml 使溶解,作为供试品溶液。另取防己对照药材 0.5g,同法制成对照药材溶液。再取粉防己碱对照品、防己诺林碱对照品,加三氯甲烷制成每 1ml 各含 1mg 的混合溶液,作为对照品溶液。照薄层色谱法(通则 0502)试验,吸取供试品溶液 10μl、对照药材溶液和对照品溶液各 5μl,分别点于同一硅胶 G 薄层板上,以环己烷-二氯甲烷-丙酮-甲醇(10:8:1:1)为展开剂,置浓氨蒸气预饱和 15 分钟的展开缸内,展开,取出,晾干,喷以稀碘化铋钾试液,在日光下检视。供试品色谱中,在与对照药材色谱和对照品色谱相应的位置上,显相同颜色的斑点。

(4)取本品 5 片,除去薄膜衣,研细,加 5% 碳酸氢钠溶液 20ml,超声处理 30 分钟,离心,取上清液,用盐酸调节 pH 值至 2~3,用乙醚振摇提取 2 次,每次 20ml,合并乙醚液,挥干,残渣加甲醇 1ml 使溶解,作为供试品溶液。另取丹参对照药材 0.5g,同法制成对照药材溶液。再取丹酚酸 B 对照品,加甲醇制成每 1ml 含 2mg 的溶液,作为对照品溶液。照薄层色谱法(通则 0502)试验,吸取上述三种溶液各 5~10μl,分别点于同一硅胶 GF$_{254}$ 薄层板上,以甲苯-三氯甲烷-乙酸乙酯-甲醇-甲酸(4:6:8:3:4)为展开剂,展开,取出,晾干,在紫外光(254nm)下检视。供试品色谱中,在与对照药材色谱和对照品色谱相应的位置上,显相同颜色的主斑点或斑点。

(5)取川牛膝对照药材 0.5g,加甲醇 5ml,超声处理 20 分钟,静置,取上清液作为对照药材溶液。照薄层色谱法(通则 0502)试验,吸取〔鉴别〕(1)项下的供试品溶液与上述对照药材溶液各 10μl,分别点于同一硅胶 G 薄层板上,以甲苯-三氯甲烷-丙酮(8:4:1)为展开剂,展开,取出,晾干,在紫外光(365nm)下检视。供试品色谱中,在与对照药材色谱相应的位置上,显相同颜色的荧光斑点。

(6)取奇壬醇对照品,加甲醇制成每 1ml 含 1mg 的溶液,作为对照品溶液。照薄层色谱法(通则 0502)试验,吸取〔鉴别〕(1)项下的供试品溶液与上述对照品溶液各 10μl,分别点于同一硅胶 G 薄层板上,以三氯甲烷-丙酮-甲醇-甲酸-水(10:10:5:1:5)的下层溶液为展开剂,展开,取出,晾干,喷以 5% 香草醛硫酸溶液,在 105℃ 加热至斑点显色清晰,在日光下检视。供试品色谱中,在与对照品色谱相应的位置上,显相同颜色的斑点。

【检查】 应符合片剂项下有关的各项规定(通则 0101)。

【含量测定】 照高效液相色谱法(通则 0512)测定。

色谱条件与系统适用性试验 以十八烷基硅烷键合硅胶为填充剂;以乙腈-1.7% 甲酸溶液(19:81)为流动相;检测波长为 287nm。理论板数按丹酚酸 B 峰计算应不低于 5000。

对照品溶液的制备 取丹酚酸 B 对照品适量,精密称定,加 75% 甲醇制成每 1ml 含 50μg 的溶液,即得。

供试品溶液的制备 取本品 20 片,除去薄膜衣,精密称定,研细,取约 0.5g,精密称定,置具塞锥形瓶中,精密加入 75% 甲醇 25ml,密塞,称定重量,超声处理(功率 250W,频率 40kHz)20 分钟,取出,放冷,再称定重量,用 75% 甲醇补足减

失的重量,摇匀,滤过,取续滤液,即得。

测定法 分别精密吸取对照品溶液与供试品溶液各 10μl,注入液相色谱仪,测定,即得。

本品每片含丹参以丹酚酸 B($C_{36}H_{30}O_{16}$)计,不得少于 0.80mg。

【功能与主治】 清热祛湿,活血通络。用于湿热闭阻、瘀血阻络所致的痹病,症见关节肿胀疼痛、痛有定处、屈伸不利;急、慢性滑膜炎及膝关节术后见上述证候者。

【用法与用量】 口服。一次 3 片,一日 3 次。

【注意】 ■孕妇慎用。■[修订]

【规格】 (1)薄膜衣片 每片重 0.5g (2)薄膜衣片每片重 0.6g

【贮藏】 密封。

滑 膜 炎 胶 囊
Huamoyan Jiaonang

【处方】
夏枯草 800g	女贞子 400g
枸骨叶 400g	黄芪 532g
防己 532g	薏苡仁 800g
土茯苓 532g	丝瓜络 400g
泽兰 240g	丹参 400g
当归 268g	川牛膝 268g
豨莶草 400g	

【制法】 以上十三味,加水煎煮二次,每次 2 小时,滤过,合并滤液,浓缩至相对密度为 1.05~1.14(66℃)的清膏,放冷,加乙醇使含醇量达 50%,搅匀,静置 24 小时以上,滤过,滤液回收乙醇并浓缩至适量,加入糊精适量,制粒,干燥,加硬脂酸镁适量混匀,装入胶囊,制成 1000 粒,即得。

【性状】 本品为硬胶囊,内容物为棕色至棕褐色的颗粒和粉末;气微香,味微苦。

【鉴别】 (1)取本品内容物 2.5g,研细,加甲醇 20ml,超声处理 30 分钟,滤过,滤液蒸干,残渣加水 20ml 使溶解,用水饱和的正丁醇振摇提取 2 次,每次 15ml,合并正丁醇液,用氨试液洗涤 2 次,每次 20ml,正丁醇液回收溶剂至干,残渣加甲醇 1ml 使溶解,作为供试品溶液。另取枸骨叶对照药材 2g,加水 30ml,煎煮 30 分钟,放冷,滤过,滤液自“用水饱和的正丁醇振摇提取 2 次”起同法制成对照药材溶液。照薄层色谱法(通则 0502)试验,吸取上述两种溶液各 10μl,分别点于同一硅胶 G 薄层板上,以三氯甲烷-甲醇-甲酸-水(30:10:1:1)为展开剂,展开,取出,晾干,喷以 10% 硫酸乙醇溶液,在 105℃ 加热至斑点显色清晰,分别在日光和紫外光(365nm)下检视。供试品色谱中,在与对照药材色谱相应的位置上,日光下显相同颜色的斑点,紫外光下显相同颜色的荧光斑点。

(2)取黄芪甲苷对照品,加甲醇制成每 1ml 含 1mg 的溶

液,作为对照品溶液。照薄层色谱法(通则 0502)试验,吸取〔鉴别〕(1)项下的供试品溶液与上述对照品溶液各 10μl,分别点于同一硅胶 G 薄层板上,以三氯甲烷-甲醇-水(13∶7∶2)的下层溶液为展开剂,展开,取出,晾干,喷以 10%硫酸乙醇溶液,在 105℃加热至斑点显色清晰,分别在日光和紫外光(365nm)下检视。供试品色谱中,在与对照药材色谱相应的位置上,日光下显相同颜色的斑点,紫外光下显相同颜色的荧光斑点。

(3)取本品内容物 2.5g,研细,加三氯甲烷 20ml 及浓氨试液 2ml,加热回流 1 小时,滤过,滤液回收溶剂至干,残渣加甲醇 0.5ml 使溶解,作为供试品溶液。另取防己对照药材 0.5g,同法制成对照药材溶液。再取粉防己碱对照品、防己诺林碱对照品,加三氯甲烷制成每 1ml 各含 1mg 的混合溶液,作为对照品溶液。照薄层色谱法(通则 0502)试验,吸取供试品溶液 10μl、对照药材溶液和对照品溶液各 5μl,分别点于同一硅胶 G 薄层板上,以环己烷-二氯甲烷-丙酮-甲醇(10∶8∶1∶1)为展开剂,置浓氨蒸气预饱和 15 分钟的展开缸内,展开,取出,晾干,喷以稀碘化铋钾试液,在日光下检视。供试品色谱中,在与对照药材色谱和对照品色谱相应的位置上,显相同颜色的斑点。

(4)取本品 5 粒的内容物,研细,加 5%碳酸氢钠溶液 20ml,超声处理 30 分钟,离心,取上清液,用盐酸调节 pH 值至 2~3,用乙醚振摇提取 2 次,每次 20ml,合并乙醚液,挥干,残渣加甲醇 1ml 使溶解,作为供试品溶液。另取丹参对照药材 0.5g,同法制成对照药材溶液。再取丹酚酸 B 对照品,加甲醇制成每 1ml 含 2mg 的溶液,作为对照品溶液。照薄层色谱法(通则 0502)试验,吸取上述三种溶液各 5~10μl,分别点于同一硅胶 GF$_{254}$ 薄层板上,以甲苯-三氯甲烷-乙酸乙酯-甲醇-甲酸(4∶6∶8∶3∶4)为展开剂,展开,取出,晾干,在紫外光(254nm)下检视。供试品色谱中,在与对照药材色谱和对照品色谱相应的位置上,显相同颜色的主斑点或斑点。

(5)取川牛膝对照药材 0.5g,加甲醇 5ml,超声处理 20 分钟,静置,取上清液作为对照药材溶液。照薄层色谱法(通则 0502)试验,吸取〔鉴别〕(1)项下的供试品溶液与上述对照药材溶液各 10μl,分别点于同一硅胶 G 薄层板上,以甲苯-三氯甲烷-丙酮(8∶4∶1)为展开剂,展开,取出,晾干,在紫外光(365nm)下检视。供试品色谱中,在与对照药材色谱相应的位置上,显相同颜色的荧光斑点。

(6)取奇壬醇对照品,加甲醇制成每 1ml 含 1mg 的溶液,作为对照品溶液。照薄层色谱法(通则 0502)试验,吸取〔鉴别〕(1)项下的供试品溶液与上述对照品溶液各 10μl,分别点于同一硅胶 G 薄层板上,以三氯甲烷-丙酮-甲醇-甲酸-水(10∶10∶5∶1∶5)的下层溶液为展开剂,展开,取出,晾干,喷以 5%香草醛硫酸溶液,在 105℃加热至斑点显色清晰,在日光下检视。供试品色谱中,在与对照品色谱相应的位置上,显相同颜色的斑点。

【检查】 应符合胶囊剂项下有关的各项规定(通则

0103)。

【含量测定】 照高效液相色谱法(通则 0512)测定。

色谱条件与系统适用性试验 以十八烷基硅烷键合硅胶为填充剂;以乙腈-1.7%甲酸溶液(19∶81)为流动相;检测波长为 287nm。理论板数按丹酚酸 B 峰计算应不低于 5000。

对照品溶液的制备 取丹酚酸 B 对照品适量,精密称定,加 75%甲醇制成每 1ml 含 50μg 的溶液,即得。

供试品溶液的制备 取装量差异项下的本品内容物,研细,取约 0.5g,精密称定,置具塞锥形瓶中,精密加入 75%甲醇 25ml,密塞,称定重量,超声处理(功率 250W,频率 40kHz)20 分钟,取出,放冷,再称定重量,用 75%甲醇补足减失的重量,摇匀,滤过,取续滤液,即得。

测定法 分别精密吸取对照品溶液与供试品溶液各 10μl,注入液相色谱仪,测定,即得。

本品每粒含丹参以丹酚酸 B($C_{36}H_{30}O_{16}$)计,不得少于 0.80mg。

【功能与主治】 清热祛湿,活血通络。用于湿热闭阻、瘀血阻络所致的痹病,症见关节肿胀疼痛、痛有定处、屈伸不利;急、慢性滑膜炎及膝关节术后见上述证候者。

【用法与用量】 口服。一次 3 粒,一日 3 次。

【注意】 ■孕妇慎用。■[修订]

【规格】 每粒装 0.5g

【贮藏】 密封。

滋心阴口服液
Zixinyin Koufuye

【处方】 ■麦冬 500g　　　　　　赤芍 400g

北沙参 200g　　　　　　三七 100g■[修订]

【制法】 以上四味,麦冬、北沙参加水煎煮三次,合并煎液,滤过,滤液浓缩至适量,加乙醇,静置,滤过,滤液备用;三七粉碎成粗粉,用 75%乙醇回流提取三次,合并提取液,滤过,滤液回收乙醇,备用;药渣加水煎煮三次,合并煎液,滤过,滤液浓缩至适量,加乙醇,静置,滤过,滤液与上述麦冬、北沙参的滤液合并,回收乙醇,药液备用;赤芍加水煎煮三次,合并煎液,滤过,滤液浓缩至适量,用 1%氢氧化钠溶液调节 pH值,加明胶溶液适量;使沉淀完全,滤过,滤液浓缩至适量,加乙醇,静置,滤过,滤液再加乙醇,静置,滤过,滤液回收乙醇,浓缩至适量,与上述各备用药液合并,冷藏 24 小时,滤过,滤液加入附加剂适量,灌装,■灭菌,■[修订]即得。

【性状】 本品为红棕色的澄清液体;气微香,味甜、微苦。

【鉴别】 取本品 5ml,用水饱和的正丁醇振摇提取 3 次(20ml,10ml,10ml),合并正丁醇液,用正丁醇饱和的水洗涤 2 次,每次 10ml,正丁醇液蒸干,残渣加乙醇 10ml 使溶解,作为供试品溶液。另取三七皂苷 R$_1$ 对照品,加甲醇制成每 1ml

含 1mg 的溶液,作为对照品溶液。照薄层色谱法(通则 0502)试验,吸取上述两种溶液各 5μl,分别点于同一硅胶 G 薄层板上,以三氯甲烷-甲醇-水(13:7:2)5~10℃ 放置的下层溶液为展开剂,展开,取出,晾干,喷以 10% 硫酸乙醇溶液,在 105℃ 加热至斑点显色清晰。供试品色谱中,在与对照品色谱相应的位置上,显相同颜色的斑点。

【检查】 **相对密度** 应不低于 1.06(通则 0601)。

pH 值 应为 5.0~7.0(通则 0631)。

其他 应符合合剂项下有关的各项规定(通则 0181)。

【含量测定】 照高效液相色谱法(通则 0512)测定。

色谱条件与系统适用性试验 以十八烷基硅烷键合硅胶为填充剂;以甲醇-水-冰醋酸(25:75:0.2)为流动相;检测波长为 235nm。理论板数按芍药苷峰计算应不低于 3600。

对照品溶液的制备 取芍药苷对照品适量,精密称定,加 50% 甲醇制成每 1ml 含 20μg 的溶液,即得。

供试品溶液的制备 精密量取本品 10ml,置 25ml 量瓶中,加甲醇至刻度,摇匀,静置 1 小时以上,取上清液,滤过,精密量取续滤液 2ml,加在中性氧化铝柱(100~200 目,2g,内径为 1cm,用水 10ml 预洗)上,以水 25ml 洗脱,收集洗脱液至 25ml 量瓶中,加水至刻度,摇匀,滤过,取续滤液,即得。

测定法 分别精密吸取对照品溶液 10μl 与供试品溶液 20μl,注入液相色谱仪,测定,即得。

本品每 1ml 含赤芍以芍药苷($C_{23}H_{28}O_{11}$)计,不得少于 0.4mg。

【功能与主治】 滋养心阴,活血止痛。用于阴虚血瘀所致的胸痹,症见胸闷胸痛、心悸怔忡、五心烦热、夜眠不安、舌红少苔;冠心病心绞痛见上述证候者。

【用法与用量】 口服。一次 10ml,一日 3 次。

【规格】 每支装 10ml

【贮藏】 密封。

豨 莶 通 栓 丸

Xixian Tongshuan Wan

【处方】 豨莶草(蜜酒炙)400g　　胆南星 160g
清半夏 160g　　　　　　酒当归 160g
天麻 120g　　　　　　　秦艽 120g
川芎 120g　　　　　　　三七 120g
桃仁 80g　　　　　　　水蛭 120g
红花 120g　　　　　　　冰片 8g
人工麝香 8g

【制法】 以上十三味,除人工麝香、冰片外,其余豨莶草(蜜酒炙)等十一味粉碎成细粉;人工麝香、冰片分别研细,过筛,与其他十一味混匀。每 100g 粉末加炼蜜 90~110g 制成大蜜丸,即得。

【性状】 本品为棕黑色的大蜜丸;气芳香,味微苦。

【鉴别】 (1)取本品,置显微镜下观察,头状大腺毛头部类圆形或半圆形,由数十个至百余个细胞组成(蜜酒炙豨莶草)。薄壁细胞纺锤形,壁略厚,有极微细的斜向交错纹理(酒当归)。花粉粒黄色或橙黄色,外壁有较密的刺状突起,并具三个萌发孔(红花)。

(2)取本品 1 丸,剪碎,加水 5ml 浸润,再加乙醚 50ml,超声处理 30 分钟,滤过,滤液挥至 1ml,作为供试品溶液。另取当归对照药材、川芎对照药材各 0.5g,加乙醚 20ml,同法制成对照药材溶液。照薄层色谱法(通则 0502)试验,吸取上述供试品溶液 10μl、对照药材溶液各 5μl,分别点于同一硅胶 G 薄层板上,以正己烷-乙酸乙酯(4:1)为展开剂,展开,取出,晾干,在置紫外光(365nm)下检视。供试品色谱中,在与对照药材色谱相应的位置上,显相同颜色的荧光斑点。

(3)取本品 1 丸,剪碎,加浓氨试液 5ml 浸润,三氯甲烷 50ml,密塞,摇匀,放置过夜,超声处理 15 分钟,滤过,滤液回收溶剂至干,残渣加甲醇 1ml 使溶解,作为供试品溶液。另取秦艽对照药材 1g,加浓氨试液 1ml 浸润,再加三氯甲烷 20ml,同法制成对照药材溶液。照薄层色谱法(通则 0502)试验,吸取上述两种溶液各 10μl,分别点于同一硅胶 G 薄层板上,以乙醚-丙酮(5:1)为展开剂,展开,取出,晾干,在紫外光(365nm)下检视。供试品色谱中,在与对照药材色谱相应的位置上,显相同颜色的斑点。

(4)取三七对照药材 0.5g,按〔含量测定〕项下供试品溶液制备,同法制成对照药材溶液。另取人参皂苷 Rg_1 对照品、人参皂苷 Rb_1 对照品及三七皂苷 R_1 对照品,加甲醇制成每 1ml 各含 1mg 的混合溶液,作为对照品溶液。照薄层色谱法(通则 0502)试验,吸取〔含量测定〕项下的供试品溶液及上述两种溶液各 10μl,分别点于同一硅胶 G 薄层板上,以乙酸乙酯-正丁醇-水(1:4:5)的上层溶液为展开剂,展开,取出,晾干,喷以 10% 硫酸乙醇溶液,在 105℃ 加热至斑点显色清晰,在日光下检视。供试品色谱中,在与对照药材色谱和对照品色谱相应的位置上,显相同颜色的斑点。

(5)取桃仁对照药材 1g,加乙醚 20ml,超声处理 15 分钟,滤过,滤液作为对照药材溶液。再取冰片对照品,加乙醚制成每 1ml 含 1mg 的溶液,作为对照品溶液。照薄层色谱法(通则 0502)试验,吸取〔鉴别〕(2)项下的供试品溶液及上述对照药材及对照品溶液各 2μl,分别点于同一硅胶 G 薄层板上,以石油醚(60~90℃)-乙酸乙酯(15:2)为展开剂,展开,取出,晾干,喷以 5% 香草醛硫酸溶液,在 105℃ 加热至斑点显色清晰,在日光下检视。供试品色谱中,在与对照药材色谱和对照品相应的位置上,显相同颜色的斑点。

(6)取本品 1 丸,剪碎,加水 5ml 浸润,再加乙醚 50ml,振荡 30 分钟,滤过,滤液回收溶剂至干,残渣加无水乙醇 2ml 使溶解,作为供试品溶液。另取麝香酮对照品,加无水乙醇制成每 1ml 含 80μg 的溶液,作为对照品溶液。照气相色谱法(通则 0521)试验,以硝基对苯二酸改性的聚乙二醇(DB-FFAP)

（柱长为 30m、柱内径 0.32mm、涂膜厚度为 0.25μm）为色谱柱，柱温为 200℃。分别吸取对照品溶液、供试品溶液各 1μl，注入气相色谱仪。供试品色谱中应呈现与对照品色谱峰保留时间相对应的色谱峰。

【检查】 应符合丸剂项下有关的各项规定（通则 0108）。

【含量测定】 照高效液相色谱法（通则 0512）测定。

色谱条件与系统适用性试验 以十八烷基硅烷键合硅胶为填充剂；以乙腈为流动相 A，以水为流动相 B，按下表中的规定进行梯度洗脱；检测波长为 203nm。理论板数按三七皂苷 R_1 峰计算应不低于 10 000。

时间（分钟）	流动相A（%）	流动相B（%）
0～12	19	81
12～60	19→36	81→64

对照品溶液的制备 取人参皂苷 Rg_1 对照品、人参皂苷 Rb_1 对照品和三七皂苷 R_1 对照品适量，精密称定，加甲醇制成每 1ml 含人参皂苷 Rg_1 0.4mg、人参皂苷 Rb_1 0.4mg、三七皂苷 R_1 0.1mg 的混合溶液，即得。

供试品溶液的制备 取重量差异项下的本品，剪碎，取约 5.4g，精密称定，置具塞锥形瓶中，精密加入 70%乙醇 100ml，称定重量，超声处理（功率 250W，频率 50kHz）30 分钟，放置过夜，再超声处理（功率 250W，频率 50kHz）30 分钟，放冷，再称定重量，用 70%乙醇补足减失的重量，摇匀，滤过，精密量取续滤液 75ml，蒸干，残渣加水 30ml 使溶解，用乙醚振摇提取 2 次，每次 15ml，弃去乙醚液，再用水饱和的正丁醇振摇提取 3 次（40ml、30ml、20ml），合并正丁醇提取液，用正丁醇饱和的氨试液 50ml 洗涤，正丁醇液回收溶剂至干，残渣加甲醇溶解并转移至 10ml 量瓶中，加甲醇至刻度，摇匀，滤过，取续滤液，即得。

测定法 分别精密吸取对照品溶液与供试品溶液各 10μl，注入液相色谱仪，测定，即得。

本品每丸含三七以人参皂苷 Rg_1（$C_{42}H_{72}O_{14}$）、人参皂苷 Rb_1（$C_{54}H_{92}O_{23}$）和三七皂苷 R_1（$C_{47}H_{80}O_{18}$）的总量计，不得少于 11.0mg。

【功能与主治】 活血化瘀，祛风化痰，舒筋活络，醒脑开窍。用于缺血性中风风痰痹阻脉络引起的中经络，症见半身不遂、偏身麻木、口舌歪斜、语言謇涩。

【用法与用量】 口服。一次 1 丸，一日 3 次。

【注意】 服用本品后，极个别病例可能出现嗜睡，面部发热，头痛等症状，继续用药可逐渐消失。孕妇及出血性中风（脑溢血）急性期禁用。

【规格】 每丸重 9g

【贮藏】 密封，置干燥处。

注：豨莶草（蜜酒炙）　■取净豨莶草，加蜂蜜、黄酒拌匀，蒸透，晾干。每 100kg，用蜂蜜、黄酒各 12.5kg。■[订正]

豨 桐 胶 囊
Xitong Jiaonang

【处方】 豨莶草 790g　　　臭梧桐叶 1580g

【制法】 以上二味，加水煎煮二次，每次 2 小时，合并煎液，滤过，浓缩成稠膏，干燥，粉碎，或加入淀粉适量，装入胶囊，制成 1000 粒，即得。

【性状】 本品为硬胶囊，内容物为深棕色的细小颗粒；气微，味苦。

【鉴别】 （1）取本品内容物 0.5g，研细，加甲醇 25ml，超声处理 30 分钟，放冷，滤过，滤液蒸干，残渣加水 20ml 使溶解，用乙酸乙酯振摇提取 2 次，每次 20ml，合并乙酸乙酯液，用 5%碳酸钠溶液振摇提取 2 次，每次 20ml，合并碱液，用盐酸调节 pH 值至 2～3，用乙醚振摇提取 2 次，每次 20ml，合并乙醚液，蒸干，残渣加甲醇 1ml 使溶解，作为供试品溶液。另取臭梧桐叶对照药材 1g，加水煎煮 15 分钟，放冷，滤过，滤液浓缩至约 20ml，自"用乙酸乙酯振摇提取 2 次"起，同法制成对照药材溶液。照薄层色谱法（通则 0502）试验，吸取上述两种溶液各 5～10μl，分别点于同一硅胶 G 薄层板上，以甲苯-乙酸乙酯-甲酸（5：2：1）为展开剂，展开，取出，晾干，喷以 5%三氯化铝乙醇溶液，105℃加热至斑点显色清晰，置紫外光灯（365nm）下检视。供试品色谱中，在与对照药材色谱相应的位置上，显相同颜色的荧光主斑点。

（2）取本品内容物，照〔含量测定〕项下的方法试验。供试品色谱中应呈现与奇壬醇对照品色谱峰保留时间相同的色谱峰。

【检查】 应符合胶囊剂项下有关的各项规定（通则 0103）。

【含量测定】 照高效液相色谱法（通则 0512）测定。

色谱条件与系统适用性试验 以十八烷基硅烷键合硅胶为填充剂；以■乙腈-水-冰醋酸■[订正]（25：75：0.1）为流动相；检测波长为 215nm。理论板数按奇壬醇峰计算应不低于 3000。

对照品溶液的制备 取奇壬醇对照品适量，精密称定，加甲醇制成每 1ml 含 0.1mg 的溶液，即得。

供试品溶液的制备 取装量差异项下的本品内容物，研细，取 0.5g，精密称定，置索氏提取器中，加乙醇适量，加热回流 3 小时，放冷，提取液回收乙醇至干，残渣加水 25ml 微热使溶解，用水饱和的正丁醇振摇提取 3 次，每次 25ml，合并正丁醇提取液，用正丁醇饱和的氨试液洗涤 2 次，每次 30ml，正丁醇液回收溶剂至干，残渣加甲醇溶解，移至 5ml 量瓶中，加甲醇至刻度，摇匀，滤过，取续滤液，即得。

测定法 分别精密吸取对照品溶液与供试品溶液各 20μl，注入液相色谱仪，测定，即得。

本品每粒含豨莶草以奇壬醇($C_{20}H_{34}O_4$)计,不得少于0.18mg。

【功能与主治】 清热祛湿,散风止痛。用于风湿热痹,症见关节红肿热痛;风湿性关节炎见上述证候者。

【用法与用量】 口服。一次2~3粒,一日3次。

【注意】 寒湿痹病者慎用;忌食辛辣油腻食物。

【规格】 (1)每粒装0.25g (2)每粒装0.4g

【贮藏】 密封。

鼻 炎 康 片
Biyankang Pian

【处方】 广藿香　　　　　苍耳子
鹅不食草　　　　麻黄
野菊花　　　　　当归
黄芩　　　　　　猪胆粉
薄荷油　　　　　马来酸氯苯那敏

【制法】 以上十味,广藿香、苍耳子、鹅不食草、麻黄、野菊花加水煎煮二次,煎液滤过,滤液合并,浓缩至适量,干燥成干膏粉,备用;当归加60%乙醇,加热回流提取二次,滤过,滤液回收乙醇并浓缩至适量,加入辅料适量,干燥成干膏粉,备用;黄芩加水煎煮二次,煎液滤过,滤液合并,浓缩至适量,干燥成干膏粉,备用。取上述各干膏粉,加入猪胆粉、马来酸氯苯那敏及适量的辅料,混匀,制成颗粒,加入薄荷油,混匀,压制成1000片,包薄膜衣,即得。

【性状】 本品为薄膜衣片,除去包衣后显浅褐色至棕褐色;味微甘而苦涩,有凉感。

【鉴别】 (1)取本品6片,研细,加浓氨试液0.5ml、三氯甲烷30ml,超声处理15分钟,放冷,滤过,滤液蒸干,残渣加甲醇1ml使溶解,滤过,滤液作为供试品溶液。另取盐酸麻黄碱对照品,加甲醇制成每1ml含1mg的溶液,作为对照品溶液。照薄层色谱法(通则0502)试验,吸取上述两种溶液各4μl,分别点于同一硅胶G薄层板上,以正丁醇-冰醋酸-水(8∶2∶1)为展开剂,展开,取出,晾干,喷以茚三酮试液,在105℃加热至斑点显色清晰。供试品色谱中,在与对照品色谱相应的位置上,显相同颜色的斑点。

(2)取本品5片,研细,加甲醇10ml,超声处理15分钟,放冷,滤过,滤液作为供试品溶液。另取野菊花对照药材0.2g,加甲醇10ml,同法制成对照药材溶液。再取蒙花苷对照品,加甲醇制成每1ml含0.2mg的溶液,作为对照品溶液。照薄层色谱法(通则0502)试验,吸取上述三种溶液各2~4μl,分别点于同一聚酰胺薄膜上,以乙酸乙酯-丁酮-三氯甲烷-甲酸-水(15∶15∶6∶4∶1)为展开剂,展开,取出,晾干,喷以三氯化铝试液,热风吹干,置紫外光灯(365nm)下检视。供试品色谱中,在与对照药材色谱和对照品色谱相应的位置上,显相同颜色的荧光斑点。

(3)取本品6片,研细,加乙醇5ml,超声处理15分钟,放冷,滤过,滤液作为供试品溶液。另取当归对照药材0.5g,同法制成对照药材溶液。再取马来酸氯苯那敏对照品,加乙醇制成每1ml含1mg的溶液,作为对照品溶液。照薄层色谱法(通则0502)试验,吸取上述三种溶液各2~5μl,分别点于同一硅胶G薄层板上,以石油醚(60~90℃)-乙酸乙酯(12∶1)为展开剂,展开,取出,晾干,置紫外光灯(365nm)下检视,供试品色谱中,在与对照药材色谱相应的位置上,显相同颜色的荧光斑点。再以乙酸乙酯-甲醇(16∶1)为展开剂,置用氨蒸气饱和的展开缸内,展开,取出,晾干。再喷以稀碘化铋钾试液,日光下检视。供试品色谱中,在与对照品色谱相应的位置上,显相同颜色的斑点。

(4)取黄芩对照药材0.5g,加甲醇5ml,超声处理15分钟,放冷,滤过,滤液作为对照药材溶液。再取黄芩苷对照品,加甲醇制成每1ml含1mg的溶液,作为对照品溶液。照薄层色谱法(通则0502)试验,吸取〔鉴别〕■(2)■[订正]项下的供试品溶液及上述两种溶液各2~4μl,分别点于同一聚酰胺薄膜上,以醋酸为展开剂,展开,取出,晾干,喷以2%的三氯化铁乙醇溶液。供试品色谱中,在与对照药材色谱和对照品色谱相应的位置上,显相同颜色的斑点。

(5)取本品5片,研细,加乙醇30ml,超声处理15分钟,放冷,滤过,滤液蒸干,残渣加10%氢氧化钠溶液5ml,于120℃加热4小时,放冷,滴加盐酸调节pH值至2~3,用石油醚(30~60℃)洗涤2次,每次20ml,弃去石油醚液,用乙酸乙酯振摇提取2次,每次20ml,合并乙酸乙酯液,用水洗涤2次,每次20ml,弃去水液,乙酸乙酯液蒸干,残渣加乙醇5ml使溶解,作为供试品溶液。另取猪去氧胆酸对照品,加乙醇制成每1ml含1mg的溶液,作为对照品溶液。照薄层色谱法(通则0502)试验,吸取上述两种溶液各2~4μl,分别点于同一硅胶G薄层板上,以新鲜配制的异辛烷-乙醚-正丁醇-冰醋酸-水(10∶5∶3∶5∶1)的上层溶液为展开剂,展开,取出,晾干,喷以10%硫酸乙醇溶液,在105℃加热至斑点显色清晰。供试品色谱中,在与对照品色谱相应的位置上,显相同颜色的斑点。

【检查】 应符合片剂项下有关的各项规定(通则0101)。

【含量测定】 黄芩 照高效液相色谱法(通则0512)测定。

色谱条件与系统适用性试验 以十八烷基硅烷键合硅胶为填充剂;以甲醇-0.4%磷酸溶液(45∶55)为流动相;检测波长为280nm。理论板数按黄芩苷计算应不低于2000。

对照品溶液的制备 取黄芩苷对照品适量,精密称定,加70%乙醇制成每1ml含30μg的溶液,即得。

供试品溶液的制备 取本品10片,精密称定,研细,取约0.2g,精密称定,置具塞锥形瓶中,精密加入70%乙醇100ml,密塞,称定重量,超声处理(功率250W,频率40kHz)30分钟,放冷,再称定重量,用70%乙醇补足减失的重量,摇匀,滤过,取续滤液,即得。

测定法 分别精密吸取对照品溶液与供试品溶液各 $10\mu l$,注入液相色谱仪,测定,即得。

本品每片含黄芩以黄芩苷($C_{21}H_{18}O_{11}$)计,不得少于 $3.9mg$。

马来酸氯苯那敏 照高效液相色谱法(通则0512)测定。

色谱条件与系统适用性试验 以十八烷基硅烷键合硅胶为填充剂;以甲醇-0.05mol/L磷酸二氢钾溶液(含1%三乙胺和0.005mol/L庚烷磺酸钠,用磷酸调节pH值至3.0)(60:40)为流动相;检测波长为264nm。理论板数按马来酸氯苯那敏峰计算应不低于2000。

对照品溶液的制备 取马来酸氯苯那敏对照品适量,精密称定,加甲醇制成每1ml含1.3mg的溶液,精密吸取1ml,置25ml量瓶中,用流动相稀释至刻度,摇匀,即得(每1ml中含马来酸氯苯那敏$52\mu g$)。

供试品溶液的制备 取本品10片,精密称定,研细,取约1g,精密称定,置50ml量瓶中,加甲醇15ml,超声处理(功率250W,频率40kHz)10分钟,加三氯甲烷30ml,摇匀,再超声处理(功率250W,频率40kHz)5分钟,放冷,加三氯甲烷至刻度,摇匀,滤过,精密吸取续滤液25ml,蒸干,残渣用5%氢氧化钠溶液10ml(必要时置水浴上加热)使溶解,置分液漏斗中,蒸发皿用水10ml洗涤,洗液并入分液漏斗中,加40%氢氧化钠溶液8ml,摇匀,用石油醚(30~60℃)振摇提取4次(50ml、40ml、40ml、40ml),合并提取液,加10%盐酸乙醇溶液4ml,蒸干,残渣用甲醇5ml(必要时置水浴上加热)使溶解,转移至25ml量瓶中,蒸发皿用适量流动相(必要时置水浴上加热)洗涤,洗涤液并于量瓶中,放冷,加流动相至刻度,摇匀,滤过,取续滤液,即得。

测定法 分别精密吸取对照品溶液与供试品溶液各 $10\mu l$,注入液相色谱仪,测定,即得。

本品每片含马来酸氯苯那敏($C_{16}H_{19}ClN_2 \cdot C_4H_4O_4$)应为标示量的80.0%~120.0%。

【功能与主治】 清热解毒,宣肺通窍,消肿止痛。用于风邪蕴肺所致的急、慢性鼻炎,过敏性鼻炎。

【用法与用量】 口服。一次4片,一日3次。

【注意】 孕妇及高血压患者慎用,用药期间不宜驾驶车辆、管理机器及高空作业等。忌食辛辣食物;不宜过量、久服。

【规格】 每片重0.37g(含马来酸氯苯那敏1mg)

【贮藏】 密封。

鲜益母草胶囊
Xian Yimucao Jiaonang

【处方】 鲜益母草

【制法】 鲜益母草匀浆,离心,滤过,滤液减压浓缩至适

量,干燥,加糊精适量,制粒,干燥,加入硬脂酸镁适量,混匀,装入胶囊,制成1000粒,即得。

【性状】 本品为硬胶囊,内容物为■浅绿色至绿色■[修订]的颗粒和粉末;气微,味苦。

【鉴别】 ■取本品,照〔含量测定〕项下的方法试验,供试品色谱中应呈现与对照品保留时间相同的色谱峰。■[修订]

【检查】 应符合胶囊剂项下有关的各项规定(通则0103)。

【含量测定】 ■照高效液相色谱法(通则0512)测定。

色谱条件与系统适用性试验 以丙基酰胺键合硅胶为填充剂;以乙腈-0.2%醋酸溶液(80:20)为流动相;蒸发光散射检测器检测。理论板数按盐酸水苏碱峰计算应不低于6000。

对照品溶液的制备 取盐酸水苏碱对照品适量,精密称定,加70%乙醇制成每1ml含0.5mg的溶液,即得。

供试品溶液的制备 取装量差异项下的本品内容物,研细,取约0.2g,精密称定,置25ml量瓶中,加入70%乙醇适量,超声处理(功率400W,频率50kHz)30分钟,放冷,加70%乙醇至刻度,摇匀,滤过,取续滤液,即得。

测定法 分别精密吸取对照品溶液 $5\mu l$、$10\mu l$,供试品溶液 $10\sim20\mu l$,注入液相色谱仪,测定,以外标两点法对数方程计算,即得。

本品每粒含鲜益母草以盐酸水苏碱($C_7H_{13}NO_2 \cdot HCl$)计,不得少于8.4mg。■[修订]

【功能与主治】 活血调经。用于血瘀所致的月经不调、产后恶露不绝,症见经水量少、淋漓不净、产后出血时间过长;产后子宫复旧不全见上述证候者。

【用法与用量】 口服。一次2~4粒,一日3次。

【注意】 孕妇禁用。

【规格】 每粒装0.4g

【贮藏】 密封。

癃 闭 舒 胶 囊
Longbishu Jiaonang

【处方】 补骨脂　　　　益母草
　　　　 金钱草　　　　海金沙
　　　　 琥珀　　　　　山慈菇

【制法】 以上六味,琥珀粉碎成细粉,其余补骨脂等五味加水煎煮二次,滤过,合并滤液并减压浓缩成清膏,喷雾干燥,与琥珀细粉及适量淀粉混合均匀,装入胶囊,制成■1000粒〔规格(1)〕或667粒〔规格(2)〕,■[修订]即得。

【性状】 本品为硬胶囊,内容物为棕黄色至棕色的粉末;味微苦。

【鉴别】 (1)取本品内容物1.5g,加乙酸乙酯30ml,加

热回流 1 小时,放冷,滤过,滤液蒸干,残渣加乙酸乙酯 1ml 使溶解,作为供试品溶液。另取补骨脂素对照品、异补骨脂素对照品,加乙酸乙酯制成每 1ml 各含 2mg 的混合溶液,作为对照品溶液。照薄层色谱法(通则 0502)试验,吸取上述两种溶液各 4～8μl,分别点于同一硅胶 G 薄层板上,以正己烷-乙酸乙酯(8:2)为展开剂,展开,取出,晾干,喷以 1% 氢氧化钠乙醇溶液,置紫外光灯(365nm)下检视。供试品色谱中,在与对照品色谱相应的位置上,显相同颜色的荧光斑点。

(2)取本品内容物 2g,加乙醇 30ml,超声处理 20 分钟,滤过,滤液浓缩至约 5ml,加在活性炭-中性氧化铝柱(活性炭 60～80 目,0.6g;中性氧化铝 100～200 目,2g;混匀,装柱,内径为 1cm)上,用 80% 乙醇 30ml 洗脱,收集洗脱液,蒸干,残渣加盐酸溶液(6→1000)10ml 使溶解,滤过,滤液置水浴上蒸至近干,残渣加乙醇 1ml,轻摇,取上清液作为供试品溶液。另取盐酸水苏碱对照品,加乙醇制成每 1ml 含 3mg 的溶液,作为对照品溶液。照薄层色谱法(通则 0502)试验,吸取上述两种溶液各 5μl,分别点于同一硅胶 G 薄层板上,以正丁醇-乙酸乙酯-盐酸(8:1:3)为展开剂,展开,取出,晾干,喷以稀碘化铋钾试液,放置 2 小时后检视。供试品色谱中,在与对照品色谱相应的位置上,显相同颜色的斑点。

【检查】 应符合胶囊剂项下有关的各项规定(通则 0103)。

【含量测定】 照高效液相色谱法(通则 0512)测定。

色谱条件与系统适用性试验 以十八烷基硅烷键合硅胶为填充剂;以乙腈-水(35:65)为流动相;检测波长为 246nm。理论板数按补骨脂素峰计算应不低于 7000。

对照品溶液的制备 分别取补骨脂素对照品、异补骨脂素对照品适量,精密称定,加甲醇制成每 1ml 各含 10μg 的混合溶液,即得。

供试品溶液的制备 取装量差异项下的本品内容物,研细,取约 0.3g,精密称定,置具塞锥形瓶中,精密加入甲醇 25ml,密塞,称定重量,超声处理(功率 250W,频率 50kHz)30 分钟,放冷,再称定重量,用甲醇补足减失的重量,摇匀,滤过,精密量取续滤液 5ml,置 25ml 量瓶中,加 65% 甲醇至刻度,摇匀,滤过,取续滤液,即得。

测定法 ■分别■[删除]精密吸取对照品溶液与供试品溶液各 10μl,注入液相色谱仪,测定,即得。

本品每粒含补骨脂以补骨脂素($C_{11}H_6O_3$)和异补骨脂素($C_{11}H_6O_3$)的总量计,■规格(1)不得少于 1.2mg;规格(2)不得少于 1.8mg。■[修订]

【功能与主治】 益肾活血,清热通淋。用于肾气不足、湿热瘀阻所致的癃闭,症见腰膝酸软、尿频、尿急、尿痛、尿线细,伴小腹拘急疼痛;前列腺增生症见上述证候者。

【用法与用量】 口服。一次 3 粒■〔规格(1)或一次 2 粒〔规格(2)〕■[增订],一日 2 次。

【规格】 ■(1)每粒装 0.3g   (2)每粒装 0.45g■[修订]

【贮藏】 密封。

藿 胆 片
Huodan Pian

【处方】 广藿香叶提取物 62.5g   猪胆粉 93.75g

【制法】 以上二味,加淀粉、糊精各 20g,制成颗粒,于 50～55℃ 干燥,加硬脂酸镁适量,混匀,压制成 1000 片,包糖衣,即得。

【性状】 本品为糖衣片;除去糖衣后显淡褐色;具有引湿性,气芳香,味苦。

【鉴别】 (1)取本品 10 片,研细,加乙醚 30ml,振摇,放置过夜,滤过,滤液挥去乙醚,残渣加乙酸乙酯 1ml 使溶解,作为供试品溶液。另取百秋李醇对照品,加乙酸乙酯制成每 1ml 含 1mg 的溶液,作为对照品溶液。照薄层色谱法(通则 0502)试验,吸取上述两种溶液各 5μl,分别点于同一硅胶 G 薄层板上,以石油醚(30～60℃)-乙酸乙酯-冰醋酸(95:5:0.2)为展开剂,展开,取出,晾干,喷以 5% 三氯化铁乙醇溶液,加热至斑点显色清晰。供试品色谱中,在与对照品色谱相应的位置上,显相同颜色的斑点。

(2)取〔含量测定〕项下的剩余供试品溶液,蒸干,残渣加甲醇 2ml 使溶解,作为供试品溶液。另取猪去氧胆酸对照品、鹅去氧胆酸对照品,加无水乙醇制成每 1ml 各含 1mg 的混合溶液,作为对照品溶液。照薄层色谱法(通则 0502)试验,吸取上述两种溶液各 2μl,分别点于同一硅胶 G 薄层板上,以异辛烷-乙醚-正丁醇-冰醋酸-水(10:5:3:5:1)的上层溶液(临用配制)为展开剂,展开,取出,晾干,喷以 10% 硫酸乙醇溶液,在 105℃ 加热至斑点显色清晰。供试品色谱中,在与对照品色谱相应的位置上,显相同颜色的斑点;置紫外光灯(365nm)下检视显相同颜色的荧光斑点。

【检查】 应符合片剂项下有关的各项规定(通则 0101)。

【含量测定】 照高效液相色谱法(通则 0512)测定。

色谱条件与系统适用性试验 以十八烷基硅烷键合硅胶为填充剂;以乙腈-0.1% 冰醋酸(50:50)为流动相;用蒸发光散射检测器检测。理论板数按猪去氧胆酸峰计应不低于 7000。

对照品溶液的制备 取猪去氧胆酸和鹅去氧胆酸对照品适量,精密称定,加甲醇制成每 1ml 中含猪去氧胆酸 0.25mg 和鹅去氧胆酸 0.13mg 的溶液,即得。

供试品溶液的制备 取本品 20 片,除去糖衣,精密称定,研细,取约 0.4g,精密称定,置 50ml 锥形瓶中,加 10% 氢氧化钠溶液 10ml,用牛皮纸将瓶口盖上,置立式灭菌锅中,于 120℃、压力 103kPa 加热 4 小时,放冷,离心,上清液移至 100ml 量瓶中,药渣加水 3ml,旋涡震荡洗涤,离心,取上清液再重复洗涤两次,洗液并入量瓶中,用盐酸调节 pH 值至 6～7,用甲醇稀释至刻度,摇匀,滤过,取续滤液,作为供试品溶液。

测定法 精密吸取对照品溶液 5μl、10μl 与供试品溶液 10μl,注入液相色谱仪,测定,以外标两点法对数方程计算,即得。

本品每片含猪胆粉以■猪去氧胆酸($C_{24}H_{40}O_4$)■[订正]和鹅去氧胆酸($C_{24}H_{40}O_4$)的总量计,不得少于 10.0mg。

【功能与主治】 芳香化浊,清热通窍,用于湿浊内蕴、胆经郁火所致的鼻塞、流清涕或浊涕、前额头痛。

【用法与用量】 口服。一次 3～5 片,一日 2～3 次;儿童酌减或饭后服用,遵医嘱。

【规格】 片心重 0.2g

【贮藏】 密封,置阴凉处。

附:广藿香叶提取物质量标准

广藿香叶提取物

〔制法〕 取广藿香叶,粉碎成粗粉,照酊剂项下浸渍法(通则 0120),用 10 倍量乙醇分二次浸渍,第一次加 6 倍量,第二次加 4 倍量,合并浸出液,滤过,滤液减压浓缩至相对密度为 1.25～1.35(50℃),干燥,粉碎,即得。

〔性状〕 本品为淡褐色或褐色的粉末;有广藿香特殊芳香,味苦。

〔鉴别〕 取本品约 0.05g,加乙醇 10ml,振摇使溶解,滤过,滤液用 0.1mol/L 的盐酸溶液调节至酸性,滴加醋酸铜饱和溶液,应有沉淀生成。

〔检查〕 **干燥失重** 取本品,置五氧化二磷干燥器中,于 60℃减压干燥至恒重,减失重量不得过 10.0%(通则 0831)。

二　部

新 增 品 种

注射用门冬氨酸鸟氨酸

Zhusheyong Mendong'ansuan Niao'ansuan

Ornithine Aspartate for Injection

本品为门冬氨酸鸟氨酸的无菌冻干品。按平均装量计算,含门冬氨酸鸟氨酸($C_5H_{12}N_2O_2 \cdot C_4H_7NO_4$)应为标示量的 90.0%～110.0%。

【性状】 本品为白色或类白色的粉末或疏松块状物。

【鉴别】 (1)取本品约 10mg,加水 2ml 使溶解,加茚三酮约 2mg,加热,溶液显蓝紫色。

(2)在有关物质项下记录的色谱图中,供试品溶液两主峰的保留时间应分别与系统适用性溶液中门冬氨酸峰与鸟氨酸峰的保留时间一致。

【检查】 酸度 取本品 0.5g,加水 20ml 溶解后,依法测定(通则 0631),pH 值应为 6.0～7.0。

溶液的澄清度与颜色 取本品 5 瓶,分别加水适量使溶解并稀释制成每 1ml 中含门冬氨酸鸟氨酸 25mg 的溶液,溶液应澄清无色;如显浑浊,与 1 号浊度标准液(通则 0902 第一法)比较,均不得更浓;如显色,与黄色 2 号标准比色液(通则 0901 第一法)比较,均不得更深。

有关物质 取装量差异项下的内容物适量(约相当于门冬氨酸鸟氨酸 0.4g),精密称定,置 100ml 量瓶中,加 0.02mol/L 磷酸二氢钾缓冲液 40ml 使溶解,用乙腈稀释至刻度,摇匀,作为供试品溶液;精密量取适量,用流动相稀释制成每 1ml 中约含门冬氨酸鸟氨酸 8μg 的溶液,作为对照溶液;另精密称取马来酸、富马酸、精氨酸、3-氨基-2-哌啶酮(杂质Ⅰ)与门冬氨酸缩合物(杂质Ⅱ)对照品各适量,分别加流动相溶解并定量稀释制成每 1ml 中约含 4μg 的溶液,作为各杂质对照品溶液。照门冬氨酸鸟氨酸有关物质项下的方法测定。供试品溶液的色谱图中如有与上述各杂质对照品溶液主峰保留时间相同的色谱峰,按外标法以峰面积分别计算各已知杂质的含量,含马来酸、富马酸和精氨酸均不得过标示量的 0.1%,含杂质Ⅰ不得过标示量的 0.4%,含杂质Ⅱ不得过标示量的 0.15%;其他单个杂质峰面积均不得大于对照溶液两主峰面积之和(0.2%);杂质总量不得过标示量的 1.0%。

干燥失重 取本品,在 120℃干燥至恒重,减失重量不得过 5.0%(通则 0831)。

细菌内毒素 取本品,依法检查(通则 1143),每 1mg 门冬氨酸鸟氨酸中含内毒素的量应小于 0.03EU。

无菌 取本品,加灭菌注射用水溶解,用薄膜过滤法处理后,依法检查(通则 1101),应符合规定。

其他 应符合注射剂项下有关的各项规定(通则 0102)。

【含量测定】 取装量差异项下的内容物,混合均匀,精密称取适量(约相当于门冬氨酸鸟氨酸 70mg),加无水甲酸 5ml 与冰醋酸 50ml 溶解后,照电位滴定法(通则 0701),用高氯酸滴定液(0.1mol/L)滴定,并将滴定的结果用空白试验校正。每 1ml 的高氯酸滴定液(0.1mol/L)相当于 8.84mg 的 $C_5H_{12}N_2O_2 \cdot C_4H_7NO_4$。

【类别】 同门冬氨酸鸟氨酸。

【规格】 (1)0.5g (2)2.5g

【贮藏】 遮光,密闭,在干燥处保存。

扎 来 普 隆

Zhalaipulong

Zaleplon

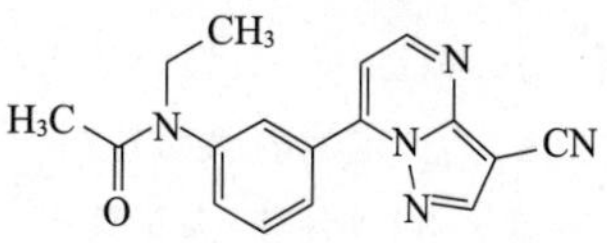

$C_{17}H_{15}N_5O$ 305.33

本品为 N-[3-(3-氰基吡唑并[1,5-a]嘧啶-7-基)苯基]-N-乙基乙酰胺。按干燥品计算,含 $C_{17}H_{15}N_5O$ 应为 98.0%～102.0%。

【性状】 本品为白色或类白色结晶性粉末;无臭。

本品在二氯甲烷中易溶,在甲醇、乙醇或丙酮中略溶,在水中几乎不溶;在 0.1mol/L 盐酸溶液或 0.1mol/L 氢氧化钠溶液中几乎不溶。

熔点 本品的熔点(通则 0612)为 185～188℃。

【鉴别】 (1)取本品,加乙醇溶解并稀释制成每 1ml 中约含 1mg 的溶液,置紫外光灯(365nm)下,应显黄绿色荧光。

(2)在含量测定项下记录的色谱图中,供试品溶液主峰的保留时间应与对照品溶液主峰的保留时间一致。

(3)本品的红外光吸收图谱应与对照品的图谱一致(通则 0402)。

【检查】 溶液的澄清度与颜色 取本品 0.1g,加甲醇 10ml,振摇使溶解,溶液应澄清无色;如显浑浊,与 1 号浊度标准液(通则 0902)比较,不得更浓;如显色,与黄色 2 号标准比色液(通则 0901 第一法)比较,不得更深。

卤化物 取本品 2.5g,加水 30ml,加热煮沸,放冷,滤过,滤液置 50ml 量瓶中,用水洗涤沉淀,洗液并入量瓶中,用水稀释至刻度,摇匀,取 10ml,依法检查(通则 0801),与标准氯化钠溶液 5.0ml 制成的对照液比较,不得更浓(0.01%)。

有关物质 取本品适量,加乙腈-水(50:50)溶解并稀释制成每 1ml 中约含 0.3mg 的溶液,作为供试品溶液;精密量取供试品溶液适量,用乙腈-水(50:50)稀释制成每 1ml 中约含 1.5μg 的溶液,作为对照溶液;精密量取对照溶液适量,用乙腈-水(50∶50)稀释制成每 1ml 中约含 0.15μg 的溶液,作为灵敏度溶液。照含量测定项下的色谱条件,取灵敏度溶液 10μl 注入液相色谱仪,主成分峰高的信噪比应大于 10。精密量取供试品溶液与对照溶液各 10μl,分别注入液相色谱仪,记录色谱图至主成分峰保留时间的 3 倍。供试品溶液色谱图中如有杂质峰,单个杂质峰面积不得大于对照溶液主峰面积的 0.3 倍(0.15%),各杂质峰面积的和不得大于对照溶液主峰面积(0.5%)。供试品溶液色谱图中小于灵敏度溶液主峰面积的色谱峰忽略不计(0.05%)。

残留溶剂 取本品约 0.5g,精密称定,置顶空瓶中,精密加入二甲基亚砜 5ml,振摇使溶解,密封,作为供试品溶液;另精密称取甲醇、乙醇、丙酮、二氯甲烷、正己烷、乙酸乙酯、甲苯与 N,N-二甲基甲酰胺各适量,加二甲基亚砜溶解并定量稀释制成每 1ml 中分别约含甲醇 300μg、乙醇 500μg、丙酮 500μg、二氯甲烷 60μg、正己烷 29μg、乙酸乙酯 500μg、甲苯 89μg 与 N,N-二甲基甲酰胺 88μg 的混合溶液,精密量取 5ml,置顶空瓶中,密封,作为对照品溶液。照残留溶剂测定法(通则 0861 第二法)测定,以 6%氰丙基苯基-94%二甲基聚硅氧烷(或极性相近)为固定液的毛细管柱为色谱柱;起始温度为 40℃,维持 8 分钟,以每分钟 8℃的速率升温至 120℃,维持 5 分钟,再以每分钟 30℃的速率升温至 210℃,维持 2 分钟;进样口温度为 200℃;采用氢火焰离子化检测器,温度为 250℃;顶空瓶平衡温度为 95℃,平衡时间为 30 分钟。取对照品溶液顶空进样,各成分峰之间的分离度均应符合要求。再取供试品溶液与对照品溶液分别顶空进样,记录色谱图。按外标法以峰面积计算,甲醇、乙醇、丙酮、二氯甲烷、正己烷、乙酸乙酯、甲苯与 N,N-二甲基甲酰胺的残留量均应符合规定。

干燥失重 取本品,在 105℃干燥至恒重,减失重量不得过 0.5%(通则 0831)。

炽灼残渣 取本品,依法检查(通则 0841),遗留残渣不得过 0.1%。

重金属 取炽灼残渣项下遗留的残渣,依法检查(通则 0821 第二法),含重金属不得过百万分之十。

【含量测定】 照高效液相色谱法(通则 0512)测定。

色谱条件与系统适用性试验 用十八烷基硅烷键合硅胶为填充剂;以乙腈-水(35∶65)为流动相;检测波长为 231nm。理论板数按扎来普隆峰计算不低于 3000,扎来普隆峰与相邻杂质峰的分离度应符合要求。

测定法 取本品适量,精密称定,加乙腈-水(50∶50)溶解并定量稀释制成每 1ml 中约含扎来普隆 20μg 的溶液,作为供试品溶液,精密量取 10μl 注入液相色谱仪,记录色谱图;另取扎来普隆对照品适量,同法测定。按外标法以峰面积计算,即得。

【类别】 镇静催眠药。

【贮藏】 遮光,密封保存。

【制剂】 (1)扎来普隆片 (2)扎来普隆胶囊

去氨加压素片
Qu'anjiayasu Pian
Desmopressin Tablets

本品含醋酸去氨加压素以去氨加压素($C_{46}H_{64}N_{14}O_{12}S_2$)计应为标示量的 90.0%～110.0%。

【性状】 本品为白色片。

【鉴别】 在含量测定项下记录的色谱图中,供试品溶液主峰的保留时间应与对照品溶液主峰的保留时间一致。

【检查】 有关物质 照高效液相色谱法(通则 0512)测定,用十八烷基硅烷键合硅胶为填充剂;流动相 A 为磷酸盐溶液(取 0.067mol/L 磷酸氢二钠溶液与 0.067mol/L 磷酸二氢钾溶液等体积混合,调节 pH 值至 7.0),流动相 B 为乙腈,按下表进行梯度洗脱;检测波长为 220nm。取含量测定项下系统适用性溶液 100μl,注入液相色谱仪,杂质Ⅰ、去氨加压素和缩宫素应依次出峰,且各峰之间的分离度均应符合要求。取含量测定项下的细粉适量,加流动相 A 溶解并定量稀释制成每 1ml 中约含去氨加压素 0.0356mg 的溶液,过滤,取续滤液作为供试品溶液;精密量取供试品溶液 1ml,置 100ml 量瓶中,用流动相 A 稀释至刻度,摇匀,作为对照溶液。精密量取对照溶液 1ml,置 10ml 量瓶中,用流动相稀释至刻度,摇匀,作为灵敏度溶液。取灵敏度溶液 100μl 注入液相色谱仪,去氨加压素峰的信噪比应大于 10。再精密量取供试品溶液与对照溶液各 100μl,分别注入液相色谱仪,记录色谱图。供试品溶液的色谱图中如有杂质峰,杂质Ⅰ与单个未知杂质的峰面积均不得大于对照溶液的主峰面积(1.0%),各杂质峰面积的和不得大于对照溶液主峰面积的 2 倍(2.0%)。供试品溶液色谱图中小于灵敏度溶液主峰面积的色谱峰可忽略不计。

时间(分钟)	流动相 A(%)	流动相 B(%)
0	88	12
4	88	12
18	79	21
35	74	26
40	88	12
50	88	12

含量均匀度 取本品 1 片,置适宜量瓶中(0.089mg 规格置 5ml 量瓶中,0.178mg 规格置 10ml 量瓶中),加流动相 A 溶解并稀释至刻度,摇匀,滤过,取续滤液作为供试品溶液;另取醋酸去氨加压素对照品适量,精密称定,加流动相 A 溶解并定量稀释制成每 1ml 中约含醋酸去氨加压素 0.02mg(相当于去氨加压素 0.0178mg)的溶液,作为对照品溶液。照含

量测定项下的色谱条件,精密量取供试品溶液与对照品溶液各 40μl,分别注入液相色谱仪,记录色谱图。按外标法以峰面积计算每片的含量,应符合规定(通则 0941)。

水分 取本品研磨后,取细粉适量,照水分测定法(通则 0832 第一法 1)测定,含水分不得过 7.0%。

其他 应符合片剂项下有关的各项规定(通则 0101)。

【含量测定】 取本品 20 片,精密称定,研细,精密称取适量(约相当于含去氨加压素 0.178mg),置 10ml 量瓶中,加流动相 A 溶解并稀释至刻度,摇匀,滤过,取续滤液作为供试品溶液;另取醋酸去氨加压素对照品适量,精密称定,加流动相 A 溶解并稀释制成每 1ml 中约含去氨加压素 0.0178mg 的溶液,作为对照品溶液。精密量取供试品溶液与对照品溶液各 40μl,注入液相色谱仪,照醋酸去氨加压素含量测定项下的方法测定。按外标法以峰面积计算,即得。

【类别】 同醋酸去氨加压素。

【规格】 按 $C_{46}H_{64}N_{14}O_{12}S_2$ 计 (1)0.089mg (2)0.178mg

【贮藏】 遮光,密封,在 25℃ 以下干燥处保存。

曾用名:醋酸去氨加压素片

注射用去氨加压素
Zhusheyong Qu'anjiayasu
Desmopressin for Injection

本品为醋酸去氨加压素加适量赋形剂制成的无菌冻干品。含醋酸去氨加压素以去氨加压素($C_{46}H_{64}N_{14}O_{12}S_2$)计,应为标示量的 90.0%～110.0%。

【性状】 本品为白色或类白色的疏松状物或粉末。

【鉴别】 在含量测定项下记录的色谱图中,供试品溶液主峰的保留时间应与对照品溶液主峰的保留时间一致。

【检查】 酸度 取本品 5 支,分别加水 1ml 溶解后混匀,依法测定(通则 0631),pH 值应为 3.5～6.0。

溶液的澄清度 取本品 5 支,分别加水 1ml 溶解后混匀,溶液应澄清;如显浑浊,与 1 号浊度标准液(通则 0902 第一法)比较,均不得更浓。

有关物质 照高效液相色谱法(通则 0512)测定,用十八烷基硅烷键合硅胶为填充剂;流动相 A 为磷酸盐溶液(取 0.067mol/L 磷酸氢二钠溶液与 0.067mol/L 磷酸二氢钾溶液等体积混合,调节 pH 值至 7.0),流动相 B 为乙腈,按下表进行梯度洗脱;检测波长为 220nm。取含量测定项下系统适用性溶液 50μl 注入液相色谱仪,记录色谱图,杂质 I 峰、去氨加压素峰和缩宫素峰应依次出峰,且各峰之间的分离度应符合要求。取本品适量,加水制成每 1ml 中约含去氨加压素 7.12μg 的溶液,作为供试品溶液,精密量取供试品溶液 0.5ml,置 100ml 量瓶中,用流动相稀释至刻度,摇匀,作为灵敏度溶液。取灵敏度溶液 100μl 注入液相色谱

仪,去氨加压素峰的信噪比应大于 10。精密量取供试品溶液 100μl 注入液相色谱仪,记录色谱图。供试品溶液色谱图中如有杂质峰,杂质 I 峰和单个未知杂质的峰面积均不得大于总峰面积的 1.0%,各杂质峰面积的和不得大于总峰面积的 2.0%。供试品溶液色谱图中小于灵敏度溶液主峰面积的色谱峰忽略不计。

时间(分钟)	流动相 A(%)	流动相 B(%)
0	88	12
4	88	12
18	79	21
35	74	26
40	88	12
50	88	12

含量均匀度 以含量测定项下测得的每支含量计算,应符合规定(通则 0941)。

水分 取本品,照水分测定法(通则 0832 第一法 2)测定,含水分不得过 3.0%。

细菌内毒素 取本品,依法检查(通则 1143),每 1μg 去氨加压素中含内毒素的量应小于 0.50EU。

无菌 取本品,经薄膜过滤法处理,用 0.1% 无菌蛋白胨水溶液冲洗(每膜不少于 100ml),以金黄色葡萄球菌为阳性对照菌,依法检查(通则 1101),应符合规定。

其他 应符合注射剂项下有关的各项规定(通则 0102)。

【含量测定】 取本品 10 支,分别加水 1ml 溶解,作为供试品溶液;另取醋酸去氨加压素对照品适量,精密称定,加水溶解并稀释制成每 1ml 中约含去氨加压素 3.56μg(规格 3.56μg)或 13.35μg(规格 13.35μg)的溶液,作为对照品溶液。精密量取供试品溶液与对照品溶液各 100μl,注入液相色谱仪,照醋酸去氨加压素含量测定项下的方法测定。按外标法以峰面积计算,并求出 10 支的平均含量,即得。

【类别】 同醋酸去氨加压素。

【规格】 按 $C_{46}H_{64}N_{14}O_{12}S_2$ 计 (1)3.56μg (2)13.35μg

【贮藏】 密闭,在 2～8℃ 暗处保存。

曾用名:注射用醋酸去氨加压素

丙泊酚乳状注射液
Bingbofen Ruzhuangzhusheye
Propofol Injectable Emulsion

本品由丙泊酚、大豆油(供注射用)经蛋黄卵磷脂乳化并加甘油(供注射用)制成的灭菌乳状液体。含丙泊酚($C_{12}H_{18}O$)应为标示量的 95.0%～105.0%。

【处方】
丙泊酚	10g
大豆油(供注射用)	100g
蛋黄卵磷脂	12g
甘油(供注射用)	22.5g
其他辅料	适量
注射用水	适量
制成	1000ml

【性状】 本品为白色的均匀乳状液体。

【鉴别】 (1)取本品,用异丙醇稀释制成每1ml中约含丙泊酚40μg的溶液,照紫外-可见分光光度法(通则0401)测定,在272nm的波长处有最大吸收。

(2)在含量测定项下记录的色谱图中,供试品溶液主峰的保留时间应与对照品溶液主峰的保留时间一致。

【检查】 pH值 应为6.0～8.5(通则0631)。

乳粒 取本品,照粒度和粒度分布测定法(通则0982第三法),依法检查(采用基于米氏散射理论的激光散射粒度分析仪,如Mastersizer MS2000;建议参数为吸收率0,0.001或0.01,折射率1.47～1.52,遮光度5%～10%;或其他等同的仪器),或照动态光散射法检查(附件1),体积平均粒径或光强平均粒径应小于0.5μm;另取本品,照基于单粒子光学传感技术的光阻法测定(附件2),大于5μm乳粒加权总体积不得过油相体积的0.05%。

游离脂肪酸 取本品,作为供试品溶液;取棕榈酸对照品约0.1795g(若处方中含有油酸,则取棕榈酸对照品约0.3077g),精密称定,置100ml量瓶中,加正庚烷溶解并定量稀释至刻度,摇匀,作为对照品溶液。精密量取供试品溶液与对照品溶液各1ml,分别置20ml具塞试管中,加异丙醇-正庚烷-0.5mol/L硫酸溶液(40∶10∶1)混合溶液5.0ml,振摇1分钟,放置10分钟。供试品溶液试管中精密加入正庚烷与水各3ml,对照品溶液试管中精密加入正庚烷2ml与水4ml,密塞,上下翻动10次,静置至少15分钟使分层。分别精密量取上层液3ml,置10ml离心管中,加尼罗蓝指示液(取硫酸尼罗蓝0.04g,加水200ml使溶解,加正庚烷100ml,振摇,弃去上层正庚烷,反复操作4次。取下层水溶液20ml,加无水乙醇180ml,混匀,置棕色瓶中,室温一个月内使用)1ml,在氮气流下,用氢氧化钠滴定液(0.01mol/L)滴定至溶液显淡紫色。供试品溶液消耗氢氧化钠滴定液(0.01mol/L)的毫升数不得大于对照品溶液消耗氢氧化钠滴定液(0.01mol/L)的毫升数。

过氧化值 精密量取本品10ml,冻干或加无水乙醇20ml,于60℃水浴减压旋转蒸发除去水分。自"加无水乙醇20ml"起,依法重复操作三次除尽水分。加冰醋酸-三氯甲烷(3∶2)溶液30ml使残渣溶解。精密加饱和碘化钾溶液0.5ml,密塞,准确振摇萃取1分钟,加新沸过放冷的水30ml与淀粉指示液5ml,立即用硫代硫酸钠滴定液(0.01mol/L)滴定至上层水相蓝色消失,并将滴定的结果用空白试验校正。消耗硫代硫酸钠滴定液(0.01mol/L)不得过1.0ml。

有关物质 取含量测定项下的供试品溶液作为供试品溶液;精密量取供试品溶液适量,用四氢呋喃-异丙醇(5∶3)溶液稀释并制成每1ml中约含丙泊酚1μg的溶液,作为对照溶液。另精密称取3,3′,5,5′-四异丙基联苯酚(杂质Ⅰ)对照品适量,加四氢呋喃-异丙醇(5∶3)溶液溶解并定量稀释制成每1ml中约含1μg的溶液,作为对照品溶液。照含量测定项下的色谱条件,精密量取供试品溶液、对照溶液与对照品溶液各10μl,分别注入液相色谱仪,记录色谱图。供试品溶液色谱图中如有与杂质Ⅰ保留时间一致的色谱峰,按外标法以峰面积计算,含杂质Ⅰ不得过丙泊酚标示量的0.1%;其他单个杂质峰面积不得大于对照溶液主峰面积的2倍(0.2%),其他各杂质峰面积的和不得大于对照溶液主峰面积的4倍(0.4%)。供试品溶液色谱图中小于对照溶液主峰面积0.2倍的色谱峰忽略不计(0.02%)。

2,6-二异丙基-1,4-苯醌 取含量测定项下的供试品溶液作为供试品溶液;另精密称取2,6-二异丙基-1,4-苯醌(杂质Ⅱ)对照品适量,加四氢呋喃-异丙醇(5∶3)溶液溶解并定量稀释制成每1ml中约含1μg的溶液,作为对照品溶液。照含量测定项下的色谱条件,检测波长为254nm。精密量取供试品溶液与对照品溶液各10μl,分别注入液相色谱仪,记录色谱图。供试品溶液色谱图中如有与杂质Ⅱ保留时间一致的色谱峰,按外标法以峰面积计算,含杂质Ⅱ不得过丙泊酚标示量的0.1%。

甲氧基苯胺值 精密量取本品10ml,置250ml圆底烧瓶中,加无水乙醇20ml,置60℃水浴减压旋转蒸发15分钟。自"加无水乙醇20ml"起,依法重复操作三次除尽水分。加异丙醇-异辛烷(2∶8)溶液使残渣溶解并定量转移至25ml量瓶中,再加上述溶剂稀释至刻度,摇匀,用0.45μm的微孔滤膜滤过,取续滤液作为供试品溶液。精密量取供试品溶液与异丙醇-异辛烷(2∶8)溶液各5ml,分别置甲、乙两支具塞试管中,各精密加0.25% 4-甲氧基苯胺冰醋酸溶液(临用新制)1ml,密塞,摇匀,避光准确放置10分钟,以异丙醇-异辛烷(2∶8)溶液为空白,照紫外-可见分光光度法(通则0401),在350nm的波长处分别测定吸光度A_1、A_2;另取供试品溶液,以异丙醇-异辛烷(2∶8)溶液为空白,在350nm的波长处测定吸光度A_0。按下式计算,本品的甲氧基苯胺值不得过5.0。

$$甲氧基苯胺值 = \frac{25 \times [1.2 \times (A_1 - A_2) - A_0]}{C \times V}$$

式中 V 为供试品的取样量,ml;

$\quad\quad C$ 为供试品中大豆油在处方中的标示量,g/ml;

$\quad\quad 1.2$ 为加入4-甲氧基苯胺冰醋酸溶液后溶液的稀释因子;

$\quad\quad A_1$ 为甲具塞试管中供试品溶液的吸光度值;

$\quad\quad A_2$ 为乙具塞试管中供试品溶液的吸光度值;

$\quad\quad A_0$ 为未加入4-甲氧基苯胺冰醋酸溶液的供试品溶液的吸光度值。

溶血磷脂酰胆碱和溶血磷脂酰乙醇胺 精密量取本品1ml,置10ml量瓶中,用异丙醇-正庚烷(2∶1)溶液稀释至刻度,摇匀,作为供试品溶液。取溶血磷脂酰乙醇胺对照品适量,加三氯甲烷-甲醇(2:1)溶液适量使溶解,用异丙醇-正庚烷(2:1)溶液稀释制成每 1ml 中约含 0.5mg 的溶液,量取该溶液 0.5ml,加供试品溶液 1ml,混匀,作为系统适用性溶液。照高效液相色谱法(通则 0512)试验,用二羟基丙基硅烷键合硅胶为填充剂(Ultimate Diol,250mm×4.6mm,5μm 或效能相当的色谱柱);以甲醇-水-冰醋酸-三乙胺(85:15:0.5:0.05)为流动相 A,以正己烷-异丙醇-流动相 A(20:48:32)为流动相 B;流速为每分钟 1.0ml;检测器为蒸发光散射检测器(以下参数供参考:雾化气为氮气,雾化气压力为 25psi.,漂移管温度为 70℃);柱温为 40℃。按下表进行梯度洗脱。溶血磷脂酰乙醇胺峰与相邻峰的分离度应符合要求。另取溶血磷脂酰胆碱对照品与溶血磷脂酰乙醇胺对照品各适量,精密称定,加三氯甲烷-甲醇(2:1)溶液适量使溶解,用异丙醇-正庚烷(2:1)溶液定量稀释制成每 1ml 中分别约含溶血磷脂酰胆碱 0.02、0.04、0.1、0.2mg 和溶血磷脂酰乙醇胺 0.01、0.02、0.05、0.1mg 的混合溶液,作为系列对照品溶液;精密量取上述 4 种对照品溶液各 20μl,分别注入液相色谱仪,记录色谱图。根据供试品溶液中溶血磷脂酰胆碱的含量,选择 3 个相邻浓度的对照品溶液,以浓度的对数和对应峰面积的对数计算线性回归方程。另精密量取供试品溶液 20μl 注入液相色谱仪,记录色谱图,由回归方程计算供试品溶液中溶血磷脂酰胆碱和溶血磷脂酰乙醇胺的含量。本品每 1ml 中含溶血磷脂酰胆碱不得过 2.0mg,溶血磷脂酰乙醇胺不得过 0.6mg。

时间(分钟)	流动相 A(%)	流动相 B(%)
0	5	95
10	22	78
22	90	10
23	5	95
27	5	95

甘油 精密量取本品 2ml,置锥形瓶中,加水 100ml 及溴甲酚紫指示液 6 滴,摇匀,若供试品溶液呈酸性,滴加 0.1mol/L 氢氧化钠溶液,使溶液呈蓝紫色;若供试品溶液呈碱性,应先滴加 0.5mol/L 硫酸溶液调节至溶液恰呈黄色,再滴加 0.1mol/L 氢氧化钠溶液,使溶液呈蓝紫色,加 0.7% 高碘酸钾溶液(临用新制)100ml,置 37～40℃ 水浴中保温 15 分钟,并不断振摇。加 1,2-丙二醇 3ml,放置 5 分钟,用氢氧化钠滴定液(0.1mol/L)滴定至溶液呈蓝紫色。每 1ml 氢氧化钠滴定液(0.1mol/L)相当于 9.21mg 的 $C_3H_8O_3$。每 1ml 中含甘油($C_3H_8O_3$)应为 20.2～24.8mg。

磷 精密量取本品 3ml,置坩埚中,加氧化锌 2g,缓慢灼烧至烟雾消失,将坩埚置 600℃ 炽灼 1 小时,取出,放冷,加盐酸溶液(1→2)10ml,缓缓加热至微沸,煮沸 5 分钟使残渣溶解,用水定量转移至 100ml 量瓶中,用水稀释至刻度,摇匀,作为供试品溶液;取磷酸二氢钾对照品约 0.135g,精密称定,置 250ml 量瓶中,加水溶解并稀释至刻度,摇匀,精密量取 10ml,置 100ml 量瓶中,加氧化锌 2g 与盐酸溶液(1→2)10ml,

使溶解,用水稀释至刻度,摇匀,作为对照品溶液。精密量取供试品溶液与对照品溶液各 5ml,分别置 25ml 量瓶中,依次分别加水 10ml、钼酸铵硫酸溶液(取钼酸铵 5g,加 0.5mol/L 硫酸溶液 100ml 使溶解)1ml、对苯二酚硫酸溶液(取对苯二酚 0.5g,加 0.14% 硫酸溶液 100ml 使溶解,临用新制)1ml 与 50% 醋酸钠溶液 3ml,用水稀释至刻度,摇匀,放置 5 分钟,照紫外-可见分光光度法(通则 0401),在 720nm 波长处测定吸光度,并将测定结果用空白试验校正,计算,即得。本品每 1ml 中含磷(P)应为 0.40～0.50mg。

渗透压摩尔浓度 取本品,依法检查(通则 0632),渗透压摩尔浓度应为 280～330mOsmol/kg。

细菌内毒素 取本品,依法检查(通则 1143),每 1mg 丙泊酚中含内毒素的量应小于 0.33EU。

无菌 取本品,经薄膜过滤法处理,依法检查(通则 1101)应符合规定。

其他 应符合注射剂项下有关的各项规定(通则 0102)。

【含量测定】 照高效液相色谱法(通则 0512)测定。

色谱条件与系统适用性试验 用十八烷基硅烷键合硅胶为填充剂(4.6mm×150mm,5μm 或效能相当的色谱柱),以磷酸二氢钠溶液(取磷酸二氢钠一水合物 2.76g,加水 900ml 使溶解,用 85% 磷酸调节 pH 值至 3.0,用水稀释至 1000ml)为流动相 A,以乙腈为流动相 B;流速为每分钟 1.0ml;检测波长为 275nm;柱温 40℃。按下表进行梯度洗脱。取丙泊酚与杂质 Ⅱ 对照品各适量,加四氢呋喃-异丙醇(5:3)溶液溶解并稀释制成每 1ml 中约含丙泊酚 1mg 与杂质 Ⅱ 3μg 的溶液,作为系统适用性溶液。取该溶液 10μl 注入液相色谱仪,记录色谱图,丙泊酚峰与杂质 Ⅱ 峰之间的分离度应符合要求。

时间(分钟)	流动相 A(%)	流动相 B(%)
0	60	40
22	60	40
38	30	70
40	30	70
41	10	90
45	10	90
46	60	40

测定法 精密量取本品适量,用四氢呋喃-异丙醇(5:3)溶液定量稀释制成每 1ml 中约含丙泊酚 1mg 的溶液,作为供试品溶液,精密量取 10μl 注入液相色谱仪,记录色谱图;另取丙泊酚对照品适量,精密称定,加四氢呋喃-异丙醇(5:3)溶液溶解并定量稀释制成每 1ml 中约含 1mg 的溶液,同法测定。按外标法以峰面积计算,即得。

【类别】 麻醉药。

【规格】 (1)10ml:0.1g (2)20ml:0.2g (3)50ml:0.5g

【贮藏】 密闭,在 2～25℃ 之间保存,不能冰冻。

曾用名:丙泊酚注射液

附:

杂质Ⅰ

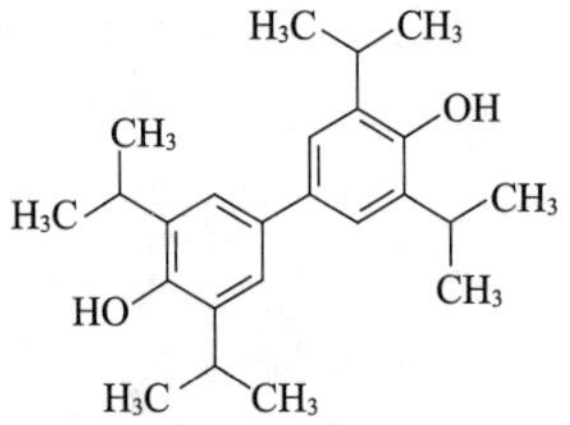

$C_{24}H_{34}O_2$ 354.53

3,3′,5,5′-四异丙基联苯酚

杂质Ⅱ

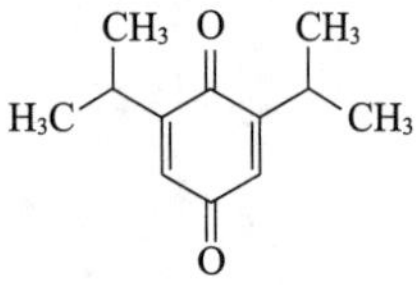

$C_{12}H_{16}O_2$ 192.25

2,6-二异丙基-1,4-苯醌

硫酸尼罗蓝

分子式：$C_{40}H_{40}N_6O_6S$；分子量：732.84

英文名：Nile blue A

CAS号：3625-57-8

附件1　动态光散射法

动态光散射（Dynamic Light Scattering，DLS），也称光子相关光谱（Photon Correlation Spectroscopy，PCS）。动态光散射技术是基于对散射光强度快速而短暂的波动进行分析，这种波动是悬浮在液体中的粒子（包括脂肪乳粒）由于随机布朗运动或扩散引起的。采用合适的检测器（如光电倍增管），在给定的角度（如90°）测定快速波动的散射光强度。由散射光强度数据计算得自相关函数，通过适当的解卷积算法，转换得到强度加权扩散系数的近似分布。再通过Stokes-Einstein方程和经典（米氏）光散射理论计算小粒径乳粒的分布。

1.对仪器的一般要求

具备（或不具备）样品自动稀释功能的合适的动态光散射仪，一般散射角设置为90°。取100、250和400nm的标准粒子（聚苯乙烯标准粒子或其他合适的微球体），每种粒子测定3次，平均粒径的相对标准偏差应不大于10%，光强平均粒径和标准偏差应在可接受的误差范围内。

2.测定方法

在预先经0.2μm孔径过滤器过滤并经超声脱气的水中，加入适量样品。缓慢搅拌得到均匀的轻微浑浊的混悬液。将仪器散射角度设置为90°进行测定。只要卡方（χ^2）拟合优度

参数保持可接受的低值（视每台仪器的规格而定），样品的测试结果就是可接受的。

如果仪器中配有自动稀释系统，可直接将初始高浓度的样品注入仪器中，由仪器自动稀释至适合的浓度进行检测。需确保浓度不过高，否则会因为多重散射和液滴间相互作用产生假象。如果仪器不具备自动稀释功能，则需手动稀释（第一次至少稀释10倍），然后装入一个插入式的样品池中。依据仪器规格及技术参数制定最佳的稀释方案，使待测样品池中的浓度能产生合适的散射强度以适于测定。

附件2　光阻法测定乳状注射液中大于5μm的乳粒

乳状注射液中大于5μm的大粒子尾部的比例，采用基于光阻或光消减原理的单粒子光学传感技术进行测定。应用单粒子光学传感技术时，单个粒子通过狭窄的光感区域阻挡了一部分入射光线，引起到达检测器的光强度瞬间降低，此信号的衰减幅度理论上与粒子横截面（假设横截面积小于传感区域的宽度），即粒子直径的平方成比例。用系列标准粒子建立粒径与信号大小的校正曲线。仪器测得样品中乳粒通过光感区产生的信号，根据校正曲线算出样品中乳粒的粒径。使用光消减单粒子光学传感技术传感器时，需知道重合限和最佳流速。

1.对仪器的一般要求

将仪器的阈值设为1.8μm，上限为50μm。分别测定5μm、10μm两种规格的标准粒子，每一种标准粒子检测三次，所测得的标准粒子的平均数均粒径的相对标准偏差应不大于10%，与其标示值的偏差应小于10%。此外，所测得的每毫升标准粒子的数目应在标准粒子标示浓度的±10%以内。

2.测定法

如果仪器配有自动稀释系统，直接用注射器或聚四氟乙烯管线将高浓度的样品注入仪器中，由仪器自动稀释至适合的浓度再进行检测；如果仪器不具备自动稀释功能，则需手动稀释（第一次至少稀释10倍），在预先经0.2μm孔径过滤器过滤并经超声脱气的水中加入适量乳状注射液，缓慢搅拌得到轻微浑浊的均匀混悬液。无论哪种稀释方式，最终粒子浓度应低于传感器的重合限。将检测器的阈值设为1.8μm，上限为50μm，测定样品，每个样品测定3次。按下式计算大于5μm乳粒的总体积占油相体积的百分比。

大乳粒%＝测得的大于5μm乳粒的总体积（ml）×稀释倍数×油相密度（g/ml）×100/[取样量（ml）×油相标示浓度（g/100ml）]×100%

左卡尼汀

Zuokaniting

Levocarnitine

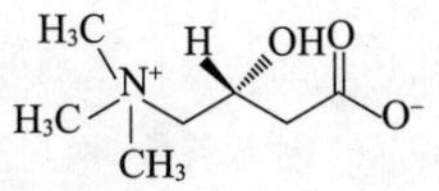

$C_7H_{15}NO_3$ 161.20

本品为(L-3-羧基-2-羟丙基)三甲基铵内盐。按无水与无溶剂物计算,含 $C_7H_{15}NO_3$ 应为 98.0%～102.0%。

【性状】 本品为白色或类白色结晶性粉末;有强引湿性。

本品在水或乙醇中易溶,在丙酮或乙醚中几乎不溶;在甲酸中易溶。

比旋度 取本品,精密称定,加水溶解并定量稀释制成每 1ml 中约含 0.10g 的溶液,依法测定(通则 0621),比旋度为 −29°至 −32°。

【鉴别】 (1)取本品 0.1g,加水 4ml,振摇使溶解,加 1mol/L 盐酸溶液 1ml,摇匀,加硫氰酸铬铵试液 2 滴,即生成紫红色沉淀。

(2)取本品,在 50℃减压干燥 5 小时,依法测定,其红外光吸收图谱应与同法处理的对照品图谱一致(通则 0402)。

【检查】 **酸碱度** 取本品 1.0g,加水 20ml 使溶解,依法测定(通则 0631),pH 值应为 6.5～8.5。

溶液的澄清度与颜色 取本品 1.0g,加水 10ml 使溶解,依法检查(通则 0901 第一法和通则 0902 第一法),溶液应澄清无色;如显混浊,与 1 号浊度标准液比较,不得更浓。

氯化物 取本品 0.25g,依法检查(通则 0801),与标准氯化钠溶液 5.0ml 制成的对照液比较,不得更浓(0.02%)。

硫酸盐 取本品 1.0g,依法检查(通则 0802),与标准硫酸钾溶液 3.0ml 制成的对照液比较,不得更浓(0.03%)。

氰化物 取本品 1.0g,依法检查(通则 0806 第一法),应符合规定。

有关物质 取本品适量,精密称定,加流动相溶解并定量稀释制成每 1ml 中约含 5mg 的溶液,作为供试品溶液;精密量取 1ml,置 200ml 量瓶中,用流动相稀释至刻度,摇匀,作为对照溶液;精密量取对照溶液 1ml,置 10ml 量瓶中,用流动相稀释至刻度,摇匀,作为灵敏度溶液;精密称取杂质Ⅰ对照品适量,加水溶解并用流动相定量稀释制成每 1ml 中约含 25μg 的溶液,作为对照品溶液。取左卡尼汀与杂质Ⅰ对照品各适量,加水溶解并用流动相稀释制成每 1ml 中分别含左卡尼汀 10mg 和杂质Ⅰ 0.1mg 的溶液,作为系统适用性溶液。照高效液相色谱法(通则 0512)试验。用氨基硅烷键合硅胶为填充剂;以磷酸盐缓冲液(取磷酸二氢钾 6.81g,加水 1000ml,用氢氧化钠试液调节 pH 值至 4.7)-乙腈(35∶65)为流动相;检

测波长为 205nm;柱温为 30℃。取系统适用性溶液与灵敏度溶液各 20μl,分别注入液相色谱仪,记录色谱图,系统适用性溶液色谱图中左卡尼汀峰与杂质Ⅰ峰分离度应大于 1.0;灵敏度溶液色谱图中左卡尼汀峰的信噪比应大于 10。再精密量取对照溶液、对照品溶液与供试品溶液各 20μl,分别注入液相色谱仪,记录谱图至主成分峰保留时间的 2 倍。供试品溶液的色谱图中,如有与杂质Ⅰ峰保留时间一致的色谱峰,按外标法以峰面积计算,杂质Ⅰ不得过 0.5%;其他单个杂质峰面积不得大于对照溶液主峰面积的 0.2 倍(0.1%);其他杂质峰面积的和不得大于对照溶液主峰面积(0.5%)。供试品溶液色谱图中小于灵敏度溶液主峰面积的色谱峰忽略不计。

残留溶剂 取本品约 0.5g,精密称定,置顶空瓶中,精密加水 5ml 使溶解,密封,作为供试品溶液;精密称取甲醇、无水乙醇和丙酮各适量,用水定量稀释制成每 1ml 中含甲醇 0.3mg、乙醇 0.5mg 和丙酮 0.5mg 的混合溶液,精密量取 5ml,置顶空瓶中,密封,作为对照品溶液。照残留溶剂测定法(通则 0861 第二法)测定,以 6%氰丙基苯基-94%二甲基聚硅氧烷(或极性相近)为固定液的毛细管柱;起始柱温为 40℃,维持 5 分钟,以每分钟 35℃的速率升温至 160℃,保持 3 分钟;进样口温度为 200℃;检测器温度为 250℃;顶空瓶平衡温度为 90℃,平衡时间为 30 分钟。取对照品溶液顶空进样,各色谱峰之间的分离度均应符合要求。再取供试品溶液与对照品溶液分别顶空进样,记录色谱图。按外标法以峰面积计算,甲醇、乙醇与丙酮的残留量均应符合规定。

钠 取本品 0.1g 两份,分别置 50ml 量瓶中,一份加水溶解并稀释至刻度,摇匀,作为供试品溶液;另一份加标准氯化钠溶液(取经 105℃干燥 2 小时的氯化钠 0.126g,置 1000ml 量瓶中,加水溶解并稀释至刻度,摇匀,制成每 1ml 中含钠 50μg 的溶液)2.0ml,用水稀释至刻度,摇匀,作为对照品溶液。照原子吸收分光光度法(通则 0406 第二法),在 589.0nm 的波长处分别测定,应符合规定(0.1%)。

钾 取本品 0.1g 两份,分别置 50ml 量瓶中,一份加水溶解并稀释至刻度,摇匀,作为供试品溶液;另一份加标准氯化钾溶液(取经 105℃干燥 2 小时的氯化钾 0.191g,置 1000ml 量瓶中,加水溶解并稀释至刻度,摇匀,制成每 1ml 中含钾 100μg 的溶液)2.0ml,用水稀释至刻度,摇匀,作为对照品溶液。照原子吸收分光光度法(通则 0406 第二法),在 766.5nm 的波长处分别测定,应符合规定(0.2%)。

水分 取本品,照水分测定法(通则 0832 第一法 1)测定,含水分不得过 1.0%。

炽灼残渣 取本品 1.0g,依法检查(通则 0841),遗留残渣不得过 0.2%。

重金属 取炽灼残渣项下遗留的残渣,依法检查(通则 0821 第二法),含重金属不得过百万分之十。

砷盐 取本品 1.0g,加水 23ml 与盐酸 5ml,依法检查(通则 0822 第一法),应符合规定(0.0002%)。

【含量测定】 取本品约 0.125g,精密称定,加无水甲酸

3ml 和冰醋酸 50ml 溶解后,加结晶紫指示液 2 滴,用高氯酸滴定液(0.1mol/L)滴定至溶液显绿色,并将滴定的结果用空白试验校正。每 1ml 高氯酸滴定液（0.1mol/L）相当于 16.12mg 的 $C_7H_{15}NO_3$。

【类别】 促代谢药。

【贮藏】 遮光,密封保存。

附:

杂质 I

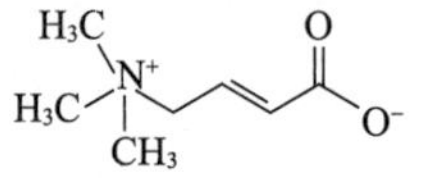

$C_7H_{13}NO_2$ 143.18

(E)-4-(三甲基氨基)-2-丁烯酸内盐或(Z)-异构体

左甲状腺素钠

ZuoJiazhuangxiansuna

Levothyroxine Sodium

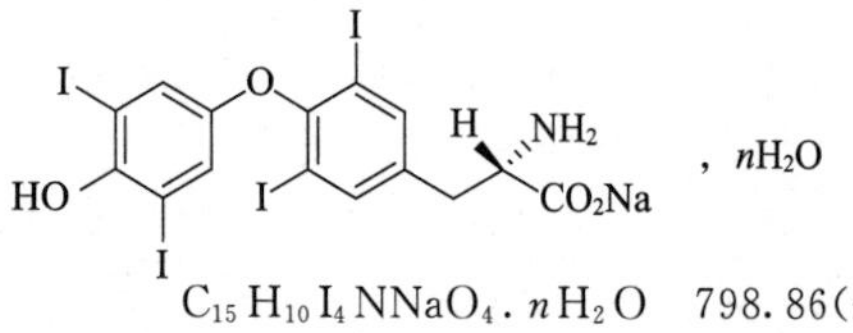

$C_{15}H_{10}I_4NNaO_4 \cdot nH_2O$ 798.86($n=0$)

本品为 O-(4-羟基-3,5-二碘苯基)-3,5-二碘-L-酪氨酸单钠盐水合物。按干燥品计算,含 $C_{15}H_{10}I_4NNaO_4$ 应为 97.0%～103.0%。

【性状】 本品为类白色至淡棕黄色粉末或结晶性粉末。

本品在乙醇中微溶,在水中几乎不溶;在热 1mol/L 氢氧化钠溶液中溶解。

比旋度 取本品,精密称定,用 1mol/L 氢氧化钠溶液-乙醇(1:2)溶解并稀释制成每 1ml 中约含 30mg 的溶液,依法测定(通则 0621),比旋度为 -5°至 -6°。

【鉴别】 (1)取本品约 50mg,置坩埚中,小火加热,即分解产生紫色的碘蒸气。

(2)在含量测定项下记录的色谱图中,供试品溶液主峰的保留时间应与对照品溶液主峰的保留时间一致。

(3)本品的红外光吸收图谱应与对照的图谱(光谱集 928)一致。

(4)取鉴别(1)项下的残渣,滴加 1mol/L 氢氧化钾溶液使溶解,该溶液显钠盐的鉴别(1)反应(通则 0301)。

【检查】 溶液的颜色 取本品 0.2g,加 1mol/L 盐酸溶液-乙醇(1:4)8ml,置热水中超声使溶解,放冷,用上述混合溶液稀释至 10ml,立即与黄色 5 号标准比色液比较(通则 0902 第一法),不得更深。

有关物质 取本品,精密称定,加 0.02mol/L 氢氧化钠溶液-甲醇(1:1)混合溶液溶解并稀释制成每 1ml 中约含 0.5mg 的溶液,作为供试品溶液;另精密称取左甲状腺素钠对照品和碘塞罗宁钠对照品各 10mg,置同一 50ml 量瓶中,用上述混合溶液溶解并稀释至刻度,摇匀,精密量取适量,用流动相定量稀释制成每 1ml 中含左甲状腺素钠和碘塞罗宁钠各约 5μg 的溶液,作为对照品溶液;精密量取对照品溶液 1ml,置 20ml 量瓶中,用流动相稀释至刻度,摇匀,作为灵敏度溶液。照含量测定项下的色谱条件,取灵敏度溶液 20μl 注入液相色谱仪,两成分色谱峰的信噪比均应不小于 10;再精密量取供试品溶液与对照品溶液各 20μl,分别注入液相色谱仪,记录供试品溶液色谱图至主峰保留时间的 4 倍。供试品溶液的色谱图中如有与碘塞罗宁钠保留时间一致的色谱峰,按外标法以峰面积计算,不得过 1.0%;如有其他杂质峰,按外标法以对照品溶液色谱图中左甲状腺素峰面积计算,其他单个杂质均不得过 1.0%;杂质总量不得过 2.0%。供试品溶液色谱图中小于灵敏度溶液色谱图中左甲状腺素峰面积的峰忽略不计。

残留溶剂 取本品约 0.5g,精密称定,置顶空瓶中,精密加入二甲基亚砜 5ml,密封,作为供试品溶液;精密称取三氯甲烷适量,用二甲基亚砜稀释制成每 1ml 中约含三氯甲烷 6μg 的溶液,精密量取 5ml 置顶空瓶中,密封,作为对照品溶液。照残留溶剂测定法(通则 0861 第二法)测定,采用以 6% 氰丙基苯基-94%二甲基聚硅氧烷(或极性相似)为固定液的毛细管柱;起始温度为 150℃,维持 4 分钟,以每分钟 50℃ 的速率升至 250℃,维持 3 分钟;进样口温度为 200℃;检测器温度为 250℃;顶空瓶平衡温度为 95℃,平衡时间为 45 分钟。取供试品溶液与对照品溶液分别顶空进样,记录色谱图,按外标法以峰面积计算。三氯甲烷的残留量应符合规定。

干燥失重 取本品,以五氧化二磷为干燥剂,在 60℃ 减压干燥 4 小时,减失重量应为 7.0%～11.0%(通则 0831)。

【含量测定】 照高效液相色谱法(通则 0512)测定。

色谱条件与系统适用性试验 用氰基硅烷键合硅胶为填充剂;以乙腈-水-磷酸(300:700:1)为流动相;检测波长为 225nm。取左甲状腺素钠和碘塞罗宁钠对照品各适量,加 0.02mol/L 氢氧化钠溶液-甲醇(1:1)混合溶液溶解并稀释制成每 1ml 中各约含 0.1mg 的溶液,取 1ml,用流动相稀释制成每 1ml 中含左甲状腺素钠和碘塞罗宁钠各约含 10μg 的溶液,取 20μl 注入液相色谱仪,调整色谱系统,理论板数按左甲状腺素峰计算不得低于 2000,左甲状腺素峰与碘塞罗宁峰之间的分离度应大于 4.0。

测定法 取本品约 25mg,精密称定,置 100ml 量瓶中,加上述混合溶液溶解并稀释至刻度,摇匀,精密量取 1ml,置 25ml 量瓶中,用流动相稀释至刻度,摇匀,精密量取 20μl 注入液相色谱仪,记录色谱图;另取左甲状腺素钠对照品适量,同法测定。按外标法以峰面积计算,即得。

【类别】 甲状腺激素类药。

【贮藏】 遮光,密封,阴凉处保存。

【制剂】 左甲状腺素钠片

附：

碘塞罗宁钠

英文名：Liothyronie Sodium

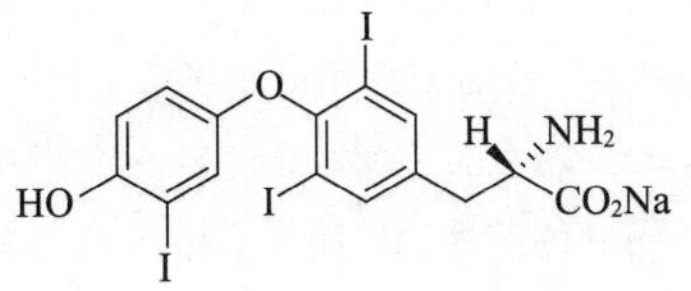

$C_{15}H_{11}I_3NNaO_4$　672.96

O-(4-羟基-3-碘苯基)-3,5-二碘-L-酪氨酸钠盐

左甲状腺素钠片

ZuoJiazhuangxiansuna Pian

Levothyroxine Sodium Tablets

本品含左甲状腺素钠（$C_{15}H_{10}I_4NNaO_4$）应为标示量的 90.0%～110.0%。

【性状】 本品为白色或类白色片。

【鉴别】 (1)取本品的细粉适量（约相当于左甲状腺素钠 0.5mg），加乙醇 20ml 超声处理 5 分钟，滤过，滤液置水浴上蒸干，残渣加水 3ml，乙醇 2.5ml，氢氧化钠试液 1ml 溶解，再加盐酸 1ml 与亚硝酸钠试液 1ml，摇匀，滤过，在暗处放置 20 分钟，加浓氨溶液 1.2ml，即显粉红色。

(2)在含量测定项下记录的色谱图中，供试品溶液主峰的保留时间应与对照品溶液主峰的保留时间一致。

【检查】 **有关物质** 取本品的细粉适量（约相当于左甲状腺素钠 0.5mg），置 10ml 量瓶中，加 0.02mol/L 氢氧化钠溶液-甲醇（1:1）混合溶液 5ml，超声约 5 分钟使左甲状腺素钠溶解，放冷，用含量测定项下的流动相稀释至刻度，摇匀，离心，取上清液作为供试品溶液；另精密称取左甲状腺素钠对照品 10mg 和碘塞罗宁钠对照品 20mg，置同一 50ml 量瓶中，用上述混合溶液溶解并稀释至刻度，摇匀，精密量取适量，用流动相定量稀释制成每 1ml 中含左甲状腺素钠 0.5μg 和碘塞罗宁钠 1.0μg 的溶液，作为对照品溶液；精密量取对照品溶液 1ml，置 20ml 量瓶中，用流动相稀释至刻度，摇匀，作为灵敏度溶液；称取空白辅料适量，置 10ml 量瓶中，加上述混合溶液 5ml，超声约 20 分钟，放冷，用含量测定项下的流动相稀释至刻度，摇匀，离心，取上清液作为辅料对照溶液。照含量测定项下的色谱条件，取灵敏度溶液 100μl 注入液相色谱仪，两成分色谱峰的信噪比均应不小于 10；精密量取供试品溶液、对照品溶液与辅料对照溶液各 100μl，分别注入液相色谱仪，记录供试品溶液色谱图至主峰保留时间的 4 倍。供试品溶液色谱图中，除辅料峰外，如有与碘塞罗宁保留时间一致的色谱

峰，按外标法以峰面积计算，含碘塞罗宁钠不得过左甲状腺素钠标示量的 2.0%；如有其他杂质峰，按外标法以对照品溶液色谱图中左甲状腺素峰面积计算，单个最大杂质不得过左甲状腺素钠标示量的 5.0%，其中超过 1.0% 但不过 5.0% 的杂质不得过 1 个；杂质总量不得过左甲状腺素钠标示量的 8.0%。供试品溶液色谱图中小于灵敏度溶液色谱图中左甲状腺素峰面积的峰忽略不计。

含量均匀度 以含量测定项下测定的每片含量计算，应符合规定（通则 0941）。

溶出度 取本品，照溶出度与释放度测定法（通则 0931 第二法），以含 0.2% 十二烷基硫酸钠的 0.01mol/L 盐酸溶液 500ml 为溶出介质，转速为每分钟 75 转，依法操作，经 45 分钟时，取溶液适量，立即离心，取上清液作为供试品溶液；另精密量取含量测定项下的对照品溶液适量，用溶出介质定量稀释制成每 1ml 中约含 0.05μg（25μg 规格）、0.1μg（50μg 规格）或 0.2μg（100μg 规格）的溶液，作为对照品溶液。照高效液相色谱法（通则 0512）试验。用十八烷基硅烷键合硅胶为填充剂；以乙腈-水-磷酸-2%十二烷基硫酸钠溶液（500:400:2:100）为流动相，柱温为 30℃，检测波长为 225nm。理论板数按左甲状腺素峰计算不得低于 2000。精密量取供试品溶液和对照品溶液各 100μl，分别注入液相色谱仪，记录色谱图，按外标法以峰面积计算每片的溶出量。限度为标示量的 70%，应符合规定。

其他 应符合片剂项下有关的各项规定（通则 0101）。

【含量测定】 照高效液相色谱法（通则 0512）测定。

色谱条件与系统适用性试验 用氰基硅烷键合硅胶为填充剂；以乙腈-水-磷酸（300:700:1）为流动相；检测波长为 225nm。取左甲状腺素钠和碘塞罗宁钠对照品适量，加 0.02mol/L 氢氧化钠溶液-甲醇（1:1）混合溶液溶解并稀释制成每 1ml 中各约含 100μg 的溶液，取 1ml，再用流动相定量稀释制成每 1ml 中各约含 5μg 的溶液，取 50μl 注入液相色谱仪，调整色谱系统，理论板数按左甲状腺素峰计算不得低于 2000，左甲状腺素峰与碘塞罗宁峰的分离度不得小于 4.0。

测定法 取本品 10 片，分别置 5ml（25μg 规格）、10ml（50μg 规格）或 20ml（0.1mg 规格）量瓶中，加 0.02mol/L 氢氧化钠溶液-甲醇（1:1）混合溶液 2ml，超声约 5 分钟使左甲状腺素钠溶解，放冷，用含量测定项下的流动相稀释至刻度，摇匀，离心，取上清液作为供试品溶液；另取左甲状腺素钠对照品约 10mg，精密称定，置 100ml 量瓶中，加上述混合溶液溶解并稀释至刻度，摇匀，精密量取 1ml，置 20ml 量瓶中，用流动相稀释至刻度，摇匀，作为对照品溶液。精密量取供试品溶液和对照品溶液各 50μl，分别注入液相色谱仪，记录色谱图。按外标法以峰面积分别计算每片的含量，并求出 10 片的平均含量，即得。

【类别】 同左甲状腺素钠。

【规格】 按 $C_{15}H_{10}I_4NNaO_4$ 计　(1)25μg　(2)50μg　(3)100μg

【贮藏】 遮光，密封，25℃以下保存。

右佐匹克隆

Youzuopikelong

Dexzopiclone

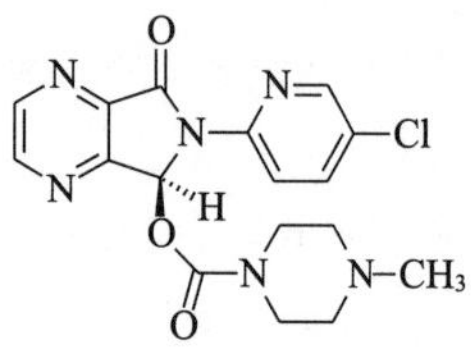

C₁₇H₁₇ClN₆O₃   388.81

$C_{17}H_{17}ClN_6O_3$ 388.81

本品为（＋）-(7S)-6-(5-氯-2-吡啶基)-7-[（4-甲基哌嗪-1-基）甲酰氧基]-5,6-二氢吡咯并[3,4-b]吡嗪-5-酮。按干燥品计算，含 $C_{17}H_{17}ClN_6O_3$ 不得少于 98.5%。

【性状】 本品为白色或类白色结晶或结晶性粉末；无嗅。

本品在三氯甲烷中易溶，在甲醇或丙酮中微溶，在乙醇中极微溶解，在水中几乎不溶，在 0.1mol/L 盐酸溶液中溶解。

熔点 本品的熔点（通则 0612）为 202～208℃，熔距在 4℃ 以内。

比旋度 取本品约 0.25g，精密称定，置 25ml 量瓶中，加丙酮超声溶解并稀释至刻度，摇匀，依法测定（通则 0621），比旋度为＋131°至＋141°。

【鉴别】 (1)取本品，加盐酸溶液(9→1000)溶解并制成每 1ml 中约含 15μg 的溶液。照紫外-可见分光光度法（通则 0401）测定，在 305nm 的波长处有最大吸收，在 245nm 的波长处有最小吸收。

(2)本品的红外光吸收图谱应与对照品的图谱一致（通则 0402）。

(3)在光学异构体检查项下记录的色谱图中，供试品溶液主峰的保留时间应与系统适用性溶液中右佐匹克隆峰的保留时间一致。

【检查】 **有关物质** 临用新制。取本品适量，加流动相溶解并稀释制成每 1ml 中约含 1.0mg 的溶液，作为供试品溶液；精密量取 1ml，置 100ml 量瓶中，用流动相稀释至刻度，摇匀，再精密量取 1ml，置 10ml 量瓶中，用流动相稀释至刻度，摇匀，作为对照溶液；精密量取对照溶液 5ml，置 10ml 量瓶中，用流动相稀释至刻度，摇匀，作为灵敏度溶液。取右佐匹克隆约 10mg，置 10ml 具塞试管中，加甲醇 2ml 使溶解，加 3% 过氧化氢溶液 0.1ml，水浴加热 15 分钟，放冷，用流动相稀释至刻度，摇匀，作为系统适用性溶液。照高效液相色谱法（通则 0512）测定，用十八烷基硅烷键合硅胶为填充剂（Diamonsil C18，250mm×4.6mm，5μm 或效能相当的色谱柱），以 0.5% 十二烷基硫酸钠和 0.01% 磷酸二氢钠溶液（用磷酸调节 pH 值至 4.0)-乙腈(625：375)为流动相；检测波长为 303nm。取系统适用性溶液 20μl 注入液相色谱仪，调节流动相比例，使主成分色谱峰的保留时间约为 29 分钟，主成分峰与相

对保留时间约为 0.8 处的杂质I(佐匹克隆氧化物)峰的分离度应符合要求。取灵敏度溶液 20μl 注入液相色谱仪，主成分峰高的信噪比应大于 10。再精密量取供试品溶液与对照溶液各 20μl，分别注入液相色谱仪，记录色谱图至主成分峰保留时间的 1.5 倍。供试品溶液的色谱图中如有杂质峰，单个杂质峰面积不得大于对照溶液主峰面积(0.1%)，各杂质峰面积的和不得大于对照溶液主峰面积的 5 倍(0.5%)。供试品溶液色谱图中小于灵敏度溶液主峰面积的色谱峰忽略不计(0.05%)。

光学异构体 取本品适量，加流动相溶解并稀释制成每 1ml 中约含 0.5mg 的溶液，作为供试品溶液；精密量取 1ml，置 200ml 量瓶中，用流动相稀释至刻度，摇匀，作为对照溶液；另精密称取杂质Ⅱ(左佐匹克隆)对照品与右佐匹克隆对照品各适量，加流动相溶解并定量稀释制成每 1ml 中各约含 2.5μg 的溶液，作为系统适用性溶液。照高效液相色谱法（通则 0512）测定，用 CHIRALCEL OD-R 手性色谱柱，以 0.01mol/L 磷酸氢二钠溶液（用磷酸调节 pH 值至 6.5)-乙腈(57：43)为流动相，检测波长为 305nm。取系统适用性溶液 20μl 注入液相色谱仪，右佐匹克隆峰与杂质Ⅱ峰的分离度应大于 3，理论板数按杂质Ⅱ峰计算不低于 3000。精密量取供试品溶液与对照溶液各 20μl，分别注入液相色谱仪，记录色谱图。供试品溶液色谱图中如有与杂质Ⅱ保留时间一致的色谱峰，其峰面积不得大于对照溶液主峰面积(0.5%)。

残留溶剂 取本品约 0.25g，精密称定，置 10ml 量瓶中，加二甲基亚砜溶解并稀释至刻度，摇匀，离心，取上清液作为供试品溶液；另分别取甲醇、乙腈与二氯甲烷各适量，精密称定，用二甲基亚砜定量稀释制成每 1ml 中分别约含 0.75mg、0.10mg 与 0.15mg 的混合溶液，作为对照品溶液。照残留溶剂测定法（通则 0861 第三法）测定，用 6% 氰丙基苯基-94% 二甲基聚硅氧烷（或极性相近）为固定液的毛细管柱为色谱柱；起始温度为 40℃，维持 20 分钟，以每分钟 40℃ 的速率升温至 200℃，维持 4 分钟；进样口温度为 150℃；检测器温度为 220℃；载气为氮气。取对照品溶液进样，各成分峰之间的分离度应符合要求。精密量取供试品溶液与对照品溶液各 1μl，分别注入气相色谱仪，记录色谱图，按外标法以峰面积计算，甲醇、乙腈与二氯甲烷的残留量均应符合规定。

干燥失重 取本品，在 105℃ 干燥至恒重，减失重量不得过 0.5%（通则 0831）。

炽灼残渣 取本品 1.0g，依法检查（通则 0841），遗留残渣不得过 0.1%。

重金属 取炽灼残渣项下遗留的残渣，依法检查（通则 0821 第二法），含重金属不得过百万分之二十。

【含量测定】 取本品约 0.3g，精密称定，加冰醋酸 40ml 使溶解，照电位滴定法（通则 0701），用高氯酸滴定液(0.1mol/L)滴定，并将滴定结果用空白试验校正。每 1ml 高氯酸滴定液(0.1mol/L)相当于 38.88mg 的 $C_{17}H_{17}ClN_6O_3$。

【类别】 镇静催眠药。

【贮藏】 密封，在阴凉处保存。

【制剂】 右佐匹克隆片

附:

杂质Ⅰ(佐匹克隆氧化物)

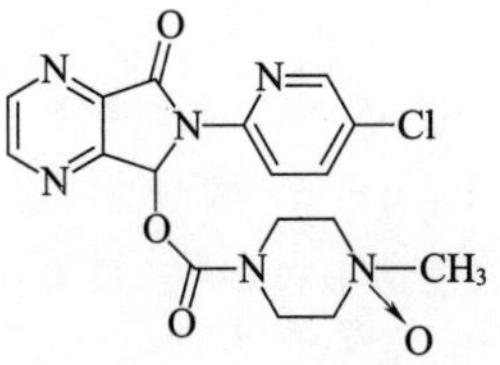

$C_{17}H_{17}ClN_6O_4$ 404.81

6-(5-氯-2-吡啶基)-7-[(4-甲基哌嗪-1-基)甲酰氧基]-5,6-二氢吡咯并[3,4-b]吡嗪-5-酮氧化物

杂质Ⅱ(光学异构体,左佐匹克隆)

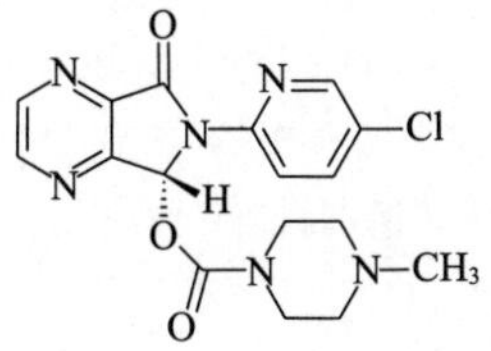

$C_{17}H_{17}ClN_6O_3$ 388.81

(一)-(7R)-6-(5-氯-2-吡啶基)-7-[(4-甲基哌嗪-1-基)甲酰氧基]-5,6-二氢吡咯并[3,4-b]吡嗪-5-酮

杂质Ⅲ

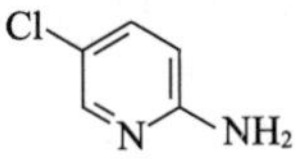

$C_5H_5ClN_2$ 128.56

2-氨基-5-氯吡啶

右佐匹克隆片

Youzuopikelong Pian

Dexzopiclone Tablets

本品含右佐匹克隆($C_{17}H_{17}ClN_6O_3$)应为标示量的90.0%～110.0%。

【性状】 本品为薄膜衣片,除去薄膜衣后显白色或类白色。

【鉴别】 (1)取含量测定项下的供试品溶液,照紫外-可见分光光度法(通则0401)测定,在305nm的波长处有最大吸收,在245nm的波长处有最小吸收。

(2)在光学异构体检查项下记录的色谱图中,供试品溶液主峰的保留时间应与系统适用性溶液中右佐匹克隆峰的保留时间一致。

【检查】 有关物质 临用新制。取本品细粉适量(约相当于右佐匹克隆37.5mg),精密称定,置100ml量瓶中,加流动相适量使右佐匹克隆溶解并稀释至刻度,摇匀,滤过,取续滤液作为供试品溶液;精密量取供试品溶液1ml,置100ml量

瓶中,用流动相稀释至刻度,摇匀,再精密量取1ml,置10ml量瓶中,用流动相稀释至刻度,摇匀,作为对照溶液;取杂质Ⅲ(2-氨基-5-氯吡啶)对照品适量,精密称定,加流动相溶解并定量稀释制成每1ml中约含2µg的溶液,作为对照品溶液;精密量取对照溶液5ml,置10ml量瓶中,用流动相稀释至刻度,摇匀,作为灵敏度溶液。取右佐匹克隆约10mg,置10ml具塞试管中,加甲醇2ml使溶解,加3%过氧化氢溶液0.1ml,水浴加热15分钟,放冷,用流动相稀释至刻度,摇匀,作为系统适用性溶液。照高效液相色谱法(通则0512)测定,用十八烷基硅烷键合硅胶为填充剂(Diamonsil C18,250mm×4.6mm,5µm或效能相当的色谱柱);以含0.5%十二烷基硫酸钠和0.01%磷酸二氢钠溶液(用磷酸调节pH值至4.0)-乙腈(625:375)为流动相;检测波长为303nm。取系统适用性溶液20µl注入液相色谱仪,调节流动相比例,使主成分色谱峰的保留时间约为29分钟,主成分峰与相对保留时间约为0.8处的杂质Ⅰ(佐匹克隆氧化物)峰的分离度应符合要求。取灵敏度溶液20µl注入液相色谱仪,主成分峰高的信噪比应大于10。再精密量取供试品溶液、对照品溶液与对照溶液各20µl,分别注入液相色谱仪,记录色谱图至主成分峰保留时间的1.5倍。供试品溶液色谱图中如有与杂质Ⅲ保留时间一致的色谱峰,按外标法以峰面积计算,含杂质Ⅲ不得过右佐匹克隆标示量的0.5%,其他单个杂质峰面积不得大于对照溶液主峰面积的3倍(0.3%),其他各杂质峰面积的和不得大于对照溶液主峰面积的10倍(1.0%)。供试品溶液色谱图中小于灵敏度溶液主峰面积的色谱峰忽略不计(0.05%)。

光学异构体 取本品细粉适量(约相当于右佐匹克隆12.5mg),精密称定,置25ml量瓶中,加流动相使溶解并稀释至刻度,摇匀,滤过,取续滤液作为供试品溶液;精密量取1ml,置200ml量瓶中,用流动相稀释至刻度,摇匀,作为对照溶液;另精密称取杂质Ⅱ(左佐匹克隆)对照品与右佐匹克隆对照品各适量,加流动相溶解并定量稀释制成每1ml中各约含2.5µg的溶液,作为系统适用性溶液。照高效液相色谱法(通则0512)测定,用CHIRALCEL OD-R手性色谱柱,以0.01mol/L磷酸氢二钠溶液(用磷酸调节pH值至6.5)-乙腈(57:43)为流动相,检测波长为305nm。取系统适用性溶液20µl注入液相色谱仪,右佐匹克隆峰与杂质Ⅱ峰的分离度应大于3,理论板数按杂质Ⅱ峰计算不低于3000。精密量取供试品溶液与对照溶液各20µl,分别注入液相色谱仪,记录色谱图。供试品溶液色谱图中如有与杂质Ⅱ保留时间一致的色谱峰,其峰面积不得大于对照溶液主峰面积(0.5%)。

含量均匀度 以含量测定项下测得的每片含量计算,应符合规定(通则0941)。

溶出度 取本品,照溶出度与释放度测定法(通则0931第二法),以0.1mol/L盐酸溶液500ml为溶出介质,转速为每分钟50转,依法操作,经20分钟时,取溶液10ml,滤过,取续滤液作为供试品溶液;另取右佐匹克隆对照品适量,精密称定,置50ml量瓶中,加0.1mol/L盐酸溶液10ml,超声使溶

解,用 0.1mol/L 盐酸溶液稀释至刻度,摇匀,精密量取适量,用 0.1mol/L 盐酸溶液稀释制成每 1ml 中约含 2μg(1mg 规格)、4μg(2mg 规格)与 6μg(3mg 规格)的溶液,作为对照品溶液。照高效液相色谱法(通则 0512)试验,以十八烷基硅烷键合硅胶为填充剂;以 0.01mol/L 磷酸氢二钠溶液(用磷酸调节 pH 值至 6.5)-乙腈(67:33)为流动相;检测波长为 305nm。精密量取上述两种溶液各 20μl,分别注入液相色谱仪,记录色谱图,计算每片的溶出量。限度为标示量的 80%,应符合规定。

其他 应符合片剂项下有关的各项规定(通则 0101)。

【含量测定】 取本品 10 片,分别置 200ml 量瓶中,加 0.1mol/L 盐酸溶液适量,超声使右佐匹克隆溶解,用 0.1mol/L 盐酸溶液稀释至刻度,摇匀,滤过,取续滤液作为供试品溶液,照紫外-可见分光光度法(通则 0401),在 305nm 的波长处测定吸光度;另取右佐匹克隆对照品约 15mg,精密称定,加 0.1mol/L 盐酸溶液溶解并定量稀释制成每 1ml 中约含 15μg 的溶液,同法测定吸光度。计算每片的含量,并求得 10 片的平均含量,即得。

【类别】 同右佐匹克隆。

【规格】 (1)1mg (2)2mg (3)3mg

【贮藏】 密封,在干燥处保存。

甲磺酸多沙唑嗪

Jiahuangsuan Duoshazuoqin

Doxazosin Mesylate

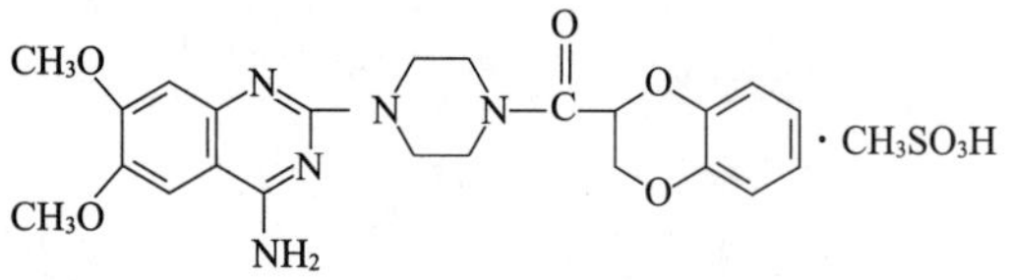

C₂₃H₂₅N₅O₅ · CH₄SO₃ 547.59

本品为 1-(4-氨基-6,7-二甲氧基-2-喹唑啉基)-4-(1,4-苯并二噁烷-2-甲酰基)哌嗪甲磺酸盐。按干燥品计算,含 C₂₃H₂₅N₅O₅ · CH₄SO₃ 应为 98.0%~102.0%。

【生产要求】 应对生产工艺进行评估以确定形成甲磺酸烷基酯的可能性(特别是当反应溶媒含低级醇时)。必要时,应对生产工艺进行验证以确保成品中未检出甲磺酸烷基酯。

【性状】 本品为白色或类白色结晶性粉末;无臭,无味。

本品在二甲基亚砜中溶解,在水、甲醇或乙醇中微溶。

【鉴别】 (1)在含量测定项下记录的色谱图中,供试品溶液主峰的保留时间应与对照品溶液主峰的保留时间一致。

(2)本品的红外光吸收图谱应与对照的图谱(光谱集 733 图)一致。

【检查】 **氯化物** 取本品 0.1g,加水 40ml,置水浴中加热使溶解,放冷,加稀硝酸 20ml,摇匀,使甲磺酸析出,滤过,取滤液 30ml,依法检查(通则 0801),与标准氯化钠溶液

3.0ml 制成的对照液比较,不得更浓(0.06%)。

有关物质 取本品约 60mg,精密称定,置 100ml 量瓶中,加 2%磷酸乙腈溶液 10ml 使溶解(必要时超声助溶),用水稀释至刻度,摇匀,作为供试品溶液;精密量取 1ml,置 100ml 量瓶中,用水-2%磷酸乙腈溶液(9:1)稀释至刻度,摇匀,精密量取 5ml,置 50ml 量瓶中,用水-2%磷酸乙腈溶液(9:1)稀释至刻度,摇匀,作为对照溶液;精密量取对照溶液 5ml,置 10ml 量瓶中,用水-2%磷酸乙腈溶液(9:1)稀释至刻度,摇匀,作为灵敏度溶液;取甲磺酸多沙唑嗪约 60mg,加 2%磷酸乙腈溶液 2ml 溶解,加盐酸 1ml,置 90℃水浴加热 10 分钟,放冷,加 2%磷酸乙腈溶液 8ml,混匀,用 2mol/L 的氢氧化钠溶液调节 pH 值至约 1.9,用水稀释制成每 1ml 中约含 0.6mg 的溶液,作为系统适用性溶液。照高效液相色谱法(通则 0512)测定,用辛基硅烷键合硅胶为填充剂(Agilent Zorbax SB-C8 柱,4.6mm×250mm,5μm,或效能相当的色谱柱);以 5%磷酸溶液为流动相 A,乙腈为流动相 B,水为流动相 C;按下表进行线性梯度洗脱;检测波长为 210nm;流速为每分钟 0.8ml;柱温 35℃。

时间(分钟)	流动相 A(%)	流动相 B(%)	流动相 C(%)
0	20	10	70
10	20	22	58
35	20	50	30
48	20	50	30
49	20	10	70
55	20	10	70

取系统适用性溶液 10μl 注入液相色谱仪,记录色谱图,多沙唑嗪峰保留时间约为 27 分钟,多沙唑嗪峰与杂质Ⅰ峰(相对保留时间约为 0.9)之间的分离度应大于 2.0。取灵敏度溶液 10μl,注入液相色谱仪,记录色谱图,多沙唑嗪峰的信噪比应大于 10。再精密量取供试品溶液与对照溶液各 10μl,分别注入液相色谱仪,记录色谱图。供试品溶液的色谱图中如有杂质峰,杂质Ⅰ校正后峰面积(乘以校正因子 1.3)不得大于对照溶液主峰面积(0.1%),其他单个杂质峰面积不得大于对照溶液主峰面积(0.1%),杂质Ⅰ校正后峰面积(乘以校正因子 1.3)与其他单个杂质峰面积的和不得大于对照溶液主峰面积的 3 倍(0.3%)。供试品溶液色谱图中小于灵敏度溶液主峰面积的色谱峰忽略不计。

残留溶剂 取本品约 1.0g,精密称定,置顶空瓶中,精密加入二甲基亚砜 4ml 使溶解,摇匀,密封,作为供试品溶液;另精密称取甲醇、二氯甲烷、三氯甲烷、苯与 N,N-二甲基甲酰胺各适量,用二甲基亚砜溶解并定量稀释制成每 1ml 中含甲醇、二氯甲烷、三氯甲烷、苯与 N,N-二甲基甲酰胺分别约为 750μg、150μg、15μg、0.5μg 与 220μg 的混合溶液,精密量取 4ml,置顶空瓶中,密封,作为对照溶液。照残留溶剂测定法(通则 0861 第二法)测定,以 14%氰丙基苯基-86%二甲基聚硅氧烷为固定液(或极性相似)的毛细管柱;起始温度 30℃,维持 11 分钟,以每分钟 10℃的速率升温至 100℃,维持

4 分钟,再以每分钟 40℃ 的速率升温至 200℃,维持 1 分钟;进样口温度为 230℃,检测器温度为 250℃;顶空瓶平衡温度为 130℃,平衡时间为 40 分钟。取对照品溶液顶空进样,记录色谱图,各成分峰之间的分离度均应符合要求。取供试品溶液与对照品溶液,分别顶空进样,记录色谱图,按外标法以峰面积计算。甲醇、二氯甲烷、三氯甲烷、苯与 N,N-二甲基甲酰胺的残留量均应符合规定。

干燥失重 取本品,在 105℃ 减压干燥至恒重,减失重量不得过 1.0%(通则 0831)。

炽灼残渣 取本品 1.0g,依法检查(通则 0841),遗留残渣不得过 0.1%。

重金属 取炽灼残渣项下遗留的残渣,依法检查(通则 0821 第二法),含重金属不得过百万分之十。

【含量测定】 照高效液相色谱法(通则 0512)测定。

色谱条件与系统适用性试验 用十八烷基硅烷键合硅胶为填充剂;以甲醇-磷酸盐缓冲液(取磷酸二氢钾 3.4g,加水 800ml 和三乙胺 4.0ml 溶解,用磷酸调节 pH 值至 4.5,用水稀释至 1000ml)(55∶45)为流动相;检测波长为 245nm。理论板数按多沙唑嗪峰计算不低于 2000。

测定法 取本品约 40mg,精密称定,置 100ml 量瓶中,加流动相溶解并稀释至刻度,摇匀,精密量取 5ml,置 50ml 量瓶中,用流动相稀释至刻度,摇匀,作为供试品溶液,精密量取 20μl,注入液相色谱仪,记录色谱图;另取甲磺酸多沙唑嗪对照品适量,同法测定。按外标法以峰面积计算,即得。

【类别】 抗高血压药。

【贮藏】 遮光,密封保存。

【制剂】 (1)甲磺酸多沙唑嗪片 (2)甲磺酸多沙唑嗪胶囊

附:

杂质 I

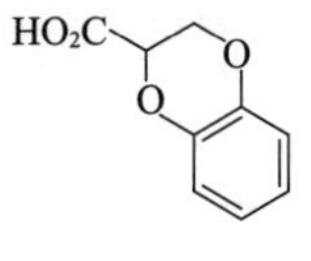

HO₂C — (1,4-苯并二噁烷-2-羧酸结构式)

$C_9H_8O_4$ 180.16

1,4-苯并二噁烷-2-羧酸

甲磺酸多沙唑嗪片

Jiahuangsuan Duoshazuoqin Pian

Doxazosin Mesylate Tablets

本品含甲磺酸多沙唑嗪按多沙唑嗪($C_{23}H_{25}O_5N_5$)计算,应为标示量的 95.0%～105.0%。

【性状】 本品为白色或类白色片。

【鉴别】 (1)在含量测定项下记录的色谱图中,供试品溶液主峰的保留时间应与对照品溶液主峰的保留时间一致。

(2)取本品的细粉适量,加水溶解并稀释制成每 1ml 中约含多沙唑嗪 5μg 的溶液,滤过,取滤液,照紫外-可见分光光度法(通则 0401)测定,在 245nm 的波长处有最大吸收,在 225nm 与 295nm 波长处有最小吸收。

【检查】 有关物质 取本品细粉适量(约相当于多沙唑嗪 10mg),置 20ml 量瓶中,加 2% 磷酸乙腈溶液 5ml,超声使甲磺酸多沙唑嗪溶解,用水稀释至刻度,摇匀,滤过,取续滤液作为供试品溶液;精密量取 1ml,置 50ml 量瓶中,用水-2% 磷酸乙腈溶液(9∶1)稀释至刻度,摇匀,精密量取 1ml,置 10ml 量瓶中,用水-2% 磷酸乙腈溶液(9∶1)稀释至刻度,摇匀,作为对照溶液;精密量取对照溶液 5ml,置 20ml 量瓶中,用水-2% 磷酸乙腈溶液(9∶1)稀释至刻度,摇匀,作为灵敏度溶液;取甲磺酸多沙唑嗪约 60mg,加 2% 磷酸乙腈溶液 2ml 溶解,加盐酸 1ml,置 90℃ 水浴加热 10 分钟,放冷,加 2% 磷酸乙腈溶液 8ml,混匀,用 2mol/L 的氢氧化钠溶液调节 pH 值至 1.9,用水稀释制成每 1ml 中约含 0.6mg 的溶液,作为系统适用性溶液。照高效液相色谱法(通则 0512)测定。用辛烷基硅烷键合硅胶为填充剂(Agilent Zorbax SB-C8 柱,4.6mm×250mm,5μm 或效能相当色谱柱);以 5% 磷酸溶液为流动相 A,乙腈为流动相 B,水为流动相 C;按下表进行线性梯度洗脱;检测波长为 210nm;流速为每分钟 0.8ml;柱温 35℃。

时间(分钟)	流动相 A(%)	流动相 B(%)	流动相 C(%)
0	20	10	70
10	20	22	58
35	20	50	30
48	20	50	30
49	20	10	70
55	20	10	70

取系统适用性溶液 10μl 注入液相色谱仪,记录色谱图,多沙唑嗪峰保留时间约为 27 分钟,多沙唑嗪峰与杂质 I 峰(相对保留时间约为 0.9)之间的分离度应大于 2.0;取灵敏度溶液 10μl,注入液相色谱仪,记录色谱图,多沙唑嗪峰的信噪比应大于 10;再精密量取供试品溶液与对照溶液各 10μl,分别注入液相色谱仪,记录色谱图。供试品溶液的色谱图中如有杂质峰,杂质 I 校正后峰面积(乘以校正因子 1.3)不得大于对照溶液主峰面积(0.2%),其他单个杂质峰面积不得大于对照溶液主峰面积的 0.5 倍(0.1%),杂质 I 校正后峰面积(乘以校正因子 1.3)与其他单个杂质峰面积的和不得大于对照溶液主峰面积的 2.5 倍(0.5%)。供试品溶液色谱图中小于灵敏度溶液主峰面积的色谱峰忽略不计。

含量均匀度 以含量测定项下测得的每片含量计算,应符合规定(通则 0941)。

溶出度 取本品,照溶出度与释放度测定法(通则 0931 第二法),以 0.1mol/L 的盐酸溶液 900ml 为溶出介质,转速为每分钟 50 转,依法操作,经 15 分钟时,取溶液 10ml,用

0.45μm 滤膜滤过,取续滤液作为供试品溶液;另取甲磺酸多沙唑嗪对照品 10mg,精密称定,置 500ml 量瓶中,加溶出介质 300ml,超声使溶解,放冷,用溶出介质稀释至刻度,摇匀,精密量取适量,用溶出介质定量稀释制成每 1ml 中约含多沙唑嗪 1μg(1mg 规格)或 2μg(2mg 规格)或 4μg(4mg 规格)的溶液作对照品溶液。照含量测定项下的方法测定,计算每片的溶出量,限度为标示量的 75%,应符合规定。

其他 应符合片剂项下有关的各项规定(通则 0101)。

【含量测定】 照高效液相色谱法(通则 0512)测定。

色谱条件与系统适用性试验 用十八烷基硅烷键合硅胶为填充剂;以甲醇-磷酸盐缓冲液(取磷酸二氢钾 3.4g,加水 800ml 和三乙胺 4.0ml 溶解,用磷酸调节 pH 值至 4.5,加水稀释至 1000ml)(55:45)为流动相;检测波长为 245nm。理论板数按多沙唑嗪峰计算不低于 2000。

测定法 取本品 10 片,分别置 25ml(1mg 规格)或 50ml(2mg 规格)或 100ml(4mg 规格)量瓶中,加流动相适量,超声使甲磺酸多沙唑嗪溶解,放冷,用流动相稀释至刻度,摇匀,滤过,取续滤液作为供试品溶液,精密量取 20μl,注入液相色谱仪,记录色谱图;另取甲磺酸多沙唑嗪对照品,精密称定,加流动相溶解并定量稀释制成每 1ml 中约含多沙唑嗪 40μg 的溶液,同法测定。按外标法以峰面积计算每片的含量,并求得 10 片的平均含量,即得(每 1mg $C_{23}H_{25}N_5O_5 \cdot CH_4SO_3$ 相当于 0.8245mg 的 $C_{23}H_{25}O_5N_5$)。

【类别】 同甲磺酸多沙唑嗪。

【规格】 按 $C_{23}H_{25}O_5N_5$ 计 (1)1mg (2)2mg (3)4mg

【贮藏】 遮光,密封保存。

甲磺酸多沙唑嗪胶囊

Jiahuangsuan Duoshazuoqin Jiaonang

Doxazosin Mesylate Capsules

本品含甲磺酸多沙唑嗪按多沙唑嗪($C_{23}H_{25}O_5N_5$)计算,应为标示量的 95.0%~105.0%。

【性状】 本品内容物为白色或类白色粉末。

【鉴别】 (1)在含量测定项下记录的色谱图中,供试品溶液主峰的保留时间应与对照品溶液主峰的保留时间一致。

(2)取本品的内容物适量,加水溶解并稀释制成每 1ml 中约含多沙唑嗪 5μg 的溶液,滤过,取滤液,照紫外-可见分光光度法(通则 0401)测定,在 245nm 的波长处有最大吸收,在 225nm 与 295nm 的波长处有最小吸收。

【检查】 **有关物质** 取本品 20 粒内容物,混匀,称取适量(约相当于多沙唑嗪 10mg),置 20ml 量瓶中,加 2%磷酸乙腈溶液 5ml,超声使甲磺酸多沙唑嗪溶解,用水稀释至刻度,摇匀,滤过,取续滤液作为供试品溶液;精密量取 1ml,置 50ml 量瓶中,用水-2%磷酸乙腈溶液(9:1)稀释至刻度,摇匀,精密量取 1ml,置 10ml 量瓶中,用水-2%磷酸乙腈溶液(9:1)稀释至刻度,摇匀,作为对照溶液;精密量取对照溶液 5ml,置 20ml 量瓶中,用水-2%磷酸乙腈溶液(9:1)稀释至刻度,摇匀,作为灵敏度溶液;取甲磺酸多沙唑嗪约 60mg,加 2%磷酸乙腈溶液 2ml 溶解,加盐酸 1ml,置 90℃水浴加热 10 分钟,放冷,加 2%磷酸乙腈溶液 8ml,混匀,用 2mol/L 的氢氧化钠溶液调节 pH 值至 1.9,用水稀释制成每 1ml 中约含 0.6mg 的溶液,作为系统适用性溶液。照高效液相色谱法(通则 0512)测定。用辛烷基硅烷键合硅胶为填充剂(Agilent Zorbax SB-C8 柱,4.6mm×250mm,5μm,或效能相当色谱柱);以 5%磷酸溶液为流动相 A,乙腈为流动相 B,水为流动相 C;按下表进行线性梯度洗脱;检测波长为 210nm;流速为每分钟 0.8ml;柱温 35℃。

时间(分钟)	流动相 A(%)	流动相 B(%)	流动相 C(%)
0	20	10	70
10	20	22	58
35	20	50	30
48	20	50	30
49	20	10	70
55	20	10	70

取系统适用性溶液 10μl 注入液相色谱仪,记录色谱图,多沙唑嗪峰保留时间约为 27 分钟,多沙唑嗪峰与杂质Ⅰ峰(相对保留时间约为 0.9)之间的分离度应大于 2.0;取灵敏度溶液 10μl,注入液相色谱仪,记录色谱图,多沙唑嗪峰的信噪比应大于 10;再精密量取供试品溶液与对照溶液各 10μl,分别注入液相色谱仪,记录色谱图。供试品溶液的色谱图中如有杂质峰,杂质Ⅰ校正后峰面积(乘以校正因子 1.3)不得大于对照溶液主峰面积(0.2%),其他单个杂质峰面积不得大于对照溶液主峰面积的 0.5 倍(0.1%),杂质Ⅰ校正后峰面积(乘以校正因子 1.3)与其他单个杂质峰面积的和不得大于对照溶液主峰面积的 2.5 倍(0.5%)。供试品溶液色谱图中小于灵敏度溶液主峰面积的色谱峰忽略不计。

含量均匀度 以含量测定项下测得的每粒含量计算,应符合规定(通则 0941)。

溶出度 取本品,照溶出度与释放度测定法(通则 0931 第一法),以 0.1mol/L 的盐酸溶液 900ml 为溶出介质,转速为每分钟 75 转,依法操作,经 30 分钟时,取溶液 10ml,用 0.45μm 滤膜滤过,取续滤液作为供试品溶液;另取甲磺酸多沙唑嗪对照品 10mg,精密称定,置 500ml 量瓶中,加溶出介质 300ml,超声使溶解,放冷至室温,用溶出介质稀释至刻度,摇匀,精密量取适量,用溶出介质定量稀释制成每 1ml 中约含多沙唑嗪 1μg(1mg 规格)或 2μg(2mg 规格)的溶液作为对照品溶液。照含量测定项下的方法测定,计算每粒的溶出量,限度为标示量的 75%,应符合规定。

其他 应符合胶囊剂项下有关的各项规定(通则 0103)。

【含量测定】 照高效液相色谱法(通则 0512)测定。

色谱条件与系统适用性试验 用十八烷基硅烷键合硅胶

为填充剂;以甲醇-磷酸盐缓冲液(取磷酸二氢钾 3.4g,加水 800ml 和三乙胺 4.0ml 溶解,用磷酸调节 pH 值至 4.5,加水稀释至 1000ml)(55:45)为流动相;检测波长为 245nm。理论板数按多沙唑嗪峰计算不低于 2000。

测定法 取本品 10 粒,分别将内容物倾入 25ml(1mg 规格)或 50ml(2mg 规格)量瓶中,囊壳用流动相适量清洗,洗液并入量瓶中,加流动相适量,超声使甲磺酸多沙唑嗪溶解,放冷,用流动相稀释至刻度,摇匀,滤过,取续滤液作为供试品溶液,精密量取 20μl,注入液相色谱仪,记录色谱图。另取甲磺酸多沙唑嗪对照品,精密称定,加流动相溶解并定量稀释制成每 1ml 中约含多沙唑嗪 40μg 的溶液,同法测定。按外标法以峰面积计算每粒的含量,并求得 10 粒的平均含量,即得(每 1mg $C_{23}H_{25}N_5O_5 \cdot CH_4SO_3$ 相当于 0.8245mg 的 $C_{23}H_{25}O_5N_5$)。

【类别】 同甲磺酸多沙唑嗪。

【规格】 按 $C_{23}H_{25}O_5N_5$ 计 (1)1mg (2)2mg

【贮藏】 遮光,密封保存。

甲磺酸瑞波西汀
Jiahuangsuan Ruiboxiting
Reboxetine Mesilate

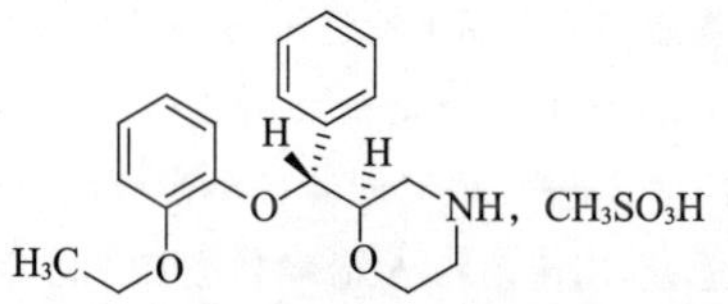

$C_{19}H_{23}NO_3 \cdot CH_4SO_3$ 409.50

及其对映体

本品为(±)-(2R,S)-2-[(R,S)-(2-乙氧基苯氧基)苯甲基]吗啉甲磺酸盐。按干燥品计算,含 $C_{19}H_{23}NO_3 \cdot CH_4SO_3$ 应为 98.0%~102.0%。

【生产要求】 必须对生产工艺进行评估以确定甲磺酸烷基酯的形成可能性,特别是当反应溶媒含低级醇时,很可能会出现这些杂质。必要时,需对生产工艺进行验证,以说明在成品中未检出甲磺酸烷基酯。

【性状】 本品为白色或类白色结晶性粉末;无臭。

本品在水中易溶,在甲醇中溶解,在乙醇中略溶,在丙酮中微溶,在 1,4-二氧六环中极微溶解,在乙酸乙酯中几乎不溶;在 0.1mol/L 盐酸溶液中易溶。

熔点 本品的熔点(通则 0612)为 146~149℃。

【鉴别】 (1)取本品约 50mg,加氢氧化钠 0.2g,加水数滴溶解,蒸干,缓缓加热至熔融,继续加热数分钟,放冷,加水 0.5ml 与稍过量稀盐酸,在试管口覆盖湿润的碘酸钾淀粉试纸(取滤纸浸入含有 5%碘酸钾溶液与新制的淀粉指示液的等体积混合液中湿透后,取出,干燥,即得),缓缓加热,试纸即变为蓝色。

(2)在含量测定项下记录的色谱图中,供试品溶液主峰的保留时间应与对照品溶液主峰的保留时间一致。

(3)本品的红外光吸收图谱应与对照品的图谱一致(通则 0402)。

【检查】 **酸度** 取本品 0.25g,加水 50ml 溶解,依法测定(通则 0631),pH 值应为 4.0~6.0。

溶液的澄清度与颜色 取本品 0.25g,加水 25ml 溶解,溶液应澄清无色;如显浑浊,与 1 号浊度标准液(通则 0902)比较,不得更浓;如显色,与橙黄色 2 号标准比色液(通则 0901 第一法)比较,不得更深。

氯化物 取本品 0.2g,依法检查(通则 0801),与标准氯化钠溶液 6.0ml 制成的对照液比较,不得更浓(0.03%)。

硫酸盐 取本品 0.25g,依法检查(通则 0802),与标准硫酸钾溶液 3.0ml 制成的对照液比较,不得更浓(0.12%)。

有关物质 取本品适量,精密称定,加流动相 A 溶解并定量稀释制成每 1ml 中约含 0.8mg 的溶液,作为供试品溶液;精密量取供试品溶液适量,用流动相 A 稀释制成每 1ml 中约含 0.8μg 的溶液,作为对照溶液;精密量取对照溶液 5ml,置 10ml 量瓶中,用流动相 A 稀释至刻度,摇匀,作为灵敏度溶液;取杂质Ⅰ对照品适量,精密称定,加流动相 A 溶解并稀释制成 1ml 中约含 0.8μg 的溶液,作为对照品溶液。照高效液相色谱法(通则 0512)测定,用十八烷基硅烷键合硅胶为填充剂(Inertsil ODS-3,150mm×4.6mm,5μm 或效能相当的色谱柱);以含量测定项下的流动相为流动相 A,以甲醇为流动相 B,按下表进行梯度洗脱;检测波长为 275nm。取含量测定项下的系统适用性溶液 20μl,注入液相色谱仪,记录色谱图,调节流动相比例使瑞波西汀色谱峰的保留时间约为 11 分钟。理论板数按瑞波西汀峰计算不低于 1000,瑞波西汀峰与杂质Ⅰ峰之间的分离度应符合要求。取灵敏度溶液 20μl 注入液相色谱仪,主成分峰高的信噪比应大于 10。精密量取供试品溶液、对照溶液与对照品溶液各 20μl,分别注入液相色谱仪,记录色谱图。供试品溶液色谱图中如有与杂质Ⅰ保留时间一致的色谱峰,按外标法以峰面积计算不得过 0.2%;其他单个杂质峰面积不得大于对照溶液主峰面积的 2 倍(0.2%),其他各杂质峰面积的和不得大于对照溶液主峰面积的 5 倍(0.5%)。供试品溶液色谱图中小于灵敏度溶液主峰面积的色谱峰忽略不计(0.05%)。

时间(分钟)	流动相 A(%)	流动相 B(%)
0	100	0
20	100	0
38	10	90
41	10	90
42	100	0
55	100	0

残留溶剂 取本品约 0.5g,精密称定,置顶空瓶中,精密加水 5ml,密封,振摇使溶解,作为供试品溶液;另精密称取甲醇、乙醇、丙酮、二氯甲烷、正己烷、乙酸乙酯、二氧六环与甲苯各适量,加水溶解并定量稀释制成每 1ml 中分别约含甲醇 0.06mg、乙醇 0.2mg、丙酮 0.1mg、二氯甲烷 0.012mg、正己

烷 0.022mg、乙酸乙酯 0.1mg、二氧六环 0.038mg 与甲苯 0.0178mg 的混合溶液,精密量取 5ml,置顶空瓶中,密封,作为对照品溶液。照残留溶剂测定法(通则 0861 第二法)测定,以 6%氰丙基苯基-94%二甲基聚硅氧烷(或极性相近)为固定液的毛细管柱为色谱柱;起始温度为 40℃,维持 8 分钟,以每分钟 20℃的速率升温至 160℃;进样口温度为 200℃;检测器温度为 250℃;顶空瓶平衡温度为 75℃,平衡时间为 30 分钟。取对照品溶液顶空进样,各成分峰之间的分离度均应符合要求。再取供试品溶液与对照品溶液分别顶空进样,记录色谱图。按外标法以峰面积计算,甲醇、乙醇、丙酮、二氯甲烷、正己烷、乙酸乙酯、二氧六环与甲苯的残留量均应符合规定。

干燥失重 取本品,在 105℃干燥至恒重,减失重量不得过 0.5%(通则 0831)。

炽灼残渣 取本品 1.0g,依法检查(通则 0841),遗留残渣不得过 0.1%。

重金属 取炽灼残渣项下遗留的残渣,依法检查(通则 0821 第二法),含重金属不得过百万分之十。

【含量测定】 照高效液相色谱法(通则 0512)测定。

色谱条件与系统适用性试验 用十八烷基硅烷键合硅胶为填充剂(Inertsil ODS-3,150mm×4.6mm,5μm 或效能相当的色谱柱);以 0.01mol/L 磷酸二氢钾溶液-甲醇(52:48)为流动相;检测波长为 275nm。取甲磺酸瑞波西汀与杂质 I 对照品各适量,加流动相溶解并定量稀释制成每 1ml 中分别约含甲磺酸瑞波西汀 0.8mg 与杂质 I 4μg 的混合溶液,作为系统适用性溶液。取 20μl 注入液相色谱仪,记录色谱图,调节流动相比例使瑞波西汀色谱峰的保留时间约为 11 分钟。理论板数按瑞波西汀峰计算不低于 1000,瑞波西汀峰与杂质 I 峰之间的分离度应符合要求。

测定法 取本品约 20mg,精密称定,置 200ml 量瓶中,加流动相溶解并稀释至刻度,摇匀,作为供试品溶液,精密取 20μl 注入液相色谱仪,记录色谱图;另取甲磺酸瑞波西汀对照品适量,同法测定。按外标法以峰面积计算,即得。

【类别】 抗抑郁药。

【贮藏】 密封保存。

【制剂】 (1)甲磺酸瑞波西汀片 (2)甲磺酸瑞波西汀胶囊

附:

杂质 I

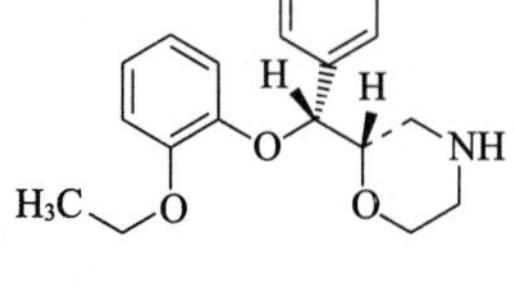

及其对映体

C_{19}H_{23}NO_3 313.39

(±)-(2*R*,*S*)-2-[(*S*,*R*)-(2-乙氧基苯氧基)苯甲基]吗啉

甲磺酸瑞波西汀片

Jiahuangsuan Ruiboxiting Pian

Reboxetine Mesilate Tablets

本品含甲磺酸瑞波西汀按瑞波西汀(C_{19}H_{23}NO_3)计,应为标示量的 90.0%～110.0%。

【性状】 本品为白色或类白色片。

【鉴别】 (1)取本品细粉适量(约相当于瑞波西汀 50mg),加甲醇 20ml 使甲磺酸瑞波西汀溶解,滤过,续滤液置水浴上蒸干,放冷,加氢氧化钠 0.2g 与水数滴溶解后,蒸干,缓缓加热至熔融,继续加热数分钟,放冷,加水 0.5ml 与稍过量的稀盐酸,在试管口覆盖湿润的碘酸钾淀粉试纸(取滤纸浸入含有 5%碘酸钾溶液与新制的淀粉指示液的等体积混合液中湿透后,取出,干燥,即得),缓缓加热,试纸即变为蓝色。

(2)在含量测定项下记录的色谱图中,供试品溶液主峰的保留时间应与对照品溶液主峰的保留时间一致。

(3)取本品细粉适量,加水溶解并稀释制成每 1ml 中约含瑞波西汀 80μg 的溶液,滤过,照紫外-可见分光光度法(通则 0401)测定,在 274nm 的波长处有最大吸收,在 247nm 的波长处有最小吸收。

【检查】 有关物质 取本品细粉适量,精密称定,加流动相 A 使甲磺酸瑞波西汀溶解并定量稀释制成每 1ml 中约含瑞波西汀 0.8mg 的溶液,滤过,取续滤液作为供试品溶液;精密量取供试品溶液适量,用流动相 A 稀释制成每 1ml 中约含瑞波西汀 4μg 的溶液,作为对照溶液;精密量取对照溶液 1ml,置 10ml 量瓶中,用流动相 A 稀释至刻度,摇匀,作为灵敏度溶液;取杂质 I 对照品适量,精密称定,加流动相 A 溶解并定量稀释制成每 1ml 中约含 4μg 的溶液,作为对照品溶液。照高效液相色谱法(通则 0512)测定,用十八烷基硅烷键合硅胶为填充剂(Inertsil ODS-3,150mm×4.6mm,5μm 或效能相当的色谱柱);以含量测定项下的流动相为流动相 A,以甲醇为流动相 B,按下表进行梯度洗脱;检测波长为 275nm。取含量测定项下的系统适用性溶液 20μl,注入液相色谱仪,记录色谱图,调节流动相比例使瑞波西汀色谱峰的保留时间约为 11 分钟。理论板数按瑞波西汀峰计算不低于 1000,瑞波西汀峰与杂质 I 峰之间的分离度应符合要求。取灵敏度溶液 20μl 注入液相色谱仪,主成分峰高的信噪比应大于 10。精密量取供试品溶液、对照溶液与对照品溶液各 20μl,分别注入液相色谱仪,记录色谱图。供试品溶液色谱图中如有与杂质 I 保留时间一致的色谱峰,按外标法以峰面积计算,不得过瑞波西汀标示量的 0.5%,其他单个杂质峰面积不得大于对照溶液主峰面积(0.5%),其他各杂质峰面积的和不得大于对照溶液主峰面积的 2 倍(1.0%)。供试品溶液色谱图中小于灵敏度溶液主峰面积的色谱峰忽略不计(0.05%)。

时间(分钟)	流动相 A(%)	流动相 B(%)
0	100	0
20	100	0
38	10	90
41	10	90
42	100	0
55	100	0

含量均匀度 以含量测定项下测得的每片含量计算,应符合规定(通则0941)。

溶出度 取本品,照溶出度与释放度测定法(通则0931第二法),以水 500ml 为溶出介质,转速为每分钟 50 转,依法操作,经 30 分钟时,取溶液适量,滤过,取续滤液作为供试品溶液;另取甲磺酸瑞波西汀对照品适量,精密称定,加水溶解并定量稀释制成每 1ml 中约含瑞波西汀约 8μg 的溶液,作为对照品溶液。精密量取供试品溶液与对照品溶液各 100μl,照含量测定项下的方法测定,记录色谱图,按外标法以峰面积计算每片的溶出量。限度为标示量的 80%,应符合规定。

其他 应符合片剂项下有关的各项规定(通则0101)。

【含量测定】 照高效液相色谱法(通则0512)测定。

色谱条件与系统适用性试验 用十八烷基硅烷键合硅胶为填充剂(Inertsil ODS-3,150mm×4.6mm,5μm 或效能相当的色谱柱);以 0.01mol/L 磷酸二氢钾溶液-甲醇(52:48)为流动相;检测波长为 275nm。取甲磺酸瑞波西汀与杂质Ⅰ对照品各适量,加流动相溶解并定量稀释制成每 1ml 中分别约含甲磺酸瑞波西汀 0.8mg 与杂质Ⅰ4μg 的混合溶液,作为系统适用性溶液。取 20μl 注入液相色谱仪,记录色谱图,调节流动相比例使瑞波西汀色谱峰的保留时间约为 11 分钟。理论板数按瑞波西汀峰计算不低于 1000,瑞波西汀峰与杂质Ⅰ峰之间的分离度应符合要求。

测定法 取本品 10 片,分别置 50ml 量瓶中,加流动相适量,超声使甲磺酸瑞波西汀溶解,放冷,用流动相稀释至刻度,摇匀,滤过,取续滤液作为供试品溶液,精密量取 20μl 注入液相色谱仪,记录色谱图;另取甲磺酸瑞波西汀对照品适量,精密称定,加流动相溶解并定量稀释制成每 1ml 中约含瑞波西汀 80μg 的溶液,同法测定。按外标法以峰面积计算每片的含量,并求得 10 片的平均含量,即得。

【类别】 同甲磺酸瑞波西汀。

【规格】 4mg

【贮藏】 密封保存。

甲磺酸瑞波西汀胶囊

Jiahuangsuan Ruiboxiting Jiaonang

Reboxetine Mesilate Capsules

本品含甲磺酸瑞波西汀按瑞波西汀($C_{19}H_{23}NO_3$)计,应为标示量的 90.0%~110.0%。

【性状】 本品内容物为白色或类白色粉末。

【鉴别】 (1)取本品内容物适量(约相当于瑞波西汀 50mg),加甲醇 20ml 使甲磺酸瑞波西汀溶解,滤过,续滤液置水浴上蒸干,放冷,加氢氧化钠 0.2g 与水数滴溶解后,蒸干,缓缓加热至熔融,继续加热数分钟,放冷,加水 0.5ml 与稍过量的稀盐酸,在试管口覆盖湿润的碘酸钾淀粉试纸(取滤纸浸入含有 5%碘酸钾溶液与新制的淀粉指示液的等体积混合液中湿透后,取出,干燥,即得),缓缓加热,试纸即变为蓝色。

(2)在含量测定项下记录的色谱图中,供试品溶液主峰的保留时间应与对照品溶液主峰的保留时间一致。

(3)取本品内容物适量,加水溶解并稀释制成每 1ml 中约含瑞波西汀 80μg 的溶液,滤过,照紫外-可见分光光度法(通则0401)测定,在 274nm 的波长处有最大吸收,在 247nm 的波长处有最小吸收。

【检查】 **有关物质** 取本品内容物适量,精密称定,加流动相 A 使甲磺酸瑞波西汀溶解并定量稀释制成每 1ml 中约含瑞波西汀 0.8mg 的溶液,滤过,取续滤液作为供试品溶液;精密量取供试品溶液适量,用流动相 A 稀释制成每 1ml 中约含瑞波西汀 4μg 的溶液,作为对照溶液;精密量取对照溶液 1ml,置 10ml 量瓶中,用流动相 A 稀释至刻度,摇匀,作为灵敏度溶液;取杂质Ⅰ对照品适量,精密称定,加流动相 A 溶解并定量稀释制成每 1ml 中约含 4μg 的溶液,作为对照品溶液。照高效液相色谱法(通则0512)测定,用十八烷基硅烷键合硅胶为填充剂(Inertsil ODS-3,150mm×4.6mm,5μm 或效能相当的色谱柱);以含量测定项下的流动相为流动相 A,以甲醇为流动相 B,按下表进行梯度洗脱,检测波长为 275nm。取含量测定项下的系统适用性溶液 20μl,注入液相色谱仪,记录色谱图,调节流动相比例使瑞波西汀色谱峰的保留时间约为 11 分钟。理论板数按瑞波西汀峰计算不低于 1000,瑞波西汀峰与杂质Ⅰ峰之间的分离度应符合要求。取灵敏度溶液 20μl 注入液相色谱仪,主成分峰高的信噪比应大于 10。精密量取供试品溶液、对照溶液与对照品溶液各 20μl,分别注入液相色谱仪,记录色谱图。供试品溶液色谱图中如有与杂质Ⅰ保留时间一致的色谱峰,按外标法以峰面积计算,不得过瑞波西汀标示量的 0.5%,其他单个杂质峰面积不得大于对照溶液主峰面积(0.5%),其他各杂质峰面积的和不得大于对照溶液的主峰面积的 2 倍(1.0%)。供试品溶液色谱图中小于灵敏度溶液主峰面积的色谱峰忽略不计(0.05%)。

时间(分钟)	流动相 A(%)	流动相 B(%)
0	100	0
20	100	0
38	10	90
41	10	90
42	100	0
55	100	0

含量均匀度 以含量测定项下测得的每粒含量计算,应符合规定(通则0941)。

溶出度 取本品,照溶出度与释放度测定法(通则0931第二法),以水500ml为溶出介质,转速为每分钟50转,依法操作,经30分钟时,取溶液适量,滤过,取续滤液作为供试品溶液;另取甲磺酸瑞波西汀对照品适量,精密称定,加水溶解并定量稀释制成每1ml中约含瑞波西汀约8μg的溶液,作为对照品溶液。精密量取供试品溶液与对照品溶液各100μl,照含量测定项下的方法测定,记录色谱图,按外标法以峰面积计算每粒的溶出量。限度为标示量的80%,应符合规定。

其他 应符合胶囊剂项下有关的各项规定(通则0103)。

【含量测定】 照高效液相色谱法(通则0512)测定。

色谱条件与系统适用性试验 用十八烷基硅烷键合硅胶为填充剂(Inertsil ODS-3,150mm×4.6mm,5μm或效能相当的色谱柱);以0.01mol/L磷酸二氢钾溶液-甲醇(52:48)为流动相;检测波长为275nm。取甲磺酸瑞波西汀与杂质Ⅰ对照品各适量,加流动相溶解并定量稀释制成每1ml中分别约含甲磺酸瑞波西汀0.8mg与杂质Ⅰ4μg的混合溶液,作为系统适用性溶液。取20μl注入液相色谱仪,记录色谱图,调节流动相比例使瑞波西汀色谱峰的保留时间约为11分钟。理论板数按瑞波西汀峰计算不低于1000,瑞波西汀峰与杂质Ⅰ峰之间的分离度应符合要求。

测定法 取本品10粒,分别将内容物倾入50ml量瓶中,加流动相适量,超声使甲磺酸瑞波西汀溶解,放冷,用流动相稀释至刻度,摇匀,滤过,取续滤液作为供试品溶液,精密量取20μl注入液相色谱仪,记录色谱图;另取甲磺酸瑞波西汀对照品适量,精密称定,加流动相溶解并定量稀释制成每1ml中约含瑞波西汀80μg的溶液,同法测定。按外标法以峰面积计算每粒的含量,并求得10粒的平均含量,即得。

【类别】 同甲磺酸瑞波西汀。

【规格】 4mg

【贮藏】 密封保存。

兰索拉唑肠溶胶囊

Lansuolazuo Changrongjiaonang

Lansoprazole Enteric Capsules

本品含兰索拉唑($C_{16}H_{14}F_3N_3O_2S$)应为标示量的95.0%～105.0%。

【性状】 本品内容物为白色或类白色肠溶小丸或球状颗粒。

【鉴别】 (1)在含量测定项下记录的色谱图中,供试液主峰的保留时间应与对照品溶液主峰的保留时间一致。

(2)取本品内容物的细粉适量,加甲醇溶解并稀释制成每1ml中约含兰索拉唑10μg的溶液,滤过,续滤液照紫外-可见分光光度法(通则0401)测定,在284nm的波长处有最大吸收。

【检查】 有关物质 避光操作。取本品内容物,研细,精密称取适量(约相当于兰索拉唑50mg),置25ml量瓶中,加0.1mol/L氢氧化钠溶液5ml与甲醇适量,振摇使兰索拉唑溶解,用甲醇稀释至刻度,摇匀,滤过,取续滤液作为供试品溶液;精密量取适量,用甲醇定量稀释制成每1ml中分别约含兰索拉唑20μg与1μg的对照溶液与灵敏度溶液。照含量测定项下的色谱条件,取灵敏度溶液10μl注入液相色谱仪,兰索拉唑峰高的信噪比应大于10。精密量取供试品溶液与对照溶液各10μl,分别注入液相色谱仪,记录色谱图至主成分峰保留时间的3.5倍。供试品溶液色谱图中如有杂质峰,单个杂质峰面积不得大于对照溶液主峰面积的0.5倍(0.5%),各杂质峰面积的和不得大于对照溶液主峰面积(1.0%)。供试品溶液色谱图中小于灵敏度溶液主峰面积的色谱峰忽略不计(0.05%)。

含量均匀度(15mg规格) 取本品1粒,将内容物倾入100ml量瓶中,囊壳用甲醇-水(60:40)溶液分次洗净,洗液并入量瓶中,加0.1mol/L氢氧化钠溶液5ml与甲醇-水(60:40)溶液约30ml,超声约25分钟(控制水温不超过20℃)使兰索拉唑溶解,用甲醇-水(60:40)溶液稀释至刻度,摇匀,滤过,取续滤液作为供试品溶液,照含量测定项下的方法测定含量,应符合规定(通则0941)。

溶出度 取本品,照溶出度与释放度测定法(通则0931第一法方法2),以氯化钠盐酸溶液(取氯化钠2.0g,加盐酸7.0ml,加水溶解并稀释至1000ml)500ml为溶出介质,转速为每分钟150转,依法操作,经60分钟时,立即将转篮升出液面,弃去上述各溶出杯中酸液,立即加入预热至37℃的磷酸盐缓冲液(pH 6.8)900ml,继续依法操作,经60分钟时,取溶液滤过,取续滤液作为供试品溶液(15mg规格);或精密量取续滤液5ml,置10ml量瓶中,用磷酸盐缓冲液(pH 6.8)稀释至刻度,摇匀,作为供试品溶液(30mg规格);另精密称取兰索拉唑对照品约20mg,置25ml量瓶中,加甲醇溶解并定量稀释至刻度,摇匀,精密量取2ml,置100ml量瓶中,用磷酸盐缓冲液(pH 6.8)稀释至刻度,摇匀,作为对照品溶液。照紫外-可见分光光度法(通则0401),在284nm的波长处分别测定吸光度,计算每粒的溶出量。限度为标示量的75%,应符合规定。

耐酸力 如溶出度项下的平均溶出量不小于标示量的90%,则不再进行此项测定。取本品,照溶出度与释放度测定法(通则0931第一法),以盐酸溶液(9→1000)1000ml为溶出介质,转速为每分钟100转,依法操作,经120分钟时,取下转篮,用水洗转篮内颗粒至洗液呈中性,立即将颗粒转移至100ml量瓶(15mg规格)或200ml量瓶(30mg规格)中,加0.1mol/L氢氧化钠溶液5ml与甲醇-水(60:40)溶液约30ml,超声约25分钟(控制水温不超过20℃)使兰索拉唑溶解,用甲醇-水(60:40)溶液稀释至刻度,摇匀,滤过,取续滤液作为供试品溶液;另取兰索拉唑对照品适量,置100ml量瓶中,加0.1mol/L氢氧化钠溶液5ml与甲醇-水(60:40)溶液约30ml,超声约25分钟(控制水温不超过20℃)使兰索拉唑溶解,用甲醇-水(60:40)溶液稀释至刻度,摇匀,作为对照品溶液。

照含量测定项下的方法测定,计算每粒的含量。6粒中每粒含量均不得低于标示量的 90%;如有 1～2 粒低于标示量的 90%,但不低于标示量的 80%,其平均含量不得低于标示量的 90%;如有 1～2 粒低于标示量的 90%,其中仅有 1 粒低于标示量的 80%,但不低于标示量的 70%,其平均含量不低于标示量的 90%,应另取 6 粒复试;初、复试的 12 粒中有 1～3 粒低于标示量的 90%,其中仅有 1 粒低于标示量的 80%,但不得低于标示量的 70%,且平均含量不得低于标示量的 90%。

干燥失重 取本品内容物,以五氧化二磷为干燥剂,在 60℃减压干燥 5 小时,减失重量不得过 5.0%(通则 0831)。

其他 应符合胶囊剂项下有关的各项规定(通则 0103)。

【含量测定】 照高效液相色谱法(通则 0512)测定。

色谱条件与系统适用性试验 用十八烷基硅烷键合硅胶为填充剂(250mm×4.6mm,5μm 或效能相当的色谱柱);以甲醇-水-三乙胺-磷酸(600:400:5:1.5)[用磷酸溶液(1→10)调节 pH 值至 7.3]为流动相;检测波长为 284nm。取兰索拉唑与间氯过氧苯甲酸各约 10mg,置同一 20ml 量瓶中,加甲醇-水(60:40)溶液溶解并稀释至刻度,摇匀,放置 10 分钟,取 10μl 注入液相色谱仪,调节流动相比例使兰索拉唑峰的保留时间约为 16 分钟,兰索拉唑峰与两个主要降解产物峰(相对兰索拉唑峰的保留时间分别约为 0.6 和 0.8)之间的分离度均应大于 3.0。

测定法 取装量差异项下的内容物,混匀,精密称取适量(约相当于兰索拉唑 15mg),置 100ml 量瓶中,加 0.1mol/L 氢氧化钠溶液 5ml 与甲醇-水(60:40)溶液约 30ml,超声约 25 分钟(控制水温不超过 20℃)使兰索拉唑溶解,用甲醇-水(60:40)溶液稀释至刻度,摇匀,滤过,取续滤液作为供试品溶液,精密量取 10μl 注入液相色谱仪,记录色谱图;另取兰索拉唑对照品约 15mg,精密称定,置 100ml 量瓶中,加 0.1mol/L 氢氧化钠溶液 5ml 与甲醇-水(60:40)溶液约 30ml,超声约 25 分钟(控制水温不超过 20℃)使兰索拉唑溶解,用甲醇-水(60:40)溶液稀释至刻度,摇匀,同法测定。按外标法以峰面积计算,即得。

【类别】 同兰索拉唑。

【规格】 (1)15mg　(2)30mg

【贮藏】 遮光,密封,在阴凉干燥处保存。

矛头蝮蛇血凝酶

Maotoufushe Xueningmei

Hemocoagulase Bothrops Atrox

本品系从矛头蝮蛇(*Bothrops Atrox*)蛇毒中提取的具有止血作用的蛋白酶类物质。每 1mg 中含矛头蝮蛇血凝酶活力不得少于 800 单位,每 1mg 蛋白质中含矛头蝮蛇血凝酶活力不得少于 2500 单位。

【制法要求】 本品系从检验合格的矛头蝮蛇蛇毒中经透析、特异性亲和色谱等多种色谱方法分离提取,并经冷冻干燥制得。

【性状】 本品为白色冻干块状物或粉末;无味。

本品在水中易溶。

【鉴别】 (1)取本品,加水溶解并稀释制成每 1ml 中含 100μg 的溶液,作为供试品溶液;取小试管,加入凝血质控血浆混悬液[凝血质控血浆(MDC Hemostasis)放至室温,每支加水 1.0ml,放置 15 分钟,期间间或轻摇,每次使用前轻轻摇匀]0.2ml,置 37℃±0.5℃水浴中 2 分钟,加供试品溶液 0.2ml,置 37℃±0.5℃水浴中振摇,观察,血浆应在 10 秒内出现白色絮团。

(2)取试管 1 支,加 0.4mol/L 碳酸钠溶液 1ml、鉴别(1)项下的供试品溶液 1ml 与 0.1mol/L 福林试液 1ml,置 37℃±0.5℃水浴中 20 分钟,溶液应呈蓝色。

(3)取本品与矛头蝮蛇血凝酶对照品适量,分别加水溶解并制成适宜浓度的溶液,作为供试品溶液与对照品溶液,依法测定(通则 3405 第一法),供试品溶液的图谱应与对照品溶液的图谱一致。

(4)照电泳法(通则 0541 第五法,还原型 SDS-聚丙烯酰胺凝胶电泳法)测定。

取本品,加水溶解并稀释制成每 1ml 含蛋白质 1mg 的溶液,作为供试品储备液;取此储备液 30μl,加还原型供试品缓冲液 10μl,混匀,置沸水浴中加热 5 分钟,作为供试品溶液;取矛头蝮蛇血凝酶对照品适量,同法制备对照品溶液。取供试品溶液和对照品溶液各 15μl,分别加至上样孔,分离胶浓度为 12.5%,用考马斯亮蓝 R250 染色,供试品溶液主带的迁移率应与对照品溶液主带的迁移率一致。

【检查】 纯度 (1)照电泳法(通则 0541 第五法,非还原型 SDS-聚丙烯酰胺凝胶电泳法)测定。

取鉴别(4)项下供试品储备液 30μl,加非还原型供试品缓冲液 10μl,混匀,置沸水浴中加热 5 分钟,作为供试品溶液。取供试品溶液 15μl,加至上样孔,分离胶浓度为 12.5%,用考马斯亮蓝 R250 染色,应显示一条带。

(2)取本品,加流动相 A 溶解并制成每 1ml 中约含蛋白质 1mg 的溶液,作为供试品溶液。照高效液相色谱法(通则 0512)测定,用丁基硅烷键合硅胶为填充剂;以 0.1%三氟乙酸的 0.1%三乙胺水溶液为流动相 A,以 0.1%三氟乙酸的 0.1%三乙胺乙腈溶液为流动相 B,按下表进行梯度洗脱;检测波长为 280nm。取供试品溶液 50μl 注入液相色谱仪,记录色谱图,按峰面积归一化法计算。矛头蝮蛇血凝酶主峰面积应不低于总峰面积的 95.0%。

时间(分钟)	流动相A(%)	流动相B(%)
0	60	40
10	34	66
20	60	40
35	60	40

分子量 照电泳法(通则 0541 第五法,还原型 SDS-聚丙烯酰胺凝胶电泳法)测定。

取鉴别(4)项下的供试品溶液与分子量对照品溶液(系列标准蛋白质分子量范围为 10 000～120 000,照说明书使用),照鉴别(4)项下的方法测定。本品分子量应为 36 000±3000。

磷脂酶 A 取本品,加水溶解并稀释制成每 1ml 中含 10 单位的溶液,作为供试品溶液;另取磷脂酶 A(蜂毒),加水制成每 1ml 中含 3.6 单位的溶液,作为对照溶液;取 37℃预热的卵磷脂溶液(取卵磷脂 0.67g,加水适量,溶解成胶体溶液后,调节 pH 值至 8.95,加水至 100ml)2ml,置 1cm 吸收池中,加 37℃水浴中预热的供试品溶液或对照溶液 1ml,混匀,以水代替供试品溶液,同法操作,作为空白。照紫外-可见分光光度法(通则 0401),在 546nm 的波长处测定吸光度为 A_1 和 A_{S1},再于 37℃±0.5℃水浴中保温 10 分钟,测定吸光度为 A_2 和 A_{S2}。供试品溶液吸光度增加值不得大于对照溶液吸光度增加值(即每 1 单位供试品中磷脂酶 A 含量不得大于 0.36 单位)。

单位定义:在 37℃、pH 8.5 条件下,每分钟使 1.0μmol 的 L-α-磷脂酰胆碱(L-α-卵磷脂)水解成 L-α-溶血磷脂胆碱和一个脂肪酸的酶量定义为 1 单位。

L-氨基酸氧化酶 取本品,加水溶解并稀释制成每 1ml 中含 10 单位的溶液,作为供试品溶液;另取 L-氨基酸氧化酶(东部菱背响尾蛇),加水制成每 1ml 中含 0.056 单位的溶液,作为对照溶液;另取 37℃预热的亮氨酸溶液[取亮氨酸 0.1g,3,3-二甲氧基联苯胺 6.5mg,加三羟甲基氨基甲烷-HCl 缓冲液(取三羟甲基氨基甲烷 1.21g,置烧杯中,加水 60ml 溶解,用 6mol/L HCl 溶液调节 pH 值至 7.6,转移至 100ml 量瓶中,加水稀释至刻度)溶解并稀释至 100ml]2.97ml,置 1cm 吸收池中,加 37℃预热的过氧化物酶溶液(取过氧化物酶 10mg,加水溶解至 10ml,临用时配制)10μl,分别加入供试品溶液或对照溶液 20μl,混匀,以水代替供试品溶液,同法操作,作为空白。照紫外-可见分光光度法(通则 0401),在 436nm 的波长处测定吸光度为 A_1 和 A_{S1},再于 37℃±0.5℃水浴中保温 5 分钟,测定吸光度为 A_2 和 A_{S2}。供试品溶液吸光度增加值不得大于对照溶液吸光度增加值(即每 1 单位供试品中 L-氨基酸氧化酶含量不得大于 0.0056 单位)。

单位定义:在 37℃、pH 6.5 条件下,每分钟使 1.0μmol 的 L-氨基酸氧化脱氨基的酶量定义为 1 单位。

磷酸酶 取本品,加水溶解并稀释制成每 1ml 中含 10 单位的溶液,作为供试品溶液;另取磷酸酶(小麦胚),加水制成每 1ml 中含 0.03 单位的溶液,取 0.165%对硝基苯磷酸二钠溶液(pH 8.5)1ml,分别加入供试品溶液或对照溶液 0.1ml,置 37℃±0.5℃水浴中保温 30 分钟,再加 0.02mol/L 氢氧化钠溶液 10ml,摇匀;以水代替供试品溶液,同法操作,作为空白。照紫外-可见分光光度法(通则 0401),在 400nm 的波长处测定吸光度。供试品溶液的吸光度不得大于对照溶液吸光度(即每 1 单位供试品中磷酸酶含量不得大于 0.003 单位)。

单位定义:在 37℃、pH 4.8 条件下,每分钟水解 1.0μmol

的对硝基苯磷酸二钠的酶量定义为 1 单位。

神经毒 取本品,加氯化钠注射液溶解并稀释制成每 1ml 中含 2 单位的溶液,作为供试品溶液。取体重为 300～500g 的鸽子 3 只,每 1kg 体重注射供试品溶液 0.5ml,静脉给药,观察 24 小时。动物不得出现神经行为异常,如步态不稳、翻正反射消失,前后肢握力减弱,抽搐,颈项强直等,或死亡;如 3 只鸽子中有一只出现上述神经行为异常或死亡,应另取鸽子 5 只复试,均不得出现神经行为异常或死亡。

出血毒 取本品,加氯化钠注射液溶解并稀释制成每 1ml 中含 50 单位的溶液,作为供试品溶液。取体重 18～22g 的小白鼠 5 只,每只一侧背部皮下注射 0.2ml,另一侧注射氯化钠注射液 0.2ml 作对照,注射 24 小时后处死动物,剥皮观察,与对照部位相比,小鼠背部均不得有出血现象。

细菌内毒素 取本品,依法测定(通则 1143),每 1 单位矛头蝮蛇血凝酶中含内毒素的量应小于 50EU。

异常毒性 取本品,加氯化钠注射液溶解并稀释制成每 1ml 中含 1.0 单位的溶液,依法测定(通则 1141),按静脉注射法给药,应符合规定。

【效价测定】 酶活力 标准品溶液的制备 取 1 支矛头蝮蛇血凝酶标准品(供效价测定用),精密加水 1ml 使溶解并定量稀释制成每 1ml 中各约含 0.2、0.5、1.0、2.0、3.0 单位的溶液。

供试品溶液的制备 精密称取本品适量,加水溶解并定量稀释制成每 1ml 中约含 1.0 单位的溶液。

测定法 取凝血质控血浆混悬液[凝血质控血浆(MDC Hemostasis)放至室温,每支加水 2.0ml,放置 15 分钟,期间或轻摇,每次使用前轻轻摇匀]0.1ml,分别加入 20 支试管中并置凝血分析仪中,37℃±0.5℃条件下预热 2 分钟,精密量取系列浓度的标准品溶液各 0.2ml,迅速加入上述各试样管中,记录凝固时间,每种浓度重复测定 4 次,计算平均值(4 次测定最大值与最小值之差不得超过平均值的 10%,否则重测)。以标准品溶液浓度的对数为横坐标,凝固时间对数为纵坐标,计算线性回归方程(相关系数应大于 0.99)。

取供试品溶液,照上法测定,从回归方程求得供试品溶液浓度,并计算每 1mg 中矛头蝮蛇血凝酶活力。

矛头蝮蛇血凝酶单位定义:37℃±0.5℃条件下,每 0.2ml 酶溶液使 0.2ml 凝血质控血浆混悬液,在 58～62 秒出现白色絮团的酶量,以酶溶液的浓度计,定义为每 1ml 酶溶液中含矛头蝮蛇血凝酶 1 个单位。

蛋白质 取本品适量,精密称定,照蛋白质含量测定法(通则 0731 第二法)测定,计算每 1mg 中蛋白质的量(mg)。

比活力 本品矛头蝮蛇血凝酶活力单位除以蛋白质的量(mg),即得。

【类别】 止血药。

【贮藏】 遮光,冷处保存。

【制剂】 注射用矛头蝮蛇血凝酶

曾用名:蛇毒血凝酶、血凝酶

附：

矛头蝮蛇蛇毒

Maotoufushe Shedu

Bothrops Atrox Venom

本品为矛头蝮蛇（*Bothrops Atrox*）毒液经冷冻干燥而成，主要活性成分为蛋白水解酶。按干燥品计算，含蛋白质应不少于70%。4μg 蛇毒应能使 0.2ml 血浆在 60 秒内出现白色絮团。

【制法要求】 本品系自矛头蝮蛇（*Bothrops Atrox*）腮腺中，以挤压刺激的方法采集蛇毒毒液，并经冷冻干燥制得。生产过程应参考现行版《药品生产质量管理规范》要求，并按照相应标准操作规程执行。

【性状】 本品应为类白色至黄色结晶或粉末。

【鉴别】 （1）取本品 10mg，加水 5ml 溶解，作为供试品溶液；取小试管，加入凝血质控血浆混悬液［凝血质控血浆（MDC Hemostasis）放至室温，每支加水 1.0ml，放置 15 分钟，期间间或轻摇，每次使用前轻轻摇匀］0.2ml，置 37℃±0.5℃水浴中 2 分钟，加供试品溶液 0.2ml，置 37℃±0.5℃水浴中振摇，观察，血浆应在 10 秒内出现白色絮团。

（2）取本品 10mg，加水 5ml 溶解，取 1ml 置试管中，加0.4mol/L 碳酸钠溶液 1ml 与 0.1 mol/L 福林试液 1ml，置 37℃水浴中 2 分钟，溶液应呈蓝色。

【检查】 干燥失重 取本品约 0.5g，精密称定，以五氧化二磷为干燥剂，60℃减压干燥 4 小时，减失重量不得过10%（通则 0831）。

【活性成分含量】 蛋白质 取本品约 50mg，精密称定，置 50ml 量瓶中，加水溶解并稀释至刻度，摇匀，精密量取5ml，置 50ml 量瓶中，用水稀释至刻度，摇匀，作为供试品溶液，照蛋白质含量测定法（通则 0731 第二法）测定，计算，即得。

活性成分 取蛋白质项下的供试品溶液，精密量取1ml，置 5ml 量瓶中，用水稀释至刻度，摇匀，作为供试品溶液。精密量取凝血质控血浆混悬液［凝血质控血浆（MDC Hemostasis）放至室温，每支加水 1.0ml，放置 15 分钟，期间间或轻摇，每次使用前轻轻摇匀］0.2ml，置小试管中，37℃±0.5℃水浴中保温 3 分钟，加入供试品溶液 0.2ml，立即摇匀，同时计时，于 37℃±0.5℃水浴中振摇。应在 60 秒内出现白色絮团。

【贮藏】 遮光，冷处保存。

注射用矛头蝮蛇血凝酶

Zhusheyong Maotoufushe Xueningmei

Hemocoagulase Bothrops Atrox for Injection

本品为矛头蝮蛇血凝酶加适宜稳定剂和赋形剂经冷冻干燥制成的无菌制品。本品含矛头蝮蛇血凝酶应为标示量的80.0%～125.0%。

【性状】 本品为白色或类白色的冻干块状物或粉末。

【鉴别】 取本品，每支加水 1.0ml 溶解后，照矛头蝮蛇血凝酶项下的鉴别（1）试验，血浆应在 2 分钟内出现白色絮团。

【检查】 溶液的澄清度与颜色 取本品，加水制成每1ml 中含 1 单位的溶液，应澄清无色（通则 0901 第一法和0902 第一法）。

酸碱度 取本品 2 支，每支加水 2ml 溶解后，混匀，依法测定（通则 0631），pH 值应为 5.5～7.0。

干燥失重 取本品，以五氧化二磷为干燥剂，60℃减压干燥 4 小时，减失重量不得过 3%（通则 0831）。

无菌 取本品，每支加 0.1%蛋白胨水溶液 2ml 溶解后，依法测定（通则 1101），应符合规定。

细菌内毒素 取本品，依法测定（通则 1143），每 1 单位矛头蝮蛇血凝酶中含内毒素的量应小于 50EU。

异常毒性 取本品，加氯化钠注射液溶解制成每 1ml 中含 1.0 单位的溶液，依法测定（通则 1141），按静脉注射法给药，应符合规定。

过敏试验 取本品，加氯化钠注射液溶解制成每 1ml 中含 1.0 单位的溶液，作为致敏液和供试品溶液。依法测定（通则 1147），应符合规定。

其他 应符合注射剂项下有关的各项规定（通则 0102）。

【效价测定】 标准品溶液的制备 取矛头蝮蛇血凝酶标准品（供效价测定用），精密加水 1.0ml 使溶解，用稀释液［取氯化钙、水解明胶与甘露醇适量，加水溶解并稀释制成每 1ml中含氯化钙 2.7mg、水解明胶（按固形物含量计）4.0mg 与甘露醇 50mg 的溶液］分别定量稀释制成每 1ml 中各含 0.2、0.5、1.0、2.0、3.0 单位的溶液。

供试品溶液的制备 取本品，每支精密加水 1.0ml 溶解，即得。

测定法 照矛头蝮蛇血凝酶项下方法测定。

【类别】 同矛头蝮蛇血凝酶。

【规格】 （1）0.5 单位 （2）1 单位 （3）2 单位

【贮藏】 凉暗处保存。

曾用名：注射用蛇毒血凝酶、注射用血凝酶

西尼地平胶囊

Xinidiping Jiaonang

Cilnidipine Capsules

本品含西尼地平($C_{27}H_{28}N_2O_7$)应为标示量的90.0%～110.0%。

【性状】 本品内容物为淡黄色粉末。

【鉴别】 (1)取本品内容物适量(约相当于西尼地平5mg),加无水乙醇使西尼地平溶解并稀释制成每1ml中约含西尼地平0.05mg的溶液,摇匀,滤过,取续滤液,照紫外-可见分光光度法(通则0401)测定,在356nm的波长处有最大吸收,在305nm的波长处有最小吸收。

(2)在含量测定项下记录的色谱图中,供试品溶液主峰的保留时间应与对照品溶液主峰的保留时间一致。

【检查】 **有关物质** 避光操作。取含量测定项下的供试品溶液,作为供试品溶液;精密量取1ml,置50ml量瓶中,用甲醇稀释至刻度,摇匀,再精密量取1ml,置10ml量瓶中,用甲醇稀释至刻度,摇匀,作为对照溶液。照西尼地平有关物质项下的方法试验,精密量取供试品溶液和对照溶液各10μl,分别注入液相色谱仪,记录色谱图至主峰保留时间的4倍。供试品溶液色谱图中如有与Z-异构体峰和杂质Ⅰ峰保留时间一致的色谱峰,Z-异构体峰的峰面积乘以1.13不得大于对照溶液主峰面积的2.5倍(0.5%),杂质Ⅰ峰的峰面积乘以1.53不得大于对照溶液主峰面积的1.5倍(0.3%);其他单个杂质峰面积不得大于对照溶液的主峰面积(0.2%),Z-异构体峰的峰面积乘以1.13、杂质Ⅰ峰的峰面积乘以1.53后与其他各单个杂质峰面积的和不得大于对照溶液主峰面积的5倍(1.0%)。

含量均匀度 取本品1粒,将内容物倾入50ml(5mg规格)或100ml(10mg规格)量瓶中,囊壳用无水乙醇分次洗净,洗液并入量瓶中,超声10分钟,使西尼地平溶解,放冷,用无水乙醇稀释至刻度,摇匀,滤过,精密量取续滤液5ml,置25ml量瓶中,用无水乙醇稀释至刻度,摇匀,作为供试品溶液;另精密称取西尼地平对照品适量,加无水乙醇溶解并定量稀释制成每1ml中约含20μg的溶液,作为对照品溶液。取供试品溶液和对照品溶液,照紫外-可见分光光度法(通则0401),在356nm的波长处分别测定吸光度,计算含量,应符合规定(通则0941)。

溶出度 取本品,照溶出度与释放度测定法(通则0931第一法),以0.3%十二烷基硫酸钠溶液900ml为溶出介质,转速为每分钟100转,依法操作,经45分钟时,取溶液适量,滤过,取续滤液作为供试品溶液;另取西尼地平对照品约10mg,精密称定,置100ml量瓶中,加无水乙醇2ml使溶解,用0.3%十二烷基硫酸钠稀释至刻度,摇匀,精密量取3ml(5mg规格)或5ml(10mg规格),置50ml量瓶中,用0.3%十二烷基硫酸钠溶液稀释至刻度,摇匀,作为对照溶液。取供

试品溶液和对照品溶液,照紫外-可见分光光度法(通则0401),在242nm的波长处分别测定吸光度,计算每粒的溶出度。限度为标示量的75%,应符合要求。

其他 应符合胶囊剂项下有关的各项规定(通则0103)。

【含量测定】 照高效液相色谱法(通则0512)测定。

色谱条件与系统适用性试验 用十八烷基硅烷键合硅胶为填充剂;以乙腈-0.025mol/L磷酸二氢铵溶液-环己烷(60:39:1)为流动相;检测波长为240nm。西尼地平峰与相邻杂质峰的分离度应符合要求,理论板数按西尼地平峰计算不低于7000。

测定法 取本品20粒,精密称定,计算平均装量,倾出内容物,混匀,研细,精密称取适量(约相当于西尼地平10mg),置100ml量瓶中,加甲醇适量,超声使西尼地平溶解,用甲醇稀释至刻度,摇匀,滤过,取续滤液作为供试品溶液,精密量取10μl,注入液相色谱仪,记录色谱图;另取西尼地平对照品适量,精密称定,加甲醇溶解并定量稀释制成每1ml中约含0.1mg的溶液,作为对照品溶液,同法测定。按外标法以峰面积计算,即得。

【类别】 钙通道阻滞药。

【规格】 (1)5mg (2)10mg

【贮藏】 遮光,密封保存。

西咪替丁注射液

Ximitiding Zhusheye

Cimetidine Injection

本品为西咪替丁的灭菌水溶液,含西咪替丁($C_{10}H_{16}N_6S$)应为标示量的93.0%～107.0%。

【性状】 本品为无色的澄明液体。

【鉴别】 (1)取本品1ml,小火蒸去水分,加热炽灼,产生的气体能使醋酸铅试纸显黑色。

(2)在含量测定项下记录的色谱图中,供试品溶液主峰的保留时间应与对照品溶液主峰的保留时间一致。

【检查】 **pH值** 应为5.0～6.5(通则0631)。

有关物质 取本品适量,用流动相稀释制成每1ml中约含西咪替丁0.4mg的溶液,作为供试品溶液;精密量取适量,用流动相定量稀释制成每1ml中约含西咪替丁2μg的溶液,作为对照溶液;精密量取对照溶液适量,用流动相定量稀释制成每1ml中约含西咪替丁0.2μg的溶液,作为灵敏度溶液。照含量测定项下的色谱条件,取灵敏度溶液20μl注入液相色谱仪,主成分峰高的信噪比应大于10。精密量取供试品溶液与对照溶液各20μl,分别注入液相色谱仪,记录色谱图至主成分峰保留时间的3.5倍。供试品溶液色谱图中如有杂质峰,单个杂质峰面积不得大于对照溶液主峰面积(0.5%),各杂质峰面积的和不得大于对照溶液主峰面积的3倍(1.5%)。供试品溶液色谱图中小于灵敏度溶液主峰面积的色谱峰忽略不计(0.05%)。

细菌内毒素 取本品,依法检查(通则1143),每1mg西咪替丁中含内毒素的量应小于0.25EU。

其他 应符合注射剂项下有关的各项规定(通则0102)。

【含量测定】 照高效液相色谱法(通则0512)测定。

色谱条件与系统适用性试验 用十八烷基硅烷键合硅胶为填充剂(Inertsil ODS-3,150mm×4.6mm,5μm或效能相当的色谱柱);以甲醇-水(240:760)(每1000ml中含磷酸0.3ml和己烷磺酸钠0.94g)为流动相;检测波长为220nm。取本品适量(约相当于西咪替丁40mg),置100ml量瓶中,加1mol/L盐酸溶液10ml,水浴加热2分钟,放冷,加1mol/L氢氧化钠溶液10ml中和后,用流动相稀释至刻度,摇匀,作为系统适用性溶液(临用新制)。取该溶液20μl注入液相色谱仪,记录色谱图,调节流动相比例使西咪替丁色谱峰的保留时间约为12分钟,酰胺类似物峰相对西咪替丁峰的保留时间约为1.8。西咪替丁峰与酰胺类似物峰之间的分离度应大于8.0。

测定法 精密量取本品适量,用流动相定量稀释制成每1ml中约含西咪替丁0.1mg的溶液,作为供试品溶液,精密量取10μl注入液相色谱仪,记录色谱图;另取西咪替丁对照品适量,加流动相适量使溶解并定量稀释制成每1ml中约含0.1mg的溶液,同法测定。按外标法以峰面积计算,即得。

【类别】 同西咪替丁。

【规格】 2ml:0.2g

【贮藏】 密闭保存。

西洛他唑片
Xiluotazuo Pian
Cilostazol Tablets

本品含西洛他唑($C_{20}H_{27}N_5O_2$)应为标示量的93.0%～107.0%。

【性状】 本品为白色或类白色片。

【鉴别】 (1)取含量测定项下的细粉适量,加甲醇适量,超声使西洛他唑溶解,并用甲醇稀释制成每1ml约含西洛他唑12.5μg的溶液,滤过,取滤液,照紫外-可见分光光度法(通则0401)测定,在257nm波长处有最大吸收。

(2)在含量测定项下记录的色谱图中,供试品溶液主峰的保留时间应与对照品溶液主峰的保留时间一致。

【检查】 **有关物质** 取含量测定项下细粉适量(约相当于西洛他唑25mg),置100ml量瓶中,加乙腈25ml,超声使西洛他唑溶解,用水稀释至刻度,摇匀,滤过,取续滤液作为供试品溶液;精密量取2ml,置100ml量瓶中,用稀释剂[乙腈-水(25:75)]稀释至刻度,摇匀,精密量取5ml,置50ml量瓶中,用稀释剂稀释至刻度,摇匀,作为对照溶液;精密量取对照溶液5ml,置50ml量瓶中,用稀释剂稀释至刻度,摇匀,作为灵敏度溶液。照高效液相色谱法(通则0512)测定,用辛烷基硅

烷键合硅胶为填充剂(Kromasil 100-5 C8柱,150mm×4.6mm,5μm或性能相当的色谱柱);以水为流动相A,乙腈为流动相B,按下表进行梯度洗脱;柱温为40℃;流速为每分钟1.0ml;检测波长为254nm。取含量测定项下系统适用性溶液20μl,注入液相色谱仪,调节色谱条件,使主成分色谱峰的保留时间约为15分钟;出峰顺序依次为杂质Ⅰ与西洛他唑,两峰之间的分离度应大于3.0。取灵敏度溶液20μl,注入液相色谱仪,主成分峰高的信噪比应大于10。精密量取供试品溶液与对照溶液各20μl,分别注入液相色谱仪,记录色谱图。供试品溶液的色谱图中如有杂质峰,单个杂质峰面积不得大于对照溶液主峰面积(0.2%),各杂质峰面积的和不得大于对照溶液主峰面积的2.5倍(0.5%)。供试品溶液中小于灵敏度溶液主峰面积的峰忽略不计(0.02%)。

时间(分钟)	水(%)	乙腈(%)
0	80	20
6.5	70	30
17	40	60
27	40	60
28	80	20
35	80	20

溶出度 取本品,照溶出度与释放度测定法(通则0931第二法),以0.3%十二烷基硫酸钠溶液500ml(50mg规格)或1000ml(100mg规格)为溶出介质,转速为每分钟75转,依法操作,经30分钟时,取溶液适量,滤过,精密量取续滤液3ml,置25ml量瓶中,用溶出介质稀释至刻度,摇匀,作为供试品溶液;另取西洛他唑对照品约20mg,精密称定,置100ml量瓶中,加甲醇溶解并稀释至刻度,摇匀,精密量取3ml,置50ml量瓶中,用溶出介质稀释至刻度,摇匀,作为对照品溶液。取上述两种溶液,照紫外-可见分光光度法(通则0401),在257nm的波长处测定吸光度,计算每片的溶出量,限度为标示量的70%,应符合规定。

其他 应符合片剂项下有关的各项规定(通则0101)。

【含量测定】 照高效液相色谱法(通则0512)测定。

色谱条件与系统适用性试验 用辛烷基硅烷键合硅胶为填充剂;以水-乙腈(60:40)为流动相;检测波长为254nm。称取西洛他唑和杂质Ⅰ对照品各约10mg,置200ml量瓶中,加乙腈50ml超声溶解后,用水稀释至刻度,摇匀,作为系统适用性溶液,取20μl注入液相色谱仪,记录色谱图,出峰顺序依次为杂质Ⅰ与西洛他唑,两峰之间的分离度应符合规定。

测定法 取本品20片,精密称定,研细,精密称取细粉适量(约相当于西洛他唑50mg),置100ml量瓶中,加乙腈超声溶解并稀释至刻度,摇匀,滤过,精密量取续滤液2ml,置20ml量瓶中,用流动相稀释至刻度,摇匀,精密量取20μl注入液相色谱仪,记录色谱图;另取西洛他唑对照品约50mg,精密称定,置100ml量瓶中,加乙腈超声使溶解并稀释至刻度,摇匀,精密量取2ml,置20ml量瓶中,用流动相稀释至刻度,摇匀,作为对照品溶液,同法测定。按外标法以峰面积计算,即得。

【类别】 同西洛他唑。

【规格】 (1)50mg (2)100mg

【贮藏】 密封保存。

托 拉 塞 米

Tuolasaimi

Torasemide

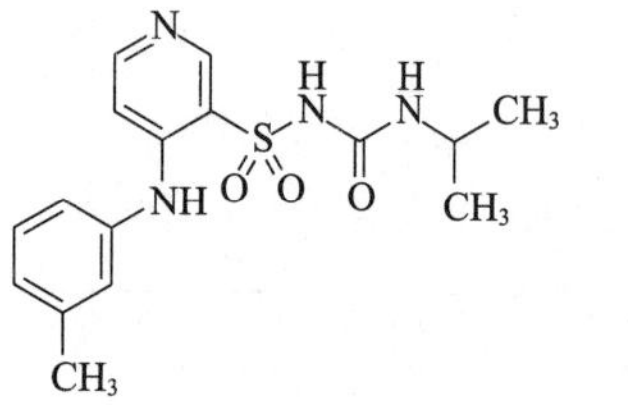

$C_{16}H_{20}N_4O_3S$ 348.43

本品为 N-[[(1-甲基乙基)氨基]羰基]-4-[(3-甲基苯基)氨基]-3-吡啶磺酰胺。按干燥品计算,含 $C_{16}H_{20}N_4O_3S$ 应为 98.0%~102.0%。

【性状】 本品为白色或类白色结晶性粉末。

本品在甲醇中微溶,在水中几乎不溶,在 0.1mol/L 氢氧化钠溶液中略溶,在 0.1mol/L 盐酸溶液中极微溶解。

【鉴别】 (1)在含量测定项下记录的色谱图中,供试品溶液主峰的保留时间应与对照品溶液主峰的保留时间一致。

(2)本品的红外光吸收图谱应与对照品的图谱(通则 0402)一致。

【检查】 有关物质 取本品约 20mg,精密称定,置 50ml 量瓶中,加甲醇 18ml 使溶解,再加 0.1%三乙胺溶液 22ml,摇匀后,用流动相稀释至刻度,摇匀,作为供试品溶液;精密量取适量,用流动相稀释制成每 1ml 中含 0.8μg 的溶液,作为对照溶液;精密量取适量,用流动相稀释制成每 1ml 中约含 0.2μg 的溶液,作为灵敏度溶液;另取 4-[(3-甲基苯基)氨基]-3-吡啶磺酰胺(杂质Ⅰ)对照品约 8mg,精密称定,加甲醇 5ml 使溶解,用流动相定量稀释制成每 1ml 中约含 0.8μg 的溶液,作为杂质Ⅰ对照品溶液。照含量测定项下的色谱条件,取灵敏度溶液 20μl 注入液相色谱仪,主成分色谱峰的峰高信噪比应大于 10。再精密量取供试品溶液、对照溶液与杂质Ⅰ对照品溶液各 20μl,分别注入液相色谱仪,记录色谱图至主成分峰保留时间的 2.5 倍。供试品溶液色谱图中如有与杂质Ⅰ峰保留时间一致的色谱峰,按外标法以峰面积计算,含杂质Ⅰ不得过 0.2%,其他单个杂质峰面积不得大于对照溶液主峰面积(0.2%),杂质总量不得过 0.6%。供试品溶液色谱图中小于灵敏度溶液主峰面积的峰忽略不计(0.05%)。

残留溶剂 取供试品约 0.5g,精密称定,置顶空瓶中,精密加入 N,N-二甲基甲酰胺 5ml 使溶解,密封,作为供试品溶液;分别精密称取甲醇、乙醇、丙酮、二氧六环、二氯甲烷、正丙醇和甲苯各适量,加 N,N-二甲基甲酰胺稀释制成每 1ml 中约含甲醇 300μg、乙醇 500μg、丙酮 500μg、二氧六环 38μg、二氯甲烷 60μg、正丙醇 500μg、甲苯 89μg 的溶液,精密量取 5ml,置顶空瓶中,密封,作为对照品溶液。照残留溶剂测定法(通则 0861 第二法)测定,以 6%氰丙基苯基-94%二甲基聚硅氧烷聚合物为固定液的毛细管柱为色谱柱;起始温度为 40℃,维持 5 分钟,以每分钟 20℃的速率升温至 180℃,维持 2 分钟;检测器温度为 300℃;进样口温度为 200℃;顶空进样,顶空瓶平衡温度为 80℃,平衡时间 30 分钟,进样体积 1.0ml;流速为每分钟 1.0ml。取对照品溶液顶空进样,各成分峰之间的分离度均应符合要求。分别取供试品溶液与对照品溶液顶空进样,记录色谱图。按外标法以峰面积计算,甲醇、乙醇、丙酮、二氧六环、二氯甲烷、正丙醇和甲苯的残留量均应符合规定。

干燥失重 取本品,在 105℃干燥至恒重,减失重量不得过 1.0%(通则 0831)。

炽灼残渣 取本品 1.0g,依法检查(通则 0841),遗留残渣不得过 0.1%。

重金属 取炽灼残渣项下遗留的残渣,依法检查(通则 0821 第二法),含重金属不得过百万分之十。

【含量测定】 照高效液相色谱法(通则 0512)测定。

色谱条件与系统适用性试验 用端基封尾十八烷基硅烷键合硅胶为填充剂;以甲醇-0.1%三乙胺溶液(用磷酸调节 pH 值至 3.5)(45∶55)为流动相,检测波长为 291nm。取托拉塞米与杂质Ⅰ对照品适量,加甲醇适量使溶解,用流动相稀释制成每 1ml 中分别约含 0.1mg 与 0.01mg 的溶液,量取 20μl 注入液相色谱仪,记录色谱图,托拉塞米峰与杂质Ⅰ峰之间的分离度应大于 5。

测定法 取本品约 20mg,精密称定,置 100ml 量瓶中,加甲醇 18ml 使溶解,再加 0.1%三乙胺溶液 22ml,用流动相稀释至刻度,摇匀;精密量取 20μl 注入液相色谱仪,记录色谱图。另取托拉塞米对照品适量,同法测定。按外标法以峰面积计算,即得。

【类别】 利尿药。

【贮藏】 遮光,密封,置干燥处保存。

【制剂】 (1)托拉塞米片 (2)托拉塞米胶囊 (3)注射用托拉塞米

附:

杂质Ⅰ

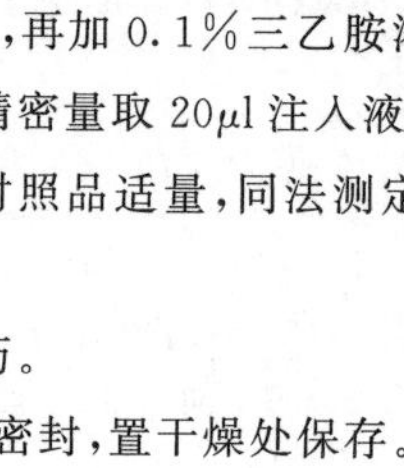

$C_{12}H_{13}N_3O_2S$ 263.32

4-[(3-甲基苯基)氨基]-3-吡啶磺酰胺

托 拉 塞 米 片

Tuolasaimi Pian

Torasemide Tablets

本品含托拉塞米（$C_{16}H_{20}N_4O_3S$）应为标示量的 90.0%～110.0%。

【性状】 本品为白色或类白色片。

【鉴别】 （1）在含量测定项下记录的色谱图中，供试品溶液主峰的保留时间应与对照品溶液主峰的保留时间一致。

（2）取溶出度项下的续滤液，照紫外-可见分光光度法（通则 0401）测定，在 286nm 的波长处有最大吸收。

【检查】 有关物质 取本品细粉适量（约相当于托拉塞米 20mg），精密称定，置 50ml 量瓶中，加甲醇 18ml 使托拉塞米溶解，再加 0.1%三乙胺溶液 22ml，摇匀后，用流动相稀释至刻度，摇匀，滤过，取续滤液作为供试品溶液；精密量取适量，用流动相稀释制成每 1ml 中约含托拉塞米 0.8μg 的溶液，作为对照溶液；精密量取适量，用流动相稀释制成每 1ml 中约含托拉塞米 0.2μg 的溶液，作为灵敏度溶液；另取杂质 I 对照品约 10mg，精密称定，加甲醇 5ml 使溶解，用流动相定量稀释制成每 1ml 中约含 2μg 的溶液，作为杂质 I 对照品溶液。照含量测定项下的色谱条件，取灵敏度溶液 20μl 注入液相色谱仪，主成分色谱峰的峰高信噪比应大于 10。再精密量取供试品溶液、对照溶液与杂质 I 对照品溶液各 20μl，分别注入液相色谱仪，记录色谱图至主成分峰保留时间的 2.5 倍。供试品溶液色谱图中如有与杂质 I 峰保留时间一致的色谱峰，按外标法以峰面积计算，含杂质 I 不得过托拉塞米标示量的 0.5%，其他单个杂质峰面积不得大于对照溶液主峰面积（0.2%），杂质总量不得过 1.0%。供试品溶液色谱图中小于灵敏度溶液主峰面积的峰忽略不计（0.05%）。

含量均匀度 取本品 1 片，置 25ml 量瓶（5mg 规格）或 50ml 量瓶（10mg 规格）或 100ml 量瓶（20mg 规格）中，加甲醇 9ml 使托拉塞米溶解，再加 0.1%三乙胺溶液 11ml，用流动相稀释至刻度，摇匀，滤过，取续滤液照含量测定项下的方法测定，应符合规定（通则 0941）。

溶出度 取本品，照溶出度与释放度测定法（通则 0931 第一法），以 0.1mol/L 盐酸溶液 500ml（5mg 规格）、1000ml（10mg，20mg 规格）为溶出介质，转速为每分钟 75 转，依法操作，经 30 分钟时，取溶液适量，滤过，取续滤液（5mg，10mg 规格）作为供试品溶液，或精密量取续滤液（20mg 规格）适量，用溶出介质定量稀释制成每 1ml 中约含托拉塞米 10μg 的溶液作为供试品溶液；另取托拉塞米对照品适量，精密称定，加溶出介质溶解并定量稀释制成每 1ml 中约含 10μg 的溶液，作为对照品溶液；取上述两种溶液，照紫外-可见分光光度法（通则 0401），在 286nm 的波长处分别测定吸光度，计算每片

的溶出量。限度为标示量的 80%，应符合规定。

其他 应符合片剂项下有关的各项规定（通则 0101）。

【含量测定】 取本品 20 片，精密称定，研细，精密称取适量（约相当于托拉塞米 20mg），置 100ml 量瓶中，加甲醇 18ml 使托拉塞米溶解，再加 0.1%三乙胺溶液 22ml，摇匀后，用流动相稀释至刻度，摇匀，滤过，取续滤液作为供试品溶液，照托拉塞米项下的方法测定，即得。

【类别】 同托拉塞米。

【规格】 （1）5mg （2）10mg （3）20mg

【贮藏】 遮光，密封保存。

托 拉 塞 米 胶 囊

Tuolasaimi Jiaonang

Torasemide Capsules

本品含托拉塞米（$C_{16}H_{20}N_4O_3S$）应为标示量的 90.0%～110.0%。

【性状】 本品内容物为白色或类白色颗粒或粉末。

【鉴别】 （1）在含量测定项下记录的色谱图中，供试品溶液主峰的保留时间应与对照品溶液主峰的保留时间一致。

（2）取溶出度项下的续滤液，照紫外-可见分光光度法（通则 0401）测定，在 286nm 的波长处有最大吸收。

【检查】 有关物质 取本品内容物适量（约相当于托拉塞米 20mg），精密称定，置 50ml 量瓶中，加甲醇 18ml 使托拉塞米溶解，再加 0.1%三乙胺溶液 22ml，摇匀后，用流动相稀释至刻度，摇匀，滤过，取续滤液作为供试品溶液；精密量取适量，用流动相稀释制成每 1ml 中约含托拉塞米 0.8μg 的溶液，作为对照溶液；精密量取适量，用流动相稀释制成每 1ml 中约含托拉塞米 0.2μg 的溶液，作为灵敏度溶液；另取杂质 I 对照品约 10mg，精密称定，加甲醇 5ml 使溶解，用流动相定量稀释制成每 1ml 中约含 2μg 的溶液，作为杂质 I 对照品溶液。照含量测定项下的色谱条件，取灵敏度溶液 20μl 注入液相色谱仪，主成分色谱峰的峰高信噪比应大于 10。再精密量取供试品溶液、对照溶液与杂质 I 对照品溶液各 20μl，分别注入液相色谱仪，记录色谱图至主成分峰保留时间的 2.5 倍。供试品溶液色谱图中如有与杂质 I 峰保留时间一致的色谱峰，按外标法以峰面积计算，含杂质 I 不得过托拉塞米标示量的 0.5%，其他单个杂质峰面积不得大于对照溶液主峰面积（0.2%），杂质总量不得过 1.0%。供试品溶液色谱图中小于灵敏度溶液主峰面积的峰忽略不计（0.05%）。

含量均匀度 取本品 1 粒，将内容物倾入 50ml 量瓶中，加甲醇 9ml 使托拉塞米溶解，再加 0.1%三乙胺溶液 11ml，用流动相稀释至刻度，摇匀，滤过，取续滤液照含量测定项下的方法测定，应符合规定（通则 0941）。

溶出度 取本品，照溶出度与释放度测定法（通则 0931

第二法),以 0.1mol/L 盐酸溶液 500ml 为溶出介质,转速为每分钟 50 转,依法操作,经 30 分钟时,取溶液适量,滤过,取续滤液作为供试品溶液;另取托拉塞米对照品适量,精密称定,加溶出介质溶解并定量稀释制成每 1ml 中约含 20μg 的溶液,作为对照品溶液;取上述两种溶液,照紫外-可见分光光度法(通则 0401),在 286nm 的波长处分别测定吸光度,计算每粒的溶出量。限度为标示量的 80%,应符合规定。

其他 应符合胶囊剂项下有关的各项规定(通则 0103)。

【含量测定】 取本品 20 粒,精密称定,取内容物混合均匀,精密称取适量(约相当于托拉塞米 20mg),置 100ml 量瓶中,加甲醇 18ml 使托拉塞米溶解,再加 0.1%三乙胺溶液 22ml,摇匀后,用流动相稀释至刻度,摇匀,滤过,取续滤液作为供试品溶液,照托拉塞米项下的方法测定,即得。

【类别】 同托拉塞米。

【规格】 10mg

【贮藏】 遮光,密封保存。

注射用托拉塞米

Zhusheyong Tuolasaimi

Torasemide for Injection

本品为托拉塞米的无菌冻干品。按平均装量计算,含托拉塞米($C_{16}H_{20}N_4O_3S$)应为标示量的 90.0%～110.0%。

【性状】 本品为白色或类白色的疏松块状物或粉末。

【鉴别】 (1)在含量测定项下记录的色谱图中,供试品溶液主峰的保留时间应与对照品溶液主峰的保留时间一致。

(2)取本品适量,加 0.1mol/L 盐酸溶液溶解并稀释制成每 1ml 中约含托拉塞米 20μg 的溶液,摇匀,照紫外-可见分光光度法(通则 0401)测定,在 286nm 的波长处有最大吸收。

【检查】 **碱度** 取本品适量,加水溶解并稀释制成每 1ml 中约含托拉塞米 5mg 的溶液,依法测定(通则 0631),pH 值应为 8.5～9.5。

溶液的澄清度与颜色 取本品 5 瓶,分别加水 2ml 使溶解后,溶液应澄清无色;如显浑浊,与 2 号浊度标准液(通则 0902 第一法)比较,均不得更浓;如显色,与黄色 2 号标准比色液(通则 0901 第一法)比较,均不得更深。

有关物质 取本品适量,精密称定,加流动相溶解并定量稀释制成每 1ml 中约含托拉塞米 0.4mg 的溶液,作为供试品溶液;精密量取适量,用流动相稀释制成每 1ml 中约含托拉塞米 0.8μg 的溶液,作为对照溶液;精密量取适量,用流动相稀释制成每 1ml 中约含托拉塞米 0.2μg 的溶液,作为灵敏度溶液;另取杂质Ⅰ对照品约 10mg,精密称定,加甲醇 5ml 使溶解,用流动相定量稀释制成每 1ml 中约含 2μg 的溶液,作为杂质Ⅰ对照品溶液。照含量测定项下的色谱条件,取灵敏

度溶液 20μl 注入液相色谱仪,主成分色谱峰的峰高信噪比应大于 10。再精密量取供试品溶液、对照溶液与杂质Ⅰ对照品溶液各 20μl,分别注入液相色谱仪,记录色谱图至主成分峰保留时间的 2.5 倍。供试品溶液色谱图中如有与杂质Ⅰ峰保留时间一致的色谱峰,按外标法以峰面积计算,含杂质Ⅰ不得过托拉塞米标示量的 0.5%,其他单个杂质峰面积不得大于对照溶液主峰面积(0.2%),杂质总量不得过 1.0%。供试品溶液色谱图中小于灵敏度溶液主峰面积的峰忽略不计(0.05%)。

水分 取本品,照水分测定法(通则 0832 第一法 1)测定,含水分不得过 8.0%。

细菌内毒素 取本品,依法检查(通则 1143),每 1mg 托拉塞米中含内毒素的量应小于 1.0EU。

其他 应符合注射剂项下有关的各项规定(通则 0102)。

【含量测定】 取装量差异项下的内容物,混合均匀,精密称取适量(约相当于托拉塞米 20mg),置 100ml 量瓶中,加流动相溶解并稀释至刻度,摇匀,作为供试品溶液,照托拉塞米项下的方法测定,即得。

【类别】 同托拉塞米。

【规格】 (1)10mg (2)20mg

【贮藏】 遮光,密闭保存。

吗替麦考酚酯分散片

Matimaikaofenzhi Fensanpian

Mycophenolate Mofetil Dispersible Tablets

本品含吗替麦考酚酯($C_{23}H_{31}NO_7$)应为标示量的 90.0%～110.0%。

【性状】 本品为白色或类白色或黄色片或薄膜衣片,除去包衣后显白色或类白色。

【鉴别】 (1)在含量测定项下记录的色谱图中,供试品溶液主峰的保留时间应与对照品溶液主峰的保留时间一致。

(2)取本品细粉适量,加 0.1mol/L 盐酸溶液溶解并稀释制成每 1ml 中约含吗替麦考酚酯 25μg 的溶液,照紫外-可见分光光度法(通则 0401)测定,在 250nm 与 304nm 的波长处有最大吸收。

【检查】 **有关物质** 临用新制或存放在 4～8℃。取本品的细粉适量(约相当于吗替麦考酚酯 0.2g),精密称定,置 100ml 量瓶中,加乙腈适量,超声使吗替麦考酚酯溶解,用乙腈稀释至刻度,摇匀,滤过,取续滤液作为供试品溶液;精密量取适量,用乙腈定量稀释制成每 1ml 中含吗替麦考酚酯 2μg 的溶液,摇匀,作为对照溶液;精密量取适量,用乙腈定量稀释制成每 1ml 中约含吗替麦考酚酯 0.5μg 的溶液,作为灵敏度溶液。另取杂质 F 对照品适量,精密称定,加乙腈溶解并定量稀释制成每 1ml 中约含 10μg 的溶液,作为杂质 F 对照品溶液。照含量测定项下的色谱条件,取灵敏度溶液 10μl 注入

液相色谱仪,主成分色谱峰峰高的信噪比应大于10。再精密量取供试品溶液、杂质F对照品溶液与对照溶液各10μl,分别注入液相色谱仪,记录色谱图至主成分峰保留时间的5倍。供试品溶液色谱图中如有杂质峰,杂质F按外标法以峰面积计算,不得过标示量的1.0%;其他单个杂质峰面积不得大于对照溶液主峰面积(0.1%);其他各杂质峰面积的和不得大于对照溶液主峰面积的8倍(0.8%)。供试品溶液色谱图中小于灵敏度溶液主峰面积的峰忽略不计。

Z-吗替麦考酚酯 取本品的细粉适量(约相当于吗替麦考酚酯0.25g),精密称定,置100ml量瓶中,加水10ml,超声约15分钟,加乙腈适量超声使吗替麦考酚酯溶解,用乙腈稀释至刻度,摇匀,滤过,取续滤液作为供试品溶液;另取吗替麦考酚酯对照品适量,精密称定,加乙腈溶解并定量稀释制成每1ml中约含2.5μg的溶液,作为对照溶液;精密量取适量,用乙腈定量稀释制成每1ml中约含0.5μg的溶液,作为灵敏度溶液。取吗替麦考酚酯对照品适量,置254nm紫外光灯下光照48小时后,加乙腈溶解并稀释制成每1ml中约含2.5mg的溶液,作为系统适用性溶液。照含量测定项下的色谱条件,柱温为60℃;检测波长为215nm。取系统适用性溶液10μl注入液相色谱仪,记录色谱图,吗替麦考酚酯峰与Z-吗替麦考酚酯峰(相对保留时间约为1.1)间的分离度应符合要求。取灵敏度溶液10μl,注入液相色谱仪,主成分色谱峰峰高的信噪比应大于10。精密量取供试品溶液与对照溶液各10μl,分别注入液相色谱仪,记录色谱图。供试品溶液色谱图中如有与Z-吗替麦考酚酯保留时间一致的色谱峰,其峰面积不得大于对照溶液主峰面积(0.10%)。

溶出度 取本品,照溶出度与释放度测定法(通则0931第二法),以0.1mol/L盐酸溶液900ml为溶出介质,转速为每分钟50转,依法操作,经15分钟时,取溶液适量,滤过,精密量取续滤液适量,用0.1mol/L盐酸溶液定量稀释制成每1ml中约含吗替麦考酚酯25μg的溶液,照紫外-可见分光光度法(通则0401),在304nm的波长处测定吸光度;另取吗替麦考酚酯对照品适量,精密称定,加0.1mol/L盐酸溶液溶解并定量稀释制成每1ml中约含25μg的溶液,同法测定,计算每片的溶出量。限度为标示量的80%,应符合规定。

其他 应符合片剂项下有关的各项规定(通则0101)。

【含量测定】 照高效液相色谱法(通则0512)测定。

色谱条件与系统适用性试验 用辛烷基硅烷键合硅胶为填充剂(4.6mm×250mm,5μm或效能相当的色谱柱),以磷酸盐缓冲液(取三乙胺2ml,加水650ml,混匀,用稀磷酸调节pH值至5.3)-乙腈(65:35)为流动相;柱温为45℃;检测波长为250nm。取杂质A和杂质H对照品各适量,加乙腈溶解并稀释制成每1ml中各约含10μg的溶液,作为系统适用性溶液,取10μl注入液相色谱仪,记录色谱图,吗替麦考酚酯峰的保留时间约为22分钟,杂质A峰和杂质H峰间的分离度应大于4.0。

测定法 取本品20片,精密称定,研细,精密称取细粉适量(约相当于吗替麦考酚酯0.2g),置100ml量瓶中,加乙腈适量超声使吗替麦考酚酯溶解,用乙腈稀释至刻度,摇匀,滤过,精密量取续滤液5ml,置25ml量瓶中,用乙腈稀释至刻度,摇匀,精密量取10μl注入液相色谱仪,记录色谱图;另取吗替麦考酚酯对照品适量,精密称定,加乙腈溶解并定量稀释制成每1ml中约含0.4mg的溶液,同法测定。按外标法以峰面积计算,即得。

【类别】 同吗替麦考酚酯。

【规格】 (1)0.25g (2)0.5g

【贮藏】 30℃以下避光保存。

米 氮 平
Midanping
Mirtazapine

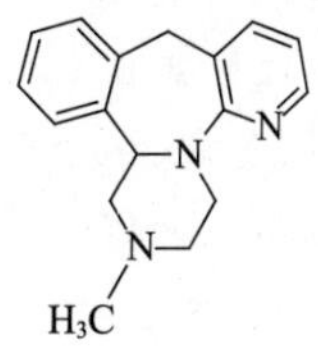

$C_{17}H_{19}N_3$ 265.35

本品为1,2,3,4,10,14b-六氢-2-甲基吡嗪基[2,1-a]吡啶并[2,3-c][2]苯并氮杂䓬。按无水和无溶剂物计算,含$C_{17}H_{19}N_3$不得少于99.0%。

【性状】 本品为白色或类白色结晶性粉末;无臭;有引湿性。

本品在甲醇、乙醇或四氢呋喃中易溶,在乙酸乙酯中溶解,在水中几乎不溶。

熔点 本品的熔点(通则0612)为114～118℃。

【鉴别】 (1)取本品约15mg,加0.1mol/L盐酸溶液5ml使溶解,滴加碘化铋钾试液,即生成橙红色沉淀。

(2)取本品适量,加盐酸溶液(9→1000)溶解并稀释制成每1ml中约含15μg的溶液,照紫外-可见分光光度法(通则0401)测定,在253nm与315nm波长处有最大吸收。

(3)本品的红外光吸收图谱应与对照品的图谱一致(通则0402)。

【检查】 **旋光度** 取本品适量,加无水乙醇溶解并定量稀释制成每1ml中含10mg的溶液,依法测定(通则0621),旋光度为-0.1°至+0.1°。

碱度 取本品0.10g,加水10ml,充分振摇,滤过,取滤液依法测定(通则0631),pH值应为7.0～8.5。

有关物质 取本品,加50%乙腈溶液溶解并定量稀释制成每1ml中约含1.5mg的溶液,作为供试品溶液;精密量取适量,加50%乙腈溶液定量稀释制成每1ml中约含1.5μg的溶液,作为对照溶液;精密量取对照溶液5ml,置10ml量瓶中,用50%乙腈溶液稀释至刻度,摇匀,作为灵敏度溶液。照高效液相色谱法(通则 0512)测定,用十八烷基硅烷键合硅胶为填充剂;以甲醇-四氢呋喃-乙腈-四甲基氢氧化铵缓冲溶液(取四甲基氢氧化铵 36.0g,加水 1900ml,振摇,用磷酸调节 pH 值至 7.4,用水稀释至 2000ml,摇匀)(12.5:7.5:15:65)为流动相;检测波长为 240nm。理论板数按米氮平峰计算不低于 1500,米氮平峰与相邻杂质峰的分离度应符合要求。取灵敏度溶液 10μl 注入液相色谱仪,主成分峰高的信噪比应大于 10。精密量取供试品溶液与对照溶液各 10μl,分别注入液相色谱仪,记录色谱图至主成分峰保留时间的 2 倍。供试品溶液色谱图中如有杂质峰,单个杂质峰面积不得大于对照溶液主峰面积(0.1%),各杂质峰面积的和不得大于对照溶液主峰面积的 5 倍(0.5%)。供试品溶液色谱图中小于灵敏度溶液主峰面积的色谱峰忽略不计(0.05%)。

残留溶剂 取本品约 0.5g,精密称定,置顶空瓶中,精密加入二甲基亚砜 5ml,振摇使溶解,密封,作为供试品溶液;另精密称取甲醇、二氯甲烷、正己烷、三氯甲烷、乙酸乙酯、1,2-二氯乙烷、四氢呋喃、苯、甲苯与 N,N-二甲基甲酰胺各适量,加二甲基亚砜溶解并稀释制成 1ml 中分别约含甲醇 300μg、二氯甲烷 60μg、正己烷 29μg、三氯甲烷 6μg、乙酸乙酯 500μg、1,2-二氯乙烷 0.5μg、四氢呋喃 72μg、苯 0.2μg、甲苯 89μg、N,N-二甲基甲酰胺 88μg 的混合溶液,精密量取 5ml,置顶空瓶中,密封,作为对照品溶液。照残留溶剂测定法(通则 0861 第二法)测定,以 100%聚二甲基聚硅氧烷为固定液的毛细管柱为色谱柱;起始温度为 40℃,维持 8 分钟,以每分钟 7℃的速率升温至 120℃,维持 5 分钟,再以每分钟 30℃的速率升温至 200℃,维持 2 分钟;进样口温度为 200℃;采用氢火焰离子化检测器,温度为 250℃;顶空瓶平衡温度为 90℃,平衡时间为 30 分钟。取对照品溶液顶空进样,各成分峰之间的分离度均应符合要求。再取供试品溶液与对照品溶液分别顶空进样,记录色谱图。按外标法以峰面积计算,甲醇、二氯甲烷、正己烷、三氯甲烷、乙酸乙酯、1,2-二氯乙烷、四氢呋喃、苯、甲苯与 N,N-二甲基甲酰胺的残留量均应符合规定。

水分 取本品,照水分测定法(通则 0832 第一法 1)测定,含水分不得过 3.5%。

炽灼残渣 取本品 1.0g,依法检查(通则 0841),遗留残渣不得过 0.1%。

重金属 取炽灼残渣项下遗留的残渣,依法检查(通则 0821 第二法),含重金属不得过百万分之十。

【含量测定】 取本品约 0.1g,精密称定,加冰醋酸 30ml 和醋酐 10ml 溶解后,照电位滴定法(通则 0701)测定,用高氯酸滴定液(0.1mol/L)滴定,并将滴定的结果用空白试验校正。每 1ml 高氯酸滴定液(0.1mol/L)相当于 13.27mg 的 $C_{17}H_{19}N_3$。

【类别】 抗抑郁药。

【贮藏】 遮光,密封,在阴凉处保存。

【制剂】 米氮平片

米 氮 平 片

Midanping Pian

Mirtazapine Tablets

本品含米氮平($C_{17}H_{19}N_3$)应为标示量的 90.0%~110.0%。

【性状】 本品为薄膜衣片,除去薄膜衣后显白色或类白色。

【鉴别】 (1)取本品细粉适量(约相当于米氮平 15mg),加 0.1mol/L 盐酸溶液 5ml 使米氮平溶解,滤过,取滤液,滴加碘化铋钾试液,即生成橙红色沉淀。

(2)在含量测定项下记录的色谱图中,供试品溶液主峰的保留时间应与对照品溶液主峰的保留时间一致。

(3)取本品细粉适量,加盐酸溶液(9→1000)使米氮平溶解并稀释制成每 1ml 中约含米氮平 15μg 的溶液,滤过,照紫外-可见分光光度法(通则 0401)测定,在 253nm 与 315nm 的波长处有最大吸收。

(4)取本品细粉适量(约相当于米氮平 30mg),置具塞离心管中,加水-正己烷(1:1)30ml,振摇 5 分钟,离心,取正己烷层置蒸发皿中,水浴蒸干,取残渣照红外分光光度法(通则 0402)测定;取米氮平对照品同法处理。本品的红外光吸收图谱应与对照品的图谱一致。

【检查】 有关物质 取含量测定项下的细粉适量,加 50%乙腈溶液适量使米氮平溶解并稀释制成每 1ml 中约含 1.5mg 的溶液,滤过,取续滤液作为供试品溶液;精密量取适量,用 50%乙腈溶液定量稀释制成每 1ml 中约含 3μg 的溶液,作为对照溶液;精密量取对照溶液 5ml,置 20ml 量瓶中,用 50%乙腈溶液稀释至刻度,摇匀,作为灵敏度溶液。照含量测定项下的方法测定,检测波长为 240nm。理论板数按米氮平峰计算不低于 1500,米氮平峰与相邻杂质峰的分离度应符合要求。取灵敏度溶液 10μl 注入液相色谱仪,主成分峰高的信噪比应大于 10。精密量取供试品溶液与对照溶液各 10μl,分别注入液相色谱仪,记录色谱图至主成分峰保留时间的 2 倍。供试品溶液色谱图中如有杂质峰,单个杂质峰面积不得大于对照溶液主峰面积(0.2%),各杂质峰面积的和不得大于对照溶液主峰面积的 5 倍(1.0%)。供试品溶液色谱图中小于灵敏度溶液主峰面积的色谱峰忽略不计(0.05%)。

含量均匀度 (15mg 规格)取本品 1 片,研细,加 50%乙腈溶液适量研磨,并用 50%乙腈溶液分次转移至 50ml 量瓶中,照含量测定项下的方法,自"加 50%乙腈溶液适量使米氮平溶解并稀释至刻度"起,依法测定含量,应符合规定(通则 0941)。

溶出度 取本品,照溶出度与释放度测定法(通则 0931 第二法),以盐酸溶液(9→1000)900ml 为溶出介质,转速为每分钟50转,依法操作,经15分钟时,取溶液适量,滤过,精密量取续滤液5ml(30mg规格),置10ml量瓶中,用溶出介质稀释至刻度,摇匀,或直接取续滤液(15mg规格),作为供试品溶液,照紫外-可见分光光度法(通则0401),在315nm的波长处测定吸光度;另取米氮平对照品适量,精密称定,加溶出介质溶解并定量稀释制成每1ml中约含15μg的溶液,作为对照品溶液,同法测定,计算每片的溶出量。限度为标示量的80%,应符合规定。

其他 应符合片剂项下有关的各项规定(通则0101)。

【含量测定】 照高效液相色谱法(通则0512)测定。

色谱条件与系统适用性试验 用十八烷基硅烷键合硅胶为填充剂;以甲醇-四氢呋喃-乙腈-四甲基氢氧化铵缓冲溶液(取四甲基氢氧化铵36.0g,加水1900ml,振摇,用磷酸调节pH值至7.4,用水稀释至2000ml,摇匀)(12.5:7.5:15:65)为流动相;检测波长为290nm。理论板数按米氮平峰计算不低于1500。

测定法 取本品20片,精密称定,研细,精密称取适量(约相当于米氮平15mg),置50ml量瓶中,加50%乙腈溶液适量使米氮平溶解并稀释至刻度,摇匀,滤过,取续滤液作为供试品溶液,精密量取10μl,注入液相色谱仪,记录色谱图;另取米氮平对照品适量,精密称定,加50%乙腈溶液溶解并定量稀释制成每1ml中约含米氮平0.3mg的溶液,同法测定。按外标法以峰面积计算,即得。

【类别】 同米氮平。

【规格】 (1)15mg (2)30mg

【贮藏】 遮光,密封,在阴凉处保存。

更昔洛韦胶囊
Gengxiluowei Jiaonang
Ganciclovir Capsules

本品含更昔洛韦($C_9H_{13}N_5O_4$)应为标示量的90.0%~110.0%。

【性状】 本品内容物为类白色颗粒。

【鉴别】 (1)取本品内容物适量(约相当于更昔洛韦30mg),研细,加水10ml,置水浴上温热使更昔洛韦溶解,滤过,滤液中加氨制硝酸银试液数滴,即发生白色絮状沉淀。

(2)在含量测定项下记录的色谱图中,供试品溶液主峰的保留时间应与对照品溶液主峰的保留时间一致。

【检查】 有关物质 取装量差异项下的内容物,研细,精密称取适量(约相当于更昔洛韦15mg),置50ml量瓶中,加0.4%氢氧化钠溶液1ml使溶解,用流动相稀释至刻度,摇匀,滤过,取续滤液作为供试品溶液;精密量取适量,用流动相稀释制成每1ml中分别含更昔洛韦1.5μg和0.15μg的溶液,作为对照溶液和灵敏度溶液;另精密称取鸟嘌呤对照品10mg,置100ml量瓶中,加0.4%氢氧化钠溶液适量使溶解,用流动相稀释至刻度,摇匀,精密量取3ml,置100ml量瓶中,用流动相稀释至刻度,摇匀,作为鸟嘌呤对照品溶液。照含量测定项下的色谱条件,取灵敏度溶液20μl注入液相色谱仪,主成分峰信噪比应大于10。精密量取供试品溶液、对照溶液与鸟嘌呤对照品溶液各20μl,分别注入液相色谱仪,记录色谱图至主成分峰保留时间的4倍。供试品溶液的色谱图中如有杂质峰,按外标法以峰面积计算,含鸟嘌呤不得过更昔洛韦标示量的0.5%;其他各杂质峰面积的和不得大于对照溶液的主峰面积(0.5%)。供试品溶液色谱图中小于灵敏度溶液主峰面积的杂质峰忽略不计(0.05%)。

溶出度 取本品,照溶出度与释放度测定法(通则0931第二法),以0.1mol/L盐酸溶液900ml为溶出介质,转速为每分钟50转,依法操作,经30分钟时,取溶液适量,滤过,精密量取续滤液,用0.1mol/L盐酸溶液定量稀释制成每1ml中约含更昔洛韦10μg的溶液,照紫外-可见分光光度法(通则0401),在255nm的波长处测定吸光度;另取更昔洛韦对照品,精密称定,加0.1mol/L盐酸溶液溶解并定量稀释制成每1ml中含10μg的溶液,同法测定吸光度,计算每粒的溶出量。限度为标示量的80%,应符合规定。

其他 应符合胶囊剂项下有关的各项规定(通则0103)。

【含量测定】 照高效液相色谱法(通则0512)测定。

色谱条件与系统适用性试验 用强酸性阳离子交换键合全多孔不规则形硅胶为填充剂(SCX-UG80,4.6mm×250mm,5μm或其他适宜色谱柱);以0.02mol/L磷酸二氢铵溶液(用磷酸调节pH值至2.5~2.7)-乙腈(90:10)为流动相;检测波长为254nm;柱温40℃。取更昔洛韦对照品约4mg,加甲酸溶液(1→2)1ml使溶解,水浴加热20分钟,放冷,加流动相20ml,摇匀,作为系统适用性溶液(临用新配)。取20μl注入液相色谱仪,记录色谱图,理论板数按更昔洛韦峰计算不低于4000,更昔洛韦峰与相邻杂质峰(相对保留时间约为0.95)的分离度应大于1.4。

测定法 取装量差异项下的内容物,研细,精密称取适量(约相当于更昔洛韦20mg),置50ml量瓶中,加0.4%氢氧化钠溶液1ml,振摇使更昔洛韦溶解,用流动相稀释至刻度,摇匀,滤过,精密量取续滤液5ml,置50ml量瓶中,用流动相稀释至刻度,摇匀,精密量取20μl,注入液相色谱仪,记录色谱图;另取更昔洛韦对照品适量,同法测定。按外标法以峰面积计算,即得。

【类别】 同更昔洛韦。

【规格】 0.25g

【贮藏】 遮光,密封保存。

来　曲　唑

Laiquzuo

Letrozole

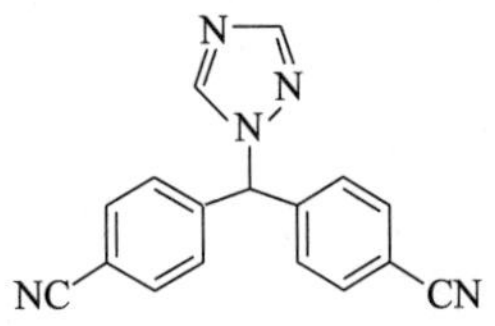

$C_{17}H_{11}N_5$　285.31

本品为 4,4′-(1H-1,2,4-三氮唑-1-基-亚甲基)-二苯腈。按干燥品计算,含 $C_{17}H_{11}N_5$ 应为 98.0%～102.0%。

【性状】　本品为白色或类白色结晶或结晶性粉末;无臭。

本品在丙酮中溶解,在甲醇中微溶,在水和 0.1mol/L 盐酸溶液中几乎不溶。

熔点　本品的熔点(通则 0612)为 181～185℃。

吸收系数　取本品约 10mg,精密称定,加甲醇 2ml 使溶解,加 0.1mol/L 盐酸溶液定量稀释制成每 1ml 中约含 5μg 的溶液,照紫外-可见分光光度法(通则 0401),在 240nm 的波长处测定吸光度,吸收系数($E_{1cm}^{1\%}$)为 1150～1222。

【鉴别】　(1)在含量测定项下记录的色谱图中,供试品溶液主峰的保留时间应与对照品溶液主峰的保留时间一致。

(2)取吸收系数项下溶液,照紫外-可见分光光度法(通则 0401)测定,在 240nm 的波长处有最大吸收。

(3)本品的红外光吸收图谱应与对照的图谱(光谱集 953 图)一致。

【检查】　**有关物质**　取本品约 20mg,精密称定,置 200ml 量瓶中,加乙腈-水(30∶70)溶解并稀释至刻度,摇匀,作为供试品溶液;精密量取适量,用乙腈-水(30∶70)稀释制成每 1ml 中含 0.1μg 的溶液,作为对照溶液。照含量测定项下的色谱条件,精密量取供试品溶液和对照溶液各 20μl 分别注入液相色谱仪,记录色谱图。供试品溶液色谱图中如有杂质峰,杂质Ⅰ的峰面积不得大于对照溶液主峰面积的 3 倍(0.3%),其他单个杂质峰面积不得大于对照溶液的主峰面积(0.1%),其他杂质峰面积的和不得大于对照溶液主峰面积的 3 倍(0.3%)。供试品溶液色谱图中小于对照溶液主峰面积 0.5 倍的峰忽略不计(0.05%)。

干燥失重　取本品,在 105℃干燥至恒重,减失重量不得过 0.5%(通则 0831)。

炽灼残渣　取本品 1.0g,依法检查(通则 0841),遗留残渣不得过 0.1%。

重金属　取炽灼残渣项下遗留的残渣,依法检查(通则 0821 第二法),含重金属不得过百万分之十。

【含量测定】　照高效液相色谱法(通则 0512)测定。

色谱条件与系统适用性试验　用十八烷基硅烷键合硅胶为填充剂(Agilent Zorbax SB-C18,4.6mm×150mm,5μm 或效能相当的色谱柱),以水为流动相 A,乙腈为流动相 B,按下表进行线性梯度洗脱;检测波长为 230nm;称取来曲唑系统适用性对照品(含杂质Ⅰ)适量,加乙腈溶解后,用乙腈-水(30∶70)稀释制成每 1ml 约含来曲唑 0.1mg 的溶液,作为系统适用性溶液。取 20μl 注入液相色谱仪,记录色谱图,来曲唑峰的保留时间约为 8～10 分钟,理论板数按来曲唑计算应不低于 3000,杂质Ⅰ峰(相对保留时间约为 0.67)与来曲唑峰之间的分离度应不低于 5.0。

时间(分钟)	流动相 A(%)	流动相 B(%)
0	70	30
25	30	70
25.1	70	30
30	70	30

测定法　取本品约 25mg,精密称定,置 50ml 量瓶中,加乙腈 15ml,振摇使溶解,用水稀释至刻度,摇匀;精密量取 2ml,置 100ml 量瓶中,加乙腈-水(30∶70)稀释至刻度,摇匀,精密量取 20μl 注入液相色谱仪,记录色谱图;另取来曲唑对照品适量,精密称定,同法测定。按外标法以峰面积计算,即得。

【类别】　抗肿瘤药。

【贮藏】　遮光,密封保存。

【制剂】　来曲唑片

附:

杂质Ⅰ

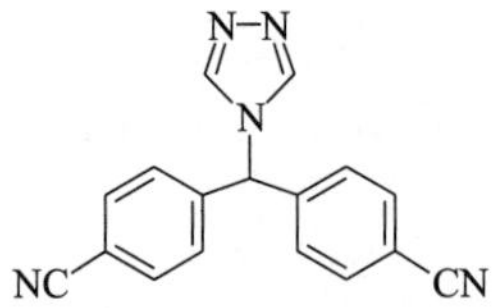

$C_{17}H_{11}N_5$　285.31

4,4′-(4H-1,2,4-三氮唑-4-基-亚甲基)-二苯腈

佐米曲普坦分散片

Zuomiquputan Fensanpian

Zolmitriptan Dispersible Tablets

本品含佐米曲普坦($C_{16}H_{21}N_3O_2$)应为标示量的 90.0%～110.0%。

【性状】　本品为白色片或类白色片。

【鉴别】　(1)取本品的细粉适量(约相当于佐米曲普坦 5mg),置试管中,加 0.1mol/L 盐酸溶液 2ml,振摇使佐米曲普坦溶解,滤过,滤液加碘化铋钾试液 2 滴,即生成桔黄色沉淀。

(2)在含量测定项下记录的色谱图中,供试品溶液主峰的保留时间应与对照品溶液主峰的保留时间一致。

(3)取本品的细粉适量,加 0.1mol/L 盐酸溶液溶解并稀释制成每 1ml 中约含佐米曲普坦 5μg 的溶液,滤过,取续滤液照紫外-可见分光光度法(通则 0401)测定,在 222nm 与 283nm 的波长处有最大吸收,在 247nm 的波长处有最小吸收。

【检查】 有关物质 取本品细粉适量,加流动相溶解并稀释制成每 1ml 中约含佐米曲普坦 0.5mg 的溶液,滤过,取续滤液作为供试品溶液;精密量取适量,用流动相定量稀释制成每 1ml 中约含佐米曲普坦 2.5μg 的溶液,作为对照溶液;精密量取对照溶液 5ml,置 50ml 量瓶中,用流动相稀释至刻度,摇匀,作为灵敏度溶液。照含量测定项下的色谱条件,取灵敏度溶液 20μl 注入液相色谱仪,主成分峰高的信噪比应大于 10。精密量取供试品溶液与对照溶液各 20μl,分别注入液相色谱仪,记录色谱图至主成分峰保留时间的 3 倍,供试品溶液色谱图中如有杂质峰,单个杂质峰面积不得大于对照溶液主峰面积(0.5%),各杂质峰面积的和不得大于对照溶液主峰面积的 2 倍(1.0%)。供试品溶液色谱图中小于灵敏度溶液主峰面积的色谱峰忽略不计(0.05%)。

***R*-异构体** 照毛细管电泳法(通则 0542)测定。

电泳条件与系统适用性试验 用弹性石英毛细管柱(内径 50μm)为分离通道;以 30mmol/L 的羟丙基-β-环糊精溶液(用磷酸调节 pH 值至 2.2 的 50mmol/L 的磷酸二氢钠缓冲溶液配制)为运行缓冲液,检测波长为 225nm,分离电压 20kV,进样端为正极,柱温为 25℃,0.5psi 压力进样 5 秒。进样前需用运行缓冲液预清洗 10 分钟。分别取佐米曲普坦对照品与 *R*-异构体对照品适量,加 0.1mol/L 的盐酸溶液溶解并稀释制成每 1ml 中约含佐米曲普坦 0.5mg 与 *R*-异构体 2.5μg 的混合溶液作为系统适用性溶液,按上述方法进样,理论板数按佐米曲普坦峰计算不低于 5000,佐米曲普坦峰与 *R*-异构体峰间的分离度应符合要求。

测定法 取本品细粉适量(约相当于佐米曲普坦 50mg),精密称定,置 100ml 量瓶中,加 0.1mol/L 盐酸溶液溶解并稀释至刻度,摇匀,滤过,取续滤液作为供试品溶液;精密量取 1ml,置 200ml 量瓶中,用 0.1mol/L 盐酸溶液稀释至刻度,摇匀,作为对照溶液。分别取供试品溶液与对照溶液进样,记录色谱图。供试品溶液色谱图中如有 *R*-异构体迁移时间一致的峰,其峰面积不得大于对照溶液主峰面积(0.5%)。

含量均匀度 以含量测定项下测得的每片含量计算,应符合规定(通则 0941)。

溶出度 取本品,照溶出度与释放度测定法(通则 0931 第一法),以 0.1mol/L 盐酸溶液 500ml 为溶出介质,转速为每分钟 100 转,依法操作,经 30 分钟时,取溶液 10ml,滤过,取续滤液作为供试品溶液;另取佐米曲普坦对照品适量,精密称定,加溶出介质溶解并定量稀释制成每 1ml 中约含 5μg 的溶液,作为对照品溶液。照含量测定项下的色谱条件,精密量取对照品溶液与供试品溶液各 10μl,分别注入液相色谱仪,记录色谱图。按外标法以峰面积计算出每片的溶出量,限度为标示量的 80%,应符合规定。

其他 应符合片剂项下有关的各项规定(通则 0101)。

【含量测定】 照高效液相色谱法(通则 0512)测定。

色谱条件与系统适用性试验 用十八烷基硅烷键合硅胶为填充剂(Ultimate XB C18,4.6mm×250mm,5μm 或效能相当的色谱柱),以磷酸盐溶液(取磷酸二氢钾 6.8g,庚烷磺酸钠 1.01g,加水溶解并稀释至 1000ml,用三乙胺调节 pH 值至 6.0)-乙腈(82∶18)为流动相;检测波长为 224nm。理论板数按佐米曲普坦峰计算不低于 2000,佐米曲普坦峰与相邻杂质峰间的分离度应符合要求。

测定法 取本品 10 片,分别置 100ml 量瓶中,加流动相适量,超声使佐米曲普坦溶解并用流动相稀释至刻度,摇匀,滤过,取续滤液作为供试品溶液,精密量取 20μl 注入液相色谱仪,记录色谱图;另取佐米曲普坦对照品适量,精密称定,加流动相溶解并稀释制成每 1ml 中约含 25μg 的溶液,同法测定。按外标法以峰面积分别计算每片的含量,求出 10 片的平均含量,即得。

【类别】 同佐米曲普坦。

【规格】 2.5mg

【贮藏】 密封,在阴凉干燥处保存。

阿 那 曲 唑 片
Anaquzuo Pian
Anastrozole Tablets

本品含阿那曲唑($C_{17}H_{19}N_5$)应为标示量的 90.0% ~ 110.0%。

【性状】 本品为类白色片或薄膜衣片,除去包衣后显白色或类白色。

【鉴别】 (1)取本品 5 片,研细,加乙腈约 10ml,振摇,过滤至干燥试管中,蒸干,冷却,加丙二酸约 50mg 与醋酐 2ml,在 85~95℃水浴中加热 10 分钟,溶液应呈棕红色。

(2)在含量测定项下记录的色谱图中,供试品溶液主峰的保留时间应与对照品溶液主峰的保留时间一致。

【检查】 有关物质 精密称取本品细粉适量(约相当于阿那曲唑 5mg),置具塞锥形瓶中,精密加入流动相 A 5ml,超声使阿那曲唑溶解,摇匀,用 0.22μm 滤膜滤过,取续滤液作为供试品溶液;精密量取适量,用流动相 A 定量稀释制成每 1ml 中含 4μg 的溶液,作为对照溶液。照高效液相色谱法(通则 0512)测定,用十八烷基硅烷键合硅胶为填充剂(Welch Ultimate XB-C18柱,250mm×4.6mm,5μm 或效能相当的色谱柱);流动相 A 为乙腈-水(40∶60),流动相 B 为乙腈-水

（60∶40），按下表进行线性梯度洗脱；流速为每分钟 1.0ml；柱温为 35℃；检测波长为 215nm。取阿那曲唑、杂质Ⅰ和杂质Ⅳ对照品各适量，加流动相 A 溶解并定量稀释制成每 1ml 中约含阿那曲唑 1mg、杂质Ⅰ 10μg 和杂质Ⅳ 10μg 的溶液，作为系统适用性溶液，取 10μl 注入液相色谱仪，记录色谱图，阿那曲唑峰的保留时间约为 10 分钟，杂质Ⅰ峰与杂质Ⅳ峰之间的分离度应不小于 3.0。精密量取供试品溶液和对照溶液各 10μl，分别注入液相色谱仪，记录色谱图。供试品溶液色谱图中如有杂质峰，单个杂质峰面积不得大于对照溶液主峰面积的 0.5 倍（0.2%），各杂质峰面积的和不得大于对照溶液主峰面积的 2 倍（0.8%）。（供试品溶液中任何小于对照溶液主峰面积 0.05 倍的峰可忽略不计。

时间	流动相 A（%）	流动相 B（%）
0	100	0
10	100	0
55	0	100
60	0	100
61	100	0
70	100	0

含量均匀度 取本品 1 片，置 10ml 量瓶中，加含量测定项下的流动相适量，超声使阿那曲唑溶解，放冷，用流动相稀释至刻度，摇匀，用 0.22μm 滤膜滤过，取续滤液按含量测定项下的方法测定含量，应符合规定（通则 0941）。

溶出度 取本品，照溶出度与释放度测定法（通则 0931 第二法），以水 900ml 为溶剂，转速为每分钟 50 转，依法操作，经 30 分钟时，取溶液适量，滤过，取续滤液作为供试品溶液；另精密称取阿那曲唑对照品适量，加乙腈适量使溶解，加水稀释制成每 1ml 中约含 1.1μg 的溶液，作为对照品溶液。照含量测定项下的方法，精密量取上述两种溶液各 100μl，分别注入液相色谱仪，记录色谱图；按外标法以峰面积计算每片的溶出量。限度为标示量的 85%，应符合规定。

其他 应符合片剂项下有关的各项规定（通则 0101）。

【含量测定】 照高效液相色谱法（通则 0512）测定。

色谱条件与系统适用性试验 用十八烷基硅烷键合硅胶为填充剂；以乙腈-水（40∶60）为流动相；检测波长为 215nm。理论板数按阿那曲唑峰计算不低于 5000。

测定法 取本品 20 片，精密称定，研细，精密称取适量（约相当于阿那曲唑 2.5mg），置 25ml 量瓶中，加流动相适量，超声使阿那曲唑溶解，放冷，用流动相稀释至刻度，摇匀，用 0.22μm 滤膜滤过，精密量取续滤液 10μl，注入液相色谱仪，记录色谱图；另取阿那曲唑对照品适量，精密称定，加流动相溶解并定量稀释成每 1ml 中约含 0.1mg 的溶液，同法测定。按外标法以峰面积计算，即得。

【类别】 同阿那曲唑。

【规格】 1mg

【贮藏】 密封保存。

草酸艾司西酞普兰

Caosuan Aisixitaipulan

Escitalopram Oxalate

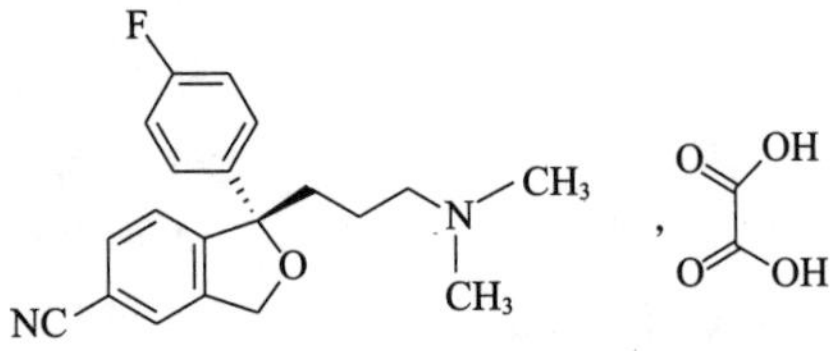

$C_{20}H_{21}FN_2O \cdot C_2H_2O_4$　414.43

本品为（＋）-(S)-1-[3-(N,N-二甲基氨基)丙基]-1-(4-氟苯基)-1,3-二氢-5-异苯并呋喃甲腈草酸盐。按干燥品计算，含 $C_{20}H_{21}FN_2O \cdot C_2H_2O_4$ 不得少于 98.5%。

【性状】 本品为白色或类白色结晶性粉末。

本品在甲醇中易溶，在水中溶解，在乙醇中微溶，在 0.1mol/L 盐酸溶液中易溶。

熔点 本品的熔点（通则 0612）为 148～154℃，熔融同时分解。

比旋度 取本品，精密称定，加甲醇溶解并定量稀释制成每 1ml 中约含 10mg 的溶液，依法测定（通则 0621），比旋度为 +11.5°至 +13.5°。

【鉴别】 (1) 取本品约 20mg，加水 10ml 使溶解，加氯化钡约 0.1g，搅拌，数分钟后显白色沉淀，滴加盐酸，沉淀即消失。

(2) 取本品与氢溴酸西酞普兰对照品各适量，分别加乙醇溶解并稀释制成每 1ml 中约含 0.04mg 与 0.1mg 的溶液，作为供试品溶液与对照品溶液。照光学异构体项下的方法试验，供试品溶液主峰的保留时间应与对照品溶液中艾司西酞普兰峰（第二个主峰）的保留时间一致。

(3) 本品的红外光吸收图谱应与对照品的图谱一致（通则 0402）。

【检查】 **酸度** 取本品 0.5g，加水 100ml 使溶解，依法测定（通则 0631），pH 值应为 2.5～3.5。

有关物质 取本品适量，加流动相 A 溶解并稀释制成每 1ml 中约含 0.5mg 的溶液，作为供试品溶液；精密量取适量，用流动相 A 定量稀释制成每 1ml 中约含 0.5μg 的溶液，作为对照溶液；精密量取对照溶液 1ml，置 10ml 量瓶中，用流动相 A 稀释至刻度，摇匀，作为灵敏度溶液。照高效液相色谱法（通则 0512）测定，用十八烷基硅烷键合硅胶为填充剂（4.6mm × 250mm，5μm 或效能相当的色谱柱）；以 0.025mol/L 磷酸二氢钾溶液（用磷酸或氢氧化钠溶液调节 pH 值至 3.0）-乙腈（90∶10）为流动相 A，以 0.025mol/L 磷酸二氢钾溶液（用磷酸或氢氧化钠溶液调节 pH 值至 3.0）-乙腈（35∶65）为流动相 B；检测波长为 237nm；柱温为 45℃，按下表进行梯度洗脱。分别取草酸艾司西酞普兰与杂质Ⅰ对照品各适量，加流动相 A 溶解并稀释制成每 1ml 中含草酸艾司西酞普兰与杂质Ⅰ各约 2μg 的混合溶液,作为系统适用性溶液。取 20μl 注入液相色谱仪,记录色谱图,艾司西酞普兰峰与杂质Ⅰ峰的分离度应符合要求。取灵敏度溶液 20μl 注入液相色谱仪,主成分峰高的信噪比应大于 10。精密量取供试品溶液与对照溶液各 20μl,分别注入液相色谱仪,记录色谱图。供试品溶液色谱图中如有杂质峰,杂质Ⅱ(相对保留时间约为 0.90)按校正后的峰面积计算(乘以校正因子 1.27)不得大于对照溶液主峰面积(0.1%);其他单个杂质峰面积不得大于对照溶液主峰面积(0.1%),各杂质峰面积的和(杂质Ⅱ按校正后的峰面积计算)不得大于对照溶液主峰面积的 5 倍(0.5%)。供试品溶液色谱图中小于灵敏度溶液主峰面积的色谱峰忽略不计(0.01%)。

时间(分钟)	流动相 A(%)	流动相 B(%)
0	95	5
35	65	35
45	0	100
45.1	0	100
60	0	100
60.1	95	5
68	95	5

光学异构体 取本品适量,加乙醇溶解并稀释制成每 1ml 中约含 0.25mg 的溶液,作为供试品溶液;精密量取适量,用乙醇定量稀释制成每 1ml 中约含 2.5μg 的溶液,作为对照溶液。照高效液相色谱法(通则 0512)测定,用纤维素-三 [3,5-二甲苯基氨基甲酸酯] 衍生物键合硅胶为填充剂;以正己烷-异丙醇-二乙胺(90∶10∶0.1)为流动相;柱温为 30℃;检测波长为 237nm;流速为每分钟 0.8ml。取氢溴酸西酞普兰对照品适量,加乙醇溶解并稀释制成每 1ml 中约含 0.5mg 的溶液,取 20μl 注入液相色谱仪,记录色谱图,出峰顺序依次为杂质Ⅲ(R-西酞普兰)与艾司西酞普兰,两者的分离度应符合要求。精密量取供试品溶液与对照溶液各 20μl,分别注入液相色谱仪,记录色谱图。供试品溶液色谱图中如有与杂质Ⅲ保留时间一致的色谱峰,其峰面积不得大于对照溶液主峰面积(1.0%)。

残留溶剂 取本品适量,精密称定,加 N,N-二甲基甲酰胺溶解并稀释制成每 1ml 中约含 0.05g 的溶液,作为供试品溶液;另取甲醇、乙醇、乙醚、丁酮、四氢呋喃与甲苯各适量,精密称定,用 N,N-二甲基甲酰胺定量稀释制成每 1ml 中约含甲醇 150μg、乙醇 250μg、乙醚 50μg、丁酮 100μg、四氢呋喃 36μg 与甲苯 45μg 的混合溶液,作为对照品溶液;精密量取供试品溶液与对照品溶液各 5ml,分别置顶空瓶中,密封。照残留溶剂测定法(通则 0861 第二法)测定,以二甲基聚硅氧烷(或极性相近)为固定液的毛细管柱为色谱柱;起始温度为 40℃,维持 5 分钟,以每分钟 20℃ 的速率升温至 100℃,再以每分钟 40℃ 的速率升温至 200℃,维持 8 分钟;进样口温度为 200℃;检测器温度为 200℃;顶空瓶平衡温度 80℃,平衡时间为 30 分钟,进样体积为 1.0ml。取对照品溶液顶空进样,各成

分峰之间的分离度均应符合要求。再取供试品溶液与对照品溶液分别顶空进样,记录色谱图。按外标法以峰面积计算,甲醇、乙醇、乙醚、丁酮、四氢呋喃与甲苯的残留量均应符合规定。

干燥失重 取本品,在 105℃ 干燥至恒重,减失重量不得过 1.0%(通则 0831)。

炽灼残渣 取本品 1.0g,依法检查(通则 0841),遗留残渣不得过 0.1%。

重金属 取炽灼残渣项下遗留的残渣,依法检查(通则 0821 第二法),含重金属不得过百万分之十。

【含量测定】 取本品约 0.3g,精密称定,加冰醋酸 20ml 使溶解,照电位滴定法(通则 0701),用高氯酸滴定液(0.1mol/L)滴定,并将滴定的结果用空白试验校正。每 1ml 高氯酸滴定液(0.1mol/L)相当于 41.44mg 的 $C_{20}H_{21}FN_2O \cdot C_2H_2O_4$。

【类别】 抗抑郁药。

【贮藏】 遮光,密封保存。

【制剂】 草酸艾司西酞普兰片

附:

杂质Ⅰ

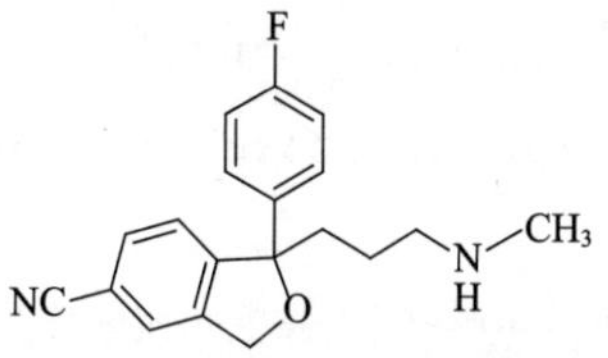

$C_{19}H_{19}FN_2O$ 310.37

1-[3-(N-甲基氨基)丙基]-1-(4-氟苯基)-1,3-二氢-5-异苯并呋喃甲腈

杂质Ⅱ

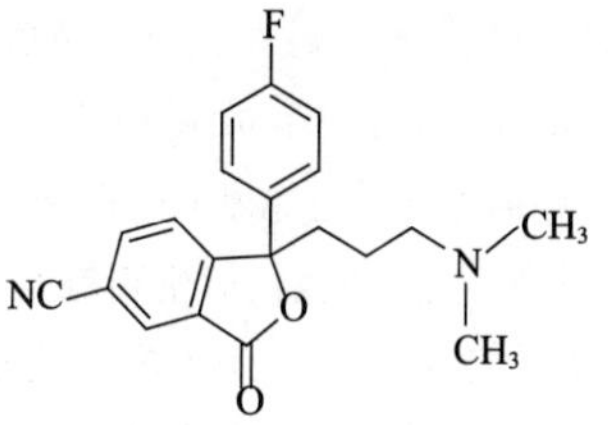

$C_{20}H_{19}FN_2O_2$ 338.22

1-[3-(N,N-二甲基氨基)丙基]-1-(4-氟苯基)-3-氧代-5-异苯并呋喃甲腈

杂质Ⅲ(光学异构体,R-西酞普兰)

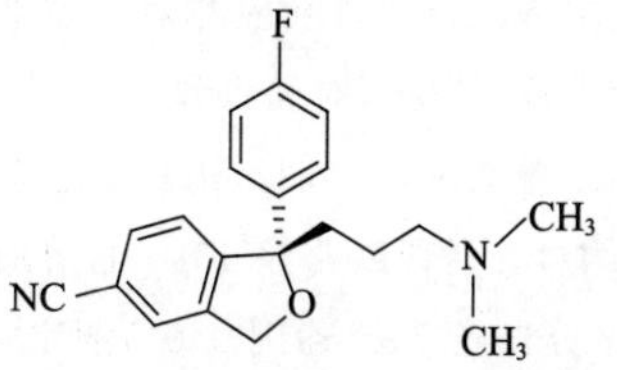

$C_{20}H_{21}FN_2O$ 324.40

(-)-(R)-1-[3-(N,N-二甲基氨基)丙基]-1-(4-氟苯基)-1,3-二氢-5-异苯并呋喃甲腈

杂质 IV

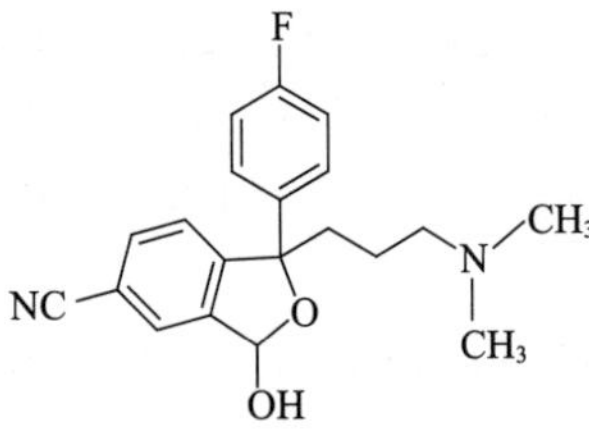

C₂₀H₂₁FN₂O₂   340.39

$C_{20}H_{21}FN_2O_2$ 340.39

1-[3-(N,N-二甲基氨基)丙基]-1-(4-氟苯基)-3-羟基-5-异苯并呋喃甲腈

杂质 V

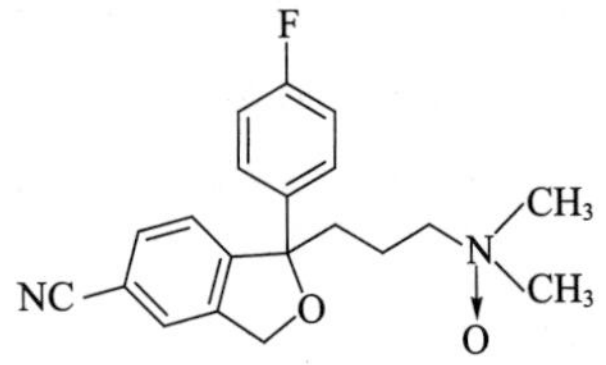

$C_{20}H_{21}FN_2O_2$ 340.39

1-[3-(N,N-二甲基氨基)丙基]-1-(4-氟苯基)-1,3-二氢-5-异苯并呋喃甲腈-N-氧化物

草酸艾司西酞普兰片

Caosuan Aisixitaipulan Pian

Escitalopram Oxalate Tablets

本品含草酸艾司西酞普兰按艾司西酞普兰($C_{20}H_{21}FN_2O$)计,应为标示量的 95.0%～105.0%。

【性状】 本品为薄膜衣片,除去包衣后显白色。

【鉴别】 (1)取本品细粉适量,加乙醇溶解并稀释制成每 1ml 中约含艾司西酞普兰 0.04mg 的溶液,滤过,取续滤液作为供试品溶液;另取氢溴酸西酞普兰对照品适量,加乙醇溶解并稀释制成每 1ml 中约含氢溴酸西酞普兰 0.1mg 的溶液,作为对照品溶液。照高效液相色谱法(通则 0512)测定,用纤维素-三[3,5-二甲苯基氨基甲酸酯]衍生物键合硅胶为填充剂;以正己烷-异丙醇-二乙胺(90∶10∶0.1)为流动相;柱温为 30℃;检测波长为 237nm;流速为每分钟 0.8ml。取对照品溶液 20μl 注入液相色谱仪,记录色谱图,出峰顺序依次为杂质 Ⅲ(R-西酞普兰)与艾司西酞普兰,两者的分离度应符合要求。精密量取供试品溶液 20μl 注入液相色谱仪,记录色谱图,供试品溶液主峰的保留时间应与对照品溶液中艾司西酞普兰峰(第二个主峰)的保留时间一致。

(2)取本品细粉适量,加 0.1mol/L 盐酸溶液溶解并稀释制成每 1ml 中约含艾司西酞普兰 10μg 的溶液,滤过,取续滤液,照紫外-可见分光光度法(通则 0401)测定,在 238nm 的波长处有最大吸收。

【检查】 有关物质 取本品细粉适量(约相当于艾司西酞普兰 12.5mg),置 25ml 量瓶中,加流动相 A 适量,充分振

摇或超声使草酸艾司西酞普兰溶解,用流动相 A 稀释至刻度,摇匀,滤过,取续滤液作为供试品溶液;精密量取适量,用流动相 A 定量稀释制成每 1ml 中约含艾司西酞普兰 1.0μg 的溶液,作为对照溶液;精密量取对照溶液 1ml,置 10ml 量瓶中,用流动相 A 稀释至刻度,摇匀,作为灵敏度溶液。照高效液相色谱法(通则 0512)测定,用十八烷基硅烷键合硅胶为填充剂(4.6mm×250mm,5μm 或效能相当的色谱柱);以 0.025mol/L 磷酸二氢钾溶液(用磷酸或氢氧化钠溶液调节 pH 值至 3.0)-乙腈(90∶10)为流动相 A,以 0.025mol/L 磷酸二氢钾溶液(用磷酸或氢氧化钠溶液调节 pH 值至 3.0)-乙腈(35∶65)为流动相 B;检测波长为 237nm;柱温为 45℃,按下表进行梯度洗脱。分别取草酸艾司西酞普兰与杂质 Ⅰ 对照品各适量,加流动相 A 溶解并稀释制成每 1ml 中约含草酸艾司西酞普兰与杂质 Ⅰ 各约 2μg 的混合溶液,作为系统适用性溶液。取 20μl 注入液相色谱仪,记录色谱图,艾司西酞普兰与杂质 Ⅰ 峰的分离度应符合要求。取灵敏度溶液 20μl 注入液相色谱仪,主成分峰高的信噪比应大于 10。精密量取供试品溶液与对照品溶液各 20μl,分别注入液相色谱仪,记录色谱图。供试品溶液色谱图中如有与杂质 Ⅱ、杂质 Ⅳ 和杂质 Ⅴ 保留时间一致的色谱峰,杂质 Ⅱ(相对保留时间约为 0.90)按校正后的峰面积计算(乘以校正因子 1.27)不得大于对照溶液主峰面积的 2 倍(0.4%),杂质 Ⅳ(相对保留时间约为 0.74)的峰面积不得大于对照溶液主峰面积的 1.5 倍(0.3%),杂质 Ⅴ(相对保留时间约为 1.1)的峰面积不得大于对照溶液主峰面积(0.2%);其他单个杂质峰面积不得大于对照溶液主峰面积的 0.5 倍(0.1%),各杂质峰面积的和(杂质 Ⅱ 按校正后的峰面积计算)不得大于对照溶液主峰面积的 5 倍(1.0%)。供试品溶液色谱图中小于灵敏度溶液主峰面积的色谱峰忽略不计(0.02%)。

时间(分钟)	流动相 A(%)	流动相 B(%)
0	95	5
35	65	35
45	0	100
45.1	0	100
60	0	100
60.1	95	5
68	95	5

含量均匀度 以含量测定项下测得的每片含量计算,应符合规定(通则 0941)。

溶出度 取本品,照溶出度与释放度测定法(通则 0931 第二法)测定,以 0.1mol/L 盐酸溶液 900ml 为溶出介质,转速为每分钟 50 转,依法操作,经 30 分钟时,取溶液 10ml,滤过,取续滤液作为供试品溶液;另精密称取草酸艾司西酞普兰对照品适量,加 0.1mol/L 盐酸溶液溶解并稀释制成每

1ml 中约含艾司西酞普兰 5μg(5mg 规格)或 10μg(10mg 规格)或 20μg(20mg 规格)的溶液,作为对照品溶液。照含量测定项下的色谱条件,精密量取供试品溶液与对照品溶液各 20μl,分别注入液相色谱仪,记录色谱图,按外标法以峰面积计算每片的溶出量。限度为标示量的 85%,应符合规定。

其他 应符合片剂项下有关的各项规定(通则 0101)。

【含量测定】 照高效液相色谱法(通则 0512)测定。

色谱条件与系统适用性试验 用十八烷基硅烷键合硅胶为填充剂;以 0.025mol/L 磷酸二氢钾溶液(用磷酸或氢氧化钠溶液调节 pH 值至 3.0)-乙腈(65:35)为流动相,检测波长为 237nm,理论板数按艾司西酞普兰峰计算不低于 2000。

测定法 取本品 10 片,分别置 50ml 量瓶中,加流动相适量,充分振摇或超声使草酸艾司西酞普兰溶解,用流动相稀释至刻度,摇匀,滤过(5mg 规格),或精密量取续滤液适量,用流动相定量稀释制成每 1ml 中约含艾司西酞普兰 0.1mg 的溶液(10mg 规格或 20mg 规格),作为供试品溶液,精密量取 20μl 注入液相色谱仪,记录色谱图;另取草酸艾司西酞普兰对照品适量,精密称定,加流动相溶解并定量稀释制成每 1ml 中约含艾司西酞普兰 0.1mg 的溶液,同法测定。按外标法以峰面积计算每片的含量,并求得 10 片的平均含量,即得。

【类别】 同草酸艾司西酞普兰。

【规格】 按 $C_{20}H_{21}FN_2O$ 计 (1)5mg (2)10mg (3)20mg

【贮藏】 密封保存。

枸橼酸坦度螺酮

Juyuansuan Tanduluotong

Tandospirone Citrate

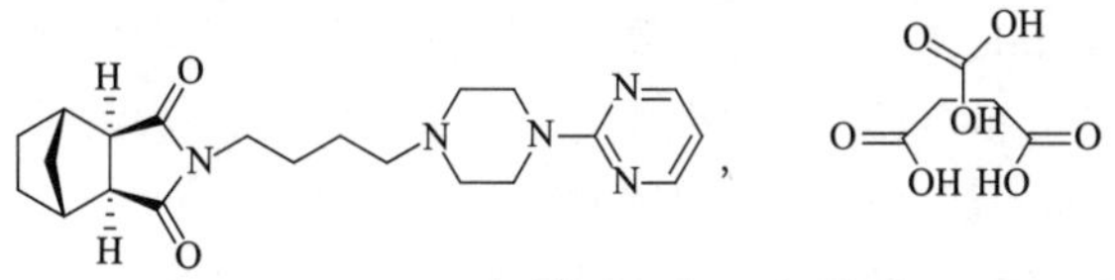

$C_{21}H_{29}N_5O_2 \cdot C_6H_8O_7$　575.61

本品为(3$a\alpha$,4β,7β,7$a\alpha$)-六氢-2-[4[4-(2-嘧啶基)-1-(哌嗪基)]-丁基]-4,7-亚甲基-1H-异吲哚-1,3(2H)-二酮枸橼酸盐。按干燥品计算,含 $C_{21}H_{29}N_5O_2 \cdot C_6H_8O_7$ 不得少于 99.0%。

【性状】 本品为白色或类白色结晶性粉末,无臭。

本品在水或甲醇中略溶,在乙醇中微溶,在乙醚中几乎不溶;在冰醋酸中易溶。

熔点 本品的熔点(通则 0612)为 166~171℃,熔融同时分解。

【鉴别】 (1)取本品约 10mg,加 0.1mol/L 盐酸溶液 3ml 溶解,加碘化铋钾试液 2 滴,即生成橙红色沉淀。

(2)取本品适量,加甲醇溶解并稀释制成每 1ml 中约含 15μg 的溶液,照紫外-可见分光光度法(通则 0401)测定,在 240nm 的波长处有最大吸收。

(3)本品的红外光吸收图谱应与对照品的图谱一致(通则 0402)。

(4)本品显枸橼酸盐的鉴别反应(通则 0301)。

【检查】 酸度 取本品,加水制成每 1ml 中约含 10mg 的溶液,依法测定(通则 0631),pH 值应为 3.0~5.0。

卤化物 取本品 0.5g,依法检查(通则 0801),与标准氯化钠溶液 10.0ml 制成的对照液比较,不得更深(0.02%)。

有关物质 取本品适量,加流动相溶解并制成每 1ml 中约含 0.5mg 的溶液,作为供试品溶液;精密量取适量,用流动相稀释并制成每 1ml 中约含 0.5μg 的溶液,作为对照溶液;精密量取对照溶液 2ml,置 10ml 量瓶中,用流动相稀释至刻度,摇匀,作为灵敏度溶液;另取杂质 I 对照品与杂质 II 对照品各适量,精密称定,加流动相溶解并稀释制成每 1ml 中各约含 0.5μg 的溶液,作为杂质对照品溶液。照高效液相色谱法(通则 0512)试验,用十八烷基硅烷键合硅胶为填充剂;以 0.01mol/L 磷酸二氢钾溶液(用 10%氢氧化钠溶液调节 pH 值至 7.5)-乙腈(60:40)为流动相;检测波长为 243nm。理论板数按坦度螺酮峰计算不低于 5000。取灵敏度溶液 20μl 注入液相色谱仪,主成分峰高的信噪比应大于 10。精密量取供试品溶液、对照溶液与杂质对照品溶液各 20μl,分别注入液相色谱仪,记录色谱图至主成分峰保留时间的 2 倍。供试品溶液色谱图中如有杂质峰,杂质 I 与杂质 II 分别按外标法以峰面积计算,均不得过 0.1%,其他单个杂质峰面积不得大于对照溶液主峰面积(0.1%),杂质总量不得过 0.5%。供试品溶液色谱图中小于对照溶液主峰面积 0.5 倍的色谱峰忽略不计(0.05%)。

残留溶剂 取本品约 0.1g,精密称定,置 20ml 顶空瓶中,精密加入二甲基亚砜 1ml 使溶解,摇匀,密封,作为供试品溶液;分别取甲醇、乙醇、异丙醇、乙酸乙酯、N,N-二甲基甲酰胺与甲苯各适量,精密称定,用二甲基亚砜制成每 1ml 中约含甲醇 300μg、乙醇 500μg、异丙醇 500μg、乙酸乙酯 500μg、N,N-二甲基甲酰胺 88μg 与甲苯 89μg 的混合溶液,精密量取 1ml,置 20ml 顶空瓶中,密封,作为对照品溶液。照残留溶剂测定法(通则 0861 第二法)测定,以 6%氰丙基苯基-94%二甲基聚硅氧烷(或极性相近)为固定液的毛细管柱为色谱柱;起始温度为 40℃,维持 5 分钟,以每分钟 20℃ 的速率升温至 220℃,维持 2 分钟;检测器温度为 250℃;进样口温度为 200℃。顶空瓶平衡温度为 90℃,平衡时间为 30 分钟。取对照品溶液顶空进样,记录色谱图,各成分峰之间的分离度应符合要求。取供试品溶液与对照品溶液分别顶空进样,记录色谱图。按外标法以峰面积计算,甲醇、乙醇、异丙醇、乙酸乙酯、N,N-二甲基甲酰胺与甲苯的残留量均应符合规定。

干燥失重 取本品,在 105℃ 干燥至恒重,减失重量不得过 1.0%(通则 0831)。

炽灼残渣 取本品 1.0g,依法检查(通则 0841),遗留残渣不得过 0.1%。

重金属 取炽灼残渣项下遗留的残渣,依法检查(通则 0821 第二法),含重金属不得过百万分之十。

【含量测定】 取本品约 0.2g,精密称定,加冰醋酸 40ml 溶解后,照电位滴定法(通则 0701),用高氯酸滴定液(0.1mol/L)滴定,并将滴定的结果用空白试验校正。每 1ml 的高氯酸滴定液(0.1mol/L)相当于 28.78mg 的 $C_{21}H_{29}N_5O_2 \cdot C_6H_8O_7$。

【类别】 抗焦虑药。

【贮藏】 密封保存。

【制剂】 枸橼酸坦度螺酮胶囊

附:

杂质 I

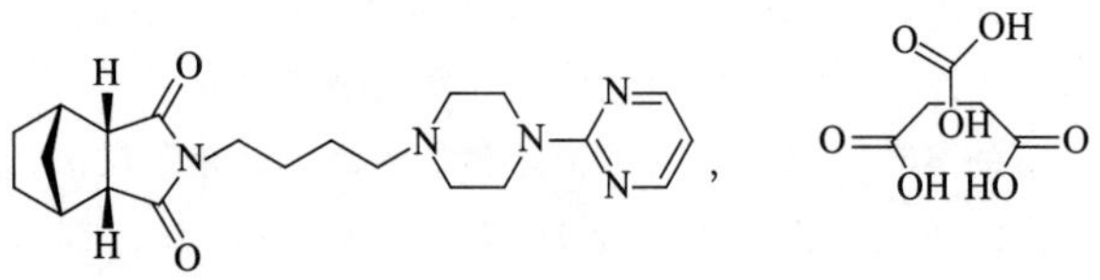

$C_{21}H_{29}N_5O_2 \cdot C_6H_8O_7$ 575.61

(3aβ,4β,7β,7aβ)-六氢-2-[4[4-(2-嘧啶基)-1-(哌嗪基)]-丁基]-4,7-亚甲基-1H-异吲哚-1,3(2H)-二酮枸橼酸盐

杂质 II

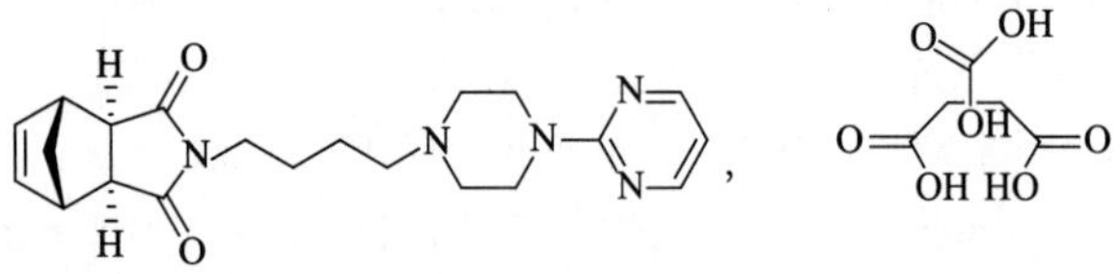

$C_{21}H_{27}N_5O_2 \cdot C_6H_8O_7$ 573.61

(3aα,4β,7β,7aα)-3a,4,7,7a-四氢-2-[4[4-(2-嘧啶基)-1-(哌嗪基)]-丁基]-4,7-亚甲基-1H-异吲哚-1,3(2H)-二酮枸橼酸盐

枸橼酸坦度螺酮胶囊

Juyuansuan Tanduluotong Jiaonang

Tandospirone Citrate Capsules

本品含枸橼酸坦度螺酮($C_{21}H_{29}N_5O_2 \cdot C_6H_8O_7$)应为标示量的 93.0%~107.0%。

【性状】 本品内容物为白色粉末。

【鉴别】 (1)取本品内容物适量(约相当于枸橼酸坦度螺酮 20mg),加 0.1mol/L 盐酸溶液 5ml,振摇使枸橼酸坦度螺酮溶解,滤过,滤液加碘化铋钾试液 2 滴,即生成橙红色沉淀。

(2)在含量测定项下记录的色谱图中,供试品溶液主峰的保留时间应与对照品溶液主峰的保留时间一致。

【检查】 **溶出度** 取本品,照溶出度与释放度测定法(通则 0931 第一法),以水 900ml 为溶出介质,转速为每分钟 75

转,依法操作,经 30 分钟时,取溶液适量,滤过,取续滤液作为供试品溶液(规格 5mg)或取续滤液 5ml,用水稀释至 10ml,摇匀,作为供试品溶液(规格 10mg);另取枸橼酸坦度螺酮对照品适量,精密称定,加流动相溶解并稀释制成每 1ml 中约含 0.56mg 的溶液,精密量取适量,用水稀释制成每 1ml 中约含 5.6μg 的溶液作为对照品溶液。照含量测定项下的方法测定,计算出每粒的溶出量。限度为标示量的 85%,应符合规定。

含量均匀度 以含量测定项下测得的每粒含量计算,应符合规定(通则 0941)。

有关物质 取本品内容物适量(约相当于枸橼酸坦度螺酮 25mg),精密称定,置 50ml 量瓶中,加 90%乙腈适量,振摇使枸橼酸坦度螺酮溶解,用 90%乙腈稀释至刻度,摇匀,滤过,取续滤液作为供试品溶液;精密量取供试品溶液适量,用 90%乙腈稀释并制成每 1ml 中约含枸橼酸坦度螺酮 1μg 的溶液,作为对照溶液;精密量取对照溶液 5ml,置 20ml 量瓶中,用流动相稀释至刻度,摇匀,作为灵敏度溶液;另取杂质 I 对照品与杂质 II 对照品各适量,精密称定,加流动相溶解并稀释制成每 1ml 中各约含 0.5μg 的溶液,作为杂质对照品溶液。照含量测定项下的色谱条件试验,取灵敏度溶液 20μl 注入液相色谱仪,主成分峰高的信噪比应大于 10。精密量取供试品溶液、对照溶液与杂质对照品溶液各 20μl,分别注入液相色谱仪,记录色谱图至主成分峰保留时间的 2 倍。供试品溶液色谱图中如有杂质峰,杂质 I 与杂质 II 分别按外标法以峰面积计算,均不得过枸橼酸坦度螺酮标示量的 0.1%,其他单个杂质峰面积不得大于对照溶液主峰面积(0.2%),杂质总量不得过 1.0%。供试品溶液色谱图中小于灵敏度溶液主峰面积的色谱峰忽略不计(0.05%)。

其他 应符合胶囊剂项下有关的各项规定(通则 0103)。

【含量测定】 照高效液相色谱法(通则 0512)测定。

色谱条件与系统适用性试验 用十八烷基硅烷键合硅胶为填充剂;0.01mol/L 磷酸二氢钾溶液(用 10%氢氧化钠溶液调节 pH 值至 7.5)-乙腈(60∶40)为流动相;检测波长为 243nm。理论板数按坦度螺酮峰计算应不低于 5000。

测定法 取本品 10 粒,分别将内容物用流动相适量转移至 25ml 量瓶中,囊壳用流动相分次洗涤,洗液并入同一量瓶中,加流动相适量,振摇使溶解,用流动相稀释至刻度,摇匀,滤过,精密量取续滤液适量,用流动相稀释制成每 1ml 中约含 40μg 的溶液,作为供试品溶液;另取枸橼酸坦度螺酮对照品适量,精密称定,加流动相溶解并稀释制成每 1ml 中约含 40μg 的溶液,精密量取上述两种溶液各 20μl,分别注入液相色谱仪,记录色谱图。按外标法以峰面积计算每粒的含量,并求得 10 粒的平均含量,即得。

【类别】 同枸橼酸坦度螺酮。

【规格】 (1)5mg   (2)10mg

【贮藏】 密封保存。

枸橼酸钾颗粒

Juyuansuanjia Keli

Potassium Citrate Granules

本品含枸橼酸钾($C_6H_5K_3O_7 \cdot H_2O$)应为标示量的93.0%～107.0%。

【性状】 本品为白色或类白色或着色颗粒,味酸甜,略带咸味。

【鉴别】 本品显钾盐与枸橼酸盐的鉴别反应(通则0301)。

【检查】 酸度 取本品,加水制成每1ml中约含枸橼酸钾7.3mg的溶液,依法检查(通则0631),pH值应为4.0～6.5。

其他 应符合颗粒剂项下有关的各项规定(通则0104)。

【含量测定】 取装量差异项下的内容物,研细,精密称取适量(约相当于枸橼酸钾80mg),加冰醋酸20ml与醋酐2ml,微热使溶解,放冷后,加结晶紫指示液1滴,用高氯酸滴定液(0.1mol/L)滴定至溶液显绿色,并将滴定的结果用空白试验校正。每1ml高氯酸滴定液(0.1mol/L)相当于10.81mg的$C_6H_5K_3O_7 \cdot H_2O$。

【类别】 同枸橼酸钾。

【规格】 (1)1.45g (2)1.46g (3)2.92g

【贮藏】 密封保存。

复方氨基酸(15)双肽(2)注射液

Fufang Anjisuan(15)shuangtai(2)zhusheye

Compound Amino Acid(15)
and Dipeptides(2)Injection

本品为15种氨基酸和2种双肽配制而成的灭菌水溶液。含各氨基酸和双肽均应为标示量的90.0%～110.0%。

【处方】

丙氨酸($C_3H_7NO_2$)	16.00g
精氨酸($C_6H_{14}N_4O_2$)	11.30g
门冬氨酸($C_4H_7NO_4$)	3.40g
谷氨酸($C_5H_9NO_4$)	5.60g
组氨酸($C_6H_9N_3O_2$)	6.80g
异亮氨酸($C_6H_{13}NO_2$)	5.60g
亮氨酸($C_6H_{13}NO_2$)	7.90g
醋酸赖氨酸($C_6H_{14}N_2O_2 \cdot C_2H_4O_2$)	12.70g
甲硫氨酸($C_5H_{11}NO_2S$)	5.60g
苯丙氨酸($C_9H_{11}NO_2$)	5.85g
脯氨酸($C_5H_9NO_2$)	6.80g
丝氨酸($C_3H_7NO_3$)	4.50g
苏氨酸($C_4H_9NO_3$)	5.60g
色氨酸($C_{11}H_{12}N_2O_2$)	1.90g
缬氨酸($C_5H_{11}NO_2$)	7.30g
甘氨酰谷氨酰胺($C_7H_{13}N_3O_4 \cdot H_2O$)	30.27g
甘氨酰酪氨酸($C_{11}H_{14}N_2O_4 \cdot 2H_2O$)	3.45g
亚硫酸氢钠($NaHSO_3$)	适量
注射用水	适量
全量	1000ml

【性状】 本品为无色至微黄色的澄明液体。

【鉴别】 (1)取本品1ml,加水10ml,加入茚三酮试液5滴,加热,溶液显蓝紫色。

(2)在含量测定项下记录的色谱图中,供试品溶液中各氨基酸、甘氨酰谷氨酰胺和甘氨酰酪氨酸峰的保留时间应与对照品溶液中各相应的氨基酸、甘氨酰谷氨酰胺和甘氨酰酪氨酸峰的保留时间一致。

【检查】 pH值 应为5.4～6.0(通则0631)。

颜色 取本品,与黄色1号标准比色液(通则0901第一法)比较,不得更深。

氨 试验应在20～25℃进行。精密量取本品5ml,置20ml量瓶中,用水稀释至刻度,摇匀,作为供试品溶液。精密称取氯化铵29.7mg,置500ml量瓶中,加水适量使溶解并稀释至刻度,摇匀,作为对照品溶液(每1ml中相当于20μg的NH_4^+)。精密量取还原型辅酶Ⅰ溶液(NADH)(取还原型辅酶Ⅰ适量,用2-氧代戊二酸缓冲液❶制成每1ml中含0.2mg的溶液。该溶液4℃可保存3天)1.0ml,置吸收池中,加供试品溶液0.1ml和水1.9ml,混匀,反应5分钟。照紫外-可见分光光度法(通则0401),以水为空白,在340nm的波长处测定吸光度A_{T1},再加入谷氨酸脱氢酶溶液(GLDH)(取谷氨酸脱氢酶适量,加水制成每1ml中含1000单位的溶液)0.02ml,混匀,20分钟后测得吸光度A_{T2}。按上述操作测定水和对照品溶液的吸光度,分别为A_{B1}、A_{B2}和A_{R1}、A_{R2}。按下式计算,含氨不得过100mg/L。

$$C(\text{mg/L}) = C_{ST} \times \frac{(A_{T1}-A_{T2})-(A_{B1}-A_{B2})}{(A_{R1}-A_{R2})(A_{B1}-A_{B2})} \times 4$$

式中 C_{ST}为对照品溶液中氨的浓度,μg/ml;

4为供试品溶液的稀释倍数。❷

有关物质 照高效液相色谱法(通则0512)测定。

---

❶ 2-氧代戊二酸缓冲液的制备 取2-氧代戊二酸220mg,用盐酸三乙醇胺缓冲液(pH 8.0)(取三乙醇胺1ml,加无氨水60ml,用稀盐酸溶液调节pH值至8.0)60ml溶解。

❷ 若(A_1-A_2)>0.5时,表明还原型辅酶Ⅰ已消耗完全,应增加供试品溶液的稀释倍数。

色谱条件与系统适用性试验　用十八烷基硅烷键合硅胶为填充剂；以 0.01mol/L 磷酸氢二铵(用磷酸调节 pH 值至 2.0)-甲醇(98：2)为流动相，检测波长为每分钟 0.7ml。取供试品溶液 50μl 注入色谱仪，记录色谱图。环-(甘氨酰谷氨酰胺)、焦谷氨酸与相邻色谱峰之间的分离度应符合要求。

对照品溶液的制备　精密称取环-(甘氨酰谷氨酰胺)对照品、焦谷氨酸对照品与环-(甘氨酰酪氨酸)对照品各适量，加水溶解并稀释制成每 1ml 中约含环-(甘氨酰谷氨酰胺) 21.2μg、焦谷氨酸 14μg 与环-(甘氨酰酪氨酸)2.4μg 的混合溶液，作为对照品溶液。

供试品溶液的制备　精密量取本品 2ml，加至离子交换柱(填料 Dowex 50Wx8 适量，置内径 1.5cm 的玻璃柱中，填充高度约为 3cm)，加水淋洗，流出液速度约为每分钟 20 滴，收集流出液至 50ml 量瓶中，用水稀释至刻度，摇匀。

测定法　精密量取对照品溶液与供试品溶液各 50μl，分别注入色谱仪中，记录色谱图，按外标法以峰面积计算，每 1ml 中含环-(甘氨酰谷氨酰胺)不得过 0.53mg，含焦谷氨酸不得过 0.35mg，含环-(甘氨酰酪氨酸)不得过 0.060mg。

亚硫酸氢钠　本品说明书中应注明是否加亚硫酸氢钠作为抗氧剂，如是，则应注明其方量，并按以下方法检查。

对照品溶液的制备　精密称取亚硫酸氢钠(必要时照亚硫酸氢钠含量测定项下方法标定)适量，加水溶解并稀释制成每 1ml 中约含 0.25mg 的溶液(临用新制)。

供试品溶液的制备　精密量取本品 5ml，置 10ml 量瓶中，用水稀释至刻度，摇匀。

测定法　精密量取酸性品红溶液(称取酸性品红 0.34g，加硫酸 1ml，加水溶解并稀释至 1000ml，7 天内使用)5ml，共 2 份，分别置甲、乙 50ml 量瓶中，各加入醋酸盐缓冲液(取乙二胺四醋酸二钠 0.4g，醋酸钠 136.1g 与冰醋酸 57ml，加水溶解使成 1000ml)约 30ml，甲瓶中精密加入亚硫酸氢钠对照品溶液 0.5ml，乙瓶中精密加入供试品溶液 0.5ml，立即计时，并用上述醋酸盐缓冲液稀释至刻度，摇匀，放置 28℃ 水浴中保温，准确反应 15 分钟，以醋酸盐缓冲液为空白，照紫外-可见分光光度法(通则 0401)，在 549nm 的波长处测定吸光度，计算。含亚硫酸氢钠不得过 0.055%。

渗透压摩尔浓度　取本品，依法检查(通则 0632)，本品的渗透压摩尔浓度应为 950～1250mOsmol/kg。❶

异常毒性　取本品，依法检查(通则 1141)，按静脉注射法缓慢注射，应符合规定。

细菌内毒素　取本品，依法检查(通则 1143)，每 1ml 中含内毒素量应小于 7.1EU。

降压物质　取本品，依法检查(通则 1145)，剂量按猫体

重每 1kg 注射 1ml，应符合规定。

其他　应符合注射剂项下有关的各项规定(通则 0102)。

【含量测定】　氨基酸、甘氨酰酪氨酸和甘氨酰谷氨酰胺　取本品，用适宜的氨基酸分析仪或高效液相色谱仪进行测定；另取各相应的氨基酸、甘氨酰酪氨酸与甘氨酰谷氨酰胺对照品各适量，制成相应浓度的对照品溶液，同法测定，按外标法以峰面积计算各氨基酸、甘氨酰酪氨酸和甘氨酰谷氨酰胺的含量。

【类别】　氨基酸/双肽类药。

【规格】　(1)500ml：67g(氨基酸/双肽)　(2)1000ml：134g(氨基酸/双肽)

【贮藏】　25℃ 以下保存。

盐酸乙哌立松

Yansuan Yipailisong

Eperisone Hydrochloride

$C_{17}H_{25}NO \cdot HCl$　295.85

本品为 4′-乙基-2-甲基-3-哌啶苯丙酮盐酸盐。按干燥品计算，含 $C_{17}H_{25}NO \cdot HCl$ 不得少于 99.0%。

【性状】　本品为白色或类白色结晶性粉末；有特殊的气味。

本品在水或甲醇中易溶，在丙酮中极微溶解；在 0.1mol/L 盐酸溶液中易溶。

熔点　本品的熔点(通则 0612)为 168～174℃，熔融同时分解。

【鉴别】　(1)取本品约 50mg，加水 5ml 使溶解，加新制的硫氰酸铬铵试液 5 滴，即生成粉红色絮状沉淀。

(2)取本品适量，加 0.1mol/L 盐酸溶液溶解并定量稀释制成每 1ml 中约含 10μg 的溶液，照紫外-可见分光光度法(通则 0401)测定，在 261nm 的波长处有最大吸收。

(3)本品的红外光吸收图谱应与对照的图谱一致(通则 0402)。

(4)本品的水溶液显氯化物鉴别(1)的反应(通则 0301)。

【检查】　酸度　取本品适量，精密称定，加水溶解并定量稀释制成每 1ml 中约含 20mg 的溶液，依法测定(通则 0631)，pH 值应为 4.5～6.0。

有关物质　取本品约 25mg，置 10ml 量瓶中，加 0.1mol/L 盐酸溶液适量，超声使溶解，放冷，用 0.1mol/L 盐酸溶液稀释至刻度，摇匀，作为供试品溶液；精密量取适量，用 0.1mol/L 盐酸溶液定量稀释制成每 1ml 中约含 5μg 的溶液，作为对照

---

❶ 渗透压摩尔浓度测定用标准溶液的制备　分别精密称取 500～650℃ 干燥 40～50 分钟并置硅胶干燥器中放冷的基准氯化钠 3.223g、6.437g，各加水适量使溶解并稀释至 100ml，摇匀(渗透压摩尔浓度分别为 1000、2000mOsmol/kg)。

溶液;精密量取对照溶液适量,用 0.1mol/L 盐酸溶液定量稀释制成每 1ml 中约含 1.25μg 的溶液,作为灵敏度溶液。照高效液相色谱法(通则 0512)测定,用十八烷基硅烷键合硅胶为填充剂(Agilent C18,250mm×4.6mm,5μm 或效能相当的色谱柱);以甲醇-水-二乙胺(700:300:5,用冰醋酸调节 pH 值至 7.5)为流动相;检测波长为 254nm。取盐酸乙哌立松约 10mg,置 10ml 具塞试管中,加 30%过氧化氢溶液 2ml,置水浴上加热至剩余约 1ml,用 0.1mol/L 盐酸溶液稀释至刻度,摇匀,作为系统适用性溶液。取该溶液 10μl 注入液相色谱仪,记录色谱图,理论板数按盐酸乙哌立松峰计算不低于 2000,盐酸乙哌立松峰与相对保留时间约为 1.2 的杂质峰之间的分离度应大于 2。取灵敏度溶液 10μl 注入液相色谱仪,主成分峰高的信噪比应大于 10。精密量取供试品溶液与对照溶液各 20μl,分别注入液相色谱仪,记录色谱图至主成分峰保留时间的 3 倍。供试品溶液色谱图中如有杂质峰,单个杂质峰面积不得大于对照溶液主峰面积(0.2%),各杂质峰面积的和不得大于对照溶液主峰面积的 2.5 倍(0.5%)。供试品溶液色谱图中小于灵敏度溶液主峰面积的色谱峰忽略不计(0.05%)。

残留溶剂 取本品约 0.2g,精密称定,置顶空瓶中,精密加水 1ml 使溶解,密封,作为供试品溶液;取三氯甲烷适量,精密称定,加 N,N-二甲基甲酰胺溶解并定量稀释制成每 1ml 中约含 0.6mg 的溶液,另取丙酮与异丙醇各适量,精密称定,加水溶解并定量稀释制成每 1ml 中各约含 10mg 的混合液,精密量取上述两种溶液各适量,用水定量稀释制成每 1ml 中约含丙酮 1mg、异丙醇 1mg 与三氯甲烷 0.012mg 的混合溶液,精密量取 1ml,置顶空瓶中,密封,作为对照品溶液。照残留溶剂测定法(通则 0861 第二法)测定,以聚乙二醇 20000(PEG-20M)(或极性相近)为固定液的毛细管柱为色谱柱;起始温度为 40℃,维持 5 分钟,以每分钟 30℃的速率升温至 200℃,维持 2 分钟;进样口温度为 200℃;检测器温度为 250℃;顶空瓶平衡温度为 70℃,平衡时间为 15 分钟。取对照品溶液顶空进样,各成分峰之间的分离度均应符合要求。再取供试品溶液与对照品溶液分别顶空进样,记录色谱图。按外标法以峰面积计算,丙酮、异丙醇与三氯甲烷的残留量均应符合规定。

干燥失重 取本品,以五氧化二磷为干燥剂减压干燥 24 小时,减失重量不得过 1.0%(通则 0831)。

炽灼残渣 取本品 1.0g,依法检查(通则 0841),遗留残渣不得过 0.1%。

重金属 取炽灼残渣项下遗留的残渣,依法检查(通则 0821 第二法),含重金属不得过百万分之二十。

【含量测定】 取本品约 0.2g,精密称定,加冰醋酸 10ml 溶解后,加醋酐 40ml,照电位滴定法(通则 0701),用高氯酸滴定液(0.1mol/L)滴定,并将滴定的结果用空白试验校正。每 1ml 高氯酸滴定液(0.1mol/L)相当于 29.58mg 的 $C_{17}H_{25}NO \cdot HCl$。

【类别】 中枢性骨骼肌松弛剂。

【贮藏】 密封,在凉暗干燥处保存。

【制剂】 盐酸乙哌立松片

盐酸乙哌立松片
Yansuan Yipailisong Pian
Eperisone Hydrochloride Tablets

本品含盐酸乙哌立松($C_{17}H_{25}NO \cdot HCl$)应为标示量的 93.0%～107.0%。

【性状】 本品为白色片或薄膜衣片或糖衣片,薄膜衣片和糖衣片除去包衣后显白色或类白色。

【鉴别】 (1)取本品细粉适量(约相当于盐酸乙哌立松 50mg),加甲醇 25ml,充分振摇,滤过,取滤液置水浴上蒸干,残渣加水 5ml 使溶解,加新制的硫氰酸铬铵试液 5 滴,即生成粉红色絮状沉淀。

(2)取含量测定项下的供试品溶液,照紫外-可见分光光度法(通则 0401)测定,在 261nm 的波长处有最大吸收。

(3)取本品细粉适量,加水适量,充分振摇,滤过,续滤液显氯化物鉴别(1)的反应(通则 0301)。

【检查】 有关物质 取本品细粉适量(约相当于盐酸乙哌立松 250mg),置 100ml 量瓶中,加 0.1mol/L 盐酸溶液适量,超声使溶解,放冷,用 0.1mol/L 盐酸溶液稀释至刻度,摇匀,滤过,取续滤液作为供试品溶液;精密量取适量,用 0.1mol/L 盐酸溶液定量稀释制成每 1ml 中约含 12.5μg 的溶液,作为对照溶液;精密量取对照溶液适量,用 0.1mol/L 盐酸溶液定量稀释制成每 1ml 中约含 1.25μg 的溶液,作为灵敏度溶液。照高效液相色谱法(通则 0512)测定,用十八烷基硅烷键合硅胶为填充剂(Agilent C18,250mm×4.6mm,5μm 或效能相当的色谱柱);以甲醇-水-二乙胺(700:300:5,用冰醋酸调节 pH 值至 7.5)为流动相;检测波长为 254nm。取盐酸乙哌立松约 10mg,置 10ml 具塞试管中,加 30%过氧化氢溶液 2ml,置水浴上加热至剩余约 1ml,用 0.1mol/L 盐酸溶液稀释至刻度,摇匀,作为系统适用性溶液。取该溶液 10μl 注入液相色谱仪,记录色谱图,理论板数按盐酸乙哌立松峰计算不低于 2000,盐酸乙哌立松峰与相对保留时间约为 1.2 的杂质峰之间的分离度应大于 2。取灵敏度溶液 10μl 注入液相色谱仪,主成分峰高的信噪比应大于 10。精密量取供试品溶液与对照溶液各 20μl,分别注入液相色谱仪,记录色谱图至主成分峰保留时间的 3 倍。供试品溶液色谱图中如有杂质峰,单个杂质峰面积不得大于对照溶液主峰面积(0.5%),各杂质峰面积的和不得大于对照溶液主峰面积的 2 倍(1.0%)。供试品溶液色谱图中小于灵敏度溶液主峰面积的色谱峰忽略不计(0.05%)。

溶出度 取本品,照溶出度与释放度测定法(通则 0931 第二法),以 0.1mol/L 盐酸溶液 900ml 为溶出介质,转速为每分钟 50 转,依法操作,经 30 分钟时,取溶液适量,滤过,精密量取续滤液 2ml,置 10ml 量瓶中,用溶出介质稀释至刻度,摇匀,照紫外-可见分光光度法(通则 0401),在 261nm 的波长处测定吸光度;另取盐酸乙哌立松对照品适量,精密称定,加溶出介质溶解并定量稀释制成每 1ml 中约含 10μg 的溶液,同法测定,计算每片的溶出量。限度为标示量的 80%,应符合规定。

其他 应符合片剂项下有关的各项规定(通则 0101)。

【含量测定】 取本品 20 片(必要时除去包衣),精密称定,研细,精密称取适量(约相当于盐酸乙哌立松 50mg),置 100ml 量瓶中,加 0.1mol/L 盐酸溶液适量,振摇使盐酸乙哌立松溶解,用 0.1mol/L 盐酸溶液稀释至刻度,摇匀,滤过,精密量取续滤液 2ml,置 100ml 量瓶中,用 0.1mol/L 盐酸溶液稀释至刻度,摇匀,作为供试品溶液,照紫外-可见分光光度法(通则 0401),在 261nm 的波长处测定吸光度;另取盐酸乙哌立松对照品适量,精密称定,加 0.1mol/L 盐酸溶液溶解并定量稀释制成每 1ml 中约含 10μg 的溶液,同法测定,计算,即得。

【类别】 同盐酸乙哌立松。

【规格】 50mg

【贮藏】 密封,在凉暗干燥处保存。

盐酸左布比卡因

Yansuan Zuobubikayin

Levobupivacaine Hydrochloride

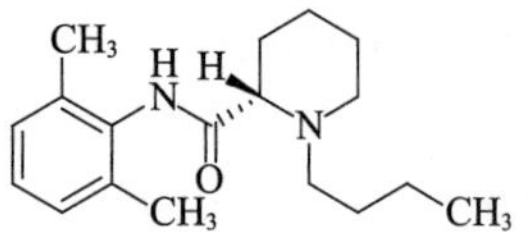

, HCl, nH$_2$O(n=0或1)

$C_{18}H_{28}N_2O \cdot HCl$ 324.89

$C_{18}H_{28}N_2O \cdot HCl \cdot H_2O$ 342.91

本品为(2S)-1-丁基-N-(2,6-二甲基苯基)哌啶-2-甲酰胺盐酸盐(或一水合物)。按干燥品计算,含 $C_{18}H_{28}N_2O \cdot HCl$ 不得少于 98.5%。

【性状】 本品为白色或类白色结晶性粉末;无臭。

本品在乙醇中易溶,在水中溶解,在三氯甲烷中微溶,在乙醚中几乎不溶。

比旋度 取本品,精密称定,加水溶解并定量稀释制成每 1ml 中约含 50mg 的溶液,依法测定(通则 0621),比旋度为 -11.0°至 -14.0°。

【鉴别】 (1)取本品,精密称定,按干燥品计算,加 0.01mol/L 盐酸溶液溶解并定量稀释制成每 1ml 中约含 0.40mg 的溶液,照紫外-可见分光光度法(通则 0401)测定,在 263nm 与 271nm 的波长处有最大吸收,吸光度分别为 0.53~0.58 与 0.43~0.48。

(2)本品的红外光吸收图谱应与对照品的图谱一致(通则 0402)。

(3)本品的水溶液显氯化物鉴别(1)的反应(通则 0301)。

【检查】 **酸度** 取本品 0.10g,加水 10ml 使溶解,依法测定(通则 0631),pH 值应为 4.5~6.0。

溶液的澄清度与颜色 取本品 0.10g,加水 10ml 使溶解,溶液应澄清无色。

有关物质 取本品,加流动相溶解并稀释制成每 1ml 中约含 2mg 的溶液作为供试品溶液;精密量取 1ml,置 100ml 量瓶中,用流动相稀释至刻度,摇匀,精密量取 1ml,置 10ml 量瓶中,用流动相稀释至刻度,摇匀,作为对照溶液;另取杂质 I(2,6-二甲基苯胺)对照品 10mg,精密称定,加乙腈 2ml 使溶解,用水定量稀释制成每 1ml 中约含杂质 I 0.02μg 的溶液,作为对照品溶液;精密量取对照溶液 5ml,置 10ml 量瓶中,用流动相稀释至刻度,摇匀,作为灵敏度溶液。取杂质 I 对照品与盐酸左布比卡因各适量,加乙腈适量使溶解,用水稀释制成每 1ml 中约含杂质 I 0.3mg 与盐酸左布比卡因 1mg 的溶液,作为系统适用性溶液。照高效液相色谱法(通则 0512)测定,用十八烷基硅烷键合硅胶为填充剂(Agela Technologies Promosil C18,4.6mm×250mm,5μm 或效能相当的色谱柱),以 0.02mol/L 磷酸盐缓冲液(取磷酸二氢钾 2.72g 与氢氧化钠 0.75g,加水 1000ml 使溶解,调节 pH 值为 8.0)-乙腈(35:65)为流动相,检测波长为 210nm。取系统适用性溶液 20μl 注入液相色谱仪,调节流动相比例,使主成分色谱峰的保留时间约为 12 分钟,杂质 I 峰的保留时间约为 4 分钟。取灵敏度溶液 20μl 注入液相色谱仪,主成分峰高的信噪比应大于 10。精密量取供试品溶液、对照溶液与对照品溶液各 20μl,分别注入液相色谱仪,记录色谱图至主成分峰保留时间的 2.5 倍。供试品溶液色谱图中如有与杂质 I 保留时间一致的色谱峰,按外标法以峰面积计,不得大于 0.001%;其他单个杂质峰面积不得大于对照溶液主峰面积(0.1%),其他各杂质峰面积的和不得大于对照溶液主峰面积的 5 倍(0.5%)。除杂质 I 外,供试品溶液色谱图中小于灵敏度溶液主峰面积的色谱峰忽略不计(0.05%)。

光学异构体 取本品适量,加水溶解并稀释制成每 1ml 中约含 0.1mg 的溶液作为供试品溶液;精密量取适量,用水稀释制成每 1ml 中约含 0.5μg 的溶液,作为对照溶液;另取盐酸布比卡因对照品适量,加水溶解并稀释制成每 1ml 中约含 0.01mg 的溶液,作为系统适用性溶液。照高效液相色谱法(通则 0512)试验,用 α$_1$-酸糖蛋白键合硅胶为填充剂;以 0.02mol/L 磷酸盐缓冲液(取磷酸二氢钾 2.72g,加水 800ml 使溶解,用 0.1mol/L 氢氧化钠溶液调节 pH 值至 7.0,用水稀释至 1000ml)-异丙醇(90:10)为流动相;检测波长为 215nm。取系统适用性溶液 20μl 注入液相色谱仪,出峰顺序依次为杂质 II(右布比卡因)与左布比卡因,左布比卡因峰与杂质 II 峰之间的分离度应符合要求。精密量取供试品溶液与对照溶液各 20μl,分别注入液相色谱仪,记录色谱图。供试品溶液色谱图中如有与杂质 II 保留时间一致的色谱峰,其峰面积不得大于对照溶液主峰面积(0.5%)。

残留溶剂 取本品约 0.3g,精密称定,置顶空瓶中,精密加入内标溶液(称取正丙醇适量,加水溶解并稀释制成每1ml中约含0.05mg的溶液)3ml使溶解,密封,作为供试品溶液;另取异丙醇适量,精密称定,用内标溶液定量稀释制成每1ml中约含0.05mg的溶液,精密量取3ml,置顶空瓶中,密封,作为对照品溶液。照残留溶剂测定法(通则0861第二法)测定,以6%氰丙基苯基-94%二甲基聚硅氧烷(或极性相近)为固定液的毛细管柱为色谱柱;起始温度为60℃,维持5分钟,以每分钟20℃的速率升温至200℃,维持5分钟;进样口温度为200℃;检测器温度为250℃;顶空瓶平衡温度为80℃,平衡时间为30分钟。取对照品溶液顶空进样,各成分峰之间的分离度均应符合要求。再取供试品溶液与对照品溶液分别顶空进样,记录色谱图。按内标法以峰面积计算,异丙醇的残留量不得过0.05%。

干燥失重 取本品,在105℃干燥至恒重,减失重量不得过1.0%($C_{18}H_{28}N_2O \cdot HCl$),或应为4.5%～6.0%($C_{18}H_{28}N_2O \cdot HCl \cdot H_2O$)(通则0831)。

炽灼残渣 取本品1.0g,依法检查(通则0841),遗留残渣不得过0.1%。

铁盐 取本品1.0g,600℃炽灼至完全炭化,取残渣,加盐酸2ml,置水浴上蒸干,再加稀盐酸4ml,微温溶解后,加水30ml与过硫酸铵50mg,依法检查(通则0807),与标准铁溶液1.0ml用同一方法制成的对照液比较,不得更深(0.001%)。

重金属 取炽灼残渣项下遗留的残渣,依法检查(通则0821第二法),含重金属不得过百万分之十。

【含量测定】 取本品约0.2g,精密称定,加冰醋酸20ml与醋酐20ml使溶解,照电位滴定法(通则0701),用高氯酸滴定液(0.1mol/L)滴定,并将滴定的结果用空白试验校正。每1ml高氯酸滴定液(0.1mol/L)相当于32.49mg的$C_{18}H_{28}N_2O \cdot HCl$。

【类别】 局麻药。

【贮藏】 遮光,密封保存。

【制剂】 盐酸左布比卡因注射液

附:

杂质Ⅰ

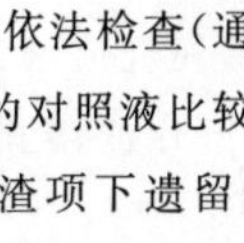

$C_8H_{11}N$ 121.18

2,6-二甲基苯胺

杂质Ⅱ(光学异构体,右布比卡因)

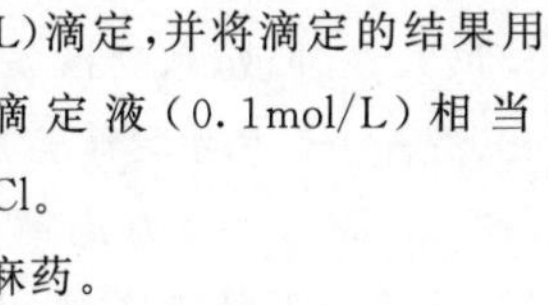

$C_{18}H_{28}N_2O$ 288.43

(2R)-1-丁基-N-(2,6-二甲基苯基)哌啶-2-甲酰胺

盐酸左布比卡因注射液

Yansuan Zuobubikayin Zhusheye

Levobupivacaine Hydrochloride Injection

本品为盐酸左布比卡因的灭菌水溶液。含盐酸左布比卡因($C_{18}H_{28}N_2O \cdot HCl$)应为标示量的95.0%～105.0%。

【性状】 本品为无色或几乎无色的澄明液体。

【鉴别】 (1)在含量测定项下记录的色谱图中,供试品溶液主峰的保留时间应与对照品溶液主峰的保留时间一致。

(2)取本品适量,用0.01mol/L盐酸溶液稀释制成每1ml中约含盐酸左布比卡因0.4mg的溶液,照紫外-可见分光光度法(通则0401)测定,在263nm与271nm的波长处有最大吸收。

(3)本品显氯化物鉴别(1)的反应(通则0301)。

【检查】 pH值 应为4.0～6.5(通则0631)。

有关物质 取本品,用流动相稀释制成每1ml中约含盐酸左布比卡因2mg的溶液,作为供试品溶液;精密量取1ml,置100ml量瓶中,用流动相稀释至刻度,摇匀,精密量取1ml,置10ml量瓶中,用流动相稀释至刻度,摇匀,作为对照溶液;另取杂质Ⅰ(2,6-二甲基苯胺)对照品10mg,精密称定,加乙腈2ml使溶解,用水定量稀释制成每1ml中约含杂质Ⅰ0.02μg的溶液,作为对照品溶液;精密量取对照液5ml,置10ml量瓶中,用流动相稀释至刻度,摇匀,作为灵敏度溶液。照含量测定项下的色谱条件,取灵敏度溶液20μl注入液相色谱仪,主成分峰高的信噪比应大于10;精密量取供试品溶液、对照溶液与对照品溶液各20μl,分别注入液相色谱仪,记录色谱图至主成分峰保留时间的2.5倍。供试品溶液色谱图中如有与杂质Ⅰ保留时间一致的色谱峰,按外标法以峰面积计,不得大于盐酸左布比卡因标示量的0.001%;其他单个杂质峰面积不得大于对照溶液主峰面积(0.1%),其他各杂质峰面积的和不得大于对照溶液主峰面积的5倍(0.5%)。除杂质Ⅰ外,供试品溶液色谱图中小于灵敏度溶液主峰面积的色谱峰忽略不计(0.05%)。

光学异构体 取本品适量,用水稀释制成每1ml中约含盐酸左布比卡因0.1mg的溶液作为供试品溶液;精密量取适量,用水稀释制成每1ml中约含0.5μg的溶液,作为对照溶液;另取盐酸布比卡因对照品适量,加水溶解并稀释制成每1ml中约含0.01mg的溶液,作为系统适用性溶液。照高效液相色谱法(通则0512)测定,用α_1-酸糖蛋白键合硅胶为填充剂;以0.02mol/L磷酸盐缓冲液(取磷酸二氢钾2.72g,加水800ml使溶解,用0.1mol/L氢氧化钠溶液调节pH值至7.0,用水稀释至1000ml)-异丙醇(90∶10)为流动相;检测波长为215nm。取系统适用性溶液20μl注入液相色谱仪,出峰顺序依次为杂质Ⅱ(右布比卡因)与左布比卡因,左布比卡因峰与杂质Ⅱ峰之间的分离度应符合要求。精密量取供试品溶液与对照溶液各 20μl,分别注入液相色谱仪,记录色谱图。供试品溶液色谱图中如有与杂质Ⅱ保留时间一致的色谱峰,其峰面积不得大于对照溶液主峰面积(0.5%)。

渗透压摩尔浓度 取本品,依法检查(通则 0632),渗透压摩尔浓度应为 285～310mOsmol/kg。

细菌内毒素 取本品,依法检查(通则 1143),每 1mg 盐酸左布比卡因中含内毒素的量应小于 0.080EU。

其他 应符合注射剂项下有关的各项规定(通则 0102)。

【含量测定】 照高效液相色谱法(通则 0512)测定。

色谱条件与系统适用性试验 用十八烷基硅烷键合硅胶为填充剂(Agela Technologies Promosil C18,4.6mm×250mm,5μm 或效能相当的色谱柱);以 0.02mol/L 磷酸盐缓冲液(取磷酸二氢钾 2.72g 与氢氧化钠 0.75g,加水 1000ml 使溶解,调节 pH 值至 8.0)-乙腈(35:65)为流动相;检测波长为 210nm。取杂质Ⅰ对照品与盐酸左布比卡因各适量,加乙腈适量使溶解,用水稀释制成每 1ml 中约含杂质Ⅰ 0.3mg 与盐酸左布比卡因 1mg 的溶液,作为系统适用性溶液。取 20μl 注入液相色谱仪,调节流动相比例,使主成分色谱峰的保留时间约为 12 分钟,杂质Ⅰ峰的保留时间约为 4 分钟。

测定法 精密量取本品适量,用流动相定量稀释制成每 1ml 中约含 20μg 的溶液,作为供试品溶液,精密量取 20μl 注入液相色谱仪,记录色谱图;另取盐酸左布比卡因对照品适量,同法测定。按外标法以峰面积计算,即得。

【类别】 同盐酸左布比卡因。

【规格】 (1)5ml:37.5mg (2)10ml:50mg

【贮藏】 遮光,密闭保存。

盐酸托烷司琼片

Yansuan Tuowansiqiong Pian

Tropisetron Hydrochloride Tablets

本品含盐酸托烷司琼按托烷司琼($C_{17}H_{20}N_2O_2$)计算,应为标示量的 90.0%～110.0%。

【性状】 本品为白色或类白色片或薄膜衣片,除去包衣后显白色或类白色。

【鉴别】 (1)取本品 1 片,研细,加水 5ml,振摇使盐酸托烷司琼溶解,滤过,滤液中滴加硅钨酸试液,立即产生白色无定形沉淀。

(2)在含量测定项下记录的色谱图中,供试品溶液主峰的保留时间应与对照品溶液主峰的保留时间一致。

(3)取本品细粉适量,加水溶解并稀释制成每 1ml 中约含托烷司琼 10μg 的溶液,滤过,取续滤液,照紫外-可见分光光度法(通则 0401)测定,在 230nm 与 284nm 的波长处有最

大吸收,在 223nm 与 262nm 的波长处有最小吸收。

(4)取本品细粉适量,加水适量振摇使盐酸托烷司琼溶解,滤过,滤液显氯化物鉴别(1)的反应(通则 0301)。

【检查】 **有关物质** 取本品细粉适量,加流动相溶解并稀释制成每 1ml 中含托烷司琼 1mg 的溶液,滤过,取续滤液作为供试品溶液;精密量取 1ml,置 500ml 量瓶中,用流动相稀释至刻度,摇匀,作为对照溶液。照含量测定项下的色谱条件,精密量取供试品溶液与对照溶液各 20μl,分别注入液相色谱仪,记录色谱图至主成分峰保留时间的 2.5 倍。供试品溶液的色谱图中如有杂质峰,单个杂质峰面积不得大于对照溶液主峰面积的 0.5 倍(0.1%),各杂质峰面积的和不得大于对照溶液主峰面积的 2.5 倍(0.5%)。

含量均匀度 以含量测定项下测得的每片含量计算,应符合规定(通则 0941)。

溶出度 取本品,照溶出度与释放度测定法(通则 0931 第一法),以水 500ml 为溶出介质,转速为每分钟 50 转,依法操作,经 15 分钟时,取溶液 10ml 滤过,取续滤液,照紫外-可见分光光度法(通则 0401),在 284nm 的波长处测定吸光度;另取盐酸托烷司琼对照品适量,精密称定,加水溶解并定量稀释制成每 1ml 中约含盐酸托烷司琼 12μg 的溶液,同法测定,结果乘以 0.8864,计算每片的溶出量。限度为标示量的 80%,应符合规定。

其他 应符合片剂项下有关的各项规定(通则 0101)。

【含量测定】 照高效液相色谱法(通则 0512)测定。

色谱条件与系统适用性试验 用十八烷基硅烷键合硅胶为填充剂;以磷酸盐缓冲液(取磷酸二氢钾 6.8g,加水 500ml 使溶解,加三乙胺 5ml,用水稀释至 1000ml,用磷酸调节 pH 值至 3.5)-乙腈(80:20)为流动相;检测波长为 284nm。取盐酸托烷司琼对照品、吲哚-3-甲酸(杂质Ⅰ)对照品与吲哚-3-甲醛(杂质Ⅱ)对照品适量,加流动相使溶解并稀释制成每 1ml 中分别含托烷司琼 1mg、杂质Ⅰ 1μg 与杂质Ⅱ 1μg 的混合溶液,作为系统适用性溶液,取 20μl 注入液相色谱仪,记录色谱图。理论板数按托烷司琼峰计算不低于 2000,托烷司琼峰、杂质Ⅰ峰与杂质Ⅱ峰之间的分离度均应符合规定。

测定法 取本品 10 片,分别置 100ml 量瓶中,加水适量使托烷司琼溶解并稀释至刻度,摇匀,滤过。精密量取续滤液 5ml,置 25ml 量瓶中,用水稀释至刻度,摇匀,精密量取 20μl 注入液相色谱仪,记录色谱图;另取盐酸托烷司琼对照品适量,精密称定,加水溶解并定量稀释制成每 1ml 中约含盐酸托烷司琼 12μg 的溶液,同法测定。按外标法以峰面积计算,并将结果乘以 0.8864 计算每片的含量,求得 10 片的平均含量,即得。

【类别】 同盐酸托烷司琼。

【规格】 5mg(按 $C_{17}H_{20}N_2O_2$ 计)

【贮藏】 遮光,密封,在阴凉处保存。

盐酸托烷司琼胶囊

Yansuan Tuowansiqiong Jiaonang

Tropisetron Hydrochloride Capsules

本品含盐酸托烷司琼按托烷司琼($C_{17}H_{20}N_2O_2$)计算,应为标示量的 90.0%~110.0%。

【性状】 本品为胶囊剂,内容物为白色或类白色颗粒或粉末。

【鉴别】 (1)取本品粉末适量(约相当于托烷司琼 5mg),加水 5ml,振摇使盐酸托烷司琼溶解,滤过,滤液中滴加硅钨酸试液,立即产生白色无定形沉淀。

(2)在含量测定项下记录的色谱图中,供试品溶液主峰的保留时间应与对照品溶液主峰的保留时间一致。

(3)取本品内容物适量,加水溶解并稀释制成每 1ml 中约含托烷司琼 10μg 的溶液,滤过,取续滤液,照紫外-可见分光光度法(通则 0401)测定,在 230nm 与 284nm 的波长处有最大吸收,在 223nm 与 262nm 的波长处有最小吸收。

(4)取本品的内容物适量,加水适量振摇使盐酸托烷司琼溶解,滤过,滤液显氯化物鉴别(1)的反应(通则 0301)。

【检查】 有关物质 取本品内容物适量,加流动相溶解并稀释制成每 1ml 中含托烷司琼 1mg 的溶液,滤过,取续滤液作为供试品溶液;精密量取 1ml,置 500ml 量瓶中,用流动相稀释至刻度,摇匀,作为对照溶液。照含量测定项下的色谱条件,精密量取供试品溶液与对照溶液各 20μl,分别注入液相色谱仪,记录色谱图至主成分峰保留时间的 2.5 倍。供试品溶液的色谱图中如有杂质峰,单个杂质峰面积不得大于对照溶液主峰面积的 0.5 倍(0.1%),各杂质峰面积的和不得大于对照溶液主峰面积的 2.5 倍(0.5%)。

含量均匀度 以含量测定项下测得的每粒含量计算,应符合规定(通则 0941)。

溶出度 取本品,照溶出度与释放度测定法(通则 0931第一法),以水 500ml 为溶出介质,转速为每分钟 50 转,依法操作,经 15 分钟时,取溶液 10ml 滤过,取续滤液,照紫外-可见分光光度法(通则 0401),在 284nm 波长处测定吸光度;另取盐酸托烷司琼对照品适量,精密称定,用水溶解并定量稀释制成每 1ml 中约含盐酸托烷司琼 12μg 的溶液,同法测定,结果乘以 0.8864,计算每粒的溶出量。限度为标示量的 80%,应符合规定。

【含量测定】 照高效液相色谱法(通则 0512)测定。

色谱条件与系统适用性试验 用十八烷基硅烷键合硅胶为填充剂;以磷酸盐缓冲液(取磷酸二氢钾 6.8g,加水 500ml使溶解,加三乙胺 5ml,用水稀释至 1000ml,用磷酸调节 pH值至 3.5)-乙腈(80:20)为流动相;检测波长为 284nm。取盐酸托烷司琼对照品、吲哚-3-甲酸(杂质Ⅰ)对照品与吲哚-3-甲醛(杂质Ⅱ)对照品适量,加流动相使溶解并稀释制成每 1ml中分别含托烷司琼 1mg、杂质Ⅰ 1μg 与杂质Ⅱ 1μg 的混合溶液,作为系统适用性溶液,取 20μl 注入液相色谱仪,记录色谱图。理论板数按托烷司琼峰计算不低于 2000,托烷司琼峰、杂质Ⅰ峰与杂质Ⅱ峰之间的分离度均应符合规定。

测定法 取本品 10 粒,分别将内容物倾入 100ml 量瓶中,囊壳用少量水洗净,洗液并入量瓶中,加水溶解并稀释至刻度,摇匀,滤过。精密量取续滤液 5ml,置 25ml 量瓶中,用水稀释至刻度,摇匀,精密量取 20μl 注入液相色谱仪,记录色谱图;另取盐酸托烷司琼对照品适量,精密称定,加水溶解并定量稀释制成每 1ml 中约含盐酸托烷司琼 12μg 的溶液,同法测定。按外标法以峰面积计算,并将结果乘以 0.8864 计算每粒的含量,求得 10 粒的平均含量,即得。

【类别】 同盐酸托烷司琼。

【规格】 5mg(按 $C_{17}H_{20}N_2O_2$ 计)

【贮藏】 遮光,密封,在阴凉处保存。

盐酸奈福泮胶囊

Yansuan Naifupan Jiaonang

Nefopam Hydrochloride Capsules

本品含盐酸奈福泮($C_{17}H_{19}NO \cdot HCl$)应为标示量的 90.0%~110.0%。

【性状】 本品内容物为白色粉末。

【鉴别】 (1)取本品内容物适量(约相当于盐酸奈福泮10mg),加硫酸 1ml,溶液显黄色,加硝酸 1 滴即显红色。另取本品内容物适量(约相当于盐酸奈福泮 10mg),加硫酸 1ml与甲醛溶液 1 滴,即显棕褐色。

(2)在含量测定项下记录的色谱图中,供试品溶液主峰的保留时间应与对照品溶液主峰的保留时间一致。

(3)取本品内容物适量(约相当于盐酸奈福泮 10mg),置100ml 量瓶中,加水适量,振摇使盐酸奈福泮溶解,用水稀释至刻度,摇匀,滤过,取续滤液,照紫外-可见分光光度法(通则0401)测定,在 267nm 与 274nm 的波长处有最大吸收。

(4)本品的水溶液显氯化物鉴别(1)的反应(通则 0301)。

【检查】 含量均匀度 以含量测定项下测得的每粒含量计算,应符合规定(通则 0941)。

溶出度 取本品,照溶出度与释放度测定法(通则 0931第一法),以水 1000ml 为溶出介质,转速为每分钟 75 转,依法操作,经 30 分钟时,取溶液 10ml,离心,取上清液作为供试品溶液;另取盐酸奈福泮对照品适量,精密称定,加水溶解并定量稀释制成每 1ml 中约含 20μg 的溶液,作为对照品溶液。精密量取供试品溶液与对照品溶液各 20μl,照含量测定项下方法测定,计算每粒的溶出量。限度为标示量的 80%,应符合规定。

其他 应符合胶囊剂项下有关的各项规定(通则0103)。

【含量测定】 照高效液相色谱法(通则0512)测定。

色谱条件与系统适用性试验 用十八烷基硅烷键合硅胶为填充剂;以0.01mol/L庚烷磺酸钠溶液(取庚烷磺酸钠2.02g,加水900ml使溶解,加三乙胺2ml,用稀磷酸调节pH值至3.0,用水稀释至1000ml)-乙腈(70∶30)为流动相;检测波长为215nm。理论板数按盐酸奈福泮峰计算不低于2000。

测定法 取本品10粒,分别将内容物倾入50ml量瓶中,加水适量,振摇使盐酸奈福泮溶解,用水稀释至刻度,摇匀,取适量离心,精密量取上清液5ml,置50ml量瓶中,用水稀释至刻度,摇匀,作为供试品溶液,精密量取20μl,注入液相色谱仪,记录色谱图;另取盐酸奈福泮对照品适量,精密称定,加水溶解并定量稀释制成每1ml中约含40μg的溶液,同法测定。按外标法以峰面积计算每粒的含量,并求得10粒的平均含量,即得。

【类别】 同盐酸奈福泮。

【规格】 20mg

【贮藏】 遮光,密封保存。

盐 酸 羟 苄 唑

Yansuan Qiangbianzuo

Hydrobenzole Hydrochloride

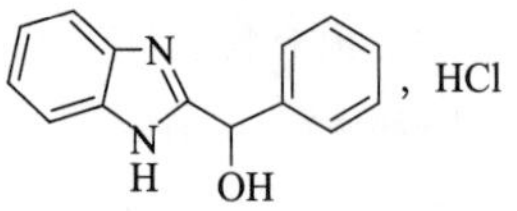

$C_{14}H_{12}N_2O \cdot HCl$ 260.76

本品为(±)-α-羟基苄基苯并咪唑。按干燥品计算,含$C_{14}H_{12}N_2O \cdot HCl$不得少于98.5%。

【性状】 本品为白色或类白色结晶性粉末;无臭,味微苦,水溶液呈酸性。本品易溶于乙醇,略溶于水,在三氯甲烷或丙酮中几乎不溶。

熔点 本品的熔点(通则0612)为196~202℃,熔融同时分解。

【鉴别】 (1)本品水溶液,加1滴碘化汞钾试液,即产生微黄色沉淀。

(2)取本品,加无水乙醇制成每1ml中含10μg溶液,照紫外-可见分光光度法(通则0401)测定,在277nm与271nm的波长处有最大吸收,其比值应为1.04~1.08。

(3)本品的红外光吸收图谱应与对照的图谱(光谱集388图)一致。

(4)本品的水溶液显氯化物鉴别(1)的反应(通则0301)。

【检查】 **有关物质** 精密称取本品适量,加水溶解并稀释制成每1ml中含1mg的溶液,作为供试品溶液;分别精密

量取适量,用水定量稀释制成每1ml中含盐酸羟苄唑2μg和0.5μg的溶液,作为对照溶液与灵敏度溶液。照高效液相色谱法(通则0512)试验,用十八烷基硅烷键合硅胶为填充剂,以甲醇-水-冰醋酸-三乙胺(20∶80∶3∶0.3)为流动相,检测波长为277nm,理论板数按羟苄唑峰计算不低于1500,羟苄唑峰与相邻杂质峰的分离度应符合规定。取灵敏度溶液20μl注入液相色谱仪,记录色谱图,羟苄唑峰的信噪比应大于10。精密量取供试品溶液和对照溶液各20μl,分别注入液相色谱仪,记录色谱图至主成分峰保留时间的4倍,供试品溶液的色谱图中如有杂质峰,单个杂质峰面积不得大于对照溶液的主峰面积(0.2%),各杂质峰面积的和不得大于对照溶液主峰面积的2.5倍(0.5%)。供试品溶液色谱图中小于灵敏度溶液主峰面积的峰忽略不计(0.05%)。

干燥失重 取本品约1g,在105℃干燥至恒重,减失重量不得过0.5%(通则0831)。

【含量测定】 取本品约0.2g,精密称定,加冰醋酸20ml,超声使溶解,冷却,再加醋酐25ml,照电位滴定法(通则0701),用高氯酸滴定液(0.1mol/L)滴定,并将滴定结果用空白试验校正。每1ml高氯酸滴定液(0.1mol/L)相当于26.07mg的$C_{14}H_{12}N_2O \cdot HCl$。

【类别】 抗病毒药。

【贮藏】 密闭保存。

【制剂】 盐酸羟苄唑滴眼液

盐酸羟苄唑滴眼液

Yansuan Qiangbianzuo Diyanye

Hydrobenzole Hydrochloride Eye Drops

本品含盐酸羟苄唑($C_{14}H_{12}N_2O \cdot HCl$)应为标示量的90.0%~110.0%。

【性状】 本品为无色的澄明液体。

【鉴别】 (1)取本品8ml,置水浴上蒸发至约2ml,放冷,滴加碘化汞钾试液,即产生微黄色沉淀。

(2)取含量测定项下的供试品溶液,照紫外-可见分光光度法(通则0401)测定,在277nm与271nm的波长处有最大吸收。

【检查】 **pH值** 应为3.5~5.0(通则0631)。

有关物质 取本品作为供试品溶液;精密量取1ml,置100ml量瓶中,用水稀释至刻度,摇匀,作为对照溶液。精密量取1ml,置20ml量瓶中,用水稀释至刻度,摇匀,作为灵敏度溶液。照高效液相色谱法(通则0512)试验。用十八烷基硅烷键合硅胶为填充剂;以甲醇-水-冰醋酸-三乙胺(20∶80∶3∶0.3)为流动相,检测波长为277nm,理论板数按羟苄唑峰计算不低于1500,羟苄唑峰与相邻杂质峰的分离度应符合规定。取灵敏度溶液20μl注入液相色谱仪,记录色谱图,羟苄

唑峰的信噪比应大于 10。精密量取供试品溶液和对照溶液各 20μl，分别注入液相色谱仪，记录色谱图至主成分峰保留时间的 2 倍，供试品溶液的色谱图中如有杂质峰，单个杂质峰面积不得大于对照溶液主峰面积的 0.5 倍（0.5%），各杂质峰面积的和不得大于对照溶液的主峰面积（1.0%）。供试品溶液色谱图中小于灵敏度溶液主峰面积的峰忽略不计（0.05%）。

渗透压摩尔浓度 照渗透压摩尔浓度测定法（通则 0632）测定，渗透压摩尔浓度比应为 0.9～1.1。

无菌 取本品，经薄膜过滤法处理，用 0.1%无菌蛋白胨水溶液分次冲洗（每膜不少于 300ml），以金黄色葡萄球菌为阳性对照菌，依法检查（通则 1101），应符合规定。

其他 应符合眼用制剂项下有关的各项规定（通则 0105）。

【含量测定】 精密量取本品适量，加无水乙醇制成每 1ml 中含 10μg 的溶液，照紫外-可见分光光度法（通则 0401），在 277nm 的波长处测定吸光度，按 $C_{14}H_{12}N_2O \cdot HCl$ 的吸收系数（$E_{1cm}^{1\%}$）为 416 计算，即得。

【类别】 同盐酸羟苄唑。

【规格】 8ml：8mg

【贮藏】 遮光，密闭，在阴凉处保存。

曾用名：羟苄唑滴眼液

氨糖美辛肠溶片
Antangmeixin Changrong Pian
Glucosamine Indometacin
Enteric-coated Tablets

本品含吲哚美辛（$C_{19}H_{16}ClNO_4$）应为标示量的 90.0%～110.0%；含盐酸氨基葡萄糖（$C_6H_{13}NO_5 \cdot HCl$）应为标示量的 93.0%～107.0%。

【处方】

吲哚美辛	25g
盐酸氨基葡萄糖	75g
辅料	适量
制成	1000 片

【性状】 本品为肠溶衣片，除去包衣后，显类白色至淡黄色。

【鉴别】（1）取本品 1 片，除去包衣后研细，加水 10ml 研匀，使盐酸氨基葡萄糖溶解，滤过，取滤液 4ml，加茚三酮约 2mg，加热，溶液显紫色。

（2）取含量测定项下的细粉适量（约相当于吲哚美辛 10mg），加水 10ml 与 20%氢氧化钠溶液 3 滴，振摇，使吲哚美辛溶解，滤过；取滤液 1ml，加 0.1%亚硝酸钠溶液 0.3ml，加热至沸，放冷，加盐酸 0.5ml，应显绿色，放置后，渐变黄色。

（3）在含量测定吲哚美辛项下记录的色谱图中，供试品溶液主峰的保留时间应与对照品溶液主峰的保留时间一致。

（4）在含量测定盐酸氨基葡萄糖项下记录的色谱图中，供试品溶液主峰的保留时间应与对照品溶液主峰的保留时间一致。

（5）鉴别（1）项下的滤液显氯化物的鉴别（1）反应（通则 0301）。

【检查】 有关物质（吲哚美辛） 取本品 5 片，除去包衣后，精密称定，研细，取细粉适量（约相当于吲哚美辛 50mg），置 100ml 量瓶中，加甲醇溶液适量，超声使吲哚美辛溶解，放冷，用 50%甲醇溶液稀释至刻度，摇匀，滤过，取续滤液作为供试品溶液。精密量取供试品溶液 1ml，置 100ml 量瓶中，用 50%甲醇溶液稀释至刻度，摇匀，作为对照溶液。取对照溶液 1ml，置 10ml 量瓶中，用 50%甲醇溶液稀释至刻度，摇匀，作为灵敏度溶液。照含量测定项下吲哚美辛的方法测定，取灵敏度溶液 50μl，注入液相色谱仪，其信噪比不得小于 10。精密量取供试品溶液与对照溶液各 50μl，分别注入液相色谱仪，记录供试品溶液的色谱图至主成分峰保留时间的 4 倍。供试品溶液色谱图中如有杂质峰，单个杂质峰面积不得大于对照溶液的主峰面积（1.0%），各杂质峰面积的和不得大于对照溶液主峰面积的 2 倍（2.0%）。

溶出度（吲哚美辛） 取本品，照溶出度与释放度测定法（通则 0931 第一法方法 2），以 0.1mol/L 盐酸溶液 1000ml 为溶剂，转速为每分钟 100 转，依法操作，经 2 小时时，立即将转篮升出液面，供试片均不得有裂缝或崩解等现象。随即将转篮浸入 37℃ 的磷酸盐缓冲液（pH 6.8）1000ml 中，转速不变，继续依法操作，经 45 分钟时，取溶液滤过，取续滤液作为供试品溶液。照紫外-可见分光光度法（通则 0401），在 320nm 的波长处测定吸光度，按 $C_{19}H_{16}ClNO_4$ 的吸收系数（$E_{1cm}^{1\%}$）为 196 计算每片的溶出量。限度为标示量的 70%，应符合规定。

其他 应符合片剂项下有关的各项规定（通则 0101）。

【含量测定】 照高效液相色谱法（通则 0512）测定。

吲哚美辛 色谱条件与系统适用性试验 用十八烷基硅烷键合硅胶为填充剂；以乙腈-0.1mol/L 冰醋酸溶液（50：50）为流动相；检测波长为 254nm，理论板数按吲哚美辛峰计算不低于 2000，吲哚美辛峰与相邻杂质峰之间的分离度应符合要求。

测定法 取本品 20 片，精密称定，研细，精密称取细粉适量（约相当于吲哚美辛 50mg），置 100ml 量瓶中，加甲醇溶液适量，超声使吲哚美辛溶解，放冷，用甲醇稀释至刻度，摇匀，滤过，精密量取续滤液 2ml，置 10ml 量瓶中，用 50%甲醇溶液稀释至刻度，摇匀，精密量取 20μl 注入液相色谱仪，记录色谱图；另取吲哚美辛对照品适量，精密称定，加甲醇适量，超声使溶解，放冷，用 50%甲醇溶液定量稀释制成每 1ml 中约含 0.1mg 的溶液,同法测定。按外标法以峰面积计算,即得。

盐酸氨基葡萄糖 色谱条件与系统适用性试验 用氨基硅烷键合硅胶为填充剂($4.6mm\times250mm,5\mu m$),以磷酸盐缓冲溶液(取磷酸氢二钾 3.5g,加水适量使溶解,加氨水 0.25ml,用水稀释至 1000ml,摇匀,用磷酸调节 pH 值至 7.5)-乙腈(25:75)为流动相;检测波长为 195nm;流速为每分钟 1.5ml;柱温 35℃。理论板数按氨基葡萄糖峰计算不低于 1500。

测定法 精密称取吲哚美辛含量测定项下细粉适量(约相当于盐酸氨基葡萄糖 150mg),置 50ml 量瓶中,加乙腈-水(1:1)混合溶液适量,振摇使盐酸氨基葡萄糖溶解并稀释至刻度,摇匀,滤过,取续滤液作为供试品溶液;精密量取 $20\mu l$ 注入液相色谱仪,记录色谱图。另取盐酸氨基葡萄糖对照品适量,精密称定,用乙腈-水(1:1)混合溶液溶解并定量稀释制成每 1ml 中约含 3mg 的溶液,同法测定。按外标法以峰面积计算,即得。

【类别】 消炎镇痛药。

【贮藏】 遮光,密闭,在阴凉干燥处保存。

氨糖美辛肠溶胶囊

Antangmeixin Changrong Jiaonang

Glucosamine Indometacin Enteric Capsules

本品含吲哚美辛($C_{19}H_{16}ClNO_4$)应为标示量的 90.0%~110.0%,含盐酸氨基葡萄糖($C_6H_{13}NO_5\cdot HCl$)应为标示量的 93.0%~107.0%。

【处方】

吲哚美辛	25g
盐酸氨基葡萄糖	75g
辅料	适量
制成	1000 粒

【性状】 本品内容物为类白色颗粒。

【鉴别】 (1)取含量测定项下的细粉适量(约相当于盐酸氨基葡萄糖 75mg),加水 10ml 研匀,使盐酸氨基葡萄糖溶解,滤过,取滤液 4ml,加茚三酮约 2mg,加热,溶液显紫色。

(2)取含量测定项下的细粉适量(约相当于吲哚美辛 10mg),加水 10ml 与 20%氢氧化钠溶液 3 滴,振摇,使吲哚美辛溶解,滤过;取滤液 1ml,加 0.1%亚硝酸钠溶液 0.3ml,加热至沸,放冷,加盐酸 0.5ml,应显绿色,放置后,渐变黄色。

(3)在含量测定吲哚美辛项下记录的色谱图中,供试品溶液主峰的保留时间应与对照品溶液主峰的保留时间一致。

(4)在含量测定盐酸氨基葡萄糖项下记录的色谱图中,供试品溶液主峰的保留时间应与对照品溶液主峰的保留时间

一致。

(5)鉴别(1)项下的滤液显氯化物鉴别(1)的反应(通则 0301)。

【检查】 有关物质 取含量测定项下的细粉适量(约相当于吲哚美辛 50mg),置 100ml 量瓶中,加甲醇适量,超声使吲哚美辛溶解,放冷,用 50%甲醇溶液稀释至刻度,摇匀,滤过,取续滤液作为供试品溶液。精密量取供试品溶液 1ml,置 100ml 量瓶中,用 50%甲醇溶液稀释至刻度,摇匀,作为对照溶液。取对照溶液 1ml,置 10ml 量瓶中,用 50%甲醇溶液稀释至刻度,摇匀,作为灵敏度溶液。照含量测定项下吲哚美辛的方法测定,取灵敏度溶液 $50\mu l$ 注入液相色谱仪,其信噪比不得小于 10。取供试品溶液和对照溶液各 $50\mu l$ 分别注入液相色谱仪,记录供试品溶液的色谱图至主成分峰保留时间的 4 倍。供试品溶液色谱图中如有杂质峰,单个杂质峰面积不得大于对照溶液的主峰面积(1.0%),各杂质峰面积的和不得大于对照溶液主峰面积的 2 倍(2.0%)。

溶出度(吲哚美辛) 取本品,照溶出度与释放度测定法(通则 0931 第二法方法 2),以氯化钠的盐酸溶液(取氯化钠 1g,加盐酸 3.5ml,加水至 500ml)500ml 为溶剂,转速为每分钟 100 转,依法操作,经 2 小时时,取溶液适量,滤过,在 320nm 的波长处测定吸光度。随即在操作容器中加预热至 37℃的 0.235mol/L 磷酸氢二钠溶液 400ml,转速不变,继续依法操作,经 45 分钟时,取溶液滤过,取续滤液作为供试品溶液。照紫外-可见分光光度法(通则 0401),在 320nm 的波长处测定吸光度,按 $C_{19}H_{16}ClNO_4$ 的吸收系数($E_{1cm}^{1\%}$)为 196 计算每粒的溶出量。酸中溶出量应不大于标示量的 10%,缓冲液中溶出量为标示量的 70%,应符合规定。

其他 应符合胶囊剂项下有关的各项规定(通则 0103)。

【含量测定】 照高效液相色谱法(通则 0512)测定。

吲哚美辛 色谱条件与系统适用性试验 用十八烷基硅烷键合硅胶为填充剂;以乙腈-0.1mol/L 冰醋酸溶液(50:50)为流动相;检测波长为 254nm。理论板数按吲哚美辛峰计算不低于 2000,吲哚美辛峰与相邻杂质峰之间的分离度应符合要求。

测定法 取装量差异项下的内容物,混合均匀,研细,精密称取适量(约相当于吲哚美辛 50mg),置 100ml 量瓶中,加甲醇适量,超声使吲哚美辛溶解,放冷,用 50%甲醇溶液稀释至刻度,摇匀,滤过,精密量取续滤液 2ml,置 10ml 量瓶中,用 50%甲醇溶液稀释至刻度,摇匀,精密量取 $20\mu l$ 注入液相色谱仪,记录色谱图;另取吲哚美辛对照品适量,精密称定,加甲醇适量,超声使溶解,放冷,用 50%甲醇溶液定量稀释制成每 1ml 中含 0.1mg 的溶液,同法测定,按外标法以峰面积计算,即得。

盐酸氨基葡萄糖 色谱条件与系统适用性试验 用氨基硅烷键合硅胶为填充剂($4.6mm\times250mm,5\mu m$),以磷酸盐缓冲溶液(取磷酸氢二钾 3.5g,加水适量使溶解,加氨水 0.25ml,用水稀释至 1000ml,摇匀,用磷酸调节 pH 值至

7.5)-乙腈(25:75)为流动相;检测波长为195nm;流速为每分钟1.5ml;柱温35℃。理论板数按氨基葡萄糖峰计算不小于1500。

测定法 取装量差异项下的内容物,混合均匀,研细,精密称取适量(约相当于盐酸氨基葡萄糖150mg),置50ml量瓶中,加乙腈-水(1:1)混合溶液适量,振摇使溶解并稀释至刻度,摇匀,滤过,取续滤液作为供试品溶液;精密量取20μl注入液相色谱仪,记录色谱图。另取盐酸氨基葡萄糖对照品适量,精密称定,用乙腈-水(1:1)混合溶液使溶解并定量稀释制成每1ml中约含3mg的溶液,同法测定。按外标法以峰面积计算,即得。

【类别】 消炎镇痛药。

【贮藏】 遮光,密封,在阴凉干燥处保存。

脂肪乳注射液(C$_{14\sim24}$)

Zhifangru Zhusheye(C$_{14\sim24}$)

Fat Emulsion Injection(C$_{14\sim24}$)

本品系由大豆油(供注射用)经乳化、均质制成的灭菌乳状液体。含大豆油应为标示量的95.0%～105.0%。

【处方】

	1	2	3	4	5
大豆油(供注射用)	100g	100g	200g	200g	300g
蛋黄卵磷脂(供注射用)	6g	12g	12g	12g	12g
甘油(供注射用)	25g	22g	22g	25g	16.7g
注射用水	适量	适量	适量	适量	适量
制成	1000ml	1000ml	1000ml	1000ml	1000ml

【性状】 本品为白色乳状液体。

【鉴别】 在含量测定项下记录的色谱图中,供试品溶液主峰的保留时间应与对照品溶液主峰的保留时间一致。

【检查】 **pH值** 应为6.0～8.5(处方1～4)或6.5～9.0(处方5)(通则0631)。

乳粒 取本品,照粒度和粒度分布测定法(通则0982第三法),依法检查(采用基于米氏散射理论的激光散射粒度分布仪,如Mastersizer 2000;建议参数为吸收率0、0.001或0.01,折射率1.47～1.52,遮光度5%～10%;或其他适宜的仪器),或照动态光散射法检查(附件1),体积平均粒径或光强平均粒径不得过0.5μm;另取本品,照基于单粒子光学传感技术的光阻法测定(附件2),大于5μm的乳粒加权总体积不得过油相体积的0.05%。

游离脂肪酸 用内容量移液管精密量取本品15ml,加乙醇60ml、水30ml与0.05mol/L盐酸溶液1ml,摇匀,作为供试品溶液;另精密称取硬脂酸28.5mg,置100ml量瓶中,加

无水乙醇溶解并稀释至刻度,摇匀,精密量取15ml,加乙醇45ml、水30ml与0.05mol/L盐酸溶液1ml,摇匀,作为空白溶液。照电位滴定法(通则0701),用氢氧化钠滴定液(0.05mol/L)滴定。按下式计算,每1g大豆油中含游离脂肪酸不得过0.07mmol。

游离脂肪酸=[$C\times(V-V_0)+0.015$]/($15\times L$)

式中 C 为氢氧化钠滴定液(0.05mol/L)的浓度,mol/L;

V 为供试品溶液在第二等当点与第一等当点时消耗氢氧化钠滴定液(0.05mol/L)体积的差值,ml;

V_0 为空白溶液在第二等当点与第一等当点时消耗氢氧化钠滴定液(0.05mol/L)体积的差值,ml;

L 为大豆油的标示量,g/ml。

过氧化值 精密量取本品适量(约相当于大豆油1g),冻干或60℃水浴减压蒸馏以除尽水分,加冰醋酸-三氯甲烷(3:2)30ml(两种试剂临用前通入氮气或二氧化碳除去溶解氧)使残渣溶解。精密加饱和碘化钾溶液0.5ml,立即密塞,准确计时,振摇1分钟,加新沸过的冷水30ml与淀粉指示液5ml,立即用硫代硫酸钠滴定液(0.01mol/L)滴定至上层水相紫蓝色消失,并将滴定的结果用空白试验校正。按下式计算,本品的过氧化值不得过6.0。

过氧化值=(V_1-V_0)×C×1000/($V\times L$)

式中 V_1 为供试品消耗硫代硫酸钠滴定液(0.01mol/L)的体积,ml;

V_0 为空白试验消耗硫代硫酸钠滴定液(0.01mol/L)的体积,ml;

C 为硫代硫酸钠滴定液(0.01mol/L)的浓度,mol/L;

V 为供试品的取样量,ml;

L 为大豆油的标示量,g/ml。

甲氧基苯胺值 精密量取本品10ml,置250ml圆底烧瓶中,冻干除去水分(或加无水乙醇20ml,于60℃水浴减压蒸馏除去水分。自"加无水乙醇20ml"起,依法再重复操作三次除尽水分)。取残渣,加异丙醇-异辛烷(2:8)适量使溶解并定量转移至25ml量瓶中,用上述溶剂稀释至刻度,摇匀,取12ml置离心管,加无水硫酸钠2.0g,振摇1分钟,离心(每分钟4000转)10分钟,取上清液作为供试品溶液。精密量取5ml,置具塞试管中,精密加冰醋酸1ml,密塞,摇匀,以异丙醇-异辛烷(2:8)为空白,照紫外-可见分光光度法(通则0401),在350nm的波长处测定吸光度(A_0);另精密量取供试品溶液与异丙醇-异辛烷(2:8)各5ml,分别置甲、乙两支具塞试管中,各精密加0.25% 4-甲氧基苯胺的冰醋酸溶液(临用新制)1ml,密塞,摇匀,立即准确计时,于23℃±3℃避光放置约8分钟,同法分别测定,读取10分钟时的吸光度A_1、A_2。按下式计算,本品的甲氧基苯胺值不得过5.0。

甲氧基苯胺值=25×1.2×($A_1-A_2-A_0$)/($V\times L$)

式中 A_1 为供试品溶液反应后的吸光度;

A_2 为空白溶液反应后的吸光度;

A_0 为供试品溶液未反应的吸光度；

V 为供试品的取样量，ml；

L 为大豆油的标示量，g/ml；

1.2 为加入 4-甲氧基苯胺的冰醋酸溶液后的溶液稀释因子。

脂肪酸组成 取本品适量（约相当于大豆油 0.2g），置具塞试管中，加乙醚 10ml，摇匀，加无水硫酸钠 5g，摇匀，静置分层，取乙醚层溶液 5ml，加至硅胶柱内（硅胶孔径 6nm，110℃活化 1 小时，装填高度为 1.5cm，直径为 1.5cm，使用前用少量乙醚润湿），以每分钟 5~10 滴的流速通过柱，收集流出液，挥干，加正庚烷 5ml 使残留物溶解，取 1ml，加二甲基碳酸酯与 0.5mol/L 甲醇钠溶液各 1ml，充分混合 1 分钟，加水 7ml，摇匀，取上清液作为供试品溶液；另精密称取己酸甲酯、辛酸甲酯、癸酸甲酯、月桂酸甲酯、十四烷酸甲酯、棕榈酸甲酯、棕榈油酸甲酯、硬脂酸甲酯、油酸甲酯、亚油酸甲酯、亚麻酸甲酯、花生酸甲酯、二十碳烯酸甲酯与山嵛酸甲酯对照品各适量，加正庚烷溶解并稀释制成每 1ml 中含上述对照品各 0.1mg 的溶液，作为对照品溶液。照气相色谱法（通则 0521）试验，用键合聚乙二醇为固定液的毛细管柱（30m×0.25mm，0.25μm），起始温度为 180℃，维持 8 分钟，以每分钟 10℃的速率升温至 225℃，维持 15 分钟；检测器温度为 280℃；进样口温度为 250℃；载气流速为每分钟 1ml。取对照品溶液 1μl 注入气相色谱仪，记录色谱图，各色谱峰的分离度应符合要求。再取供试品溶液 1μl 注入气相色谱仪，记录色谱图，按面积归一化法计算。碳链长度小于 14 的饱和脂肪酸不大于 0.1%，十四烷酸不大于 0.2%，棕榈酸为 9.0%~13.0%，棕榈油酸不大于 0.3%，硬脂酸应为 2.5%~5.0%，油酸应为 17.0%~30.0%，亚油酸应为 48.0%~58.0%，亚麻酸应为 5.0%~11.0%，花生酸不大于 1.0%，二十碳烯酸不大于 1.0%，山嵛酸不大于 1.0%。

溶血磷脂酰胆碱与溶血磷脂酰乙醇胺 必要时适当调整浓度及进样体积，使检测灵敏度满足定量测定的要求。精密量取本品 1ml，置 10ml 量瓶中，用正己烷-异丙醇（1：2）稀释至刻度，摇匀，作为供试品溶液；另取溶血磷脂酰胆碱与溶血磷脂酰乙醇胺对照品各适量，精密称定，加正己烷-异丙醇（1：2）溶解并分别定量稀释制成每 1ml 中含溶血磷脂酰胆碱 40μg、80μg、120μg、200μg、400μg 和溶血磷脂酰乙醇胺 12.5μg、25μg、37.5μg、62.5μg、125μg 的溶液，作为对照品溶液（1）、（2）、（3）、（4）、（5）。照高效液相色谱法（通则 0512）试验，用硅胶为填充剂（Alltima Silica 250mm×4.6mm，5μm 或效能相当的色谱柱）；以甲醇-水-冰醋酸-三乙胺（85：15：0.5：0.05）为流动相 A，正己烷-异丙醇-流动相 A（20：48：32）为流动相 B；流速为每分钟 1.0ml；按下表进行梯度洗脱；检测器为蒸发光散射检测器（参考条件：雾化气为氮气或压缩空气，雾化气流速为每分钟 1.5L，漂移管温度为 75℃）；柱温为 40℃。取溶血磷脂酰乙醇胺对照品，加三氯甲烷-甲醇（2：1）溶解并稀释制成每 1ml 中约含 1mg 的溶液，取 0.2ml 与供

试品溶液 1ml，混匀，作为系统适用性溶液，取 20μl 注入液相色谱仪，溶血磷脂酰乙醇胺峰与相邻峰的分离度应符合要求。精密量取对照品溶液（1）、（2）、（3）、（4）、（5）各 20μl，分别注入液相色谱仪，记录色谱图。以对照品溶液浓度的对数值与对应峰面积的对数值计算线性回归方程，相关系数应不小于 0.99；另精密量取供试品溶液 20μl，注入液相色谱仪，记录色谱图，由回归方程计算供试品中溶血磷脂酰胆碱与溶血磷脂酰乙醇胺的含量。本品每 1ml 中含溶血磷脂酰胆碱不得过 2.0mg，溶血磷脂酰乙醇胺不得过 0.5mg。

时间（分钟）	流动相A（%）	流动相B（%）
0	3.5	96.5
10	22	78
22	90	10
27	90	10
28	3.5	96.5
34	3.5	96.5

磷 精密量取本品 2ml，置坩埚中，加氧化锌 2g，缓缓炽灼至烟雾消失，将坩埚置 600℃炽灼 1 小时，取出，放冷，加盐酸溶液（1→2）10ml，缓缓加热至沸，煮沸 5 分钟使内容物溶解，用水定量转移至 100ml 量瓶中，用水稀释至刻度，摇匀，作为供试品溶液；取所用试剂同法操作，作为空白溶液；另取磷酸二氢钾对照品约 0.135g，精密称定，置 100ml 量瓶中，加水溶解并稀释至刻度，摇匀，精密量取 10ml 置 100ml 量瓶中，用水稀释至刻度，摇匀，作为对照品溶液。精密量取对照品溶液 0ml、1ml、2ml、3ml 与 5ml，分别置 25ml 量瓶中，依次分别加水 10ml、钼酸铵硫酸溶液（取钼酸铵 5g，加 0.5mol/L 硫酸溶液 100ml 使溶解）1ml、对苯二酚硫酸溶液（取对苯二酚 0.5g，加 0.025mol/L 硫酸溶液 100ml 使溶解，临用新制）1ml 与 50%醋酸钠溶液 3ml，用水稀释至刻度，摇匀，放置 5 分钟，照紫外-可见分光光度法（通则 0401），以第一瓶为空白，在 720nm 的波长处分别测定吸光度，以测得的吸光度与其对应的浓度计算线性回归方程；另精密量取供试品溶液与空白溶液各 10ml，分别置 25ml 量瓶中，同法测定，将两者吸光度的差值代入回归方程计算，并将结果乘以 0.2276，即得。本品每 1ml 中含磷（P）应为 0.20~0.26mg（处方 1）或 0.40~0.52mg（处方 2~5）。

甘油 精密量取本品 2ml，加 1.3%高碘酸钠溶液 50ml，搅拌 1 分钟，加 1,2-丙二醇 3ml，搅拌 30 秒，照电位滴定法（通则 0701），用氢氧化钠滴定液（0.1mol/L）滴定，并将滴定的结果用空白试验校正。每 1ml 氢氧化钠滴定液（0.1mol/L）相当于 9.21mg 的 $C_3H_8O_3$。本品每 1ml 中含甘油应为 15.0~18.4mg（处方 5）或 19.8~24.2mg（处方 2、3）或 22.5~27.5mg（处方 1、4）。

渗透压摩尔浓度 取本品，依法检查（通则 0632），渗透

压摩尔浓度应为 280～370mOsmol/kg。

细菌内毒素 取本品，用 0.1mol/L 盐酸溶液调节 pH 值至 6.5～7.5，依法检查（通则 1143），每 1ml 中含内毒素的量应小于 0.5EU。

其他 除不溶性微粒外，应符合注射剂项下有关的各项规定（通则 0102）。

【含量测定】 照高效液相色谱法（通则 0512）测定。

必要时适当调整浓度及进样体积，使检测灵敏度满足定量测定的要求。

色谱条件与系统适用性试验 用硅胶为填充剂；以正己烷-异丙醇-冰醋酸（98.9∶1∶0.1）为流动相，检测器为蒸发光散射检测器（参考条件：雾化气为氮气或压缩空气，雾化气流速为每分钟 2.5L 或压力为 240kPa，漂移管温度为 60～70℃）。取大豆油和油酸各 10mg，置 50ml 量瓶中，用流动相溶解并稀释至刻度，摇匀，取 10μl 注入液相色谱仪，记录色谱图，大豆油峰与油酸峰的分离度应大于 2.0。

测定法 取大豆油对照品约 0.19g，精密称定，置 100ml 量瓶中，用正己烷-异丙醇（1∶1）溶解并稀释至刻度，摇匀，作为对照品贮备液（此液在－20℃下保存，可使用 2 个月）。精密量取对照品贮备液 2.0ml、2.5ml、3.0ml、3.5ml 与 4.0ml，分别置 25ml 量瓶中，用流动相稀释至刻度，摇匀，精密量取 10μl，分别注入液相色谱仪，记录色谱图。以对照品溶液浓度的对数值与对应峰面积的对数值计算线性回归方程，相关系数应不小于 0.99；精密量取本品适量（约相当于大豆油 0.5～0.6g），置 50ml 量瓶中，用正己烷-异丙醇（1∶1）稀释至刻度，摇匀，精密量取 1ml，置 50ml 量瓶中，加正己烷-异丙醇（1∶1）5ml，用流动相稀释至刻度，摇匀，精密量取 10μl，注入液相色谱仪，记录色谱图，由回归方程计算大豆油含量。

【类别】 肠外营养药。

【规格】 （1）100ml∶10g（大豆油）∶1.2g（卵磷脂）

（2）250ml∶25g（大豆油）∶3g（卵磷脂）

（3）500ml∶50g（大豆油）∶6g（卵磷脂）

（4）100ml∶20g（大豆油）∶1.2g（卵磷脂）

（5）250ml∶50g（大豆油）∶3g（卵磷脂）

（6）500ml∶100g（大豆油）∶6g（卵磷脂）

（7）100ml∶30g（大豆油）∶1.2g（卵磷脂）

（8）250ml∶75g（大豆油）∶3g（卵磷脂）

（9）250ml∶25g（大豆油）∶1.5g（卵磷脂）*

（10）500ml∶50g（大豆油）∶3g（卵磷脂）*

（11）250ml∶50g（大豆油）∶3g（卵磷脂）*

（12）500ml∶100g（大豆油）∶6g（卵磷脂）*

【贮藏】 25℃以下保存，不得冷冻。

曾用名:脂肪乳注射液

附 1 动态光散射法

动态光散射（Dynamic Light Scattering，DLS），也称光子相关光谱（Photon Correlation Spectroscopy，PCS）。动态光散射技术是基于对散射光强度快速而短暂的波动进行分析，这种波动是悬浮在液体中的粒子（包括脂肪乳粒）由于随机布朗运动或扩散引起的。采用合适的检测器（如光电倍增管），在给定的角度（如 90°）测定快速波动的散射光强度。由散射光强度数据计算得自相关函数，通过适当的解卷积算法，转换得到强度加权扩散系数的近似分布。再通过 Stokes-Einstein 方程和经典（米氏）光散射理论计算小粒径乳粒的分布。

1.对仪器的一般要求

具备（或不具备）样品自动稀释功能的合适的动态光散射仪，一般散射角设置为 90°。取 100、250 和 400nm 的标准粒子（聚苯乙烯标准粒子或其他合适的微球体），每种粒子测定 3 次，平均粒径的相对标准偏差应不大于 10%，光强平均粒径和标准偏差应在可接受的误差范围内。

2.测定方法

在预先经 0.2μm 孔径过滤器过滤并经超声脱气的水中，加入适量样品。缓慢搅拌得到均匀的轻微浑浊的混悬液。将仪器散射角度设置为 90°进行测定。只要卡方（χ^2）拟合优度参数保持可接受的低值（视每台仪器的规格而定），样品的测试结果就是可接受的。

如果仪器中配有自动稀释系统，可直接将初始高浓度的样品注入仪器中，由仪器自动稀释至适合的浓度进行检测。需确保浓度不过高，否则会因为多重散射和液滴间相互作用产生假象。如果仪器不具备自动稀释功能，则需手动稀释（第一次至少稀释 10 倍），然后装入一个插入式的样品池中。依据仪器规格及技术参数制定最佳的稀释方案，使待测样品池中的浓度能产生合适的散射强度以适于测定。

附 2 光阻法测定乳状注射液中大于 5μm 的乳粒

乳状注射液中 5μm 以上大乳粒的比例，可采用基于光阻（光消减）原理的单粒子光学传感技术进行测定。单个粒子通过狭窄的光感区时阻挡了一部分入射光，引起到达检测器的入射光强度瞬间降低，强度信号的衰减幅度理论上与粒子横截面（假设横截面积小于光感区的宽度），即粒子直径的平方成比例。用系列标准粒子建立粒径与强度信号大小的校正曲线。仪器测得样品中乳粒通过光感区产生的信号，根据校正曲线计算出乳粒的粒径及加权体积。使用单粒子光学传感技术传感器时，需知道重合限与最佳流速。

1.对仪器的一般要求

将仪器的阈值设为 1.8μm，上限为 50μm。分别测定 5μm、10μm 两种规格的标准粒子，每一种标准粒子检测三次，所测得的标准粒子的平均数均粒径的相对标准偏差应不大于 10%，与其标示值的偏差应小于 10%。此外，所测得的每毫升标准粒子的数目应在标准粒子标示浓度的 ±10% 以内。

2.测定法

如果仪器配有自动稀释系统,直接用注射器或聚四氟乙烯管线将高浓度的样品注入仪器中,由仪器自动稀释至适合的浓度再进行检测;如果仪器不具备自动稀释功能,则需手动稀释(第一次至少稀释 10 倍),在预先经 0.2μm 孔径过滤器过滤并经超声脱气的水中加入适量乳状注射液,缓慢搅拌得到轻微浑浊的均匀混悬液。无论哪种稀释方式,最终粒子浓度均应低于传感器的重合限。将检测器的阈值设为 1.8μm,上限为 50μm,测定样品,每个样品测定 3 次。按下式计算大于 5μm 的乳粒加权总体积占油相体积的百分比。

大乳粒% = 测得的大于 5μm 的乳粒加权总体积(ml)× 稀释倍数×油相密度(g/ml)/[取样量(ml)×油相标示浓度(g/100ml)]×100%

酒石酸溴莫尼定

Jiushisuan Xiumoniding

Brimonidine Tartrate

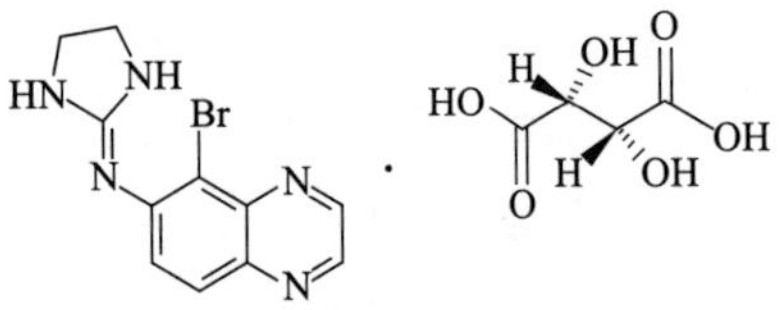

$C_{11}H_{10}BrN_5 \cdot C_4H_6O_6$ 442.22

本品为 5-溴-6-(2-咪唑双烯氨)喹噁啉 L-酒石酸盐。按干燥品计算,含 $C_{11}H_{10}BrN_5 \cdot C_4H_6O_6$ 不得少于 99.0%。

【性状】 本品为类白色至淡黄色结晶性粉末;无臭。

本品在水中溶解,在冰醋酸中略溶,在甲醇或丙酮中几乎不溶。

比旋度 取本品,精密称定,加水溶解并定量稀释制成每 1ml 中约含 20mg 的溶液,依法测定(通则 0621),比旋度为 +9.2°至+10.2°。

【鉴别】 (1)取本品约 50mg,置试管中,加水 2ml 使溶解,加氨制硝酸银试液数滴,水浴加热,即产生银镜。

(2)取本品与酒石酸溴莫尼定对照品适量,分别加流动相制成每 1ml 中约含 50μg 的溶液,照有关物质检查项下的方法试验,供试品溶液主峰的保留时间应与对照品溶液主峰的保留时间一致。

(3)本品的红外光吸收图谱应与对照品的图谱一致(通则 0402)。

【检查】 酸度 取本品 0.2g,加水 10ml 使溶解,依法检查(通则 0631),pH 值应为 2.8～3.8。

溶液的澄清度与颜色 取本品 0.2g,加水 10ml 溶解后,溶液应澄清;如显浑浊,与 1 号浊度标准液(通则 0902)比较,不得更浓;如显色,与黄色 3 号或黄绿色 3 号标准比色液(通则 0901 第一法)比较,不得更深。

有关物质 取本品适量,精密称定,加流动相溶解并稀释制成每 1ml 中约含 0.5mg 的溶液,作为供试品溶液;精密量取 1ml,置 200ml 量瓶中,用流动相稀释至刻度,摇匀,作为对照溶液;精密量取对照溶液 5ml,置 50ml 量瓶中,用流动相稀释至刻度,摇匀,作为灵敏度溶液;取本品适量,加磷酸盐缓冲液(pH 3.0)(取磷酸二氢钾 2.7g,加水适量使溶解并稀释至 1000ml,摇匀,用磷酸调节 pH 值至 3.0)溶解并稀释制成每 1ml 中约含 1mg 的溶液,取 2ml,置 25ml 量瓶中,加 30% 过氧化氢溶液 0.5ml,置 80℃水浴中加热 5 小时,放冷,用磷酸盐缓冲液(pH 3.0)稀释至刻度,摇匀,作为系统适用性溶液。照高效液相色谱法(通则 0512)试验,用十八烷基硅烷键合硅胶为填充剂(Waters Xbridge C18,250mm×4.6mm,5μm 或效能相当的色谱柱),以磷酸盐缓冲液(取磷酸二氢钠 7.8g,十二烷基磺酸钠 0.41g 与三乙胺 1.0ml,加水 1000ml 溶解)-乙腈(3:1)为流动相,检测波长为 246nm。取系统适用性溶液 20μl,注入液相色谱仪,调节色谱条件,使溴莫尼定峰的保留时间约为 10 分钟;理论板数按溴莫尼定峰计算不低于 2000,溴莫尼定峰与氧化产物峰(相对保留时间约为 0.75)间的分离度应大于 6.0。取灵敏度溶液 20μl,注入液相色谱仪,主成分峰高的信噪比应大于 10。精密量取供试品溶液和对照溶液各 20μl,分别注入液相色谱仪,记录色谱图至主成分峰保留时间的 2 倍。供试品溶液色谱图中如有杂质峰,单个杂质峰面积不得大于对照溶液主峰面积的 0.6 倍(0.3%),各杂质峰面积的和不得大于对照溶液主峰面积(0.5%)。

残留溶剂 取本品适量,精密称定,加二甲基亚砜溶解并定量稀释制成每 1ml 中含 40mg 的溶液,作为供试品溶液;另取甲苯、甲醇与 N,N-二甲基甲酰胺各适量,精密称定,用二甲基亚砜定量稀释制成每 1ml 中含甲苯 35.6μg、甲醇 120μg、N,N-二甲基甲酰胺 35.2μg 的混合溶液,作为对照品溶液。照残留溶剂测定法(通则 0861 第三法)试验,用 5% 二苯基-95% 二甲基硅氧烷共聚物为固定相的毛细管柱;初始柱温 35℃,保持 5 分钟,再以每分钟 3℃升温至 75℃,然后以每分钟 35℃升温至 260℃,保持 20 分钟;进样口温度为 100℃,检测器温度为 260℃。精密量取供试品溶液与对照品溶液各 1μl,分别注入气相色谱仪,记录色谱图。按外标法以峰面积计算,甲苯、甲醇与 N,N-二甲基甲酰胺的残留量均应符合规定。

氯化物 取本品 1.0g,加水 50ml 使溶解,加稀硝酸 10ml,混匀,溶液分成两等份,分置 50ml 纳氏比色管中,一份中加硝酸银试液 1.0ml,摇匀,放置 10 分钟,如显浑浊,反复滤过,至滤液澄清,加标准氯化钠溶液 5.0ml 与水适量使成 50ml,摇匀,暗处放置 5 分钟,作为对照溶液;另一份中加硝酸银试液 1.0ml 与水适量使成 50ml,摇匀,暗处放置 5 分钟,与上述对照液比较(通则 0801),不得更浓(0.01%)。

干燥失重 取本品,在 105℃ 干燥至恒重,减失重量不得过 0.5%(通则 0831)。

炽灼残渣 取本品1.0g,依法检查(通则0841),遗留残渣不得过0.1%。

重金属 取炽灼残渣项下遗留的残渣,依法检查(通则0821第二法),含重金属不得过百万分之二十。

【含量测定】 取本品约0.35g,精密称定,加冰醋酸40ml溶解后,加结晶紫指示液1滴,用高氯酸滴定液(0.1mol/L)滴定至溶液显蓝色,并将滴定结果用空白试验校正。每1ml高氯酸滴定液(0.1mol/L)相当于44.22mg的$C_{11}H_{10}BrN_5 \cdot C_4H_6O_6$。

【类别】 α_2肾上腺素受体激动剂。

【贮藏】 密封保存。

【制剂】 酒石酸溴莫尼定滴眼液

酒石酸溴莫尼定滴眼液

Jiushisuan Xiumoniding Diyanye

Brimonidine Tartrate Eye Drops

本品含酒石酸溴莫尼定($C_{11}H_{10}BrN_5 \cdot C_4H_6O_6$)应为标示量的90.0%~110.0%。

【性状】 本品为淡黄绿色的澄明液体。

【鉴别】 在含量测定项下记录的色谱图中,供试品溶液主峰的保留时间应与对照品溶液主峰的保留时间一致。

【检查】 pH值 应为5.6~6.6(通则0631)。

颜色 取本品,与黄绿色4号标准比色液(通则0901第一法)比较,不得更深。

有关物质 精密量取本品适量,用流动相溶解并稀释制成每1ml中约含酒石酸溴莫尼定0.5mg的溶液,作为供试品溶液;精密量取1ml,置100ml量瓶中,用流动相稀释至刻度,摇匀,作为对照溶液。精密量取对照溶液5ml,置50ml量瓶中,用流动相稀释至刻度,摇匀,作为灵敏度溶液。照含量测定项下的方法测定。取灵敏度溶液20μl,注入液相色谱仪,主成分峰高的信噪比应大于10;精密量取供试品溶液和对照溶液各20μl,分别注入液相色谱仪,记录色谱图至主成分峰保留时间的2倍。供试品溶液色谱图中如有杂质峰,单个杂质峰面积不得大于对照溶液主峰面积的0.5倍(0.5%),各杂质峰面积的和不得大于对照溶液主峰面积(1.0%)。

渗透压 取本品,照渗透压摩尔浓度测定法(通则0632)测定,应为280~330mOsmol/kg。

无菌 取本品,用薄膜过滤法处理后,依法检查(通则1101),应符合规定。

其他 应符合眼用制剂项下有关的各项规定(通则0105)。

【含量测定】 照高效液相色谱法(通则0512)测定。

色谱条件与系统适用性试验 用十八烷基硅烷键合硅胶为填充剂(Waters Xbridge C18,250mm×4.6mm,5μm或性

能相当的色谱柱);以磷酸盐缓冲液(取磷酸二氢钠7.8g,十二烷基磺酸钠0.41g与三乙胺1.0ml,加水1000ml溶解)-乙腈(3:1)为流动相;检测波长为246nm。取本品适量,加磷酸盐缓冲液(pH 3.0)(取磷酸二氢钾5.4g,加水适量使溶解并稀释至2000ml,摇匀,用磷酸调节pH值至3.0)溶解并稀释制成每1ml中含1mg的溶液,取2ml,置25ml量瓶中,加30%过氧化氢溶液0.5ml,置80℃水浴中加热5小时,放冷,用上述磷酸盐缓冲液(pH 3.0)稀释至刻度,摇匀,作为系统适用性溶液,取20μl注入液相色谱仪,溴莫尼定峰的保留时间约为10分钟;理论板数按溴莫尼定峰计算不低于2000,溴莫尼定峰与氧化产物峰(相对保留时间约为0.75)间的分离度应大于6.0。

测定法 精密量取本品适量,用流动相定量稀释制成每1ml中约含酒石酸溴莫尼定0.1mg的溶液,摇匀,精密量取20μl注入液相色谱仪,记录色谱图;另取酒石酸溴莫尼定对照品适量,精密称定,加流动相溶解并定量稀释制成每1ml中约含0.1mg的溶液,作为对照品溶液,同法测定。按外标法以峰面积计算,即得。

【类别】 同酒石酸溴莫尼定。

【规格】 5ml:10mg

【贮藏】 遮光,密闭保存。

铝 碳 酸 镁

Lütansuanmei

Hydrotalcite

$$Al_2Mg_6(OH)_{16}CO_3 \cdot 4H_2O \quad 603.98$$

本品为碱式碳酸铝镁的水合物,含氧化铝(Al_2O_3)应为15.3%~18.7%,含氧化镁(MgO)应为36.0%~44.0%,氧化铝与氧化镁含量的比值应为0.40~0.45。

【性状】 本品为白色或类白色的颗粒性粉末;无臭,无味。

本品在水中几乎不溶,在稀盐酸中溶解并伴有气泡产生。

【鉴别】 (1)取本品约1g,加2mol/L盐酸溶液20ml溶解,产生气泡,加水30ml,煮沸,加甲基红指示液2滴,滴加氨溶液(15→100)至溶液显黄色,继续煮沸2分钟,滤过,续滤液做鉴别(2)用。取沉淀,用热2%氯化铵溶液50ml洗涤,加2mol/L盐酸溶液15ml使溶解,溶液显铝盐的鉴别反应(通则0301)。

(2)取鉴别(1)项下的滤液,摇匀,显镁盐的鉴别反应(通则0301)。

【检查】 碱度 取本品适量,加水制成4%的混悬液,依法测定(通则0631),pH值应为8.0~10.0。

制酸力 取本品0.2g,精密称定,置250ml烧杯中,加少量水调成均匀糊状物,缓缓加水至100ml,精密加盐酸滴定液

(0.1mol/L)100ml,在37℃保温条件下以每分钟200转的转速搅拌1小时,放冷,用氢氧化钠滴定液(0.1mol/L)滴定至pH值3.5。每1g铝碳酸镁消耗盐酸滴定液(0.1mol/L)不得少于260ml。

钠 取本品0.25g,精密称定,置250ml量瓶中,加5mol/L盐酸溶液10ml使溶解,用水稀释至刻度,摇匀,滤过,取续滤液作为供试品溶液;另精密称取基准氯化钠50.84mg,置100ml量瓶中,加水适量使溶解,加5mol/L盐酸溶液40ml,用水稀释至刻度,摇匀,再精密量取10ml,置100ml量瓶中,用水稀释至刻度,摇匀,作为对照品溶液。精密量取供试品溶液25ml,共4份,分别置4个50ml量瓶中,除(1)号量瓶外,其他(2)、(3)、(4)号量瓶分别精密加入对照品溶液1.0、2.0和3.0ml,分别用水稀释至刻度,摇匀,照原子吸收分光光度法(通则0406第二法),在589nm的波长处测定,计算。含钠量不得过0.10%。

氯化物 取本品0.1g,加稀硝酸6ml,煮沸使溶解,放冷,用水稀释至20ml,滤过,取续滤液5.0ml,依法检查(通则0801),与标准氯化钠溶液5.0ml制成的对照液比较,不得更浓(0.2%)。

硫酸盐 取本品0.48g,加1mol/L盐酸15ml使溶解,用水稀释至100ml,滤过,精密量取续滤液15ml,依法检查(通则0802),与标准硫酸钾溶液5.0ml制成的对照液比较,不得更浓(0.7%)。

碱金属碳酸盐 取本品0.20g,加新沸并放冷的水10ml,混匀后,滤过,滤液加酚酞指示液2滴,如显粉红色,加盐酸滴定液(0.1mol/L)0.10ml,粉红色应消失。

炽灼失重 取本品1.0g,精密称定,在700~800℃炽灼至恒重,减失重量应为40.0%~50.0%。

重金属 取本品0.5g,加盐酸2ml及水5ml使溶解,加酚酞指示液1滴,滴加浓氨溶液至显粉红色,滴加冰醋酸至粉红色褪去,再加冰醋酸1.5ml,滤过,滤渣分次用少量水洗净,洗液与滤液合并,加醋酸盐缓冲液(pH 3.5)2ml与水适量制成25ml,加盐酸羟铵0.5g,溶解后,依法检查(通则0821第一法),含重金属不得过百万分之二十。

砷盐 取本品0.67g,加2mol/L盐酸溶液10ml使溶解,加盐酸5ml与适量水制成28ml,依法检查(通则0822第一法),应符合规定(0.0003%)。

【含量测定】 氧化铝 取本品0.3g,精密称定,加7mol/L盐酸溶液2ml,摇匀,加水10ml,置水浴加热使氧化铝溶解,放冷,加水150ml,精密加入乙二胺四醋酸二钠滴定液(0.05mol/L)50ml,加甲基红指示液2滴,逐滴加入1mol/L氢氧化钠溶液中和至溶液显橙黄色,水浴加热30分钟,放冷,加乌洛托品3g与二甲酚橙指示液1ml,逐滴加入1mol/L盐酸溶液至溶液显黄色,用锌滴定液(0.05mol/L)滴定至溶液由黄色转变为紫红色,并将滴定结果用空白试验校正。每1ml乙二胺四醋酸二钠滴定液(0.05mol/L)相当于2.549mg的Al₂O₃。

氧化镁 取本品0.125g,精密称定,加7mol/L盐酸溶液1ml使氧化镁溶解,加水30ml,氯化铵1g,三乙醇胺10ml,摇匀,加水100ml与氨-氯化铵缓冲液(pH10.0)15ml,加铬黑T指示剂少许,迅速用乙二胺四醋酸二钠滴定液(0.05mol/L)滴定至溶液由紫色转变为纯蓝色,并将滴定结果用空白试验校正。每1ml乙二胺四醋酸二钠滴定液(0.05mol/L)相当于2.015mg的MgO。

【类别】 抗酸药。

【贮藏】 密封保存。

【制剂】 铝碳酸镁咀嚼片

铝碳酸镁咀嚼片
Lütansuanmei Jujuepian
Hydrotalcite Chewable Tablets

本品含铝碳酸镁[Al₂Mg₆(OH)₁₆CO₃·4H₂O]应为标示量的90.0%~110.0%。

【性状】 本品为白色或类白色片。

【鉴别】 (1)取本品的细粉适量(约相当于铝碳酸镁1g),加2mol/L盐酸溶液20ml,振摇使铝碳酸镁溶解,滤过,滤液加水30ml,煮沸,加甲基红指示液2滴,滴加氨溶液(15→100)至溶液显黄色,继续煮沸2分钟,滤过,续滤液做鉴别(2)用。取沉淀,用热2%氯化铵溶液50ml洗涤,加2mol/L盐酸溶液15ml使溶解,溶液显铝盐的鉴别反应(通则0301)。

(2)取鉴别(1)项下的滤液,摇匀,显镁盐的鉴别反应(通则0301)。

【检查】 制酸力 采用溶出度与释放度测定法(通则0931第三法)装置。取含量测定项下的细粉适量(约相当于铝碳酸镁0.5g),过5号筛,精密称定,置溶出杯中,取预热至37℃的水190ml,加少量水使细粉分散均匀,再一边振摇一边缓慢加入剩余的水,以每分钟200转的转速搅拌1分钟,精密加入预热至37℃的盐酸滴定液(1mol/L)10ml,开始计时,在10分钟和20分钟时分别测定溶液(37℃)的pH值,均应为3.0~4.2。再精密加入预热至37℃的盐酸滴定液(1mol/L)6ml,继续搅拌1小时。用氢氧化钠滴定液(0.1mol/L)滴定至pH值3.5。每1g铝碳酸镁消耗盐酸滴定液(0.1mol/L)不得少于260ml。

其他 应符合片剂项下有关的各项规定(通则0101)。

【含量测定】 取本品20片,精密称定,研细,精密称取适量(约相当于铝碳酸镁0.3g),加7mol/L盐酸溶液2ml,摇匀,加水10ml,水浴加热15分钟,放冷,加水150ml,精密加入乙二胺四醋酸二钠滴定液(0.05mol/L)50ml,加甲基红指示液2滴,逐滴加入1mol/L氢氧化钠溶液中和至溶液显橙黄色,水浴加热30分钟,放冷,加乌洛托品3g与二甲酚橙指示液 1ml,逐滴加入 1mol/L 盐酸溶液至溶液显黄色,用锌滴定液(0.05mol/L)滴定至溶液由黄色转变为紫红色,并将滴定结果用空白试验校正。每 1ml 乙二胺四醋酸二钠滴定液(0.05mol/L)相当于 15.09mg 的 $Al_2Mg_6(OH)_{16}CO_3 \cdot 4H_2O$。

【类别】 同铝碳酸镁。

【规格】 0.5g

【贮藏】 密封保存。

葡萄糖酸钙氯化钠注射液

Putaotangsuangai Lühuana Zhusheye

Calcium Gluconate and Sodium Chloride Injection

本品为葡萄糖酸钙与氯化钠的灭菌水溶液。含葡萄糖酸钙($C_{12}H_{22}CaO_{14} \cdot H_2O$)与氯化钠(NaCl)均应为标示量的 $95.0\% \sim 105.0\%$。

【性状】 本品为无色的澄明液体。

【鉴别】 (1)取本品适量,照葡萄糖酸钙鉴别(1)项试验,显相同的反应。

(2)本品显钙盐鉴别(2)、钠盐与氯化物的鉴别反应(通则 0301)。

【检查】 **pH值** 应为 4.5~7.5(通则 0631)。

重金属 取本品 50ml,蒸发至约 20ml,放冷,加醋酸盐缓冲液(pH 3.5)2ml 与水适量使成 25ml,依法检查(通则 0821 第一法),含重金属不得过千万分之三。

渗透压摩尔浓度 取本品,依法检查(通则 0632),其渗透压摩尔浓度应为 300~380mOsmol/kg。

细菌内毒素 取本品,依法检查(通则 1143),每 1ml 中含内毒素的量不得过 0.50EU。

其他 应符合注射剂项下有关的各项规定(通则 0102)。

【含量测定】 **葡萄糖酸钙** 精密量取本品适量(约相当于葡萄糖酸钙 0.5g),置锥形瓶中,用水稀释使成 100ml,加氢氧化钠试液 15ml 与钙紫红素指示剂 0.1g,用乙二胺四醋酸二钠滴定液(0.05mol/L)滴定至溶液由紫色转变为纯蓝色。每 1ml 的乙二胺四醋酸二钠滴定液(0.05mol/L)相当于 22.42mg 的 $C_{12}H_{22}CaO_{14} \cdot H_2O$。

氯化钠 对照品贮备液的制备 精密量取钠单元素标准溶液适量,用水稀释制成每 1ml 中含钠离子 100μg 的溶液。

供试品溶液的制备 精密量取本品 5ml,置 100ml 量瓶中,用水稀释至刻度,摇匀,精密量取 1ml,置 50ml 量瓶中,用水稀释至刻度,摇匀,即得。

测定法 精密量取对照品贮备液 0.5ml、1ml、2ml、3ml、4ml 分别置 100ml 量瓶中,用水稀释至刻度,摇匀。取上述各溶液及供试品溶液,照原子吸收分光光度法(通则 0406 第一法),在 589nm 的波长处测定,计算结果乘以换算系数 2.542,

即得。

【类别】 同葡萄糖酸钙。

【规格】 100ml:葡萄糖酸钙 1g 与氯化钠 0.9g

【贮藏】 避光,密闭保存。

腺 苷

Xiangan

Adenosine

$C_{10}H_{13}N_5O_4$ 267.24

本品为 6-氨基-9-β-D-呋喃核糖基-9H-嘌呤。按干燥品计算,含 $C_{10}H_{13}N_5O_4$ 不得少于 99.0%。

【性状】 本品为白色或类白色结晶性粉末。

本品在热水中溶解,在水中微溶,在乙醇中极微溶解;在稀盐酸中易溶。

比旋度 取本品,精密称定,加 1mol/L 盐酸溶液溶解并定量稀释制成每 1ml 中约含 25mg 的溶液,在 10 分钟内依法测定(通则 0621),比旋度为 $-45°$ 至 $-49°$。

【鉴别】 (1)取本品约 10mg,加盐酸溶液(1→2)5ml 溶解,加间苯三酚 10mg,混匀,在水浴中加热 5 分钟,即显玫瑰红色。

(2)本品的红外光吸收图谱应与对照的图谱(光谱集 886 图)一致。

【检查】 **酸碱度** 取本品 0.25g,加水 25ml,50℃ 水浴加热溶解后,放冷,依法检查(通则 0631),pH 值应为 5.5~7.5。

溶液的澄清度与颜色 取本品,加水适量,50℃ 水浴溶解后,放冷,用水制成每 1ml 中含 3mg 的溶液,依法检查(通则 0901 第一法与通则 0902 第一法),溶液应澄清无色。

有关物质 取本品适量,精密称定,加水溶解并稀释制成每 1ml 中约含 1mg 的溶液,作为供试品溶液;精密量取 1ml,用水稀释制成每 1ml 中约含 1μg 的溶液,作为对照溶液。另取腺嘌呤对照品适量,精密称定,加水溶解并定量稀释制成每 1ml 中约含 1.0μg 的溶液,作为杂质对照品溶液;取腺苷和腺嘌呤对照品各适量,置同一量瓶中,加水溶解并稀释制成每 1ml 中含腺苷和腺嘌呤均约 0.2mg 的溶液,作为系统适用性溶液。照高效液相色谱法(通则 0512)试验。用十八烷基硅烷键合硅胶为填充剂;以 0.01mol/L 磷酸二氢钾溶液(用 2mol/L 的氢氧化钾溶液调节 pH 值至 5.7)-甲醇(85∶15)为流动相;检测波长为260nm。取系统适用性溶液20μl注入液相色谱仪,理论板数按腺苷峰计算不低于2000,腺苷峰与腺嘌呤峰的分离度应符合要求。取对照溶液1ml,置10ml量瓶中,用水稀释至刻度,摇匀,作为灵敏度溶液,取20μl注入液相色谱仪,主成分色谱峰的信噪比应不小于20。再精密量取对照溶液、腺嘌呤杂质对照品溶液和供试品溶液各20μl,分别注入液相色谱仪,记录色谱图至供试品溶液主成分峰保留时间的2倍。供试品溶液的色谱图中如有与腺嘌呤杂质对照品溶液主峰保留时间一致的色谱峰,按外标法以峰面积计算,腺嘌呤含量不得过0.1%;其他单个杂质峰面积不得大于对照溶液的主峰面积(0.1%),其他杂质峰面积的和,不得大于对照溶液主峰面积的3倍(0.3%),小于灵敏度溶液主峰面积的峰(0.01%)可忽略不计。

残留溶剂 取本品约0.2g,精密称定,置10ml顶空瓶中,精密加水5ml,密封,作为供试品溶液;另精密称取无水乙醇适量,加水制成1ml中含0.2mg的溶液,精密量取5ml,置10ml顶空瓶中,密封,作为对照品溶液。照残留溶剂测定法(通则0861第一法),以100%聚乙二醇为固定液(或极性相近)的毛细管柱为色谱柱,柱温60℃,进样口温度为220℃,检测器温度220℃;顶空瓶平衡温度为90℃,平衡时间为30分钟。取对照品溶液和供试品溶液分别顶空进样,记录色谱图,按外标法以峰面积计算,乙醇的残留量应符合规定。

氯化物 取本品1.0g,依法检查(通则0801),与标准氯化钠溶液7.0ml制成的对照液比较,不得更浓(0.007%)。

硫酸盐 取本品1.0g,依法检查(通则0802),与标准硫酸钾溶液2.0ml制成的对照液比较,不得更浓(0.02%)。

铵盐 取本品5.0g,依法检查(通则0808),与标准氯化铵溶液2.0ml制成的对照液比较,不得更深(0.0004%)。

干燥失重 取本品,在105℃干燥至恒重,减失重量不得过0.5%(通则0831)。

炽灼残渣 取本品1.0g,精密称定,缓缓炽灼至完全炭化,放冷,加硫酸1.5~2.0ml,依法检查(通则0841),遗留残渣不得过0.1%。

重金属 取炽灼残渣项下遗留的残渣,依法检查(通则0821第二法),含重金属不得过百万分之十。

【含量测定】 取本品约0.2g,精密称定,加冰醋酸40ml,微热溶解,照电位滴定法(通则0701)用高氯酸滴定液(0.1mol/L)滴定,并将滴定结果用空白试验校正。每1ml高氯酸滴定液(0.1mol/L)相当于26.72mg的$C_{10}H_{13}N_5O_4$。

【类别】 阵发性室上性心动过速治疗及冠状动脉疾病诊断药。

【贮藏】 密封保存。

【制剂】 腺苷注射液

附:

杂质I

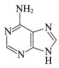

$C_5H_5N_5$ 135.13

腺嘌呤(9H-嘌呤-6-胺)

腺 苷 注 射 液

Xiangan Zhusheye

Adenosine Injection

本品为腺苷加氯化钠调节等渗的灭菌水溶液。含腺苷($C_{10}H_{13}N_5O_4$)应为标示量的90.0%~110.0%。

【性状】 本品为无色澄明液体。

【鉴别】 (1)取本品3ml,加盐酸3ml,加间苯三酚10mg,混匀,水浴中加热5分钟,即显玫瑰红色。

(2)取含量测定项下的供试品溶液,照紫外-可见分光光度法(通则0401)测定,在260nm的波长处有最大吸收,在226nm的波长处有最小吸收。

(3)在含量测定项下记录的色谱图中,供试品溶液主峰的保留时间应与对照品溶液主峰的保留时间一致。

【检查】 pH值 应为4.5~7.5(通则0631)。

有关物质 精密量取本品10ml,用水稀释制成每1ml中约含0.3mg的溶液,作为供试品溶液;精密量取1ml,用水稀释制成每1ml中约含0.6μg的溶液,作为对照溶液。另取腺嘌呤对照品适量,精密称定,加水溶解并定量稀释制成每1ml中约含1.5μg的溶液,作为杂质对照品溶液。照含量测定项下的色谱条件,取对照溶液1ml,置10ml量瓶中,用水稀释至刻度,摇匀,作为灵敏度溶液,取20μl注入液相色谱仪,主成分色谱峰的信噪比应不小于20。再精密量取对照溶液、杂质对照品溶液和供试品溶液各20μl,分别注入液相色谱仪,记录色谱图至主成分峰保留时间的2倍。供试品溶液色谱图中如有与腺嘌呤杂质对照品溶液主峰保留时间一致的色谱峰,按外标法以峰面积计算,不得过腺苷标示量的0.5%;其他单个杂质峰面积不得大于对照溶液的主峰面积(0.2%),其他杂质峰面积的和,不得大于对照溶液主峰面积的5倍(1.0%),小于灵敏度溶液主峰面积0.5倍的峰(0.01%)可忽略不计。

渗透压摩尔浓度 取本品,依法检查(通则0632),渗透压摩尔浓度比应为0.9~1.1。

异常毒性 取本品,依法检查(通则1141),应符合规定。

细菌内毒素 取本品,依法检查(通则1143),每1mg腺苷中含内毒素的量应小于2.0EU(供诊断用)或5.0EU。

无菌 取本品,采用薄膜过滤法处理,以金黄色葡萄球菌为阳性对照菌,依法检查(通则1101),应符合规定。

其他 应符合注射剂项下有关的各项规定(通则0102)。

【含量测定】 照高效液相色谱法(通则0512)测定。

色谱条件与系统适用性试验 用十八烷基硅烷键合硅胶为填充剂,以0.01mol/L磷酸二氢钾溶液(用2mol/L的氢氧化钾溶液调节pH值至5.7)-甲醇(85:15)为流动相,检测波长为260nm。取腺苷对照品和腺嘌呤对照品各适量,置同一量瓶中,加水溶解并稀释制成每1ml中含腺苷和腺嘌呤均为0.2mg的溶液,作为系统适用性溶液,取20μl注入液相色谱仪,理论板数按腺苷峰计算不低于2000,腺苷峰与腺嘌呤峰的分离度应符合要求。

测定法 精密量取本品1ml,置100ml量瓶中,用水稀释至刻度,摇匀,精密量取20μl注入液相色谱仪,记录色谱图;另取腺苷对照品适量,精密称定,加水溶解并定量稀释制成每1ml中约含腺苷30μg的溶液,同法测定。按外标法以峰面积计算,即得。

【类别】 同腺苷。

【规格】 (1)2ml:6mg (2)30ml:90mg(供诊断用)

【贮藏】 密闭保存。

曾用名: 腺苷注射液(供诊断用)

磷 酸 腺 嘌 呤

Linsuan Xianpiaoling

Adenine Phosphate

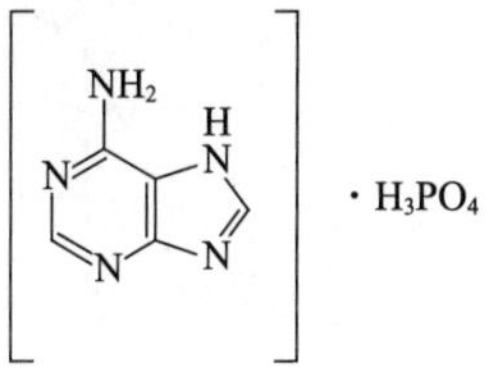

$$C_5H_5N_5 \cdot H_3PO_4 \quad 233.12$$

本品为6-氨基嘌呤磷酸盐。按干燥品计算,含$C_5H_5N_5 \cdot H_3PO_4$不得少于99.0%。

【性状】 本品为白色结晶性粉末;味微酸。

本品在沸水或无水甲酸中溶解,在水中微溶,在乙醇中几乎不溶;在氢氧化钠试液中溶解,在稀盐酸中略溶。

【鉴别】 (1)取本品,加0.02mol/L盐酸溶液溶解并稀释制成每1ml约含10μg的溶液,照紫外-可见分光光度法(通则0401)测定,在262nm的波长处有最大吸收,在229nm的波长处有最小吸收。

(2)取本品约0.3g,加水50ml溶解后,加氨水约10ml,调节pH值大于10,水浴加热回流1小时后,溶液置水浴上蒸干,残渣用20ml水重复清洗2～3次,残渣经105℃干燥后,其红外光吸收图谱应与腺嘌呤对照品的图谱一致(通

则0402)。

(3)取本品约0.1g,加水15ml溶解后,加氢氧化钠试液2ml,摇匀,用稀硝酸中和后,显磷酸盐的鉴别反应(通则0301)。

【检查】 **含氮量** 取本品约90mg,精密称定,照氮测定法(通则0704 第一法)测定,按干燥品计,含氮量应为29.4%～30.3%。

有机氯 取本品约20mg,照氧瓶燃烧法(通则0703)进行有机破坏,用1mol/L氢氧化钠溶液2ml与水10ml为吸收液,俟生成的烟雾完全吸入吸收液后,用水13ml淋洗瓶壁、瓶塞及铂丝,洗液与吸收液合并,照氯化物检查法(通则0801)检查,与标准氯化钠溶液5.0ml制成的对照液比较,不得更浓(0.25%)。

硫酸盐 取本品0.25g,依法检查(通则0802),与标准硫酸钾溶液0.5ml制成的对照液比较,不得更浓(0.02%)。

干燥失重 取本品,在105℃干燥至恒重,减失重量不得过0.5%(通则0831)。

重金属 取本品0.5g,加水23ml与醋酸盐缓冲溶液(pH 3.5)2ml,加热使溶解,放冷,依法检查(通则0821 第一法),含重金属不得过百万分之三十。

【含量测定】 取本品约0.15g,精密称定,加无水甲酸8ml溶解后,加冰醋酸30ml,照非水溶液滴定法(通则0702),用高氯酸滴定液(0.1mol/L)滴定,并将滴定的结果用空白试验校正。每1ml高氯酸滴定液(0.1mol/L)相当于23.31mg的$C_5H_5N_5 \cdot H_3PO_4$。

【类别】 维生素类药。

【贮藏】 遮光,密闭保存。

【制剂】 磷酸腺嘌呤片

曾用名: 维生素B_4

磷 酸 腺 嘌 呤 片

Linsuan Xianpiaoling Pian

Adenine Phosphate Tablets

本品含磷酸腺嘌呤($C_5H_5N_5 \cdot H_3PO_4$)应为标示量的90.0%～110.0%。

【性状】 本品为白色片。

【鉴别】 (1)在含量测定项下记录的色谱图中,供试品溶液主峰的保留时间应与对照品溶液主峰的保留时间一致。

(2)取本品细粉适量(约相当于磷酸腺嘌呤10mg),加0.02mol/L盐酸溶液制成每1ml约含10μg的溶液,滤过,取续滤液,照紫外-可见分光光度法(通则0401)测定,在262nm的波长处有最大吸收,在229nm的波长处有最小吸收。

(3)取本品细粉适量(约相当于磷酸腺嘌呤0.1g),加水15ml溶解,滤过,滤液加氢氧化钠试液2ml,摇匀,用稀硝酸

中和后,显磷酸盐的鉴别反应(通则0301)。

【检查】 **含量均匀度** 取本品1片(10mg规格),置100ml量瓶中,用水溶解并稀释至刻度,摇匀,滤过,取续滤液作为供试品溶液。照含量测定项下的方法测定,应符合规定(通则0941)。

溶出度 取本品,照溶出度与释放度测定法(通则0931第二法),以0.1mol/L盐酸溶液900ml为溶出介质,转速为每分钟50转,依法操作,经20分钟时,取溶液适量,滤过,精密量取续滤液适量,用溶出介质定量稀释制成每1ml中约含磷酸腺嘌呤$11\mu g$的溶液,照紫外-可见分光光度法(通则0401),在262nm波长处分别测定吸光度;另取腺嘌呤对照品适量,精密称定,用溶出介质溶解并定量稀释制成每1ml中约含腺嘌呤$6\mu g$的溶液,同法测定,计算每片的溶出量,并将结果乘以1.725,限度为标示量的80%,应符合规定。

其他 应符合片剂项下有关的各项规定(通则0101)。

【含量测定】 照高效液相色谱法(通则0512)测定。

色谱条件与系统适用性试验 用十八烷基硅烷键合硅胶为填充剂;以0.01mol/L醋酸铵溶液(用冰醋酸调节pH值至5.0)-甲醇(98∶2)为流动相;检测波长为262nm。取本品细粉适量(约相当于磷酸腺嘌呤10mg),加水10ml溶解,过滤,滤液置25ml量瓶中,加30%过氧化氢溶液1ml,放置12小时,用水稀释至刻度,摇匀,取$10\mu l$注入液相色谱仪,记录色谱图,主峰与其后相邻杂质峰之间的分离度应符合要求。

测定法 取本品10片,精密称定,研细,精密称取适量,用水溶解并稀释制成每1ml中约含磷酸腺嘌呤0.1mg的溶液,摇匀,滤过,取续滤液作为供试品溶液,精密量取$10\mu l$,注入液相色谱仪,记录色谱图;另取腺嘌呤对照品约12mg,精密称定,置200ml量瓶中,加0.1mol/L磷酸溶液5ml使溶解,再用水稀释至刻度,摇匀,作为对照品溶液,同法测定,按外标法以峰面积计算,并将结果乘以1.725,即得。

【类别】 同磷酸腺嘌呤。

【规格】 (1)10mg (2)25mg

【贮藏】 遮光,密闭保存。

曾用名:维生素B_4片

修 订 品 种

二 氧 化 碳
Eryanghuatan
Carbon Dioxide

CO_2 44.01

本品含 CO_2 不得少于 99.5%(ml/ml)。

【性状】 本品为无色气体;无臭;水溶液显弱酸性反应。

本品 1 容在常压 20℃时,能溶于水约 1 容中。

【鉴别】 (1)取本品,通入氢氧化钡试液中,即生成白色沉淀;沉淀能在醋酸中溶解并发生泡沸。

(2)本品能使火焰熄灭。

(3)本品的红外光吸收图谱应与对照的图谱(图 1)一致(通则 0402)。

【检查】 **酸度** ■取水 100ml,加甲基橙指示液 0.2ml,混匀,分取各 50ml,置甲、乙两支比色管中,于乙管中,加盐酸滴定液(0.01mol/L)1.0ml,摇匀;于甲管中,通入本品 1000ml(速度为每小时 4000ml)后,显出的红色不得较乙管更深。■[订正]

水分 取本品,通入露点分析仪测定,含水分不得过百万分之六十七。

一氧化碳 取本品,用一氧化碳检测管测定,含一氧化碳不得过百万分之五。

二氧化硫 取本品,用二氧化硫检测管测定,含二氧化硫不得过百万分之二。

磷化氢 取本品,用磷化氢检测管测定,含磷化氢不得过千万分之三。

硫化氢 取本品,用硫化氢检测管测定,含硫化氢不得过百万分之一。

氨 取本品,用氨检测管测定,含氨不得过百万分之二十五。

碳氢化合物 取本品作为供试品气体,取甲烷含量为 0.0020%的气体(以氮气为稀释剂)作为对照气体,照气相色谱法(通则 0521)试验,用玻璃球为填料的色谱柱(4mm×0.8m,80 目);柱温为 110℃;进样口温度为 110℃;检测器为火焰离子化检测器,温度为 120℃。量取供试品气体与对照气体,注入色谱仪,在净化温度为 360℃时测得的峰面积为相应空白值;量取供试品气体与对照气体,注入色谱仪,测定峰面积,减去相应空白值后的峰面积为校正峰面积。按外标法以校正峰面积计算,含碳氢化合物(以甲烷计)不得过 0.0020%。

【含量测定】 照氧项下的方法,除改用附图所示的吸收器,并以氢氧化钾溶液(1→2)125ml 代替铜丝与氨-氯化铵溶液作为

吸收液,并以酸化水(对甲基橙指示液显酸性)取代饱和氯化钠溶液注入平衡瓶 J 中外,依法操作,至剩余的气体体积恒定为止。读取量气管内的液面刻度,算出供试品的含量,即得。

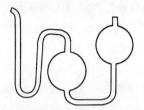

检查与测定前,应先将供试品钢瓶在试验室温度下放置 6 小时以上。

【类别】 呼吸兴奋药。

【贮藏】 置耐压钢瓶内保存。

附:

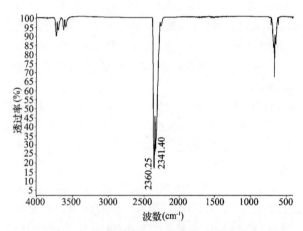

图 1 二氧化碳红外对照图谱(气体池法)

1.气体检测管说明

气体检测管系一种两端熔封的圆柱形透明管,内含涂有化学试剂的惰性载体,必要时还含有用于消除干扰物质的预处理层或过滤器。使用时将管两端割断,让规定体积的气体在一定时间内通过检测管,被测气体立即与化学试剂反应,利用化学试剂变色的长度或者颜色变化的强度,测定气体种类或浓度。

一氧化碳检测管:最小量程不大于 5ppm,RSD 不得过 ±15%。

二氧化硫检测管:最小量程不大于 0.5ppm,RSD 不得过 ±15%。

磷化氢检测管:最小量程不大于 0.05ppm,RSD 不得过 ±10%。

硫化氢检测管:最小量程不大于 0.2ppm,RSD 不得过 ±10%。

氨检测管:最小量程不大于 2ppm,RSD 不得过±10%。

2.水分测定法——露点测定法

本法主要参考 GB/T 5832.2－2008 气体中微量水分的测定第 2 部分:露点法。根据一定的气体水分含量对应一个露点温度,同时一个露点温度对应一定的气体水分含量的原

理通过测定待测气体的露点值计算气体的相对水分含量。本法不适用于检测在水分冷凝前就冷凝的气体以及能与水分发生反应的气体。

对仪器的一般要求 露点测定仪至少应符合下列条件。

(1)能够把流经测定室的气体以及镜面冷却到所需温度,降温速率和供试品流速可以控制。

(2)能确定露(霜或冰)的形成并能测定镜面温度。

(3)测定室内的气压不超过仪器允许的最大压力。

(4)仪器的准确性可以溯源,仪器需经计量检定合格。

测定法 取供试品按仪器说明书操作,记录测定的露点值。瓶装气体的采样用耐压针形阀,至少采用三次升、降压法吹洗采样阀及其他气路系统;管道气体的采样应使用管道上的根部采样阀,并用尽可能短的连接管将供试品直接通入露点仪。取两次平行测定结果的算术平均值作为露点值。两次平行测定的结果之差应小于对重复性的规定(根据试验确定了水分含量在 260ppm 以下时,方法的重复性 $r=0.069+0.012m$,其中 m 为测定结果的平均值)。

结果处理 两次露点测定结果的算术平均值为露点值。露点-体积分数换算表参见 GB/T 5832.2-2008 附录 A。

注意事项

(1)干扰物质:当固体颗粒或灰尘等进入仪器并附着在镜面上时,用光电法测得的露点值将偏离,另除水蒸气外的其他蒸气也可能在镜面上冷凝,使得所观察到的露点不同于相应的水蒸气含量的露点。

固体杂质及油污:如果固体杂质绝对不溶于水,它们就不会改变露点,但是会妨碍出露的观察。在自动装置中,对固体杂质如果没有采用补偿装置,在低露点测量时,有时会因镜面上附着固体杂质使测得的露点值偏高,这时应该用脱脂棉蘸上无水乙醇等溶剂清洗镜面。为了防止固体杂质的干扰,仪器入口要设置过滤器,而过滤器对气体中水分应无吸附。如果被测气体中有油污,在气体进入测定室前应该除去。

以蒸气形式存在的杂质:烃能在镜面上冷凝,如果烃类露点低于水蒸气露点,不会影响测定。在相反的情况下,会先于水蒸气而结露,因此水蒸气冷凝前必须分离出烃的冷凝物。如果被测气体中含有甲醇,它将与水一起在镜面上凝结,这时得到的是甲醇和水的共同露点。

(2)冷壁效应:除镜子外,仪器其余部分和管道的温度应高于气体中水分露点至少 2℃,否则,水蒸气将在最冷点凝结,改变了气体样品中水分含量。

(3)降温速度:如果气体样品中水分含量较低,冷却镜子时应尽可能缓慢,以减少过冷现象的影响。因为这时冰的结晶过程比较缓慢,若以不适当的速度降温,在冰层生长和达到稳定之前,还没有观察到出露,温度已大大超过了露点,这就是过冷现象。

(4)供试品流速:气体微量水分的测定通常在室温下进行,当气流速通过测定室时会影响体系的传热和传质过程。因此当其他条件固定时,加大流速将有利于气流和镜面之间

的传质,但流速过大会造成过热问题而影响体系的热平衡。为了减少传热影响,样气流速应当控制在一定范围内。

七 氟 烷

Qifuwan

Sevoflurane

$$C_4H_3F_7O \quad 200.05$$

本品为 1,1,1,3,3,3-六氟-2-(氟甲氧基)-丙烷。含 $C_4H_3F_7O$ 应为 99.9%～100.0%。

【性状】 本品为无色澄清液体;易挥发,不易燃。

本品与乙醇或乙酸乙酯或三氯甲烷均能任意混合,在水中几乎不溶。

相对密度 ■本品的相对密度(通则 0601 韦氏比重秤法)为 1.521～1.527。■[订正]

【鉴别】 (1)取本品与七氟烷对照品,分别用二氯乙烷制成每 1ml 中含约 1.5mg 的溶液作为供试品溶液与对照品溶液,照有关物质项下的色谱条件试验,供试品溶液主峰的保留时间应与对照品溶液主峰的保留时间一致。

(2)取本品,用气体法测定,其红外光吸收图谱应与对照的图谱(光谱集 1108 图)一致。

【检查】 **酸碱度** 取本品 20ml,加水 20ml,振摇 3 分钟后,静置使分层,分取水层,加溴甲酚紫指示液 2 滴,滴加氢氧化钠滴定液(0.01mol/L)至溶液呈中性,消耗氢氧化钠滴定液(0.01mol/L)的体积不得过 0.10ml;或滴加盐酸滴定液(0.01mol/L)至溶液呈中性,消耗盐酸滴定液(0.01mol/L)的体积不得过 0.30ml。

卤化物与游离卤素 取本品 15ml,加水 30ml,振摇 3 分钟后,分取水层 5ml,加水 5ml,加硝酸 1 滴与硝酸银试液 0.2ml,如发生浑浊,与取水 10ml 同法制成的对照液比较,不得更浓;另分取水层 10ml,加碘化镉试液 1ml 与淀粉指示液 2 滴,不得产生蓝色。

有关物质 取 25ml 量瓶,加本品至刻度后,再精密称取并加内标物异丙醇 12mg(约相当于 15μl),摇匀,作为供试品溶液;另取七氟烷对照品、六氟异丙醇对照品与异丙醇各适量,分别精密称定,用二氯乙烷定量稀释制成每 1ml 中含七氟烷 1.5mg、六氟异丙醇 1.5mg、异丙醇 0.6mg 的混合溶液作为对照品溶液。照气相色谱法(通则 0521)试验,以 6%氰丙基苯基-94%甲基聚硅氧烷(或极性相近)为固定液的毛细管柱为色谱柱(膜厚 3.0μm);起始温度为 50℃,维持 10 分钟,以每分钟 10℃ 的速率升温至 140℃,维持 5 分钟;进样口温度为 200℃;检测器温度为 220℃。取对照品溶液 1μl,注入气相色谱仪,出峰顺序依次为七氟

烷、异丙醇、二氯乙烷与六氟异丙醇,理论板数按七氟烷峰计算不低于 5000,各相邻峰之间的分离度均应符合要求。精密量取对照品溶液与供试品溶液各 1μl,分别注入气相色谱仪,记录色谱图。供试品溶液的色谱图中如有与六氟异丙醇峰保留时间一致的色谱峰,按内标法以六氟异丙醇校正因子计算不得过 0.03%(W/W);其他单个杂质峰按内标法以七氟烷校正因子计算不得过 0.05%(W/W);杂质总量不得过 0.1%(W/W)。

水分 取本品,照水分测定法(通则 0832 第一法 1)测定,含水分不得过 0.1%。

不挥发物 取本品 50ml,置水浴上缓缓蒸干,在 105℃干燥 2 小时,遗留残渣不得过 1mg。

【含量测定】 取本品,照有关物质项下测定杂质总量,并以 100.0% 减去杂质总量,即得。

【类别】 吸入麻醉药。

【贮藏】 遮光,密封,在阴凉处保存。

【制剂】 吸入用七氟烷

口服补液盐散(Ⅰ)

Koufu Buyeyan San(Ⅰ)

Oral Rehydration Salts Powder(Ⅰ)

本品每包含氯化钠(NaCl)应为 1.575~1.925g,含氯化钾(KCl)应为 0.675~0.825g,含碳酸氢钠(NaHCO₃)应为1.125~1.375g,含葡萄糖(C₆H₁₂O₆·H₂O)应为 9.90~12.10g。

【性状】 本品为白色结晶性粉末。

【鉴别】 **大袋** (1)取本品,照葡萄糖项下的鉴别(1)项试验,显相同反应。

(2)本品显钠盐(1)与氯化物的鉴别反应(通则 0301)。

小袋 本品显钾盐、氯化物与钠盐的鉴别反应,本品的水溶液显碳酸氢盐的鉴别反应(通则 0301)。

【检查】 ■除干燥失重外,应符合散剂项下有关的各项规定(通则 0115),装量差异项下每袋装量应与平均装量相比较。■[修订]

【含量测定】 **氯化钠** 取本品(大袋)约 0.7g,精密称定,加水 50ml 溶解后,加 2% 糊精溶液 5ml、碳酸钙约 0.1g 与荧光黄指示液 5 滴,用硝酸银滴定液(0.1mol/L)滴定。每 1ml 硝酸银滴定液(0.1mol/L)相当于 5.844mg 的 NaCl。

氯化钾 取本品(小袋)约 0.4g,精密称定,加水 50ml 溶解后,加酚酞指示液 1 滴,滴加稀硫酸适量使红色消失,加 2% 糊精溶液 5ml、碳酸钙约 0.1g 与荧光黄指示液 5 滴,用硝酸银滴定液(0.1mol/L)滴定。每 1ml 硝酸银滴定液(0.1mol/L)相当于 7.455mg 的 KCl。

碳酸氢钠 取本品(小袋)约 0.24g,精密称定,加水 50ml 溶解后,加甲基橙指示液 1 滴,用硫酸滴定液(0.05mol/L)滴定。每 1ml 硫酸滴定液(0.05mol/L)相当于 8.401mg 的 NaHCO₃。

葡萄糖 取本品(大袋)约 12g,精密称定,置 100ml 量瓶中,加水 80ml 溶解后,加氨试液 0.2ml,用水稀释至刻度,摇匀,静置 30 分钟,在 25℃时,依法测定旋光度(通则 0621),与 2.0852 相乘,即得供试品中含有 C₆H₁₂O₆·H₂O 的重量(g)。

【类别】 电解质补充药。

【规格】 每包重 14.75g(大袋葡萄糖 11g,氯化钠 1.75g;小袋氯化钾 0.75g,碳酸氢钠 1.25g)

【贮藏】 密封,在干燥处保存。

水 杨 酸

Shuiyangsuan

Salicylic Acid

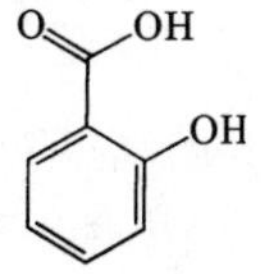

$C_7H_6O_3$　　138.12

本品为 2-羟基苯甲酸。含 $C_7H_6O_3$ 不得少于 99.5%。

【性状】 本品为白色细微的针状结晶或白色结晶性粉末;无臭或几乎无臭;水溶液显酸性反应。

本品在乙醇或乙醚中易溶,在沸水中溶解,在三氯甲烷中略溶,在水中微溶。

熔点 本品的熔点(通则 0612)为 158~161℃。

【鉴别】 (1)取本品的水溶液,加三氯化铁试液 1 滴,即显紫堇色。

(2)本品的红外光吸收图谱应与对照的图谱(光谱集 57 图)一致。

【检查】 **有关物质** 取本品 0.5g,精密称定,置 100ml 量瓶中,加流动相溶解并稀释至刻度,作为供试品溶液;精密量取 1ml,置 50ml 量瓶中,用流动相稀释至刻度,摇匀,再精密量取 1ml,置 10ml 量瓶中,用流动相稀释至刻度,摇匀,作为对照溶液。取 4-羟基苯甲酸、4-羟基间苯二甲酸与苯酚对照品各适量,加流动相溶解并稀释制成每 1ml 中分别约含 4-羟基苯甲酸 5μg、4-羟基间苯二甲酸 2.5μg 与苯酚 1μg 的混合溶液,作为对照品溶液。照高效液相色谱法(通则 0512)测定,用十八烷基硅烷键合硅胶为填充剂;以甲醇-水-冰醋酸(60∶40∶1)为流动相;检测波长为 270nm。精密量取对照品溶液、供试品溶液与对照溶液各 20μl,分别注入液相色谱仪,记录色谱图至主成分峰保留时间的 2 倍。供试品溶液色谱图中如有与对照品溶液中保留时间一致的色谱峰,按外标法以峰面积计算,4-羟基苯甲酸不得过 0.1%,4-羟基间苯二甲酸不得过 0.05%,苯酚不得过 0.02%;其他单个杂质峰面积不得大于对照溶液主峰面积的 0.25 倍(0.05%);■各杂质的和不得大于 0.2%。■[订正]

炽灼残渣 不得过 0.1%(通则 0841)。

重金属 取本品 1.0g,加乙醇 23ml 溶解后,加醋酸盐缓冲液(pH 3.5)2ml,依法检查(通则 0821 第一法),含重金属不得过百万分之十。

【含量测定】 取本品约 0.3g,精密称定,加中性稀乙醇(对酚酞指示液显中性)25ml 溶解后,加酚酞指示液 3 滴,用氢氧化钠滴定液(0.1mol/L)滴定。每 1ml 氢氧化钠滴定液(0.1mol/L)相当于 13.81mg 的 $C_7H_6O_3$。

【类别】 消毒防腐药。

【贮藏】 密封保存。

乌司他丁溶液

Wusitading Rongye

Ulinastatin Solution

本品系从新鲜人尿中提取的一种能抑制多种蛋白水解酶活力的糖蛋白溶液。每 1ml 中含乌司他丁的活力不得少于 10 万单位,每 1mg 蛋白中含乌司他丁的活力不得少于 3500 单位。

【制法要求】 本品应从健康人群的尿中提取,生产过程应符合现行版《药品生产质量管理规范》要求。本品在生产过程中需经 60℃加热 10 小时,以使病毒灭活。

【性状】 本品为无色至黄色的澄清液体;无臭。

【鉴别】 (1)取本品,用水稀释制成每 1ml 含 1000 单位的溶液,取 0.5ml,加 5%苯酚溶液 0.5ml,摇匀,加硫酸 2.5ml,摇匀,溶液显橙黄色。

(2)取本品,用效价测定项下的 0.2mol/L 三乙醇胺缓冲液(pH 7.8)稀释制成每 1ml 含 200 单位的溶液,作为供试品溶液。取试管 1 支,加上述缓冲液 1.6ml、供试品溶液 0.2ml 与效价测定项下的胰蛋白酶溶液 0.2ml,摇匀,置 25℃水浴保温 5 分钟,加效价测定项下的底物溶液 1.0ml,摇匀,置 25℃水浴继续保温 5 分钟,溶液应无色。另取试管 1 支,以上述缓冲液 0.2ml 代替供试品溶液,同法操作,溶液应显黄色。

(3)取本品,用水稀释制成每 1ml 含 2000 单位的溶液,照紫外-可见分光光度法(通则 0401)测定,在 277nm 的波长处有最大吸收。

(4)取本品,用 0.9%氯化钠溶液稀释制成每 1ml 含 500 单位的溶液。用硼酸-氢氧化钠缓冲液(pH 8.4)(取硼酸 24.736g,加 0.1mol/L 氢氧化钠溶液溶解并稀释至 1000ml)制备 1.2%琼脂糖凝胶板,照免疫双扩散法(通则 3403)检查,应与兔抗乌司他丁血清形成明显的沉淀线。

【检查】 **酸碱度** 取本品,用水稀释制成每 1ml 含 10 000 单位的溶液,依法测定(通则 0631),pH 值应为 6.0~7.5。

溶液的澄清度与颜色 取本品,用 0.9%氯化钠溶液稀释制成每 1ml 含 20 000 单位的溶液,依法检查(通则 0901 第一法和通则 0902 第一法),溶液应澄清无色;如显色,与黄色 1 号标准比色液比较,不得更深。

激肽原酶物质 底物溶液的制备 取 S-2266(相当于 H-D-Val-Leu-Arg-PNA·2HCl)25mg,加水溶解并稀释制成 0.0015mol/L 的溶液,置-18℃保存。

供试品溶液的制备 取本品,用水稀释制成每 1ml 中约含 50 000 单位的溶液。

测定法 取试管 2 支,各精密加入供试品溶液 0.4ml,再分别加入 0.2mol/L 三羟甲基氨基甲烷-盐酸缓冲液(取三羟甲基氨基甲烷 24.228g,加水 800ml 溶解,用 6mol/L 盐酸溶液调节 pH 值至 8.0,加水至 1000ml)0.5ml,混匀,置 37℃±0.5℃水浴中保温 5 分钟,再于第 1 管中加冰醋酸溶液(1→2)0.1ml,第 2 管中加底物溶液 0.1ml,立即摇匀,并计时,置 37℃±0.5℃水浴中准确反应 30 分钟,第 1 管加底物溶液 0.1ml,第 2 管加冰醋酸溶液(1→2)0.1ml,照紫外-可见分光光度法(通则 0401),以第 1 管为空白,在 405nm 的波长处测定,第 2 管的吸光度不得过 0.03。

分子量 取本品适量,用水稀释制成每 1ml 中含 2mg 蛋白的溶液,加入等体积的供试品缓冲液,混匀,置水浴中 5 分钟,放冷,作为供试品溶液;另取分子量标准品(分子量为 10 000~100 000 标准蛋白质)适量,加供试品缓冲液使成每 1μl 中含 1μg 的溶液,置水浴中 5 分钟,放冷,作为分子量标准品溶液。■照电泳法(通则 0541 第五法还原型 SDS-聚丙烯酰胺凝胶电泳),考马斯亮蓝染色测定,分离胶浓度为 12.5%。加样量不低于 10μg。分子量应为 37 000~43 000。■[修订]

有关物质 ■取本品,用流动相稀释制成每 1ml 中约含 10 000 单位的溶液,作为供试品溶液;精密量取 1ml,置 200ml 量瓶中,用流动相稀释至刻度,摇匀,作为对照溶液;取供试品溶液适量,于 105℃加热 3 小时,放冷,加入等体积的供试品溶液,混匀,作为系统适用性溶液。照分子排阻色谱法(通则 0514)测定,以亲水改性硅胶为填充剂(TSK-GEL-G3000SWxl,7.8mm×300mm,5μm 或其他适宜色谱柱);以磷酸盐缓冲液(取磷酸二氢钠 6.90g、磷酸氢二钠 17.91g 及氯化钠 8.77g,加水 800ml 溶解,调节 pH 值至 6.8,加水至 1000ml)为流动相;流速为每分钟 0.7ml;检测波长为 280nm。取系统适用性溶液 50μl,注入液相色谱仪,记录色谱图,乌司他丁峰与相邻杂质峰间的分离度应符合要求,理论板数按乌司他丁峰计算不低于 800。取对照溶液 10ml,置 25ml 量瓶中,用流动相稀释至刻度,摇匀,作为灵敏度溶液,取 50μl 注入液相色谱仪,乌司他丁峰的信噪比应大于 10。精密量取供试品溶液与对照溶液各 50μl,分别注入液相色谱仪,记录色谱图至主成分峰保留时间的 2 倍。供试品溶液色谱图中如有杂质峰,各杂质峰面积的和不得大于对照溶液主峰面积的 4 倍(2.0%)。■[修订]

■**重金属** 取本品适量(约相当于乌司他丁 50 万单位),用水稀释制成每 1ml 中约含乌司他丁 5 万单位的溶液,取 10ml 依法检查(通则 0821 第二法),每 1ml 中含重金属不得

过 $10\mu g$。■[增订]

乙肝表面抗原 ■取本品,用 0.9％氯化钠溶液定量稀释制成每 1ml 中约含 10 万单位的溶液,■[修订]按试剂盒说明书测定,应为阴性。

异常毒性 取本品,用氯化钠注射液定量稀释制成每 1ml 中约含乌司他丁 45 000 单位的溶液,依法检查(通则 1141),应符合规定。

细菌内毒素 取本品,依法检查(通则 1143),■每 10 000 单位乌司他丁中含内毒素的量应小于 0.625EU。■[修订]

凝血质样活性物质 血浆的制备 取新鲜兔血,置预先放有 3.8％枸橼酸钠溶液的容器(枸橼酸钠溶液与血液容积之比为 1:9)中,混匀,在 2～8℃条件下,以每分钟 3500 转离心 20 分钟。取上清液在 -20℃保存备用,用前在 25℃水浴融化。

测定法 取本品,用巴比妥缓冲液(pH 7.4)稀释制成每 1ml 中含 5000 单位的供试品溶液。取试管[(10～12)mm× 75mm]2 支,第 1 管加巴比妥缓冲液(pH 7.4)0.1ml 作空白对照,第 2 管加供试品溶液 0.1ml,分别加兔血浆 0.1ml,置 25℃±0.5℃水浴中保温 5 分钟,迅速加入 0.37％氯化钙溶液 0.1ml,混匀,计时。观察并记录试管出现混浊(初凝)的时间。供试品管的初凝时间应不小于空白对照管的初凝时间。

【效价测定】 ■效价■[修订]胰蛋白酶溶液 精密称取结晶胰蛋白酶(每 1mg 含 7500～10 000 BAEE 单位)适量,用冷的氯化钙盐酸溶液(取氯化钙 2.94g,加 0.001mol/L 盐酸溶液 1000ml 溶解)溶解并稀释制成每 1ml 含 0.1mg 的溶液,临用新制,并置冰浴保存。

底物溶液 取苯甲酰-L-精氨酸-P-对硝基苯胺盐酸盐适量,加水溶解并稀释制成每 1ml 含 1mg 的溶液,临用新制,并置暗处保存。

标准品溶液的制备 取乌司他丁标准品,加 0.2mol/L 三乙醇胺缓冲液(pH 7.8)(取三乙醇胺 29.8g,加水 900ml 溶解,用 4mol/L 盐酸溶液调节 pH 值至 7.8,加水至 1000ml)溶解并定量稀释制成每 1ml 含 50 单位的溶液。

供试品溶液的配制 精密量取本品适量,用 0.2mol/L 三乙醇胺缓冲液(pH 7.8)定量稀释制成与标准品溶液相同浓度的溶液。

测定法 取 0.2mol/L 三乙醇胺缓冲液(pH 7.8)■(预热至 25℃±1℃)■[修订]1.6ml,置比色池中,加标准品溶液与胰蛋白酶溶液各 0.2ml,混匀,准确保温 5 分钟,使比色池内温度保持■25℃±1℃■[修订],加底物溶液■(预热至 25℃± 1℃)■[修订]1.0ml,立即摇匀并计时,以水为空白,照紫外-可见分光光度法(通则 0401),在 405nm 的波长处,每隔 1 分钟测定吸光度,共 5 分钟,吸光度的变化率应恒定。以反应时间为横坐标,吸光度为纵坐标作图,求出每 1 分钟的吸光度变化率(ΔA_S)。

分别取 0.2mol/L 三乙醇胺缓冲液(pH 7.8)与供试品溶液各 0.2ml,代替标准品溶液同法操作,求出吸光度变化率

ΔA_0 和 ΔA_t,按下式计算:

$$每 1ml 乌司他丁的效价(单位) = \frac{\Delta A_0 - \Delta A_t}{\Delta A_0 - \Delta A_S} \times U \times \frac{n}{V}$$

式中 ΔA_0 为三乙醇胺缓冲液吸光度的变化率;

ΔA_t 为供试品溶液吸光度的变化率;

ΔA_S 为标准品溶液吸光度的变化率;

U 为每 1ml 标准品溶液中含乌司他丁单位数;

V 为供试品取样量,ml;

n 为供试品的稀释倍数。

测得的效价应为估计效价的 90％～110％,否则应调整供试品溶液的浓度重新测定。

蛋白质含量 ■精密量取本品适量,照蛋白质含量测定法(通则 0731 第一法)测定每 1ml 中蛋白质含量,即得。■[修订]

比活 由测得的效价和蛋白质含量计算每 1mg 蛋白中含乌司他丁活力的单位数。

【类别】 蛋白酶抑制药。

【贮藏】 密封,在 -20℃以下保存。

【制剂】 注射用乌司他丁

■曾用名:乌司他丁■[增订]

注射用乌司他丁

Zhusheyong Wusitading

Ulinastatin for Injection

本品为乌司他丁溶液加适量稳定剂和赋形剂的无菌冻干品。含乌司他丁的效价应为标示量的 85.0％～120.0％。

【性状】 本品为白色至微黄色冻干块状物或粉末。复溶后应为无色至黄色的澄清液体,可带轻微乳光。

【鉴别】 取本品,照乌司他丁溶液项下的鉴别(1)、(2)项试验,显相同的结果。

【检查】 酸碱度 取本品,每支加水 2ml 溶解后,混匀,依法测定(通则 0631),pH 值应为 6.0～7.5。

干燥失重 取本品 0.1g,以五氧化二磷为干燥剂,在 60℃减压干燥 3 小时,减失重量不得过 6.0％(通则 0831)。

过敏反应 取本品,加氯化钠注射液溶解并稀释制成每 1ml 含 3000 单位的溶液,依法检查(通则 1147),应符合规定。

溶液的澄清度与颜色、■有关物质、■[增订]■异常毒性与■细菌内毒素■[修订] 照乌司他丁溶液项下方法检查,均应符合规定。

其他 应符合注射剂项下有关的各项规定(通则 0102)。

【效价测定】 取本品 5 支,分别加适量 0.2mol/L 三乙醇胺缓冲液(pH 7.8)溶解,并■定■[修订]量转移至同一 100ml 量瓶中,用上述缓冲液稀释至刻度,摇匀。精密量取适量,用上述缓冲液定量稀释制成每 1ml 含 50 单位的溶液,照乌司他丁溶液项下的方法测定并计算。

【类别】 同乌司他丁溶液。

【规格】 (1)2.5 万单位 (2)5 万单位 (3)10 万单位

【贮藏】 密闭，阴凉干燥处保存。

巴 氯 芬

Balüfen

Baclofen

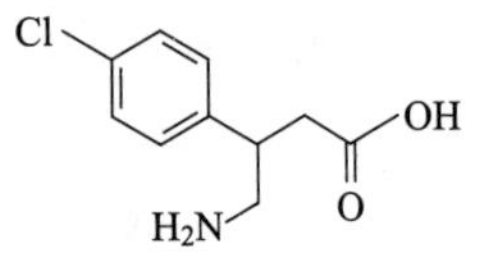

$C_{10}H_{12}ClNO_2$　213.66

本品为 β-(氨基甲基)-4-氯-氢化肉桂酸。按干燥品计算，含 $C_{10}H_{12}ClNO_2$ 不得少于 99.0%。

【性状】 本品为白色或类白色结晶性粉末；无臭。

本品在水中微溶，在甲醇中极微溶解，在三氯甲烷中不溶；在稀酸或稀碱中略溶。

【鉴别】 (1)取有关物质项下的供试品溶液作为供试品溶液；另取巴氯芬对照品适量，加稀释液(取甲醇 75ml 与冰醋酸 10ml，用水稀释至 250ml)溶解并稀释制成每 1ml 中约含 4mg 的溶液，作为对照品溶液。照有关物质项下的色谱条件，取上述两种溶液各 10μl 分别注入液相色谱仪，记录色谱图。供试品溶液主峰的保留时间应与对照品溶液主峰的保留时间一致。

(2)取本品，加水溶解并稀释制成每 1ml 中约含 0.7mg 的溶液，照紫外-可见分光光度法(通则 0401)测定，在 259nm、266nm 和 275nm 的波长处有最大吸收，在 272nm 的波长处有最小吸收。

(3)本品的红外光吸收图谱应与对照的图谱(光谱集 701 图)一致。

【检查】 ■有关物质 取本品，精密称定，加稀释液(取甲醇 75ml 与冰醋酸 10ml，用水稀释至 250ml)溶解并定量稀释制成每 1ml 中约含 4mg 的溶液，作为供试品溶液；分别精密量取适量，用稀释液定量稀释制成每 1ml 中约含 8μg 和 2μg 的溶液，作为对照溶液与灵敏度溶液。另取杂质Ⅰ对照品，精密称定，加甲醇溶解并定量稀释制成每 1ml 中约含 40μg 的溶液，作为对照品溶液。照高效液相色谱法(通则 0512)试验，用十八烷基硅烷键合硅胶为填充剂(4.6mm×250mm，5μm 或效能相当的色谱柱)，以 0.3mol/L 冰醋酸溶液-甲醇-0.36mol/L 戊烷磺酸钠溶液(550∶440∶20)为流动相，检测波长为 265nm。取巴氯芬和杂质Ⅰ对照品各适量，加水溶解并稀释制成每 1ml 中含巴氯芬 4mg 和杂质Ⅰ0.04mg 的溶液，取 10μl 注入液相色谱仪，记录色谱图，巴氯芬峰与杂质Ⅰ峰间的分离度应大于 10.0；取灵敏度溶液 10μl 注入液相色谱仪，记录色谱图，巴氯芬峰的信噪比应大于 10；再精密量取供试品溶液、对照溶液和对照溶液各 10μl，分别注入液相

色谱仪，记录色谱图至主成分峰保留时间的 4 倍。供试品溶液的色谱图中如有与杂质Ⅰ保留时间一致的色谱峰，按外标法以峰面积计算，不得过 1.0%；其他单个杂质峰面积不得大于对照溶液主峰面积(0.2%)；杂质总量不得过 2.0%。供试品溶液色谱图中小于灵敏度溶液主峰面积的峰忽略不计(0.05%)。■[修订]

干燥失重 取本品，在 105℃ 干燥至恒重，减失重量不得过 1.0%(通则 0831)。

炽灼残渣 取本品 1.0g，依法检查(通则 0841)，遗留残渣不得过 0.2%。

重金属 取炽灼残渣项下遗留的残渣，依法检查(通则 0821 第二法)，含重金属不得过百万分之十。

【含量测定】 取本品约 150mg，精密称定，加冰醋酸 20ml 溶解，照电位滴定法(通则 0701)，用高氯酸滴定液 (0.1mol/L)滴定，并将滴定的结果用空白试验校正。每 1ml 高氯酸滴定液(0.1mol/L)相当于 21.37mg 的 $C_{10}H_{12}ClNO_2$。

【类别】 中枢性肌肉松弛药。

【贮藏】 密封保存。

【制剂】 巴氯芬片

附：

杂质Ⅰ

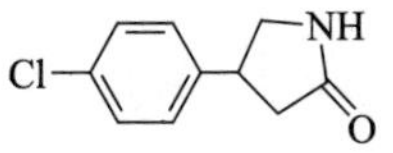

$C_{10}H_{10}ClNO$　195.65

4-(4-氯苯基)-2-吡咯烷酮

巴 氯 芬 片

Balüfen Pian

Baclofen Tablets

本品含巴氯芬($C_{10}H_{12}ClNO_2$)应为标示量的 90.0%～110.0%。

【性状】 ■本品为白色或类白色或着色片。■[修订]

【鉴别】 在含量测定项下记录的色谱图中，供试品溶液主峰的保留时间应与对照品溶液主峰的保留时间一致。

【检查】 有关物质 取含量测定项下的供试品溶液作为供试品溶液；分别精密量取适量，用稀释液(取甲醇 75ml 与冰醋酸 10ml，用水稀释至 250ml，摇匀)定量稀释制成每 1ml 中约含巴氯芬 20μg 和 2μg 的溶液，作为对照溶液与灵敏度溶液。另取杂质Ⅰ对照品，精密称定，加甲醇溶解并定量稀释制成 1ml 中约含 80μg 的溶液，作为对照品溶液。照含量测定项下的色谱条件，取灵敏度溶液 10μl 注入液相色谱仪，记录色谱图，巴氯芬峰的信噪比应大于 10；再精密量取供试品溶液、

对照溶液和对照品溶液各 10μl,分别注入液相色谱仪,记录色谱图至主成分峰保留时间的 4 倍。供试品溶液的色谱图中如有与杂质Ⅰ保留时间一致的色谱峰,按外标法以峰面积计算,不得过巴氯芬标示量的 2.0%,其他单个杂质峰面积不得大于对照溶液主峰面积(0.5%),其他杂质峰面积的和不得大于对照溶液主峰面积的 4 倍(2.0%)。供试品溶液色谱图中小于灵敏度溶液主峰面积的峰忽略不计(0.05%)。

含量均匀度 取本品 1 片,置具塞试管中,照含量测定项下的方法测定,其中对照品溶液浓度稀释成每 1ml 中含 1mg 的溶液,应符合规定(通则 0941)。

溶出度 取本品,照溶出度与释放度测定法(通则 0931第二法),以 0.1mol/L 盐酸溶液 500ml 为溶出介质,转速为每分钟 50 转,依法操作,经 30 分钟时,取溶液 10ml,滤过,照含量测定项下的色谱条件,精密量取续滤液 50μl,注入液相色谱仪,记录色谱图;另取巴氯芬对照品,精密称定,加0.1mol/L 盐酸溶液溶解并定量稀释制成每 1ml 中约含 20μg 的溶液,作为对照品溶液,同法测定。按外标法以峰面积计算每片的溶出量,限度为标示量的 80%,应符合规定。

其他 应符合片剂项下有关的各项规定(通则 0101)。

【含量测定】 照高效液相色谱法(通则 0512)测定。

■**色谱条件与系统适用性试验** 用十八烷基硅烷键合硅胶为填充剂(4.6mm×250mm,5μm 或效能相当的色谱柱);以0.3mol/L 冰醋酸溶液-甲醇-0.36mol/L 戊烷磺酸钠溶液(550:440:20)为流动相;检测波长为265nm。取巴氯芬和杂质Ⅰ对照品各适量,加水溶解并稀释制成每 1ml 中含巴氯芬4mg 和杂质Ⅰ0.04mg 的溶液,取 10μl 注入液相色谱仪,记录色谱图,巴氯芬峰与杂质Ⅰ峰间的分离度应大于 10.0,理论板数按巴氯芬峰计算不低于 1500。■[修订]

测定法 取本品 20 片,精密称定,研细,精密量取适量(约相当于巴氯芬 40mg),置具塞试管中,精密加入稀释液(取甲醇 75ml 与冰醋酸 10ml,用水稀释至 250ml,摇匀)10ml,超声使巴氯芬溶解,离心 20 分钟,取上清液作为供试品溶液,精密量取 10μl,注入液相色谱仪,记录色谱图;另取巴氯芬对照品适量,精密称定,同法测定。按外标法以峰面积计算,即得。

【类别】 同巴氯芬。

【规格】 10mg

【贮藏】 遮光,密封保存。

去羟肌苷肠溶胶囊

Quqiangjigan Changrongjiaonang

■**Didanosine Enteric Capsules**■[订正]

本品含去羟肌苷($C_{10}H_{12}N_4O_3$)应为标示量的90.0%～110.0%。

【性状】 本品内容物为白色或类白色包衣小丸或颗粒。

【鉴别】 (1)在含量测定项下记录的色谱图中,供试品溶液主峰的保留时间应与对照品溶液主峰的保留时间一致。

(2)取本品含量测定项下的细粉适量(约相当于去羟肌苷 0.1g),置 100ml 量瓶中,加水适量,充分振摇使去羟肌苷溶解,用水稀释至刻度,摇匀,滤过,取续滤液,用水稀释制成每 1ml 中含去羟肌苷 10μg 的溶液,照紫外-可见分光光度法(通则 0401)测定,在 249nm 的波长处有最大吸收,在 222nm 的波长处有最小吸收。

【检查】 **有关物质** 取本品细粉适量,精密称定,加流动相 A-流动相 B(92:8)溶解并稀释制成每 1ml 中含去羟肌苷0.5mg 的溶液,摇匀,滤过,取续滤液作为供试品溶液(临用新制),精密量取适量,用上述溶剂定量稀释制成每 1ml 中约含0.5μg 的溶液,作为对照溶液。照去羟肌苷项下的方法测定,供试品溶液的色谱图中如有杂质峰,照去羟肌苷项下表中的相对保留时间定位各杂质。次黄嘌呤的峰面积与其相对校正因子(0.62)的乘积不得过对照溶液主峰面积的 7 倍(0.7%),■2′,3′-脱水肌苷的峰面积不得过对照溶液主峰面积的 3 倍(0.3%),其他单个杂质的峰面积不得过对照溶液主峰面积的2 倍(0.2%),杂质总量不得过 1.2%。供试品溶液中小于对照溶液主峰面积 0.5 倍的峰忽略不计。■[订正]

溶出度 取本品,照溶出度与释放度测定法(通则 0931 第一法 方法2),先以 0.1mol/L 盐酸溶液 900ml 为溶出介质,转速为每分钟 100 转,依法操作,经 2 小时时,取溶液 10ml,作为供试品溶液(1)。弃去上述各溶出杯中的酸液,随即在各溶出杯中加入预热至 37℃±0.5℃的磷酸盐缓冲液(pH 6.8)[取0.1mol/L 盐酸溶液-0.2mol/L 磷酸钠溶液(3:1),混合均匀,必要时用 2mol/L 盐酸溶液或 2mol/L 氢氧化钠溶液调节pH 值至 6.8]900ml,转速不变,继续依法操作,经 45 分钟时,取溶液滤过,精密量取续滤液 5ml,置 50ml 量瓶中,用上述缓冲液稀释至刻度,摇匀,作为供试品溶液(2);另取本品 1 粒,倒尽内容物,空胶囊用乙醇清洗干净挥干后,按照供试品溶液(1)的制备方法制备的溶液作为空白溶液(1),取供试品溶液(1),以空白溶液(1)为空白,照紫外-可见分光光度法(通则0401),在 249nm 的波长处测定吸光度,吸光度值不得过 0.52(标示量的 10%)。取供试品溶液(2),以上述缓冲液为空白,照紫外-可见分光光度法(通则 0401),在 249nm 的波长处测定吸光度;另取去羟肌苷对照品适量,精密称定,加上述缓冲液溶解并定量稀释制成每 1ml 中约含 10μg 的溶液,同法测定,计算每粒的溶出量。限度为标示量的 80%,应符合规定。

其他 应符合胶囊剂项下有关的各项规定(通则 0103)。

【含量测定】 照高效液相色谱法(通则 0512)测定。

色谱条件与系统适用性试验 用十八烷基硅烷键合硅胶为填充剂;以醋酸铵溶液(取醋酸铵 3.86g,加水 800ml 溶解,用氨水调节 pH 值至 8.0,加水至 1000ml)-乙腈-甲醇(90:5:5)为流动相;检测波长为254nm。理论板数按去羟肌苷峰计算不低于6000,去羟肌苷峰与相邻杂质峰的分离度应符合要求。

测定法 取装量差异项下内容物混合均匀,研细,精密称取细粉适量(约相当于去羟肌苷25mg),加流动相溶解并定量稀释制成每1ml中约含去羟肌苷10μg的溶液,滤过,取续滤液作为供试品溶液,精密量取20μl注入液相色谱仪,记录色谱图;另取去羟肌苷对照品适量,精密称定,同法测定。按外标法以峰面积计算,即得。

【类别】 同去羟肌苷。

【规格】 0.1g

【贮藏】 遮光,密封保存。

去羟肌苷咀嚼片

Quqiangjigan Jujuepian

Didanosine Chewable Tablets

本品含去羟肌苷($C_{10}H_{12}N_4O_3$)应为标示量的90.0%~110.0%。

【性状】 本品为类白色片。

【鉴别】 (1)在含量测定项下记录的色谱图中,供试品溶液主峰的保留时间应与对照品溶液主峰的保留时间一致。

(2)取本品细粉适量(约相当于去羟肌苷5mg),置50ml量瓶中,加水适量振摇使去羟肌苷溶解并稀释至刻度,滤过,取续滤液,用水稀释制成每1ml中约含去羟肌苷10μg的溶液,照紫外-可见分光光度法(通则0401)测定,在249nm的波长处有最大吸收,在222nm的波长处有最小吸收。

【检查】 **有关物质** 取本品细粉适量,精密称定,加流动相A-流动相B(92:8)溶解并稀释制成每1ml中含去羟肌苷0.5mg的溶液,摇匀,滤过,取续滤液作为供试品溶液(临用新制),精密量取适量,用上述溶剂定量稀释制成每1ml中约含0.5μg的溶液,作为对照溶液。照去羟肌苷项下的方法测定,供试品溶液的色谱图中如有杂质峰,照去羟肌苷项下表中的相对保留时间定位各杂质。次黄嘌呤的峰面积与其相对校正因子(0.62)的乘积不得过对照溶液主峰面积的7倍(0.7%),2′,3′-脱水肌苷的峰面积不得过对照溶液主峰面积的3倍(0.3%),其他单个杂质的峰面积不得过对照溶液主峰面积的2倍(0.2%),杂质总量不得过1.2%。供试品溶液色谱图中小于对照溶液主峰面积0.5倍的峰忽略不计。■[订正]

含量均匀度 取本品(25mg规格)1片,置100ml量瓶中,加流动相适量,超声使去羟肌苷完全溶解后放至室温,再用流动相稀释至刻度,摇匀,滤过,精密量取续滤液适量,用流动相定量稀释制成每1ml中约含10μg的溶液,照含量测定项下的方法测定,计算每片的含量,应符合规定(通则0941)。

制酸力 取含量测定项下的细粉约0.5g,精密称定,置250ml具塞锥形瓶中,精密加入盐酸滴定液(0.1mol/L)100ml,

密塞,在37℃不断振摇20分钟,滤过,精密量取续滤液25ml,加溴酚蓝指示液2滴,用氢氧化钠滴定液(0.1mol/L)滴定。每片消耗盐酸滴定液(0.1mol/L)的体积不得少于170ml。

重金属 取本品1.0g,依法检查(通则0821第二法),含重金属不得过百万分之二十。

其他 应符合片剂项下有关的各项规定(通则0101)。

【含量测定】 照高效液相色谱法(通则0512)测定。

色谱条件与系统适用性试验 用十八烷基硅烷键合硅胶为填充剂;以醋酸铵溶液(取醋酸铵3.86g,加水800ml溶解,用氨水调节pH值至8.0,加水至1000ml)-乙腈-甲醇(90:5:5)为流动相;检测波长为254nm。理论板数按去羟肌苷峰计算不低于6000,去羟肌苷峰与相邻杂质峰的分离度应符合要求。

测定法 取本品20片,精密称定,研细,精密称取细粉适量(约相当于去羟肌苷25mg),加流动相溶解并定量稀释制成每1ml中约含去羟肌苷10μg的溶液,滤过,取续滤液作为供试品溶液,精密量取20μl注入液相色谱仪,记录色谱图;另取去羟肌苷对照品适量,精密称定,同法测定。按外标法以峰面积计算,即得。

【类别】 同去羟肌苷。

【规格】 (1)25mg (2)100mg

【贮藏】 遮光,密封,在干燥处保存。

甘油磷酸钠注射液

Ganyou Linsuanna Zhusheye

Sodium Glycerophosphate Injection

本品为甘油磷酸钠的灭菌水溶液,含磷(P)应为28.80~33.14mg/ml,含钠(Na)应为43.68~48.28mg/ml。

【性状】 本品为无色或几乎无色的澄明液体。

【鉴别】 (1)取本品1ml,加水10ml,加稀硝酸10ml与钼酸铵试液5ml,加热,放冷,生成黄色沉淀;沉淀在氨试液中溶解。

(2)取本品5ml,置试管中,加硫酸氢钾适量,加热,即发生丙烯醛的刺激性臭。

(3)本品显钠盐的鉴别反应(通则0301)。

【检查】 **pH值** 应为7.2~7.6(通则0631)。

游离磷酸盐 对照品溶液的制备 同含量测定项下磷项下的对照品溶液。

测定法 取本品1.0ml,加水稀释至30ml,摇匀,即为供试品溶液。照含量测定项下磷测定方法,自"精密量取供试品溶液与对照品溶液各5ml"起,依法测定,供试品溶液的吸光度不得大于对照品溶液的吸光度(<0.03mmol/L)。

细菌内毒素 取本品,依法检查(通则1143),每1ml中含内毒素的量应小于16EU。

其他 应符合注射剂项下有关的各项规定(通则0102)。

【含量测定】 **钠** 精密量取本品 2ml,置 200ml 量瓶中,用水稀释至刻度,摇匀,精密量取 10ml,置 50ml 量瓶中,用水稀释至刻度,摇匀,精密量取 2ml,置 100ml 量瓶中,加氯化铯溶液(取氯化铯 63.34g,加水溶解,并稀释至 1000ml)4.0ml,用水稀释至刻度,摇匀,作为供试品溶液;另精密称取在 130℃ 干燥至恒重的氯化钠 1.2711g,置 500ml 量瓶中,加水使溶解并稀释至刻度(每 1ml 含钠 1mg),摇匀,■精密量取 10ml,置 50ml 量瓶中,用水稀释至刻度,摇匀,取 100ml 量瓶 4 只,分别精密加入上述溶液 0、0.5、1.0、1.5ml,各加氯化铯溶液 4.0ml,用水稀释至刻度,摇匀,作为对照品溶液。■[订正] 照原子吸收分光光度法(通则 0406 第一法),在 589nm 的波长处分别测定,计算,即得。

磷 精密量取本品 5ml,置 50ml 量瓶中,用水稀释至刻度,摇匀,精密量取 1ml 置瓷坩埚中,加氧化锌 1g,置电炉上炭化,在 600℃ 炽灼 1 小时,放冷,加水 5ml 与盐酸 5ml,加热煮沸溶解,定量转移至 100ml 量瓶中,用水稀释至刻度,摇匀,作为供试品溶液;另精密称取在 105℃ 干燥 2 小时的磷酸二氢钾 136.09mg,置 100ml 量瓶中,加水使溶解并稀释至刻度,摇匀,精密量取 10ml,置 100ml 量瓶中,用水稀释至刻度,摇匀,作为对照品溶液;精密量取供试品溶液与对照品溶液各 5ml,分别置 25ml 量瓶中,加钼酸铵溶液[称取钼酸铵 5g,加 5%(g/ml)硫酸溶液溶解,并稀释至 100ml]1ml 与 0.5% 对苯二酚溶液[称取对苯二酚 0.5g,加 0.25%(g/ml)硫酸溶液溶解并稀释至 100ml;临用新制]1ml,再加 50% 醋酸钠溶液 3ml,用水稀释至刻度,摇匀,照紫外-可见分光光度法(通则 0401),在 720nm 的波长处测定吸光度,计算,即得。

【类别】 补磷药。

【规格】 10ml:2.16g

【贮藏】 25℃ 以下,不得冰冻,密闭保存。

甘 露 醇

Ganluchun

Mannitol

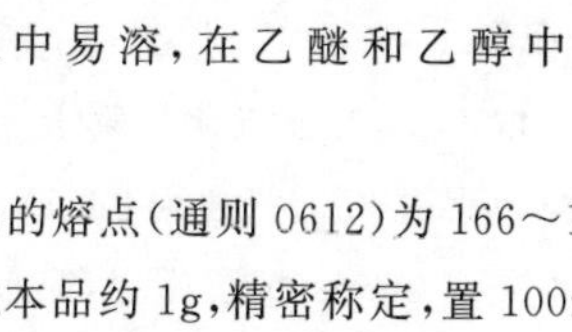

$C_6H_{14}O_6$ 182.17

本品为 D-甘露糖醇。按干燥品计算,含 $C_6H_{14}O_6$ 应为 98.0%~102.0%。

【性状】 本品为白色结晶或结晶性粉末;无臭。

■本品在水中易溶,在乙醚和乙醇中几乎不溶或不溶。■[修订]

熔点 本品的熔点(通则 0612)为 166~170℃。

比旋度 取本品约 1g,精密称定,置 100ml 量瓶中,加钼酸铵溶液(1→10)40ml,再加入 0.5mol/L 的硫酸溶液 20ml,用水稀释至刻度,摇匀,在 25℃ 时依法测定(通则 0621),比旋度为 +137° 至 +145°。

【鉴别】 (1)取本品的饱和水溶液 1ml,加三氯化铁试液与氢氧化钠试液各 0.5ml,即生成棕黄色沉淀,振摇不消失;滴加过量的氢氧化钠试液,即溶解成棕色溶液。

(2)本品的红外光吸收图谱应与对照的图谱(光谱集 1238 图)一致。

【检查】 **酸度** 取本品 5.0g,加水 50ml 溶解后,加酚酞指示液 3 滴与氢氧化钠滴定液(0.02mol/L)0.30ml,应显粉红色。

溶液的澄清度与颜色 取本品 1.5g,加水 10ml 溶解后,溶液应澄清无色;如显浑浊,与 1 号浊度标准液(通则 0902 第一法)比较,不得更浓。

有关物质 取本品,加水溶解并稀释制成每 1ml 中含 50mg 的溶液,作为供试品溶液;精密量取 1ml,置 100ml 量瓶中,用水稀释至刻度,作为对照溶液;另取甘露醇与山梨醇各 0.5g,置 100ml 量瓶中,加水溶解并稀释至刻度,作为系统适用性溶液。照高效液相色谱法(通则 0512)试验,用磺化交联的苯乙烯二乙烯基苯共聚物为填充剂的强阳离子钙型交换柱(或分离效能相当的色谱柱),以水为流动相,流速为每分钟 0.5ml,柱温为 80℃,示差折光检测器,检测温度为 55℃。取系统适用性溶液 20μl 注入液相色谱仪,记录色谱图,甘露醇峰与山梨醇峰之间的分离度应大于 2.0。精密量取供试品溶液与对照溶液各 20μl,分别注入液相色谱仪,记录色谱图至主成分峰保留时间的 2 倍。供试品溶液色谱图中如有杂质峰,各杂质峰面积的和不得大于对照溶液主峰面积的 2 倍(2.0%)。供试品溶液色谱图中小于对照溶液主峰面积 0.05 倍的色谱峰忽略不计。

还原糖 取本品 5.0g,置锥形瓶中,加 25ml 水使溶解,加枸橼酸铜溶液(取硫酸铜 25g,枸橼酸 50g 和无水碳酸钠 144g,加水 1000ml 使溶解,即得)20ml,加热至沸腾,保持沸腾 3 分钟,迅速冷却,加 2.4%(V/V)的冰醋酸溶液 100ml 和 0.025mol/L 的碘滴定液 20.0ml,摇匀,加 6%(V/V)的盐酸溶液 25ml(沉淀应完全溶解。如有沉淀,继续加该盐酸溶液至沉淀完全溶解),用硫代硫酸钠滴定液(0.05mol/L)滴定,近终点时加淀粉指示液 1ml,继续滴定至蓝色消失。消耗硫代硫酸钠滴定液(0.05mol/L)的体积不得少于 12.8ml。

氯化物 取本品 2.0g,依法检查(通则 0801),与标准氯化钠溶液 6.0ml 制成的对照液比较,不得更浓(0.003%)。

硫酸盐 取本品 2.0g,依法检查(通则 0802),与标准硫酸钾溶液 2.0ml 制成的对照液比较,不得更浓(0.01%)。

草酸盐 取本品 1.0g,加水 6ml,加热溶解后,放冷,加氨试液 3 滴与氯化钙试液 1ml,摇匀,置水浴中加热 15 分钟后,取出,放冷;如发生浑浊,与草酸钠溶液[取草酸钠 0.1523g,置 1000ml 量瓶中,加水溶解并稀释至刻度,摇匀。每 1ml 相当于 0.1mg 的草酸盐(C_2O_4)]2.0ml 用同一方法制成的对照液比较,不得更浓(0.02%)。

干燥失重 取本品,在 105℃ 干燥至恒重,减失重量不得过 0.5%(通则 0831)。

炽灼残渣 不得过 0.1%(通则 0841)。

重金属 取本品 2.0g,加水 23ml 溶解后,加醋酸盐缓冲液(pH 3.5)2ml,依法检查(通则 0821 第一法),含重金属不得过百万分之十。

砷盐 取本品 1.0g,加水 10ml 使溶解,加稀硫酸 5ml 与溴化钾溴试液 0.5ml,置水浴上加热 20 分钟,使保持稍过量的溴存在(必要时可滴加溴化钾溴试液),并随时补充蒸散的水分,放冷,加盐酸 5ml 与水适量使成 28ml,依法检查(通则 0822 第一法),应符合规定(0.0002%)。

【含量测定】 取本品约 0.2g,精密称定,置 250ml 量瓶中,加水使溶解并稀释至刻度,摇匀;精密量取 10ml,置碘瓶中,精密加高碘酸钠溶液[取硫酸溶液(1→20)90ml 与高碘酸钠溶液(2.3→1000)110ml 混合制成]50ml,置水浴上加热 15 分钟,放冷,加碘化钾试液 10ml,密塞,放置 5 分钟,用硫代硫酸钠滴定液(0.05mol/L)滴定,至近终点时,加淀粉指示液 1ml,继续滴定至蓝色消失,并将滴定的结果用空白试验校正。每 1ml 硫代硫酸钠滴定液(0.05mol/L)相当于 0.9109mg 的 $C_6H_{14}O_6$。

【类别】 脱水药。

【贮藏】 遮光,密封保存。

【制剂】 甘露醇注射液

戊 四 硝 酯 片

Wusixiaozhi Pian

Pentaerithrityl Tetranitrate Tablets

■本品含戊四硝酯($C_5H_8N_4O_{12}$)应为标示量的 90.0%～110.0%。■[订正]

【性状】 本品为白色片。

【鉴别】 (1)取本品细粉适量(约相当于戊四硝酯 50mg),加无水丙酮(取丙酮用无水碳酸钠处理后,蒸馏即得)约 25ml,搅拌,使戊四硝酯溶解后,滤过,滤液置蒸发皿中,在温水浴上蒸除丙酮,取残渣依法测定,熔点(通则 0612)为 139～143℃(本品有爆炸性,操作时应采用适宜的防护罩,剩余的提取物可用丙酮溶解,置大瓷皿中燃烧破坏之)。

(2)取上述残渣约 10mg,置硫酸 3ml 与水 1ml 的混合液中,冷却,沿壁加硫酸亚铁试液 3ml,在二液面接界处产生棕色环。

【检查】 **有关物质** 取本品细粉适量(约相当于戊四硝酯 25mg),置 25ml 量瓶中,加甲醇 20ml,超声 15 分钟,使戊四硝酯溶解,用流动相稀释至刻度,摇匀,滤过,取续滤液作为供试品溶液;精密量取 1ml,置 100ml 量瓶中,用流动相稀释至刻度,摇匀,作为对照溶液。照戊四硝酯粉有关物质项下的方法测定,供试品溶液的色谱图中如有杂质峰,单个杂质峰面积不得大于对照溶液主峰面积的 0.5 倍(0.5%),各杂质峰面积的和不得大于对照溶液的主峰面积(1.0%)。

含量均匀度 取本品 1 片,置乳钵中研细,加冰醋酸适量,研磨,于通风橱处用冰醋酸分次转移至 50ml 量瓶中,置水浴上加热约 20 分钟,振摇使戊四硝酯溶解,放冷,用冰醋酸稀释至刻度,摇匀,滤过,取续滤液作为供试品溶液,照戊四硝酯粉含量测定项下的方法测定含量,应符合规定(通则 0941)。

其他 应符合片剂项下有关的各项规定(通则 0101)。

【含量测定】 取本品 20 片,精密称定,研细,精密称取适量(约相当于戊四硝酯 25mg),置 100ml 量瓶中,加冰醋酸约 75ml,置水浴上加热 20 分钟,放冷,用冰醋酸稀释至刻度,摇匀,滤过,取续滤液作为供试品溶液,照戊四硝酯粉含量测定项下的方法测定,即得。

【类别】 **【贮藏】** 同戊四硝酯粉。

【规格】 10mg

卡 前 列 甲 酯

Kaqianliejiazhi

Carboprost Methylate

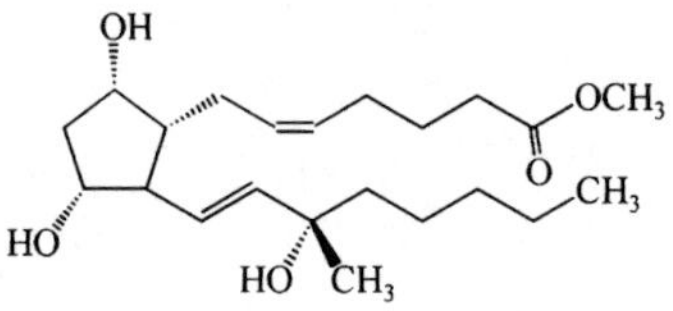

$C_{22}H_{38}O_5$ 382.54

本品为(Z)-7-[(1R,2R,3R,5S)-3,5-二羟基-2-[(E)-(3S)-3-甲基-1-辛烯-3-羟基]环戊基]-5-庚酸甲酯。■按无水物计算,含 $C_{22}H_{38}O_5$ 不得少于 91.0%。■[修订]

【性状】 本品为白色至淡黄色固状物。

本品在乙醚或乙醇中易溶,在水中微溶。

【鉴别】 (1)在含量测定项下记录的色谱图中,供试品溶液主峰的保留时间应与对照品溶液主峰的保留时间一致。

(2)本品的红外光吸收图谱应与对照的图谱(光谱集 98 图)一致。

【检查】 **15-差向异构体** 取本品,加甲醇溶解并稀释制成每 1ml 中约含 0.2mg 的溶液,作为供试品溶液;精密量取 2ml,置 50ml 量瓶中,用甲醇稀释至刻度,摇匀,作为对照溶液。照含量测定项下的色谱条件,精密量取供试品溶液与对照溶液各 20μl,分别注入液相色谱仪,记录色谱图至主成分峰保留时间的 2 倍。供试品溶液色谱图中如有与系统适用性试验溶液中相应的 15-差向异构体色谱峰,其峰面积不得大于对照溶液主峰面积(4.0%)。

■**干燥失重** 取本品,置五氧化二磷干燥器中,减压干燥 24 小时,减失重量不得过 3.0%(通则 0831)。■[删除]

■**水分** 取本品约 20mg,精密称定,照水分测定法(通则 0832 第一法 2)测定,含水分不得过 3.0%。■[增订]

【含量测定】 照高效液相色谱法(通则 0512)测定。

色谱条件与系统适用性试验 用十八烷基硅烷键合硅胶为填充剂;以甲醇-水(70∶30)为流动相;检测波长为202nm。取本品与15-差向异构体对照品,加甲醇溶解并稀释制成每1ml中约含15-差向异构体与卡前列甲酯各0.2mg的溶液,作为系统适用性试验溶液,取20μl注入液相色谱仪,理论板数按卡前列甲酯峰计算不低于2000,15-差向异构体峰与卡前列甲酯峰的分离度应大于1.2。

测定法 取本品适量,精密称定,加甲醇溶解并定量稀释制成每1ml中含0.2mg的溶液,作为供试品溶液,精密量取20μl,注入液相色谱仪,记录色谱图;另取卡前列甲酯对照品,同法测定,按外标法以峰面积计算,即得。

【类别】 前列腺素类药。

【贮藏】 遮光,密封,低温(低于−5℃)保存。

【制剂】 卡前列甲酯栓

甲磺酸酚妥拉明

Jiahuangsuan Fentuolaming

Phentolamine Mesylate

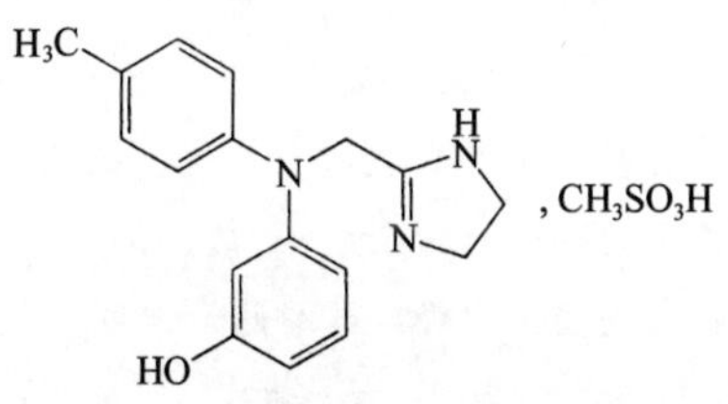

$C_{17}H_{19}N_3O \cdot CH_4O_3S$ 377.46

本品为3-[[(4,5-二氢-1H-咪唑-2-基)甲基](4-甲苯基)氨基]苯酚甲磺酸盐。按干燥品计算,含 $C_{17}H_{19}N_3O \cdot CH_4O_3S$ 不得少于99.0%。

【性状】 本品为白色或类白色的结晶性粉末;无臭。

本品在水或乙醇中易溶,在三氯甲烷中微溶。

熔点 本品的熔点(通则0612)为176～181℃,熔融时同时分解。

【鉴别】 (1)取本品约30mg,加水15ml溶解后,分成三份,分别加碘试液、碘化汞钾试液与三硝基苯酚试液,分别产生棕色沉淀、白色沉淀与黄色沉淀。

(2)取本品约30mg,加氢氧化钠0.2g,加水数滴溶解后,小火蒸干至炭化,加水数滴与2mol/L盐酸溶液3～4ml,缓缓加热,即产生二氧化硫气体,能使湿润的碘酸钾淀粉试纸(取滤纸条浸入含有5%碘酸钾溶液与淀粉指示液的等体积混合液中湿透后,取出干燥,即得)显蓝色。[修订]

(3)本品的红外光吸收图谱应与甲磺酸酚妥拉明对照品的图谱一致(通则0402)。

【检查】 酸碱度 取本品0.10g,加水10ml溶解后,加甲基红指示液1滴,应显红色;再加氢氧化钠滴定液(0.1mol/L)

0.05ml,应变成黄色。

氯化物 取本品0.10g,加水5ml与稀硝酸1ml,温热至80℃后,加硝酸银试液1ml,不得发生白色浑浊。

有关物质 取本品约10mg,置10ml量瓶中,加流动相溶解并稀释至刻度,摇匀,作为供试品溶液;精密量取1ml,置100ml量瓶中,用流动相稀释至刻度,摇匀,作为对照溶液。照含量测定项下的色谱条件,精密量取供试品溶液和对照溶液各20μl,分别注入液相色谱仪,记录色谱图至主成分峰保留时间的5倍。供试品溶液的色谱图中如有杂质峰,单个杂质峰面积不得大于对照溶液主峰面积的0.5倍(0.5%),各杂质峰面积的和不得大于对照溶液主峰面积(1.0%)。供试品溶液色谱图中小于对照溶液主峰面积0.02倍的色谱峰忽略不计。

残留溶剂 取本品适量,精密称定,加 N,N-二甲基甲酰胺适量,立即振摇使溶解并稀释制成每1ml中约含0.1g的溶液,作为供试品溶液;另精密称取甲醇、乙醇、乙酸乙酯与二甲苯适量,加 N,N-二甲基甲酰胺溶解并稀释制成每1ml中含甲醇0.3mg、乙醇0.5mg、乙酸乙酯0.5mg与二甲苯0.217mg的溶液,作为对照品溶液。照残留溶剂测定法(通则0861第三法)测定,以100%二甲基聚硅氧烷为固定液;起始温度40℃,以每分钟15℃的速率升温至80℃,维持5分钟,然后以每分钟6℃的速率升温至130℃,维持1分钟,再以每分钟40℃的速率升温至220℃,维持3分钟;进样口温度为200℃;检测器温度为250℃。取对照品溶液1μl注入气相色谱仪,各成分峰间的分离度均应符合要求。精密量取供试品溶液与对照品溶液各1μl,分别注入气相色谱仪,记录色谱图,按外标法以峰面积计算。甲醇、乙醇、乙酸乙酯与二甲苯的残留量均应符合规定。

干燥失重 取本品,在105℃干燥至恒重,减失重量不得过0.5%(通则0831)。

炽灼残渣 不得过0.1%(通则0841)。

【含量测定】 照高效液相色谱法(通则0512)测定。

色谱条件与系统适用性试验 用十八烷基硅烷键合硅胶为填充剂;以0.01mol/L庚烷磺酸钠溶液(含0.1%三乙胺,用磷酸调节pH值至3.0)-乙腈(64∶36)为流动相;检测波长为278nm。取甲磺酸酚妥拉明对照品约25mg,置25ml量瓶中,加0.05mol/L氢氧化钠溶液0.5ml,放置24小时,使部分甲磺酸酚妥拉明降解为杂质Ⅰ,加0.05mol/L盐酸溶液0.5ml中和,用流动相稀释至刻度,摇匀,取溶液20μl注入液相色谱仪,酚妥拉明峰与杂质Ⅰ峰(与酚妥拉明峰相邻的主要降解物为杂质Ⅰ)之间的分离度应符合要求。理论板数按酚妥拉明峰计算不低于3000。

测定法 取本品约25mg,精密称定,置25ml量瓶中,加水溶解并稀释至刻度,摇匀,精密量取5ml,置50ml量瓶中,用水稀释至刻度,摇匀,精密量取20μl,注入液相色谱仪,记录色谱图;另取甲磺酸酚妥拉明对照品,同法测定。按外标法以酚妥拉明峰面积计算,即得。

【类别】 α肾上腺素受体阻滞药。

【贮藏】 遮光,密封保存。

【制剂】 (1)甲磺酸酚妥拉明片 (2)甲磺酸酚妥拉明注射液 (3)甲磺酸酚妥拉明胶囊 (4)注射用甲磺酸酚妥拉明

附:

杂质Ⅰ

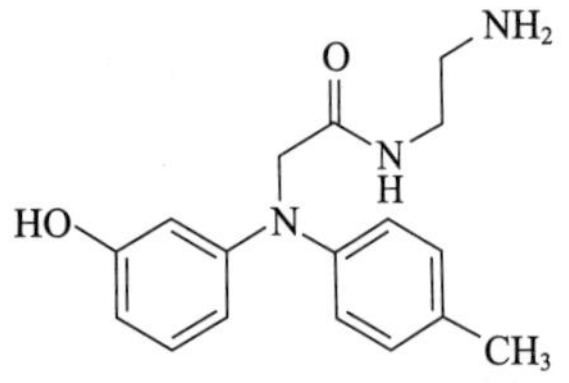

$C_{17}H_{21}N_3O_2$　299.37

N-(2-氨乙基)-2-[(3-羟苯基)(4-甲苯基)氨基]乙酰胺

甲磺酸酚妥拉明片

Jiahuangsuan Fentuolaming Pian

Phentolamine Mesylate Tablets

本品含甲磺酸酚妥拉明($C_{17}H_{19}N_3O \cdot CH_4O_3S$)应为标示量的93.0%～107.0%。

【性状】 本品为白色或类白色片或加有着色剂的桔红色片或薄膜衣片,除去包衣后显白色或类白色。

【鉴别】 (1)取本品细粉适量(约相当于甲磺酸酚妥拉明30mg),加水15ml,振摇溶解后,滤过,滤液分成三份,分别加碘试液、碘化汞钾试液与三硝基苯酚试液,分别产生棕色沉淀、白色沉淀与黄色沉淀。

■(2)取本品细粉适量(约相当于甲磺酸酚妥拉明50mg),加水10ml使溶解,滤过,取续滤液适量,在水浴上蒸干,取残渣约30mg,照甲磺酸酚妥拉明项下的鉴别(2)项试验,显相同的反应。■[修订]

(3)取含量测定项下的溶液,照紫外-可见分光光度法(通则0401)测定,在278nm的波长处有最大吸收。

(4)在含量测定项下记录的色谱图中,供试品溶液主峰的保留时间应与对照品溶液主峰的保留时间一致。

【检查】 有关物质 取本品细粉适量(约相当于甲磺酸酚妥拉明10mg),置10ml量瓶中,加流动相溶解并稀释至刻度,摇匀,滤过,取续滤液作为供试品溶液;精密量取供试品溶液1ml,置100ml量瓶中,用流动相稀释至刻度,摇匀,作为对照溶液。照含量测定项下的色谱条件,精密量取供试品溶液与对照溶液各20μl,分别注入液相色谱仪,记录色谱图至主成分峰保留时间的5倍。供试品溶液的色谱图中如有杂质

峰,杂质Ⅰ峰的峰面积不得大于对照溶液主峰面积(1.0%),其他单个杂质峰的峰面积均不得大于对照溶液主峰面积的0.5倍(0.5%),各杂质峰面积之和不得大于对照溶液主峰面积的2倍(2.0%)。供试品溶液色谱图中小于对照溶液主峰面积0.02倍的色谱峰忽略不计。

溶出度 取本品,照溶出度与释放度测定法(通则0931第一法),以水1000ml为溶出介质,转速为每分钟50转,依法操作,经15分钟时,取溶液适量,滤过,精密量取续滤液适量,用溶出介质定量稀释制成每1ml中约含甲磺酸酚妥拉明20μg的溶液,照紫外-可见分光光度法(通则0401),在278nm的波长处测定吸光度;另取甲磺酸酚妥拉明对照品适量,精密称定,加溶出介质溶解并定量稀释制成每1ml中约含20μg的溶液,同法测定,计算出每片的溶出量。限度为标示量的80%,应符合规定。

其他 应符合片剂项下有关的各项规定(通则0101)。

【含量测定】 照高效液相色谱法(通则0512)测定。

色谱条件与系统适用性试验 用十八烷基硅烷键合硅胶为填充剂;以0.01mol/L庚烷磺酸钠溶液(含0.1%三乙胺,用磷酸调节pH值至3.0)-乙腈(64：36)为流动相;检测波长为278nm。取甲磺酸酚妥拉明对照品约25mg,置25ml量瓶中,加0.05mol/L氢氧化钠溶液0.5ml,放置24小时,使部分甲磺酸酚妥拉明降解为杂质Ⅰ,加0.05mol/L盐酸溶液0.5ml中和,用流动相稀释至刻度,摇匀,作为系统适用性溶液,取20μl注入液相色谱仪,酚妥拉明峰与杂质Ⅰ峰(与酚妥拉明峰相邻的主要降解物为杂质Ⅰ)之间的分离度应符合要求。理论板数按酚妥拉明峰计算不低于3000。

■测定法 取本品20片,精密称定,研细,精密称取细粉适量(约相当于甲磺酸酚妥拉明25mg),置25ml量瓶中,加水使甲磺酸酚妥拉明溶解并稀释至刻度,摇匀,滤过,精密量取续滤液5ml,置50ml量瓶中,用水稀释至刻度,摇匀,作为供试品溶液,精密量取20μl,注入液相色谱仪,记录色谱图;另取甲磺酸酚妥拉明对照品适量,精密称定,加水溶解并定量稀释制成每1ml中约含0.1mg的溶液,同法测定。按外标法以酚妥拉明峰面积计算,即得。■[修订]

【类别】 同甲磺酸酚妥拉明。

【规格】 (1)40mg (2)50mg

【贮藏】 遮光,密封保存。

甲磺酸酚妥拉明胶囊

Jiahuangsuan Fentuolaming Jiaonang

Phentolamine Mesylate Capsules

本品含甲磺酸酚妥拉明($C_{17}H_{19}N_3O \cdot CH_4O_3S$)应为标示量的93.0%～107.0%。

【性状】 本品的内容物为类白色粉末。

【鉴别】 (1)取本品内容物适量(约相当于甲磺酸酚妥拉明 30mg),加水 15ml,振摇溶解后,滤过,滤液分成三份,分别加碘试液、碘化汞钾试液与三硝基苯酚试液,分别产生棕色沉淀、白色沉淀与黄色沉淀。

■(2)取本品内容物适量(约相当于甲磺酸酚妥拉明 50mg),加水 10ml 使溶解,滤过,取续滤液适量,在水浴上蒸干,取残渣约 30mg,照甲磺酸酚妥拉明项下的鉴别(2)项试验,显相同的反应。■[修订]

(3)取含量测定项下的溶液,照紫外-可见分光光度法(通则 0401)测定,在 278nm 的波长处有最大吸收。

(4)在含量测定项下记录的色谱图中,供试品溶液主峰的保留时间应与对照品溶液主峰的保留时间一致。

【检查】 有关物质 取含量测定项下的内容物,精密称取适量(约相当于甲磺酸酚妥拉明 10mg),置 10ml 量瓶中,加流动相溶解并稀释至刻度,摇匀,滤过,取续滤液作为供试品溶液;精密量取供试品溶液 1ml,置 100ml 量瓶中,用流动相稀释至刻度,摇匀,作为对照溶液。照含量测定项下的色谱条件,精密量取供试品溶液与对照溶液各 20μl,分别注入液相色谱仪,记录色谱图至主成分峰保留时间的 5 倍。供试品溶液的色谱图中如有杂质峰,杂质Ⅰ峰的峰面积不得大于对照溶液主峰面积(1.0%),其他单个杂质峰的峰面积均不得大于对照溶液主峰面积的 0.5 倍(0.5%),各杂质峰面积之和不得大于对照溶液主峰面积的 2 倍(2.0%)。供试品溶液色谱图中小于对照溶液主峰面积 0.02 倍的色谱峰忽略不计。

溶出度 取本品,照溶出度与释放度测定法(通则 0931第一法),以水 1000ml 为溶出介质,转速为每分钟 50 转,依法操作,经 15 分钟时,取溶液适量,滤过,精密量取续滤液适量,用溶出介质定量稀释制成每 1ml 中约含甲磺酸酚妥拉明 20μg 的溶液,照紫外-可见分光光度法(通则 0401),在 278nm 的波长处测定吸光度;另取甲磺酸酚妥拉明对照品适量,精密称定,加溶出介质溶解并定量稀释制成每 1ml 中约含 20μg 的溶液,同法测定,计算每粒的溶出量。限度为标示量的 80%,应符合规定。

其他 应符合胶囊剂项下有关的各项规定(通则 0103)。

【含量测定】 照高效液相色谱法(通则 0512)测定。

色谱条件与系统适用性试验 用十八烷基硅烷键合硅胶为填充剂;以 0.01mol/L 庚烷磺酸钠溶液(含 0.1%三乙胺,用磷酸调节 pH 值至 3.0)-乙腈(64:36)为流动相;检测波长为 278nm。取甲磺酸酚妥拉明对照品约 25mg,置 25ml 量瓶中,加 0.05mol/L 氢氧化钠溶液 0.5ml,放置 24 小时,使部分甲磺酸酚妥拉明降解为杂质Ⅰ,加 0.05mol/L 盐酸溶液 0.5ml 中和,用流动相稀释至刻度,摇匀,作为系统适用性溶液;取 20μl 注入液相色谱仪,酚妥拉明峰与杂质Ⅰ峰(与酚妥拉明峰相邻的主要降解物为杂质Ⅰ)之间的分离度应符合要求。理论板数按酚妥拉明峰计算不低于 3000。

测定法 取装量差异项下的内容物,混合均匀,精密称取适量(约相当于甲磺酸酚妥拉明 25mg),置 25ml 量瓶中,加水使甲磺酸酚妥拉明溶解并稀释至刻度,摇匀,滤过,精密量取续滤液 5ml,置 50ml 量瓶中,用水稀释至刻度,摇匀,作为供试品溶液,精密量取 20μl,注入液相色谱仪,记录色谱图;另取甲磺酸酚妥拉明对照品适量,精密称定,加水溶解并定量稀释制成每 1ml 中约含 0.1mg 的溶液,同法测定。按外标法以酚妥拉明峰面积计算,即得。

【类别】 同甲磺酸酚妥拉明。

【规格】 40mg

【贮藏】 遮光,密封保存。

头孢拉定胶囊
Toubaolading Jiaonang
Cefradine Capsules

本品含头孢拉定($C_{16}H_{19}N_3O_4S$)应为标示量的90.0%～110.0%。

【性状】 本品内容物为白色至淡黄色粉末或颗粒。

【鉴别】 取本品的内容物适量,加水溶解并稀释制成每 1ml 中约含头孢拉定 6mg 的溶液,滤过,取续滤液作为供试品溶液,照头孢拉定项下的鉴别(1)或(2)项试验,显相同的结果。

【检查】 头孢氨苄 精密称取本品内容物适量,照含量测定项下的方法制备供试品溶液,照头孢拉定项下的方法测定,含头孢氨苄不得过头孢拉定和头孢氨苄总量的 6.0%。

有关物质 取装量差异项下的内容物,混合均匀,精密称取适量,加流动相溶解并定量稀释制成每 1ml 中约含头孢拉定 1mg 的溶液,滤过,取续滤液作为供试品溶液。照头孢拉定下的方法测定,检测波长为 254nm。供试品溶液色谱图中如有杂质峰,除头孢氨苄外,7-氨基去乙酰氧基头孢烷酸按外标法以峰面积计算,不得过标示量的 1.0%;其他单个杂质峰面积不得大于对照溶液主峰面积的 5 倍(2.5%),其他各杂质峰面积的和不得大于对照溶液主峰面积的 6 倍(3.0%)。

水分 取本品内容物适量,照水分测定法(通则 0832 第一法 1)测定,含水分不得过 7.0%。

溶出度 取本品,■照溶出度与释放度测定法(通则 0931第一法)■[订正],以 0.1mol/L 盐酸溶液 900ml 为溶出介质,转速为每分钟 100 转,依法操作,45 分钟时,取溶液适量,滤过,精密量取续滤液适量,用溶出介质定量稀释制成每 1ml 中约含头孢拉定 25μg 的溶液,照紫外-可见分光光度法(通则 0401),在 255nm 的波长处测定吸光度;另取装量差异项下的内容物,混合均匀,精密称取适量(相当于平均装量),按标示量加溶出介质溶解并定量稀释制成每 1ml 中含头孢拉定 25μg 的溶液,滤过,取续滤液,同法测定,计算每粒的溶出量。限度为80%,应符合规定。

其他 应符合胶囊剂项下有关的各项规定(通则0103)。

【含量测定】 取装量差异项下的内容物,混合均匀,精密称取细粉适量(约相当于头孢拉定70mg),置100ml量瓶中,加流动相70ml,超声使头孢拉定溶解,再用流动相稀释至刻度,摇匀,滤过,取续滤液作为供试品溶液,照头孢拉定项下的方法测定,即得。

【类别】 同头孢拉定。

【规格】 (1)0.125g (2)0.25g (3)0.5g

【贮藏】 密封,在凉暗处保存。

头 孢 唑 肟 钠

Toubaozuowona

Ceftizoxime Sodium

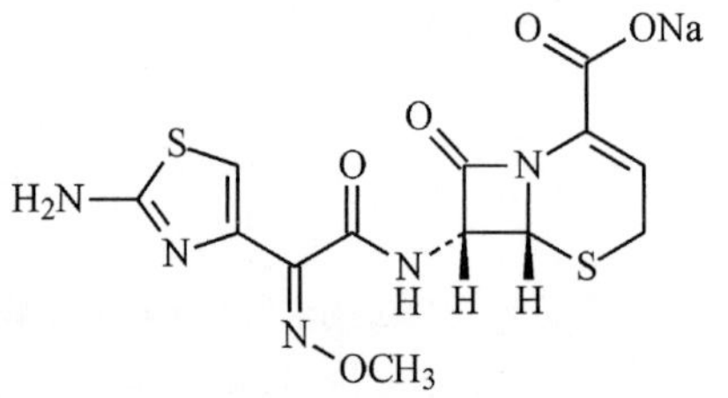

$C_{13}H_{12}N_5NaO_5S_2$ 405.38

本品为(6R,7R)-7-[2-(2-氨基噻唑-4-基)-2-(甲氧亚氨基)乙酰氨基]-8-氧代-5-硫杂-1-氮杂双环[4.2.0]辛-2-烯-2-羧酸钠盐。按无水物计算,含头孢唑肟($C_{13}H_{13}N_5O_5S_2$)应为92.5%~96.5%。[修订]

【性状】 本品为白色至淡黄色结晶、结晶性或颗粒状粉末;无臭或有微臭;略有引湿性。

本品在水中极易溶解,在甲醇中极微溶解,在乙醇和丙酮中几乎不溶。

比旋度 取本品,精密称定,加水溶解并定量稀释制成每1ml中含10mg的溶液,依法测定(通则0621),比旋度为+125°至+145°。

吸收系数 取本品,精密称定,加水溶解并定量稀释制成每1ml中约含10μg的溶液,照紫外-可见分光光度法(通则0401),在235nm的波长处测定吸光度,吸收系数($E_{1cm}^{1\%}$)为410~450。

【鉴别】 (1)取本品与头孢唑肟对照品适量,分别加磷酸盐缓冲液(pH 7.0)5ml振摇使溶解,用75%乙醇稀释制成每1ml中约含头孢唑肟5mg的溶液,作为供试品溶液与对照品溶液;取头孢唑肟对照品和头孢拉定对照品适量,加磷酸盐缓冲液(pH 7.0)使溶解,用75%乙醇制成每1ml中约含头孢唑肟5mg和头孢拉定5mg的溶液,作为系统适用性溶液。照薄层色谱法(通则0502)试验,吸取上述三种溶液各2μl,分别点于同一硅胶 GF$_{254}$薄层板上,以乙酸乙酯-乙醚-二氯甲烷-甲酸(5:4:5:6)为展开剂,展开,晾干,置紫外光灯(254nm)下检视或置碘蒸气中显色。系统适用性溶液应显两

个清晰分离的斑点,供试品溶液所显主斑点的位置和颜色应与对照品溶液主斑点的位置和颜色相同。

(2)在含量测定项下记录的色谱图中,供试品溶液主峰的保留时间应与对照品溶液主峰的保留时间一致。

(3)本品红外光吸收图谱应与对照的图谱(光谱集723图)一致。

(4)本品显钠盐鉴别(1)的反应(通则0301)。

以上(1)、(2)两项可选做一项。

【检查】 结晶性 取本品,依法测定(通则0981),应符合规定。

酸碱度 取本品,加水制成每1ml中含头孢唑肟0.1g的溶液,依法测定(通则0631),pH值应为6.0~8.0。

溶液的澄清度与颜色 取本品5份,各0.6g,分别加水5ml溶解后,溶液应澄清无色;如显浑浊,与1号浊度标准液(通则0902第一法)比较,均不得更浓;如显色,与黄色或黄绿色6号标准比色液(通则0901第一法)比较,均不得更深。

■有关物质 第一法 取本品适量,加 pH 7.0 磷酸盐缓冲液(取磷酸二氢钾3.63g、磷酸氢二钠14.33g,加水溶解并稀释至1000ml)溶解并稀释制成每1ml中约含头孢唑肟1.5mg的溶液,作为供试品溶液;精密量取适量,用上述 pH 7.0 磷酸盐缓冲液定量稀释制成每1ml中约含头孢唑肟3μg的溶液,作为对照溶液;精密量取对照溶液适量,用上述 pH 7.0 磷酸盐缓冲液定量稀释制成每1ml中约含头孢唑肟0.75μg的溶液,作为灵敏度溶液。照高效液相色谱法(通则0512)测定,用十八烷基硅烷键合硅胶为填充剂(4.6mm×250mm,5μm或效能相当的色谱柱);以 pH 3.6 缓冲液(取枸橼酸1.42g、磷酸氢二钠2.31g,加水溶解并稀释至1000ml)为流动相 A,乙腈为流动相 B,按下表进行线性梯度洗脱;柱温为40℃;流速为每分钟0.8ml;检测波长为254nm。取头孢唑肟钠约15mg,置10ml量瓶中,加 0.1mol/L 氢氧化钠溶液1ml,放置30分钟,用上述 pH 7.0 磷酸盐缓冲液稀释至刻度,摇匀,作为系统适用性溶液(1);另取本品适量,加上述 pH 7.0 磷酸盐缓冲液溶解并稀释制成每1ml中约含头孢唑肟0.1g的溶液,放置24小时后,用上述 pH 7.0 磷酸盐缓冲液稀释制成每1ml中约含头孢唑肟1.5mg的溶液,作为系统适用性溶液(2)。取系统适用性溶液(1)20μl注入液相色谱仪,记录色谱图,头孢唑肟峰的保留时间约为12~13分钟,头孢唑肟峰与相对保留时间约为0.9的杂质峰间的分离度应大于6.0;取系统适用性溶液(2)20μl注入液相色谱仪,记录色谱图,二聚物峰的相对保留时间约为1.3。取灵敏度溶液20μl注入液相色谱仪,记录色谱图,主成分峰峰高的信噪比应大于10。再精密量取供试品溶液与对照溶液各20μl,分别注入液相色谱仪,记录色谱图,供试品溶液色谱图中如有杂质峰,二聚物的峰面积不得大于对照溶液主峰面积的0.5倍(0.1%);其他单个杂质峰面积不得大于对照溶液主峰面积的2.5倍(0.5%),各杂质峰面积的和不得大于对照溶液主峰面积的5倍(1.0%)。供试品溶液色谱图中小于灵敏度溶液主峰面积的峰忽略不计。

时间(分钟)	流动相A(%)	流动相B(%)
0	97	3
10	85	15
20	40	60
25	40	60
26	97	3
35	97	3

第二法 取本品适量,加上述 pH 7.0 磷酸盐缓冲液溶解并稀释制成每 1ml 中约含头孢唑肟 0.5mg 的溶液,作为供试品溶液;精密量取供试品溶液适量,用上述 pH 7.0 磷盐缓冲液定量稀释制成每 1ml 中约含头孢唑肟 1μg 的溶液,作为对照溶液;精密量取对照溶液适量,用上述 pH 7.0 磷酸盐缓冲液定量稀释制成每 1ml 中约含头孢唑肟 0.25μg 的溶液,作为灵敏度溶液。照高效液相色谱法(通则 0512)测定,以十八烷基硅烷键合硅胶为填充剂(2.1mm×100mm,1.8μm 或 3.0mm×100mm,1.8μm 或效能相当的色谱柱);以 pH 3.6 缓冲液(取枸橼酸 1.42g、磷酸氢二钠 2.31g,加水溶解并稀释至 1000ml)为流动相 A,乙腈为流动相 B,按下表进行线性梯度洗脱;柱温为 40℃;流速为每分钟 0.4ml;检测波长为 254nm。取头孢唑肟钠约 5mg,置 10ml 量瓶中,加 0.1mol/L 氢氧化钠溶液 1ml,放置 30 分钟,用上述 pH 7.0 磷酸盐缓冲液稀释至刻度,摇匀,作为系统适用性溶液(1);另取本品适量,加上述 pH 7.0 磷酸盐缓冲液溶解并稀释制成每 1ml 中约含头孢唑肟 0.1g 的溶液,放置 24 小时后,用上述 pH 7.0 磷酸盐缓冲液稀释制成每 1ml 中约含头孢唑肟 0.5mg 的溶液,作为系统适用性溶液(2)。取系统适用性溶液(1)2μl 注入液相色谱仪,记录色谱图,头孢唑肟峰的保留时间约为 3.5~4.5 分钟,头孢唑肟峰与相对保留时间约为 0.8 的杂质峰间的分离度应大于 6.0;取系统适用性溶液(2)2μl 注入液相色谱仪,记录色谱图,二聚物峰的相对保留时间约为 1.7。取灵敏度溶液 2μl 注入液相色谱仪,记录色谱图,主成分峰峰高的信噪比应大于 10。再精密量取供试品溶液与对照溶液各 2μl,分别注入液相色谱仪,记录色谱图,供试品溶液色谱图中如有杂质峰,二聚物的峰面积不得大于对照溶液主峰面积的 0.5 倍(0.1%);其他单个杂质峰面积不得大于对照溶液主峰面积的 2.5 倍(0.5%),各杂质峰面积的和不得大于对照溶液主峰面积的 5 倍(1.0%)。供试品溶液色谱图中小于灵敏度溶液主峰面积的峰忽略不计。

时间(分钟)	流动相A(%)	流动相B(%)
0	94	6
2.5	90	10
4	85	15
5	70	30
8	70	30
8.1	94	6
10	94	6

■[修订]

■**2-乙基己酸** 本品适量,依法测定(通则 0873),不得过 0.5%。■[增订]

水分 取本品,照水分测定法(通则 0832 第一法 1)测定,含水分不得过 8.5%。

可见异物 取本品 5 份,每份各 2.0g,加微粒检查用水溶解,依法检查(通则 0904),应符合规定。(供无菌分装用)

不溶性微粒 取本品 3 份,加微粒检查用水制成每 1ml 中含 60mg 的溶液,依法检查(通则 0903),每 1g 样品中含 10μm 及 10μm 以上的微粒不得过 6000 粒,含 25μm 及 25μm 以上的微粒不得过 600 粒。(供无菌分装用)

细菌内毒素 取本品,依法检查(通则 1143),每 1mg 头孢唑肟中含内毒素的量应小于 0.10EU。(供注射用)

无菌 取本品,用 0.1% 无菌蛋白胨水溶液溶解并稀释制成每 1ml 中含 40mg 的溶液,经薄膜过滤法处理,用 0.1% 无菌蛋白胨水溶液分次冲洗(每膜不少于 600ml),以大肠埃希菌为阳性对照菌,依法检查(通则 1101),应符合规定。(供无菌分装用)

■**【含量测定】** 照高效液相色谱法(通则 0512)测定。

第一法 色谱条件与系统适用性试验 用十八烷基硅烷键合硅胶为填充剂(4.6mm×250mm,5μm 或效能相当的色谱柱);以 pH 3.6 缓冲液(取枸橼酸 1.42g、磷酸氢二钠 2.31g,加水溶解并稀释至 1000ml)-乙腈(9：1)为流动相;检测波长为 254nm。取头孢唑肟对照品 5mg,置 10ml 量瓶中,加 0.1mol/L 氢氧化钠溶液 1ml,放置 30 分钟,用有关物质检查项下的 pH 7.0 磷酸盐缓冲液稀释至刻度,摇匀,得含约 4% 头孢唑肟碱降解物的混合溶液,取 20μl 注入液相色谱仪,记录色谱图,头孢唑肟的保留时间约为 8 分钟,头孢唑肟峰与相对保留时间约为 0.8 的碱降解物峰间的分离度应大于 3.0。

测定法 取本品约 20mg,精密称定,置 200ml 量瓶中,加上述 pH 7.0 的磷酸盐缓冲液溶解并稀释至刻度,摇匀,精密量取 20μl 注入液相色谱仪,记录色谱图;另取头孢唑肟对照品适量,同法测定。按外标法以峰面积计算供试品中 $C_{13}H_{13}N_5O_5S_2$ 的含量。

第二法 取本品约 20mg,精密称定,置 200ml 量瓶中,加上述 pH 7.0 的磷酸盐缓冲液溶解并稀释至刻度,摇匀,作为供试品溶液。照有关物质检查(第二法)项下色谱条件试验,精密量取 2μl 注入液相色谱仪,记录色谱图;另取头孢唑肟对照品适量,同法测定。按外标法以峰面积计算供试品中 $C_{13}H_{13}N_5O_5S_2$ 的含量。■[修订]

【类别】 β-内酰胺类抗生素,头孢菌素类。

【贮藏】 密封,在凉暗干燥处保存。

【制剂】 注射用头孢唑肟钠

注射用头孢唑肟钠

Zhusheyong Toubaozuowona

Ceftizoxime Sodium for Injection

本品为头孢唑肟钠的无菌粉末。按无水物计算,含头孢唑肟($C_{13}H_{13}N_5O_5S_2$)不得少于 90.0%;按平均装量计算,含头孢唑肟($C_{13}H_{13}N_5O_5S_2$)应为标示量的 90.0%～110.0%。

【性状】 本品为白色至淡黄色结晶、结晶性或颗粒状粉末。

【鉴别】 取本品,照头孢唑肟钠项下的鉴别项试验,显相同的结果。

【检查】 溶液的澄清度与颜色 取本品 5 瓶,按标示量分别加水制成每 1ml 含 0.1g 的溶液,溶液应澄清无色;如显浑浊,与 1 号浊度标准液(通则 0902 第一法)比较,均不得更浓;如显色,与黄色或黄绿色 6 号标准比色液(通则 0901 第一法)比较,均不得更深。

不溶性微粒 取本品,按标示量加微粒检查用水制成每 1ml 中含 60mg 的溶液,依法检查(通则 0903),标示量为 1.0g 以下的折算为每 1.0g 样品中含 10μm 及 10μm 以上的微粒不得过 6000 粒,含 25μm 及 25μm 以上的微粒不得过 600 粒;标示量为 1.0g 以上(包括 1.0g)每个供试品容器中含 10μm 及 10μm 以上的微粒不得过 6000 粒,含 25μm 及 25μm 以上的微粒不得过 600 粒。

■酸碱度、有关物质、水分、细菌内毒素与无菌 照头孢唑肟钠项下的方法检查,均应符合规定。■[修订]

其他 应符合注射剂项下有关的各项规定(通则 0102)。

■**【含量测定】** 取装量差异项下的内容物,照头孢唑肟钠项下的方法测定,即得。■[修订]

【类别】 同头孢唑肟钠。

【规格】 按 $C_{13}H_{13}N_5O_5S_2$ 计 (1)0.5g (2)0.75g (3)1.0g (4)1.5g (5)2.0g

【贮藏】 密封,在凉暗干燥处保存。

头 孢 噻 吩 钠

Toubaosaifenna

Cefalotin Sodium

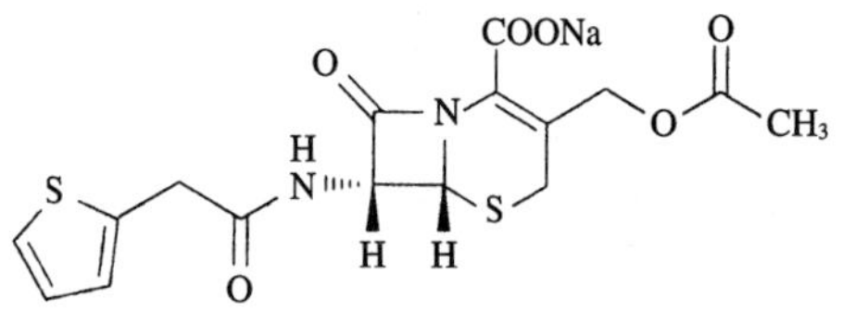

$C_{16}H_{15}N_2NaO_6S_2$ 418.43

本品为(6R,7R)-3-[(乙酰氧基)甲基]-7-[2-(2-噻吩基)乙酰氨基]-8-氧代-5-硫杂-1-氮杂双环[4.2.0]辛-2-烯-2-甲酸钠盐。按无水物计算,含头孢噻吩($C_{16}H_{16}N_2O_6S_2$)不得少于 90.0%。

【性状】 本品为白色或类白色的结晶性粉末;几乎无臭。

本品在水中易溶,在乙醇中微溶,在乙醚中不溶。

比旋度 取本品,精密称定,加水溶解并定量稀释制成每 1ml 中约含 30mg 的溶液,依法测定(通则 0621),比旋度为 +124°至 +134°。

【鉴别】 (1)在含量测定项下记录的色谱图中,供试品溶液主峰的保留时间应与对照品溶液主峰的保留时间一致。

(2)本品的红外光吸收图谱应与对照的图谱(光谱集 129 图)一致。

(3)本品显钠盐鉴别(1)的反应(通则 0301)。

【检查】 酸度 取本品,加水制成每 1ml 中含 0.1g 的溶液,依法测定(通则 0631),pH 值应为 4.5～7.0。

溶液的澄清度与颜色 取本品 5 份,各 0.6g,分别加水 5ml 溶解后,溶液应澄清无色;如显浑浊,与 1 号浊度标准液(通则 0902 第一法)比较,均不得更浓;■如显色,与黄色或黄绿色 4 号标准比色液(通则 0901 第一法)比较,均不得更深。■[修订]

吸光度 取本品,加水溶解并定量稀释制成每 1ml 中含 20μg 的溶液,照紫外-可见分光光度法(通则 0401),在 237nm 的波长处测定,其吸光度为 0.65～0.72。

有关物质 ■取本品约 75mg,置 25ml 量瓶中,加水溶解并稀释至刻度,摇匀,作为供试品溶液;精密量取 1ml,置 100ml 量瓶中,用水稀释至刻度,摇匀,作为对照溶液;精密量取对照溶液适量,用水定量稀释制成每 1ml 中约含 1.5μg 的溶液,作为灵敏度溶液。照高效液相色谱法(通则 0512)测定,用十八烷基硅烷键合硅胶为填充剂;以磷酸盐缓冲液(pH 2.3)(取磷酸氢二钾 1.742g,加水溶解并稀释至 1000ml,用磷酸调节 pH 值至 2.3)-乙腈(970:30)为流动相 A,以磷酸盐缓冲液(pH 2.3)-乙腈(600:400)为流动相 B;流速为每分钟 1.0ml;按下表进行线性梯度洗脱;柱温为 40℃;检测波长为 220nm。取杂质 A 对照品适量,加少量乙腈使溶解,再用水稀释制成每 1ml 中约含 0.3mg 的溶液,作为杂质 A 对照品贮备液。取供试品溶液 1ml,加盐酸溶液(1→4)1ml,水 8ml,摇匀,置 60℃的水浴中加热约 12 分钟,立即放入冰浴中冷却,加杂质 A 对照品贮备液 1ml,混匀,立即取 20μl 注入液相色谱仪,记录色谱图,头孢噻吩峰的保留时间约为 26 分钟,杂质 C、杂质 B 和杂质 D 的相对保留时间分别约为 0.2、0.7 和 0.9,杂质 A 峰与头孢噻吩峰间的分离度应不小于 2.0。取灵敏度溶液 20μl 注入液相色谱仪,主峰峰高的信噪比应大于 10。再精密量取供试品溶液和对照溶液各 20μl,分别注入液相色谱仪,记录色谱图。供试品溶液色谱图中如有杂质峰,杂质 B 峰面积不得大于对照溶液主峰面积(1.0%),杂质 D 峰面积不得大于对照溶液主峰面积的 0.5 倍(0.5%),其他单个杂质峰面积不得大于对照溶液主峰面积的 0.25 倍(0.25%),各杂质峰面积的和不得大于对照溶液主峰面积的 3 倍(3.0%),供试品溶液色谱图中小于灵敏度溶液主峰面积的峰忽略不计。■[修订]

时间(分钟)	流动相 A(%)	流动相 B(%)
0	100	0
30	0	100
35	0	100
36	100	0
41	100	0

头孢噻吩 3-位异构体 照高效液相色谱法(通则 0512)测定。

色谱条件与系统适用性试验 用苯己基三键键合亚乙基桥杂化颗粒为填充剂;以 0.05mol/L 甲酸胺溶液(用甲酸调节 pH 值至 3.0)-乙腈-甲醇(85:9:6)为流动相;柱温为 35℃;检测波长为 254nm。取头孢噻吩对照品和头孢噻吩 3-位异构体对照品各适量,置同一量瓶中,先加少量甲醇使溶解,再用水稀释制成每 1ml 中各约含 6μg 的溶液,作为系统适用性溶液;精密量取适量,用水稀释制成每 1ml 中各约含 0.6μg 的溶液作为灵敏度溶液。取灵敏度溶液 5μl 注入液相色谱仪,头孢噻吩峰峰高的信噪比应大于 10。取系统适用性溶液 5μl 注入液相色谱仪,记录色谱图,头孢噻吩峰与头孢噻吩 3-位异构体峰依次洗脱,头孢噻吩峰与头孢噻吩 3-位异构体峰间的分离度应符合要求。

测定法 取本品适量,加水溶解并稀释制成每 1ml 中约含 0.3mg 的溶液,精密量取 5μl 注入液相色谱仪,记录色谱图,头孢噻吩 3-位异构体峰面积不得大于头孢噻吩峰面积的 0.5%。■[增订]

头孢噻吩聚合物 照分子排阻色谱法(通则 0514)测定。

色谱条件与系统适用性试验 用葡聚糖凝胶 G-10(40～120μm)为填充剂,玻璃柱内径 1.0～1.4cm,柱长 30～40cm。以 pH 7.0 的 0.02mol/L 磷酸盐缓冲液[0.02mol/L 磷酸氢二钠溶液-0.02mol/L 磷酸二氢钠溶液(61:39)]为流动相 A,以水为流动相 B,流速约为每分钟 1.0ml,检测波长为 254nm。取 0.1mg/ml 蓝色葡聚糖 2000 溶液 100～200μl,注入液相色谱仪,分别以流动相 A、B 为流动相测定,记录色谱图,理论板数按蓝色葡聚糖 2000 峰计算,均不小于 400,拖尾因子均应小于 2.0。在两种流动相系统中,蓝色葡聚糖 2000 峰的保留时间的比值应在 0.93～1.07 之间,对照溶液主峰和供试品溶液中聚合物峰与相应色谱系统中蓝色葡聚糖 2000 峰的保留时间的比值均在 0.93～1.07 之间。另以流动相 B 为流动相,精密量取对照溶液 100～200μl 连续进样 5 次,峰面积的相对标准偏差应不大于 5.0%。

对照溶液的制备 取头孢噻吩对照品约 25mg,精密称定,加水溶解并定量稀释制成每 1ml 中约含 25μg 的溶液,即得。

测定法 取本品约 0.2g,精密称定,置 10ml 量瓶中,加水溶解并稀释至刻度,摇匀,立即精密量取 100～200μl 注入液相色谱仪中,以流动相 A 为流动相进行测定,记录色谱图。另精密量取对照溶液 100～200μl,注入液相色谱仪,以流动相 B 为流动相,同法测定,按外标法以头孢噻吩峰面积计算,含头孢噻吩聚合物的量不得过 0.10%。

残留溶剂 ■取本品约 0.1g,精密称定,置 20ml 顶空瓶中,加内标溶液(取丁酮适量,用二甲基亚砜溶解并稀释制成每 1ml 中约含 0.2mg 的溶液)1ml 使溶解,密封,作为供试品溶液。精密称取乙醇和丙酮各适量,用内标溶液定量稀释制成每 1ml 中各约含 0.5mg 的混合溶液,精密量取 1ml,置 20ml 顶空瓶中,密封,作为对照品溶液。照残留溶剂测定法(通则 0861 第二法)测定,以 100%的聚乙二醇(或极性相近)为固定液的毛细管柱为色谱柱;起始温度为 50℃,维持 10 分钟,每分钟 30℃的速率升温至

150℃,维持 0.5 分钟,再以每分钟 50℃的速率升温至 210℃,维持 3 分钟;检测器温度为 250℃;进样口温度为 200℃;顶空瓶平衡温度为 70℃,平衡时间为 30 分钟。取对照品溶液顶空进样,各色谱峰之间的分离度均应符合要求。取供试品溶液和对照品溶液分别顶空进样,记录色谱图。按内标法以峰面积计算,乙醇与丙酮的残留量均应符合规定。■[修订]

2-乙基己酸 取本品适量,依法测定(通则 0873),不得过 0.5%。

水分 ■取本品,照水分测定法(通则 0832 第一法 1)测定,含水分不得过 1.0%。■[修订]

可见异物 取本品 5 份,每份各 1.0g,加微粒检查用水溶解后,依法检查(通则 0904),应符合规定。(供无菌分装用)

不溶性微粒 取本品 3 份,加微粒检查用水制成每 1ml 中含 50mg 的溶液,依法检查(通则 0903),每 1g 样品中含 10μm 及 10μm 以上的微粒不得过 6000 个,含 25μm 及 25μm 以上的微粒不得过 600 个。(供无菌分装用)

细菌内毒素 取本品,依法检查(通则 1143),每 1mg 头孢噻吩中含内毒素的量应小于 0.10EU。(供注射用)

无菌 取本品,用适宜溶剂溶解并稀释后,经薄膜过滤法处理,依法检查(通则 1101),应符合规定。(供无菌分装用)

【含量测定】 照高效液相色谱法(通则 0512)测定。

色谱条件与系统适用性试验 用十八烷基硅烷键合硅胶为填充剂;以醋酸盐缓冲液(取醋酸钠 21.5g,加水溶解并稀释成 1000ml,并用冰醋酸调节 pH 值至 5.9±0.1)-乙腈-乙醇(790:150:70)为流动相;柱温为 40℃;检测波长为 254nm。取对照品溶液 5ml,于 90℃水浴放置 10 分钟,使生成去乙酰头孢噻吩,放冷,立即取 10μl 注入液相色谱仪,头孢噻吩峰与去乙酰头孢噻吩峰间的分离度应大于 9.0,头孢噻吩峰的拖尾因子不大于 1.8。

测定法 取本品适量,精密称定,加流动相溶解并定量稀释制成每 1ml 中约含 1mg 的溶液,作为供试品溶液,精密量取 10μl 注入液相色谱仪,记录色谱图;另取头孢噻吩对照品适量,同法测定。按外标法以峰面积计算供试品中 $C_{16}H_{16}N_2O_6S_2$ 的含量。

【类别】 β-内酰胺类抗生素,头孢菌素类。

【贮藏】 严封,在凉暗干燥处保存。

【制剂】 注射用头孢噻吩钠

附:

杂质 A

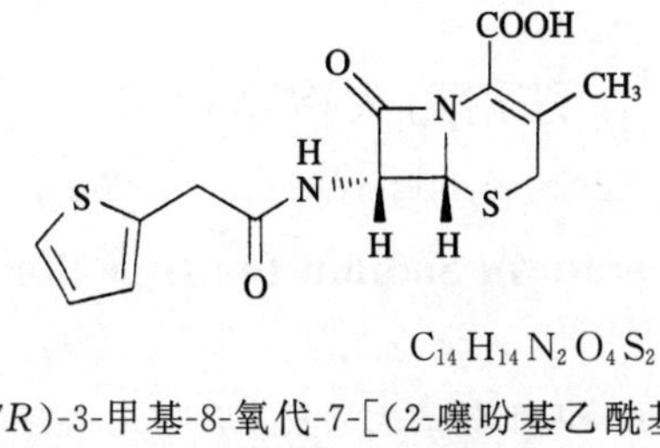

$C_{14}H_{14}N_2O_4S_2$　338.41

(6R,7R)-3-甲基-8-氧代-7-[[(2-噻吩基乙酰基)氨基]-5-硫杂-1-氮杂双环[4.2.0]辛-2-烯-2-羧酸

杂质 B

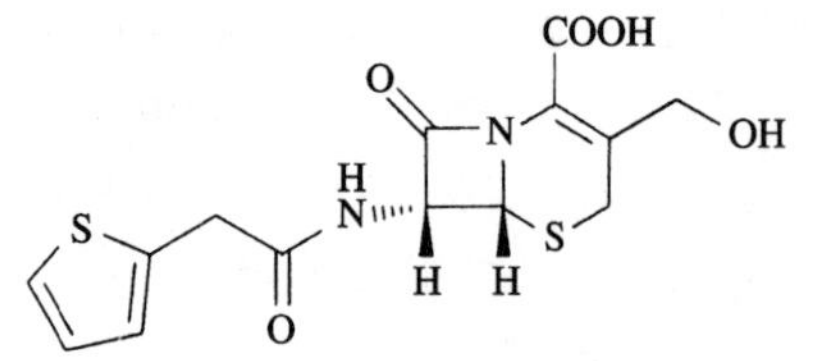

$C_{14}H_{14}N_2O_5S_2$　354.41

(6R,7R)-3-羟甲基-8-氧代-7-[(2-噻吩基乙酰基)氨基]-5-硫杂-1-氮杂双环[4.2.0]辛-2-烯-2-羧酸

杂质 C

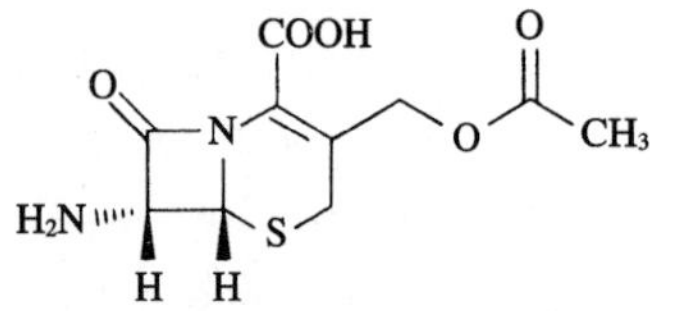

$C_{10}H_{12}N_2O_5S$　272.28

(6R,7R)-3-[(乙酰氧基)甲基]-7-氨基-8-氧代-5-硫杂-1-氮杂双环[4.2.0]辛-2-烯-2-羧酸

杂质 D

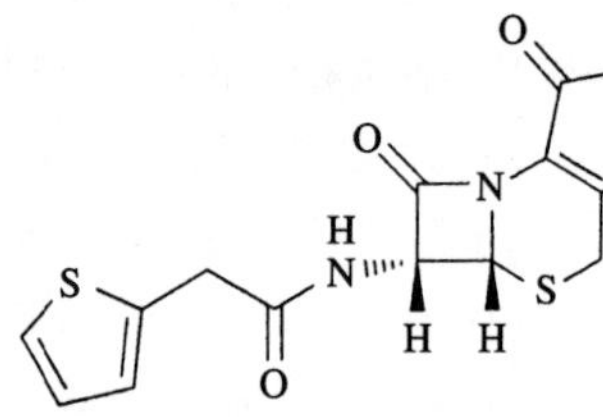

$C_{14}H_{12}N_2O_4S_2$　336.40

(5$a R$,6R)-6-[(2-噻吩基乙酰基)氨基]-5a,6-二氢-3H,7H-氮杂环丁二烯并[2,1-b]呋喃并[3,4-d][1,3]噻嗪-1,7(4H)-二酮

■**头孢噻吩 3-位异构体**

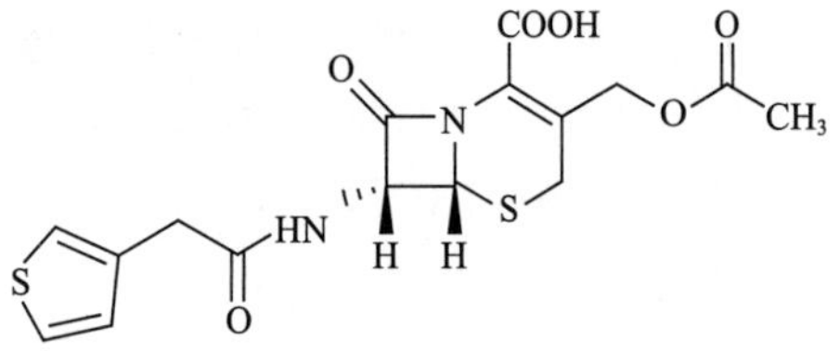

$C_{16}H_{16}N_2O_6S_2$　396.45

(6R,7R)-3-[(乙酰氧基)甲基-7-[2-(3-噻吩基乙酰基)氨基]-8-氧代-5-硫杂-1-氮杂双环[4.2.0]辛-2-烯-2-羧酸■[增订]

注射用头孢噻吩钠

Zhusheyong Toubaosaifenna

Cefalotin Sodium for Injection

本品为头孢噻吩钠的无菌粉末。按无水物计算,含头孢噻吩($C_{16}H_{16}N_2O_6S_2$)不得少于 90.0%；按平均装量计算,含头孢噻吩($C_{16}H_{16}N_2O_6S_2$)应为标示量的95.0%～105.0%。

【**性状**】　本品为白色或类白色的结晶性粉末。

【**鉴别**】　取本品,照头孢噻吩钠项下的鉴别项试验,显相同的结果。

【**检查**】　**溶液的澄清度与颜色**　取本品 5 瓶,按标示量分别加水制成每 1ml 中含 0.1g 的溶液,溶液应澄清无色；如显浑浊,与 1 号浊度标准液(通则 0902 第一法)比较,均不得更浓；■如显色,与黄色或黄绿色 5 号标准比色液(通则 0901 第一法)比较,均不得更深。■[修订]

■**水分**　取本品,照水分测定法(通则 0832 第一法 1)测定,含水分不得过 1.5%。■[删除]

不溶性微粒　取本品,按标示量加微粒检查用水制成每 1ml 中含 50mg 的溶液,依法检查(通则 0903),标示量为 1.0g 以下的折算为每 1g 样品中含 10μm 及 10μm 以上的微粒不得过 6000 个,含 25μm 及 25μm 以上的微粒不得过 600 个。标示量为 1.0g 的每个供试品容器中含 10μm 及 10μm 以上的微粒不得过 6000 个,含 25μm 及 25μm 以上的微粒不得过 600 个。

■**酸度、有关物质、头孢噻吩 3-位异构体、头孢噻吩聚合物、水分、细菌内毒素与无菌**　照头孢噻吩钠项下的方法检查,均应符合规定。■[修订]

其他　除装量差异不得超过±7.0%外,应符合注射剂项下有关的各项规定(通则 0102)。

【**含量测定**】　取装量差异项下的内容物,精密称取适量,照头孢噻吩钠项下的方法测定,即得。

【**类别**】　同头孢噻吩钠。

【**规格**】　按 $C_{16}H_{16}N_2O_6S_2$ 计　(1)0.5g　(2)1.0g

【**贮藏**】　密闭,在凉暗干燥处保存。

对乙酰氨基酚

Duiyixian'anjifen

Paracetamol

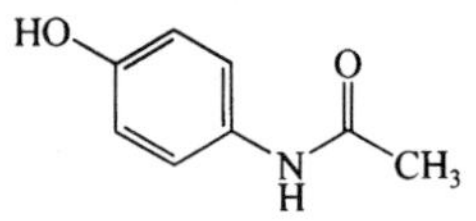

$C_8H_9NO_2$　151.16

本品为 4′-羟基乙酰苯胺。按干燥品计算,含 $C_8H_9NO_2$ 应为 98.0%～102.0%。

【**性状**】　本品为白色结晶或结晶性粉末；无臭。

本品在热水或乙醇中易溶,在丙酮中溶解,在水中略溶。

熔点　■本品的熔点(通则 0612)为 168～172℃。■[订正]

【**鉴别**】　(1)本品的水溶液加三氯化铁试液,即显蓝紫色。

（2）取本品约 0.1g，加稀盐酸 5ml，置水浴中加热 40 分钟，放冷；取 0.5ml，滴加亚硝酸钠试液 5 滴，摇匀，用水 3ml 稀释后，加碱性 β-萘酚试液 2ml，振摇，即显红色。

（3）本品的红外光吸收图谱应与对照的图谱（光谱集 131 图）一致。

【检查】 **酸度** 取本品 0.10g，加水 10ml 使溶解，依法测定（通则 0631），pH 值应为 5.5～6.5。

乙醇溶液的澄清度与颜色 取本品 1.0g，加乙醇 10ml 溶解后，溶液应澄清无色；如显浑浊，与 1 号浊度标准液（通则 0902 第一法）比较，不得更浓；如显色，与棕红色 2 号或橙红色 2 号标准比色液（通则 0901 第一法）比较，不得更深。

氯化物 取本品 2.0g，加水 100ml，加热溶解后，冷却，滤过，取滤液 25ml，依法检查（通则 0801），与标准氯化钠溶液 5.0ml 制成的对照液比较，不得更浓（0.01％）。

硫酸盐 取氯化物项下剩余的滤液 25ml，依法检查（通则 0802），与标准硫酸钾溶液 1.0ml 制成的对照液比较，不得更浓（0.02％）。

对氨基酚及有关物质 临用新制。取本品适量，精密称定，加溶剂［甲醇-水（4：6）］制成每 1ml 中约含 20mg 的溶液，作为供试品溶液；取对氨基酚对照品适量，精密称定，加上述溶剂溶解并制成每 1ml 中约含对氨基酚 0.1mg 的溶液，作为对照品溶液；精密量取对照品溶液与供试品溶液各 1ml，置同一 100ml 量瓶中，用上述溶剂稀释至刻度，摇匀，作为对照溶液。照高效液相色谱法（通则 0512）试验。用辛烷基硅烷键合硅胶为填充剂；以磷酸盐缓冲液（取磷酸氢二钠 8.95g，磷酸二氢钠 3.9g，加水溶解至 1000ml，加 10％四丁基氢氧化铵溶液 12ml)-甲醇（90：10）为流动相；检测波长为 245nm；柱温为 40℃；理论板数按对乙酰氨基酚峰计算不低于 2000，对氨基酚峰与对乙酰氨基酚峰的分离度应符合要求。精密量取对照溶液与供试品溶液各 20μl，分别注入液相色谱仪，记录色谱图至主峰保留时间的 4 倍。供试品溶液色谱图中如有与对氨基酚保留时间一致的色谱峰，按外标法以峰面积计算，含对氨基酚不得过 0.005％，其他单个杂质峰面积不得大于对照溶液中对乙酰氨基酚峰面积的 0.1 倍（0.1％），其他各杂质峰面积的和不得大于对照溶液中对乙酰氨基酸峰面积的 0.5 倍（0.5％）。

对氯苯乙酰胺 临用新制。取对氨基酚及有关物质项下的供试品溶液作为供试品溶液；另取对氯苯乙酰胺对照品与对乙酰氨基酚对照品各适量，精密称定，加溶剂［甲醇-水（4：6）］溶解并制成每 1ml 中约含对氯苯乙酰胺 1μg 与对乙酰氨基酚 20μg 的混合溶液，作为对照品溶液。照高效液相色谱法（通则 0512）试验。用辛烷基硅烷键合硅胶为填充剂；以磷酸盐缓冲液（取磷酸氢二钠 8.95g，磷酸二氢钠 3.9g，加水溶解至 1000ml，加 10％四丁基氢氧化铵 12ml)-甲醇（60：40）为流动相；检测波长为 245nm；柱温为 40℃；理论板数按对乙酰氨基酚峰计算不低于 2000，对氯苯乙酰胺峰与对乙酰氨基酚峰的分离度应符合要求。精密量取对照品溶液与供试品溶液各 20μl，分别注入液相色谱仪，记录色谱图。按外标法以峰面积计算，含对氯苯乙酰胺不得过 0.005％。

干燥失重 取本品，在 105℃ 干燥至恒重，减失重量不得过 0.5％（通则 0831）。

炽灼残渣 不得过 0.1％（通则 0841）。

重金属 取本品 1.0g，加水 20ml，置水浴中加热使溶解，放冷，滤过，取滤液加醋酸盐缓冲液（pH 3.5）2ml 与水适量使成 25ml，依法检查（通则 0821 第一法），含重金属不得过百万分之十。

【含量测定】 取本品约 40mg，精密称定，置 250ml 量瓶中，加 0.4％氢氧化钠溶液 50ml 溶解后，加水至刻度，摇匀，精密量取 5ml，置 100ml 量瓶中，加 0.4％氢氧化钠溶液 10ml，加水至刻度，摇匀，照紫外-可见分光光度法（通则 0401），在 257nm 的波长处测定吸光度，按 $C_8H_9NO_2$ 的吸收系数（$E_{1cm}^{1\%}$）为 715 计算，即得。

【类别】 解热镇痛、非甾体抗炎药。

【贮藏】 密封保存。

【制剂】 （1）对乙酰氨基酚片 （2）对乙酰氨基酚咀嚼片 （3）对乙酰氨基酚泡腾片 （4）对乙酰氨基酚注射液 （5）对乙酰氨基酚栓 （6）对乙酰氨基酚胶囊 （7）对乙酰氨基酚颗粒 （8）对乙酰氨基酚滴剂 （9）对乙酰氨基酚凝胶

西 尼 地 平

Xinidiping

Cilnidipine

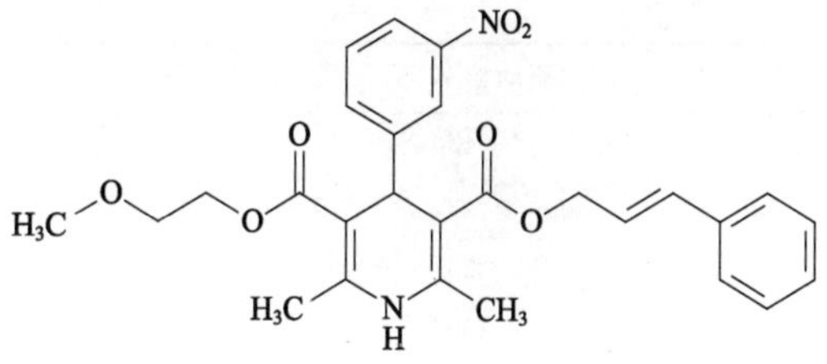

$C_{27}H_{28}N_2O_7$　492.53

本品为（±）2,6-二甲基-4-(3-硝基苯基)-1,4-二氢-3,5-吡啶二甲酸 3-(2-甲氧基)乙酯 5-(3-苯基)-2(E)-丙烯酯。按干燥品计算，含 $C_{27}H_{28}N_2O_7$ 不得少于 99.0％。

【性状】 本品为淡黄色粉末。

本品在丙酮或乙酸乙酯中易溶，在甲醇或乙醇中略溶，在水中几乎不溶。

【鉴别】 （1）取本品 20mg，加锌粉少许，加稀盐酸 1ml，水浴中加热 10 分钟，放冷，滴加亚硝酸钠试液 2 滴，再滴加碱性 β-萘酚试液数滴，即生成橙红色沉淀。

（2）取本品适量，加无水乙醇溶解并稀释制成每 1ml 中含 50μg 的溶液，照紫外-可见分光光度法（通则 0401）测定，在

356nm 的波长处有最大吸收,在 305nm 的波长处有最小吸收。

(3)本品的红外光吸收图谱应与对照品的图谱一致(通则 0402)。

【检查】 ■**有关物质** 避光操作。取本品适量,加甲醇溶解并稀释制成每 1ml 中约含 0.25mg 的溶液,作为供试品溶液;精密量取 1ml,置 50ml 量瓶中,用甲醇稀释至刻度,摇匀,再精密量取 1ml,置 10ml 量瓶中,用甲醇稀释至刻度,摇匀,作为对照溶液。照高效液相色谱法(通则 0512)试验。用十八烷基硅烷键合硅胶为填充剂(Kromasil 100-5 C18 柱,4.6mm×250mm,5μm 或效能相当的色谱柱);以 0.025mol/L 磷酸二氢铵溶液为流动相 A;乙腈-环己烷(60:1)为流动相 B,按下表进行梯度洗脱;流速为每分钟 1.0ml;柱温为 40℃;检测波长为 240nm。取西尼地平对照品[置石英杯中,紫外光灯(254nm)下光照 5~6 小时]适量和杂质Ⅰ对照品适量,加甲醇溶解并稀释制成每 1ml 中分别约含 0.1mg 和 5μg 的溶液,取溶液 10μl 注入液相色谱仪,记录色谱图,出峰顺序为西尼地平峰、Z-异构体峰和杂质Ⅰ峰,西尼地平峰与 Z-异构体峰的分离度、Z-异构体峰与杂质Ⅰ峰的分离度均应符合要求,理论板数按西尼地平峰计算不低于 7000。精密量取供试品溶液和对照溶液各 10μl,分别注入液相色谱仪,记录色谱图至主峰保留时间的 4 倍。供试品溶液色谱图中如有与 Z-异构体峰和杂质Ⅰ峰保留时间一致的色谱峰,Z-异构体峰的峰面积乘以 1.13 不得大于对照溶液的主峰面积(0.2%),杂质Ⅰ峰的峰面积乘以 1.53 不得大于对照溶液的主峰面积(0.2%);其他单个杂质峰面积不得大于对照溶液的主峰面积(0.2%),Z-异构体峰的峰面积乘以 1.13、杂质Ⅰ峰的峰面积乘以 1.53 后与其他各单个杂质峰面积的和不得大于对照溶液主峰面积的 2.5 倍(0.5%)。

时间(分钟)	流动相 A(%)	流动相 B(%)
0	43	57
10	43	57
20	20	80
30	20	80
31	43	57
45	43	57

■[修订]

残留溶剂 取正庚烷约 625mg,用 N,N-二甲基甲酰胺稀释至 500ml,摇匀,作为内标溶液;取本品适量,精密称定,加内标溶液溶解并定量稀释制成每 1ml 中约含 0.5g 的溶液,作为供试品溶液;另取乙醇、二氯甲烷、环己烷、乙酸乙酯、2-甲氧基乙醇与正丁醇各适量,精密称定,用内标溶液定量稀释制成每 1ml 中分别含 2.5mg、0.3mg、1.94mg、2.5mg、0.025mg 与 2.5mg 的混合溶液,作为对照溶液。照残留溶剂测定法(通则 0861 第三法)测定,以 6% 氰丙基苯基-94% 二甲基聚硅氧烷(或极性相近)为固定液,起始温度为 45℃,维

持 10 分钟,以每分钟 20℃ 的速率升温至 200℃,维持 2 分钟;进样口温度为 220℃;检测器温度为 240℃。取对照品溶液 1μl 注入气相色谱仪,乙醇、二氯甲烷、环己烷、乙酸乙酯、2-甲氧基乙醇与正丁醇各组分峰间和与内标峰间的分离度均应符合要求。精密量取供试品溶液与对照品溶液各 1μl,分别注入气相色谱仪,记录色谱图,按内标法以峰面积计算,乙醇、二氯甲烷、环己烷、乙酸乙酯、2-甲氧基乙醇与正丁醇的残留量均应符合规定。

干燥失重 取本品 1.0g,在 80℃ 减压干燥至恒重,减失重量不得过 0.5%(通则 0831)。

炽灼残渣 取本品 1.0g,依法检查(通则 0841),遗留残渣不得过 0.1%。

重金属 取炽灼残渣项下遗留的残渣,依法检查(通则 0821 第二法),含重金属不得过百万分之十。

【含量测定】 取本品约 0.16g,精密称定,加无水乙醇 15ml,于 40℃ 水浴中加热使溶解,加高氯酸溶液(取 70% 高氯酸溶液 8.5ml,加水至 100ml)10ml,加邻二氮菲指示液 2 滴,用硫酸铈滴定液(0.1mol/L)滴定至橙红色消失。每 1ml 硫酸铈滴定液(0.1mol/L)相当于 24.63mg 的 $C_{27}H_{28}N_2O_7$。

【类别】 钙通道阻滞药。

【贮藏】 遮光,密封保存。

【制剂】 西尼地平片

■**附:**

Z-异构体

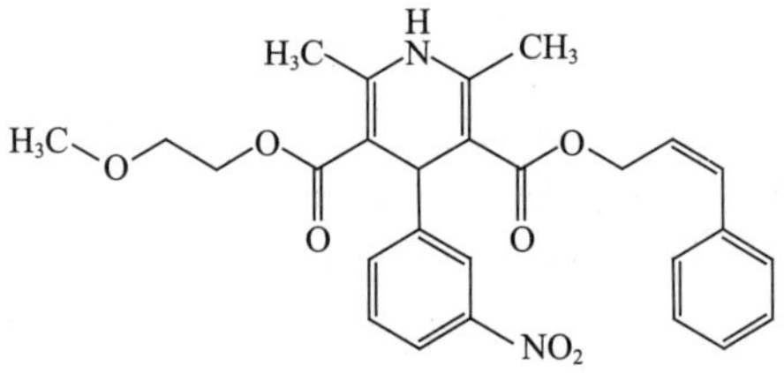

$C_{27}H_{28}N_2O_7$　492.19

(±)2,6-二甲基-4-(3-硝基苯基)-1,4-二氢-3,5-吡啶二甲酸 3-(2-甲氧基)乙酯 5-(3-苯基)-2(Z)-丙烯酯

杂质Ⅰ

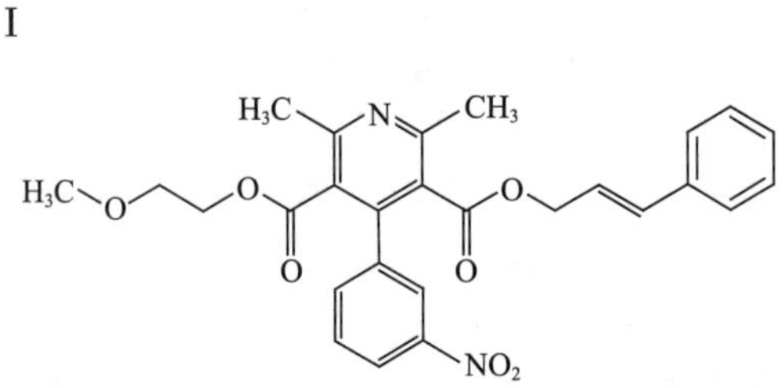

$C_{27}H_{26}N_2O_7$　490.17

(±)2,6-二甲基-4-(3-硝基苯基)-3,5-吡啶二甲酸 3-(2-甲氧基)乙酯 5-(3-苯基)-2(E)-丙烯酯■[增订]

平对照品适量,加无水乙醇溶解并定量稀释制成每1ml中含20μg的溶液,作为对照品溶液。取供试品溶液和对照品溶液,照紫外-可见分光光度法(通则0401),在356nm的波长处分别测定吸光度,计算含量,应符合规定(通则0941)。

其他 应符合片剂项下有关的各项规定(通则0101)。

【含量测定】 照高效液相色谱法(通则0512)测定。

■**色谱条件与系统适用性试验** 用十八烷基硅烷键合硅胶为填充剂;以乙腈-0.025mol/L磷酸二氢铵溶液-环己烷(60:39:1)为流动相;检测波长为240nm。西尼地平峰与相邻杂质峰的分离度应符合要求,理论板数按西尼地平峰计算不低于7000。■[修订]

测定法 取本品20片,精密称定,研细,精密称取适量(约相当于西尼地平10mg),置100ml量瓶中,加甲醇适量,超声使西尼地平溶解,用甲醇稀释至刻度,摇匀,滤过,取续滤液作为供试品溶液,精密量取10μl注入液相色谱仪,记录色谱图;另取西尼地平对照品适量,精密称定,加甲醇溶解并定量稀释制成每1ml中约含0.1mg的溶液,作为对照品溶液,同法测定。按外标法以峰面积计算,即得。

【类别】 同西尼地平。

【规格】 (1)5mg (2)10mg

【贮藏】 遮光,密封保存。

西 洛 他 唑

Xiluotazuo

Cilostazol

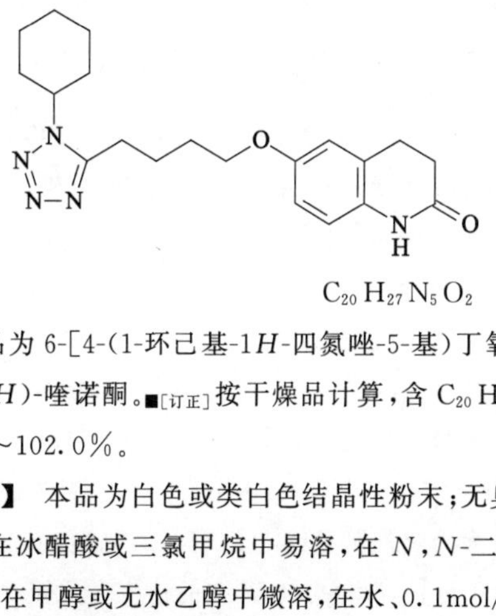

$C_{20}H_{27}N_5O_2$ 369.47

■本品为6-[4-(1-环己基-1H-四氮唑-5-基)丁氧基]-3,4-二氢-2-(1H)-喹诺酮。■[订正]按干燥品计算,含$C_{20}H_{27}N_5O_2$应为98.0%～102.0%。

【性状】 本品为白色或类白色结晶性粉末;无臭。

本品在冰醋酸或三氯甲烷中易溶,在N,N-二甲基甲酰胺中溶解,在甲醇或无水乙醇中微溶,在水、0.1mol/L盐酸溶液或0.1mol/L氢氧化钠溶液中几乎不溶。

熔点 本品的熔点(通则0612)为157～161℃。

【鉴别】 (1)在含量测定项下记录的色谱图中,供试品溶液主峰的保留时间应与对照品溶液主峰的保留时间一致。

(2)本品的红外光吸收图谱应与对照的图谱(光谱集754

西 尼 地 平 片

Xinidiping Pian

Cilnidipine Tablets

本品含西尼地平($C_{27}H_{28}N_2O_7$)应为标示量的90.0%～110.0%。

【性状】 本品为淡黄色片。

【鉴别】 (1)取本品细粉适量(约相当于西尼地平5mg),置100ml量瓶中,加无水乙醇使西尼地平溶解并稀释至刻度,摇匀,滤过,取续滤液,照紫外-可见分光光度法(通则0401)测定,在356nm的波长处有最大吸收,在305nm的波长处有最小吸收。

(2)在含量测定项下记录的色谱图中,供试品溶液主峰的保留时间应与对照品溶液主峰的保留时间一致。

【检查】 ■**有关物质** 避光操作。取含量测定项下的供试品溶液,作为供试品溶液;精密量取1ml,置50ml量瓶中,用甲醇稀释至刻度,摇匀,再精密量取1ml,置10ml量瓶中,用甲醇稀释至刻度,摇匀,作为对照溶液。照西尼地平有关物质项下的方法试验,精密量取供试品溶液和对照溶液各10μl,分别注入液相色谱仪,记录色谱图至主峰保留时间的4倍。供试品溶液色谱图中如有与Z-异构体峰和杂质Ⅰ峰保留时间一致的色谱峰,Z-异构体峰的峰面积乘以1.13不得大于对照溶液主峰面积的2.5倍(0.5%),杂质Ⅰ峰的峰面积乘以1.53不得大于对照溶液主峰面积的1.5倍(0.3%);其他单个杂质峰面积不得大于对照溶液的主峰面积(0.2%),Z-异构体峰的峰面积乘以1.13、杂质Ⅰ峰的峰面积乘以1.53后与其他各单个杂质峰面积的和不得大于对照溶液主峰面积的5倍(1.0%)。■[修订]

溶出度 取本品,照溶出度与释放度测定法(通则0931第二法),以0.4%十二烷基硫酸钠溶液900ml为溶出介质,转速为每分钟75转,依法操作,经45分钟时,取溶液适量,滤过,取续滤液作为供试品溶液;另取西尼地平对照品约10mg,精密称定,置100ml量瓶中,加无水乙醇2ml使溶解,用0.4%十二烷基硫酸钠溶液稀释至刻度,摇匀,精密量取3ml(5mg规格)或5ml(10mg规格),置50ml量瓶中,用0.4%十二烷基硫酸钠溶液稀释至刻度,摇匀,作为对照品溶液。取上述两种溶液,照紫外-可见分光光度法(通则0401),在242nm的波长处分别测定吸光度,计算每片的溶出量。限度为标示量的75%,应符合规定。

含量均匀度 取本品1片,置50ml(5mg规格)或100ml(10mg规格)量瓶中,加无水乙醇适量,超声约10分钟使西尼地平溶解,放冷,用无水乙醇稀释至刻度,摇匀,滤过,精密量取续滤液5ml,置25ml量瓶中,用无水乙醇稀释至刻度,摇匀,作为供试品溶液;另精密称取西尼地图)一致。

【检查】 **有关物质** ■取本品约 25mg,置 100ml 量瓶中,加乙腈 25ml,超声使溶解,用水稀释至刻度,摇匀,作为供试品溶液;精密量取 1ml,置 100ml 量瓶中,用稀释剂[乙腈-水(25:75)]稀释至刻度,摇匀,精密量取 5ml,置 50ml 量瓶中,用稀释剂稀释至刻度,摇匀,作为对照溶液;精密量取对照溶液 5ml,置 25ml 量瓶中,用稀释剂稀释至刻度,摇匀,作为灵敏度溶液。照高效液相色谱法(通则 0512)测定,用辛烷基硅烷键合硅胶为填充剂(Kromasil 100-5 C8 柱,150mm×4.6mm,5μm 或性能相当的色谱柱);以水为流动相 A,乙腈为流动相 B,按下表进行梯度洗脱;柱温为 40℃;流速为每分钟 1.0ml;检测波长为 254nm。取含量测定项下系统适用性溶液 20μl,注入液相色谱仪,调节色谱条件,使主成分色谱峰的保留时间约为 15 分钟;出峰顺序依次为杂质Ⅰ与西洛他唑,两峰之间的分离度应大于 3.0。取灵敏度溶液 20μl,注入液相色谱仪,主成分峰高的信噪比应大于 10。精密量取供试品溶液与对照溶液各 20μl,分别注入液相色谱仪,记录色谱图。供试品溶液色谱图中如有杂质峰,杂质Ⅰ和杂质Ⅱ(相对主峰保留时间约为 1.4)的峰面积乘以校正因子(均为 1.7)不得大于对照溶液主峰面积(0.1%);其他单个杂质峰面积不得大于对照溶液主峰面积(0.1%),校正后各杂质峰面积的和不得大于对照溶液主峰面积的 4 倍(0.4%)。

时间(分钟)	水(%)	乙腈(%)
0	80	20
6.5	70	30
17	40	60
27	40	60
28	80	20
35	80	20

■[修订]

残留溶剂 取本品,精密称定,加 N,N-二甲基甲酰胺溶解并定量稀释制成每 1ml 中约含 75mg 的溶液,作为供试品溶液;另分别取甲苯、二氯甲烷、丙酮与乙醇,精密称定,加 N,N-二甲基甲酰胺定量稀释制成每 1ml 中分别约含 66.8μg、45μg、375μg 与 375μg 的混合溶液,作为对照品溶液。精密量取对照品溶液与供试品溶液各 4ml,分别置 20ml 顶空瓶中,再分别加水 6.0ml,摇匀,立即密封,照残留溶剂测定法(通则 0861 第二法)试验。以 5%苯基-95%甲基聚硅氧烷(或极性相近)为固定液的石英毛细管柱为色谱柱;起始温度为 35℃,维持 7 分钟,以每分钟 25℃的速率升温至 220℃,维持 5 分钟;进样口温度为 130℃;检测器温度为 250℃;顶空瓶平衡温度为 80℃,平衡时间为 60 分钟。取对照品溶液顶空进样,各成分峰之间的分离度均应符合要求;理论板数按乙醇峰计算不低于 7000。分别取供试品溶液与对照品溶液顶空进样,记录色谱图,按外标法以峰面积计算,甲苯、二氯甲烷、丙酮与乙醇的残留量均应符合规定。

氯化物 ■取本品 0.50g,加水 50ml,置水浴上加热 10 分钟,并不时振摇,放冷,滤过,取续滤液 25ml,依法检查(通则 0801),与标准氯化钠溶液 4.5ml 制成的对照液比较,不得更浓(0.018%)。■[修订]

干燥失重 取本品,在 105℃干燥至恒重,减失重量不得过 0.5%(通则 0831)。

炽灼残渣 取本品 1.0g,依法检查(通则 0841),遗留残渣不得过 0.1%。

重金属 ■取炽灼残渣项下遗留的残渣,依法检查(通则 0821 第二法),含重金属不得过百万分之十。■[修订]

【含量测定】 照高效液相色谱法(通则 0512)测定。

■**色谱条件与系统适用性试验** 用辛烷基硅烷键合硅胶为填充剂;以水-乙腈(60:40)为流动相;检测波长为 254nm。取西洛他唑和杂质Ⅰ对照品各约 10mg,置 200ml 量瓶中,加乙腈 50ml 超声溶解后,用水稀释至刻度,摇匀,作为系统适用性溶液,取 20μl,注入液相色谱仪,记录色谱图,出峰顺序依次为杂质Ⅰ与西洛他唑,两峰之间的分离度应符合要求。

测定法 取本品约 25mg,精密称定,置 100ml 量瓶中,加乙腈适量超声使溶解,用乙腈稀释至刻度,摇匀,精密量取 2ml,置 10ml 量瓶中,用流动相稀释至刻度,摇匀,作为供试品溶液,精密量取 20μl,注入液相色谱仪,记录色谱图,另取西洛他唑对照品,同法测定。按外标法以峰面积计算,即得。■[修订]

【类别】 抗血小板聚集药。

【制剂】 ■(1)西洛他唑片 (2)西洛他唑胶囊■[修订]

【贮藏】 密封保存。

■**附:**

杂质Ⅰ

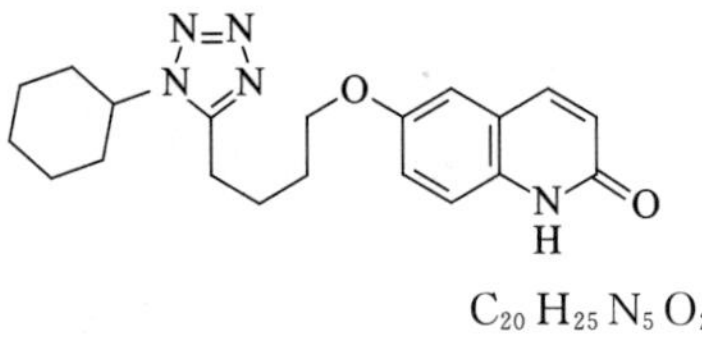

$C_{20}H_{25}N_5O_2$ 367.45

6-[4-(1-环己基-1H-四氮唑-5-基)丁氧基]-2(1H)-喹诺酮

杂质Ⅱ

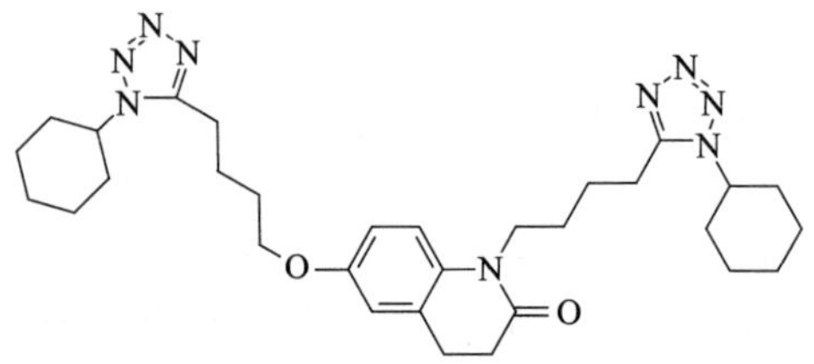

$C_{31}H_{45}N_9O_2$ 575.75

1-(4-(1-环己基-1H-四氮唑-5-基)丁基)-6-[4-(1-环己基-1H-四氮唑-5-基)丁氧基]-3,4-二氢-2(1H)-喹诺酮■[增订]

西洛他唑胶囊

Xiluotazuo Jiaonang

Cilostazol Capsules

■本品含西洛他唑($C_{20}H_{27}N_5O_2$)应为标示量的 93.0%~107.0%。■[修订]

【性状】 本品内容物为白色或类白色颗粒或粉末。

【鉴别】 ■(1)取含量测定项下细粉适量,加甲醇适量,超声使西洛他唑溶解,并用甲醇稀释制成每 1ml 约含西洛他唑 12.5μg 的溶液,滤过,取滤液,照紫外-可见分光光度法(通则 0401)测定,在 257nm 的波长处有最大吸收。■[修订]

(2)■在含量测定项下记录的色谱图中,供试品溶液主峰的保留时间应与对照品溶液主峰的保留时间一致。■[修订]

【检查】 有关物质 ■取本品内容物适量(约相当于西洛他唑 25mg),置 100ml 量瓶中,加乙腈 25ml,超声使西洛他唑溶解,用水稀释至刻度,摇匀,滤过,取续滤液作为供试品溶液;精密量取 2ml,置 100ml 量瓶中,用稀释剂[乙腈-水(25∶75)]稀释至刻度,摇匀,精密量取 5ml,置 50ml 量瓶中,用稀释剂稀释至刻度,摇匀,作为对照溶液;精密量取对照溶液 5ml,置 50ml 量瓶中,用稀释剂稀释至刻度,摇匀,作为灵敏度溶液。照高效液相色谱法(通则 0512)测定,用辛烷基硅烷键合硅胶为填充剂(Kromasil 100-5 C8 柱,150mm × 4.6mm,5μm 或性能相当的色谱柱);以水为流动相 A,乙腈为流动相 B,按下表进行梯度洗脱;柱温为 40℃;流速为每分钟 1.0ml;检测波长为 254nm。取含量测定项下系统适用性溶液 20μl,注入液相色谱仪,调节色谱条件,使主成分色谱峰的保留时间约为 15 分钟;出峰顺序依次为杂质Ⅰ与西洛他唑,两峰之间的分离度应大于 3.0。取灵敏度溶液 20μl,注入液相色谱仪,主成分峰高的信噪比应大于 10。精密量取供试品溶液与对照溶液各 20μl,分别注入液相色谱仪,记录色谱图。供试品溶液的色谱图中如有杂质峰,单个杂质峰面积不得大于对照溶液主峰面积(0.2%),各杂质峰面积的和不得大于对照溶液主峰面积的 2.5 倍(0.5%)。

时间(分钟)	水(%)	乙腈(%)
0	80	20
6.5	70	30
17	40	60
27	40	60
28	80	20
35	80	20

■[修订]

溶出度 取本品,照溶出度与释放度测定法(通则 0931 第二法),以 0.3%十二烷基硫酸钠溶液 500ml 为溶出介质,转速为每分钟 75 转,依法操作,经 30 分钟时,取溶液适量,滤过,精密量取续滤液 3ml,置 25ml 量瓶中,用溶出介质稀释至刻度,摇匀,作为供试品溶液;另取西洛他唑对照品约 20mg,精密称定,置 100ml 量瓶中,加甲醇 15ml,超声使溶解,用溶出介质稀释至刻度,摇匀,精密量取 3ml,置 50ml 量瓶中,用溶出介质稀释至刻度,摇匀,作为对照品溶液;取上述两种溶液,照紫外-可见分光光度法(通则 0401),在 257nm 的波长处测定吸光度,计算每粒的溶出度。限度为标示量的 70%,应符合规定。

其他 应符合胶囊剂项下有关的各项规定(通则 0103)。

【含量测定】 ■照高效液相色谱法(通则 0512)测定。

色谱条件与系统适用性试验 用辛烷基硅烷键合硅胶为填充剂;以水-乙腈(60∶40)为流动相;检测波长为 254nm。称取西洛他唑和杂质Ⅰ对照品各约 10mg,置 200ml 量瓶中,加乙腈 50ml 超声溶解后,用水稀释至刻度,摇匀,作为系统适用性溶液,取 20μl 注入液相色谱仪,记录色谱图,出峰顺序依次为杂质Ⅰ与西洛他唑,两峰之间的分离度应符合规定。

测定法 取装量差异项下的内容物,研细,混合均匀,精密称取细粉适量(约相当于西洛他唑 50mg),置 100ml 量瓶中,加乙腈超声溶解并稀释至刻度,摇匀,滤过,精密量取续滤液 2ml,置 20ml 量瓶中,用流动相稀释至刻度,摇匀,精密量取 20μl 注入液相色谱仪,记录色谱图;另取西洛他唑对照品约 50mg,精密称定,置 100ml 量瓶中,加乙腈超声使溶解并稀释至刻度,摇匀,精密量取 2ml,置 20ml 量瓶中,用流动相稀释至刻度,摇匀,作为对照品溶液,同法测定。按外标法以峰面积计算,即得。■[修订]

【类别】 同西洛他唑。

【规格】 50mg

【贮藏】 密封保存。

伊曲康唑胶囊

Yiqukangzuo Jiaonang

Itraconazole Capsules

本品含伊曲康唑($C_{35}H_{38}Cl_2N_8O_4$)应为标示量的 95.0%~105.0%。

【性状】 本品内容物为类白色至淡黄色丸状颗粒。

【鉴别】 (1)在含量测定项下记录的色谱图中,供试品溶液主峰的保留时间应与对照品溶液主峰的保留时间一致。

(2)取本品内容物适量,照伊曲康唑项下的鉴别(3)项试验,显相同的结果。

【检查】 有关物质 取装量差异项下内容物,混合均匀,称取适量,加甲醇-四氢呋喃(4∶1)溶解并稀释制成每 1ml 中约含伊曲康唑 2mg 的溶液,滤过,取续滤液作为供试品溶液;精密量取 1ml,置 200ml 量瓶中,用甲醇-四氢呋喃(4∶1)稀释至刻度,摇匀,作为对照溶液。照伊曲康唑有关物质项下的方法测定,供试品溶液色谱图中如有杂质峰,单个杂质峰面积不得大于对照溶液主峰面积(0.5%),各杂质峰面积的和不得大于对照溶液主峰面积的 3 倍(1.5%)。

二氯甲烷 取本品内容物约 0.1g,精密称定,置顶空瓶中,精密加内标溶液(取三氯甲烷适量,用水稀释制成每 1ml 中约含 24μg 的溶液)5ml,密封瓶口,在室温下振摇使成均匀的混悬液,作为供试品溶液;取二氯甲烷适量,精密称定,用内标溶液定量稀释制成每 1ml 中含 12μg 的溶液,精密量取 5ml,置顶空瓶中,密封,作为对照品溶液。照残留溶剂测定法(通则 0861 第一法)试验,以 6%氰丙基苯基-94%二甲基聚硅氧烷(或极性相近)为固定液;柱温为 60℃。顶空瓶平衡温度为 60℃,平衡时间为 40 分钟。取对照品溶液顶空进样,二氯甲烷峰与三氯甲烷峰之间的分离度应符合要求。取供试品溶液与对照品溶液分别顶空进样,记录色谱图。按内标法以峰面积计算,二氯甲烷的残留量应符合规定。

溶出度 取本品,照溶出度与释放度测定法(通则 0931 第二法),以盐酸溶液(9→1000)1000ml 为溶出介质,转速为每分钟 75 转,依法操作,■经 60 分钟时■[修订],取溶液适量,滤过,精密量取续滤液 5ml,置 25ml 量瓶中,用甲醇-溶出介质(5:95)稀释至刻度,摇匀,作为供试品溶液;另取伊曲康唑对照品约 20mg,精密称定,置 200ml 量瓶中,加甲醇 40ml,置 40℃水浴中加热振摇使溶解,放冷,用溶出介质稀释至刻度,摇匀,精密量取 5ml,置 25ml 量瓶中,用溶出介质稀释至刻度,摇匀,作为对照品溶液。取供试品溶液和对照品溶液,照紫外-可见分光光度法(通则 0401),在 255nm 的波长处分别测定吸光度,计算每粒的溶出量。限度为标示量的 80%,应符合规定。

其他 应符合胶囊剂项下有关的各项规定(通则 0103)。

【含量测定】 照高效液相色谱法(通则 0512)测定。

色谱条件与系统适用性试验 用十八烷基硅烷键合硅胶(BDS 3μm 或效能相当的色谱柱)为填充剂;以乙腈-0.02mol/L 硫酸氢四丁基铵溶液(40:60)为流动相;检测波长为 225nm。理论板数按伊曲康唑峰计算不低于 3000,伊曲康唑峰与相邻杂质峰之间的分离度应符合要求。

测定法 取装量差异项下的内容物,混合均匀,精密称取适量(约相当于伊曲康唑 50mg),置 250ml 量瓶中,加甲醇-四氢呋喃(4:1)超声使伊曲康唑溶解并稀释至刻度,摇匀,滤过,取续滤液作为供试品溶液,精密量取 10μl,注入液相色谱仪,记录色谱图;另取伊曲康唑对照品适量,精密称定,加甲醇-四氢呋喃(4:1)适量,超声溶解并定量稀释制成每 1ml 中含 0.2mg 的溶液,同法测定。按外标法以峰面积计算,即得。

【类别】 同伊曲康唑。

【规格】 0.1g

【贮藏】 密封,在阴凉、干燥处保存。

肌苷葡萄糖注射液

Jigan Putaotang Zhusheye

Inosine and Glucose Injection

本品为肌苷与葡萄糖的灭菌水溶液。含肌苷($C_{10}H_{12}N_4O_5$)应为标示量的 90.0%～110.0%,含葡萄糖($C_6H_{12}O_6 \cdot H_2O$)应为标示量的 95.0%～105.0%。

【性状】 本品为无色的澄明液体。

【鉴别】 (1)取本品,照肌苷项下的鉴别(1)项试验,显相同的反应。

(2)取本品,缓缓滴入温热的碱性酒石酸铜试液中,即生成氧化亚铜的红色沉淀。

(3)在肌苷含量测定项下记录的色谱图中,供试品溶液主峰的保留时间应与对照品溶液主峰的保留时间一致。

【检查】 **pH 值** 应为 4.0～6.0(通则 0631)。

有关物质 取本品适量,用水稀释制成每 1ml 中含肌苷 0.2mg 的溶液,作为供试品溶液;精密量取 1ml,置 100ml 量瓶中,用水稀释至刻度,摇匀,作为对照溶液。照肌苷有关物质项下的方法测定。供试品溶液的色谱图中如有杂质峰,各杂质峰面积的和不得大于对照溶液的主峰面积(1.0%)。

5-羟甲基糠醛 取 5-羟甲基糠醛对照品适量,精密称定,加水溶解并定量稀释制成每 1ml 中含 1.0μg 的溶液,作为对照品溶液;取本品适量,用水定量稀释制成每 1ml 中含葡萄糖 5mg 的溶液,作为供试品溶液。照有关物质项下的色谱条件试验,检测波长为 284nm。精密量取对照品溶液和供试品溶液各 10μl,分别注入液相色谱仪,记录色谱图。供试品溶液的色谱图中如有与 5-羟甲基糠醛保留时间相对应的色谱峰,按外标法以峰面积计算,含 5-羟甲基糠醛不得过葡萄糖标示量的 0.02%。

重金属 ■取本品适量(约相当于葡萄糖 3g),蒸发至约 20ml,放冷,加醋酸盐缓冲液(pH 3.5)2ml 与水适量使成 25ml,依法检查(通则 0821 第一法),含重金属不得过葡萄糖标示量的百万分之五。■[订正]

渗透压摩尔浓度 应为 270～320mOsmol/kg(通则 0632)。

细菌内毒素 取本品,依法检查(通则 1143),每 1ml 中含内毒素的量应小于 0.50EU。

其他 应符合注射剂项下有关的各项规定(通则 0102)。

【含量测定】 **肌苷** 精密量取本品适量,用水定量稀释制成每 1ml 中约含肌苷 20μg 的溶液,作为供试品溶液,照肌苷项下的方法测定,计算,即得。

葡萄糖 取本品,照旋光度测定法(通则 0621),在 25℃测定,按下式计算 $C_6H_{12}O_6 \cdot H_2O$ 的含量。

$$C = 2.0852 \times (\alpha + 0.492C_1)$$

式中 C 为每 100ml 注射液中含葡萄糖的重量,g;

α 为测得的旋光度;

C_1 为每100ml注射液中用上法测得的肌苷重量,g。

【类别】 同肌苷。

【规格】 (1)100ml:肌苷 0.2g 与葡萄糖 5.0g (2)100ml:肌苷 0.6g 与葡萄糖 5.0g (3)200ml:肌苷 0.4g 与葡萄糖 10g (4)250ml:肌苷 0.6g 与葡萄糖 12.5g

【贮藏】 遮光,密闭保存。

多 索 茶 碱
Duosuochajian
Doxofylline

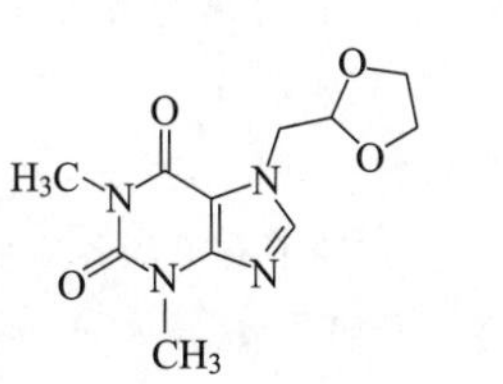

$C_{11}H_{14}N_4O_4$　266.26

本品为7-(1,3-二氧戊环-2-基甲基)茶碱。按干燥品计算,含 $C_{11}H_{14}N_4O_4$ 应为 98.5%~102.0%。

【性状】 本品为白色针状结晶或结晶性粉末;无臭。

本品在水、乙醇或丙酮中微溶;在 0.1mol/L 盐酸溶液中略溶。

熔点 本品的熔点(通则 0612)为 142~145℃。

吸收系数 取本品,精密称定,加 0.1mol/L 盐酸溶液溶解并定量稀释制成每 1ml 中约含 15μg 的溶液,照紫外-可见分光光度法(通则 0401)在 273nm 的波长处测定吸光度,吸收系数($E_{1cm}^{1\%}$)应为 335~356。

【鉴别】 (1)取本品约 10mg,加盐酸 1ml 与氯酸钾 0.1g,置水浴上蒸干,残渣遇氨气即显紫色,再加氢氧化钠试液数滴,紫色即消失。

(2)本品的红外光吸收图谱应与对照的图谱(光谱集 941 图)一致。

【检查】 酸度 ■取本品 0.1g,加水 100ml 溶解后,加入饱和氯化钾溶液 0.3ml,依法测定(通则 0631),pH 值应为 5.0~7.0。■[修订]

溶液的澄清度与颜色 取本品 0.1g,加水 10ml 溶解,溶液应澄清无色;如显浑浊,与 1 号浊度标准液(通则 0902 第一法)比较,不得更浓;如显色,与黄色 1 号标准比色液(通则 0901 第一法)比较,不得更深。

溴化物 取本品 0.2g,加水 15ml,加稀硝酸 0.5ml,加硝酸银试液 1ml,加热至沸,放冷,加水稀释成 25ml,摇匀,与标准溴化钾溶液(每 1ml 溶液相当于 0.01mg 的 Br^-)11ml 制成的 25ml 溶液比较,不得更浓(0.055%)。

有关物质 取本品适量,精密称定,加乙腈-水(15:85)溶解并定量稀释制成每 1ml 中约含 1mg 的溶液,作为供试品溶液;另取茶碱对照品 10mg,精密称定,置 10ml 量瓶中,加乙腈-水(15:85)溶解并稀释至刻度,摇匀,■[修订]精密量取 1ml 与供试品溶液 1ml,■[修订]置 100ml 量瓶中,用乙腈-水(15:85)稀释至刻度,摇匀,精密量取 5ml,置 50ml 量瓶中,用乙腈-水(15:85)稀释至刻度,摇匀,作为对照溶液。照含量测定项下的色谱条件,取对照溶液 10μl 注入液相色谱仪,茶碱峰与多索茶碱峰间的分离度应大于 10。精密量取供试品溶液与对照溶液各 10μl,分别注入液相色谱仪,记录色谱图至主成分峰保留时间的 3 倍。供试品溶液色谱图中如有与对照溶液中茶碱峰保留时间一致的色谱峰,按外标法以峰面积计算,■不得过 0.1%;其他单个杂质峰面积不得大于对照溶液中多索茶碱峰面积(0.1%);■[修订]杂质总量不得过 0.5%。

残留溶剂 N,N-二甲基甲酰胺与乙二醇 取本品 0.2g,精密称定,精密加入三氯甲烷 2ml 使溶解,混匀,作为供试品溶液;取 N,N-二甲基甲酰胺 88mg 与乙二醇 62mg,精密称定,置 100ml 量瓶中,用三氯甲烷稀释至刻度,摇匀,精密量取 5ml,置 50ml 量瓶中,用三氯甲烷稀释至刻度,摇匀,作为对照品溶液。照残留溶剂测定法(通则 0861 第三法),以键合和改性的交联聚乙二醇(或极性相近)为固定液的毛细管柱为色谱柱,起始温度为 60℃,维持 5 分钟,以每分钟 5℃ 的速度升温至 150℃,再以每分钟 50℃ 的速度升温至 200℃,维持 3 分钟;进样口温度为 125℃;检测器为氢火焰离子化检测器,检测器温度为 250℃;N,N-二甲基甲酰胺峰与乙二醇峰之间的分离度应符合要求。精密量取供试品溶液与对照品溶液各 1μl,分别注入气相色谱仪,记录色谱图。按外标法以峰面积计算,均应符合规定。

甲醇、乙醇、二氯甲烷与乙酸乙烯酯 取本品 0.5g,精密称定,置顶空瓶中,精密加入 N,N-二甲基乙酰胺 5ml,密封,混匀,作为供试品溶液;取甲醇 300mg、乙醇 500mg、二氯甲烷 60mg 与乙酸乙烯酯 100mg,精密称定,置 100ml 量瓶中,用 N,N-二甲基乙酰胺稀释至刻度,摇匀,精密量取 5ml,置 50ml 量瓶中,用 N,N-二甲基乙酰胺稀释至刻度,摇匀,精密量取 5ml,置顶空瓶中,密封,作为对照品溶液。照残留溶剂测定法(通则 0861 第二法),以 6%氰丙基苯基-94%二甲基聚硅氧烷(或极性相近)为固定液的毛细管柱为色谱柱,起始温度为 40℃,维持 5 分钟,以每分钟 10℃ 的速度升温至 110℃,再以每分钟 50℃ 的速度升温至 200℃,维持 5 分钟,进样口温度为 200℃,检测器为氢火焰离子化检测器,检测器温度为 250℃;顶空瓶平衡温度为 90℃,平衡时间为 30 分钟,取对照品溶液顶空进样,记录色谱图,各成分峰之间的分离度均应符合要求。再取供试品溶液与对照品溶液分别顶空进样,记录色谱图。按外标法以峰面积计算,均应符合规定。

干燥失重 取本品,在 105℃ 干燥至恒重,减失重量不得过 1.0%(通则 0831)。

炽灼残渣 取本品 1.0g,依法检查(通则 0841),炽灼温度为 500~600℃,遗留残渣不得过 0.1%。

重金属 取炽灼残渣项下的遗留残渣,依法检查(通则

0821 第二法),含重金属不得过百万分之二十。

【含量测定】 照高效液相色谱法(通则 0512)测定。

色谱条件与系统适用性试验 用十八烷基硅烷键合硅胶为填充剂;以乙腈-磷酸盐缓冲液(pH 5.8)(15:85)为流动相;检测波长为273nm;理论板数按多索茶碱峰计算不低于2000。

测定法 精密称取本品适量,加乙腈-水(15:85)溶解并定量稀释制成每1ml中约含0.05mg的溶液,精密量取 $10\mu l$,注入液相色谱仪,记录色谱图;另精密称取多索茶碱对照品适量,加乙腈-水(15:85)溶解并定量稀释制成每1ml中约含0.05mg的溶液,同法测定。按外标法以峰面积计算,即得。

【类别】 支气管扩张剂。

【贮藏】 密封保存。

【制剂】 (1)多索茶碱片 (2)多索茶碱注射液 (3)多索茶碱胶囊

多 潘 立 酮 片

Duopanlitong Pian

Domperidone Tablets

本品含多潘立酮($C_{22}H_{24}ClN_5O_2$)应为标示量的 90.0%~110.0%。

【性状】 本品为白色片。

【鉴别】 (1)取本品的细粉适量(约相当于多潘立酮10mg),加二氯甲烷-甲醇(1:1)10ml,振摇使多潘立酮溶解,滤过,滤液作为供试品溶液;另取多潘立酮对照品适量,加二氯甲烷-甲醇(1:1)溶解制成每1ml中含1mg的溶液,作为对照品溶液。照薄层色谱法(通则0502)试验,吸取上述两种溶液各 $10\mu l$,分别点于同一硅胶 GF_{254} 薄层板上,以乙酸乙酯-二氯甲烷-甲醇-醋酸盐缓冲液(pH 4.7)(取 1mol/L 醋酸溶液 10ml 及水 30ml,混匀,用 1mol/L 氢氧化钠溶液调节 pH 值至 4.7,用水稀释至 50ml)(54:23:18:5)为展开剂,展开,晾干,置紫外光灯(254nm)下检视。供试品溶液所显主斑点的位置和颜色应与对照品溶液主斑点的位置和颜色一致。

(2)在含量测定项下记录的色谱图中,供试品溶液主峰的保留时间应与对照品溶液主峰的保留时间一致。

【检查】 **有关物质** 取本品的细粉适量(约相当于多潘立酮25mg),置50ml量瓶中,加含量测定项下的流动相约25ml使多潘立酮溶解,再用上述流动相稀释至刻度,摇匀,滤过,取续滤液作为供试品溶液;精密量取供试品溶液1ml,置100ml量瓶中,用上述流动相稀释至刻度,摇匀,作为对照溶液。照含量测定项下的色谱条件测定,精密量取供试品溶液与对照溶液各 $20\mu l$,分别注入液相色谱仪,记录色谱图至主峰保留时间的2倍。供试品溶液色谱图中如有杂质峰,各杂质峰面积的和不得大于对照溶液主峰面积(1.0%)。

含量均匀度 取本品1片,置乳钵中研细,加甲醇适量分

次研磨并移置25ml量瓶(5mg规格)或50ml量瓶(10mg规格)中,超声使多潘立酮溶解,放冷,用甲醇稀释至刻度,摇匀,滤过,精密量取续滤液5ml,置25ml量瓶中,用含量测定项下的流动相稀释至刻度,摇匀,照含量测定项下的方法测定,应符合规定(通则0941)。

溶出度 取本品,照溶出度与释放度测定法(通则0931第二法),以氯化钠2g,加水适量使溶解,加盐酸7ml,再用水稀释至1000ml,摇匀,取500ml为溶出介质,转速为每分钟75转,依法操作,经30分钟时,取溶出液适量,滤过,取续滤液作为供试品溶液;另取多潘立酮对照品适量,用甲醇制成每1ml中含1mg的溶液,精密量取1ml,置100ml量瓶(5mg规格)或50ml量瓶(10mg规格)中,用溶出介质稀释至刻度,摇匀,作为对照品溶液,照紫外-可见分光光度法(通则0401),在284nm的波长处分别测定吸光度,计算每片的溶出量。限度为标示量的80%,应符合规定。

其他 应符合片剂项下有关的各项规定(通则0101)。

【含量测定】 ■照高效液相色谱法(通则0512)测定。■[订正]

色谱条件与系统适用性试验 用十八烷基硅烷键合硅胶为填充剂;以甲醇-0.5%醋酸铵(60:40)为流动相;检测波长为285nm;柱温为30℃。理论板数按多潘立酮峰计算不低于3000。

测定法 取本品 20 片,精密称定,研细,精密称取适量(约相当于多潘立酮10mg),置50ml量瓶中,加甲醇适量,超声使多潘立酮溶解,放冷,用甲醇稀释至刻度,摇匀,滤过,精密量取续滤液5ml,置25ml量瓶中,用流动相稀释至刻度,摇匀,作为供试品溶液,精密量取 $20\mu l$ 注入液相色谱仪,记录色谱图;另取多潘立酮对照品约10mg,置50ml量瓶中,加甲醇适量,超声使溶解,放冷,用甲醇稀释至刻度,摇匀,精密量取5ml,置25ml量瓶中,用流动相稀释至刻度,摇匀,同法测定。按外标法以峰面积计算,即得。

【类别】 同多潘立酮。

【规格】 (1)5mg (2)10mg

【贮藏】 遮光,密封保存。

米 力 农

Milinong

Milrinone

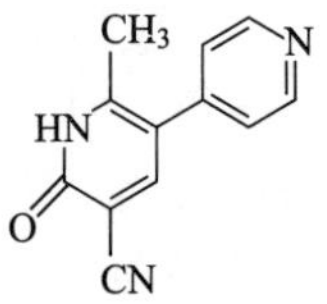

$C_{12}H_9N_3O$ 211.22

本品为1,6-二氢-2-甲基-6-氧代-[3,4'-双吡啶]-5-甲腈。

按干燥品计算,含 $C_{12}H_9N_3O$ 不得少于 98.5%。

【性状】 本品为类白色结晶性粉末;无臭。

本品在水或乙醇中几乎不溶,在稀盐酸中略溶。

【鉴别】 (1)取本品约 20mg,加 1mol/L 盐酸羟胺的丙二醇溶液 2ml 与 1mol/L 氢氧化钾丙二醇溶液 2ml,水浴煮沸 2 分钟,加三氯化铁试液 1 滴,应显红色至紫红色。

(2)取本品约 50mg,加吡啶 2ml 溶解后,加硝酸银试液 4ml,即生成白色沉淀。

(3)取本品约 20mg,加乳酸 0.2ml 溶解后,加水稀释制成每 1ml 中约含 6μg 的溶液,照紫外-可见分光光度法(通则 0401)测定,在 266nm 与 325nm 波长处有最大吸收。

(4)本品的红外光吸收图谱应与对照的图谱(光谱集 749 图)一致。

【检查】 氢氧化钠溶液的澄清度与颜色 取本品 1.0g,加氢氧化钠试液 10ml 溶解后,溶液应澄清无色(通则 0902 第一法);如显色,与黄色 2 号标准比色液(通则 0901 第一法)比较,不得更深。

有关物质 取本品适量,精密称定,加流动相溶解并定量稀释制成每 1ml 中约含 2mg 的溶液(必要时,在 80℃水浴中加热使溶解),作为供试品溶液;精密量取 1ml,置 100ml 量瓶中,用流动相稀释至刻度,摇匀,精密量取此溶液 1ml,置 10ml 量瓶中,用流动相稀释至刻度,摇匀,作为对照溶液;另取杂质Ⅰ对照品适量,精密称定,用流动相溶解并定量稀释制成每 1ml 中约含 2μg 的溶液,作为对照品溶液;另取米力农与杂质Ⅰ对照品适量,加流动相溶解并稀释制成每 1ml 中各含 20μg 的溶液,作为系统适用性溶液。照高效液相色谱法(通则 0512)测定,用辛烷基硅烷键合硅胶为填充剂,以磷酸氢二钾溶液(取磷酸氢二钾 2.7g,加水 800ml 溶解后,加三乙胺 2.4ml,用磷酸调 pH 值至 7.5)-乙腈(80∶20)为流动相,检测波长为 220nm。取系统适用性溶液 20μl 注入液相色谱仪,杂质Ⅰ峰相对于米力农峰的保留时间约为 0.6,杂质Ⅰ峰与米力农峰的分离度应大于 4.0,精密量取供试品溶液、对照溶液与对照品溶液各 20μl,分别注入液相色谱仪,记录色谱图至主成分峰保留时间的 2 倍。供试品溶液的色谱图中,如有与杂质Ⅰ峰保留时间一致的色谱峰,按外标法以峰面积计,不得过 0.1%;其他单个杂质峰面积不得过对照溶液主峰面积的 0.5 倍(0.05%),其他杂质峰面积的和不得大于对照溶液主峰面积(0.1%)。

残留溶剂 取本品约 0.1g,精密称定,置 10ml 量瓶中,加二甲基亚砜溶解并稀释至刻度,摇匀,作为供试品溶液;另分别取乙酸乙酯、甲醇、二氯甲烷、N,N-二甲基甲酰胺、醋酸适量,精密称定,用二甲基亚砜溶解并定量稀释制成每 1ml 中含乙酸乙酯 50μg、甲醇 30μg、二氯甲烷 6μg、N,N-二甲基甲酰胺 8.8μg 和醋酸 50μg 的混合溶液,作为对照品溶液。照残留溶剂测定法(通则 0861 第二法)测定,以聚乙二醇(PEG-20M)为固定液的毛细管柱为色谱柱,起始温度为 40℃,保持

8 分钟,以每分钟 20℃升温至 200℃,保持 4 分钟;进样口温度为 250℃,检测器温度为 250℃。各成分峰的分离度均应符合要求。精密量取对照品溶液与供试品溶液各 1μl,分别注入气相色谱仪,记录色谱图。按外标法以峰面积计算,乙酸乙酯、甲醇、二氯甲烷、N,N-二甲基甲酰胺、醋酸的残留量均应符合规定。

氯化物 取本品 1.0g,加水 50ml,充分振摇,滤过,取滤液 25ml,依法检查(通则 0801),如发生浑浊,与标准氯化钠溶液 7ml 制成的对照液比较,不得更浓(0.014%)。

干燥失重 取本品,在 105℃干燥至恒重,减失重量不得过 1.0%(通则 0831)。

炽灼残渣 取本品 1.0g,依法检查(通则 0841),遗留残渣不得过 0.1%。

重金属 取炽灼残渣项下遗留的残渣,依法检查(通则 0821 第二法),含重金属不得过百万分之二十。

【含量测定】 取本品约 0.16g,精密称定,加冰醋酸 30ml,60℃以下加热使溶解,放冷,加结晶紫指示液 1 滴,用高氯酸滴定液(0.1mol/L)滴定至溶液显蓝色,并将滴定的结果用空白试验校正,即得。每 1ml 高氯酸滴定液(0.1mol/L)相当于 21.12mg 的 $C_{12}H_9N_3O$。

【类别】 强心药。

【贮藏】 密封,在干燥处保存。

【制剂】 米力农注射液

■【标注】 本品说明书中应注明乳酸的处方量。■[删除]

附:

杂质Ⅰ

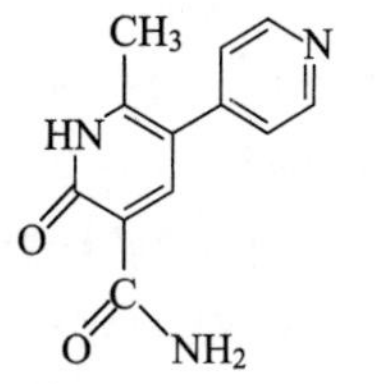

$C_{12}H_{11}N_3O_2$　229.23

1,6-二氢-2-甲基-6-氧代-(3,4'-二吡啶)-5-甲酰胺

杂质Ⅱ

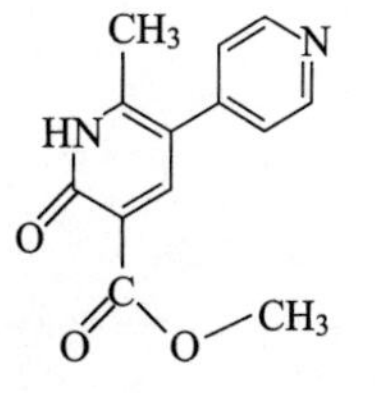

$C_{13}H_{12}N_2O_3$　244.25

1,6-二氢-2-甲基-6-氧代-(3,4'-二吡啶)-5-甲酸甲酯

米力农注射液

Milinong Zhusheye

Milrinone Injection

本品为米力农加乳酸制成的灭菌水溶液。含米力农 ($C_{12}H_9N_3O$) 应为标示量的 95.0%~105.0%。

【性状】 本品为无色澄明液体。

【鉴别】 (1) 取本品 10ml,置水浴上蒸干,残渣加 1mol/L 盐酸羟胺的丙二醇溶液 2ml 与 1mol/L 氢氧化钾的丙二醇溶液 1ml,置水浴上加热,即出现明显黄色,放冷,滤过,滤液中加三氯化铁试液 1 滴,即显红色至紫红色。

(2) 在含量测定项下记录的色谱图中,供试品溶液主峰的保留时间应与对照品溶液主峰的保留时间一致。

(3) 取本品 0.6ml,置 100ml 量瓶中,加 0.17% 乳酸溶液 2.5ml,用水稀释至刻度,摇匀,照紫外-可见分光光度法(通则 0401)测定,在 266nm 与 325nm 的波长处有最大吸收。

【检查】 ■pH 值 应为 2.8~4.0(通则 0631)。■[订正]

■乳酸 取本品 10ml,置 25ml 量瓶中,加 1mol/L 氢氧化钠溶液 5ml,摇匀,放置 10 分钟,加 1mol/L 盐酸溶液 5ml,用水稀释至刻度,摇匀,作为供试品溶液;另取乳酸钠对照品约 20mg,精密称定,置 25ml 量瓶中,加水约 10ml 溶解,加 1mol/L 氢氧化钠溶液 5ml,摇匀,放置 10 分钟,加 1mol/L 盐酸溶液 5ml,用水稀释至刻度,摇匀,作为对照品溶液。照高效液相色谱法(通则 0512)测定,用十八烷基硅烷键合硅胶为填充剂,以甲酸-二环己胺-水(0.1:0.1:100)为流动相,检测波长为 210nm。取乳酸钠与醋酸钠各约 10mg,置 10ml 量瓶中,加水 4ml 溶解,加 1mol/L 氢氧化钠溶液 2ml,摇匀,放置 10 分钟,加 1mol/L 盐酸溶液 2ml,用水稀释至刻度,摇匀,作为系统适用性溶液,量取 50μl 注入液相色谱仪,记录色谱图。理论板数按乳酸峰计算不低于 2000,乳酸峰与醋酸峰的分离度应符合要求。再精密量取供试品溶液与对照品溶液各 50μl,分别注入液相色谱仪,按外标法以峰面积计算,并将计算结果乘以 0.7948,即得。每 1ml 中含乳酸的量应为处方量的 85.0%~115.0%。■[订正]

■有关物质 (处方中含葡萄糖的产品应检测 5-羟甲基糠醛)取本品,作为供试品溶液;精密量取适量,用流动相定量稀释制成每 1ml 中约含米力农 2μg 的溶液,作为对照溶液;另取 5-羟甲基糠醛对照品、杂质Ⅰ对照品与杂质Ⅱ对照品各适量,精密称定,加流动相溶解并定量稀释制成每 1ml 中各约含 10μg、1μg 与 1μg 的溶液,作为对照品溶液。再取米力农、5-羟甲基糠醛对照品、杂质Ⅰ对照品与杂质Ⅱ对照品各适量,用流动相溶解并稀释制成每 1ml 中各约含 100μg、20μg、100μg 与 100μg 的混合溶液,作为系统适用性溶液。照含量测定项下的色谱条件测定,检测波长为 284nm 与 254nm。量取系统适用性溶液 20μl,注入液相色谱仪,记录色谱图。在 284nm 的色谱图中,5-羟甲基糠醛峰与其相邻杂质峰的分离

度应符合要求;在 254nm 的色谱图中,杂质Ⅰ峰与米力农峰的分离度应大于 4.0。再精密量取供试品溶液、对照溶液和对照品溶液各 20μl,分别注入液相色谱仪,记录色谱图至主成分峰保留时间的 3 倍。在 284nm,供试品溶液色谱图中如有与对照品溶液中 5-羟甲基糠醛峰保留时间一致的色谱峰,按外标法以峰面积计算,不得过葡萄糖标示量的 0.02%;在 254nm,供试品溶液的色谱图中如有与对照品溶液中杂质Ⅰ峰和杂质Ⅱ峰保留时间一致的色谱峰,按外标法以峰面积计算,均不得过米力农标示量的 0.1%,其他单个杂质峰面积不得大于对照溶液主峰面积的 0.5 倍(0.1%),其他各杂质峰面积的和不得大于对照溶液主峰面积(0.2%)。■[修订]

渗透压摩尔浓度 渗透压摩尔浓度比应为 0.90~1.10(通则 0632)。

细菌内毒素 取本品,依法检查(通则 1143),每 1mg 米力农中含内毒素的量应小于 12EU。

其他 应符合注射剂项下有关的各项规定(通则 0102)。

【含量测定】 照高效液相色谱法(通则 0512)测定。

色谱条件与系统适用性试验 用十八烷基硅烷键合硅胶为填充剂;以水-甲醇-硼酸钠缓冲液(取硼酸 31g,加水 800ml,缓缓加 20% 氢氧化钠溶液适量,充分振摇使硼酸完全溶解,用 20% 氢氧化钠溶液调节 pH 值至 7.0,用水稀释至 1000ml,摇匀,即得。临用新制)(725:250:25)为流动相;检测波长为 254nm。取米力农、杂质Ⅰ与杂质Ⅱ对照品各适量,用流动相溶解并稀释制成每 1ml 中各约含 100μg 的混合溶液,作为系统适用性溶液,取 20μl 注入液相色谱仪,记录色谱图。杂质Ⅰ峰与米力农峰的分离度应大于 4.0。

测定法 精密量取本品 5ml,置 50ml 量瓶中,用流动相稀释至刻度,摇匀,作为供试品溶液,精密量取 20μl,注入液相色谱仪,记录色谱图;另取米力农对照品,精密称定,加流动相溶解并定量稀释制成每 1ml 中约含 0.1mg 的溶液,同法测定。按外标法以峰面积计算,即得。

【类别】 强心药。

【规格】 ■(1)5ml:5mg (2)10ml:10mg■[订正]

【贮藏】 密闭,在干燥处保存。

■**【标注】** 本品说明书中应注明乳酸的处方量;如使用葡萄糖,亦应注明处方量。■[增订]

米 诺 地 尔

Minuodi'er

Minoxidil

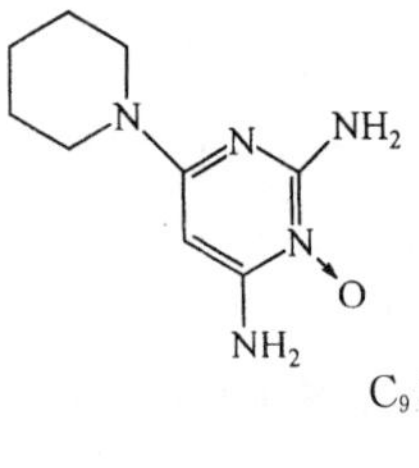

$C_9H_{15}N_5O$ 209.25

本品为6-(1-哌啶基)-2,4-嘧啶二胺,3-氧化物。按干燥品计算,含 $C_9H_{15}N_5O$ 不得少于99.0%。

【性状】 本品为白色或类白色结晶性粉末。

本品在乙醇中略溶,在三氯甲烷或水中微溶,在丙酮中极微溶解;在冰醋酸中溶解。

【鉴别】 (1)取本品,加乙醇溶解并稀释制成每1ml中约含6µg的溶液,照紫外-可见分光光度法(通则0401)测定,在231nm的波长处有最大吸收。

(2)本品的红外光吸收图谱应与对照的图谱(光谱集608图)一致。

【检查】 ■含氯化合物 取本品约20mg,精密称定,照氧瓶燃烧法(通则0703)进行有机破坏,用0.1mol/L氢氧化钠溶液10ml作为吸收液,俟燃烧完毕后,强力振摇数分钟,用少量水冲洗瓶塞及铂丝,洗液并入吸收液中,将吸收液移至50ml纳氏比色管中,照氯化物检查法(通则0801)检查,与对照液(与供试品同法操作,但燃烧时滤纸中不含供试品,并加入标准氯化钠溶液4.0ml)比较,不得更浓(0.2%)。■[删除]

■有关物质 取本品适量,加流动相溶解并稀释制成每1ml中约含0.5mg的溶液,作为供试品溶液;精密量取适量,用流动相定量稀释制成每1ml中含2.5µg的溶液,作为对照溶液;精密量取对照溶液适量,用流动相定量稀释制成每1ml中含0.25µg的溶液,作为灵敏度溶液。照高效液相色谱法(通则0512)试验。用十八烷基硅烷键合硅胶为填充剂;以甲醇-水-三氟乙酸(450:550:1)(每1000ml中含庚烷磺酸钠2g)为流动相,检测波长为230nm。取米诺地尔适量,加含0.3%磺基丁二酸钠二辛酯的流动相溶解并稀释制成每1ml中含0.5mg的溶液,置60℃水浴中加热1小时,放冷,作为系统适用性溶液,取10µl注入液相色谱仪,米诺地尔峰与相对保留时间约1.2的杂质峰的分离度应符合要求,理论板数按米诺地尔峰计算不低于2000。取灵敏度溶液10µl注入液相色谱仪,主成分峰高的信噪比应大于10。精密量取供试品溶液和对照溶液各10µl,分别注入液相色谱仪,记录色谱图至主成分峰保留时间的2倍。供试品溶液色谱图中如有杂质峰,单个杂质峰面积不得大于对照溶液主峰面积的0.4倍(0.2%),各杂质峰面积的和不得大于对照溶液的主峰面积(0.5%)。供试品溶液色谱图中小于灵敏度溶液主峰面积的色谱峰忽略不计。■[修订]

■残留溶剂 取本品约0.25g,精密称定,置顶空瓶中,精密加 N,N-二甲基甲酰胺5ml,密封,作为供试品溶液;分别精密称取甲醇、乙醇、二氯甲烷和哌啶各适量,用 N,N-二甲基甲酰胺定量稀释制成每1ml中分别含150µg、250µg、30µg、250µg的混合溶液,精密量取5ml置顶空瓶中,密封,作为对照品溶液。照残留溶剂测定法(通则0861第二法)试验,用6%氰丙基苯基-94%二甲基聚硅氧烷(或极性相近)为固定液;起始温度为40℃,维持15分钟,以每分钟10℃的速率升温至220℃,维持5分钟;进样口温度为200℃;检测器温度为

220℃;顶空瓶平衡温度为80℃,平衡时间为30分钟。取对照品溶液顶空进样,记录色谱图,各成分峰之间的分离度应符合要求。取供试品溶液和对照品溶液分别顶空进样,记录色谱图。按外标法以峰面积计算,哌啶的残留量不得过0.5%,甲醇、乙醇和二氯甲烷的残留量均应符合规定。■[增订]

干燥失重 取本品,在105℃干燥至恒重,减失重量不得过0.5%(通则0831)。

炽灼残渣 取本品1.0g,依法检查(通则0841),遗留残渣不得过0.15%。

重金属 取炽灼残渣项下遗留的残渣,依法检查(通则0821第二法),含重金属不得过百万分之二十。

【含量测定】 取本品约0.15g,精密称定,加冰醋酸50ml,微温使溶解,照电位滴定法(通则0701),用高氯酸滴定液(0.1mol/L)滴定,并将滴定的结果用空白试验校正。每1ml高氯酸滴定液(0.1mol/L)相当于20.93mg的 $C_9H_{15}N_5O$。

【类别】 抗高血压药。

【贮藏】 遮光,密封保存。

【制剂】 米诺地尔片

异戊巴比妥片

Yiwubabituo Pian

Amobarbital Tablets

本品含异戊巴比妥($C_{11}H_{18}N_2O_3$)应为标示量的94.0%～106.0%。

【性状】 本品为白色片。

【鉴别】 取本品的细粉适量(约相当于异戊巴比妥0.5g),加碳酸钠试液10ml,微温使异戊巴比妥溶解,滤过,滤液中滴加盐酸至沉淀完全,滤过;沉淀用水洗净,在105℃干燥后,依法测定(通则0612第一法),■熔点为157～160℃;■[订正]剩余的沉淀显丙二酰脲类的鉴别反应(通则0301)。

【检查】 有关物质 取本品细粉适量,加流动相溶解并稀释制成每1ml中约含异戊巴比妥1mg的溶液,滤过,取续滤液作为供试品溶液;精密量取1ml,置100ml量瓶中,用流动相稀释至刻度,摇匀,作为对照溶液。照异戊巴比妥有关物质项下的方法测定。供试品溶液色谱图中如有杂质峰,各杂质峰面积的和不得大于对照溶液主峰面积(1.0%)。

溶出度 取本品,照溶出度与释放度测定法(通则0931第一法),以磷酸盐缓冲液(pH 7.6)500ml为溶出介质,转速为每分钟100转,依法操作,经30分钟时,取溶液10ml滤过,精密量取续滤液5ml,置25ml量瓶中,用溶出介质稀释至刻度,摇匀;另取异戊巴比妥对照品适量,精密称定,加溶出介质溶解并定量稀释制成每1ml中约含35µg的溶液。取上述两

种溶液,照紫外-可见分光光度法(通则0401),在239nm的波长处分别测定吸光度,计算每片的溶出量。限度为标示量的70%,应符合规定。

其他 应符合片剂项下有关的各项规定(通则0101)。

【含量测定】 取本品20片,精密称定,研细,精密称取适量(约相当于异戊巴比妥0.2g),加甲醇40ml使异戊巴比妥溶解后,照异戊巴比妥项下的方法,自"再加新制的3%无水碳酸钠溶液15ml"起,依法测定。每1ml硝酸银滴定液(0.1mol/L)相当于22.63mg的$C_{11}H_{18}N_2O_3$。

【类别】 同异戊巴比妥。

【规格】 0.1g

【贮藏】 密封保存。

异戊巴比妥钠

Yiwubabituona

Amobarbital Sodium

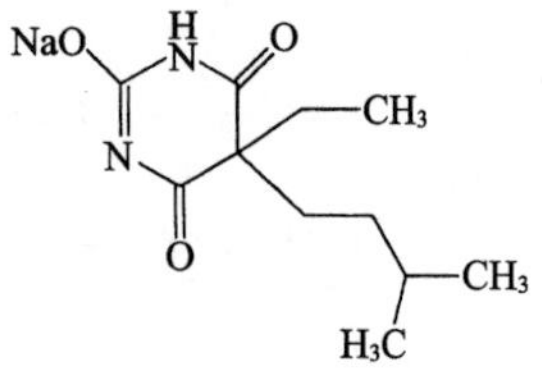

$C_{11}H_{17}N_2NaO_3$ 248.26

本品为5-乙基-5-(3-甲基丁基)-2,4,6(1H,3H,5H)-嘧啶三酮一钠盐。按干燥品计算,含$C_{11}H_{17}N_2NaO_3$不得少于98.5%。

【性状】 本品为白色的颗粒或粉末;无臭;有引湿性;水溶液显碱性反应。

本品在水中极易溶解,在乙醇中溶解,在三氯甲烷或乙醚中几乎不溶。

【鉴别】 (1)取本品约0.5g,加水10ml溶解后,加盐酸0.5ml,即析出异戊巴比妥的白色沉淀,滤过,沉淀用水洗净,在105℃干燥后,依法测定(通则0612第一法),■熔点为157~160℃。■[订正]

(2)本品的红外光吸收图谱应与对照的图谱(光谱集164图)一致。

(3)本品显丙二酰脲类的鉴别反应(通则0301)。

(4)取本品约1g,炽灼后,显钠盐的鉴别反应(通则0301)。

【检查】 **碱度** 取本品1.0g,加水20ml溶解后,依法测定(通则0631),pH值应为9.5~11.0。

有关物质 取本品适量,加流动相溶解并稀释制成每1ml中约含1mg的溶液,作为供试品溶液;精密量取1ml,置200ml量瓶中,用流动相稀释至刻度,摇匀,作为对照溶液。照高效液相色谱法(通则0512)试验,用十八烷基硅

烷键合硅胶为填充剂;以0.02mol/L磷酸二氢钾溶液(用磷酸调节pH值至3.0±0.1)-乙腈(65:35)为流动相,检测波长为220nm;理论板数按异戊巴比妥峰计算不低于2500,异戊巴比妥峰与相邻杂质峰的分离度应符合要求。精密量取对照溶液与供试品溶液各5μl,分别注入液相色谱仪,记录色谱图至主成分峰保留时间的5倍。供试品溶液色谱图中如有杂质峰,各杂质峰面积的和不得大于对照溶液主峰面积(0.5%)。

干燥失重 取本品,在130℃干燥至恒重,减失重量不得过4.0%(通则0831)。

重金属 取本品1.0g,加水43ml溶解后,缓缓加稀盐酸3ml,随加随用强力振摇,滤过,取续滤液23ml,加醋酸盐缓冲液(pH 3.5)2ml,依法检查(通则0821第一法),含重金属不得过百万分之二十。

细菌内毒素 取本品,依法检查(通则1143),每1mg异戊巴比妥钠中含内毒素的量应小于0.40EU。(供注射用)

无菌 取本品,加0.1%无菌蛋白胨水溶液制成每1ml中含50mg的溶液,采用薄膜过滤法处理,冲洗液用量不少于300ml,分次冲洗后,依法检查(通则1101),应符合规定。(供无菌分装用)

【含量测定】 取本品约0.2g,精密称定,照异戊巴比妥项下的方法测定。每1ml硝酸银滴定液(0.1mol/L)相当于24.83mg的$C_{11}H_{17}N_2NaO_3$。

【类别】 抗惊厥药。

【贮藏】 遮光,严封保存。

【制剂】 注射用异戊巴比妥钠

异 氟 烷

Yifuwan

Isoflurane

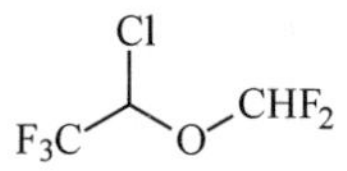

$C_3H_2ClF_5O$ 184.49

本品为2-氯-2-(二氟甲氧基)-1,1,1-三氟乙烷。

【性状】 本品为无色的澄明液体;易挥发,具有轻微气味。

本品在有机溶剂中易溶,在水中不溶。

相对密度 ■本品的相对密度(通则0601韦氏比重秤法)应为1.495~1.510。■[订正]

馏程 本品的馏程(通则0611)应为47~50℃。

折光率 本品的折光率(通则0622)应为1.2990~1.3005。

【鉴别】 (1)本品的红外光吸收图谱应与对照的图谱(光谱集1139图)一致。

(2)本品显有机氟化物的鉴别反应(通则0301)。

【检查】 酸碱度 取本品 20ml,加水 20ml,振摇 3 分钟,分取水层,加溴甲酚紫指示液 2 滴,如显黄色,加氢氧化钠滴定液(0.01mol/L)0.10ml,应变为紫色;如显紫色,加盐酸滴定液(0.01mol/L)0.60ml,应变为黄色。

氯化物 取本品 15ml,加水 30ml,振摇 3 分钟,照下述方法试验。

(1)分取水层 5ml,依法检查(通则 0801),与标准氯化钠溶液 2.5ml 制成的对照溶液比较,不得更浓(0.001%)。

(2)分取水层 10ml,加碘化钾试液 1ml 与淀粉指示液 2 滴,不得产生蓝色。

氟化物 操作时使用塑料用具。

标准溶液的制备 精密称取经 105℃ 干燥 4 小时的氟化钠 221mg,置 100ml 量瓶中,加水 20ml 使溶解,再加入氢氧化钠溶液(0.04%)1.0ml,用水稀释至刻度,摇匀,作为标准贮备液(每 1ml 相当于 1mg 的 F)。精密量取标准贮备液适量,用缓冲液(pH 5.25)(取氯化钠 110g 与枸橼酸钠 1g,置 2000ml 量瓶中,加水 700ml,振摇使溶解,小心加氢氧化钠 150g,振摇使溶解,放冷,在振摇下加冰醋酸 450ml 和异丙醇 600ml,用水稀释至刻度,混匀,溶液的 pH 值应在 5.0~5.5 之间)分别稀释制成每 1ml 中含 F 1、3、5、10μg 的溶液,即得。

供试品溶液的制备 精密量取本品 25ml,精密加水 25ml,振摇 5 分钟,静置使分层,精密量取水层 10ml,再精密加缓冲溶液(pH 5.25)10ml,摇匀,即得。

测定法 取上述标准溶液和供试品溶液,以甘汞电极为参比电极,氟电极为选择电极,分别测量标准溶液和供试品溶液的电位值。以氟离子浓度(μg/ml)的对数值为横坐标,以电位值(mV)为纵坐标,作图,绘制标准曲线,根据测得的供试品溶液的电位值,从标准曲线上确定供试品溶液中的氟离子浓度,不得大于 5μg/ml[0.001%(W/V)]。

有关物质 取本品 1ml,置 100ml 量瓶中,用正己烷稀释至刻度,摇匀,取 5ml,置 50ml 量瓶中,用正己烷稀释至刻度,摇匀,作为供试品溶液。照气相色谱法(通则 0521)试验。以 2-硝基对苯二酸改性的聚乙二醇(FFAP)为固定液的毛细管柱为色谱柱;柱温为 60℃;进样口温度为 150℃;采用电子捕获检测器,检测器温度为 220℃。理论板数按异氟烷峰计算不低于 15 000,异氟烷峰与相邻杂质峰的分离度应符合要求。精密量取供试品溶液 1μl,注入气相色谱仪,记录色谱图。按面积归一化法计算,各杂质峰面积的和不得大于总峰面积的 0.5%。

残留溶剂 取本品适量,精密称定,加环己烷稀释制成每 1ml 中约含 0.1g 的溶液,作为供试品溶液;另取丙酮、N,N-二甲基甲酰胺和 N-甲基吡咯烷酮适量,精密称定,加环己烷溶解并制成每 1ml 中约含丙酮 0.5mg、N,N-二甲基甲酰胺 88μg 和 N-甲基吡咯烷酮 53μg 的溶液,作为对照品溶液。照残留溶剂测定法(通则 0861 第三法)试验,以 6%氰丙苯基-94%二甲基硅氧烷共聚物(或极性相近)为固定液的毛细管柱

为色谱柱;起始柱温 40℃,维持 10 分钟,以每分钟 40℃ 的速率升温至 230℃,维持 5 分钟;检测器温度为 250℃;进样口温度为 200℃。理论板数按丙酮峰计算不低于 15 000,丙酮与异氟烷的分离度应符合规定。精密量取对照溶液与供试品溶液各 1μl,分别注入气相色谱仪,记录色谱图。按外标法以峰面积计算,丙酮、N,N-二甲基甲酰胺与 N-甲基吡咯烷酮的残留量均应符合规定。

不挥发物 取本品 10ml,置经 50℃ 恒重的蒸发皿中,置室温下挥发至干,在 50℃ 干燥 2 小时,遗留残渣不得过 2.0mg。

水分 取本品,照水分测定法(通则 0832 第一法 1)测定,含水分不得过 0.1%。

装量 取本品,依法检查(通则 0942),应符合规定。

【类别】 吸入全麻药。

【规格】 100ml

【贮藏】 遮光,密封,在阴凉处保存。

苄 达 赖 氨 酸

Bianda Lai'ansuan

Bendazac Lysine

$C_6H_{14}N_2O_2 \cdot C_{16}H_{14}N_2O_3$ 428.49

本品为 L-赖氨酸(1-苄基-1H-吲哚唑-3-氧基)乙酸盐。按干燥品计算,含 $C_6H_{14}N_2O_2 \cdot C_{16}H_{14}N_2O_3$ 不得少于 98.5%。

【性状】 ■本品为白色或类白色的结晶性粉末。■[修订]

本品在水中溶解,■在乙醇中几乎不溶。■[修订]

熔点 本品的熔点(通则 0612)为 179~184℃。

吸收系数 取本品,精密称定,加水溶解并定量稀释制成每 1ml 中约含 40μg 的溶液,照紫外-可见分光光度法(通则 0401),在 307nm 的波长处测定吸光度,吸收系数($E_{1cm}^{1\%}$)为 125~135。

【鉴别】 (1)取本品,加水溶解并稀释制成每 1ml 中含 30μg 的溶液,照紫外-可见分光光度法(通则 0401)测定,在 307nm 的波长处有最大吸收,在 272nm 的波长处有最小吸收。

(2)本品的红外光吸收图谱应与对照的图谱(光谱集 1284 图)一致。

【检查】 酸碱度 取本品 1.0g,加水 50ml 溶解后,依法测定(通则 0631),pH 值应为 5.5~7.5。

溶液的澄清度与颜色 取本品 0.1g,加水 10ml 溶解后,

溶液应澄清无色;如显色,与黄色1号标准比色液(通则0901第一法)比较,不得更深。

■**有关物质** 取本品,加水溶解并稀释制成每1ml中约含1mg的溶液,作为供试品溶液;精密量取适量,用水稀释并定量制成每1ml中约含2μg的溶液,作为对照溶液。另取苄达赖氨酸杂质Ⅰ对照品约10mg,精密称定,置100ml量瓶中,加甲醇溶解并稀释至刻度,摇匀,作为杂质Ⅰ贮备液;精密量取2ml,置100ml量瓶中,用水稀释至刻度,摇匀,作为杂质Ⅰ对照品溶液。取苄达赖氨酸对照品与杂质Ⅰ贮备液各适量,加水制成每1ml中约含苄达赖氨酸1mg与杂质Ⅰ2μg的混合溶液,作为系统适用性溶液。照高效液相色谱法(通则0512)测定,用十八烷基硅烷键合硅胶为填充剂,以0.1mol/L醋酸溶液-乙腈(53:47)为流动相;检测波长为227nm。取系统适用性溶液10μl注入液相色谱仪,记录色谱图,理论板数按苄达赖氨酸峰计算不低于3000,苄达赖氨酸峰与杂质Ⅰ峰的分离度应符合要求。精密量取供试品溶液、对照溶液与杂质Ⅰ对照品溶液各10μl,分加注入液相色谱仪,记录色谱图至主成分峰保留时间的5倍。供试品溶液色谱图中如有杂质Ⅰ峰,按外标法以峰面积计算,不得过0.2%;其他单个杂质峰面积不得大于对照溶液主峰面积(0.2%);杂质总量不得过1.0%。供试品溶液色谱图中小于对照溶液主峰面积0.25倍的峰忽略不计(0.05%)。■[修订]

干燥失重 取本品,在105℃干燥至恒重,减失重量不得过1.0%(通则0831)。

炽灼残渣 取本品1.0g,依法检查(通则0841),遗留残渣不得过0.2%。

重金属 取炽灼残渣项下遗留的残渣,依法检查(通则0821第二法),含重金属不得过百万分之二十。

【含量测定】 取本品0.2g,精密称定,加冰醋酸20ml溶解后,加结晶紫指示液1滴,用高氯酸滴定液(0.1mol/L)滴定至溶液显蓝绿色,并将滴定的结果用空白试验校正。每1ml的高氯酸滴定液(0.1mol/L)相当于21.42mg的$C_6H_{14}N_2O_2 \cdot C_{16}H_{14}N_2O_3$。

【类别】 眼科用药。

【贮藏】 密封,在干燥处保存。

【制剂】 苄达赖氨酸滴眼液

■**附:**

杂质Ⅰ

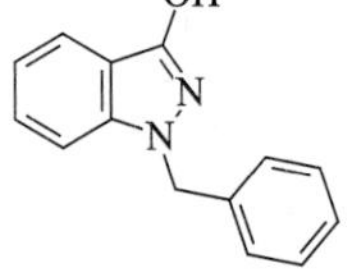

$C_{14}H_{12}N_2O$　224.26

3-羟基-1-苄基吲唑■[增订]

苄达赖氨酸滴眼液

Bianda Lai'ansuan Diyanye

Bendazac Lysine Eye Drops

本品为苄达赖氨酸与适量的抑菌剂制成的水溶液。含苄达赖氨酸($C_6H_{14}N_2O_2 \cdot C_{16}H_{14}N_2O_3$)应为标示量的90.0%～110.0%。

【性状】 本品为无色或几乎无色的澄明液体。

【鉴别】 ■(1)在含量测定项下记录的色谱图中,供试品溶液主峰的保留时间应与对照品溶液主峰的保留时间一致。■[增订]

■(2)取本品适量,用水稀释制成每1ml中约含苄达赖氨酸40μg的溶液,照紫外-可见分光光度法(通则0401)测定,在307nm的波长处有最大吸收。■[修订]

【检查】 pH值 应为6.8～7.8(通则0631)。

渗透压摩尔浓度 取本品,依法检查(通则0632),渗透压摩尔浓度比应为0.9～1.1。

■**有关物质** 取本品,用水定量稀释制成每1ml中含苄达赖氨酸1mg的溶液,摇匀,作为供试品溶液;精密量取1ml,置200ml量瓶中,用水稀释至刻度,摇匀,作为对照溶液。另取苄达赖氨酸杂质Ⅰ对照品约10mg,精密称定,置100ml量瓶中,加甲醇溶解并稀释至刻度,摇匀,作为杂质Ⅰ贮备液;精密量取2ml,置100ml量瓶中,用水稀释至刻度,摇匀,作为杂质Ⅰ对照品溶液。取苄达赖氨酸对照品与杂质Ⅰ贮备液各适量,加水制成每1ml中约含苄达赖氨酸1mg与杂质Ⅰ2μg的混合溶液,作为系统适用性溶液。照含量测定项下的方法测定,检测波长为227nm。取系统适用性溶液10μl注入液相色谱仪,记录色谱图,理论板数按苄达赖氨酸峰计算不低于3000,苄达赖氨酸峰与杂质Ⅰ峰之间的分离度应符合要求。精密量取供试品溶液、对照溶液与杂质Ⅰ对照品溶液各10μl,分别注入液相色谱仪,记录色谱图至主成分峰保留时间的5倍。除辅料(抑菌剂)峰外,供试品溶液色谱图中如有杂质Ⅰ峰,按外标法以峰面积计算,不得过0.2%;其他单个杂质峰面积不得大于对照溶液主峰面积(0.5%);杂质总量不得过1.0%。供试品溶液色谱图中小于对照溶液主峰面积0.1倍的峰忽略不计(0.05%)。■[增订]

■**羟苯乙酯、苯扎氯铵或硫柳汞** 取本品(含硫柳汞、苯扎氯铵的样品)或精密量取本品2ml,置100ml量瓶中,用水稀释至刻度,摇匀,作为供试品溶液(含对羟苯乙酯的样品)。取硫柳汞对照品约10mg,精密称定,置100ml量瓶中,加水溶解并稀释至刻度,摇匀,作为硫柳汞贮备液;取苯扎氯铵对照品约25mg,精密称定,置50ml量瓶中,加水溶解并稀释至刻度,摇匀,作为苯扎氯铵贮备液;取羟苯乙酯对照品25mg,精密称定,置100ml量瓶中,加乙醇5ml溶解并用水稀释至刻度,摇匀,作为羟苯乙酯贮备液;分别精密量取硫柳汞贮备液 5ml、苯扎氯铵贮备液 10ml、羟苯乙酯贮备液 1ml,置同一 50ml 量瓶中,用水稀释至刻度,摇匀,作为混合对照品溶液。照高效液相色谱法(通则 0512)测定。用十八烷基硅烷键合硅胶为填充剂;以 1‰三乙胺溶液(用磷酸调节 pH 值至 3.0)为流动相 A,甲醇为流动相 B,按下表进行梯度洗脱;检测波长为 262nm;出峰顺序依次为羟苯乙酯、硫柳汞及苯扎氯铵,各峰之间的分离度应符合要求。精密量取供试品溶液与混合对照品溶液各 20μl,分别注入液相色谱仪,记录色谱图,按外标法以峰面积计算。供试品中如含羟苯乙酯、苯扎氯铵或硫柳汞类防腐剂,其含量不得过标示量的 120%。

时间(分钟)	流动相 A(%)	流动相 B(%)
0	50	50
2	50	50
17	10	90
29	10	90
30	50	50
38	50	50

■[增订]

其他 应符合眼用制剂项下有关的各项规定(通则 0105)。

■**【含量测定】** 照高效液相色谱法(通则 0512)测定。

色谱条件与系统适用性试验 用十八烷基硅烷键合硅胶为填充剂;以 0.1mol/L 醋酸溶液-乙腈(53∶47)为流动相;检测波长为 307nm。理论板数按苄达赖氨酸峰计算不低于 2000。

测定法 精密量取本品适量,用水定量稀释制成每 1ml 中含苄达赖氨酸 0.25mg 的溶液,精密量取 10μl 注入液相色谱仪,记录色谱图;另取苄达赖氨酸对照品,精密称定,加水溶解并定量稀释制成每 1ml 中含 0.25mg 的溶液,同法测定。按外标法以峰面积计算,即得。■[修订]

【类别】 同苄达赖氨酸。

【规格】 (1)5ml∶25mg (2)8ml∶40mg

【贮藏】 遮光,密封保存。

吡 拉 西 坦

Bilaxitan

Piracetam

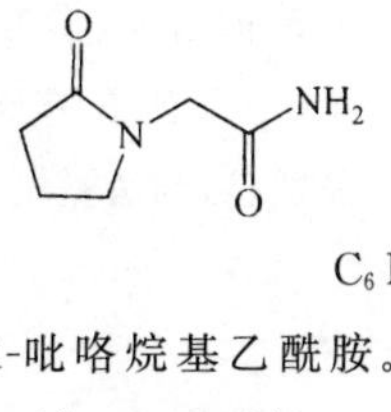

$C_6H_{10}N_2O_2$　142.16

本品为 2-氧代-1-吡咯烷基乙酰胺。按干燥品计算,含 $C_6H_{10}N_2O_2$ 应为 98.0%～102.0%。

【性状】 本品为白色或类白色的结晶性粉末;无臭。

本品在水中易溶,在乙醇中略溶,在乙醚中几乎不溶。

熔点 本品的熔点(通则 0612)为 151～154℃。

【鉴别】 (1)取本品 0.1g,置点滴板上,加水数滴溶解,加高锰酸钾试液与氢氧化钠试液各 1 滴,搅匀,放置,溶液应显紫色,渐变成蓝色,最后显绿色。

(2)在含量测定项下记录的色谱图中,供试品溶液主峰的保留时间应与对照品溶液主峰的保留时间一致。

(3)本品的红外光吸收图谱应与对照的图谱(光谱集 185 图)一致。

【检查】 **溶液的澄清度与颜色** 取本品 2.0g,加水 10ml 溶解后,溶液应澄清无色;如显浑浊,与 1 号浊度标准液(通则 0902 第一法)比较,不得更浓。

酸度 取本品 1.0g,加水 20ml 使溶解,依法测定(通则 0631),pH 值应为 5.0～7.0。

有关物质 取本品,加流动相溶解并稀释制成每 1ml 中约含 0.5mg 的溶液,作为供试品溶液;精密量取适量,用流动相定量稀释制成每 1ml 中约含 5μg 的溶液,作为对照溶液。照含量测定项下的色谱条件,精密量取供试品溶液与对照溶液各 10μl,分别注入液相色谱仪,记录色谱图至主成分峰保留时间的 3 倍。供试品溶液的色谱图中如有杂质峰,各杂质峰面积的和不得大于对照溶液主峰面积的 0.5 倍(0.5%)。

干燥失重 取本品,在 105℃干燥至恒重,减失重量不得过 0.5%(通则 0831)。

炽灼残渣 不得过 0.1%(通则 0841)。

重金属 取本品 1.0g,加水 25ml 溶解后,依法检查(通则 0821 第一法),含重金属不得过百万分之二十。

■**细菌内毒素** 取本品,依法检查(通则 1143),每 1mg 吡拉西坦中含内毒素的量应小于 0.012EU。(供注射用)■[增订]

■**无菌** 取本品,用 pH 7.0 无菌氯化钠-蛋白胨缓冲液溶解并稀释制成每 1ml 中含 25mg 的溶液,经薄膜过滤法处理,用 pH 7.0 无菌氯化钠-蛋白胨缓冲液冲洗(每膜不少于 100ml),以金黄色葡萄球菌为阳性对照菌,依法检查(通则 1101),应符合规定。(供无菌分装用)■[增订]

【含量测定】 照高效液相色谱法(通则 0512)测定。

色谱条件与系统适用性试验 用十八烷基硅烷键合硅胶为填充剂;以甲醇-水(10∶90)为流动相,检测波长为 210nm。理论板数按吡拉西坦峰计算不低于 2000。

测定法 取本品适量,精密称定,加流动相溶解并定量稀释制成每 1ml 中约含 0.1mg 的溶液,作为供试品溶液,精密量取 10μl 注入液相色谱仪,记录色谱图;另取吡拉西坦对照品,精密称定,同法测定。按外标法以峰面积计算,即得。

【类别】 脑代谢改善药。

【贮藏】 遮光,密封保存。

【制剂】 (1)吡拉西坦口服溶液 (2)吡拉西坦片 (3)吡拉西坦注射液 (4)吡拉西坦胶囊 (5)吡拉西坦氯化钠注射液 (6)注射用吡拉西坦

利福昔明

Lifuximing

Rifaximin

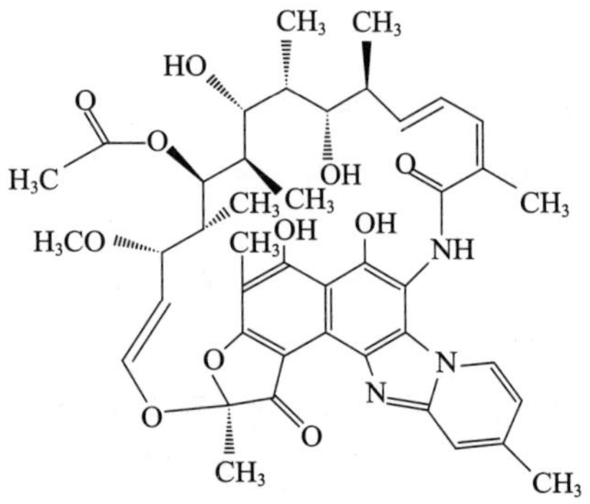

$C_{43}H_{51}N_3O_{11}$ 785.89

本品为(2*S*,16*Z*,18*E*,20*S*,21*S*,22*R*,23*R*,24*R*,25*S*,26*R*,27*S*,28*E*)-5,6,21,23,25-五羟基-27-甲氧基-2,4,11,16,20,22,24,26-八甲基-2,7-(环氧基十五烷基-[1,11,13]三烯亚氨基)苯并呋喃并[4,5-*e*]吡啶并[1,2-*a*]苯并咪唑-1,15(2*H*)-二酮,25-乙酸酯。按干燥品计算,含利福昔明($C_{43}H_{51}N_3O_{11}$)不得少于95.0%。

【性状】 本品为橙红色至暗红色的结晶性粉末;无臭。

本品在甲醇、乙腈中易溶,在乙醇中溶解,在0.1mol/L盐酸溶液或水中几乎不溶。

【鉴别】 (1)在含量测定项下记录的色谱图中,供试品溶液主峰的保留时间应与利福昔明对照品溶液主峰的保留时间一致。

(2)本品的红外光吸收图谱应与对照品的图谱一致(通则0402)。

【检查】 结晶性 取本品少许,依法检查(通则0981第一法),应符合规定。

酸碱度 取本品,加水制成每1ml中约含10mg的混悬液,依法测定(通则0631),pH值应为4.5~7.5。

有关物质 临用新制。取本品适量,精密称定,加流动相溶解并定量稀释制成每1ml中约含0.4mg的溶液,作为供试品溶液;精密称取利福昔明对照品适量,加流动相溶解并定量稀释制成每1ml中约含4µg的溶液,作为对照溶液。精密量取对照溶液适量,用流动相定量稀释制成每1ml中约含0.2µg的溶液,作为灵敏度溶液。照含量测定项下的色谱条件,取灵敏度溶液20µl注入液相色谱仪,主成分色谱峰峰高的信噪比应大于10。精密量取供试品溶液与对照溶液各20µl,分别注入液相色谱仪,记录色谱图至杂质B峰(相对保留时间约为4)被完全洗脱。供试品溶液色谱图中如有杂质峰,按外标法以利福昔明峰面积计算,单个杂质不得过1.0%,杂质总量不得过3.0%。供试品溶液色谱图中小于灵敏度溶液主峰面积的峰忽略不计。

残留溶剂 精密称取取本品约0.1g,置10ml顶空瓶中,精密加入内标溶液(精密称取丁酮适量,用*N*,*N*-二甲基甲酰胺稀释制成每1ml中约含0.2mg的溶液,摇匀)1ml,振摇使溶解,密封,作为供试品溶液;另精密称取乙醇、二氯甲烷、正己烷、正丁醇、甲苯、乙酸丁酯各适量,用内标溶液定量稀释制成每1ml中含乙醇、二氯甲烷、正己烷、正丁醇、甲苯、乙酸丁酯分别约为 0.5mg、0.06mg、0.029mg、0.5mg、0.089mg 和 0.5mg 的混合溶液,精密量取 1ml 置 10ml 顶空瓶中,密封,作为对照品溶液。照残留溶剂测定法(通则0861第二法)测定。以100%二甲基聚硅氧烷(或极性相近)为固定液的毛细管柱为色谱柱,起始温度为40℃,维持4分钟,以每分钟10℃速率升温至100℃,维持2分钟。进样口温度为200℃,检测器温度为250℃;顶空瓶平衡温度为80℃,平衡时间为20分钟。取对照品溶液顶空进样,记录色谱图,出峰顺序依次为乙醇、二氯甲烷、丁酮(内标)、正己烷、正丁醇、甲苯、*N*,*N*-二甲基甲酰胺(溶剂)和乙酸丁酯,各峰间的分离度均应符合要求。取供试品溶液与对照品溶液分别顶空进样,记录色谱图,按内标法以峰面积比值计算,乙醇、二氯甲烷、正己烷、正丁醇、甲苯和乙酸丁酯的残留量均应符合规定。

干燥失重 取本品,在105℃干燥至恒重,减失重量不得过 4.5%(通则0831)。

炽灼残渣 取本品1g,依法检查(通则0841),遗留残渣不得过0.1%。

重金属 取炽灼残渣项下遗留的残渣,依法检查(通则0821第二法),含重金属不得过百万分之二十。

【含量测定】 临用新制。照高效液相色谱法(通则0512)测定。

色谱条件与系统适用性试验 用辛基硅烷键合硅胶为填充剂;以甲醇-乙腈-缓冲液[0.075mol/L 磷酸二氢钾溶液-0.5mol/L 枸橼酸溶液(55:10)](513:95:392)为流动相,检测波长为240nm。取利福昔明对照品、杂质A对照品与杂质B对照品各适量,加流动相溶解并稀释制成每1ml中含利福昔明约40µg、杂质A约40µg和杂质B约100µg的混合溶液,取20µl注入液相色谱仪,记录色谱图,按杂质A、利福昔明、杂质B的顺序出峰,利福昔明峰与杂质A峰间的分离度应大于5.0。

测定法 取本品适量,精密称定,加流动相溶解并定量稀释制成每1ml中约含40µg的溶液,作为供试品溶液,精密量取20µl注入液相色谱仪,记录色谱图至杂质B峰完全被洗脱;另取利福昔明对照品适量,同法测定。按外标法以峰面积计算,即得。

【类别】 抗生素类药。

【贮藏】 密封,在干燥阴凉处保存。

【制剂】 (1)利福昔明干混悬剂 (2)利福昔明片 (3)利福昔明胶囊

附：

杂质 A

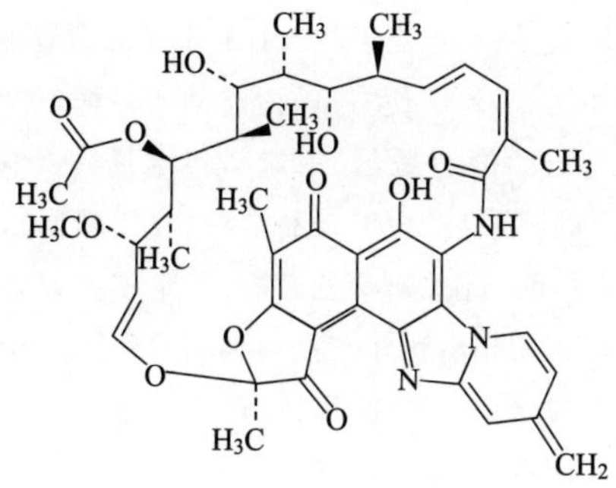

$C_{43}H_{49}N_3O_{11}$ 783.86

■(2S,20S,21S,22R,23R,24R,25S,26R,27S)-6,21,23-三羟基-27-甲氧基-2,4,16,20,22,24,26-七甲基-11-亚甲基-1,5,15-三氧代-1,2,5,11-四氢化-2,7-(环氧十五烷基[1,11,13]三烯亚胺基)呋喃并[2″,3″：7′,8′]萘并[1′,2′：4,5]咪唑并[1,2-a]吡啶-25-基醋酸酯■[修订]

杂质 B

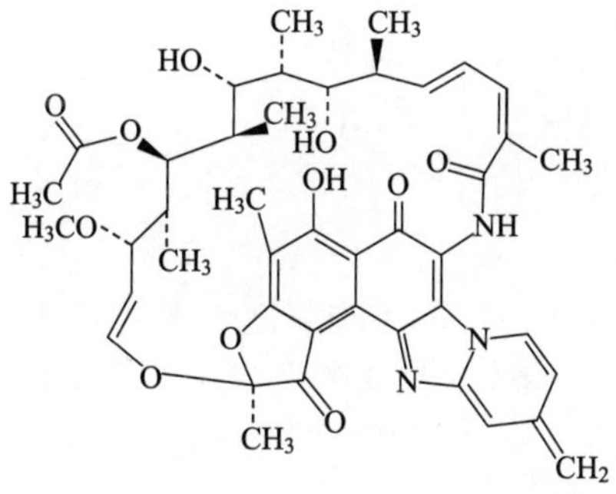

$C_{43}H_{49}N_3O_{11}$ 783.86

■(2S,20S,21S,22R,23R,24R,25S,26R,27S)-5,21,23-三羟基-27-甲氧基-2,4,16,20,22,24,26-七甲基-11-亚甲基-1,6,15-三氧代-1,2,6,11-四氢化-2,7-(环氧十五烷基[1,11,13]三烯亚胺基)呋喃并[2″,3″：7′,8′]萘并[1′,2′：4,5]咪唑并[1,2-a]吡啶-25-基醋酸酯■[修订]

谷丙甘氨酸胶囊

Gubinggan'ansuan Jiaonang

■**Glutamic Acid, Alanine and Glycine Capsules**■[订正]

本品含谷氨酸($C_5H_9NO_4$)、丙氨酸($C_3H_7NO_2$)、甘氨酸($C_2H_5NO_2$)均应为标示量的90.0%～110.0%。

【处方】

谷氨酸	265g
丙氨酸	100g
甘氨酸	45g
辅料	适量
制成	1000 粒

【性状】 本品内容物为白色或类白色结晶性粉末。

【鉴别】（1）取本品 0.2g,加水 10ml 使溶解,滤过,取滤液 5ml,加茚三酮约 3mg,加热,溶液显蓝紫色。

（2）在含量测定项下记录的色谱图中,供试品溶液三个主峰的保留时间应分别与对照品溶液各相应的氨基酸峰的保留时间一致。

【检查】 含量均匀度 取本品 1 粒,置 100ml 烧杯中,加水约 80ml,置水浴中加热,搅拌,使氨基酸溶解,放冷,全量转移至 100ml 量瓶中,用水稀释至刻度,摇匀,滤过。精密量取续滤液 5ml,置 50ml 量瓶中,用水稀释至刻度,摇匀,作为供试品溶液。照含量测定项下的方法测定含量,应符合规定(通则 0941)。

溶出度 取本品,照溶出度与释放度测定法(通则 0931 第一法),以水 900ml 为溶出介质,转速为每分钟 70 转,依法操作,经 20 分钟时,取溶液滤过,精密量取续滤液 2ml,照含量测定项下方法,自"置试管中,加 0.5mol/L 碳酸氢钠溶液 2ml"起操作,计算每粒中谷氨酸的溶出量。限度为标示量的 80%,应符合规定。

其他 应符合胶囊剂项下有关的各项规定(通则 0103)

【含量测定】 采用适宜的氨基酸分析法或照高效液相色谱法(通则0512)测定。

色谱条件与系统适用性试验 用十八烷基硅烷键合硅胶为填充剂;以 0.1mol/L 醋酸钠溶液(用稀醋酸调节 pH 值为6.5)-乙腈(84：16)为流动相;柱温为 40℃;检测波长为360nm。理论板数按谷氨酸峰计算不低于 2000,各氨基酸峰与其相邻峰之间的分离度均应符合要求。

测定法 取装量差异项下的内容物,混合均匀,精密称取适量(约相当于谷氨酸 132.5mg),置 500ml 烧杯中,加水约400ml,置水浴中加热,振摇,使氨基酸溶解,放冷,全量转移至500ml 量瓶中,用水稀释至刻度,摇匀,滤过,精密量取续滤液2ml,置试管中,加 0.5mol/L 碳酸氢钠溶液 2ml 与 2,4-二硝基氟苯乙腈溶液(1→100)0.5ml,混匀,置 60℃水浴中反应 50 分钟,放冷,全量转移至 25ml 量瓶中,用磷酸盐缓冲液(pH 7.0)洗涤试管,洗液并入量瓶中,用磷酸盐缓冲液(pH 7.0)稀释至刻度,摇匀,作为供试品溶液。精密量取 20μl,注入液相色谱仪,记录色谱图;另取谷氨酸对照品约 132.5mg、丙氨酸对照品约 50mg、甘氨酸对照品约 22.5mg,精密称定,置同一 500ml 量瓶中,作为对照品溶液。同法测定。按外标法以峰面积分别计算各氨基酸的含量。

【类别】 氨基酸类药。

【贮藏】 密封,在干燥处保存。

谷 胱 甘 肽 片

Guguanggantai Pian

Glutathione Tablets

本品含谷胱甘肽（$C_{10}H_{17}N_3O_6S$）应为标示量的93.0%～107.0%。

【性状】 本品为糖衣片或薄膜衣片，除去包衣后显白色。

【鉴别】 (1)取本品的细粉适量，加水溶解并稀释制成每1ml中含谷胱甘肽约10mg的溶液，滤过，取滤液10ml，加氢氧化钠试液1ml与亚硝基铁氰化钠试液约8滴，摇匀，即显深红色，放置后渐显黄色，上层留有红色环，摇匀后又变成红色。

(2)在含量测定项下记录的色谱图中，供试品溶液主峰的保留时间应与对照品溶液主峰的保留时间一致。

【检查】 有关物质 取含量测定项下的细粉适量（约相当于谷胱甘肽60mg），精密称定，置100ml量瓶中，加流动相适量，超声使溶解，用流动相稀释至刻度，摇匀，滤过，取续滤液作为供试品溶液（临用新制）；精密量取1ml，置100ml量瓶中，用流动相稀释至刻度，摇匀，作为对照溶液；精密量取对照溶液5ml，置100ml量瓶中，用流动相稀释至刻度，摇匀，作为灵敏度溶液。另精密称取氧化型谷胱甘肽对照品适量，加流动相溶解并稀释制成每1ml中约含12μg的溶液，作为杂质对照品溶液。照含量测定项下的色谱条件，取灵敏度溶液10μl，注入液相色谱仪，谷胱甘肽主峰的信噪比应大于10；再精密量取对照溶液、供试品溶液与杂质对照品溶液各10μl，分别注入液相色谱仪，记录色谱图至主成分峰保留时间的5倍。供试品溶液色谱图中如有杂质峰，按外标法以峰面积计算，含氧化型谷胱甘肽不得过谷胱甘肽标示量的2.0%；其他单个杂质峰面积不得大于对照溶液主峰面积（1.0%）；其他各杂质峰面积的和不得大于对照溶液主峰面积的3倍（3.0%）。供试品溶液色谱图中小于灵敏度溶液主峰面积的峰忽略不计。

溶出度 取本品，照溶出度与释放度测定法（通则0931第一法），以水900ml为溶出介质，转速为每分钟100转，依法操作，经45分钟时，取溶液适量，滤过，取续滤液作为供试品溶液；另取含量测定项下的对照品溶液适量，用水定量稀释制成每1ml中约含0.1mg(0.1g规格)或0.2mg(0.2g规格)的溶液，作为对照品溶液。照含量测定项下色谱条件，精密量取对照品溶液与供试品溶液各10μl，分别注入液相色谱仪中，记录色谱图，按外标法以峰面积计算每片的溶出量。限度为标示量的80%，应符合规定。

其他 应符合片剂项下有关的各项规定（通则0101）。

【含量测定】 照高效液相色谱法（通则0512）测定。

色谱条件与系统适用性试验 用十八烷基硅烷键合硅胶为填充剂；以磷酸盐缓冲液（取磷酸二氢钠6.8g与庚烷磺酸钠2.2g，加水1000ml使溶解，用磷酸调节pH值至3.0)-甲醇(96∶4)为流动相；检测波长为210nm。理论板数按谷胱甘肽峰计算不低于2000。

测定法 取本品10片（糖衣片除去糖衣），精密称定，研细，精密称取适量（约相当于谷胱甘肽100mg），置100ml量瓶中，加流动相适量，超声使溶解，用流动相稀释至刻度，摇匀，滤过，精密量取续滤液适量，用流动相定量稀释制成每1ml中含0.2mg的溶液，作为供试品溶液（临用新制），精密量取10μl注入液相色谱仪，记录色谱图；另精密称取谷胱甘肽对照品适量，加流动相溶解并定量稀释制成每1ml中含0.2mg的溶液，作为对照品溶液（临用新制），同法测定。按外标法以峰面积计算，即得。

【类别】 肝病辅助用药。

【规格】 (1)0.1g (2)0.2g

【贮藏】 密封，置▪阴凉▪[订正]干燥处保存。

阿 仑 膦 酸 钠

Alunlinsuanna

Alendronate Sodium

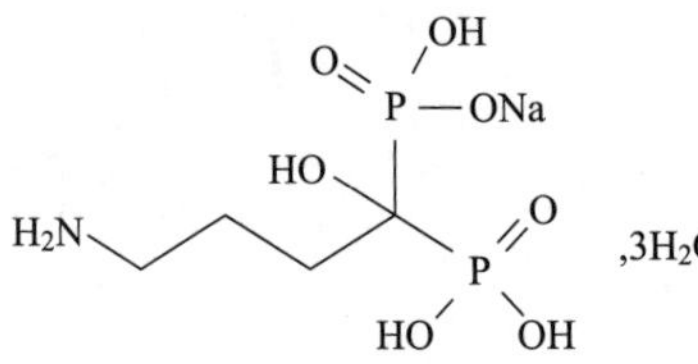

$C_4H_{12}NNaO_7P_2 \cdot 3H_2O$ 325.12

本品为(4-氨基-1-羟基亚丁基)-1,1-二膦酸单钠盐三水化合物。按干燥品计算，含$C_4H_{12}NNaO_7P_2$不得少于98.5%。

【性状】 本品为白色结晶性粉末。

本品在水中略溶，在热水中溶解，在乙醇或丙酮中不溶，在氢氧化钠试液中易溶。

【鉴别】 (1)取本品约20mg，加水2ml溶解后，加氢氧化钠试液适量使呈碱性，再加茚三酮试液1ml，混合，加热煮沸数分钟，即显紫红色。

(2)取本品适量，置150℃干燥至恒重后测定。本品的红外光吸收图谱应与对照品的图谱一致（通则0402）。

(3)本品的水溶液显钠盐鉴别(1)的反应（通则0301）。

【检查】 酸度 取本品0.8g，加水50ml使溶解，依法测定（通则0631），pH值应为4.2～4.6。

溶液的澄清度与颜色 取本品0.5g，加水50ml溶解后，溶液应澄清无色。

氯化物 取本品0.5g，依法检查（通则0801），与标准氯化钠溶液5.0ml制成的对照液比较，不得更浓（0.01%）。

磷酸盐与亚磷酸盐 取本品约100mg，精密称定，置

100ml量瓶中,加水适量超声使溶解,用水稀释至刻度,摇匀,经 0.22μm 滤膜滤过,取续滤液作为供试品溶液;另取磷酸、亚磷酸各适量,分别精密称定,加水溶解并定量稀释制成每1ml中各约含 2μg 的溶液,作为对照品溶液。照离子色谱法(通则0513)测定,用阴离子交换色谱柱(Dionex RFIC™ IonPac AS11 色谱柱,保护柱:Dionex IonPac™ AG11;或效能相当的色谱柱);检测器为电导检测器,检测方式为抑制电导检测,柱温 30℃,以水为流动相 A,50mmol/L 氢氧化钾溶液为流动相 B,按下表进行梯度洗脱,流速为每分钟 1.0ml。■适当调整梯度,使亚磷酸盐峰的保留时间约为 6 分钟,磷酸盐峰的保留时间约为 19 分钟,磷酸盐峰、亚磷酸盐峰与相邻杂质峰之间的分离度均应符合要求。■[订正] 精密量取供试品溶液与对照品溶液各 20μl,分别注入离子色谱仪,记录色谱图。按外标法以峰面积计,并折算为磷酸盐与亚磷酸盐的量,均不得过 0.5%。

时间(分钟)	流动相 A(%)	流动相 B(%)
0	85	15
7	85	15
7.1	74	26
19.0	74	26
19.1	0	100
25.0	0	100
25.1	85	15
35	85	15

4-氨基丁酸 取本品,加水溶解并定量稀释制成每 1ml 中约含 10mg 的溶液,作为供试品溶液;另取 4-氨基丁酸对照品,加水溶解并定量稀释制成每 1ml 中约含 0.05mg 的溶液,作为对照品溶液。照薄层色谱法(通则0502)试验,吸取上述两种溶液各 5μl,分别点于同一硅胶 G 薄层板上,以水-冰醋酸-正丁醇(2:2:6)为展开剂,展开至 15cm 以上,取出,晾干,喷以茚三酮溶液[称取茚三酮约 0.2g,加браскосм醋酸(冰醋酸12g,加水至100ml,摇匀)-正丁醇(5:95)的混合溶液 100ml 使溶解],置 105℃加热 15 分钟,立即检视。供试品溶液如显与对照品溶液相应的杂质斑点,其颜色与对照品溶液的主斑点比较,不得更深(0.5%)。

干燥失重 取本品,在 150℃干燥至恒重,减失重量应为 16.1%~17.1%(通则0831)。

重金属 取本品 1.0g,依法检查(通则0821第三法),含重金属不得过百万分之十。

【含量测定】 取本品约 0.6g,精密称定,加新沸过的冷水 75ml,温热使溶解,放冷,照电位滴定法(通则0701),用氢氧化钠滴定液(0.1mol/L)滴定。每 1ml 的氢氧化钠滴定液(0.1mol/L)相当于 27.11mg 的 $C_4H_{12}NNaO_7P_2$。

【类别】 抗骨质疏松药。

【贮藏】 密封保存。

【制剂】 (1)阿仑膦酸钠片 (2)阿仑膦酸钠肠溶片

阿 那 曲 唑

Anaquzuo

Anastrozole

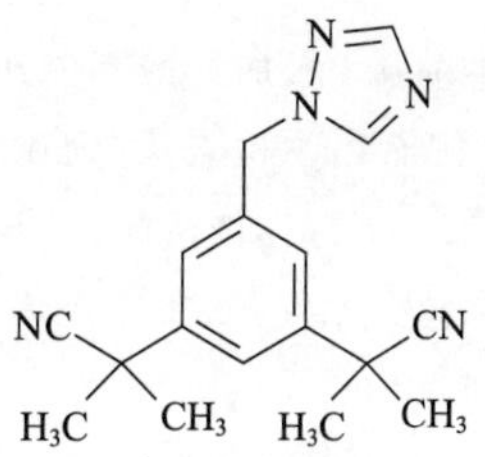

$C_{17}H_{19}N_5$ 293.37

本品为 α,α,α′,α′-四甲基-5-(1H-1,2,4-三氮唑-1-基甲基)-1,3-苯二乙腈。按干燥品计算,含 $C_{17}H_{19}N_5$ 应为 98.0%~102.0%■[修订]。

【性状】 本品为白色或类白色结晶性粉末;无臭。

本品在乙腈或乙酸乙酯中易溶,在乙醇中溶解,在水中几乎不溶。

熔点 ■本品的熔点(通则0612)为 81~85℃■[修订]。

【鉴别】 (1)取本品约 5mg,置干燥试管中,加丙二酸约 50mg 与醋酐 2ml,在 85~95℃ 水浴中加热 10 分钟,溶液显棕红色。

(2)■在含量测定项下记录的色谱图中,供试品溶液主峰的保留时间应与对照品溶液主峰的保留时间一致。■[修订]

(3)本品的红外光吸收图谱应与对照的图谱(光谱集1151图)一致。

【检查】 ■有关物质 取本品适量,加流动相 A 溶解并定量稀释制成每 1ml 中约含 2mg 的溶液,作为供试品溶液;精密量取适量,用流动相 A 定量稀释制成每 1ml 中含 4μg 的溶液,作为对照溶液。照高效液相色谱法(通则0512)测定,用十八烷基硅烷键合硅胶为填充剂(Ultimate XB-C18 柱,250mm×4.6mm,5μm 或效能相当色谱柱);流动相 A 为乙腈-水(40:60),流动相 B 为乙腈-水(60:40),按下表进行线性梯度洗脱;流速为每分钟 1.0ml;柱温为 35℃;检测波长为 215nm。取阿那曲唑、杂质 I 对照品和杂质 IV 对照品各适量,加流动相 A 溶解并稀释制成每 1ml 中含阿那曲唑 1mg、杂质 I 10μg 和杂质 IV 10μg 的溶液作为系统适用性溶液,取 10μl 注入液相色谱仪,记录色谱图,阿那曲唑峰的保留时间约为 10 分钟,杂质 I 峰与杂质 IV 峰之间的分离度应不小于3.0。精密量取供试品溶液和对照溶液各 10μl,分别注入液相色谱仪,记录色谱图。供试品溶液色谱图中如有与杂质 II(相对保留时间约为 0.8)、杂质 III(相对保留时间约为 1.2)保留时间一致的色谱峰,其峰面积不得大于对照溶液的主峰面积(0.2%),其他单个杂质峰面积不得大于对照溶液主峰面积的 0.5 倍(0.1%),各杂质峰面积的和不得大于对照溶液主峰面积的 2.5 倍(0.5%)(供试品溶液中任何小于对照溶液主峰面积 0.1 倍的峰可忽略不计)。

时间	流动相 A(%)	流动相 B(%)
0	100	0
10	100	0
55	0	100
60	0	100
61	100	0
70	100	0

■[修订]

氰化物 取本品 1.0g,加乙酸乙酯 10ml 溶解后,加水 15ml 提取,取水层按氰化物检查法(通则 0806 第一法),自 "加 10％酒石酸溶液 3ml 起",依法检查,不得显蓝色或绿色。

干燥失重 取本品,在 60℃减压干燥至恒重,减失重量 不得过 0.5％(通则 0831)。

炽灼残渣 取本品 1.0g,依法检查(通则 0841),遗留残 渣不得过 0.1％。

重金属 取炽灼残渣项下遗留的残渣,依法检查(通则 0821 第二法),含重金属不得过百万分之二十。

■**【含量测定】** 照高效液相色谱法(通则 0512)测定。

色谱条件与系统适用性试验 用十八烷基硅烷键合硅 胶为填充剂;以乙腈-水(40∶60)为流动相;检测波长为 215nm。理论板数按阿那曲唑峰计算不低于 5000。

测定法 精密称取本品适量,用流动相溶解并定量稀释 制成每 1ml 中约含 0.5mg 的溶液,精密量取 10μl 注入液相 色谱仪,记录色谱图;另取阿那曲唑对照品适量,同法测定。 按外标法以峰面积计算,即得。■[修订]

【类别】 抗肿瘤药。

【贮藏】 密封保存。

【制剂】 阿那曲唑片

■**附:**

杂质 Ⅰ

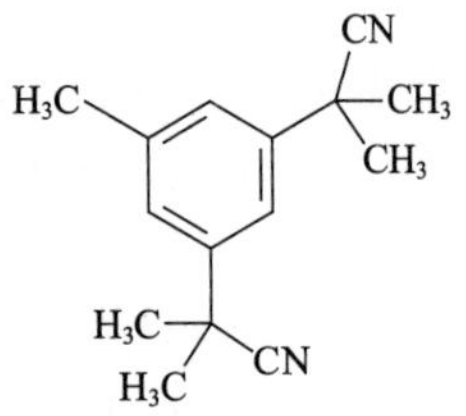

3,5-二(1-氰基-1-甲基乙基)甲苯

杂质 Ⅱ

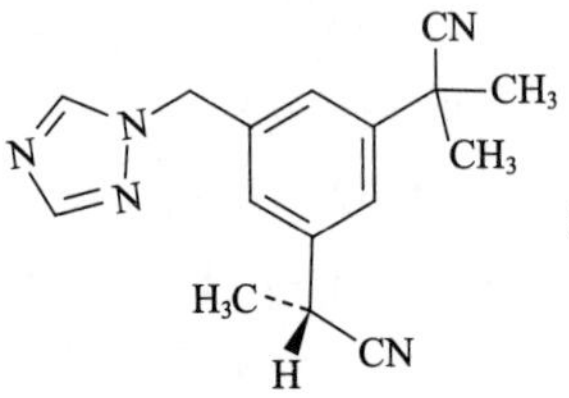

和异构体

2-[3-(1-氰基乙基)-5-(1H-1,2,4-三氮唑-1-基)苯基]- 2-甲基丙腈

杂质 Ⅲ

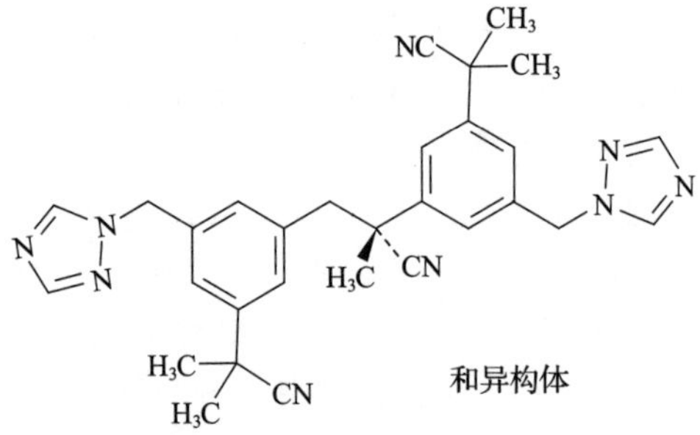

和异构体

2,3-二[3-(1-氰基-1-甲基乙基)-5-(1H-1,2,4-三氮唑-1- 甲基)苯基]-2-甲基丙腈

杂质 Ⅳ

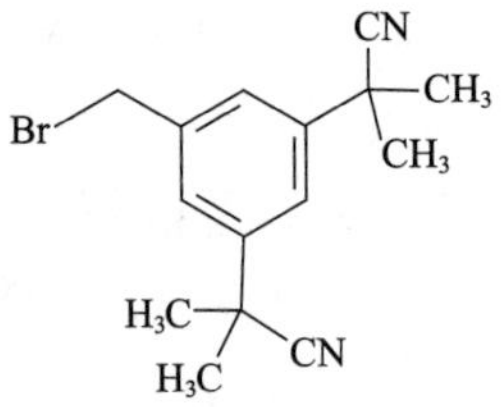

5-溴甲基-α,α,α′,α′-四甲基-1,3-苯二乙腈■[增订]

阿昔洛韦滴眼液

Axiluowei Diyanye

Aciclovir Eye Drops

本品含阿昔洛韦($C_8H_{11}N_5O_3$)应为标示量的 90.0％～ 110.0％。

【性状】 本品为无色的澄明液体。■低温时可有结晶析 出,微温即溶。■[删除]

【鉴别】 (1)取本品 20ml,置蒸发皿中,置水浴上蒸干, 残渣加盐酸 2ml,置水浴上蒸干,再加盐酸 1ml 与氯酸钾约 30mg,置水浴上蒸干,残渣滴加氨试液即显紫红色,再加氢氧 化钠试液数滴,紫红色消失。

(2)在含量测定项下记录的色谱图中,供试品溶液主峰的 保留时间应与对照品溶液主峰的保留时间一致。

【检查】 pH 值 应为 7.5～9.0(通则 0631)。

鸟嘌呤 精密量取本品适量,用水稀释制成每 1ml 中含 阿昔洛韦 200μg 的溶液,作为供试品溶液;另取鸟嘌呤对照品 10mg,精密称定,置 50ml 量瓶中,加 0.4％氢氧化钠溶液 5ml 使溶解,用水稀释至刻度,摇匀,精密量取 1ml,置 100ml 量瓶 中,用水稀释至刻度,摇匀,作为对照品溶液。照含量测定项 下的色谱条件,精密量取供试品溶液与对照品溶液各 20μl,分 别注入液相色谱仪,记录色谱图。按外标法以峰面积计算,含 鸟嘌呤不得过阿昔洛韦标示量的 1.0％。

羟苯乙酯、苯扎溴铵与硫柳汞 根据所使用的抑菌剂 选择测定。照高效液相色谱法(通则 0512)测定。

色谱条件与系统适用性试验 用十八烷基硅烷键合硅胶为填充剂;以 1%三乙胺溶液(用磷酸调节 pH 值至3.0)为流动相 A,以甲醇为流动相 B,按下表进行梯度洗脱;检测波长为 262nm。羟苯乙酯峰、苯扎溴铵峰与硫柳汞峰之间的分离度均应符合规定。

时间(分钟)	流动相 A(%)	流动相 B(%)
0	50	50
2	50	50
17	10	90
29	10	90
30	50	50
38	50	50

测定法 精密称取硫柳汞对照品约 20mg,加水溶解并稀释至 100ml,作为硫柳汞贮备液;精密称取苯扎溴铵对照品约 25mg,加水溶解并稀释至 50ml,作为苯扎溴铵贮备液;精密称取羟苯乙酯对照品 25mg,置 100ml 量瓶中,加乙醇5ml 溶解并用水稀释至刻度,作为羟苯乙酯贮备液。分别精密量取硫柳汞贮备液 5ml、苯扎溴铵贮备液 10ml 与羟苯乙酯贮备液 1ml,置同一 50ml 量瓶中,用水稀释至刻度,摇匀,作为混合对照品溶液。取本品作为供试品溶液(含硫柳汞、苯扎溴铵的样品),或取本品 2ml,置 100ml 量瓶中,用水稀释至刻度,摇匀,作为供试品溶液(含羟苯乙酯的样品)。精密量取供试品溶液与混合对照品溶液各 20μl,分别注入液相色谱仪,记录色谱图。按外标法以峰面积分别计算,供试品中含羟苯乙酯、苯扎溴铵或硫柳汞类抑菌剂的量,均不得过其标示量的 120%。

渗透压摩尔浓度 应为 250～310mOsmol/kg(通则0632)。

其他 应符合眼用制剂项下有关的各项规定(通则0105)。

【含量测定】 精密量取本品适量,用水定量稀释制成每1ml 中约含阿昔洛韦 20μg 的溶液,作为供试品溶液,照阿昔洛韦项下的方法测定,即得。

【类别】 同阿昔洛韦。

【规格】 (1)0.5ml:0.5mg (2)5ml:5mg (3)8ml:8mg

【贮藏】 密封,在凉暗处保存。

阿奇霉素干混悬剂

Aqimeisu Ganhunxuanji

Azithromycin for Suspension

本品含阿奇霉素($C_{38}H_{72}N_2O_{12}$)应为标示量的 90.0%～110.0%。

【性状】 本品为颗粒或粉末;气芳香。

【鉴别】 取本品细粉适量,加乙醇制成每 1ml 中含阿奇霉素 5mg 的溶液,滤过,取续滤液作为供试品溶液;照阿奇霉素项下的鉴别(1)或(2)项试验,显相同的结果。

【检查】 碱度 取本品适量,加甲醇(每 10mg 阿奇霉素加甲醇 2.5ml)使溶解,加水制成每 1ml 中含阿奇霉素 2mg 的溶液,摇匀,10 分钟后依法测定(通则0631),pH 值应为 9.0～11.0。

有关物质 取本品细粉适量,■加乙腈使阿奇霉素溶解并稀释制成每 1ml 中含阿奇霉素 10mg 的溶液■[订正],滤过,取续滤液作为供试品溶液;照阿奇霉素项下的方法测定,杂质 B 峰面积不得大于对照溶液主峰面积的 4 倍(2.0%),杂质 H 与杂质 Q 按校正后的峰面积计算(分别乘以校正因子 0.1、0.4)不得大于对照溶液主峰面积的 2 倍(1.0%),其他单个杂质峰面积不得大于对照溶液主峰面积的 2 倍(1.0%),各杂质峰面积的和按校正后的峰面积计算不得大于对照溶液主峰面积的 8 倍(4.0%)。

水分 取本品适量,照水分测定法(通则0832 第一法 1)测定,含水分不得过 2.0%。

其他 除沉降体积比外(单剂量包装),应符合口服混悬剂项下有关的各项规定(通则0123)。

【含量测定】 取装量差异项下的内容物,混合均匀,精密称取适量(约相当于阿奇霉素 0.1g),加乙腈溶解并定量稀释制成每 1ml 中约含阿奇霉素 1mg 的溶液,滤过,取续滤液作为供试品溶液,照阿奇霉素项下的方法测定,即得。

【类别】 同阿奇霉素。

【规格】 0.1g

【贮藏】 密封,在干燥处保存。

阿 莫 西 林

Amoxilin

Amoxicillin

$C_{16}H_{19}N_3O_5S \cdot 3H_2O$ 419.46

本品为(2S,5R,6R)-3,3-二甲基-6-[(R)-(−)-2-氨基-2-(4-羟基苯基)乙酰氨基]-7-氧代-4-硫杂-1-氮杂双环[3.2.0]庚烷-2-甲酸三水合物。按无水物计算,含阿莫西林(按$C_{16}H_{19}N_3O_5S$ 计)不得少于 95.0%。

【性状】 本品为白色或类白色结晶性粉末。

本品在水中微溶,在乙醇中几乎不溶。

比旋度 取本品,精密称定,加水溶解并定量稀释制成每1ml 中约含 2mg 的溶液,依法测定(通则0621),比旋度为+290°至+315°。

【鉴别】 (1)取本品与阿莫西林对照品各约 0.125g,分别加 4.6% 碳酸氢钠溶液溶解并稀释制成每 1ml 中约含 10mg 的溶液,作为供试品溶液与对照品溶液;另取阿莫西林对照品和头孢唑林对照品各适量,加 4.6% 碳酸氢钠溶液溶解并稀释制成每 1ml 中分别约含 10mg 和 5mg 的溶液作为系统适用性溶液。照薄层色谱法(通则 0502)试验,吸取上述三种溶液各 2μl,分别点于同一硅胶 GF₂₅₄ 薄层板上,以乙酸乙酯-丙酮-冰醋酸-水(5:2:2:1)为展开剂,展开,晾干,置紫外光灯 254nm 下检视。系统适用性溶液应显两个清晰分离的斑点。供试品溶液所显主斑点的位置和颜色应与对照品溶液主斑点的位置和颜色相同。

(2)在含量测定项下记录的色谱图中,供试品溶液主峰的保留时间应与对照品溶液主峰的保留时间一致。

(3)本品的红外光吸收图谱应与对照的图谱(光谱集 441 图)一致。

以上(1)、(2)两项可选做一项。

【检查】 **酸度** 取本品,加水制成每 1ml 中含 2mg 的溶液,依法测定(通则 0631),pH 值应为 3.5~5.5。

溶液的澄清度 取本品 5 份,各 1.0g,分别加 0.5mol/L 盐酸溶液 10ml,溶解后立即观察,另取本品 5 份,各 1.0g,分别加 2mol/L 氨溶液 10ml 溶解后立即观察,溶液均应澄清。如显浑浊,与 2 号浊度标准液(通则 0902 第一法)比较,均不得更浓。

有关物质 取本品适量,精密称定,加流动相 A 溶解并定量稀释制成每 1ml 中约含 2.0mg 的溶液,作为供试品溶液;另取阿莫西林对照品适量,精密称定,加流动相 A 溶解并定量稀释制成每 1ml 中约含 20μg 的溶液,作为对照溶液。照高效液相色谱法(通则 0512)测定,用十八烷基硅烷键合硅胶为填充剂;以 0.05mol/L 磷酸盐缓冲液(取 0.05mol/L 磷酸二氢钾溶液,用 2mol/L 氢氧化钾溶液调节 pH 值至 5.0)-乙腈(99:1)为流动相 A;以 0.05mol/L 磷酸盐缓冲液(pH 5.0)-乙腈(80:20)为流动相 B;检测波长为 254nm。先以流动相 A-流动相 B(92:8)等度洗脱,待阿莫西林峰洗脱完毕后立即按下表线性梯度洗脱。取阿莫西林系统适用性对照品适量,加流动相 A 溶解并稀释制成每 1ml 中约含 2.0mg 的溶液,取 20μl 注入液相色谱仪,记录的色谱图应与标准图谱一致。精密量取供试品溶液和对照溶液各 20μl,分别注入液相色谱仪,记录色谱图,供试品溶液色谱图中如有杂质峰,单个杂质峰面积不得大于对照溶液主峰面积(1.0%),各杂质峰面积的和不得大于对照溶液主峰面积的 3 倍(3.0%),供试品溶液色谱图中小于对照溶液主峰面积 0.05 倍的峰忽略不计。

时间(分钟)	流动相 A(%)	流动相 B(%)
0	92	8
25	0	100
40	0	100
41	92	8
55	92	8

阿莫西林聚合物 照分子排阻色谱法(通则 0514)测定。

色谱条件与系统适用性试验 用葡聚糖凝胶 G-10(40~120μm)为填充剂,玻璃柱内径 1.0~1.4cm,柱长 30~40cm,流动相 A 为 pH 8.0 的 0.05mol/L 磷酸盐缓冲液[0.05mol/L 磷酸氢二钠溶液-0.05mol/L 磷酸二氢钠溶液(95:5)],流动相 B 为水,流速为每分钟 1.5ml,检测波长为 254nm。量取 0.2mg/ml 蓝色葡聚糖 2000 溶液 100~200μl 注入液相色谱仪,分别以流动相 A、B 为流动相进行测定,记录色谱图。按蓝色葡聚糖 2000 峰计算理论板数均不低于 500,拖尾因子均应小于 2.0。在两种流动相系统中蓝色葡聚糖 2000 峰保留时间的比值应在 0.93~1.07 之间,对照溶液主峰和供试品溶液中聚合物峰与相应色谱系统中蓝色葡聚糖 2000 峰的保留时间的比值均应在 0.93~1.07 之间。称取阿莫西林约 0.2g 置 10ml 量瓶中,加 2% 无水碳酸钠溶液 4ml 使溶解后,用 0.3mg/ml 的蓝色葡聚糖 2000 溶液稀释至刻度,摇匀。量取 100~200μl 注入液相色谱仪,用流动相 A 进行测定,记录色谱图。高聚体的峰高与单体与高聚体之间的谷高比应大于 2.0。另以流动相 B 为流动相,精密量取对照溶液 100~200μl,连续进样 5 次,峰面积的相对标准偏差应不大于 5.0%。

对照溶液的制备 取青霉素对照品适量,精密称定,加水溶解并定量稀释制成每 1ml 中约含 0.2mg 的溶液。

测定法 取本品约 0.2g,精密称定,置 10ml 量瓶中,加 2% 无水碳酸钠溶液 4ml 使溶解,用水稀释至刻度,摇匀,立即精密量取 100~200μl 注入色谱仪,以流动相 A 为流动相进行测定,记录色谱图。另精密量取对照溶液 100~200μl 注入色谱仪,以流动相 B 为流动相,同法测定。按外标法以青霉素峰面积计算,■并乘以校正因子 0.1 ■[订正],阿莫西林聚合物的量不得过 0.15%。

残留溶剂 精密称取本品 0.25g,置顶空瓶中,精密加 N,N-二甲基乙酰胺 5ml 溶解,密封,作为供试品溶液;精密称取丙酮和二氯甲烷适量,加 N,N-二甲基乙酰胺定量稀释制成每 1ml 中约含丙酮 40μg 和二氯甲烷 30μg 的溶液,精密量取 5ml,置顶空瓶中,密封,作为对照品溶液。照残留溶剂测定法(通则 0861 第二法)测定。以 6% 氰丙基苯基-94% 二甲基聚硅氧烷(或极性相近)为固定液的毛细管柱为色谱柱;初始温度为 40℃,维持 4 分钟,再以每分钟 30℃ 的速率升温至 200℃,维持 6 分钟;进样口温度为 300℃,检测器温度为 250℃;顶空瓶平衡温度为 80℃,平衡时间为 30 分钟;取对照品溶液顶空进样,记录色谱图,丙酮和二氯甲烷的分离度应符合要求。取供试品溶液和对照品溶液分别顶空进样,记录色谱图。按外标法以峰面积计算,二氯甲烷的残留量不得过 0.12%,丙酮的残留量应符合规定。

水分 取本品,照水分测定法(通则 0832 第一法 1)测定,含水分应为 12.0%~15.0%。

炽灼残渣 取本品 1.0g,依法检查(通则 0841),遗留残渣不得过 1.0%。

【含量测定】 照高效液相色谱法(通则0512)测定。

色谱条件与系统适用性试验 用十八烷基硅烷键合硅胶为填充剂;以 0.05mol/L 磷酸二氢钾溶液(用 2mol/L 氢氧化钾溶液调节 pH 值至 5.0)-乙腈(97.5:2.5)为流动相;检测波长为 254nm。取阿莫西林系统适用性对照品约25mg,置 50ml 量瓶中,用流动相溶解并稀释至刻度,摇匀,取 20μl 注入液相色谱仪,记录的色谱图应与标准图谱一致。

测定法 取本品约 25mg,精密称定,置 50ml 量瓶中,加流动相溶解并稀释至刻度,摇匀,作为供试品溶液,精密量取20μl 注入液相色谱仪,记录色谱图;另取阿莫西林对照品适量,同法测定。按外标法以峰面积计算,即得。

【类别】 β-内酰胺类抗生素,青霉素类。

【贮藏】 遮光,密闭保存。

【制剂】 (1)阿莫西林干混悬剂 (2)阿莫西林片 (3)阿莫西林胶囊 (4)阿莫西林颗粒

注射用阿魏酸钠

Zhusheyong Aweisuanna

Sodium Ferulate for Injection

本品为阿魏酸钠的无菌粉末或无菌冻干品。按平均装量计算,含阿魏酸钠($C_{10}H_9NaO_4 \cdot 2H_2O$)应为标示量的 90.0%~110.0%。

【性状】 本品为白色或类白色结晶或结晶性粉末(供无菌粉末用);或白色至淡黄色或淡黄绿色疏松块状物或粉末(供无菌冻干品用);无臭。

【鉴别】 取本品,照阿魏酸钠项下鉴别(1)、(3)项试验,显相同的反应。

【检查】 **酸碱度** 取本品,加水制成每 1ml 中含阿魏酸钠 50mg 的溶液,依法检查(通则0631),pH 值应为 6.0~7.5。

溶液的澄清度与颜色 取本品,加水制成每 1ml 中约含阿魏酸钠 20mg 的溶液,溶液应澄清无色;如显浑浊,与 1 号浊度标准液(通则0902 第一法)比较,不得更浓;如显色,与黄色或黄绿色 3 号标准比色液(通则0901 第一法)比较,不得更深。

有关物质 避光操作。取本品,加流动相溶解并稀释制成每 1ml 中约含 0.7mg 的溶液,作为供试品溶液;精密量取1ml,置 200ml 量瓶中,用流动相稀释至刻度,摇匀,作为对照溶液。照阿魏酸钠有关物质项下的方法测定。供试品溶液的色谱图中如有杂质峰,各杂质峰面积的和不得大于对照溶液的主峰面积(0.5%)。

水分 取本品,照水分测定法(通则0832 第一法 1)测定,含水分应为 13.0%~16.0%(供无菌粉末用)或应不超过3.0%(供无菌冻干品用)。

热原 取本品,加灭菌注射用水制成每 1ml 中含阿魏酸钠 5mg 的溶液,依法检查(通则1142),剂量按家兔体重每1kg 缓慢注射 3ml,应符合规定。

无菌 照阿魏酸钠项下的方法检查,应符合规定。

其他 应符合注射剂项下有关的各项规定(通则0102)。

【含量测定】 避光操作。取装量差异项下的内容物约0.15g,精密称定,加冰醋酸 20ml 使阿魏酸钠溶解,照阿魏酸钠项下的方法,自"加醋酐 3ml"起,依法测定。每 1ml 高氯酸滴定液(0.1mol/L)相当于 25.22mg 的 $C_{10}H_9NaO_4 \cdot 2H_2O$。

【类别】 同阿魏酸钠。

【规格】 (1)0.1g (2)0.3g

【贮藏】 ■遮光,密闭保存。■[订正]

青 霉 素 钠

Qingmeisuna

Benzylpenicillin Sodium

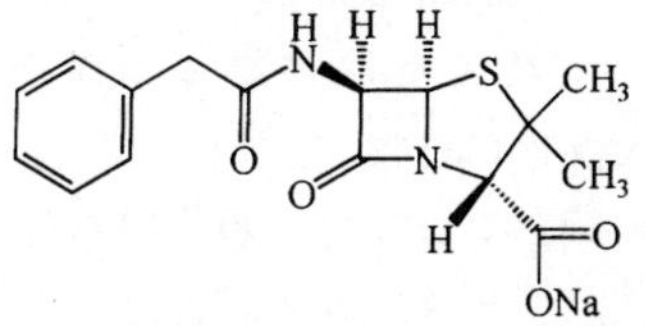

$C_{16}H_{17}N_2NaO_4S$　356.38

本品为$(2S,5R,6R)$-3,3-二甲基-6-(2-苯乙酰氨基)-7-氧代-4-硫杂-1-氮杂双环[3.2.0]庚烷-2-甲酸钠盐。按干燥品计算,含 $C_{16}H_{17}N_2NaO_4S$ 不得少于 96.0%。

【性状】 本品为白色结晶性粉末;无臭或微有特异性臭;有引湿性;遇酸、碱或氧化剂等即迅速失效,水溶液在室温放置易失效。

本品在水中极易溶解,在乙醇中溶解,在脂肪油或液状石蜡中不溶。

【鉴别】 (1)在含量测定项下记录的色谱图中,供试品溶液主峰的保留时间应与对照品溶液主峰的保留时间一致。

(2)本品的红外光吸收图谱应与对照的图谱(光谱集 222图)一致。

(3)本品显钠盐鉴别(1)的反应(通则0301)。

【检查】 **结晶性** 取本品少许,依法检查(通则0981),应符合规定。

酸碱度 取本品,加水制成每 1ml 中含 30mg 的溶液,依法测定(通则0631),pH 值应为 5.0~7.5。

溶液的澄清度与颜色 取本品 5 份,各 0.3g,分别加水5ml 使溶解,溶液应澄清无色;如显浑浊,与 1 号浊度标准液(通则0902 第一法)比较,均不得更浓;如显色,与黄色或黄绿色 1 号标准比色液(通则0901 第一法)比较,均不得更深。

吸光度 取本品,精密称定,加水溶解并定量稀释制成每 1ml 中约含 1.80mg 的溶液,照紫外-可见分光光度法(通则 0401),在 280nm 与 325nm 波长处测定,吸光度均不得大于 0.10;在 264nm 波长处有最大吸收,吸光度应为 0.80～0.88。

有关物质 取本品适量,加水溶解并定量稀释制成每 1ml 中约含 4mg 的溶液,作为供试品溶液;精密量取 1.0ml,置 100ml 量瓶中,用水稀释至刻度,作为对照溶液;精密量取对照溶液适量,用水定量稀释制成每 1ml 中约含 1.0μg 的溶液,作为灵敏度溶液。照高效液相色谱法(通则 0512)试验。用十八烷基硅烷键合硅胶为填充剂;以磷酸盐缓冲液(取磷酸二氢钾 10.6g,加水至 1000ml,用磷酸调节 pH 值至 3.4)-甲醇(72:14)为流动相 A,乙腈为流动相 B;检测波长为 225nm,流速为每分钟 1.0ml,柱温为 34℃。取青霉素系统适用性对照品适量,加水溶解并稀释制成每 1ml 中约含 4mg 的溶液,取 20μl 注入液相色谱仪,先以流动相 A-流动相 B(86.5:13.5)等度洗脱,待杂质 E 的第 3 个色谱峰(见参考图谱)洗脱完毕后,立即按下表进行线性梯度洗脱,记录的色谱图应与标准图谱一致。取灵敏度溶液 20μl 注入液相色谱仪,主成分色谱峰峰高的信噪比应大于 10。精密量取供试品溶液与对照溶液各 20μl,分别注入液相色谱仪,记录色谱图。供试品溶液色谱图中如有杂质峰,各杂质峰面积的和不得大于对照溶液主峰面积(1.0%)。供试品溶液色谱图中小于灵敏度溶液主峰面积的峰忽略不计。

时间(分钟)	流动相 A(%)	流动相 B(%)
0	86.5	13.5
t_g+2	86.5	13.5
t_g+26	64	36
t_g+38	64	36
t_g+39	86.5	13.5
t_g+50	86.5	13.5

t_g:青霉素系统适用性对照品溶液中杂质 E 的第 3 个色谱峰的保留时间。

青霉素聚合物 照分子排阻色谱法(通则 0514)测定。

色谱条件与系统适用性试验 用葡聚糖凝胶 G-10(40～120μm)为填充剂,玻璃柱内径为 1.0～1.4cm,柱长为 30～40cm,流动相 A 为 pH 7.0 的 0.1mol/L 磷酸盐缓冲液[0.1mol/L 磷酸氢二钠溶液-0.1mol/L 磷酸二氢钠溶液(61:39)],流动相 B 为水,流速每分钟 1.5ml,检测波长为 254nm,量取 0.1mg/ml 蓝色葡聚糖 2000 溶液 100～200μl,注入液相色谱仪,分别以流动相 A、B 进行测定,记录色谱图。理论板数按蓝色葡聚糖 2000 峰计算均不低于 400,拖尾因子均应小于 2.0。在两种流动相系统中蓝色葡聚糖 2000

峰的保留时间的比值应在 0.93～1.07 之间,对照溶液主峰与供试品溶液中聚合物峰与相应色谱系统中蓝色葡聚糖 2000 峰的保留时间的比值均应在 0.93～1.07 之间。取本品约 0.4g,置 10ml 量瓶中,加 0.05mg/ml 的蓝色葡聚糖 2000 溶液溶解并稀释至刻度,摇匀。量取 100～200μl 注入液相色谱仪,用流动相 A 进行测定,记录色谱图。高聚体的峰高与单体与高聚体之间的谷高比应大于 2.0。另以流动相 B 为流动相,精密量取对照溶液 100～200μl,连续进样 5 次,峰面积的相对标准偏差应不大于 5.0%。

对照溶液的制备 取青霉素对照品适量,精密称定,加水溶解并定量稀释制成每 1ml 中约含 0.1mg 的溶液。

测定法 取本品约 0.4g,精密称定,置 10ml 量瓶中,加水适量使溶解后,用水稀释至刻度,摇匀,立即精密量取 100～200μl 注入液相色谱仪,以流动相 A 为流动相进行测定,记录色谱图。另精密量取对照溶液 100～200μl 注入液相色谱仪,以流动相 B 为流动相进行测定,记录色谱图。按外标法以青霉素峰面积计算,青霉素聚合物的量不得过 0.08%。

干燥失重 取本品,在 105℃ 干燥,减失重量不得过 0.5%(通则 0831)。

可见异物 取本品 5 份,每份各 2.4g,加微粒检查用水溶解,依法检查(通则 0904),应符合规定。(供无菌分装用)

不溶性微粒 取本品 3 份,加微粒检查用水制成每 1ml 中含 60mg 的溶液,依法检查(通则 0903),每 1g 样品中,含 10μm 及 10μm 以上的微粒不得过 6000 粒,含 25μm 及 25μm 以上的微粒不得过 600 粒。(供无菌分装用)

细菌内毒素 取本品,依法检查(通则 1143),每 1000 青霉素单位中含内毒素的量应小于 0.10EU。(供注射用)

无菌 取本品,用适宜溶剂溶解,加青霉素酶灭活后或用适宜溶剂稀释后,经薄膜过滤法处理,依法检查(通则 1101),应符合规定。(供无菌分装用)

【含量测定】 照高效液相色谱法(通则 0512)测定。

色谱条件与系统适用性试验 用十八烷基硅烷键合硅胶为填充剂;■以有关物质项下流动相 A-流动相 B(85:15)为流动相■[修订],检测波长为 225nm;取青霉素系统适用性对照品适量,加水溶解并稀释制成每 1ml 中约含 1mg 的溶液,取 20μl 注入液相色谱仪,记录的色谱图应与标准图谱一致。

测定法 取本品适量,精密称定,加水溶解并定量稀释制成每 1ml 中约含 1mg 的溶液,作为供试品溶液,精密量取 20μl 注入液相色谱仪,记录色谱图;另取青霉素对照品适量,同法测定。按外标法以峰面积计算,其结果乘以 1.0658,即为供试品中 $C_{16}H_{17}N_2NaO_4S$ 的含量。

【类别】 β-内酰胺类抗生素,青霉素类。

【贮藏】 严封,在凉暗干燥处保存。

【制剂】 注射用青霉素钠

附:

1. 青霉素钠有关物质参考图谱

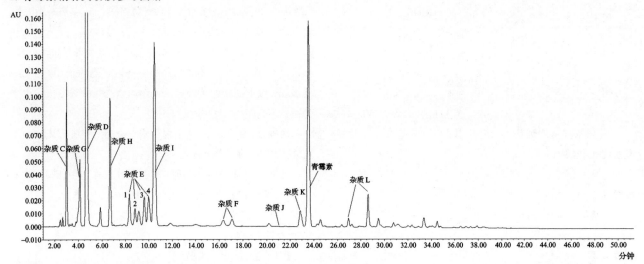

2. 杂质

杂质 C

$C_{16}H_{18}N_2O_5S$ 350.09

(2S,5R,6R)-6-[[(4-羟基苯基)乙酰基]氨基]-3,3-二甲基-7-氧代-4-硫杂-1-氮杂双环[3.2.0]庚烷-2-羧酸

杂质 D

$C_{16}H_{18}N_2O_4S$ 334.10

(3S,7R,7aR)-5-苯基-2,2-二甲基-2,3,7,7a-四氢咪唑并[5,1-b]噻唑-3,7-二羧酸

杂质 E

$C_{16}H_{20}N_2O_5S$ 352.11

(4S)-2-[羧基[(苯乙酰基)氨基]甲基]-5,5-二甲基噻唑烷-4-羧酸

杂质 F

$C_{15}H_{20}N_2O_3S$ 308.12

(2RS,4S)-2-[[(苯乙酰基)氨基]甲基]-5,5-二甲基噻唑烷-4-羧酸

杂质 G

$C_6H_{11}NO_3S$ 177.05

2-羟基-5,5-二甲基噻唑烷-4-羧酸

杂质 H

$C_{10}H_{11}NO_3$ 193.07

2-[(苯乙酰基)氨基]-乙酸

杂质 I

$C_{16}H_{18}N_2O_4S$ 334.10

2-[(1E)-[2-苄基-5-氧代噁唑-4(5H)-亚基]甲氨基]-3-巯基-3-甲基丁酸

杂质 J

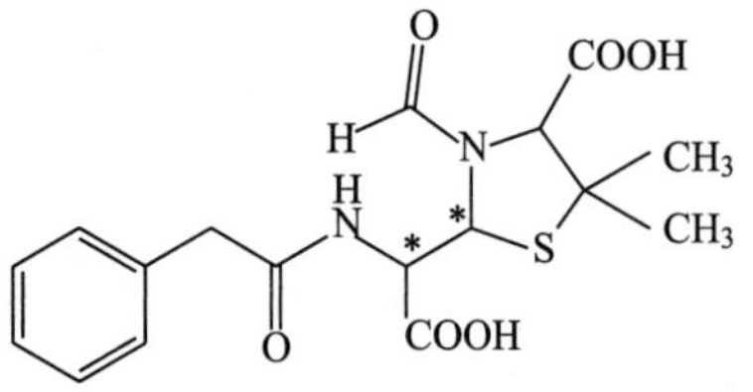

$C_{17}H_{20}N_2O_6S$ 380.10

2-[羧基[(苯乙酰基)氨基]甲基]-3-甲酰基-5,5-二甲基噻唑烷-4-羧酸

杂质 K

青霉酸二聚体(Penicillic acid dimer)

杂质 L

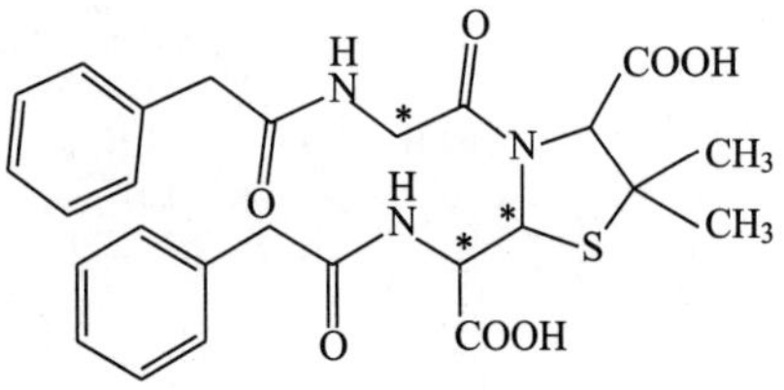

$C_{26}H_{29}N_3O_7S$ 527.17

2-[羧基[(苯乙酰基)氨基]甲基]-3-[2-[(苯乙酰基)氨基]乙酰基]- 5,5-二甲基噻唑烷-4-羧酸

注射用青霉素钠

Zhusheyong Qingmeisuna

Benzylpenicillin Sodium for Injection

本品为青霉素钠的无菌粉末。按干燥品计算,含$C_{16}H_{17}N_2NaO_4S$不得少于 96.0%;按平均装量计算,含$C_{16}H_{17}N_2NaO_4S$应为标示量的95.0%~115.0%。

【性状】 本品为白色结晶性粉末。

【鉴别】 取本品,照青霉素钠项下的鉴别试验,显相同的结果。

【检查】 溶液的澄清度与颜色 取本品5瓶,按标示量分别加水制成每1ml中含60mg的溶液,溶液应澄清无色;如显浑浊,与1号浊度标准液(通则0902第一法)比较,均不得更浓;如显色,与黄色或黄绿色2号标准比色液(通则0901第一法)比较,均不得更深。

青霉素聚合物 取装量差异项下的内容物,照青霉素钠项下的方法测定。按外标法以青霉素峰面积计算,青霉素聚合物的量不得过标示量的0.10%。

干燥失重 取本品,在105℃干燥,减失重量不得过1.0%(通则0831)。

不溶性微粒 取本品,按标示量加微粒检查用水制成每1ml中含60mg的溶液,依法检查(通则0903),标示量为1.0g以下的折算为每1.0g样品中含10μm及10μm以上的微粒不得过6000粒,含25μm及25μm以上的微粒不得过600粒;标示量为1.0g以上(包括1.0g)每个供试品容器中含10μm及10μm以上的微粒不得过6000粒,含25μm及25μm以上的微粒不得过600粒。

酸碱度、有关物质、细菌内毒素与无菌 照青霉素钠项下的方法检查,均应符合规定。

其他 应符合注射剂项下有关的各项规定(通则0102)。

【含量测定】 取装量差异项下的内容物,■照青霉素钠项下的方法测定■[修订]。每 1mg 的$C_{16}H_{17}N_2NaO_4S$相当于1670青霉素单位。

【类别】 同青霉素钠。

【规格】 按$C_{16}H_{17}N_2NaO_4S$计 (1)0.12g(20万单位) (2)0.24g(40万单位) (3)0.48g(80万单位) (4)0.6g(100万单位) (5)0.96g(160万单位) (6)2.4g(400万单位)

【贮藏】 密闭,在凉暗干燥处保存。

青 霉 素 钾

Qingmeisujia

Benzylpenicillin Potassium

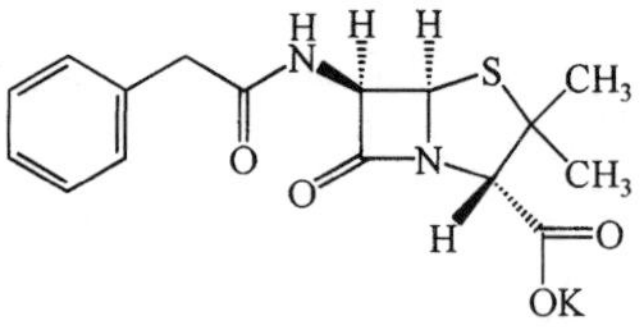

$C_{16}H_{17}KN_2O_4S$ 372.49

本品为(2S,5R,6R)-3,3-二甲基-6-(2-苯乙酰氨基)-7-氧代-4-硫杂-1-氮杂双环[3.2.0]庚烷-2-甲酸钾盐。按干燥品计算,含$C_{16}H_{17}KN_2O_4S$不得少于 96.0%。

【性状】 本品为白色结晶性粉末;无臭或微有特异性臭;有引湿性;遇酸、碱或氧化剂等即迅速失效,水溶液在室温放置易失效。

本品在水中极易溶解,在乙醇中略溶,在脂肪油或液状石蜡中不溶。

【鉴别】 (1)在含量测定项下记录的色谱图中,供试品溶液主峰的保留时间应与对照品溶液主峰的保留时间一致。

(2)本品的红外光吸收图谱应与对照的图谱(光谱集223图)一致。

(3)本品显钾盐鉴别(1)的反应(通则0301)。

【检查】 吸光度 取本品,精密称定,加水溶解并定量稀释制成每 1ml 中含 1.88mg 的溶液,照紫外-可见分光光度法(通则 0401)测定,在 280nm 与 325nm 的波长处,吸光度均不得大于 0.10;在 264nm 的波长处有最大吸收,吸光度应为 0.80～0.88。

可见异物 取本品 5 份,每份各 0.625g,加微粒检查用水溶解,依法检查(通则 0904),应符合规定。(供无菌分装用)

不溶性微粒 取本品 3 份,加微粒检查用水制成每 1ml 中含 50mg 的溶液,依法检查(通则 0903),每 1g 样品中,含 10μm 及 10μm 以上的微粒不得过 6000 粒,含 25μm 及 25μm 以上的微粒不得过 600 粒。(供无菌分装用)

结晶性、酸碱度、溶液的澄清度与颜色、有关物质、青霉素聚合物、干燥失重、细菌内毒素(供注射用)**与无菌**(供无菌分装用) 照青霉素钠项下的方法检查,均应符合规定。

【含量测定】 取本品,■照青霉素钠项下的方法测定■[修订],按外标法以峰面积计算,其结果乘以 1.1136,即为供试品中 $C_{16}H_{17}KN_2O_4S$ 的含量。

【类别】 β-内酰胺类抗生素,青霉素类。

【贮藏】 严封,在凉暗干燥处保存。

【制剂】 注射用青霉素钾

注射用青霉素钾

Zhusheyong Qingmeisujia

Benzylpenicillin Potassium for Injection

本品为青霉素钾的结晶性无菌粉末。按干燥品计算,含 $C_{16}H_{17}KN_2O_4S$ 不得少于 96.0%;按平均装量计算,含 $C_{16}H_{17}KN_2O_4S$ 应为标示量的 95.0%～115.0%。

【性状】 本品为白色结晶性粉末。

【鉴别】 取本品,照青霉素钾项下的鉴别试验,显相同的结果。

【检查】 溶液的澄清度与颜色 照注射用青霉素钠项下的方法检查,应符合规定。

青霉素聚合物 取装量差异项下的内容物,精密称取适量,照青霉素钠项下的方法测定,按外标法以青霉素峰面积计算,青霉素聚合物的量不得过标示量的 0.10%。

干燥失重 取本品,在 105℃ 干燥,减失重量不得过 1.0%(通则 0831)。

不溶性微粒 取本品,按标示量加微粒检查用水制成每 1ml 中含 50mg 的溶液,依法检查(通则 0903),标示量为 1.0g 以下的折算为每 1.0g 样品中含 10μm 及 10μm 以上的微粒不得过 6000 粒,含 25μm 及 25μm 以上的微粒不得过 600 粒。

酸碱度、有关物质、细菌内毒素与无菌 照青霉素钠项下的方法检查,均应符合规定。

其他 应符合注射剂项下有关的各项规定(通则 0102)。

【含量测定】 取装量差异项下的内容物,精密称取适量,■照青霉素钾项下的方法测定■[修订],即得。每 1mg 的 $C_{16}H_{17}KN_2O_4S$ 相当于 1598 青霉素单位。

【类别】 同青霉素钾。

【规格】 按 $C_{16}H_{17}KN_2O_4S$ 计 (1)0.125g(20 万单位) (2)0.25g(40 万单位) (3)0.5g(80 万单位) (4)0.625g(100 万单位)

【贮藏】 密闭,在凉暗干燥处保存。

苯 甲 醇

Benjiachun

Benzyl Alcohol

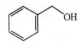

C_7H_8O 108.14

本品含 C_7H_8O 不得少于 98.0%。

【性状】 本品为无色液体;具有微弱香气;遇空气逐渐氧化生成苯甲醛和苯甲酸。

本品在水中溶解,与乙醇、三氯甲烷或乙醚能任意混合。

相对密度 本品的相对密度(通则 0601)为 1.043～1.050。

馏程 取本品,照馏程测定法(通则 0611)测定,在 203～206℃ 馏出的数量不得少于 95%(ml/ml)。

折光率 本品的折光率(通则 0622)为 1.538～1.541。

酸值 ■本品的酸值(通则 0713)不大于 0.3。■[订正]

过氧化值 本品的过氧化值(通则 0713)不大于 5。

【鉴别】 (1)取高锰酸钾试液 2ml,加稀硫酸溶液 2ml,再加本品 2～3 滴,振摇,即发生苯甲醛的特臭。

(2)本品的红外光吸收图谱应与对照的图谱(光谱集 236 图)一致。

【检查】 溶液的澄清度与颜色 取本品 2ml,加水 58ml,振摇,溶液应澄清无色。

苯甲醛 取本品作为供试品溶液;另取苯甲醛约 50mg,精密称定,置 50ml 量瓶中,加水振摇使溶解,用水稀释至刻度,摇匀,作为对照品溶液。照气相色谱法(通则 0521)试验,以聚乙二醇 20M 为固定液,涂布浓度约为 10%;进样口温度为 200℃;检测器温度为 250℃;柱温为 130℃。精密量取同体积的对照品溶液与供试品溶液,注入气相色谱仪,记录色谱图。按外标法以峰面积计算,含苯甲醛不得过 0.2%。

有机氯 取铜片,在无色火焰中燃烧,至不显绿色,放冷,蘸取本品,再置无色火焰中燃烧,应不显绿色。

【含量测定】 取本品约 1.2g,精密称定,精密加醋酐-吡啶(1:7)混合液 15ml,置水浴上,加热回流 30 分钟,放冷,加水 25ml,加酚酞指示液 2 滴,用氢氧化钠滴定液(1mol/L)滴定,并将滴定的结果用空白试验校正。每 1ml 氢氧化钠滴定液(1mol/L)相当于 108.1mg 的 C_7H_8O。

【类别】 局麻药、消毒防腐药。

【贮藏】 遮光,密封保存。

非 洛 地 平

Feiluodiping

Felodipine

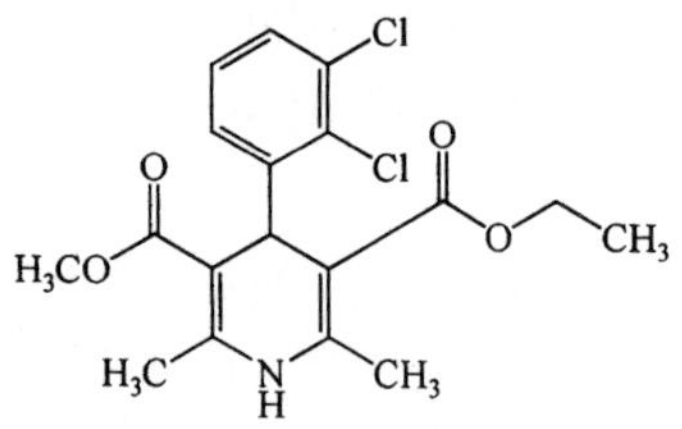

$C_{18}H_{19}Cl_2NO_4$ 384.25

本品为(±)-2,6-二甲基-4-(2,3-二氯苯基)-1,4-二氢-3,5-吡啶二甲酸甲酯乙酯。按干燥品计算,含 $C_{18}H_{19}Cl_2NO_4$ 不得少于 99.0%。

【性状】 本品为白色至淡黄色结晶或结晶性粉末;无臭;遇光不稳定。

本品在丙酮、甲醇或乙醇中易溶,在水中几乎不溶。

熔点 本品的熔点(通则0612)为 141~145℃。

【鉴别】 (1)取本品 20mg,加盐酸 1ml 溶解后,加盐酸羟胺试液 1ml,混匀,滴加 20%氢氧化钠溶液使呈碱性,置水浴煮沸 30 分钟,放冷,再滴加 1mol/L 盐酸溶液使恰呈酸性,加三氯化铁试液数滴,溶液显红褐色。

(2)取本品,加乙醇溶解并稀释制成每 1ml 中含 20μg 的溶液,照紫外-可见分光光度法(通则0401)测定,在 238nm 与 361nm 的波长处有最大吸收。

(3)本品的红外光吸收图谱应与对照的图谱(光谱集 794 图)一致。

【检查】 **甲醇溶液的澄清度与颜色** 取本品 1.0g,加甲醇 20ml 溶解后,溶液应澄清无色;如显色,依法检查(通则0901第二法),在 440nm 的波长处测定吸光度,不得过 0.10。

氯化物 取本品 2.0g,加水 50ml,煮沸,立即冷却,加水补充至 50ml,滤过,取续滤液 25ml,依法检查(通则0801),与标准氯化钠溶液 5.0ml 制成的对照液比较,不得更浓(0.005%)。

有关物质 避光操作。取本品,精密称定,加甲醇溶解并定量稀释制成每 1ml 中约含 1mg 的溶液,作为供试品溶液;

另取 2,6-二甲基-4-(2,3-二氯苯基)-3,5-吡啶二甲酸甲酯乙酯(杂质Ⅰ),精密称定,加甲醇溶解并定量稀释制成每 1ml 中约含 0.1mg 的溶液,精密量取 1ml,置 100ml 量瓶中,精密加入供试品溶液 1ml,用流动相稀释至刻度,摇匀,作为对照溶液。照高效液相色谱法(通则0512)试验。用十八烷基硅烷键合硅胶为填充剂;以甲醇-乙腈-水(50:15:35)为流动相;检测波长为 238nm。取非洛地平和杂质Ⅰ对照品各适量,加甲醇溶解并稀释制成每 1ml 中分别约含 1mg 和 10μg 的混合溶液,取 10μl,注入液相色谱仪,杂质Ⅰ峰与非洛地平峰的分离度应大于 3.0。精密量取供试品溶液与对照溶液各 10μl,分别注入液相色谱仪,记录色谱图至主成分峰保留时间的 3 倍。供试品溶液色谱图中如有与杂质Ⅰ峰保留时间一致的色谱峰,按外标法以峰面积计算,不得过 0.1%;其他单个杂质峰面积不得大于对照溶液中非洛地平峰面积的 0.5 倍(0.5%);杂质总量不得过 1.0%。

干燥失重 取本品,在 105℃ 干燥至恒重,减失重量不得过 0.5%(通则0831)。

炽灼残渣 取本品 1.0g,依法检查(通则0841),遗留残渣不得过 0.1%。

重金属 取炽灼残渣项下遗留的残渣,依法检查(通则0821第二法),含重金属不得过百万分之十。

砷盐 取本品 1.0g,加氢氧化钙 1g 混合,加水少量,搅拌均匀,先以小火加热,再炽灼至完全灰化,呈灰白色,放冷,残渣加盐酸 8ml 与水 20ml 使溶解,依法检查(通则0822第一法),应符合规定(0.0002%)。

【含量测定】 取本品 0.3g,精密称定,加冰醋酸 40ml 溶解后,加稀硫酸 20ml 与邻二氮菲指示液 2 滴,用硫酸铈滴定液(0.1mol/L)滴定至橙色消失,并将滴定结果用空白试验校正。每 1ml 的硫酸铈滴定液(0.1mol/L)相当于 19.21mg 的 $C_{18}H_{19}Cl_2NO_4$。

【类别】 钙通道阻滞药。

【贮藏】 遮光,密封保存。

【制剂】 非洛地平片

附:

杂质Ⅰ

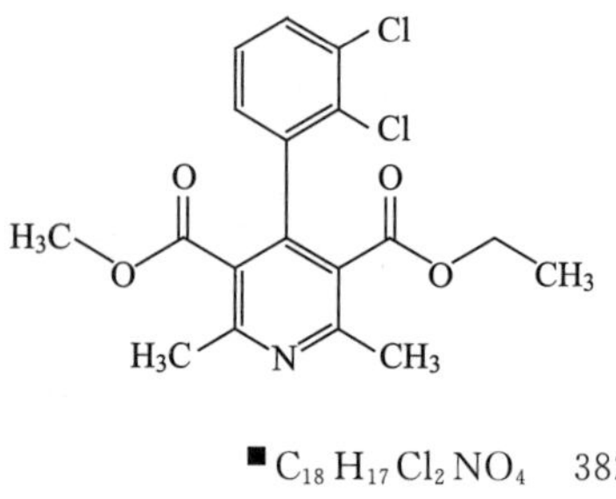

■$C_{18}H_{17}Cl_2NO_4$ 382.24■[订正]

2,6-二甲基-4-(2,3-二氯苯基)-3,5-吡啶二甲酸甲酯乙酯

依 托 度 酸

Yituodusuan

Etodolac

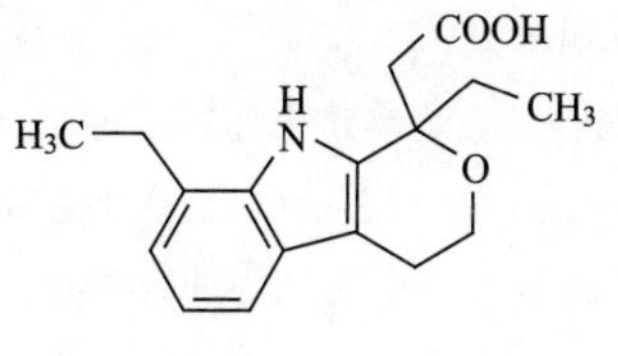

C₁₇H₂₁NO₃   287.36

本品为(±)1,8-二乙基-1,3,4,9-四氢吡喃并[3,4-b]吲哚-1-乙酸。按干燥品计算,含 $C_{17}H_{21}NO_3$ 不得少于 98.5%。

【性状】 本品为白色或类白色结晶性粉末。

本品在乙醇中易溶,在水中几乎不溶。

熔点 本品的熔点(通则 0612)为 144~150℃。

【鉴别】 (1)取本品及依托度酸对照品各适量,分别加丙酮溶解并稀释制成每 1ml 中约含 1mg 的溶液,作为供试品溶液与对照品溶液。照薄层色谱法(通则 0502)试验,吸取上述两种溶液各 5μl,分别点于同一硅胶 GF₂₅₄ 薄层板上,以甲苯-无水乙醇-冰醋酸(70:30:0.5)为展开剂,展开,取出,晾干,置紫外光灯(254nm)下检视,供试品溶液所显主斑点的位置和颜色应与对照品溶液的主斑点一致。

(2)本品的红外光吸收图谱应与对照品的图谱一致(通则 0402)。

【检查】 ■ **溶液的颜色** 取本品 0.1g,加甲醇-水(4:6)的混合溶液 10ml,振摇使溶解,溶液应无色,如显色,与黄色 2 号标准比色液(通则 0901 第一法)比较,不得更深。■[删除]

有关物质 取本品适量,精密称定,加乙腈溶解并稀释制成每 1ml 中含 0.5mg 的溶液,作为供试品溶液;精密量取适量,用乙腈定量稀释制成每 1ml 中约含 1μg 的溶液,作为对照溶液。另取依托度酸对照品与 1-甲基依托度酸(杂质Ⅰ)对照品各适量,加乙腈溶解并稀释制成每 1ml 中含依托度酸约 0.5mg 与杂质Ⅰ约 10μg 的混合溶液,作为系统适用性溶液。照高效液相色谱法(通则 0512)测定。用辛烷基硅烷键合硅胶为填充剂;以 0.6%(ml/ml)磷酸溶液为流动相 A,0.6%(ml/ml)磷酸乙腈溶液为流动相 B;流速为每分钟 1ml,按下表进行梯度洗脱;检测波长为 225nm。

■

时间(分钟)	流动相 A(%)	流动相 B(%)
0	60	40
5	60	40
35	20	80
35.1	60	40
45	60	40

■[订正]

取系统适用性溶液 20μl 注入液相色谱仪,记录色谱图,杂质Ⅰ与依托度酸峰之间的分离度应大于 6.0。精密量取供试品溶液与对照溶液各 20μl,分别注入液相色谱仪,记录色谱图。供试品溶液的色谱图中如有杂质峰,杂质Ⅰ与 8-甲基依托度酸(杂质Ⅱ)(杂质Ⅰ与杂质Ⅱ保留时间相同)峰面积的和不得大于对照溶液主峰面积的 2.5 倍(0.5%),其他单个杂质峰面积不得大于对照溶液主峰面积(0.2%),各杂质峰面积的和不得大于对照溶液主峰面积的 5 倍(1.0%)。

残留溶剂 取本品约 0.1g,精密称定,置顶空瓶中,精密加入 N,N-二甲基甲酰胺 2ml,密封,作为供试品溶液;取甲醇和甲苯各适量,精密称定,用 N,N-二甲基甲酰胺定量稀释制成每 1ml 中含甲醇 0.15mg 和甲苯 0.0445mg 的混合溶液,精密量取 2ml,置顶空瓶中,密封,作为对照品溶液。照残留溶剂测定法(通则 0861 第二法)测定,以 6%氰丙基苯基-94%二甲基聚硅氧烷(或极性相近)为固定液的毛细管柱为色谱柱,起始温度 40℃,维持 5 分钟,再以每分钟 35℃的速率升温至 220℃,维持 2 分钟;进样口温度为 200℃,检测器温度为 260℃;顶空瓶平衡温度为 80℃,平衡时间为 30 分钟。取对照品溶液顶空进样,记录色谱图,甲醇峰与甲苯峰之间的分离度应符合要求。取供试品溶液与对照品溶液分别顶空进样,记录色谱图,按外标法以峰面积计算,甲醇和甲苯的残留量均应符合规定。

氯化物 取本品 0.2g,加甲醇 34ml,振摇使溶解,加水 6ml,依法检查(通则 0801),与标准氯化钠溶液 6.0ml,加甲醇 34ml 制成的对照液比较,不得更浓(0.03%)。

干燥失重 取本品,以五氧化二磷为干燥剂,在 60℃减压干燥至恒重,减失重量不得过 0.5%(通则 0831)。

炽灼残渣 取本品 1.0g,依法检查(通则 0841),遗留残渣不得过 0.1%。

重金属 取炽灼残渣项下遗留的残渣,依法检查(通则 0821 第二法),含重金属不得过百万分之十。

【含量测定】 取本品约 0.5g,精密称定,加中性乙醇(对酚酞指示液显中性)30ml,溶解后,加酚酞指示液数滴,用氢氧化钠滴定液(0.1mol/L)滴定。每 1ml 的氢氧化钠滴定液(0.1mol/L)相当于 28.74mg 的 $C_{17}H_{21}NO_3$。

【类别】 解热镇痛、非甾体抗炎药。

【贮藏】 密封,干燥处保存。

【制剂】 依托度酸片

附:

杂质Ⅰ(1-甲基依托度酸)

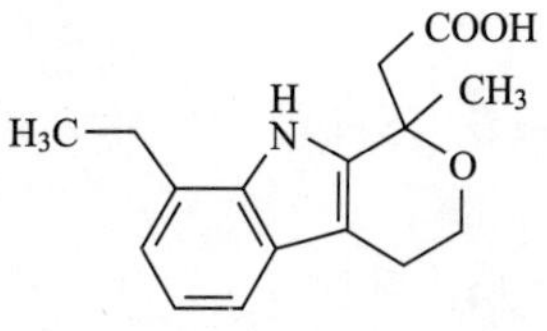

C₁₆H₁₉NO₃   273.4

(±)8-乙基-1-甲基-1,3,4,9-四氢吡喃并[3,4-b]吲哚-1-乙酸

杂质 Ⅱ（8-甲基依托度酸）

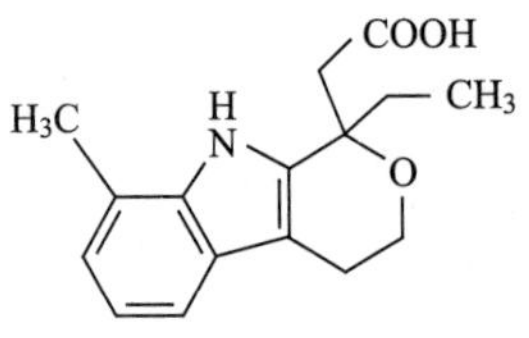

$C_{16}H_{19}NO_3$　273.4

（±）1-乙基-8-甲基-1,3,4,9-四氢吡喃并[3,4-*b*]吲哚-1-乙酸

放 线 菌 素 D

Fangxianjunsu D

Dactinomycin

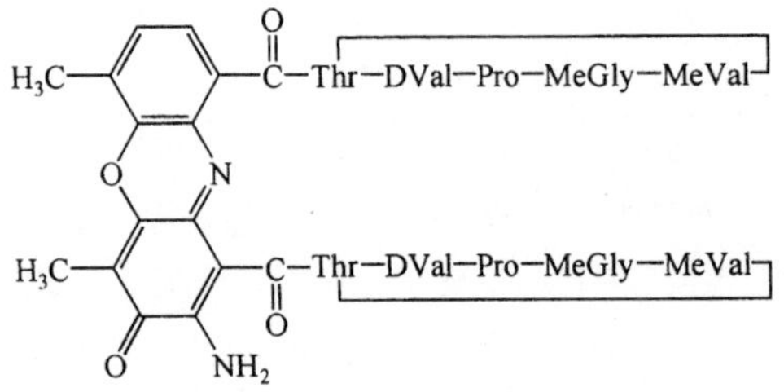

$C_{62}H_{86}N_{12}O_{16}$　1255.44

本品为放线菌素 D。按干燥品计算，■含放线菌素 D（$C_{62}H_{86}N_{12}O_{16}$）应为 95.0%～102.0%。■[修订]

■**注意：**应小心避免吸入和皮肤接触放线菌素 D。■[增订]

【**性状**】 本品为鲜红色或深红色结晶，或橙红色结晶性粉末；无臭；有引湿性；遇光极不稳定。

本品在丙酮或异丙醇中易溶，在甲醇中略溶，在乙醇中微溶，在水中几乎不溶，在 10℃水中溶解。

比旋度 取本品，精密称定，加甲醇溶解并定量稀释制成每 1ml 中约含 1mg 的溶液，依法测定（通则 0621），■比旋度为－293°至－329°。■[修订]

【**鉴别**】 （1）■取本品适量，加甲醇溶解并稀释制成每 1ml 中约含 25μg 的溶液■[修订]，照紫外-可见分光光度法（通则 0401）测定，在 241nm 与 442nm 的波长处有最大吸收。在 241nm 波长处的吸光度与 442nm 波长处的吸光度的比值为 1.3～1.5。

■（2）在含量测定项下记录的色谱图中，供试品溶液主峰的保留时间应与对照品溶液主峰的保留时间一致。■[增订]

（3）本品的红外光吸收图谱应与对照的图谱（光谱集 177 图）一致。

【**检查**】 **结晶性** 取本品少许，依法检查（通则 0981），应符合规定。

■**有关物质** 临用新制，避光操作。取本品约 20mg，置 100ml 棕色量瓶中，加乙腈-水（60：40）溶解并稀释至刻度，摇匀，作为供试品溶液；精密量取 1ml，置 100ml 棕色量瓶中，用乙腈-水（60：40）稀释至刻度，摇匀，作为对照溶液。照高效液相色谱法（通则 0512），用十八烷基硅烷键合硅胶为填充剂（4.6mm×250mm，5μm 或效能相当的色谱柱）；以醋酸盐缓冲液（取醋酸钠 2.72g 与醋酸 2ml，加水溶解并稀释至 1000ml）-乙腈（51：49）为流动相 A，以上述醋酸盐缓冲液-乙腈（20：80）为流动相 B；流速为每分钟 1.5ml，按下表进行线性梯度洗脱，检测波长为 254nm。取放线菌素 D 对照品适量，加乙腈-水（60：40）溶解并稀释制成每 1ml 中约含 0.2mg 的溶液，取 100μl 注入液相色谱仪，记录的色谱图应与标准图谱一致，放线菌素 D 与杂质Ⅰ之间的分离度应符合规定。放线菌素 D 峰的保留时间约为 30 分钟，立即精密量取供试品溶液和对照溶液各 100μl，分别注入液相色谱仪，记录色谱图。供试品溶液色谱图中如有杂质峰，单个杂质峰面积不得大于对照溶液主峰面积的 2 倍（2.0%），各杂质峰面积的和不得大于对照溶液主峰面积的 5 倍（5.0%）。供试品溶液色谱图中小于对照溶液主峰面积 0.05 倍的杂质峰忽略不计。

时间（分钟）	流动相 A（%）	流动相 B（%）
0	100	0
35	100	0
45	0	100
55	0	100
56	100	0
65	100	0

■[修订]

干燥失重 取本品，以五氧化二磷为干燥剂，在 60℃减压干燥至恒重，减失重量不得过 5.0%（通则 0831）。

细菌内毒素 取本品，加内毒素检查用水超声使溶解后，依法检查（通则 1143），每 1mg 放线菌素 D 中含内毒素的量应小于 100EU。（供注射用）

■【**含量测定**】 照高效液相色谱法（通则 0512）测定。

色谱条件与系统适用性试验 用十八烷基硅烷键合硅胶为填充剂（4.6mm×150mm，5μm 或效能相当的色谱柱），以甲醇-乙腈-水（65：10：25）为流动相，检测波长为 254nm。理论板数按放线菌素 D 峰计不低于 2000。

测定法 临用新制，避光操作。取本品约 20mg，精密称定，置 100ml 棕色量瓶中，加乙腈-水（60：40）溶解并定量稀释至刻度，摇匀，作为供试品溶液，精密量取 10μl 注入液相色谱仪，记录色谱图；另取放线菌素 D 对照品适量，同法测定。按外标法以峰面积计算，即得。■[修订]

【**类别**】 抗肿瘤抗生素类药。

【**贮藏**】 遮光，严封，在干燥处保存。

【**制剂**】 注射用放线菌素 D

■附：

杂质 Ⅰ

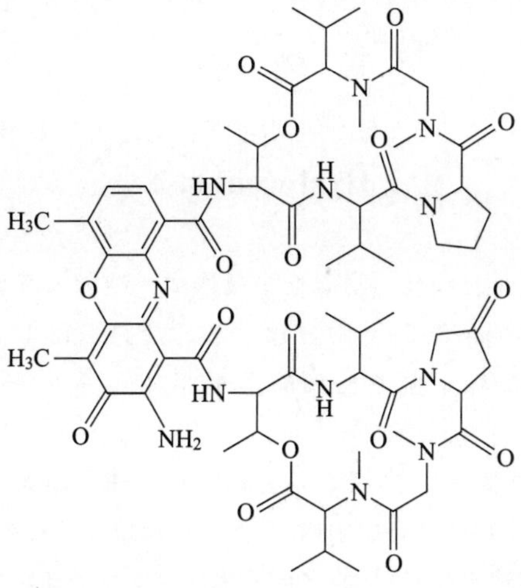

C$_{62}$H$_{84}$N$_{12}$O$_{17}$ 1268.40

2-胺基-4,6-二甲基-3-羰基-N-[7,11,14-三甲基-2,5,9,12,15,18-六羰基-3,10-二异丙基-8-氧杂-1,4,11,14-四氮杂双环[14.3.0]十九烷酮-6]-N'-[7,11,14-三甲基-2,5,9,12,15-五羰基-3,10-二异丙基-8-氧杂-1,4,11,14-四氮杂双环[14.3.0]十九烷酮-6]吩嗪-1,9-二甲酰胺

杂质 Ⅱ

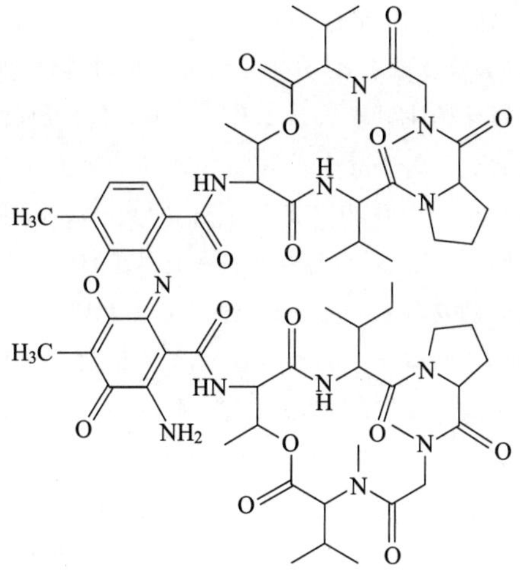

C$_{63}$H$_{88}$N$_{12}$O$_{16}$ 1268.47

2-胺基-4,6-二甲基-3-羰基-N-[7,11,14-三甲基-2,5,9,12,15-五羰基-3-(2-丁基)-10-异丙基-8-氧杂-1,4,11,14-四氮杂双环[14.3.0]十九烷酮-6]-N'-[7,11,14-三甲基-2,5,9,12,15-五羰基-3,10-二异丙基-8-氧杂-1,4,11,14-四氮杂双环[14.3.0]十九烷酮-6]吩嗪-1,9-二甲酰胺■[增订]

注射用放线菌素 D

Zhusheyong Fangxianjunsu D

Dactinomycin for Injection

■本品为放线菌素 D 与适宜的赋形剂制成的无菌粉末或无菌冻干品。■[修订] 按平均含量计算,含放线菌素 D(C$_{62}$H$_{86}$N$_{12}$O$_{16}$)应为标示量的 93.0%～107.0%。

■注意:应小心避免吸入和皮肤接触放线菌素 D。■[增订]

【性状】 ■本品为淡橙红色结晶性粉末或黄色至橙黄色冻干块状物;遇光不稳定。■[修订]

【鉴别】 (1)取本品,■加甲醇溶解并稀释制成每 1ml 中含放线菌素 D 25μg 的溶液■[修订],滤过,照放线菌素 D 项下的鉴别(1)项试验,显相同的结果。

■(2)在含量测定项下记录的色谱图中,供试品溶液主峰的保留时间应与对照品溶液主峰的保留时间一致。■[增订]

【检查】 酸碱度 取本品 1 瓶,加水 5ml 溶解后,依法测定(通则0631),pH 值应为 5.5～7.5。

■有关物质 临用新制,避光操作。取本品 1 瓶,精密加入乙腈-水(60:40)1ml 使溶解,摇匀,作为供试品溶液;照放线菌素 D 项下有关物质的方法测定,供试品溶液色谱图中如有杂质峰,单个杂质峰面积不得大于对照溶液主峰面积的 2 倍(2.0%),各杂质峰面积的和不得大于对照溶液主峰面积的 5 倍(5.0%)。■[修订]

干燥失重 取本品,以五氧化二磷为干燥剂,在 60℃ 减压干燥至恒重,■减失重量不得过 2.0%■[修订](通则 0831)。

含量均匀度 以含量测定项下测得的每瓶含量计算,应符合规定(通则 0941)。

细菌内毒素 照放线菌素 D 项下的方法检查,应符合规定。

无菌 取本品,用适宜溶剂溶解并稀释后,经薄膜过滤法处理,依法检查(通则 1101),应符合规定。

其他 应符合注射剂项下有关的各项规定(通则 0102)。

■【含量测定】 临用新制,避光制作。取本品 10 瓶,分别精密加入乙腈-水(60:40)1ml,振摇约 5 分钟使放线菌素 D 溶解,摇匀,作为供试品溶液;照放线菌素 D 项下的方法测定,并求出 10 瓶的平均含量,即得。■[修订]

【类别】 同放线菌素 D。

【规格】 0.2mg

【贮藏】 遮光,密闭保存。

单硝酸异山梨酯片

Danxiaosuan Yishanlizhi Pian

Isosorbide Mononitrate Tablets

本品含单硝酸异山梨酯($C_6H_9NO_6$)应为标示量的90.0%～110.0%。

【性状】 本品为白色片。

【鉴别】 (1)取本品细粉适量(约相当于单硝酸异山梨酯60mg),加三氯甲烷10ml,充分振摇,滤过,滤液置水浴上蒸干。取残渣约20mg置试管中,加水1ml与浓硫酸2ml,混匀,溶解后放冷,沿管壁缓缓加硫酸亚铁试液3ml,使成两液层,接界面显棕色。

(2)在含量测定项下记录的色谱图中,供试品溶液主峰的保留时间应与对照品溶液主峰的保留时间一致。

【检查】 **硝酸异山梨酯与2-单硝酸异山梨酯** 取含量测定项下的续滤液作为供试品溶液;另取硝酸异山梨酯对照品和2-单硝酸异山梨酯对照品,精密称定,加流动相溶解并定量稀释制成每1ml中各含5μg的混合溶液,作为对照品溶液。照单硝酸异山梨酯有关物质项下的方法测定。供试品溶液的色谱图中,如有与硝酸异山梨酯峰和2-单硝酸异山梨酯峰保留时间一致的色谱峰,按外标法以峰面积计算,均不得过单硝酸异山梨酯标示量的0.5%。

含量均匀度 取本品1片,置100ml(10mg规格)或200ml(20mg规格)量瓶中,加流动相适量,振摇约20分钟使单硝酸异山梨酯溶解,用流动相稀释至刻度,摇匀,滤过,取续滤液作为供试品溶液;另取单硝酸异山梨酯对照品,精密称定,加流动相溶解并定量稀释制成每1ml中约含0.1mg的溶液,作为对照品溶液。照含量测定项下的方法测定含量,应符合规定(通则0941)。

溶出度 取本品,照溶出度与释放度测定法(通则0931第一法),以水500ml为溶出介质,转速为每分钟100转,依法操作,经30分钟时,取溶液滤过,照含量测定项下的色谱条件,精密量取续滤液20μl,注入液相色谱仪,记录色谱图。另取单硝酸异山梨酯对照品,精密称定,加水溶解并定量稀释制成每1ml中约20μg(10mg规格)或40μg(20mg规格)的溶液,同法测定。按外标法以峰面积计算每片的溶出量。限度为标示量的80%,应符合规定。

其他 应符合片剂项下有关的各项规定(通则0101)。

【含量测定】 取本品20片,精密称定、研细,精密称取适量(约相当于单硝酸异山梨酯25mg),■置25ml量瓶中,■[订正]加流动相适量,振摇约20分钟使单硝酸异山梨酯溶解,用流动相稀释至刻度,摇匀,滤过,精密量取续滤液5ml,置50ml量瓶中,用流动相稀释至刻度,摇匀,作为供试品溶液。照单硝酸异山梨酯含量测定项下的方法测定,即得。

【类别】 同单硝酸异山梨酯。

【规格】 (1)10mg (2)20mg

【贮藏】 遮光,密封保存。

玻 璃 酸 酶

Bolisuanmei

Hyaluronidase

本品系自哺乳动物睾丸中提取的一种能水解玻璃酸类黏多糖的酶。每1mg中玻璃酸酶的活力不得少于300单位。■每1mg蛋白中玻璃酸酶的活力不得少于1800单位。■[增订]

【制法要求】 本品应从检疫合格的哺乳动物睾丸中提取,所用动物的种属应明确,生产过程应符合现行版《药品生产质量管理规范》的要求。■同一批玻璃酸酶的动物来源应一致,并采用适宜的方法进行种属确认。■[增订]

【性状】 本品为白色至微黄色粉末;无臭。

本品在水中易溶,在乙醇、丙酮或乙醚中不溶。

【鉴别】 (1)取本品,加磷酸盐缓冲液(通则1207)溶解并稀释制成每1ml中含500～1000单位的溶液;取试管2支,各加上述溶液1ml,取其中1支加热煮沸,放冷,然后2支内各加玻璃酸钾贮备液(通则1207)1ml,摇匀,置37℃水浴中保温30分钟,取出,各加血清试液(通则1207)1ml,摇匀,未加热煮沸的试管内的溶液应较清。

(2)取健康豚鼠1只,分别于背部两处,皮内注射0.25%亚甲蓝的氯化钠注射液0.1ml,作为对照,另两处皮内注射用上述溶液制成的每1ml中含本品10单位的溶液0.1ml,四处注射位置须交叉排列,相互间的距离应大于3cm,注射后5分钟,处死动物,将皮剥下,自反面观察亚甲蓝的扩散现象,供试品溶液所致的蓝色圈应大于对照所致的蓝色圈。

【检查】 **酸碱度** 取本品适量,加水溶解并稀释制成每1ml中含3mg的溶液,依法测定(通则0631),pH值应为4.5～7.5。

溶液的澄清度与颜色 取本品0.1g,加水10ml溶解后,依法检查(通则0901第一法与通则0902第一法),溶液应澄清无色;如显色,与黄色4号标准比色液比较,不得更深。

吸光度 取本品适量,精密称定,加水溶解并定量稀释制成每1ml中含300单位的溶液,照紫外-可见分光光度法(通则0401)测定,在280nm波长处的吸光度不得大于0.6;在260nm的波长处的吸光度不得大于0.42。

酪氨酸 ■取本品适量,精密称定,加水溶解并稀释制成每1ml中约含5mg的溶液,作为供试品溶液;精密称取酪氨酸对照品适量,加0.2mol/L硫酸溶液溶解并定量稀释制成每1ml中约含30μg的溶液,作为酪氨酸对照品溶液。取甲、乙两支离心管,甲管中加供试品溶液1ml,乙管中加水1ml,分别在105℃蒸发至干,各加6mol/L氢氧化钠溶液0.2ml,以121℃饱和蒸汽加热 3 小时或于水浴中加热 4～5 小时,取出放冷,各加 3.5mol/L 硫酸溶液 0.3ml,甲管中加水 1.5ml,乙管中加酪氨酸对照品溶液 1.5ml,然后各加含 15％硫酸汞的 2.5mol/L 硫酸溶液 1.5ml,置水浴中加热 10 分钟,放冷,加 3.5mol/L 硫酸溶液 1ml 与 0.2％亚硝酸钠溶液 1ml,摇匀,立即加水至 6ml,计时,摇匀,离心。20 分钟后,吸取上清液,照紫外-可见分光光度法(通则 0401),在 540nm 的波长处分别测定吸光度,按下式计算,每 1 单位玻璃酸酶中含酪氨酸不得过 0.1μg。■[修订]

■酪氨酸含量$(μg/单位) = \dfrac{(A_T ÷ A_S) × C × 1.5}{W_T(mg) × 每 1mg 含有的玻璃酸酶活力单位}$

式中　A_T 为供试品溶液的吸光度;

　　　A_S 为酪氨酸对照品溶液的吸光度。

　　　W_T 为本品的取样量,mg;

　　　C 为对照品溶液浓度,μg/ml。■[修订]

■干燥失重　取本品约 0.5g,以五氧化二磷为干燥剂,在 60℃减压干燥 2 小时,减失重量不得过 5.0％(通则 0831)。■[增订]

异常毒性　取体重 17～22g 的健康小鼠 5 只,分别由皮下注射每 1ml 中含玻璃酸酶 10 000 单位的氯化钠注射液 0.25ml,48 小时内不得发生皮下组织坏死或死亡现象,如有一只小鼠发生组织坏死或死亡,应按上述方法复试,全部小鼠在 48 小时内不得有组织坏死或死亡现象。

细菌内毒素　取本品,依法检查(通则 1143),每 1 单位玻璃酸酶中含内毒素的量应小于 0.20EU。

■【效价测定】　酶活力　照玻璃酸酶测定法(通则 1207)测定,即得。

蛋白质含量　取本品约 25mg,精密称定,照蛋白质含量测定法(通则 0731 第一法)测定,即得。

比活　由测得的酶活力和蛋白质含量计算每 1mg 蛋白中玻璃酸酶活力的单位数。■[修订]

【类别】　黏多糖分解酶。

【贮藏】　密闭,在阴凉干燥处保存。

【制剂】　注射用玻璃酸酶

注射用玻璃酸酶

Zhusheyong Bolisuanmei

Hyaluronidase for Injection

本品为玻璃酸酶加适宜的赋形剂,经冷冻干燥的无菌制品。含玻璃酸酶的效价应为标示量的 90.0％～120.0％。

【性状】　本品为白色或类白色的冻干块状物或粉末。

【鉴别】　照玻璃酸酶项下的鉴别试验,显相同的结果。

【检查】　酸碱度　取本品,每支加水 2ml 溶解后,依法测定(通则 0631),pH 值应为 6.0～7.5。

■酪氨酸　取本品,加水溶解并定量稀释制成每 1ml 中约含 1500 单位的溶液,作为供试品溶液。取甲、乙两支离心管,甲管中加供试品溶液 1ml,乙管中加水 1ml,照玻璃酸酶项下方法检查,应符合规定。

酪氨酸含量$(μg/单位) \dfrac{(A_T ÷ A_S) × C × 1.5}{每 1ml 中含有的玻璃酸酶标示单位}$

式中　A_T 为供试品溶液的吸光度;

　　　A_S 为酪氨酸对照品溶液的吸光度。

　　　C 为对照品溶液浓度,μg/ml。■[增订]

■水分　取本品,照水分测定法(通则 0832 第一法 1)测定,含水分不得过 5.0％。■[修订]

■干燥失重　取本品约 0.1g,置五氧化二磷干燥器中减压干燥 4 小时,减失重量不得过 5.0％(通则 0831)。■[删除]

细菌内毒素　照玻璃酸酶项下的方法检查,应符合规定。

其他　应符合注射剂项下有关的各项规定(通则 0102)。

【效价测定】　取本品 5 支,分别加适量冷的水解明胶稀释液(通则 1207)溶解,并■定[修订]量转移至同一 100ml 量瓶中,用上述稀释液稀释至刻度,摇匀。精密量取适量,用上述稀释液定量稀释制成每 1ml 中约含 1.5 单位的溶液,照玻璃酸酶测定法(通则 1207)测定。

【类别】　同玻璃酸酶。

【规格】　(1)150 单位　　(2)1500 单位

【贮藏】　密闭,在阴凉干燥处保存。

药 用 炭 片

Yaoyongtan Pian

Medicinal Charcoal Tablets

【性状】　■本品为黑色或灰黑色片或薄膜衣片,除去包衣后显黑色或灰黑色。■[修订]

【鉴别】　取本品细粉适量,置耐热玻璃管中,在缓缓通入氧气的同时,在放置样品的玻璃管处,用酒精灯加热灼烧(注意不应产生明火),产生的气体通入氢氧化钙试液中,即生成白色沉淀。

【检查】　吸着力　取本品的细粉适量(约相当于药用炭 0.3g),置 50ml 具塞量筒中,加水与 0.1％亚甲蓝溶液各 25ml,密塞,在不低于 25℃,用力振摇 10 分钟,立即用中速滤纸滤过,弃去初滤液 10ml,续滤液应无色;如显色,取续滤液 30ml,置 50ml 的比色管中,用水稀释至 50ml,与对照液(精密量取 0.1％亚甲蓝溶液 0.05ml,用水稀释至 50ml)比较,不得更深。

其他　应符合片剂项下有关的各项规定(通则 0101)。

【类别】　同药用炭。

【规格】　(1)0.2g　　(2)0.3g

【贮藏】　密封保存。

氢溴酸加兰他敏

Qingxiusuan Jialantamin

Galantamine Hydrobromide

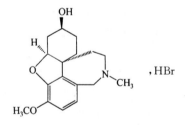

C$_{17}$H$_{21}$NO$_3$ · HBr　368.27

本品为(4aS,6R,8aS)-11-甲基-3-甲氧基-4a,5,9,10,11,12-六氢-6H-苯并呋喃并[3a,3,2-ef][2]苯并氮杂䓬-6-醇氢溴酸盐。按干燥品计算,含 C$_{17}$H$_{21}$NO$_3$ · HBr 不得少于98.0%。

【性状】　本品为白色或类白色的结晶性粉末;无臭。

本品在水中溶解,在乙醇中微溶,在丙酮、三氯甲烷、乙醚中不溶。

比旋度　取本品,精密称定,加水溶解并定量稀释制成每1ml 中约含 20mg 的溶液,依法测定(通则 0621),比旋度为−90°至−100°。

吸收系数　取本品,精密称定,加水溶解并定量稀释制成每1ml 中约含 50μg 的溶液,照紫外-可见分光光度法(通则0401),在 289nm 的波长处测定吸光度,吸收系数($E_{1cm}^{1\%}$)为79.6～86.2。

【鉴别】　(1)取本品约 1mg,置瓷蒸发皿中,加 0.5% 钼酸铵溶液 1ml,置水浴上蒸干,加硫酸 1～2 滴,显蓝绿色。

(2)取本品与氢溴酸加兰他敏对照品,分别用有关物质项下流动相溶解并稀释制成每1ml 中约含 0.1mg 的溶液作为供试品溶液与对照品溶液,照有关物质项下的色谱条件试验,供试品溶液主峰的保留时间应与对照品溶液主峰的保留时间一致。

(3)本品的水溶液显溴化物的鉴别反应(通则0301)。

【检查】　**酸度**　取溶液的澄清度项下的溶液,依法测定(通则0631),pH 值应为 4.5～6.5。

溶液的澄清度　取本品 0.10g,加水 10ml 溶解后,溶液应澄清。

有关物质　取本品,加流动相溶解并定量稀释制成每1ml 中含 1mg 的溶液作为供试品溶液;精密量取 1ml,置100ml 量瓶中,用流动相稀释至刻度,摇匀,作为对照溶液。照高效液相色谱法(通则0512)测定,用十八烷基硅烷键合硅胶为填充剂,以三乙胺磷酸缓冲液(取三乙胺 7ml,加水900ml,用 0.5mol/L 磷酸溶液调节 pH 值至 6.0,加水至

1000ml)-甲醇(75：25)为流动相,检测波长为 228nm。取氢溴酸力克拉敏适量,用上述供试品溶液稀释制成每1ml 中含氢溴酸力克拉敏约 0.1mg 与氢溴酸加兰他敏约 1mg 的混合溶液,取 20μl 注入液相色谱仪,力克拉敏峰与主成分峰的分离度应符合要求。精密量取上述对照溶液与供试品溶液各20μl,分别注入液相色谱仪,记录色谱图至主成分峰保留时间的 3 倍。供试品溶液的色谱图中如有杂质峰,单个杂质峰面积不得大于对照溶液主峰面积(1.0%),各杂质峰面积的和不得大于对照溶液主峰面积的 2 倍(2.0%)。

干燥失重　取本品,在 105℃ 干燥至恒重,减失重量不得过 1.0%(通则 0831)。

【含量测定】　取本品约 0.3g,精密称定,加无水甲酸10ml 溶解后,加醋酐 50ml,照电位滴定法(通则 0701),用高氯酸滴定液(0.1mol/L)滴定,并将滴定的结果用空白试验校正。每1ml 高氯酸滴定液(0.1mol/L)相当于 36.83mg 的C$_{17}$H$_{21}$NO$_3$ · HBr。

【类别】　抗胆碱酯酶药。

【贮藏】　遮光,密封保存。

【制剂】　(1)氢溴酸加兰他敏片　(2)氢溴酸加兰他敏注射液

附:

■ 氢溴酸力克拉敏

C$_{17}$H$_{23}$NO$_3$ · HBr　370.37

11-甲基-3-甲氧基-4a,5,7,8,9,10,11,12-八氢-6H-苯并呋喃并[3a,3,2-ef][2]苯并氮杂䓬-6-醇氢溴酸盐■[订正]

氢溴酸加兰他敏片

Qingxiusuan Jialantamin Pian

■Galantamine Hydrobromide Tablets■[订正]

本品含氢溴酸加兰他敏(C$_{17}$H$_{21}$NO$_3$ · HBr)按加兰他敏(C$_{17}$H$_{21}$NO$_3$)计,应为标示量的 90.0%～110.0%。

【性状】　本品为白色片或薄膜衣片,除去包衣后显白色。

【鉴别】　(1)取本品细粉适量(约相当于氢溴酸加兰他敏10mg),加 0.5% 钼酸铵溶液 10ml,振摇使氢溴酸加兰他敏溶解,滤过,取滤液 1ml 置瓷蒸发皿中,水浴上蒸干,加硫酸 1～2 滴,即显蓝绿色。

（2）在含量测定项下记录的色谱图中,供试品溶液主峰的保留时间应与对照品溶液主峰的保留时间一致。

【检查】 有关物质 取本品细粉适量(约相当于氢溴酸加兰他敏 10mg),置 10ml 量瓶中,加流动相适量,振摇使氢溴酸加兰他敏溶解,用流动相稀释至刻度,摇匀,滤过,取续滤液为供试品溶液;精密量取 1ml,置 100ml 量瓶中,用流动相稀释至刻度,摇匀,作为对照溶液。照氢溴酸加兰他敏有关物质项下的方法测定。供试品溶液的色谱图中如有杂质峰,单个杂质峰面积不得大于对照溶液的主峰面积(1.0%),各杂质峰面积的和不得大于对照溶液的主峰面积的 2 倍(2.0%)。供试品溶液色谱图小于对照溶液主峰面积 0.05 倍的色谱峰忽略不计。

含量均匀度 以含量测定项下测定的每片含量计算,应符合规定(通则 0941)。

溶出度 取本品,照溶出度与释放度测定法(通则 0931 第三法),以水 100ml(4mg 规格)或 200ml(8mg 规格)为溶出介质,转速为每分钟 50 转,依法操作,经 30 分钟时,取溶液适量,滤过,取续滤液作为供试品溶液;另取氢溴酸加兰他敏对照品适量,精密称定,加溶出介质溶解并定量稀释制成每 1ml 中约含氢溴酸加兰他敏 50μg 的溶液,作为对照品溶液。取上述两种溶液,照紫外-可见分光光度法(通则 0401),在 289nm 的波长处分别测定吸光度,计算出每片的溶出量。限度为标示量的 80%,应符合规定。

其他 应符合片剂项下有关的各项规定(通则 0101)。

【含量测定】 照高效液相色谱法(通则 0512)测定。

色谱条件与系统适用性试验 用十八烷基硅烷键合硅胶为填充剂;以甲醇-三乙胺磷酸缓冲液(取三乙胺 7ml,置 900ml 水中,用 0.5mol/L 磷酸溶液调节 pH 值至 6.0,加水至 1000ml)(25:75)为流动相;检测波长为 228nm。取氢溴酸加兰他敏与氢溴酸力克拉敏各适量,加流动相适量,振摇使溶解,用流动相稀释制成每 1ml 中含氢溴酸加兰他敏 1mg 与氢溴酸力克拉敏约 0.1mg 的溶液,取混合溶液 20μl 注入液相色谱仪,记录色谱图,加兰他敏峰与力克拉敏峰的分离度应符合要求。

测定法 取本品 10 片,分别置 25ml(4mg 规格)或 50ml(8mg 规格)量瓶中,加流动相适量使氢溴酸加兰他敏溶解并用流动相稀释至刻度,摇匀,滤过,取续滤液作为供试品溶液,精密量取 20μl 注入液相色谱仪,记录色谱图;另取氢溴酸加兰他敏对照品适量,精密称定,加流动相溶解并定量稀释制成每 1ml 中约含氢溴酸加兰他敏 0.2mg 的溶液,同法测定。按外标法以峰面积计算每片含量,结果乘以 0.7812,并求得 10 片的平均含量,即得。

【类别】 同氢溴酸加兰他敏。

【规格】 按 $C_{17}H_{21}NO_3$ 计 （1）4mg （2）8mg

【贮藏】 遮光,密闭保存。

重组人生长激素

Recombinant Human Growth Hormone

FPTIPLSRLF DNAMLRAHRL HQLAFDTYQE

FEEAYIPKEQ KYSFLQNPQT SLCFSESIPT

PSNREETQQK SNLELLRISL LLIQSWLEPV

QFLRSVFANS LVYGASDSNV YDLLKDLEEG

IQTLMGRLED GSPRTGQIFK QTYSKFDTNS

HNDDALLKNY GLLYCFRKDM DKVETFLRIV

QCRSVEGSCG F

$C_{990}H_{1528}N_{262}O_{300}S_7$ 22 125

本品为重组技术生产的由 191 个氨基酸残基组成的蛋白质,可加适量赋形剂或稳定剂。每 1mg 蛋白中含重组人生长激素($C_{990}H_{1528}N_{262}O_{300}S_7$)的量应不少于 0.91mg。

每 1mg 无水重组人生长激素相当于 3.0 单位。

【制法要求】 ■本品为重组 DNA 技术产品,生产过程应符合《人用重组 DNA 蛋白制品总论》(三部总论)的要求。■[订正]

【性状】 本品为白色冻干粉末。

【鉴别】 （1）取本品适量,加 0.05mol/L 三羟甲基氨基甲烷缓冲液(用 1mol/L 盐酸溶液调节 pH 值至 7.5)溶解并稀释制成每 1ml 中含重组人生长激素 2mg 的溶液,作为供试品溶液;另取重组人生长激素对照品适量,同法制备,作为对照品溶液。照相关蛋白质检查项下的色谱条件试验,供试品溶液主峰的保留时间应与对照品溶液主峰的保留时间一致。

（2）取重组人生长激素对照品,加鉴别（1）项下的缓冲液溶解并稀释制成每 1ml 中含 2mg 的溶液,取此液 300μl、胰蛋白酶溶液[取经 TPCK 处理的胰蛋白酶适量,加鉴别（1）项下的缓冲液溶解并制成每 1ml 中含 2mg 的溶液]20μl 与鉴别（1）项下的缓冲液 300μl,混匀,置 37℃水浴中 4 小时,立即置 -20℃终止反应,作为对照品溶液;取本品,按对照品溶液的方法制备,作为供试品溶液;另取不加胰蛋白酶溶液的供试品溶液作为空白溶液。照高效液相色谱法(通则 0512)试验,用辛基硅烷键合硅胶为填充剂(5~10μm);以 0.1%三氟醋酸溶液为流动相 A,以含 0.1%三氟醋酸的 90%乙腈溶液为流动相 B;流速为每分钟 1.0ml;柱温为 35℃;检测波长为 214nm。按下表进行梯度洗脱。取空白溶液,对照品溶液和供试品溶液各 100μl,分别注入液相色谱仪,记录色谱图,扣除空白溶液色谱峰后,供试品溶液的肽图谱应与对照品溶液的肽图谱一致。

时间(分钟)	流动相 A(%)	流动相 B(%)
0	100	0
20	80	20
45	75	25
70	50	50
75	20	80

(3)在含量测定项下记录的色谱图中,供试品溶液主峰的保留时间应与对照品溶液主峰的保留时间一致。

(4)取本品,加水溶解并稀释制成每 1ml 中含 1mg 的溶液,取此溶液 90μl,加两性电解质 10μl 和甲基红试液 2μl,混匀,作为供试品溶液;另取重组人生长激素对照品,同法制备,作为对照品溶液。取对照品溶液和供试品溶液各 10μl,加至上样孔,照等电聚焦电泳法(通则 0541 第六法)试验,供试品溶液主带位置应与对照品溶液主带位置一致。

【检查】 总蛋白 取本品适量,精密称定,加磷酸钾缓冲液(取磷酸二氢钾 1.70g,加水 400ml 溶解,用 0.1mol/L 氢氧化钠溶液调节 pH 值至 7.0,用水稀释至 500ml)溶解并定量稀释成在最大吸收波长处(约 280nm)吸光度在 0.5～1.0 的溶液,作为供试品溶液。照紫外-可见分光光度法(通则 0401)测定,记录最大吸收波长(约 280nm)和 320nm 波长处的吸光度(A_{max} 和 A_{320}),按下式计算供试品溶液中总蛋白的含量,以 mg 计。

$$总蛋白含量 = V(A_{max} - A_{320})/0.82$$

式中 V 为供试品溶液的体积。

相关蛋白质 取本品适量,加鉴别(1)项下的缓冲液溶解并稀释制成每 1ml 中含重组人生长激素 2mg 的溶液,作为供试品溶液。照高效液相色谱法(通则 0512)测定,用丁基硅烷键合硅胶为填充剂(5～10μm);以鉴别(1)项下的缓冲液-正丙醇(71∶29)为流动相,调节流动相中正丙醇比例使重组人生长激素主峰保留时间为 30～36 分钟;流速为每分钟 0.5ml;柱温为 45℃;检测波长为 220nm。取系统适用性溶液[取重组人生长激素对照品,加鉴别(1)项下的缓冲液溶解并稀释制成每 1ml 中含 2mg 的溶液,过滤除菌,室温放置 24 小时]20μl,注入液相色谱仪,重组人生长激素主峰与脱氨的重组人生长激素峰之间的分离度应不小于 1.0,重组人生长激素峰的拖尾因子应为 0.9～1.8。取供试品溶液 20μl,注入液相色谱仪,记录色谱图,按峰面积归一化法计算,总相关蛋白质不得大于 6.0%。

高分子蛋白质 取本品适量,照含量测定项下方法检查,除去保留时间大于主峰的其他峰面积,按峰面积归一化法计算,保留时间小于主峰的所有峰面积之和不得大于 4.0%。

水分 取本品,照水分测定法(通则 0832 第一法)测定,含水分不得过 10.0%。

无菌 取本品,用适量溶剂溶解后,经薄膜过滤法处理,依法检查(通则 1101),应符合规定。

细菌内毒素 取本品,依法检查(通则 1143),每 1mg 重组人生长激素中含内毒素的量应小于 5.0EU。

菌体蛋白残留量 ▪取本品适量,依法检查(通则 3412、3413 或 3414),每 1mg 重组人生长激素中菌体蛋白残留量不得过 10ng。▪[订正]

外源性 DNA 残留量 ▪取本品适量,依法检查(通则 3407),每 1 剂量重组人生长激素中宿主 DNA 不得过 10ng。▪[订正]

生物活性 取本品,照生长激素生物测定法(通则 1219)依法检查,每 1mg 蛋白中含生长激素不得少于 2.5 单位。(每年至少测定一次)

【含量测定】 照分子排阻色谱法(通则 0514)测定。

色谱条件与系统适用性试验 以适合分离分子量为 5000～60 000 球状蛋白的亲水改性硅胶为填充剂;以异丙醇-0.063mol/L 磷酸盐缓冲液(取无水磷酸氢二钠 5.18g、磷酸二氢钠 3.65g,加水 950ml,用磷酸调节 pH 值至 7.0,用水制成 1000ml)(3∶97)为流动相;流速为每分钟 0.6ml;检测波长为 214nm。取重组人生长激素单体与二聚体混合物对照品,加 0.025mol/L 磷酸盐缓冲液(pH 7.0)[取 0.063mol/L 磷酸盐缓冲液(1→2.5)]溶解并稀释制成每 1ml 中约含 1.0mg 的溶液,取 20μl 注入液相色谱仪,重组人生长激素单体峰与二聚体峰的分离度应符合要求。

测定法 取本品,精密称定,加 0.025mol/L 磷酸盐缓冲液(pH 7.0)溶解并定量稀释制成每 1ml 中约含 1.0mg 的溶液,作为供试品溶液,精密量取供试品溶液 20μl 注入液相色谱仪,记录色谱图;另取重组人生长激素对照品,同法测定。按外标法以峰面积计算,即得。

【类别】 生长激素类药。

【贮藏】 密闭,2～8℃保存。

【制剂】 注射用重组人生长激素

重组人胰岛素

Chongzu Ren Yidaosu

Recombinant Human Insulin

链 A

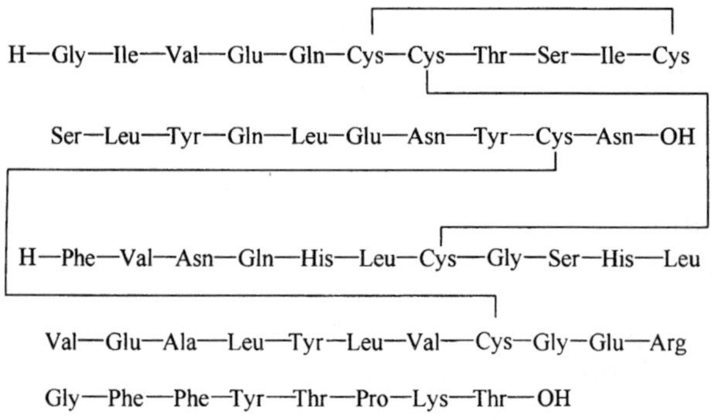

H—Gly—Ile—Val—Glu—Gln—Cys—Cys—Thr—Ser—Ile—Cys

Ser—Leu—Tyr—Gln—Leu—Glu—Asn—Tyr—Cys—Asn—OH

H—Phe—Val—Asn—Gln—His—Leu—Cys—Gly—Ser—His—Leu

Val—Glu—Ala—Leu—Tyr—Leu—Val—Cys—Gly—Glu—Arg

Gly—Phe—Phe—Tyr—Thr—Pro—Lys—Thr—OH

链 B

$C_{257}H_{383}N_{65}O_{77}S_6$ 5807.69

本品为重组技术生产的由 51 个氨基酸残基组成的蛋白质。按干燥品计算,含重组人胰岛素(包括 A₂₁ 脱氨人胰岛素)应为95.0%～105.0%。

每 1 单位重组人胰岛素相当于 0.0347mg。

【制法要求】 ■本品为重组 DNA 技术产品,生产过程应符合《人用重组 DNA 蛋白制品总论》(三部总论)的要求。■[订正]

【性状】 本品为白色或类白色的结晶性粉末。

本品在水、乙醇和乙醚中几乎不溶,在稀盐酸和稀氢氧化钠溶液中易溶。

【鉴别】 (1)在含量测定项下记录的色谱图中,供试品溶液主峰的保留时间应与对照品溶液主峰的保留时间一致。

(2)取本品适量,加 0.1%三氟醋酸溶液溶解并稀释制成每 1ml 含 10mg 的溶液,取 20μl,加 0.2mol/L 三羟甲基氨基甲烷-盐酸缓冲液(pH 7.3)20μl、0.1% V8 酶溶液 20μl 与水 140μl,混匀,置 37℃水浴中 2 小时后,加磷酸 3μl,作为供试品溶液;另取重组人胰岛素对照品适量,同法制备,作为对照品溶液。照含量测定项下的色谱条件,以 0.2mol/L 硫酸盐缓冲液(pH 2.3)-乙腈(90：10)为流动相 A,以乙腈-水(50：50)为流动相 B,按下表进行梯度洗脱。取对照品溶液和供试品溶液各 25μl,分别注入液相色谱仪,记录色谱图,供试品溶液的肽图谱应与对照品溶液的肽图谱一致。

时间(分钟)	流动相 A(%)	流动相 B(%)
0	90	10
5	80	20
45	40	60
50	40	60

【检查】 有关物质 取本品适量,加 0.01mol/L 盐酸溶液溶解并稀释制成每 1ml 含 3.5mg 的溶液,作为供试品溶液。照含量测定项下的色谱条件,以 0.2mol/L 硫酸盐缓冲液(pH 2.3)-乙腈(82：18)为流动相 A,以乙腈-水(50：50)为流动相 B,按下表进行梯度洗脱。调节流动相比例使重组人胰岛素主峰的保留时间约为 25 分钟,系统适用性试验应符合含量测定项下的规定。取供试品溶液 20μl 注入液相色谱仪,记录色谱图,按峰面积归一化法计算,含 A₂₁ 脱氨人胰岛素不得大于 1.5%,其他杂质峰面积之和不得大于 2.0%。

时间(分钟)	流动相 A(%)	流动相 B(%)
0	78	22
36	78	22
61	33	67
67	33	67

高分子蛋白质 取本品适量,加 0.01mol/L 盐酸溶液溶解并稀释制成每 1ml 中约含 4mg 的溶液,作为供试品溶液。照分子排阻色谱法(通则 0514)试验。以亲水改性硅胶为填充剂(5～10μm);以冰醋酸-乙腈-0.1%精氨酸溶液(15：20：65)为流动相;流速为每分钟 0.5ml;检测波长为 276nm。取重组人胰岛素单体-二聚体对照品,加 0.01mol/L 盐酸溶液溶解并稀释制成每 1ml 中约含 4mg 的溶液,取 100μl 注入液相色谱仪,重组人胰岛素单体峰与二聚体峰的分离度应符合要求。取供试品溶液 100μl,注入液相色谱仪,记录色谱图,扣除保留时间大于重组人胰岛素主峰的其他峰面积,按峰面积归一化法计算,保留时间小于重组人胰岛素主峰的所有峰面积之和不得大于 1.0%。

干燥失重 取本品 0.2g,在 105℃干燥至恒重,减失重量不得过 10.0%(通则 0831)。

炽灼残渣 取本品约 0.2g,依法检查(通则 0841),遗留残渣不得过 2.0%。

锌 精密称取本品适量,加 0.01mol/L 盐酸溶液溶解并定量稀释制成每 1ml 中约含 0.1mg 的溶液。另精密量取锌单元素标准溶液(每 1ml 中含 Zn 1000μg)适量,用 0.01mol/L 盐酸溶液分别定量稀释成每 1ml 中含锌 0.2μg、0.4μg、0.6μg、0.8μg、1.0μg 与 1.2μg 的锌标准溶液。照原子吸收分光光度法(通则 0406 第一法),在 213.9nm 的波长处测定吸光度,按干燥品计,含锌(Zn)量不得大于 1.0%。

微生物限度 取本品 0.3g,照非无菌产品微生物限度检查,微生物计数法(通则 1105)检查,1g 供试品中需氧菌总数不得过 300cfu。

细菌内毒素 取本品,依法检查(通则 1143),每 1mg 重组人胰岛素中含内毒素的量应小于 10EU。

菌体蛋白残留量 ■取本品适量,依法检查(通则 3412 或 3414),每 1mg 重组人胰岛素中菌体蛋白残留量不得过 10ng。■[订正]

外源性 DNA 残留量 ■取本品适量,依法检查(通则 3407),每 1 剂量重组人胰岛素中宿主 DNA 不得过 10ng。■[订正]

生物活性 取本品适量,照胰岛素生物测定法(通则 1211),每组的实验动物数可减半,实验采用随机设计,照生物检定统计法(通则 1431)中量反应平行线测定随机设计法计算效价,每 1mg 的效价不得少于 15 单位。

【含量测定】 照高效液相色谱法(通则 0512)测定。

色谱条件与系统适用性试验 用十八烷基硅烷键合硅胶为填充剂(5～10μm);以 0.2mol/L 硫酸盐缓冲液(取无水硫酸钠 28.4g,加水溶解后,加磷酸 2.7ml,水 800ml,用乙醇胺调节 pH 值至 2.3,加水至 1000ml)-乙腈(74：26)为流动相;流速为每分钟 1ml;柱温为 40℃;检测波长为 214nm。取系统适用性溶液(取重组人胰岛素对照品,加 0.01mol/L 盐酸溶液溶解并稀释制成每 1ml 中含 1mg 的溶液,室温放置至少 24 小时)20μl,注入液相色谱仪,重组人胰岛素峰与 A₂₁ 脱氨人胰岛素峰(与重组人胰岛素峰的相对保留时间约为 1.3)的分离度不小于 1.8,拖尾因子不大于 1.8。

测定法 取本品适量,精密称定,加 0.01mol/L 盐酸溶液溶解并定量稀释制成每 1ml 中含 0.35mg(约 10 单位)的溶液(临用新配)。精密量取 20μl 注入液相色谱仪,记录色谱图;另取重组人胰岛素对照品适量,同法测定。按外标法以重组人胰岛素峰与 A₂₁ 脱氨人胰岛素峰面积之和计算,即得。

【类别】 降血糖药。

【贮藏】 遮光,密闭,在 -15℃以下保存。

【制剂】　(1)重组人胰岛素注射液　(2)精蛋白重组人胰岛素注射液

重酒石酸去甲肾上腺素注射液

Zhongjiushisuan Qujia Shenshangxiansu Zhusheye

Norepinephrine Bitartrate Injection

本品为重酒石酸去甲肾上腺素加氯化钠适量使成等渗的灭菌水溶液。含重酒石酸去甲肾上腺素（$C_8H_{11}NO_3 \cdot C_4H_6O_6 \cdot H_2O$）应为标示量的90.0%～115.0%。

本品中可加适宜的稳定剂。

【性状】　本品为无色或几乎无色的澄明液体；遇光和空气易变质。

【鉴别】　(1)取本品1ml，加三氯化铁试液1滴，即显翠绿色。

(2)取本品适量（约相当于重酒石酸去甲肾上腺素1mg），照重酒石酸去甲肾上腺素项下的鉴别(2)项试验，显相同的反应。

(3)在含量测定项下记录的色谱图中，供试品溶液主峰的保留时间应与对照品溶液主峰的保留时间一致。

【检查】　**pH值**　应为2.5～4.5（通则0631）。

■**有关物质**　精密量取本品适量，用0.9%氯化钠溶液定量稀释制成每1ml中含重酒石酸去甲肾上腺素2mg的溶液作为供试品溶液；精密量取供试品溶液1ml，置100ml量瓶中，用流动相稀释至刻度，摇匀，作为对照溶液；精密称取盐酸去甲肾上腺酮对照品适量，加流动相溶解并定量稀释制成每1ml中约含去甲肾上腺酮2μg的溶液，作为对照品溶液。取重酒石酸去甲肾上腺素10mg，加0.1mol/L盐酸溶液5ml使溶解，取1ml，加浓过氧化氢溶液0.1ml，摇匀，在紫外光灯（254nm）下照射90分钟，加流动相9ml，摇匀，作为系统适用性溶液(1)；取重酒石酸去甲肾上腺素10mg与焦亚硫酸钠50mg，置具塞试管，加水5ml使溶解，密塞，100℃加热1小时，取1ml置10ml量瓶中，用0.9%氯化钠溶液稀释至刻度，摇匀，作为系统适用性溶液(2)。照高效液相色谱法（通则0512）试验，用十八烷基硅烷键合硅胶为填充剂（XBridge C18柱，4.6mm×250mm，5μm或效能相当的色谱柱）；以0.14%庚烷磺酸钠溶液-甲醇（80：20）（用磷酸调节pH值至3.0±0.1）为流动相；检测波长为280nm。取系统适用性溶液(1)20μl，注入液相色谱仪，去甲肾上腺素峰保留时间约为10分钟，降解产物峰和去甲肾上腺酮峰相对保留时间分别约为1.1和1.3，去甲肾上腺素峰与降解产物峰之间的分离度应符合要求。取系统适用性溶液(2)20μl，注入液相色谱仪，去甲肾上腺素峰保留时间约为10分钟，焦亚硫酸钠峰和去甲肾上腺素磺化物峰相对保留时间分别约为0.23和0.26，焦亚硫酸钠峰与去甲肾上腺素磺化物峰的分离度应符合要求。精密量取供试品溶液、对照溶液和对照品溶液各20μl，分别注入液相色谱仪，记录色谱图至主成分峰保

留时间的2倍。供试品溶液的色谱图中如有与去甲肾上腺酮峰保留时间一致的色谱峰，按外标法以峰面积计算，不得过重酒石酸去甲肾上腺素标示量的0.1%；供试品溶液的色谱图中如有与去甲肾上腺素磺化物峰保留时间一致的色谱峰，去甲肾上腺素磺化物峰面积不得大于对照溶液主峰面积的10倍（10.0%）；除去甲肾上腺酮峰、去甲肾上腺素磺化物峰及其之前的辅料峰外，其他各杂质峰面积的和不得大于对照溶液主峰面积的0.5倍（0.5%）。供试品溶液色谱图中小于对照溶液主峰面积0.05倍的色谱峰忽略不计。■[修订]

渗透压摩尔浓度　取本品，依法测定（通则0632），渗透压摩尔浓度应为257～315mOsmol/kg。

细菌内毒素　取本品，依法检查（通则1143），每1mg重酒石酸去甲肾上腺素中含内毒素的量应小于83EU。

其他　应符合注射剂项下有关的各项规定（通则0102）。

【含量测定】　照高效液相色谱法（通则0512）测定。

色谱条件与系统适用性试验　用十八烷基硅烷键合硅胶为填充剂；以0.14%庚烷磺酸钠溶液-甲醇（65：35）（用磷酸调节pH值至3.0±0.1）为流动相；检测波长为280nm。理论板数按去甲肾上腺素峰计算不低于3000。

测定法　精密量取本品适量（约相当于重酒石酸去甲肾上腺素4mg），置25ml量瓶中，加4%醋酸溶液稀释至刻度，摇匀，作为供试品溶液，精密量取20μl，注入液相色谱仪，记录色谱图；另取重酒石酸去甲肾上腺素对照品适量，精密称定，加4%醋酸溶液制成每1ml中含0.16mg的溶液，同法测定。按外标法以峰面积计算，即得。

【类别】　同重酒石酸去甲肾上腺素。

【规格】　(1)1ml：2mg　(2)1ml：5mg　(3)2ml：10mg

【贮藏】　遮光，密闭，在阴凉处保存。

■**附：**

去甲肾上腺酮

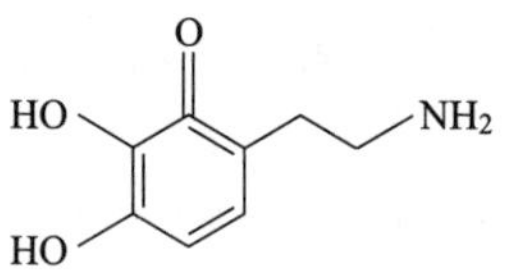

$C_8H_9NO_3$　172.2

2-氨基-1-(3,4-二羟基苯基)-乙烷-1-酮

去甲肾上腺素磺化物

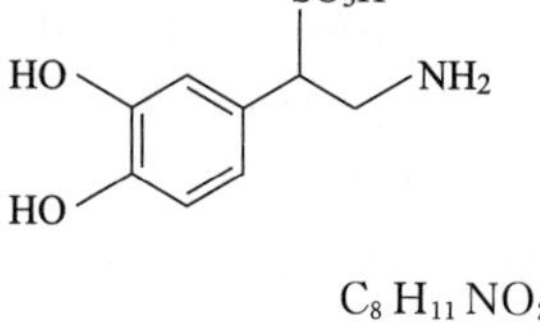

$C_8H_{11}NO_2 \cdot SO_3$　233

2-氨基-1-(3,4-二羟基苯基)-乙烷-1-磺酸　■[增订]

复方氨基酸注射液(18AA-Ⅰ)

Fufang Anjisuan Zhusheye(18AA-Ⅰ)

Compound Amino Acid Injection(18AA-Ⅰ)

本品为 18 种氨基酸与钾、钠、钙、镁等无机盐配制而成的灭菌水溶液。除盐酸半胱氨酸外,含酪氨酸应为标示量的 80.0%～120.0%,含其余各氨基酸均应为标示量的 85.0%～115.0%,含钠(Na)应为 45～55mmol/L,钾(K)应为 18～22mmol/L,钙(Ca)应为 2.2～2.8mmol/L,镁(Mg)应为 1.3～1.7mmol/L,氯化物以氯(Cl)计应不得过 60mmol/L。

【处方】

谷氨酸($C_5H_9NO_4$)		9.0g
脯氨酸($C_5H_9NO_2$)		8.1g
丝氨酸($C_3H_7NO_3$)		7.5g
苯丙氨酸($C_9H_{11}NO_2$)		5.5g
亮氨酸($C_6H_{13}NO_2$)		5.3g
缬氨酸($C_5H_{11}NO_2$)		4.3g
门冬氨酸($C_4H_7NO_4$)		4.1g
异亮氨酸($C_6H_{13}NO_2$)		3.9g
盐酸赖氨酸($C_6H_{14}N_2O_2 \cdot HCl$)		4.9g
精氨酸($C_6H_{14}N_4O_2$)		3.3g
苏氨酸($C_4H_9NO_3$)		3.0g
丙氨酸($C_3H_7NO_2$)		3.0g
组氨酸($C_6H_9N_3O_2$)		2.4g
甘氨酸($C_2H_5NO_2$)		2.1g
甲硫氨酸($C_5H_{11}NO_2S$)		1.9g
盐酸半胱氨酸($C_3H_7NO_2S \cdot HCl \cdot H_2O$)		0.145g
色氨酸($C_{11}H_{12}N_2O_2$)		1.0g
酪氨酸($C_9H_{11}NO_3$)		0.5g
氯化钙($CaCl_2 \cdot 2H_2O$)		0.368g
氯化钾(KCl)		0.375g
硫酸镁($MgSO_4 \cdot 7H_2O$)		0.37g
氢氧化钠(NaOH)		2.0g
氢氧化钾(KOH)		0.84g
焦亚硫酸钠($Na_2S_2O_5$)		0.3g
注射用水		适量
全量		1000ml

【性状】 本品为无色至微黄色的澄明液体。

【鉴别】 (1)取本品 1ml,加水 10ml,摇匀,加茚三酮约 3mg,加热,溶液显蓝紫色。

(2)在含量测定项下记录的色谱图中,供试品溶液中各氨基酸峰的保留时间应与对照品溶液中各相应氨基酸峰的保留时间一致。

(3)取本品 4ml,置试管中,加 15% 碳酸钾溶液 4ml,加热至沸,滤过,取滤液 4ml,加焦锑酸钾试液 4ml,加热至沸,置冰水中冷却,用玻棒摩擦试管内壁,应有致密的沉淀生成。

(4)取本品 2ml,加 0.1% 四苯硼钠溶液 1ml 与稀醋酸 0.5ml,即生成白色沉淀。

(5)取本品 2ml,显钙盐鉴别(2)的反应(通则 0301)。

(6)取本品 2ml,显氯化物鉴别(1)的反应(通则 0301)。

【检查】 pH值 应为 5.0～5.4(通则 0631)。

透光率 取本品,照紫外-可见分光光度法(通则 0401),在 430nm 的波长处测定透光率,不得低于 95.0%。

焦亚硫酸钠 亚硫酸钠对照溶液的制备 精密称取无水亚硫酸钠(必要时照无水亚硫酸钠含量测定项下方法标定)0.440g,加 0.04% 乙二胺四醋酸二钠溶液溶解并稀释制成每 1ml 中含 0.44mg 的溶液(相当于每 1ml 中含 $Na_2S_2O_5$ 0.33mg,临用新制)。

测定法 精密量取酸性品红溶液(精密称取酸性品红 0.34g,加硫酸 1ml,加水溶解使成 1000ml,7 天内使用)5ml,共 2 份,分别置甲、乙两个 50ml 量瓶中,各加入醋酸盐缓冲液(取乙二胺四醋酸二钠 0.4g、醋酸钠 136.1g 与冰醋酸 57ml,加水溶解使成 1000ml)约 40ml,甲瓶中精密加入亚硫酸钠对照溶液 2ml,乙瓶中精密加入本品 2ml,用醋酸盐缓冲液稀释至刻度,摇匀,放置 25 分钟,立即以醋酸盐缓冲液为空白,照紫外-可见分光光度法(通则 0401),在 549nm 的波长处测定吸光度,乙瓶中溶液的吸光度应不低于甲瓶中溶液的吸光度。

渗透压摩尔浓度 取本品,依法测定(通则 0632),渗透压摩尔浓度应为 530～720mOsmol/kg。

异常毒性 取本品,用灭菌注射用水稀释制成含总氨基酸 5% 的溶液,依法检查(通则 1141),按静脉注射法缓慢注射,应符合规定。

细菌内毒素 取本品,依法检查(通则 1143),每 1ml 中含内毒素的量应小于 0.50EU。

降压物质 取本品,依法检查(通则 1145),剂量按猫体重每 1kg 注射 0.5ml,应符合规定。

无菌 取本品,经薄膜过滤法处理,用 pH 7.0 无菌蛋白胨-氯化钠缓冲液冲洗(每膜不少于 300ml),以金黄色葡萄球菌为阳性对照菌,依法检查(通则 1101),应符合规定。

其他 应符合注射剂项下有关的各项规定(通则 0102)。

【含量测定】 氨基酸 取本品,用适宜的氨基酸分析仪或高效液相色谱仪进行分离测定;另取相应的氨基酸对照品,制成相应浓度的对照品溶液,同法测定。按外标法以峰面积计算各氨基酸的含量。

如不能同时测定色氨酸含量时,按以下方法测定。

色氨酸 精密量取本品 2ml,置 100ml 量瓶中,用 0.1mol/L 氢氧化钠溶液稀释至刻度,摇匀,作为供试品溶液;另精密称取经 105℃ 干燥 3 小时的色氨酸和酪氨酸对照品适量,分别加 0.1mol/L 氢氧化钠溶液溶解并定量稀释成每 1ml 中约含色氨酸 18.0μg 和酪氨酸 5.0μg 的溶液,摇匀,分别作为对照品溶液(1)与对照品溶液(2),照紫外-可见分光光度法

（通则0401），取对照品溶液（2），以280nm为测定波长（λ_2），在303nm波长附近（每间隔0.2nm）选择等吸光度点波长及参比波长（λ_1）。要求$\Delta A = A_{\lambda_2} - A_{\lambda_1} = 0$，再在$\lambda_2$与$\lambda_1$波长处分别测定对照品溶液（1）与供试品溶液的吸光度，求出各自的吸光度差值（ΔA），计算。

钠 对照品溶液的制备 取在130℃干燥至恒重的氯化钠约1.27g，精密称定，置500ml量瓶中，加水溶解并稀释至刻度，摇匀，精密量取适量，用水稀释，分别制成每1ml中约含钠2.0、4.0、6.0、8.0μg的溶液，摇匀。

供试品溶液的制备 精密量取本品1ml，置200ml量瓶中，用水稀释至刻度，摇匀。

测定法 取对照品溶液与供试品溶液，照原子吸收分光光度法（通则0406第一法），在589nm的波长处测定，计算。

钾 对照品溶液的制备 取在130℃干燥至恒重的氯化钾约1.14g，精密称定，置1000ml量瓶中，加水溶解并稀释至刻度，摇匀，精密量取适量，用水稀释，分别制成每1ml中约含钾6.0、12.0、18.0、24.0μg的溶液，摇匀。

供试品溶液的制备 精密量取本品2ml，置100ml量瓶中，用水稀释至刻度，摇匀。

测定法 取对照品溶液与供试品溶液，照原子吸收分光光度法（通则0406第一法），在766.5nm的波长处测定，计算。

钙 对照品溶液的制备 取在105℃干燥至恒重的碳酸钙约0.25g，精密称定，置1000ml量瓶中，加少量盐酸使溶解，加水溶解并稀释至刻度，摇匀，精密量取5、10、15ml，分别置50ml量瓶中，加氯化铯溶液（取氯化铯6.35g，加水溶解成100ml）2ml，氯化锶溶液［取氯化锶（$SrCl_2 \cdot 6H_2O$）15.25g，加水溶解成100ml］2ml，用水稀释至刻度，摇匀。

供试品溶液的制备 精密量取本品10ml，置50ml量瓶中，加氯化铯溶液2ml，氯化锶溶液2ml，用水稀释至刻度，摇匀。

测定法 取对照品溶液与供试品溶液，照原子吸收分光光度法（通则0406第一法），在422.7nm的波长处测定，计算。

镁 对照品溶液的制备 取硫酸镁约1.01g，精密称定，置100ml量瓶中，加水溶解并稀释至刻度，摇匀，精密量取5ml置100ml量瓶中，用水稀释至刻度，摇匀，精密量取0、2、4、6、8ml分别置100ml量瓶中，各加上述氯化锶溶液5ml，用水稀释至刻度，摇匀。

供试品溶液的制备 ■精密量取本品5ml，置100ml量瓶中，加氯化锶溶液5ml，用水稀释至刻度，摇匀。■[订正]

测定法 取对照品溶液与供试品溶液，照原子吸收分光光度法（通则0406第一法），在285.2nm的波长处测定，计算。

氯化物 供试品溶液的制备 精密量取本品25ml，置50ml烧杯中，加4％高锰酸钾溶液2ml与1mol/L硫酸溶液1ml，加热至近沸（即出现第一个气泡时）立即冷却，将溶液移至50ml量瓶中，用水稀释至刻度，摇匀。

测定法 精密量取供试品溶液20ml，照电位滴定法（通则0701），用银电极作指示电极，硝酸钾盐桥-饱和甘汞电极为

参比电极，用硝酸银滴定液（0.1mol/L）滴定。每1ml的硝酸银滴定液（0.1mol/L）相当于3.545mg的Cl。

【类别】 氨基酸类药。

【规格】 按总氨基酸计 （1）250ml：17.5g
（2）500ml：35g

【贮藏】 25℃以下密闭保存。不得冰冻，避免阳光直射。

复方磺胺甲噁唑注射液
Fufang Huang'anjia'ezuo Zhusheye
Compound Sulfamethoxazole Injection

本品为磺胺甲噁唑和甲氧苄啶的灭菌水溶液。含磺胺甲噁唑（$C_{10}H_{11}N_3O_3S$）与甲氧苄啶（$C_{14}H_{18}N_4O_3$）均应为标示量的90.0％～110.0％。

【处方】

磺胺甲噁唑	200g
甲氧苄啶	40g
注射用水	适量
制成	1000ml

【性状】 本品为无色至微黄色澄明液体。

【鉴别】 （1）取本品0.5ml，加0.1mol/L氢氧化钠溶液1ml，再加硫酸铜试液数滴，即发生草绿色沉淀。

（2）取本品0.5ml，加氨试液1ml、水5ml与三氯甲烷10ml，振摇提取，取三氯甲烷层2ml，加硝酸溶液（1→2）适量，轻轻振摇，上层液显红色，后变为黄棕色。

（3）在含量测定项下记录的色谱图中，供试品溶液两主峰的保留时间应分别与对照品溶液相应两主峰的保留时间一致。

（4）本品显芳香第一胺类的鉴别反应（通则0301）。

【检查】 **pH值** 应为9.0～10.5（通则0631）。

磺胺与对氨基苯磺酸 精密量取本品1ml（相当于磺胺甲噁唑0.2g），置20ml量瓶中，加1％氨水的无水乙醇-甲醇混合溶液（95：5）稀释至刻度，摇匀，作为供试品溶液；另取磺胺甲噁唑对照品、磺胺对照品与对氨基苯磺酸对照品各适量，精密称定，加1％氨水的无水乙醇-甲醇混合溶液（95：5）溶解并分别稀释制成每1ml中含磺胺甲噁唑10mg、磺胺0.05mg和对氨基苯磺酸0.03mg的溶液，作为对照品溶液（1）、（2）和（3）。照薄层色谱法（通则0502）试验，吸取上述四种溶液各10μl，分别点于同一硅胶GF_{254}薄层板上，以无水乙醇-甲醇-正庚烷-三氯甲烷-冰醋酸（28.5：1.5：30：30：10）为展开剂，展开后，晾干，先置紫外光灯（254nm）下检视，再喷以对二甲氨基苯甲醛溶液（0.1％对二甲氨基苯甲醛的乙醇溶液100ml，加入盐酸1ml制成）显色后，立即检视。供试品溶液如显与磺胺对照品和对氨基苯磺酸对照品相应的杂质斑点，其颜色与对照品溶液（2）、（3）的主斑点比较，不得更深。

甲氧苄啶降解产物 精密量取本品 1ml（相当于甲氧苄啶 40mg），置 50ml 离心管中，加 0.06mol/L 盐酸溶液 15ml，摇匀，加三氯甲烷 15ml，振摇 30 秒钟，高速离心 3 分钟。转移水层置 125ml 分液漏斗中，三氯甲烷层再用 0.06mol/L 盐酸溶液 15ml 提取，合并水层。加入 10% 氢氧化钠溶液 2ml，分别用三氯甲烷 20ml 提取 3 次，合并三氯甲烷层，氮气吹干，残渣中精密加入三氯甲烷-甲醇（1：1）1ml 使溶解，作为供试品溶液；另取甲氧苄啶对照品适量，精密称定，加三氯甲烷-甲醇（1：1）溶解并分别稀释制成每 1ml 中含 40mg 和 0.2mg 的溶液，作为对照品溶液（1）和（2）。照薄层色谱法（通则 0502）试验，吸取上述三种溶液各 10μl，分别点于同一硅胶 GF₂₅₄ 薄层板上，以三氯甲烷-甲醇-浓氨溶液（97：7.5：1）为展开剂，展开后，晾干，先置紫外光灯（254nm）下检视，再喷以 10% 三氯化铁-5% 铁氰化钾混合溶液（1：1）（临用前混合）显色后，立即检视。甲氧苄啶主斑点的比移值约为 0.5，供试品溶液如在比移值为 0.6~0.7 内显杂质斑点，其颜色与对照品溶液（2）的甲氧苄啶主斑点比较，不得更深（0.5%）。

细菌内毒素 取本品，依法检查（通则 1143），每 1mg 磺胺甲噁唑中含内毒素的量应小于 0.10EU。

其他 应符合注射剂项下有关的各项规定（通则 0102）。

【含量测定】 照高效液相色谱法（通则 0512）测定。

色谱条件与系统适用性试验 用十八烷基硅烷键合硅胶为填充剂；以乙腈-三乙胺-水（200：1：799）[用醋酸溶液（1→100）调节 pH 值至 5.9±0.1]为流动相；检测波长为 254nm。甲氧苄啶峰与磺胺甲噁唑峰之间的分离度应大于 5.0，甲氧苄啶峰与磺胺甲噁唑峰的拖尾因子均不得过 2.0。

测定法 精密量取本品 1ml（约相当于磺胺甲噁唑 0.2g），置 50ml 量瓶中，用甲醇稀释至刻度，摇匀，精密量取 1ml，置 25ml 量瓶中，用流动相稀释至刻度，摇匀，作为供试品溶液；另精密称取磺胺甲噁唑对照品与甲氧苄啶对照品适量，■加甲醇溶解并稀释制成每 1ml 中分别约含磺胺甲噁唑 4mg 与甲氧苄啶 0.8mg 的溶液，精密量取 1ml，置 25ml 量瓶中，用流动相稀释至刻度，摇匀，作为对照品溶液。■[修订]精密量取上述两种溶液各 20μl，分别注入液相色谱仪，记录色谱图。按外标法以峰面积计算，即得。

【类别】 磺胺类抗菌药。

【贮藏】 遮光，密闭保存。

胞磷胆碱钠葡萄糖注射液

Baolindanjianna Putaotang Zhusheye

Citicoline Sodium and Glucose Injection

本品为胞磷胆碱钠与葡萄糖的灭菌水溶液。含胞磷胆碱钠（C₁₄H₂₅N₄NaO₁₁P₂）应为标示量的 90.0%~110.0%。含葡萄糖（C₆H₁₂O₆·H₂O）应为标示量的 95.0%~105.0%。

【性状】 本品为无色或几乎无色的澄明液体。

【鉴别】 （1）取本品，照胞磷胆碱钠项下的鉴别（2）、（4）试验，显相同的结果。

（2）取本品 1ml，缓缓滴入 5ml 微温的碱性酒石酸铜试液中，即生成氧化亚铜的红色沉淀。

【检查】 pH 值 应为 4.5~6.5（通则 0631）。

有关物质 精密量取本品适量，用水稀释制成每 1ml 中含胞磷胆碱钠 2.5mg 的溶液，作为供试品溶液；精密量取 1ml，置 200ml 量瓶中，用水稀释至刻度，摇匀，作为对照溶液；另精密称取 5'-胞苷酸对照品适量，加水溶解并定量稀释成每 1ml 中含 7.5μg 的溶液，作为 5'-胞苷酸对照品溶液。照胞磷胆碱钠有关物质项下的方法测定。供试品溶液色谱图中如有杂质峰，按外标法以峰面积计算，含 5'-胞苷酸不得过胞磷胆碱钠钠标示量的 0.3%；除 5-羟甲基糠醛峰外，其他单个杂质峰面积不得大于对照溶液的主峰面积（0.5%），其他各杂质峰面积的和不得大于对照溶液主峰面积的 1.4 倍（0.7%）。

5-羟甲基糠醛 精密量取本品适量（约相当于葡萄糖 0.25g），置 25ml 量瓶中，用水稀释至刻度，摇匀，作为供试品溶液；精密称取 5-羟甲基糠醛对照品适量，加水溶解并定量稀释制成每 1ml 中含 2.4μg 的溶液作为对照品溶液。照胞磷胆碱钠含量测定项下的色谱条件试验，检测波长为 284nm。精密量取对照品溶液和供试品溶液各 10μl，分别注入液相色谱仪，记录色谱图。供试品溶液色谱图中如有与对照品溶液主峰保留时间一致的色谱峰，按外标法以峰面积计算，含 5-羟甲基糠醛的量不得过葡萄糖标示量的 0.024%。

重金属 取本品适量（约相当于葡萄糖 3g），蒸发至约 20ml，放冷，加醋酸盐缓冲溶液（pH 3.5）2.0ml 与水适量使成 25ml，依法检查（通则 0821 第一法），■含重金属不得过葡萄糖标示量的百万分之五。■[订正]

渗透压摩尔浓度 应为 260~320mOsmol/kg（通则 0632）。

细菌内毒素 取本品，依法检查（通则 1143），每 1ml 中含内毒素的量应小于 0.50EU。

无菌 取本品，经薄膜过滤法处理，以金黄色葡萄球菌为阳性对照菌，依法检查（通则 1101），应符合规定。

其他 应符合注射剂项下有关的各项规定（通则 0102）。

【含量测定】 **胞磷胆碱钠** 精密量取本品适量，用水定量稀释制成每 1ml 中含胞磷胆碱钠 0.25mg 的溶液，作为供试品溶液，照胞磷胆碱钠项下的方法测定。

葡萄糖 取本品，在 25℃依法测定旋光度（通则 0621），与 2.0852 相乘，即得供试量中含有 C₆H₁₃O₆·H₂O 的重量（g）。

【类别】 同胞磷胆碱钠。

【规格】 ■（1）50ml：胞磷胆碱钠 0.25g 与葡萄糖 2.5g （2）100ml：胞磷胆碱钠 0.25g 与葡萄糖 5.0g （3）100ml：胞

磷胆碱钠 0.5g 与葡萄糖 5.0g (4)200ml:胞磷胆碱钠 0.5g 与葡萄糖 10g■[修订]

【贮藏】 遮光,密闭保存。

盐酸二甲双胍片

Yansuan Erjiashuanggua Pian

Metformin Hydrochloride Tablets

本品含盐酸二甲双胍($C_4H_{11}N_5 \cdot HCl$)应为标示量的 $95.0\% \sim 105.0\%$。

【性状】 本品为糖衣或薄膜衣片,除去包衣后显白色。

【鉴别】 (1)取本品细粉适量(约相当于盐酸二甲双胍 50mg),加水 10ml 使盐酸二甲双胍溶解,滤过,照盐酸二甲双胍项下鉴别(1)、(3)项试验,显相同的反应。

(2)取含量测定项下的供试品溶液,照紫外-可见分光光度法(通则 0401)测定,在 233nm 的波长处有最大吸收。

【检查】 溶出度 取本品,照溶出度与释放度测定法(通则 0931 第一法),以水 1000ml 为溶出介质,转速为每分钟 100 转,依法操作,经 45 分钟时,取溶液适量,滤过,弃去初滤液 10ml,精密量取续滤液适量,用水定量稀释制成每 1ml 中约含 $5\mu g$ 的溶液,照含量测定项下的方法测定,计算每片的溶出量。限度为标示量的 70%,应符合规定。

有关物质 取本品细粉适量(约相当于盐酸二甲双胍 500mg),精密称定,置 100ml 量瓶中,加流动相适量,超声 15 分钟使盐酸二甲双胍溶解,用流动相稀释至刻度,摇匀,取续滤液作为供试品溶液;照盐酸二甲双胍有关物质项下的方法测定。供试品溶液的色谱图中如有与对照品溶液色谱图中双氰胺峰保留时间一致的峰,按外标法以峰面积计算,不得过盐酸二甲双胍标示量的 0.02%,其他单个杂质峰面积不得大于对照溶液主峰面积的 0.2 倍(0.1%),其他杂质峰面积的和不得大于对照溶液主峰面积的 1.2 倍(0.6%)。

其他 应符合片剂项下有关的各项规定(通则 0101)。

【含量测定】 取本品 20 片,精密称定,研细,精密称取适量(约相当于盐酸二甲双胍 100mg),置 100ml 量瓶中,加水适量,超声 15 分钟使盐酸二甲双胍溶解,用水稀释至刻度,摇匀,滤过,弃去初滤液 20ml,精密量取续滤液适量,用水定量稀释制成每 1ml 中约含盐酸二甲双胍 $5\mu g$ 的溶液,作为供试品溶液,照紫外-可见分光光度法(通则 0401),在 233nm 的波长处测定吸光度;另取盐酸二甲双胍对照品,精密称定,加水溶解并定量稀释制成每 1ml 中约含 $5\mu g$ 的溶液,同法测定。计算,即得。

【类别】 同盐酸二甲双胍。

■【规格】 (1)0.25g (2)0.5g■[增订]

【贮藏】 密封保存。

盐酸万古霉素

Yansuan Wangumeisu

Vancomycin Hydrochloride

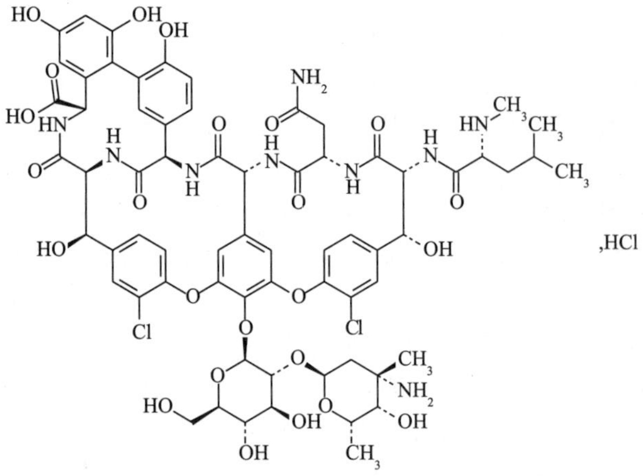

$C_{66}H_{75}Cl_2N_9O_{24} \cdot HCl$　1485.71

本品为 (Sa)-$(3S,6R,7R,22R,23S,26S,36R,38aR)$-44-[[2-O-(3-氨基-2,3,6-三脱氧-3-C-甲基-α-L-来苏-己吡喃糖基)-β-D-葡吡喃糖基]氧]-3-(氨基甲酰基甲基)-10,19-二氯-2,3,4,5,6,7,23,24,25,26,36,37,38,38a-十四氢-7,22,28,30,32-五羟基-6-[(2R)-4-甲基-2-(甲氨基)戊酰氨基]-2,5,24,38,39-五氧代-22H-8,11:18,21-二亚乙烯基-23,36-(亚氨基亚甲基)-13,16:31,35-二亚甲基-1H,16H-[1,6,9]氧杂二氮杂环十六烷并[4,5-m][10,2,16]苯并氧杂二氮杂环二十四烷-26-羧酸盐酸盐。按无水物计算,每 1mg 的效价不得少于 1050 万古霉素单位。

【性状】 本品为白色或类白色粉末;易吸湿。

本品在水中易溶,在甲醇中极微溶解,在乙醇或丙酮中几乎不溶。

【鉴别】 (1)取本品与万古霉素标准品适量,分别加万古霉素 B 检查项下的流动相 A 溶解并稀释制成每 1ml 中含 0.2mg 的溶液,作为供试品溶液与标准品溶液,照万古霉素 B 检查项下的色谱条件试验,供试品溶液主峰的保留时间应与标准品溶液主峰的保留时间一致。

(2)本品的红外光吸收图谱应与对照的图谱(光谱集 1180 图)一致。

(3)本品的水溶液显氯化物鉴别(1)的反应■(通则 0301)。■[订正]

【检查】 酸度 取本品,加水制成每 1ml 中约含 50mg 的溶液,依法测定(通则 0631),pH 值应为 $2.5 \sim 4.5$。

溶液的澄清度与颜色 取本品 5 份,分别加水制成每 1ml 中约含 0.1g 的溶液,溶液应澄清;如显浑浊,与 1 号浊度标准液(通则 0902 第一法)比较,均不得更浓;如显色,与黄色或橙黄色 6 号标准比色液（通则 0901 第一法）比较，均不得更深。

吸光度 取本品适量，加水溶解并定量稀释制成每 1ml 中约含 0.1g 的溶液，照紫外-可见分光光度法（通则 0401），在 450nm 的波长处测定，吸光度不得过 0.10。

有关物质 照万古霉素 B 项下的方法测定，按公式 2 计算，单个杂质不得过 4.0%，杂质总量不得过 7.0%。

残留溶剂 取本品约 0.2g，精密称定，置顶空瓶中，精密加水 5ml 使溶解，密封，作为供试品溶液；精密称取无水乙醇适量，用水定量稀释制成每 1ml 约含 0.2mg 的溶液，精密量取 5ml，置顶空瓶中，密封，作为对照品溶液。照残留溶剂测定法（通则 0861 第一法）测定，以聚乙二醇（PEG-20M）（或极性相近）为固定液的毛细管柱为色谱柱，柱温为 50℃；进样口温度为 150℃；检测器温度为 250℃；顶空瓶平衡温度为 80℃，平衡时间为 30 分钟。量取供试品溶液与对照品溶液分别顶空进样，记录色谱图，按外标法以峰面积计算，乙醇的残留量应符合规定。

水分 取本品，照水分测定法（通则 0832 第一法 1）测定，含水分不得过 5.0%。

炽灼残渣 取本品 1.0g，依法检查（通则 0841），遗留残渣不得过 0.5%。

重金属 取炽灼残渣项下遗留的残渣，依法检查（通则 0821 第二法），含重金属不得过百万分之三十。

万古霉素 B 照高效液相色谱法（通则 0512）测定。

色谱条件与系统适用性试验 用十八烷基硅烷键合硅胶为填充剂；以三乙胺缓冲液（取三乙胺 4ml，加水至 2000ml，用磷酸调节 pH 值至 3.2）-乙腈-四氢呋喃（92:7:1）为流动相 A，以三乙胺缓冲液-乙腈-四氢呋喃（70:29:1）为流动相 B；流速为每分钟 1.0ml；按下表进行线性梯度洗脱，检测波长为 280nm。精密称取本品约 10mg，置 5ml 量瓶中，加流动相 A 溶解并稀释至刻度，摇匀，作为供试品溶液（a）；精密量取 2ml，置 50ml 量瓶中，用流动相 A 稀释至刻度，摇匀，作为供试品溶液（b）；精密量取 2.5ml，置 100ml 量瓶中，用流动相 A 稀释至刻度，摇匀，作为对照溶液；另取万古霉素标准品适量，用水溶解并制成每 1ml 中含 0.5mg 的溶液，在 65℃加热 24 小时，冷却，作为系统适用性溶液，量取 20μl 注入液相色谱仪，记录的色谱图中，两个主峰之间的分离度应大于 5.0；另取对照溶液 20μl 注入液相色谱仪，记录的色谱图中，主峰峰高的信噪比应大于 5.0；另取供试品溶液（b）20μl 注入液相色谱仪，记录色谱图，万古霉素 B 峰的拖尾因子应小于 1.6。

测定法 精密量取供试品溶液（a）、（b）与对照溶液各 20μl，分别注入液相色谱仪，记录色谱图，按公式 1 计算出供试品中万古霉素 B 的含量，应不少于 93.0%。

公式 $1:100A_b/(A_b+A_t/25)$

公式 $2:100(A_i/25)/(A_b+A_t/25)$

式中 A_b 为供试品溶液（b）中万古霉素 B 的峰面积；

A_t 为供试品溶液（a）中各杂质峰面积之和；

A_i 为供试品溶液（a）中各杂质峰面积。

供试品溶液（a）色谱图中小于对照溶液主峰面积的峰忽略不计。

所有溶液必须在配制后 4 小时内使用。

时间（分钟）	流动相 A(%)	流动相 B(%)
0	100	0
13	100	0
22	0	100
26	0	100

细菌内毒素 取本品，依法检查（通则 1143），每 1mg 万古霉素中含内毒素的量应小于 0.25EU。（供注射用）

【含量测定】 取本品适量，精密称定，用灭菌水溶解并定量稀释制成每 1ml 中约含 1000 万古霉素单位的溶液，照抗生素微生物检定法（通则 1201 第一法）测定。

【类别】 肽类抗生素。

【贮藏】 密封，在 2~8℃保存。

【制剂】 注射用盐酸万古霉素

盐酸丙帕他莫

Yansuan Bingpatamo

Propacetamol Hydrochloride

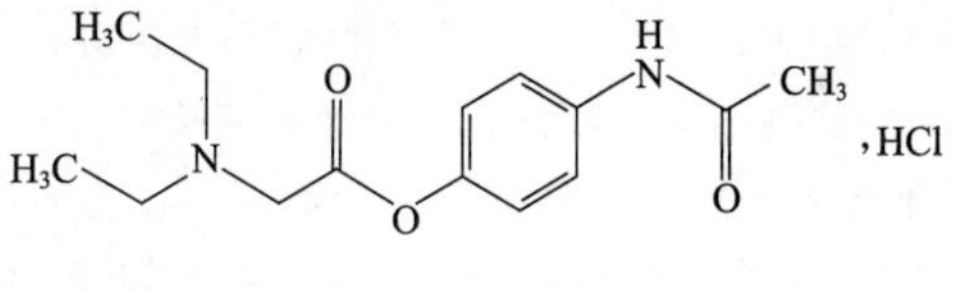

$C_{14}H_{20}N_2O_3 \cdot HCl$ 300.78

本品为 2-(N,N-二乙氨基)乙酸 4-乙酰氨基苯酯盐酸盐。按干燥品计算，含 $C_{14}H_{20}N_2O_3 \cdot HCl$ 应为 98.0%~102.0%。

【性状】 本品为白色或类白色结晶性粉末；无臭。

本品在水中易溶，在乙醇中微溶，在丙酮中几乎不溶。

【鉴别】 （1）取本品约 0.1g，加水 10ml 溶解后，加藻红少许，振摇，即显浅红色，加二氯甲烷 5ml，振摇，二氯甲烷层显浅红色。

（2）本品的红外光吸收图谱应与对照品的图谱一致（通则 0402）。

（3）本品的水溶液显氯化物鉴别（1）的反应（通则 0301）。

【检查】 酸度 取本品 1.0g，加水 10ml 溶解后，依法测定（通则 0631），pH 值应为 2.5~4.5。

溶液的澄清度与颜色 取本品 1.75g，加水 10ml 使溶解，溶液应澄清无色；如显色，照紫外-可见分光光度法（通则 0401）测定，在 390nm 的波长处测定吸光度，不得过 0.05。

有关物质 ■临用新制。取本品 2.0g,精密称定,精密加乙腈 10ml,振摇 10 分钟,滤过,精密量取续滤液 2ml,置 10ml量瓶中,用辛烷磺酸钠溶液(取辛烷磺酸钠 2.16g,加水溶解并稀释至 1000ml,用冰醋酸调节 pH 值至 3.0)稀释至刻度,摇匀,作为供试品溶液;另取对氨基酚对照品与对乙酰氨基酚对照品各适量,精密称定,加乙腈溶解并定量稀释制成每 1ml中约含对氨基酚 0.1mg 与对乙酰氨基酚 0.8mg 的混合溶液,精密量取 1ml,置 100ml 量瓶中,用流动相稀释至刻度,摇匀,作为对照品溶液。照高效液相色谱法(通则 0512)试验,用十八烷基硅烷键合硅胶为填充剂;以辛烷磺酸钠溶液(取辛烷磺酸钠 2.16g,加水溶解并稀释至 1000ml,用冰醋酸调节 pH 值至 3.0)-乙腈(70∶30)为流动相;检测波长为 246nm。取对照品溶液 20μl 注入液相色谱仪,出峰顺序依次为对乙酰氨基酚、对氨基酚,对氨基酚峰与对乙酰氨基酚峰与相邻杂质峰的分离度均应符合要求。精密量取供试品溶液与对照品溶液各20μl,分别注入液相色谱仪,记录色谱图至对氨基酚峰保留时间的 2 倍。供试品溶液色谱图中如有杂质峰,按外标法以峰面积计算,含对氨基酚不得过 0.0025%,含对乙酰氨基酚不得过 0.02%,其他单个杂质峰面积不得大于对照品溶液中对乙酰氨基酚峰面积的 3.2 倍(0.1%),其他杂质峰面积的和不得大于对照品溶液中对乙酰氨基酚峰面积的 6.4 倍(0.2%);供试品溶液色谱图中小于对照品溶液中对乙酰氨基酚峰面积 0.01 倍的色谱峰忽略不计(0.0003%)。(注:杂质限度及抛弃限均已考虑到对乙酰氨基酚的相对响应因子为1.6)■[订正]

残留溶剂 取本品约 0.5g,精密称定,置顶空瓶中,精密加水 5ml 使溶解,密封,作为供试品溶液;另取甲醇、乙醇、丙酮与二氯甲烷各适量,精密称定,用水定量稀释制成每 1ml中分别含甲醇 0.3mg、乙醇 0.5mg、丙酮 0.5mg 与二氯甲烷60μg 的混合溶液,精密量取 5ml,置顶空瓶中,密封,作为对照品溶液。照残留溶剂测定法(通则 0861 第二法)试验,以6%氰丙基苯基-94%二甲基聚硅氧烷(或极性相近)为固定液的毛细管色谱柱;起始温度为 50℃,维持 7 分钟,以每分钟25℃的速率升温至 200℃,维持 5 分钟;进样口温度为 150℃;检测器温度为 250℃;顶空瓶平衡温度为 80℃,平衡时间为30 分钟。取对照品溶液顶空进样,各成分峰之间的分离度均应符合要求。再取供试品溶液与对照品溶液分别顶空进样,记录色谱图。按外标法以峰面积计算,甲醇、乙醇、丙酮与二氯甲烷的残留量均应符合规定。

干燥失重 取本品,在 105℃干燥至恒重,减失重量不得过 0.5%(通则 0831)。

炽灼残渣 取本品 1.0g,依法检查(通则 0841),遗留残渣不得过 0.1%。

重金属 取炽灼残渣项下遗留的残渣,依法检查(通则0821 第二法),含重金属不得过百万分之十。

细菌内毒素 取本品,用细菌内毒素检查用水制成每1ml 中含盐酸丙帕他莫 1.65mg 的溶液,依法检查(通则

1143),每 1mg 盐酸丙帕他莫中含内毒素的量应小于0.050EU。(供注射用)

无菌 取本品,加灭菌注射用水制成每 1ml 中含 0.2g 的溶液,依法检查(通则 1101),应符合规定。(供无菌分装用)

【含量测定】 取本品 0.25g,精密称定,加冰醋酸与醋酐各25ml 使溶解,照电位滴定法(通则 0701),用高氯酸滴定液(0.1mol/L)滴定,并将滴定的结果用空白试验校正。每 1ml 高氯酸滴定液(0.1mol/L)相当于 30.08mg 的 $C_{14}H_{20}N_2O_3 \cdot HCl$。

【类别】 解热镇痛、非甾体抗炎药。

【贮藏】 密封,在阴凉干燥处保存。

盐酸吉西他滨

Yansuan Jixitabin

Gemcitabine Hydrochloride

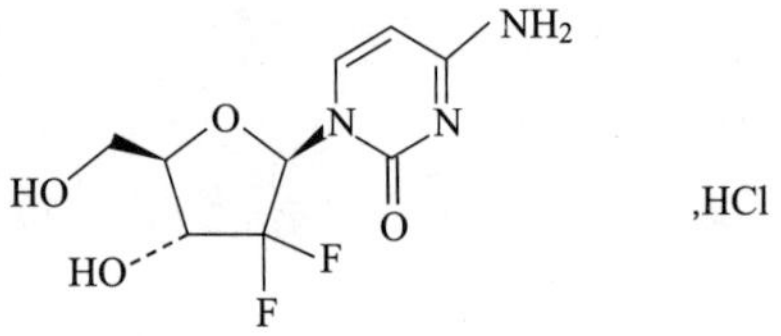

$C_9H_{11}F_2N_3O_4 \cdot HCl$　299.66 ■[订正]

本品为 2′-脱氧-2′,2′-二氟胞苷(β-异构体)盐酸盐。按干燥品计算,含 $C_9H_{11}F_2N_3O_4 \cdot HCl$ 应为 98.0%~102.0%。

【性状】 本品为白色或类白色结晶性粉末。

本品在水中溶解,在甲醇中微溶,在丙酮中几乎不溶。

比旋度 取本品,精密称定,加水溶解并稀释制成每 1ml中约含 10mg 的溶液,依法测定(通则 0621),比旋度为+43°至+50°。

【鉴别】 (1)在含量测定项下记录的色谱图中,供试品溶液主峰的保留时间应与对照品溶液主峰的保留时间一致。

(2)取本品适量,加水溶解并稀释制成每 1ml 中约含10μg 的溶液,照紫外-可见分光光度法(通则 0401)测定,在269nm 的波长处有最大吸收。

(3)本品的红外光吸收图谱应与对照的图谱(光谱集1014 图)一致。

(4)本品的水溶液显氯化物鉴别(1)的反应(通则 0301)。

【检查】 **酸度** 取本品 0.10g,加水 10ml 使溶解,依法测定(通则 0631),pH 值应为 2.0~3.0。

溶液的澄清度与颜色 取本品 0.10g,加水 10ml 使溶解,溶液应澄清无色;如显浑浊,与 1 号浊度标准液(通则0902 第一法)比较,不得更深。

有关物质 精密称取本品适量,加水溶解并定量稀释制成每 1ml 中约含 2mg 的溶液,作为供试品溶液;精密称取盐酸吉西他滨对照品与胞嘧啶(杂质Ⅰ)适量,加水溶解并定量稀释制成每 1ml 中均约含 2μg 的溶液,作为对照品溶液。照高

效液相色谱法(通则 0512)测定,用辛烷基硅烷键合硅胶为填充剂,以 0.14mol/L 磷酸盐缓冲液(取磷酸二氢钠 13.8g 与磷酸 2.5ml,加水溶解并稀释至 1000ml,pH 值应为 2.5±0.1)-甲醇(97:3)为流动相 A,以 0.14mol/L 磷酸盐缓冲液-甲醇(50:50)为流动相 B;按下表进行梯度洗脱(必要时调整色谱系统,使吉西他滨在 8 分钟内出峰),检测波长为 275nm。取含量测定项下系统适用性溶液 20μl,注入液相色谱仪,记录色谱图,出峰顺序依次为胞嘧啶峰、α-异构体(杂质Ⅱ)峰与吉西他滨峰,α-异构体峰与吉西他滨峰之间的分离度应大于 8.0,吉西他滨峰的拖尾因子应不大于 1.5。精密量取供试品溶液与对照品溶液各 20μl,分别注入液相色谱仪,记录色谱图。供试品溶液色谱图中如有杂质峰,胞嘧啶按外标法以峰面积计算,不得过 0.1%,其余杂质按外标法以吉西他滨峰面积计算,α-异构体不得过 0.1%,其他单个未知杂质不得过 0.1%,杂质总量不得过 0.2%。含量小于 0.02%的杂质峰忽略不计。

时间(分钟)	流动相 A(%)	流动相 B(%)
0	100	0
8	100	0
13	0	100
20	0	100
25	100	0
28	100	0

干燥失重 取本品,在 105℃干燥至恒重,减失重量不得过 1.0%(通则 0831)。

炽灼残渣 取本品 1.0g,依法检查(通则 0841),遗留残渣不得过 0.1%。

重金属 取炽灼残渣项下遗留的残渣,依法检查(通则 0821 第二法),含重金属不得过百万分之十。

【含量测定】 照高效液相色谱法(通则 0512)测定。

色谱条件与系统适用性试验 用辛烷基硅烷键合硅胶为填充剂;以 0.14mol/L 磷酸盐缓冲液(pH 2.5)-甲醇(97:3)为流动相;检测波长为 275nm。取盐酸吉西他滨对照品约 10mg,置 100ml 量瓶中,加氢氧化钾甲醇溶液(取氢氧化钾 1.68g,加甲醇 10ml,振摇使溶解)4ml,密封,超声使溶解,在 55℃水浴加热 6~16 小时,放冷,用 1%磷酸溶液稀释至刻度,摇匀,作为系统适用性溶液(每 1ml 中约含 α-异构体 0.02mg)。取系统适用性溶液 20μl,注入液相色谱仪,记录色谱图,α-异构体峰与吉西他滨峰之间的分离度应大于 8.0,吉西他滨峰的拖尾因子应不大于 1.5。

测定法 取本品适量,精密称定,加水溶解并定量稀释制成每 1ml 中约含 0.1mg 的溶液,作为供试品溶液,精密量取 20μl,注入液相色谱仪,记录色谱图;另取盐酸吉西他滨对照品适量,同法测定。按外标法以峰面积计算,即得。

【类别】 抗肿瘤药。

【贮藏】 遮光,密封,阴凉干燥处保存。

【制剂】 注射用盐酸吉西他滨

附:

杂质Ⅰ(胞嘧啶)

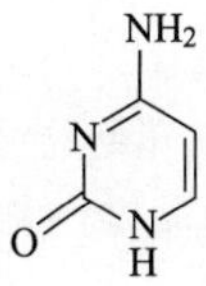

$C_4H_5N_3O$ 111.10

4-氨基嘧啶-2(1H)-酮

杂质Ⅱ(α-异构体)

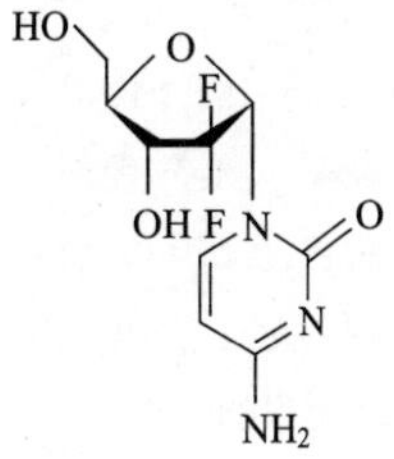

$C_9H_{11}F_2N_3O_4$ 263.20

盐酸多西环素

Yansuan Duoxihuansu

Doxycycline Hyclate

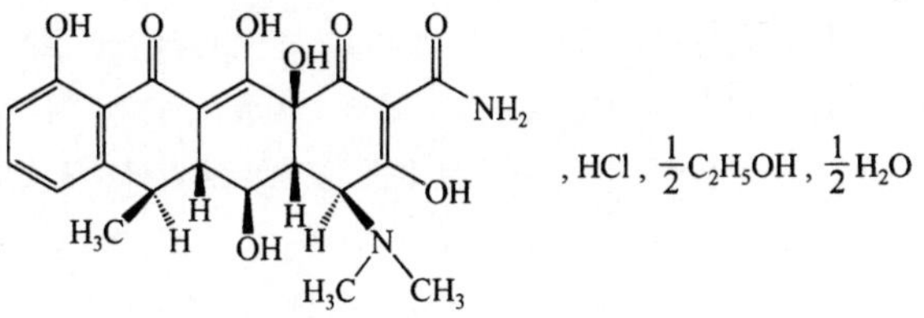

, HCl, $\frac{1}{2}$C$_2$H$_5$OH, $\frac{1}{2}$H$_2$O

$C_{22}H_{24}N_2O_8 \cdot HCl \cdot \frac{1}{2}C_2H_5OH \cdot \frac{1}{2}H_2O$ 512.93

本品为 6-甲基-4-(二甲氨基)-3,5,10,12,12a-五羟基-1,11-二氧代-1,4,4a,5,5a,6,11,12a-八氢-2-并四苯甲酰胺盐酸盐半乙醇半水合物。按无水与无乙醇物计算,含多西环素($C_{22}H_{24}N_2O_8$)应为 88.0%~94.0%。

【性状】 本品为淡黄色至黄色结晶性粉末;无臭。

本品在水或甲醇中易溶,在乙醇或丙酮中微溶。

比旋度 取本品,精密称定,加盐酸溶液(9→100)的甲醇溶液(1→100)溶解并定量稀释制成每 1ml 中约含 10mg 的溶液,在 25℃时,依法测定(通则 0621),按无水与无醇物计算,比旋度为-105°至-120°。

【鉴别】 (1)在含量测定项下记录的色谱图中,供试品溶液主峰的保留时间应与对照品溶液主峰的保留时间一致。

(2)取本品适量,加甲醇溶解并稀释制成每 1ml 中含 20μg 的溶液,照紫外-可见分光光度法(通则 0401)测定,在 269nm 和 354nm 的波长处有最大吸收,在 234nm 和 296nm 的波长处有最小吸收。

(3)本品的红外光吸收图谱应与对照的图谱(光谱集 386 图)一致。

(4)本品的水溶液显氯化物鉴别(1)的反应(通则 0301)。

【检查】 酸度 取本品,加水制成每 1ml 中含 10mg 的溶液,依法测定(通则 0631),pH 值应为 2.0～3.0。

有关物质 取本品,加 0.01mol/L 盐酸溶液溶解并稀释制成每 1ml 中约含多西环素 0.2mg 的溶液,作为供试品溶液;精密量取适量,用 0.01mol/L 盐酸溶液定量稀释制成每 1ml 中约含多西环素 4μg 的溶液,作为对照溶液。照含量测定项下的色谱条件,精密量取供试品溶液与对照溶液各 20μl,分别注入液相色谱仪,记录色谱图至主成分峰保留时间的 2 倍。供试品溶液色谱图中如有杂质峰,美他环素与 β-多西环素峰面积均不得大于对照溶液主峰面积(2.0%),其他单个杂质峰面积不得大于对照溶液主峰面积的 0.5 倍(1.0%),各杂质峰面积之和不得大于对照溶液主峰面积的 2 倍(4.0%)。

杂质吸光度 取本品,精密称定,加盐酸溶液(9→100)的甲醇溶液(1→100)溶解并定量稀释制成每 1ml 中含 10mg 的溶液,照紫外-可见分光光度法(通则 0401),在 490nm 波长处测定,吸光度不得过 0.12。

乙醇 取本品约 1.0g,精密称定,置 10ml 量瓶中,加内标溶液(0.5%正丙醇溶液)溶解并稀释至刻度,摇匀,作为供试品溶液;精密称取无水乙醇约 0.5g,置 100ml 量瓶中,加上述内标溶液稀释至刻度,摇匀,作为对照品溶液。照气相色谱法(通则 0521),用二乙烯基-乙基乙烯苯型高分子多孔小球作为固定相,柱温为 135℃;进样口温度与检测器温度均为 150℃。乙醇峰与正丙醇峰间的分离度应符合要求。精密量取供试品溶液与对照品溶液各 2μl,分别注入气相色谱仪,记录色谱图,按内标法以峰面积比值计算,含乙醇的量应为 4.3%～6.0%。

水分 取本品,照水分测定法(通则 0832 第一法 1)测定,含水分应为 1.5%～3.0%。

炽灼残渣 取本品 1g,依法检查(通则 0841),遗留残渣不得过 0.2%。

重金属 取炽灼残渣项下遗留的残渣,依法检查(通则 0821 第二法),含重金属不得过百万分之二十。

【含量测定】 照高效液相色谱法(通则 0512)测定。

色谱条件与系统适用性试验 用十八烷基硅烷键合硅胶为填充剂(pH 值适用范围应大于 9);以醋酸盐缓冲液[0.25mol/L 醋酸铵-0.1mol/L 乙二胺四醋酸二钠-三乙胺(100:10:1),用冰醋酸或氨水调节 pH 值至 8.8]-乙腈(85:15)为流动相;柱温为 35℃;检测波长为 280nm。称取土霉素对照品、美他环素对照品、β-多西环素对照品及多西环素对照品各适量,加 0.01mol/L 盐酸溶液溶解并稀释制成每 1ml 中分别约含土霉素、美他环素、β-多

西环素 0.1mg 与多西环素 0.2mg 的混合溶液,取 20μl 注入液相色谱仪,记录色谱图,多西环素峰与 β-多西环素峰间的分离度应大于 4.0,■多西环素峰与杂质 F 峰(相对保留时间约为 1.1)间的分离度应符合要求■[订正]。

测定法 取本品适量,精密称定,加 0.01mol/L 盐酸溶液溶解并定量稀释制成每 1ml 中含多西环素 0.1mg 的溶液,作为供试品溶液,精密量取 20μl 注入液相色谱仪,记录色谱图;另取多西环素对照品适量,同法测定。按外标法以峰面积计算供试品中 $C_{22}H_{24}N_2O_8$ 的含量。

【类别】 四环素类抗生素。

【贮藏】 遮光,密封保存。

【制剂】 (1)盐酸多西环素片 (2)盐酸多西环素胶囊

附:

杂质 F

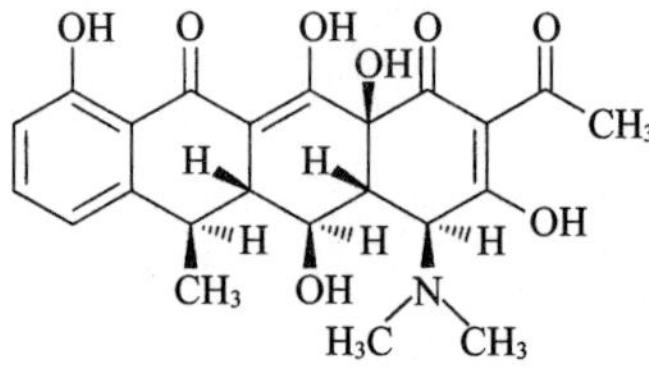

$$C_{21}H_{21}NO_8 \quad 415.40$$

2-乙酰-2-脱氨甲酰多西环素

盐酸米多君片

Yansuan Miduojun Pian

Midodrine Hydrochloride Tablets

本品含盐酸米多君($C_{12}H_{18}N_2O_4 \cdot HCl$)应为标示量的 95.0%～105.0%。

【性状】 本品为白色或类白色片。

【鉴别】 (1)在含量测定项下记录的色谱图中,供试品溶液主峰的保留时间应与对照品溶液主峰的保留时间一致。

(2)取本品细粉适量(约相当于盐酸米多君 5mg),加水 100ml 使盐酸米多君溶解,滤过,取滤液照紫外-可见分光光度法(通则 0401)测定,在 290nm 的波长处有最大吸收。

(3)本品的水溶液显氯化物鉴别(1)的反应(通则 0301)。

【检查】 有关物质 取本品的细粉适量(约相当于盐酸米多君 10mg),精密称定,置 10ml 量瓶中,加流动相适量使盐酸米多君溶解,用流动相稀释至刻度,摇匀,滤过,取续滤液作为供试品溶液;精密量取适量,用流动相定量稀释制成每 1ml 中约含盐酸米多君 10μg 的溶液,作为对照溶液;另取杂质 I 对照品适量,精密称定,加流动相溶解并定量稀释制成每 1ml 中含 5μg 的溶液,作为对照溶液。照含量测定项下的色谱条件测定,精密量取供试品溶液、对照溶液与对照品溶液

各 20μl,分别注入液相色谱仪,记录色谱图至主成分峰保留时间的 5 倍。供试品溶液的色谱图中,如有与杂质Ⅰ峰保留时间一致的色谱峰,按外标法以峰面积计算,不得过盐酸米多君标示量的 0.5%;其他单个杂质峰面积不得大于对照溶液主峰面积的 0.5 倍(0.5%),其他各杂质峰面积的和不得大于对照溶液的主峰面积(1.0%)。供试品溶液色谱图中小于对照溶液主峰面积 0.05 倍的峰忽略不计。

含量均匀度 取本品 1 片,置 25ml 量瓶中,照含量测定项下的方法测定,自"加流动相适量"起,依法测定含量,应符合规定(通则 0941)。

溶出度 取本品,照溶出度与释放度测定法(通则 0931 第二法),以盐酸溶液(9→1000)500ml 为溶出介质,转速为每分钟 50 转,依法操作,经 30 分钟时,取溶液适量,滤过,取续滤液作为供试品溶液;另取盐酸米多君对照品适量,精密称定,加溶出介质溶解并定量稀释制成每 1ml 中约含 5μg 的溶液,作为对照品溶液。照含量测定项下的方法测定,计算出每片的溶出量。限度为标示量的 75%,应符合规定。

其他 ■应符合片剂项下有关的各项规定(通则 0101)。■[订正]

【含量测定】 照高效液相色谱法(通则 0512)测定。

色谱条件与系统适用性试验 用十八烷基硅烷键合硅胶为填充剂(4.6mm×250mm,5μm 或效能相当的色谱柱);以乙腈-0.1mol/L 磷酸二氢钾溶液(用磷酸调节 pH 值至 4.00±0.05)(12:88)为流动相;检测波长为 224nm。取盐酸米多君对照品和杂质Ⅰ对照品各适量,加流动相溶解并稀释制成每 1ml 中约含盐酸米多君 1mg 和杂质Ⅰ5μg 的混合溶液,取 20μl 注入液相色谱仪,记录色谱图。理论板数按米多君峰计算不低于 3000,米多君峰与杂质Ⅰ峰的分离度应大于 2.0。

测定法 取本品 20 片,精密称定,研细,精密称取适量(约相当于盐酸米多君 2.5mg),置 25ml 量瓶中,加流动相适量,使盐酸米多君溶解,用流动相稀释至刻度,摇匀,滤过,取续滤液作为供试品溶液,精密量取供试品溶液 20μl 注入液相色谱仪,记录色谱图。另取盐酸米多君对照品适量,精密称定,加流动相溶解并定量稀释制成每 1ml 中约含 0.1mg 的溶液,作为对照品溶液,同法测定。按外标法以峰面积计算,即得。

【类别】 同盐酸米多君。

【规格】 2.5mg

【贮藏】 遮光、密封,在阴凉处保存。

注射用盐酸吡硫醇

Zhusheyong Yansuan Biliuchun

Pyritinol Hydrochloride for Injection

本品为盐酸吡硫醇的无菌粉末或无菌冻干品。按平均装量计算,含盐酸吡硫醇按 $C_{16}H_{20}N_2O_4S_2 \cdot 2HCl$ 计,应为标示量的 93.0%～107.0%。

【性状】 本品为白色或类白色结晶性粉末或冻干疏松块状物;无臭。

【鉴别】 取本品,照盐酸吡硫醇项下的鉴别(1)、(3)项试验,显相同的反应。

【检查】 **溶液的澄清度与颜色** 取本品 5 瓶,每瓶加水 1ml(0.1g 规格)或 2ml(0.2g 规格)使溶解,溶液应澄清无色;■如显浑浊,与 1 号浊度标准液(通则 0902 第一法)比较,不得更浓;■[订正]如显色,与黄色或黄绿色 2 号标准比色液(通则 0901 第一法)比较,不得更深。

酸度 取本品数瓶,加水制成含无水盐酸吡硫醇 1% 的溶液,依法测定(通则 0631),pH 值应为 2.0～3.5。

有关物质 取装量差异项下内容物适量,加水溶解并稀释制成每 1ml 中含含盐酸吡硫醇(按 $C_{16}H_{20}N_2O_4S_2 \cdot 2HCl$ 计)0.2mg 的溶液,作为供试品溶液;精密量取 1ml,置 100ml 量瓶中,用水稀释至刻度,摇匀,作为对照溶液。照盐酸吡硫醇有关物质项下的方法测定。供试品溶液的色谱图中如有杂质峰,单个杂质峰面积不得大于对照溶液主峰面积的 0.5 倍(0.5%),各杂质峰面积的和不得大于对照溶液的主峰面积(1.0%)。

水分 取本品,照水分测定法(通则 0832 第一法 1)测定,含水分不得过 5.0%。

细菌内毒素 取本品,依法检查(通则 1143),每 1mg 盐酸吡硫醇(按 $C_{16}H_{20}N_2O_4S_2 \cdot 2HCl$ 计)中含内毒素的量应小于 0.75EU。

其他 应符合注射剂项下有关的各项规定(通则 0102)。

【含量测定】 取装量差异项下的内容物,混合均匀,精密称取适量,加 0.01mol/L 盐酸溶液溶解并定量稀释制成每 1ml 中约含盐酸吡硫醇(按 $C_{16}H_{20}N_2O_4S_2 \cdot 2HCl$ 计)10μg 的溶液,照盐酸吡硫醇含量测定项下的方法测定,即得。

【类别】 同盐酸吡硫醇。

【规格】 按 $C_{16}H_{20}N_2O_4S_2 \cdot 2HCl$ 计 (1)0.1g (2)0.2g

【贮藏】 遮光,密闭保存。

盐酸利多卡因注射液(溶剂用)

Yansuan Liduokayin Zhusheye(Rongjiyong)

■**Lidocaine Hydrochloride Injection (for Solvent)**■[订正]

本品为盐酸利多卡因的灭菌水溶液。含盐酸利多卡因 $(C_{14}H_{22}N_2O \cdot HCl)$ 应为标示量的 95.0%～105.0%。

【性状】 本品为无色的澄明液体。

【鉴别】 (1)取本品 2ml,加硫酸铜试液 0.2ml 与碳酸钠试液 1ml,即显蓝紫色;加三氯甲烷 2ml,振摇后放置,三氯甲烷层显黄色。

(2)在含量测定项下记录的色谱图中,供试品溶液主峰的保留时间应与对照品溶液主峰的保留时间一致。

(3)本品显氯化物鉴别(1)的反应(通则 0301)。

【检查】 pH 值 应为 3.5～5.5(通则 0631)。

有关物质 精密量取本品适量,用流动相溶解并稀释制成每 1ml 中约含 2mg 的溶液,作为供试品溶液;精密量取供试品溶液 1.0ml,置 100ml 量瓶中,用流动相稀释至刻度,作为对照溶液;另取 2,6-二甲基苯胺对照品适量,精密称定,加流动相溶解并稀释制成每 1ml 中约含 0.8μg 的溶液,作为对照品溶液,照含量测定项下的色谱条件,分别取上述溶液各 20μl,注入液相色谱仪,记录色谱图至主成分保留时间的 3.5 倍,供试品溶液的色谱图中如有与 2,6-二甲基苯胺保留时间一致的色谱峰,按外标法以峰面积计算,不得过 0.04%,其他各杂质峰面积的和不得大于对照溶液主峰面积(1.0%)。

细菌内毒素 取本品,依法检查(通则 1143),每 1mg 盐酸利多卡因注射液中含内毒素的量应小于 1.0EU。

其他 应符合注射剂项下有关的各项规定(通则 0102)。

【含量测定】 照高效液相色谱法(通则 0512)测定。

色谱条件与系统适用性试验 用十八烷基硅烷键合硅胶为填充剂;以磷酸盐缓冲液(取 1mol/L 磷酸二氢钠溶液 1.3ml 和 0.5mol/L 磷酸氢二钠溶液 32.5ml,置 1000ml 量瓶中,用水稀释至刻度,摇匀)-乙腈(50：50)(用磷酸调节 pH 值至 8.0)为流动相;检测波长为 254nm。理论板数按利多卡因峰计算应不低于 2000。

测定法 精密量取本品适量(约相当于盐酸利多卡因 100mg),置 50ml 量瓶中,用流动相稀释至刻度,摇匀,作为供试品溶液,精密量取 20μl 注入液相色谱仪,记录色谱图;另取利多卡因对照品约 85mg,精密称定,置 50ml 量瓶中,加 1mol/L 盐酸溶液 0.5ml 使溶解,用流动相稀释至刻度,摇匀,同法测定。按外标法以峰面积计算,并乘以 1.156,即得。

【类别】 同盐酸利多卡因。

【规格】 (1)2ml：4mg   (2)5ml：10mg

【贮藏】 密闭保存。

盐酸帕罗西汀
Yansuan Paluoxiting
Paroxetine Hydrochloride

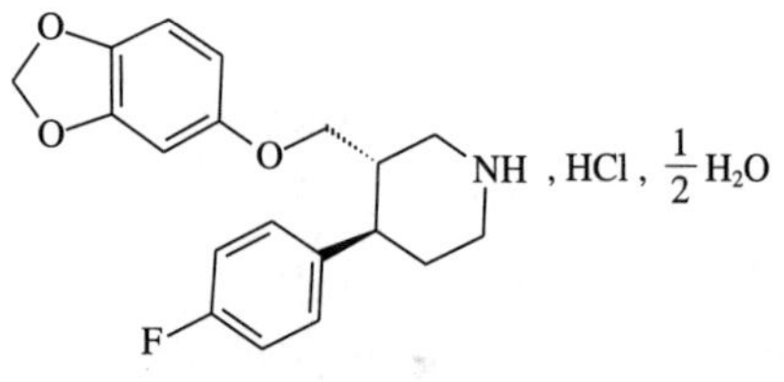

$C_{19}H_{20}FNO_3 \cdot HCl \cdot \frac{1}{2}H_2O$ 374.84

本品为(一)-(3S,4R)-4-(4-氟苯基)-3-[[(3,4-亚甲二氧

基)苯氧基]甲基]哌啶盐酸盐半水化合物。按无水与无溶剂物计算,含 $C_{19}H_{20}FNO_3 \cdot HCl$ 不得少于 98.5%。

【性状】 本品为白色或类白色结晶性粉末;无臭。

本品在甲醇中易溶,在乙醇中溶解,在丙酮中微溶,在水中极微溶解;在 0.1mol/L 盐酸溶液中几乎不溶。

比旋度 取本品,精密称定,加甲醇溶解并定量稀释制成每 1ml 中含 10mg 的溶液,依法测定(通则 0621),比旋度为 -88°至-91°。

【鉴别】 (1)取本品,加甲醇溶解并制成每 1ml 中含 50μg 的溶液,照紫外-可见分光光度法(通则 0401)测定,在 235nm、265nm、271nm 与 295nm 的波长处有最大吸收。235nm 波长处的吸光度与 295nm 波长处的吸光度比值应为 0.92～0.96。

(2)在含量测定项下记录的色谱图中,供试品溶液主峰的保留时间应与对照品溶液主峰的保留时间一致。

(3)本品的红外光吸收图谱应与对照品的图谱一致(通则 0402)。

(4)本品显有机氟化物的鉴别反应(通则 0301)。

(5)本品的水溶液显氯化物鉴别(1)的反应(通则 0301)。

【检查】 ■**酸度** 取本品 0.10g,加水 10ml,加热使溶解,放冷,依法测定(通则 0631),pH 值应为 5.5～6.5。■[删除]

异构体 取本品,精密称定,加甲醇溶解并定量稀释制成每 1ml 中约含 1mg 的溶液,作为供试品溶液;精密量取 1ml,置 100ml 量瓶中,用甲醇稀释至刻度,摇匀,作为对照溶液;取盐酸帕罗西汀和反式帕罗西汀对照品适量,加甲醇溶解并稀释制成每 1ml 中各含 0.1mg 的混合溶液,作为系统适用性溶液。照高效液相色谱法(通则 0512)测定,用 α-酸糖蛋白键合硅胶为填充剂(4.0mm×100mm,5μm);以磷酸氢二钾缓冲液(取磷酸氢二钾 11.4g,加水 1000ml 使溶解,用磷酸调节 pH 值至 6.5)-乙腈(94：6)为流动相;检测波长为 295nm,柱温为 30℃。取系统适用性溶液 10μl 注入液相色谱仪,帕罗西汀峰与反式帕罗西汀峰的分离度应大于 2.2。精密量取对照溶液与供试品溶液各 10μl,分别注入液相色谱仪,记录色谱图。供试品溶液色谱图中如有反式帕罗西汀峰,其峰面积不得大于对照溶液主峰面积的 0.1 倍(0.1%)。

有关物质 取本品,加溶剂[四氢呋喃-水(1：9)]溶解并稀释制成每 1ml 中约含 1mg 的溶液,作为供试品溶液。精密量取适量,用溶剂定量稀释制成每 1ml 中约含 1μg 的溶液,作为对照溶液。取盐酸帕罗西汀、去氟帕罗西汀(杂质Ⅰ)与 N-甲基帕罗西汀(杂质Ⅱ)对照品,加溶剂溶解并稀释制成每 1ml 各含 10μg 的混合溶液,作为系统适用性溶液。照高效液相色谱法(通则 0512)试验,用辛烷基硅烷键合硅胶为填充剂;以三氟乙酸-四氢呋喃-水(5：100：900)为流动相 A,三氟乙酸-四氢呋喃-乙腈(5：100：900)为流动相 B,按下表进行梯度洗脱,检测波长为 295nm。

时间(分钟)	流动相 A(%)	流动相 B(%)
0→30	80	20
30→50	80→20	20→80
50→60	20	80
60→65	20→80	80→20
65→70	80	20

取系统适用性溶液 20μl,注入液相色谱仪,记录色谱图,出峰顺序依次为杂质Ⅰ、杂质Ⅱ与帕罗西汀,帕罗西汀峰、杂质Ⅰ峰与杂质Ⅱ峰之间的分离度均应大于 2.5。精密量取对照溶液与供试品溶液各 20μl,分别注入液相色谱仪,记录色谱图。供试品溶液色谱图中如有与杂质Ⅰ峰保留时间一致的色谱峰,其峰面积不得大于对照溶液主峰面积(0.1%),其他单个杂质峰面积不得大于对照溶液主峰面积(0.1%),各杂质峰面积的和不得大于对照溶液主峰面积的 5 倍(0.5%)。供试品溶液色谱图中小于对照溶液主峰面积 0.5 倍的色谱峰忽略不计。

残留溶剂 取本品约 2.0g,精密称定,置 20ml 量瓶中,精密加入内标溶液(取正丙醇适量,用二甲基亚砜制成每 1ml 中约含 5mg 的溶液)2ml,用二甲基亚砜稀释至刻度,摇匀,作为供试品溶液。精密称取甲醇、乙醇、丙酮、四氢呋喃、吡啶与甲苯各适量,用二甲基亚砜制成每 1ml 中各含 3mg、5mg、5mg、0.72mg、0.2mg 和 0.89mg 的溶液,作为对照品贮备溶液;精密量取对照品贮备溶液、内标溶液各 5ml,置 50ml 量瓶中,用二甲基亚砜稀释至刻度,摇匀,作为对照品溶液。精密量取对照品溶液及供试品溶液各 10ml,分别置顶空瓶中,密封。照残留溶剂测定法(通则 0861 第二法)试验,以 6%氰丙基苯基-94%二甲基聚硅氧烷(或极性相近)为固定液的毛细管柱为色谱柱;起始温度为 50℃,维持 10 分钟,以每分钟 6℃的速率升温至 80℃,维持 5 分钟,再以每分钟 40℃的速率升温至 150℃,维持 5 分钟;顶空瓶平衡温度为 90℃,平衡时间为 30 分钟。取对照品溶液顶空进样,记录色谱图,理论板数按正丙醇峰计算不低于 10 000,各成分峰之间的分离度均应符合要求。再取对照品溶液与供试品溶液分别顶空进样,记录色谱图,按内标法以峰面积计算,甲醇、乙醇、丙酮、四氢呋喃、吡啶与甲苯的残留量均应符合规定。

水分 取本品,照水分测定法(通则 0832 第一法 1)测定,含水分为 2.0%~3.0%。

炽灼残渣 取本品 1.0g,依法检查(通则 0841),遗留残渣不得过 0.1%。

重金属 取炽灼残渣项下遗留的残渣,依法检查(通则 0821 第二法),含重金属不得过百万分之十。

【含量测定】 照高效液相色谱法(通则 0512)测定。

色谱条件与系统适用性试验 用十八烷基硅烷键合硅胶为填充剂;取醋酸铵 3.96g,加水 720ml 使溶解,加乙腈 280ml、三乙胺 10ml,用冰醋酸调节 pH 值至 5.5 为流动相;检测波长为 295nm。分别取盐酸帕罗西汀、杂质Ⅰ与杂质Ⅱ对照品各 5mg,置同一 10ml 量瓶中,加流动相溶解并稀释至刻度,摇匀,作为系统适用性溶液,取 20μl 注入液相色谱仪,记录色谱图,出峰顺序依次为杂质Ⅰ、帕罗西汀与杂质Ⅱ,理论板数按帕罗西汀峰计算不低于 3000,帕罗西汀峰、杂质Ⅰ峰与杂质Ⅱ峰之间的分离度均应符合要求。

测定法 取本品约 10mg,精密称定,置 100ml 量瓶中,加流动相溶解并稀释至刻度,摇匀,作为供试品溶液,精密量取 20μl 注入液相色谱仪,记录色谱图;另取盐酸帕罗西汀对照品,同法测定。按外标法以峰面积计算,即得。

【类别】 抗抑郁药。

【贮藏】 密封保存。

【制剂】 盐酸帕罗西汀片

附:

杂质Ⅰ(去氟帕罗西汀)

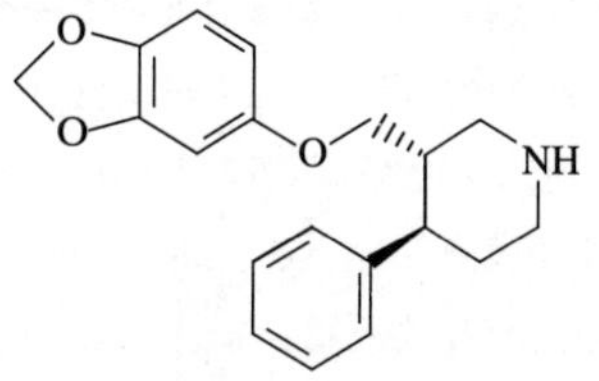

$C_{19}H_{20}NO_3$ 310.37

杂质Ⅱ(N-甲基帕罗西汀)

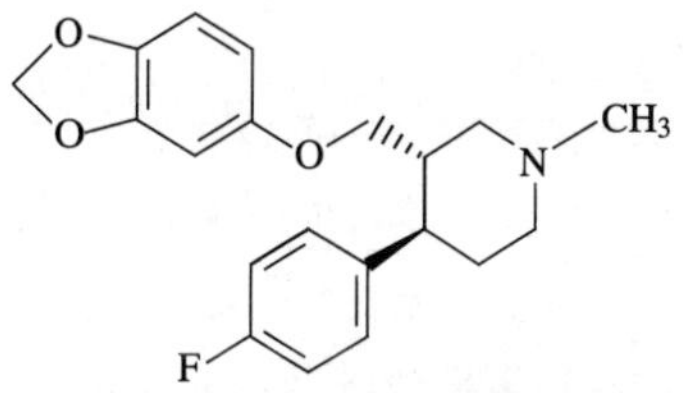

$C_{20}H_{22}FNO_3$ 343.39

盐酸舍曲林胶囊

Yansuan Shequlin Jiaonang

Sertraline Hydrochloride Capsules

本品含盐酸舍曲林按舍曲林($C_{17}H_{17}Cl_2N$)计算,应为标示量的 90.0%~110.0%。

【性状】 本品内容物为白色或类白色粉末或颗粒。

【鉴别】 (1)在含量测定项下记录的色谱图中,供试品溶液主峰的保留时间应与对照品溶液主峰的保留时间一致。

(2)取本品内容物适量,加乙醇使盐酸舍曲林溶解并稀释制成每 1ml 中约含舍曲林 0.2mg 的溶液,滤过,取续滤液,照紫外-可见分光光度法(通则 0401)测定,在 266nm、274nm 与 282nm 的波长处有最大吸收。

(3)取本品细粉约 0.1g,加乙醇-水(1:1)5ml,振摇使盐酸舍曲林溶解,滤过,滤液显氯化物鉴别(1)的反应(通则 0301)。

【检查】 **有关物质** 取本品内容物,混合均匀,取适量,加流动相使盐酸舍曲林溶解并稀释制成每 1ml 中约含舍曲林 0.5mg 的溶液,滤过,取续滤液作为供试品溶液;精密量取 1ml,置 100ml 量瓶中,用流动相稀释至刻度,摇匀,作为对照溶液;精密量取对照溶液 5ml,置 100ml 量瓶中,用流动相稀释至刻度,摇匀,作为灵敏度溶液。照盐酸舍曲林有关物质项下的方法测定。供试品溶液色谱图中如有杂质峰,各杂质峰面积的和不得大于对照溶液主峰面积(1.0%)。

溶出度 取本品,照溶出度与释放度测定法(通则 0931 第二法),以 pH 4.5 醋酸钠缓冲液(■取醋酸钠 3g,■[订正]加冰醋酸 1.6ml,再加水稀释至 1000ml,必要时用冰醋酸调节 pH 值至 4.5)900ml 为溶出介质,转速为每分钟 75 转,依法操作,经 30 分钟时,取溶液适量,滤过,取续滤液作为供试品溶液;另取盐酸舍曲林对照品适量,精密称定,先加少量甲醇使溶解,再用 pH 4.5 醋酸钠缓冲液定量稀释制成每 1ml 中约含舍曲林 50μg 的溶液,摇匀,作为对照品溶液。照含量测定项下的方法测定,按外标法以峰面积计算每粒的溶出量。限度为标示量的 80%,应符合规定。

其他 应符合胶囊剂项下有关的各项规定(通则 0103)。

【含量测定】 照高效液相色谱法(通则 0512)测定。

色谱条件与系统适用性试验 用辛烷基硅烷键合硅胶为填充剂;以磷酸二氢铵溶液(取磷酸二氢铵 5.75g,加三乙胺 5ml,加水溶解并稀释至 1000ml,用磷酸调节 pH 值至 5.0)-甲醇(35∶65)为流动相;检测波长为 220nm;理论板数按舍曲林峰计算不低于 2000。

测定法 取装量差异项下的内容物,混合均匀,取适量(约相当于舍曲林 10mg),精密称定,加流动相适量,超声使盐酸舍曲林溶解并定量稀释制成每 1ml 中约含舍曲林 0.05mg 的溶液,摇匀,滤过,取续滤液作为供试品溶液,精密量取 20μl,注入液相色谱仪,记录色谱图;另取盐酸舍曲林对照品,同法测定。按外标法以峰面积计算,即得。

【类别】 同盐酸舍曲林。

【规格】 50mg(按 $C_{17}H_{17}Cl_2N$ 计)

【贮藏】 密封保存。

盐 酸 氟 西 泮

Yansuan Fuxipan

Flurazepam Hydrochloride

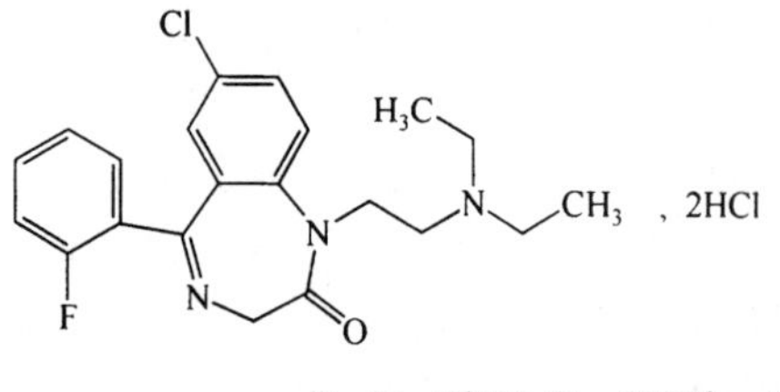

$C_{21}H_{23}ClFN_3O \cdot 2HCl$ 460.81

本品为 1-[2-(二乙氨基)乙基]-5-(2-氟苯基)-7-氯-1,3-二氢-2H-1,4-苯并二氮杂䓬-2-酮二盐酸盐。按干燥品计算,含 $C_{21}H_{23}ClFN_3O \cdot 2HCl$ 不得少于 98.5%。

【性状】 本品为类白色至微黄色结晶性粉末;几乎无臭;有强引湿性;遇光变质。

本品在水中极易溶解,在甲醇中易溶,在乙醇或三氯甲烷中溶解。

【鉴别】 (1)取本品约 10mg,加水 1ml 使溶解,加碘化铋钾试液,即生成橙红色沉淀。

(2)取本品,加硫酸甲醇溶液(1→36)制成每 1ml 中约含 10μg 的溶液,照紫外-可见分光光度法(通则 0401),在 239nm、284nm 与 363nm 的波长处有最大吸收,在 239nm 与 284nm 处的吸光度比值为 1.95~2.50。

(3)本品的红外光吸收图谱应与对照的图谱(光谱集 377 图)一致。

(4)本品的水溶液显氯化物鉴别(1)的反应(通则 0301)。

【检查】 **氟化物** 对照溶液的制备 精密称取氟化钠 221mg,置 100ml 量瓶中,加水 20ml 使溶解,加氢氧化钠溶液(1→2500)1ml,加水稀释至刻度,摇匀,贮于密闭的塑料容器内备用(每 1ml 相当于 1mg 的 F)。

供试品溶液的制备 取本品约 1g,精密称定,置 100ml 量瓶中,加枸橼酸钠缓冲液(pH 5.25)溶解并稀释至刻度,摇匀。

测定法 取对照溶液适量,加适量枸橼酸钠缓冲液(pH 5.25)分别制成每 1ml 中含 1μg、3μg、5μg 和 10μg 的溶液,另取供试品溶液,置 150ml 的塑料烧杯中(附聚四氟乙烯包裹的搅拌棒),在搅拌下,用装有氟离子选择电极和饱和甘汞电极(玻璃套管内装 30% 异丙醇制饱和氯化钾溶液)系统的电位计,测定上述各溶液的电位,根据不同的氟离子浓度(μg/ml)和相应的电位值(mV),用半对数坐标纸绘制标准曲线,根据测得的供试品溶液电位,在标准曲线上求得氟离子含量,含氟不得过 0.05%。

有关物质 避光操作。取本品,加甲醇制成每 1ml 中含 0.10g 的溶液,作为供试品溶液;另取 7-氯-5-(2-氟苯基)-1,3-二氢-2H-1,4-苯并二氮杂䓬-2-酮(杂质Ⅰ)对照品与 5-氯-2-(2-二乙氨基乙氨基)-2′-氟二苯甲酮盐酸盐(杂质Ⅱ)对照品,分别加甲醇制成每 1ml 中含 0.1mg 的溶液,作为对照品溶液。照薄层色谱法(通则 0502),吸取上述三种溶液各 10μl,分别点于同一硅胶 GF_{254} 薄层板上,用乙醚-二乙胺(150∶4)为展开剂,色谱缸四周贴附滤纸预先用展开剂平衡后,弃去,换入新配的展开剂,立即展开,展开后,取出置室温放置 5 分钟,立即用新配的展开剂按同方向重复展开一次,取出,晾干,置紫外光灯(254nm)下检视。供试品溶液如显与对照品溶液相应的杂质斑点,其颜色与对照品溶液的主斑点比较,不得更深(0.1%)。

干燥失重 取本品,在 105℃ 干燥 4 小时,减失重量不得过 0.5%(通则 0831)。

炽灼残渣 取本品 1.0g,依法检查(通则 0841),遗留残渣不得过 0.1%。

重金属 取炽灼残渣项下遗留的残渣,依法检查(通则 0821 第二法),含重金属不得过百万分之二十。

【含量测定】 取本品约 0.2g,精密称定,置 100ml 烧杯中,加醋酐 20ml 微温使溶解,加醋酸汞试液 5ml,用高氯酸滴定液(0.1mol/L)滴定,以玻璃-甘汞电极指示终点,并将滴定的结果用空白试验校正。每1ml高氯酸滴定液(0.1mol/L)相当于23.04mg的 $C_{21}H_{23}ClFN_3O \cdot 2HCl$。

【类别】 抗焦虑药。

【贮藏】 遮光,密封,阴凉处保存。

【制剂】 盐酸氟西泮胶囊

附:

杂质 I

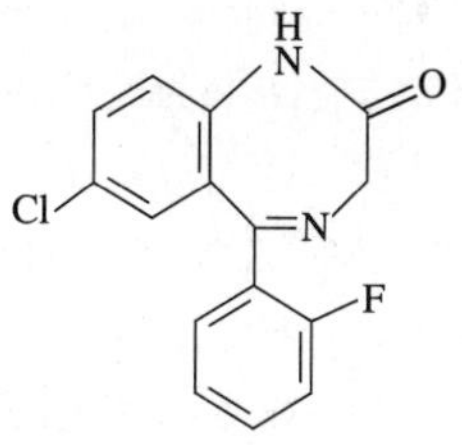

$C_{15}H_{10}ClFN_2O$　288.70

7-氯-5-(2-氟苯基)-1,3-二氢-2H-1,4-苯并二氮杂䓬-2-酮

杂质 II

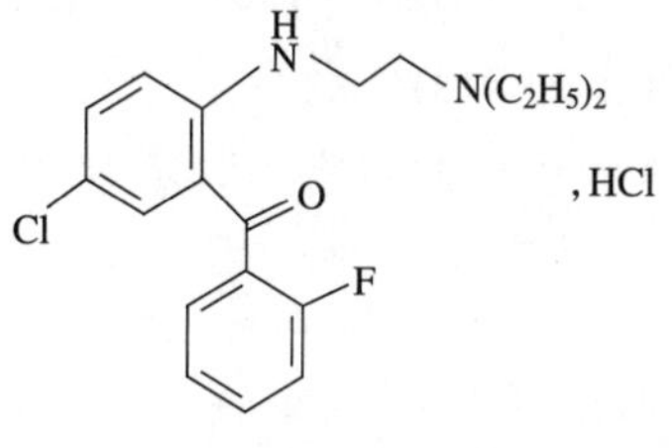

$C_{19}H_{22}ClFN_2O \cdot HCl$　■385.34■[订正]

5-氯-2-(2-二乙氨基乙氨基)-2'-氟二苯甲酮盐酸盐

盐酸氟奋乃静注射液

Yansuan Fufennaijing Zhusheye

Fluphenazine Hydrochloride Injection

本品为盐酸氟奋乃静的灭菌水溶液。含盐酸氟奋乃静($C_{22}H_{26}F_3N_3OS \cdot 2HCl$)应为标示量的95.0%~110.0%。

【性状】 本品为无色的澄明液体。

【鉴别】 (1)取本品适量(约相当于盐酸氟奋乃静20mg),加碳酸钠及碳酸钾各约100mg,混合均匀,先用小火小心加热,并蒸干,然后在600℃灰化,加水2ml使溶解,加盐酸(1:2)酸化,滤过,滤液加茜素锆试液0.5ml,溶液由红变黄。

(2)取本品适量(约相当于盐酸氟奋乃静3mg),加硫酸数滴,即显红黄色,加热后变绿色。

(3)在含量测定项下记录的色谱图中,供试品溶液主峰的保留时间应与对照品溶液主峰的保留时间一致。

(4)本品显氯化物鉴别(1)的反应(通则0301)。

【检查】 **pH值** 应为4.5~5.5(通则0631)。

其他 应符合注射剂项下有关的各项规定(通则0102)。

【含量测定】 精密量取本品适量(约相当于盐酸氟奋乃静10mg),置50ml量瓶中,用流动相A稀释至刻度,摇匀,精密量取10ml,置25ml量瓶中,用流动相A稀释至刻度,摇匀,作为供试品溶液,照盐酸氟奋乃静含量测定项下的方法测定,即得。

【类别】 同盐酸氟奋乃静。

【规格】 2ml:10mg

【贮藏】 ■遮光,密闭保存。■[修订]

盐酸班布特罗片

Yansuan Banbuteluo Pian

Bambuterol Hydrochloride Tablets

本品含盐酸班布特罗($C_{18}H_{29}N_3O_5 \cdot HCl$)应为标示量的90.0%~110.0%。

【性状】 本品为白色或类白色片。

【鉴别】 (1)在含量测定项下记录的色谱图中,供试品溶液主峰的保留时间应与对照品溶液主峰的保留时间一致。

(2)取本品细粉适量,加水溶解并稀释制成每1ml中约含盐酸班布特罗0.4mg的溶液,滤过,取续滤液,照紫外-可见分光光度法(通则0401)测定,在263nm的波长处有最大吸收,在238nm的波长处有最小吸收。

(3)取本品细粉适量,加水振摇,滤过,■滤液显氯化物鉴别(1)的反应(通则0301)。■[订正]

【检查】 **有关物质** 取本品细粉适量(约相当于盐酸班布特罗50mg),置50ml量瓶中,加流动相适量,振摇,使盐酸班布特罗溶解,用流动相稀释至刻度,摇匀,滤过,取续滤液作为供试品溶液;精密量取1ml,置100ml量瓶中,用流动相稀释至刻度,摇匀,作为对照溶液。照含量测定项下的色谱条件,精密量取上述两种溶液各20μl,分别注入液相色谱仪,记录色谱图至主成分峰保留时间的3倍。供试品溶液色谱图中如有杂质峰,各杂质峰面积的和不得大于对照溶液主峰面积的1.5倍(1.5%)。

含量均匀度 以含量测定项下测得的每片含量计算,应符合规定(通则0941)。

溶出度 取本品,照溶出度与释放度测定法(通则0931第二法),以水900ml为溶出介质,转速为每分钟50转,依法操作,经15分钟时,取溶液10ml,滤过,取续滤液,用水稀释制成每1ml中约含盐酸班布特罗10μg的溶液作为供试品溶液;另取盐酸班布特罗对照品适量,精密称定,加水溶解并定量稀释制成每1ml中约含10μg的溶液,作为对照品溶液,照含量测定项下的方法测定,计算每片的溶出量。限度为标示量的80%,应符合规定。

其他 应符合片剂项下有关的各项规定(通则0101)。

【含量测定】 照高效液相色谱法(通则0512)测定。

色谱条件与系统适用性试验 用十八烷基硅烷键合硅胶为填充剂;以[甲醇-乙腈-磷酸盐缓冲液(取磷酸二氢钾6.804g,加水 800ml 使溶解,用磷酸调节 pH 值至 3.0,加水使成 1000ml,摇匀)(30∶18∶52),每 1000ml 含辛烷磺酸钠 1.5g]为流动相;检测波长为 214nm。理论板数按班布特罗峰计算不低于 3000。

　　测定法　取本品 10 片,分别置 50ml 量瓶中,加水适量,充分振摇使盐酸班布特罗溶解,用水稀释至刻度,摇匀,滤过,精密量取续滤液适量,用水定量稀释制成每 1ml 中约含盐酸班布特罗 40μg 的溶液,作为供试品溶液,精密量取 20μl 注入液相色谱仪,记录色谱图;另取盐酸班布特罗对照品适量,精密称定,加水溶解并定量稀释制成每 1ml 中约含 40μg 的溶液,同法测定。按外标法以峰面积计算每片的含量,并求得 10 片的平均含量,即得。

　　【类别】　同盐酸班布特罗。

　　【规格】　(1)10mg　　(2)20mg

　　【贮藏】　遮光,密封保存。

盐酸特拉唑嗪

Yansuan Telazuoqin

Terazosin Hydrochloride

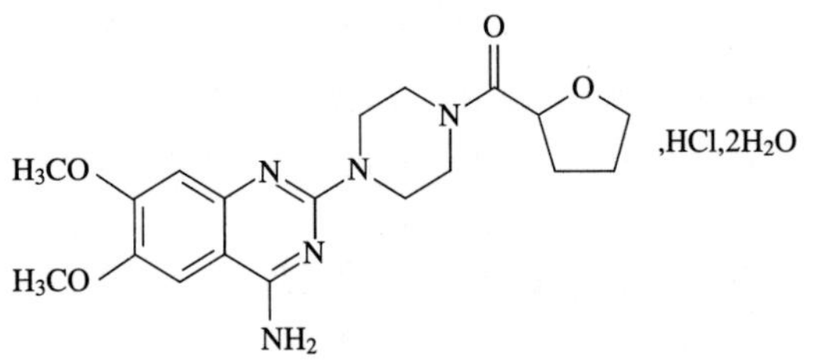

$$C_{19}H_{25}N_5O_4 \cdot HCl \cdot 2H_2O \quad 459.93$$

　　本品为 1-(4-氨基-6,7-二甲氧基-2-喹唑啉基)-4-(四氢-2-呋喃甲酰基)哌嗪盐酸盐二水合物。按干燥品计算,含 $C_{19}H_{25}N_5O_4 \cdot HCl$ 不得少于 98.5%。

　　【性状】　本品为白色或类白色结晶性粉末;几乎无臭。

　　本品在甲醇中溶解,在水中略溶,在乙醇中微溶。

　　【鉴别】　(1)取本品适量,加甲醇-水-盐酸(300∶700∶0.9)溶解并稀释制成每 1ml 中约含 5μg 的溶液,照紫外-可见分光光度法(通则 0401)测定,在 211nm、246nm 与 331nm 的波长处有最大吸收。

　　(2)在含量测定项下记录的色谱图中,供试品溶液主峰的保留时间应与对照品溶液主峰的保留时间一致。

　　(3)本品的红外光吸收图谱应与对照的图谱(光谱集 841 图)一致。

　　(4)本品的水溶液显氯化物鉴别(1)的反应(通则 0301)。

　　【检查】　**酸度**　取本品 0.20g,加水 20ml 溶解后,依法测定(通则 0631),pH 值应为 3.0～4.5。

　　溶液的澄清度与颜色　取本品 0.1g,加 90% 甲醇溶液 10ml 溶解后,溶液应澄清;如显色,与黄色 4 号标准比色液(通则 0901 第一法)比较,不得更深。

　　有关物质　取本品约 50mg,精密称定,置 50ml 量瓶中,加

溶剂[乙腈-水(20∶80)]溶解并稀释至刻度,摇匀,作为供试品溶液;分别精密称取 1-(4-氨基-6,7-二甲氧基-2-喹唑啉基)哌嗪二盐酸盐(杂质I)对照品和盐酸特拉唑嗪对照品各 30mg 及 1-(4-羟基-6,7-二甲氧基-2-喹唑啉基)-4-[(四氢呋喃-2-基)甲酰基]哌嗪(杂质III)对照品 10mg,置同一 100ml 量瓶中,加溶剂溶解并稀释至刻度,摇匀,作为对照品贮备液(1);精密称取 1,4-二(4-氨基-6,7-二甲氧基-2-喹唑啉基)哌嗪二盐酸盐(杂质IV)对照品 10mg,置 100ml 量瓶中,加溶剂溶解并稀释至刻度,摇匀,作为对照品贮备液(2);精密称取 2-氯-4-氨基-6,7-二甲氧基喹唑啉(杂质II)对照品 30mg,置 100ml 量瓶中,加二甲基亚砜溶解并稀释至刻度,摇匀,作为对照品贮备液(3)。分别精密量取对照品贮备液(1)、(2)和(3)1ml、4ml 和 1ml,置同一 100ml 量瓶中,用溶剂稀释至刻度,摇匀,作为对照品溶液。照高效液相色谱法(通则 0512)测定。用十八烷基硅烷键合硅胶为填充剂(Agilent XDB-C18 或 Inertsil ODS-3V C18,4.6mm×250mm,5μm 或效能相当的色谱柱);以乙腈为流动相 A,以高氯酸溶液(取三乙胺 2ml,加水至 1000ml,用高氯酸调节 pH 值至 2.0)为流动相 B,按下表进行梯度洗脱;流速为每分钟 1.0ml;检测波长 246nm;柱温 30℃。取对照品溶液 20μl 注入液相色谱仪,记录色谱图,特拉唑嗪峰的保留时间约为 33 分钟,杂质I峰、杂质II峰、杂质III峰和杂质IV峰的相对保留时间分别约为 0.45、0.66、0.7 和 1.5,杂质II峰与杂质III峰的分离度应大于 3.0。精密量取供试品溶液和对照品溶液各 20μl,分别注入液相色谱仪,记录色谱图。供试品溶液色谱图中如有与杂质I峰、杂质II峰、杂质III峰和杂质IV峰保留时间一致的色谱峰,按外标法以峰面积计算,杂质I和杂质II均不得过 0.3%,杂质III不得过 0.1%,杂质IV不得过 0.4%;其他单个杂质按外标法以对照品溶液中特拉唑嗪峰面积计算,均不得过 0.3%,杂质总量不得过 0.6%。

时间(分钟)	流动相 A(%)	流动相 B(%)
0	7.5	92.5
10	13	87
20	16	84
40	24	76
50	24	76
55	7.5	92.5
58	7.5	92.5

　　1-[(四氢呋喃-2-基)甲酰基]哌嗪(杂质V)　取本品约 25mg,精密称定,置 25ml 量瓶中,加流动相溶解并稀释至刻度,摇匀,作为供试品溶液;另取杂质V对照品约 10mg,精密称定,置 100ml 量瓶中,加乙腈溶解并稀释至刻度,摇匀,作为对照品贮备液(1);再取杂质III对照品约 5mg,精密称定,置 100ml 量瓶中,加流动相溶解并稀释至刻度,摇匀,作为对照品贮备液(2);精密量取对照品贮备液(1)和(2)各 1ml,置 100ml 量瓶中,用流动相稀释至刻度,摇匀,作为对照品溶液。照高效液相色谱法(通则 0512)测定。用十八烷基硅烷键合硅胶为填充剂(Agilent XDB-C18 柱,4.6mm×250mm,5μm 或 INTERCHROM C18 柱,4.6mm×150mm,3μm 或效能相当的色谱柱);以癸烷磺酸钠溶液(取癸烷磺酸钠 2.44g,加水 1000ml,加三乙胺 2ml,用磷酸调节 pH 值至

2.5)-乙腈(70：30)为流动相;检测波长210nm,流速为每分钟1.0ml,柱温30℃。取对照品溶液20μl注入液相色谱仪,记录色谱图,出峰顺序:杂质Ⅴ峰、杂质Ⅲ峰;杂质Ⅴ峰与杂质Ⅲ峰的分离度应大于9.5。精密量取供试品溶液与对照品溶液各20μl,分别注入液相色谱仪,记录色谱图,供试品溶液色谱图中如有与杂质Ⅴ峰保留时间一致的色谱峰,按外标法以峰面积计算,不得过0.1%。

干燥失重 取本品,在120℃干燥至恒重,减失重量应为7.0%～9.0%(通则0831)。

炽灼残渣 取本品1.0g,依法检查(通则0841),遗留残渣不得过0.1%。

重金属 取炽灼残渣项下遗留的残渣,依法检查(通则0821第二法),含重金属不得过百万分之十。

【含量测定】 照高效液相色谱法(通则0512)测定。

色谱条件与系统适用性试验 用十八烷基硅烷键合硅胶为填充剂;以乙腈-高氯酸溶液(取三乙胺2ml,加水至1000ml,用高氯酸调节pH值至2.0)(20：80)为流动相;检测波长为246nm。理论板数按特拉唑嗪峰计算不低于3000。

测定法 取本品约20mg,精密称定,置100ml量瓶中,加溶剂溶解并稀释至刻度,摇匀,精密量取5ml,置100ml量瓶中,用溶剂稀释至刻度,摇匀,作为供试品溶液。精密量取20μl,注入液相色谱仪,记录色谱图。另取盐酸特拉唑嗪对照品适量,同法操作,按外标法以峰面积计算,即得。

【类别】 抗高血压药及泌尿生殖系统药。

【贮藏】 遮光,密封保存。

【制剂】 (1)盐酸特拉唑嗪片 (2)盐酸特拉唑嗪胶囊

附:

杂质Ⅰ

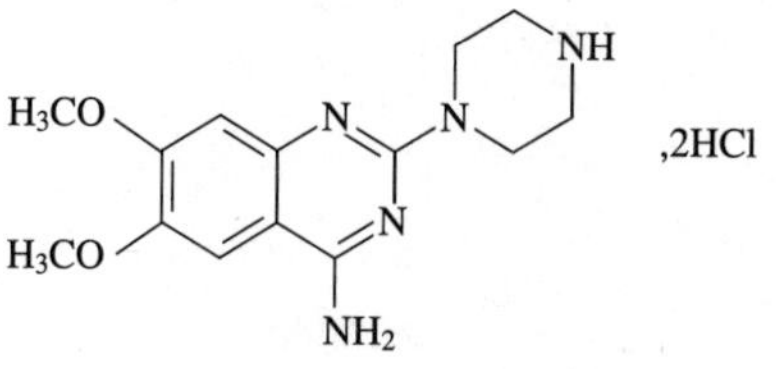

$C_{14}H_{19}N_5O_2 \cdot 2HCl$　362.25

1-(4-氨基-6,7-二甲氧基-2-喹唑啉基)哌嗪二盐酸盐

杂质Ⅱ

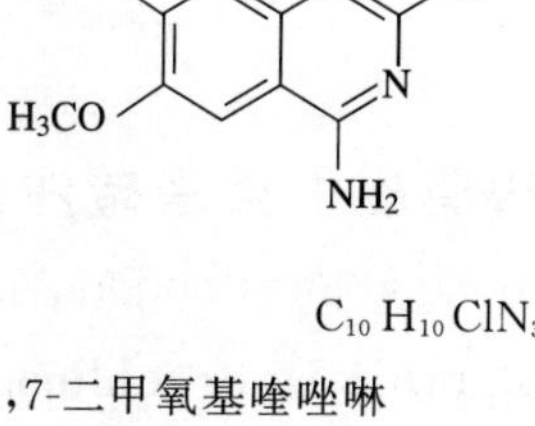

$C_{10}H_{10}ClN_3O_2$　239.66

2-氯-4-氨基-6,7-二甲氧基喹唑啉

杂质Ⅲ

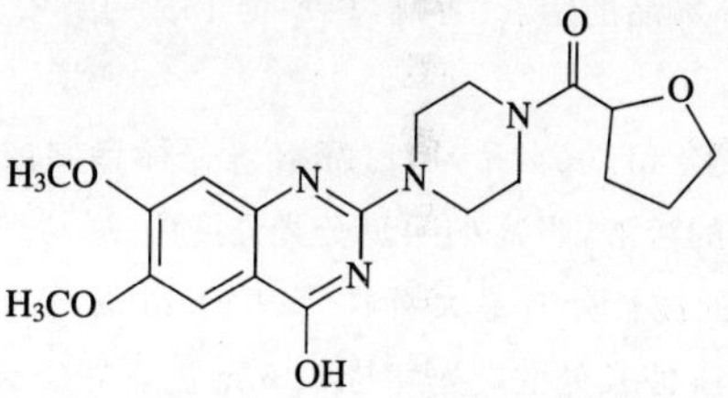

$C_{19}H_{24}N_4O_5$　388.42

1-(4-羟基-6,7-二甲氧基-2-喹唑啉基)-4-[(四氢呋喃-2-基)甲酰基]哌嗪

杂质Ⅳ

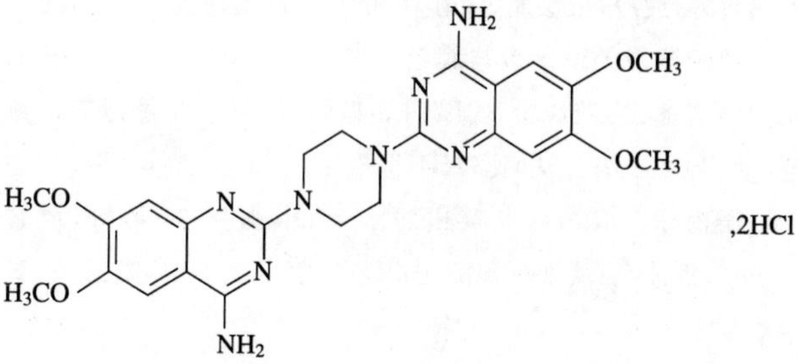

$C_{24}H_{28}N_8O_4 \cdot 2HCl$　565.45

1,4-二(4-氨基-6,7-二甲氧基-2-喹唑啉基)哌嗪二盐酸盐

■**杂质Ⅴ**

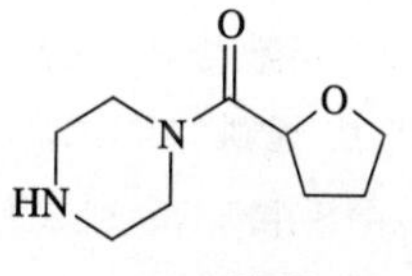

$C_9H_{16}N_2O_2$　184.24■[订正]

1-[(四氢呋喃-2-基)甲酰基]哌嗪

盐 酸 胺 碘 酮

Yansuan Andiantong

Amiodarone Hydrochloride

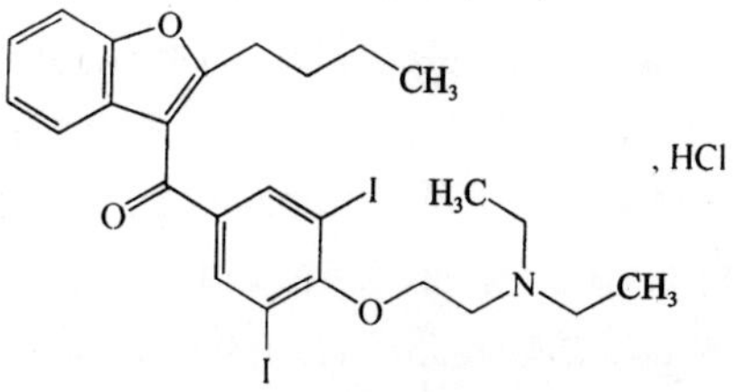

$C_{25}H_{29}I_2NO_3 \cdot HCl$　681.78

本品为(2-丁基-3-苯并呋喃基)[4-[2-(二乙氨基)乙氧基]-3,5-二碘苯基]甲酮盐酸盐。按干燥品计算,含$C_{25}H_{29}I_2NO_3 \cdot HCl$不得少于98.5%。

【性状】 本品为白色至微黄色结晶性粉末;无臭。

本品在三氯甲烷中易溶,在乙醇中溶解,在丙酮中微溶,在水中几乎不溶。

熔点 本品的熔点(通则 0612)为 158～162℃,熔融时同时分解。

【鉴别】 (1)取本品,加乙醇溶解并稀释制成每 1ml 中约含 10μg 的溶液,照紫外-可见分光光度法(通则 0401)测定,在 242nm 的波长处有最大吸收,在 223nm 的波长处有最小吸收,242nm 波长处的吸光度与 223nm 波长处的吸光度比值应为 1.47～1.61。

(2)本品的红外光吸收图谱应与对照的图谱(光谱集 382 图)一致。

(3)本品的乙醇溶液显氯化物鉴别(1)的反应(通则 0301)。

【检查】 **酸度** 取本品 0.50g,加水 10ml,置 80℃水浴中加热溶解,放冷,依法测定(通则 0631),pH 值应为 3.4～3.9。

甲醇溶液的澄清度与颜色 取本品 1.0g,加甲醇 20ml,振摇使溶解,溶液应澄清无色;如显色,与黄色 3 号标准比色液(通则 0901 第一法)比较,不得更深。

游离碘 取本品 0.50g,加水 10ml,振摇 30 秒钟,放置 5 分钟,滤过,滤液加稀硫酸 1ml 与三氯甲烷 2ml,振摇,三氯甲烷层不得显色。

2-氯-N,N-二乙基乙胺(杂质Ⅰ) 取本品,精密称定,加二氯甲烷溶解并定量稀释制成每 1ml 中含 100mg 的溶液,作为供试品溶液;■另取 2-氯-N,N-二乙基乙胺盐酸盐对照品适量,精密称定,加二氯甲烷溶解并定量稀释制成每 1ml 中约含 2-氯-N,N-二乙基乙胺(杂质Ⅰ)0.02mg 的溶液,作为对照品溶液;■[修订]精密量取供试品溶液与对照品溶液各 2ml,混匀,作为对照溶液。照薄层色谱法(通则 0502)试验,吸取供试品溶液与对照品溶液各 50μl,对照溶液 100μl,分别点于同一硅胶 GF₂₅₄ 薄层板上,以二氯甲烷-甲醇-无水甲酸(85∶10∶5)为展开剂,展开,晾干,喷稀碘化铋钾溶液,然后喷过氧化氢溶液,立即检视。供试品溶液如显与对照溶液中杂质Ⅰ R_f 值一致的斑点,与对照品溶液的主斑点比较,不得更深(0.02%)。

有关物质 取本品约 25mg,置 50ml 量瓶中,加乙腈-水(1∶1)溶解并稀释至刻度,摇匀,滤过,取续滤液作为供试品溶液;精密量取 1ml,置 100ml 量瓶中,用乙腈-水(1∶1)稀释至刻度,摇匀,作为对照溶液。照高效液相色谱法(通则 0512)试验,用十八烷基硅烷键合硅胶为填充剂;以缓冲溶液(取冰醋酸 3.0ml,加水 800ml,用氨试液调节 pH 值至 4.9,再加水稀释至 1000ml)-甲醇-乙腈(30∶30∶40)为流动相;检测波长为 240nm,理论板数按胺碘酮峰计算不低于 7000。精密量取供试品溶液与对照溶液各 10μl,分别注入液相色谱仪,记录色谱图至主成分峰保留时间的 2.5 倍。供试品溶液的色谱图中如有杂质峰,各杂质峰面积的和不得大于对照溶液主峰面积的 0.5 倍(0.5%)。

含碘量 取本品约 20mg,精密称定,照氧瓶燃烧法(通则 0703)进行有机破坏,用氢氧化钠试液 2ml 与水 10ml 为吸收液,俟吸收完全后,加溴醋酸溶液(取醋酸钾 10g,加冰醋酸适量使溶解,再加溴 0.4ml,再加冰醋酸使成 100ml)10ml,密塞,振摇,放置数分钟,加甲酸约 1ml,用水洗涤瓶口并通入空气

流约 3～5 分钟以除去剩余的溴蒸气,加碘化钾 2g,密塞,摇匀,用硫代硫酸钠滴定液(0.02mol/L)滴定,至近终点时,加淀粉指示液 1ml,继续滴定至蓝色消失,并将滴定的结果用空白试验校正。每 1ml 硫代硫酸钠滴定液(0.02mol/L)相当于 0.423mg 的碘(I),含碘量应为 36.0%～38.0%。

干燥失重 取本品,在 50℃减压干燥 4 小时,减失重量不得过 0.5%(通则 0831)。

炽灼残渣 取本品 1.0g,依法检查(通则 0841),遗留残渣不得过 0.1%。

重金属 取炽灼残渣项下遗留的残渣,依法检查(通则 0821 第二法),含重金属不得过百万分之十。

【含量测定】 取本品约 0.50g,精密称定,加 0.01mol/L 盐酸溶液 5.0ml 和乙醇 75ml 溶解,照电位滴定法(通则 0701),用氢氧化钠滴定液(0.1mol/L)滴定,两个突跃点体积的差为滴定体积。每 1ml 氢氧化钠滴定液(0.1mol/L)相当于 68.18mg 的 $C_{25}H_{29}I_2NO_3 \cdot HCl$。

【类别】 抗心律失常药。

【贮藏】 遮光,密封保存。

【制剂】 (1)盐酸胺碘酮片 (2)盐酸胺碘酮注射液 (3)盐酸胺碘酮胶囊

附:

杂质Ⅰ

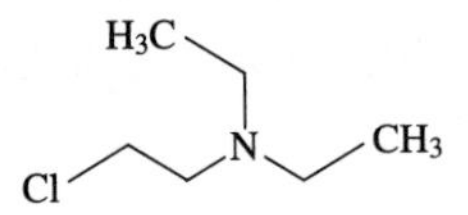

$C_6H_{14}ClN$ 135.64

2-氯-N,N-二乙基乙胺

杂质Ⅱ

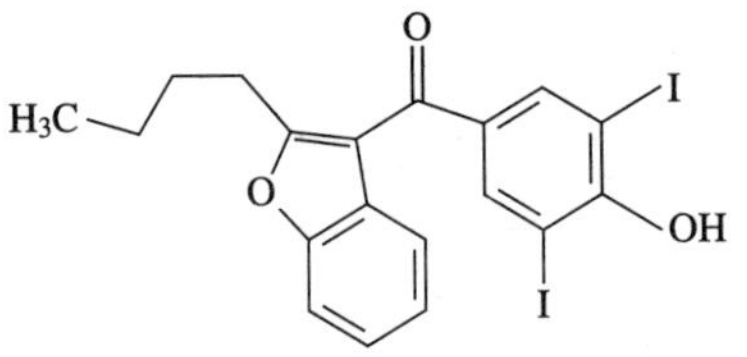

$C_{19}H_{16}O_3I_2$ 546.15

(2-丁基苯并呋喃-3-基)(4-羟基-3,5-二碘苯基)-甲酮

盐酸消旋山莨菪碱注射液

Yansuan Xiaoxuan Shanlangdangjian Zhusheye

Raceanisodamine Hydrochloride Injection

本品为消旋山莨菪碱加盐酸适量,并加氯化钠适量使成等渗的灭菌水溶液。含盐酸消旋山莨菪碱($C_{17}H_{23}NO_4 \cdot$

HCl)应为标示量的 90.0%～110.0%。

【性状】 本品为无色的澄明液体。

【鉴别】 取本品适量(约相当于消旋山莨菪碱 10mg),置水浴上蒸干后,残渣照消旋山莨菪碱片项下的鉴别试验,应显相同的反应。

【检查】 ▪pH 值 应为 3.5～5.5(通则 0631)。▪[修订]

有关物质 取本品适量,用 0.01mol/L 盐酸溶液稀释制成每 1ml 中约含盐酸消旋山莨菪碱 1.5mg 的溶液,作为供试品溶液;另取杂质I对照品适量,加 0.01mol/L 盐酸溶液溶解并稀释制成每 1ml 中约含 0.5mg 的溶液,作为对照品溶液;精密量取供试品溶液与对照品溶液各 1ml,置 100ml 量瓶中,加 0.01mol/L 盐酸溶液稀释至刻度,摇匀,作为对照溶液。照消旋山莨菪碱有关物质项下的方法测定,供试品溶液色谱图中如有杂质峰,单个杂质峰面积(杂质I峰乘以校正因子 0.44 计)不得大于对照溶液中消旋山莨菪碱顺、反式异构体两峰面积之和的 1.5 倍(1.5%),各杂质峰面积的和(杂质I峰应乘以校正因子 0.44 计)不得大于对照溶液中消旋山莨菪碱顺、反式异构体两峰面积之和的 2.5 倍(2.5%)。

细菌内毒素 取本品,依法检查(通则 1143),每 1mg 盐酸消旋山莨菪碱中含内毒素的量应小于 0.40EU。

其他 应符合注射剂项下有关的各项规定(通则 0102)。

【含量测定】 照高效液相色谱法(通则 0512)测定。

色谱条件与系统适用性试验 用十八烷基硅烷键合硅胶为填充剂;以 0.01mol/L 磷酸二氢钾溶液(含 0.15%三乙胺,用磷酸调节 pH 值至 6.5)-甲醇(70:30)为流动相;检测波长为 220nm。理论板数按消旋山莨菪碱峰计算不低于 2000。消旋山莨菪碱顺、反式异构体两色谱峰的分离度应符合要求。

测定法 精密量取本品适量(约相当于盐酸消旋山莨菪碱 10mg),置 50ml 量瓶中,用 0.01mol/L 盐酸溶液稀释至刻度,摇匀,精密量取 20μl 注入液相色谱仪,记录色谱图;另取消旋山莨菪碱对照品,同法测定。按外标法以顺、反式异构体峰面积之和计算,并将结果乘以 1.1195,即得。

【类别】 同消旋山莨菪碱。

【规格】 (1)1ml:2mg (2)1ml:5mg (3)1ml:10mg (4)1ml:20mg (5)2ml:10mg

【贮藏】 密闭保存。

盐 酸 氮 芥

Yansuan Danjie

Chlormethine Hydrochloride

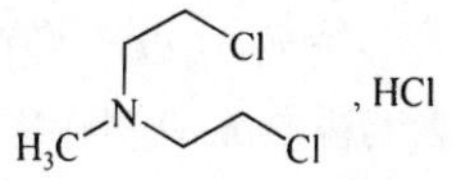

$C_5H_{11}Cl_2N \cdot HCl$ 192.52

本品为 N-甲基-N-(2-氯乙基)-2-氯乙胺盐酸盐。按干燥品计算,含 $C_5H_{11}Cl_2N \cdot HCl$ 不得少于 98.5%。

【性状】 本品为白色结晶性粉末;有引湿性与腐蚀性。本品在水中极易溶解,在乙醇中易溶。

熔点 本品的熔点(通则 0612)为 108～111℃。

【鉴别】 (1)取本品约 50mg,加硫代硫酸钠滴定液(0.1mol/L)0.5ml 与碳酸氢钠 50mg,小心加热,放冷,加稀盐酸使成酸性后,再加碘滴定液(0.05mol/L)1 滴,黄色不得消失。

(2)本品的红外光吸收图谱应与对照的图谱(光谱集 390 图)一致。

(3)本品显氯化物的鉴别反应(通则 0301)。

【检查】 酸度 取本品 50mg,加水 25ml 溶解后,依法测定(通则 0631),pH 值应为 3.0～5.0。

干燥失重 ▪取本品,置五氧化二磷干燥器中,减压干燥至恒重,减失重量不得过 0.5%(通则 0831)。▪[订正]

【含量测定】 取本品约 0.2g,精密称定,加 1mol/L 氢氧化钾的乙醇溶液 15ml,加水 15ml,摇匀,加热回流 2 小时,在水浴上蒸发使溶液体积减少一半,用水稀释至约 150ml,加硝酸 3ml,精密加硝酸银滴定液(0.1mol/L)50ml,剧烈振摇,滤过,用水洗涤滤渣,合并滤液与洗液,加 10%硫酸铁铵 1ml,用硫氰酸铵滴定液(0.1mol/L)滴定至溶液显淡红棕色,并将滴定的结果用空白试验校正。每 1ml 硝酸银滴定液(0.1mol/L)相当于 6.418mg 的 $C_5H_{11}Cl_2N \cdot HCl$。

【类别】 抗肿瘤药。

【贮藏】 遮光,密封保存。

【制剂】 盐酸氮芥注射液

▪盐酸氮䓬斯汀▪[修订]

Yansuan Danzhuositing

Azelastine Hydrochloride

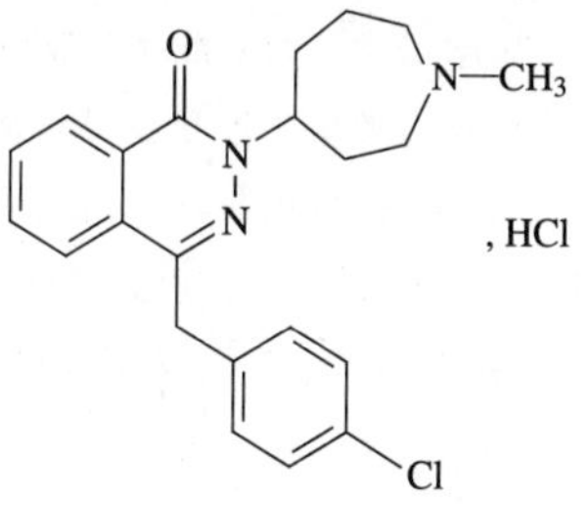

$C_{22}H_{24}ClN_3O \cdot HCl$ 418.37

▪本品为(±)4-(4-氯苄基)-2-(六氢-1-甲基-1H-氮杂䓬-4-基)-1(2H)-2,3-二氮杂萘酮盐酸盐▪[修订]。按干燥品计算,含 $C_{22}H_{24}ClN_3O \cdot HCl$ 不得少于 99.0%。

【性状】 本品为白色或类白色粉末或结晶性粉末;无臭。本品在甲醇中略溶,在水或乙醇中微溶,在冰醋酸中溶解。

【鉴别】 (1)取本品,加水溶解并稀释制成每 1ml 中约含 30μg 的溶液,照紫外-可见分光光度法(通则 0401)测定,在

286nm 的波长处有最大吸收,在 264nm 的波长处有最小吸收。

(2)本品的红外光吸收图谱应与对照品的图谱一致(通则0402)。

(3)本品的水溶液显氯化物鉴别(1)的反应(通则0301)。

【检查】 旋光度 取本品,精密称定,加水溶解并定量稀释制成每 1ml 中约含 5mg 的溶液(必要时可超声助溶),依法测定(通则0621),旋光度为 -0.01° 至 +0.01°。

酸度 取本品 50mg,加水 30ml 使溶解(必要时可超声助溶),依法测定(通则0631),pH 值应为 5.0～7.0。

有关物质 取本品适量,加流动相溶解并稀释制成每 1ml 中约含 1mg 的溶液,作为供试品溶液;精密量取 1ml,置 200ml 量瓶中,用流动相稀释至刻度,摇匀,作为对照溶液。照高效液相色谱法(通则0512)测定,用十八烷基硅烷键合硅胶为填充剂;以 4% 三乙胺溶液(用磷酸调节 pH 值至 6.0)-乙腈-甲醇(50:18:32)为流动相,检测波长为 289nm。■理论板数按氮䓬斯汀峰计算不低于 3000,氮䓬斯汀峰与相邻杂质峰之间的分离度应符合要求■[修订]。精密量取供试品溶液与对照溶液各 20μl,分别注入液相色谱仪,记录色谱图至主成分峰保留时间的 2 倍。供试品溶液色谱图中如有杂质峰,单个杂质峰面积不得大于对照溶液主峰面积的 0.4 倍(0.2%),各杂质峰面积的和不得大于对照溶液主峰面积(0.5%)。

残留溶剂 取本品约 0.1g,精密称定,置顶空瓶中,精密加入 5ml 内标溶液(乙酸乙酯浓度约为 80μg/ml 的 50% N,N-二甲基甲酰胺溶液)溶解,密封瓶口,作为供试品溶液;精密称取甲醇、乙醇、异丙醇、丙酮与二氯甲烷适量,用内标溶液溶解并定量稀释制成每 1ml 中约含甲醇 60μg、乙醇 100μg、丙酮 100μg、异丙醇 100μg 与二氯甲烷 12μg 的混合溶液,精密量取 5ml 置顶空瓶中,密封,作为对照品溶液。照残留溶剂测定法(通则0861 第二法)试验。以 6% 氰丙基苯基-94% 二甲基聚硅氧烷(或极性相近)为固定液,起始温度为 40℃,维持 8 分钟,以每分钟 60℃ 的速率升温至 160℃,维持 2 分钟;进样口温度为 200℃,FID 检测器温度为 250℃;载气为氮气;顶空瓶平衡温度为 85℃,平衡时间为 15 分钟。取对照品溶液顶空进样,各成分峰之间的分离度均应符合要求。取供试品溶液与对照品溶液分别顶空进样,记录色谱图,按内标法以峰面积计算,甲醇、乙醇、异丙醇、丙酮与二氯甲烷的残留量均应符合规定。

干燥失重 取本品,在 105℃ 干燥至恒重,减失重量不得过 1.0%(通则0831)。

炽灼残渣 取本品 1.0g,依法检查(通则0841),遗留残渣不得过 0.1%。

重金属 取炽灼残渣项下遗留的残渣,依法检查(通则0821 第二法),含重金属不得过百万分之二十。

【含量测定】 取本品约 0.3g,精密称定,加无水甲酸 5ml 与醋酐 30ml 溶解后,照电位滴定法(通则0701),用高氯酸滴定液(0.1mol/L)滴定,并将滴定的结果用空白试验校正。每 1ml 高氯酸滴定液(0.1mol/L)相当于 41.84mg 的 $C_{22}H_{24}ClN_3O \cdot HCl$。

【类别】 H_1 受体拮抗剂。

【贮藏】 密封保存。

【制剂】 ■(1)盐酸氮䓬斯汀片 (2)盐酸氮䓬斯汀鼻喷雾剂■[修订]

■曾用名:盐酸氮卓斯汀■[增订]

■盐酸氮䓬斯汀片■[修订]
Yansuan Danzhuositing Pian
Azelastine Hydrochloride Tablets

本品含■盐酸氮䓬斯汀■[修订]($C_{22}H_{24}ClN_3O \cdot HCl$)应为标示量的 90.0%～110.0%。

【性状】 本品为白色或类白色片或薄膜衣片,除去包衣后显白色或类白色。

【鉴别】 (1)在含量测定项下记录的色谱图中,供试品溶液主峰的保留时间应与对照品溶液主峰的保留时间一致。

(2)取本品细粉适量,加水振摇,滤过,滤液显氯化物鉴别(1)的反应(通则0301)。

【检查】 有关物质 取本品的细粉适量,加流动相溶解并稀释制成每 1ml 中约含■盐酸氮䓬斯汀■[修订] 0.5mg 的溶液,滤过,取续滤液作为供试品溶液;精密量取 1ml,置 100ml 量瓶中,用流动相稀释至刻度,摇匀,作为对照溶液。照含量测定项下的色谱条件,精密量取供试品溶液与对照溶液各 20μl,分别注入液相色谱仪,记录色谱图至主成分峰保留时间的 2 倍。供试品溶液色谱图中如有杂质峰,除相对保留时间0.25 之前的色谱峰外,各杂质峰面积的和不得大于对照溶液主峰面积(1.0%)。

含量均匀度 以含量测定项下测得的每片含量计算,应符合规定(通则0941)。

溶出度 取本品,照溶出度与释放度测定法(通则0931 第三法),以盐酸溶液(2→1000)100ml 为溶出介质,转速为每分钟 50 转,依法操作,经 30 分钟时,取溶液适量,滤过,取续滤液作为供试品溶液(1mg 规格);或精密量取续滤液 5ml,置 10ml 量瓶中,用溶出介质稀释至刻度,摇匀,作为供试品溶液(2mg 规格);另取■盐酸氮䓬斯汀■[修订]对照品适量,精密称定,加流动相溶解并定量稀释制成每 1ml 中约含 10μg 的溶液,作为对照品溶液。照含量测定项下的方法测定,计算每片的溶出量。限度为标示量的 80%,应符合规定。

其他 应符合片剂项下有关的各项规定(通则0101)。

【含量测定】 照高效液相色谱法(通则0512)测定。

色谱条件与系统适用性试验 用十八烷基硅烷键合硅胶为填充剂;以 4% 三乙胺溶液(用磷酸调节 pH 值至 6.0)-乙腈-甲醇(50:18:32)为流动相;检测波长为 289nm。理论板数按■氮䓬斯汀■[修订]峰计算不低于 3000,■氮䓬斯汀■[修订]峰与相邻杂质峰之间的分离度应符合要求。

测定法 取本品 10 片,分别置 25ml 量瓶(1mg 规格)或

50ml 量瓶（2mg 规格）中，加流动相溶解并稀释至刻度，摇匀，滤过，取续滤液作为供试品溶液，精密量取 20μl 注入液相色谱仪，记录色谱图；另取▪盐酸氮䓬斯汀▪[修订]对照品适量，精密称定，加流动相溶解并定量稀释制成每 1ml 中约含 40μg 的溶液，同法测定。按外标法以峰面积计算每片的含量，并求得 10 片的平均含量，即得。

【类别】 ▪同盐酸氮䓬斯汀▪[修订]。

【规格】 （1）1mg （2）2mg

【贮藏】 密封，干燥处保存。

▪曾用名：盐酸氮卓斯汀片▪[增订]

▪盐酸氮䓬斯汀鼻喷雾剂▪[修订]

Yansuan Danzhuositing Bipenwuji

Azelastine Hydrochloride Nasal Spray

本品为多剂量、定量鼻用喷雾剂，含▪盐酸氮䓬斯汀▪[修订]（$C_{22}H_{24}ClN_3O \cdot HCl$）应为标示量的 90.0%～110.0%。

【性状】 本品内容物为无色透明液体，揿压阀门，药液即呈雾状喷出。

【鉴别】 （1）在含量测定项下记录的色谱图中，供试品溶液主峰的保留时间应与对照品溶液主峰的保留时间一致。

（2）取本品 10ml，加磷钨酸试液 1ml，即生成白色沉淀。

【检查】 pH 值 取本品，依法测定（通则 0631），pH 值应为 5.0～7.0。

每喷主药含量 取本品 1 瓶，充分振摇，除去帽盖，试喷 5 次，用甲醇洗净喷口，充分干燥后，使喷头恰好插入一倒立倾斜的 25ml 量瓶中，喷射 10 次或 20 次（喷射每次间隔 5 秒并缓缓振摇），取出药瓶，用流动相洗净喷口内外，洗液并入量瓶中，用流动相稀释至刻度，摇匀，制成每 1ml 中约含▪盐酸氮䓬斯汀▪[修订]56μg 的溶液，作为供试品溶液。照含量测定项下的方法测定，所得结果除以 10 或 20，即为平均每喷主药含量，每喷含▪盐酸氮䓬斯汀▪[修订]应为标示量的 80.0%～120.0%。

有关物质 量取本品内容物适量，用流动相稀释制成每 1ml 中约含▪盐酸氮䓬斯汀▪[修订]0.5mg 的溶液，作为供试品溶液；精密量取 1ml，置 100ml 量瓶中，用流动相稀释至刻度，摇匀，作为对照溶液。照▪盐酸氮䓬斯汀▪[修订]有关物质项下的方法测定，供试品溶液色谱图中如有杂质峰，除相对保留时间 0.25 之前的色谱峰外，各杂质峰面积的和不得大于对照溶液主峰面积（1.0%）。

其他 应符合鼻用制剂（通则 0106）和喷雾剂（通则 0112）项下有关的各项规定。

【含量测定】 照高效液相色谱法（通则 0512）测定。

色谱条件与系统适用性试验 用十八烷基硅烷键合硅胶为填充剂；以 4% 三乙胺溶液（用磷酸调节 pH 值至 6.0）-乙腈-甲醇（50：18：32）为流动相；检测波长为 289nm。理论板数按▪氮䓬斯汀▪[修订]峰计算不低于 3000，▪氮䓬斯汀▪[修订]峰

与相邻杂质峰之间的分离度应符合要求。

测定法 精密量取本品内容物适量，用流动相定量稀释制成每 1ml 中约含▪盐酸氮䓬斯汀▪[修订]0.05mg 的溶液，作为供试品溶液，精密量取 20μl，注入液相色谱仪，记录色谱图；另取▪盐酸氮䓬斯汀▪[修订]对照品适量，精密称定，加流动相溶解并定量稀释制成每 1ml 中约含 0.05mg 的溶液，同法测定。按外标法以峰面积计算，即得。

【类别】 ▪同盐酸氮䓬斯汀▪[修订]。

【规格】 （1）10ml：10mg，70 喷，每喷 0.14mg
（2）10ml：10mg，140 喷，每喷 0.07mg

【贮藏】 密闭，阴凉处保存。

▪曾用名：盐酸氮卓斯汀鼻喷雾剂▪[增订]

盐酸普罗帕酮胶囊

Yansuan Puluopatong Jiaonang

Propafenone Hydrochloride Capsules

本品含盐酸普罗帕酮（$C_{21}H_{27}NO_3 \cdot HCl$）应为标示量的 90.0%～110.0%。

【鉴别】 （1）取本品的内容物适量（约相当于盐酸普罗帕酮 20mg），加乙醇 4ml，使盐酸普罗帕酮溶解，滤过，取滤液加二硝基苯肼试液，振摇，即生成金黄色沉淀。

（2）取含量测定项下的溶液，照紫外-可见分光光度法（通则 0401）测定，在 210nm、248nm 与 304nm 的波长处有最大吸收。

（3）▪取本品的内容物，加水使盐酸普罗帕酮溶解，滤过，滤液显氯化物鉴别（1）的反应（通则 0301）。▪[订正]

【检查】 应符合胶囊剂项下有关的各项规定（通则 0103）。

【含量测定】 取装量差异项下的内容物，混合均匀，精密称取适量（约相当于盐酸普罗帕酮 20mg），置 100ml 量瓶中，加乙醇适量，振摇使盐酸普罗帕酮溶解（必要时可在温水浴中加热，使溶解后再放冷），加乙醇稀释至刻度，摇匀，滤过，精密量取续滤液 5ml，置 50ml 量瓶中，加乙醇稀释至刻度，摇匀。照紫外-可见分光光度法（通则 0401），在 248nm 的波长处测定吸光度，按 $C_{21}H_{27}NO_3 \cdot HCl$ 的吸收系数（$E_{1cm}^{1\%}$）为 220 计算，即得。

【类别】 同盐酸普罗帕酮。

【规格】 （1）100mg （2）150mg

【贮藏】 遮光，密封保存。

盐酸赛庚啶片

Yansuan Saigengding Pian

Cyproheptadine Hydrochloride Tablets

本品含无水盐酸赛庚啶（$C_{21}H_{21}N \cdot HCl$）应为标示量的

93.0%～107.0%。

【性状】 本品为白色片。

【鉴别】 (1)取含量测定项下的供试品溶液,照盐酸赛庚啶项下的鉴别(1)项试验,显相同的结果。

(2)取本品细粉适量(约相当于无水盐酸赛庚啶 20mg),置分液漏斗中,加水 10ml 和 0.1mol/L 氢氧化钠溶液 2.5ml,振摇使盐酸赛庚啶溶解,加二氯甲烷 10ml 振摇提取,静置使分层,二氯甲烷层经铺有脱脂棉与无水硫酸钠的滤器滤过,滤液蒸发至干,取残渣,依法测定(通则 0402)。■本品的红外光吸收图谱应与盐酸赛庚啶对照品同法制备的图谱■[订正]一致。

(3)取本品的细粉适量(约相当于无水盐酸赛庚啶 20mg),加水 7ml,振摇使盐酸赛庚啶溶解,滤过,滤液显氯化物鉴别(1)的反应(通则 0301)。

【检查】 含量均匀度 取本品 1 片,置 100ml 量瓶中,加盐酸溶液(9→50)2.0ml,振摇使崩解后,照含量测定项下的方法,自"加无水乙醇约 50ml"起,依法测定含量,应符合规定(通则 0941)。

溶出度 取本品,照溶出度与释放度测定法(通则 0931 第二法),以 0.1mol/L 盐酸溶液 900ml 为溶出介质,转速为每分钟 50 转,依法操作,经 30 分钟时,取溶液适量,滤过,取续滤液作为供试品溶液;另取盐酸赛庚啶对照品约 11mg,精密称定,置 100ml 量瓶中,加乙醇适量,振摇使溶解,用乙醇稀释至刻度,摇匀,精密量取 2ml,置 100ml 量瓶中,用 0.1mol/L 盐酸溶液稀释至刻度,摇匀,作为对照品溶液。照高效液相色谱法(通则 0512)测定,用辛烷基硅烷键合硅胶为填充剂,以磷酸二氢钾缓冲液(取磷酸二氢钾 6.12g,加水 900ml 使溶解,用磷酸调节 pH 值至 4.5,用水稀释至 1000ml)-乙腈(60∶40)为流动相,检测波长为 285nm。理论板数按赛庚啶峰计算不低于 2000,拖尾因子不得过 2.5。精密量取对照品溶液与供试品溶液各 25μl,分别注入液相色谱仪,记录色谱图。按外标法以峰面积计算每片的溶出量。限度为标示量的 80%,应符合规定。

其他 应符合片剂项下有关的各项规定(通则 0101)。

【含量测定】 取本品 20 片,精密称定,研细,精密称取适量(约相当于无水盐酸赛庚啶 1.5mg),置 100ml 量瓶中,加盐酸溶液(9→50)2.0ml,振摇 2～3 分钟,加无水乙醇约 50ml,振摇 10 分钟,使盐酸赛庚啶溶解,用无水乙醇稀释至刻度,摇匀,离心,取上清液作为供试品溶液,照紫外-可见分光光度法(通则 0401),在 286nm 的波长处测定吸光度,按 $C_{21}H_{21}N \cdot HCl$ 的吸收系数($E_{1cm}^{1\%}$)为 353 计算,即得。

【类别】 同盐酸赛庚啶。

【规格】 2mg(按 $C_{21}H_{21}N \cdot HCl$ 计)

【贮藏】 遮光,密封保存。

格 列 美 脲 片

Geliemeiniao Pian

Glimepiride Tablets

本品含格列美脲($C_{24}H_{34}N_4O_5S$)应为标示量的 90.0%～110.0%。

【性状】 本品为白色片或着色异形片。

【鉴别】 (1)在含量测定项下记录的色谱图中,供试品溶液主峰的保留时间应与对照品溶液主峰的保留时间一致。

(2)取本品的细粉适量(约相当于格列美脲 1mg),置 100ml 量瓶中,加乙醇适量,超声使格列美脲溶解,用乙醇稀释至刻度,摇匀,滤过,取续滤液照紫外-可见分光光度法(通则 0401)测定,在 228nm 的波长处有最大吸收。

【检查】 有关物质 取本品的细粉适量(约相当于格列美脲 2mg),置 10ml 量瓶中,加 80%乙腈溶液适量,超声使格列美脲溶解,放冷,用 80%乙腈溶液稀释至刻度,摇匀,滤过,取续滤液作为供试品溶液;精密量取 1ml,置 100ml 量瓶中,用 80%乙腈溶液稀释至刻度,摇匀,作为对照溶液;精密量取对照溶液 1ml,置 20ml 量瓶中,用 80%乙腈溶液稀释至刻度,摇匀,作为灵敏度溶液。照含量测定项下的色谱条件,取灵敏度溶液 20μl,注入液相色谱仪,记录色谱图,格列美脲峰信噪比应不小于 10。精密量取供试品溶液与对照溶液各 10μl,分别注入液相色谱仪,记录色谱图至主成分峰保留时间的 3 倍。供试品溶液的色谱图中如有与杂质Ⅲ峰保留时间一致的色谱峰,其峰面积乘以校正因子 0.77 后不得大于对照溶液主峰面积(1.0%),其他单个杂质峰面积不得大于对照溶液主峰面积的 0.5 倍(0.5%),其他杂质峰面积的和不得大于对照溶液主峰面积(1.0%)。供试品溶液色谱图中小于灵敏度溶液色谱图中主成分峰面积的峰忽略不计(0.05%)。

含量均匀度 取本品 1 片,置 25ml(1mg 规格)或 50ml(2mg 规格)量瓶中,加水 1～2ml,超声使崩解,加 80%乙腈溶液适量,超声使格列美脲溶解,放冷,用 80%乙腈溶液稀释至刻度,摇匀,滤过,取续滤液作为供试品溶液,照含量测定项下方法测定含量,应符合规定(通则 0941)。

溶出度 取本品,照溶出度与释放度测定法(通则 0931 第二法),以磷酸盐缓冲液(取磷酸二氢钾 0.58g 与磷酸氢二钠 22.34g,加水 1000ml,振摇使溶解,用 10%磷酸溶液或 1mol/L 氢氧化钠溶液调 pH 值至 7.80±0.05)900ml 为溶出介质,转速为每分钟 75 转,依法操作,■经 15 分钟时,取溶液 5ml,滤过,取续滤液,或者以每分钟 4000 转离心 10 分钟,取上清液,作为供试品溶液;另取格列美脲对照品约 10mg,精密称定,置 100ml 量瓶中,加 80%乙腈适量使溶解并稀释至刻度,摇匀;精密量取 1ml,置 100ml(1mg 规格)或 50ml(2mg 规格)量瓶中,用溶出介质稀释至刻度,摇匀,作为对照品溶液。照含量测定项下的色谱条件,精密量取供试品溶液与对照品溶液各 50μl,分别注入液相色谱仪,记录色谱图,按外标法以峰面积计算每片的溶出量。限度为标示量的 80%,应符合规定。■[修订]

其他 应符合片剂项下有关的各项规定(通则 0101)。

【含量测定】 照高效液相色谱法(通则 0512)测定。

色谱条件与系统适用性试验 用十八烷基硅烷键合硅胶为填充剂;以乙腈-0.1%磷酸二氢钠溶液(用磷酸调节 pH 值至 3.0±0.5)(50∶50)为流动相;检测波长为 228nm。取格列美脲杂质Ⅰ、杂质Ⅱ、杂质Ⅲ对照品各适量,加 80%乙腈溶液溶解并稀释制成每 1ml 中各约含 20μg 的溶液,作为杂质对照品贮备液。另取格列美脲对照品约 10mg,置 100ml 量瓶中,加杂质对照品贮备液 1ml,用 80%乙腈溶液稀释至刻度,摇匀,作为系统适用性溶液,取 10μl,注入液相色谱仪,记录色谱图,出峰顺序依次为杂质Ⅲ、杂质Ⅱ、杂质Ⅰ和格列美脲。理论板数按格列美脲峰计不低于 2000,格列美脲峰及各杂质峰之间的分离度均应符合要求。

测定法 取本品 20 片,精密称定,研细,精密称取细粉适量(约相当于格列美脲 10mg),置 50ml 量瓶中,加 80%乙腈溶液适量,超声使格列美脲溶解,放冷,用 80%乙腈溶液稀释至刻度,摇匀,滤过,精密量取续滤液 5ml,置 25ml 量瓶中,用 80%乙腈溶液稀释至刻度,摇匀,作为供试品溶液,精密量取 10μl,注入液相色谱仪,记录色谱图;另取格列美脲对照品适量,精密称定,加 80%乙腈溶液溶解并定量稀释制成每 1ml 中含 40μg 的溶液,同法测定。按外标法以峰面积计算,即得。

【类别】 同格列美脲。

【规格】 (1)1mg (2)2mg

【贮藏】 遮光,密封,在干燥处保存。

格列美脲胶囊

Geliemeiniao Jiaonang

Glimepiride Capsules

本品含格列美脲($C_{24}H_{34}N_4O_5S$)应为标示量的 90.0%～110.0%。

【性状】 本品内容物为白色粉末。

【鉴别】 (1)在含量测定项下记录的色谱图中,供试品溶液主峰的保留时间应与对照品溶液主峰的保留时间一致。

(2)取本品内容物适量(约相当于格列美脲 1mg),置 100ml 量瓶中,加乙醇适量,超声使格列美脲溶解,用乙醇稀释至刻度,摇匀,滤过,取续滤液照紫外-可见分光光度法(通则 0401)测定,在 228nm 的波长处有最大吸收。

【检查】 有关物质 取本品内容物适量(约相当于格列美脲 2mg),置 10ml 量瓶中,加 80%乙腈溶液适量,超声使格列美脲溶解,放冷,用 80%乙腈溶液稀释至刻度,摇匀,滤过,取续滤液作为供试品溶液;精密量取 1ml,置 100ml 量瓶中,用 80%乙腈溶液稀释至刻度,摇匀,作为对照溶液;精密量取对照溶液 1ml,置 20ml 量瓶中,用 80%乙腈溶液稀释至刻度,摇匀,作为灵敏度溶液。照含量测定项下的色谱条件,取灵敏度溶液 20μl,注入液相色谱仪,记录色谱图,格列美脲峰信噪比应不小于 10。精密量取供试品溶液与对照溶液各 10μl,分别注入液相色谱仪,记录色谱图至主成分峰保留时间的 3 倍。供试品溶液的色谱图中如有与杂质Ⅲ峰保留时间一致的色谱峰,其峰面积乘以校正因子 0.77 后不得大于对照溶液主峰面积(1.0%),其他单个杂质峰面积不得大于对照溶液主峰面积的 0.5 倍(0.5%),其他各杂质峰面积的和不得大于对照溶液主峰面积(1.0%)。供试品溶液色谱图中小于灵敏度溶液色谱图中主成分峰面积的峰忽略不计(0.05%)。

含量均匀度 取本品 1 粒,置 50ml 量瓶中,加水 1～2ml,超声使崩解,加 80%乙腈溶液适量,超声使格列美脲溶解,放冷,用 80%乙腈溶液稀释至刻度,摇匀,滤过,取续滤液作为供试品溶液。照含量测定项下的方法测定含量,应符合规定(通则 0941)。

溶出度 取本品,照溶出度与释放度测定法(通则 0931 第二法),以磷酸盐缓冲液(取磷酸二氢钾 0.58g 与磷酸氢二钠 22.34g,加水 1000ml,振摇使溶解,用 10%磷酸溶液或 1mol/L 氢氧化钠溶液调节 pH 值至 7.80±0.05)900ml 为溶出介质,转速为每分钟 75 转,依法操作,■经 15 分钟时,取溶液 5ml,滤过,取续滤液,或者以每分钟 4000 转离心 10 分钟,取上清液,作为供试品溶液;另取格列美脲对照品约 10mg,精密称定,置 100ml 量瓶中,加 80%乙腈适量使溶解并定量稀释至刻度,摇匀;精密量取 1ml,置 50ml 量瓶中,用溶出介质稀释至刻度,摇匀,作为对照品溶液。照含量测定项下的色谱条件,精密量取供试品溶液与对照品溶液各 50μl,分别注入液相色谱仪,记录色谱图,按外标法以峰面积计算每粒的溶出量。限度为标示量的 80%,应符合规定。■[修订]

其他 应符合胶囊剂项下有关的各项规定(通则 0103)。

【含量测定】 照高效液相色谱法(通则 0512)测定。

色谱条件与系统适用性试验 用十八烷基硅烷键合硅胶为填充剂;以乙腈-0.1%磷酸二氢钠溶液(用磷酸调节 pH 值至 3.0±0.5)(50∶50)为流动相;检测波长为 228nm。取格列美脲杂质Ⅰ、杂质Ⅱ与杂质Ⅲ对照品各适量,加 80%乙腈溶液溶解并稀释制成每 1ml 中各约含 20μg 的溶液,作为杂质对照品贮备液。另取格列美脲对照品约 10mg,置 100ml 量瓶中,加杂质对照品贮备液 1ml,用 80%乙腈溶液稀释至刻度,摇匀,作为系统适用性溶液,取 10μl,注入液相色谱仪,记录色谱图,出峰顺序依次为杂质Ⅲ、杂质Ⅱ、杂质Ⅰ和格列美脲。理论板数按格列美脲峰计算不低于 2000,格列美脲峰及各杂质峰之间的分离度均应符合要求。

测定法 取本品 20 粒,倾出内容物,精密称定,研细,精密称取细粉适量(约相当于格列美脲 10mg),置 50ml 量瓶中,加 80%乙腈溶液适量,超声使格列美脲溶解,放冷,用 80%乙腈溶液稀释至刻度,摇匀,滤过,精密量取续滤液 5ml,置 25ml 量瓶中,用 80%乙腈溶液稀释至刻度,摇匀,作为供试品溶液,精密量取

10μl,注入液相色谱仪,记录色谱图;另取格列美脲对照品适量,精密称定,加80%乙腈溶液溶解并定量稀释制成每1ml中约含40μg的溶液,同法测定。按外标法以峰面积计算,即得。

【类别】 同格列美脲。

【规格】 2mg

【贮藏】 遮光,密封,在干燥处保存。

恩 氟 烷

Enfuwan

Enflurane

$C_3H_2ClF_5O$ 184.49

本品为2-氯-1-(二氟甲氧基)-1,1,2-三氟乙烷。

【性状】 本品为无色易流动的液体;具有特殊的臭气。

相对密度 ■本品的相对密度(通则0601韦氏比重秤法)应为1.523~1.530。■[订正]

馏程 本品的馏程(通则0611)应为55.5~57.5℃。

折光率 本品的折光率(通则0622)应为1.302~1.304。

【鉴别】 (1)本品显有机氟化物的鉴别反应(通则0301)。

(2)本品的红外光吸收图谱应与对照的图谱(光谱集807图)一致。

【检查】 **酸碱度** 取本品20ml,加水20ml,振摇3分钟,静置使分层,分取水层,加溴甲酚紫指示液2滴,如显黄色,加氢氧化钠滴定液(0.01mol/L)0.10ml,应变为紫色;如显紫色,加盐酸滴定液(0.01mol/L)0.60ml,应变为黄色。

氯化物 取本品5ml,加新沸放冷的水25ml,振摇3分钟,静置使分层,分取水层,依法检查(通则0801),与标准氯化钠溶液5.0ml制成的对照液比较,不得更浓(0.000 65%)。

氟化物 操作时使用塑料用具。

标准溶液的制备 精密称取经105℃干燥4小时的氟化钠221mg,置100ml量瓶中,加水20ml使溶解,再加入氢氧化钠溶液(0.04%)1.0ml,用水稀释至刻度,摇匀,作为标准贮备液(每1ml相当于1mg的氟)。精密量取标准贮备液适量,用缓冲溶液(pH 5.25)(取氯化钠110g与枸橼酸钠1g,置2000ml量瓶中,加水700ml,振摇使溶解,小心加氢氧化钠150g,振摇使溶解,放冷,在振摇下加冰醋酸450ml和异丙醇600ml,用水稀释至刻度,混匀,溶液的pH值应在5.0~5.5之间)分别稀释制成每1ml中含氟1、3、5、10μg的溶液,即得。

供试品溶液的制备 精密量取本品25ml,精密加水25ml,振摇5分钟,静置使分层,精密量取水层10ml,再精密加缓冲溶液(pH 5.25)10ml,摇匀,即得。

测定法 取上述标准溶液与供试品溶液,以甘汞电极为参比电极,氟电极为选择电极,分别测量标准溶液和供试品溶液的电位值。以氟离子浓度(μg/ml)的对数值为横坐标,以电位值(mV)为纵坐标,作图,绘制标准曲线,根据测得的供试品溶液的电位值,从标准曲线上确定供试品溶液中的氟离子浓度,不得大于5μg/ml[0.001%(W/V)]。

有关物质 取本品1ml,置100ml量瓶中,加正己烷稀释至刻度,摇匀,作为供试品溶液。照气相色谱法(通则0521)试验,以2-硝基对苯二酸改性的聚乙二醇20M(FFAP或极性相近)为固定液的毛细管柱为色谱柱;柱温为60℃;进样口温度为150℃;采用电子捕获检测器,检测器温度为220℃。理论板数按恩氟烷峰计算不低于15 000,恩氟烷峰与相邻杂质峰的分离度应符合要求。取供试品溶液1μl注入气相色谱仪,记录色谱图。按面积归一化法计算,各杂质峰面积的和不得大于主峰面积的8.0%。

残留溶剂 取本品,精密称定,加环己烷制成每1ml中约含0.1g的溶液,作为供试品溶液;另取三氯甲烷,精密称定,加环己烷制成每1ml中约含6μg的溶液,作为对照品溶液。照残留溶剂测定法(通则0861第三法)测定,以2-硝基对苯二酸改性的聚乙二醇20M(FFAP或极性相近)为固定液的毛细管柱为色谱柱;柱温为60℃;进样口温度为150℃;采用电子捕获检测器,检测器温度为220℃。精密量取对照品溶液与供试品溶液各1μl,分别注入气相色谱仪,记录色谱图。按外标法以峰面积计算,三氯甲烷的残留量应符合规定。

不挥发物 取本品10ml,置经50℃恒重的蒸发皿中,室温下挥发至干,在50℃干燥2小时,遗留残渣不得过2.0mg。

水分 取本品,照水分测定法(通则0832第一法1)测定,含水分不得过0.14%。

装量 取本品,依法检查(通则0942),应符合规定。

【类别】 吸入全麻药。

【规格】 (1)100ml (2)150ml (3)250ml

【贮藏】 遮光,密封,在阴凉处保存。

氨 甲 环 酸 片

Anjiahuansuan Pian

Tranexamic Acid Tablets

本品含氨甲环酸($C_8H_{15}NO_2$)应为标示量的95.0%~105.0%。

【性状】 ■本品为白色片或薄膜衣片,除去包衣后显白色。■[修订]

【鉴别】 (1)取本品细粉适量(约相当于氨甲环酸0.5g),加水5ml,振摇15分钟使氨甲环酸溶解,滤过,取滤液,加乙醚2ml,搅匀,再加甲醇10ml,搅匀,放置至析出结晶,滤过,结晶在105℃干燥后,取约0.1g,加水5ml溶解,加茚三酮约 10mg,加热,溶液渐显蓝紫色。

(2)在含量测定项下记录的色谱图中,供试品溶液主峰的保留时间应与对照溶液主峰的保留时间一致。

(3)取鉴别(1)项下剩余的结晶测定,其红外光吸收图谱应与对照的图谱(光谱集 409 图)一致。

【检查】 **有关物质** 取本品细粉适量(约相当于氨甲环酸 250mg),至 25ml 量瓶中,加水使氨甲环酸溶解并稀释至刻度,摇匀,滤过,取续滤液作为供试品溶液。照氨甲环酸有关物质项下的方法测定。供试品溶液的色谱图中如有杂质峰,相对保留时间约 1.2 的环烯烃峰面积乘以校正因子 0.005 后,不得大于对照溶液主峰面积的 0.2 倍(0.1%),氨甲苯酸峰面积乘以校正因子 0.006 后,不得大于对照溶液主峰面积的 0.2 倍(0.1%),相对保留时间约 1.5 的 Z-异构体杂质峰面积乘以校正因子 1.2 后,不得大于对照溶液主峰面积(0.5%),其他单个杂质峰面积不得大于对照溶液主峰面积的 0.4 倍(0.2%),环烯烃、氨甲苯酸、Z-异构体峰面积分别乘以校正因子后与其他杂质峰面积的和不得大于对照溶液主峰面积的 2 倍(1.0%)。

■**溶出度** 取本品,照溶出度与释放度测定法(通则 0931 第二法),以水 900ml 为溶出介质,转速为每分钟 50 转,依法操作,经 45 分钟时,取溶液适量,滤过,取续滤液,必要时用水稀释制成每 1ml 中约含氨甲环酸 0.14mg 的溶液,作为供试品溶液;另取氨甲环酸对照品,精密称定,加水溶解并稀释制成每 1ml 中约含 0.14mg 的溶液,作为对照品溶液;照含量测定项下的色谱条件,精密量取供试品溶液与对照品溶液各 20μl,分别注入液相色谱仪,记录色谱图,按外标法以峰面积计算每片的溶出量。限度为标示量的 85%,应符合规定。■[修订]

其他 应符合片剂项下有关的各项规定(通则 0101)。

【含量测定】 照高效液相色谱法(通则 0512)测定。

色谱条件与系统适用性试验 用十八烷基硅烷键合硅胶为填充剂;以 0.23% 十二烷基硫酸钠溶液(取磷酸二氢钠 18.3g,加水 800ml 溶解,加三乙胺 8.3ml 混匀后,再加十二烷基硫酸钠 2.3g,振摇使溶解,用磷酸调节 pH 值至 2.5,加水至 1000ml,摇匀)-甲醇(60:40)为流动相;检测波长为 220nm。取氨甲环酸与氨甲苯酸,加水溶解并稀释制成每 1ml 中含氨甲环酸 0.2mg 与氨甲苯酸 2μg 的溶液,取 20μl 注入液相色谱仪,调节流速使氨甲环酸峰的保留时间约为 13 分钟,氨甲环酸峰与氨甲苯酸峰的分离度应大于 5.0。

测定法 取本品 20 片,精密称定,研细,精密称取适量(约相当于氨甲环酸 0.1g),置 50ml 量瓶中,加水适量,振摇使氨甲环酸溶解,加水稀释至刻度,摇匀,滤过,取续滤液作为供试品溶液,精密量取 20μl 注入液相色谱仪,记录色谱图;另取氨甲环酸对照品,加水溶解并定量稀释制成每 1ml 中含 2mg 的溶液,同法测定。按外标法以峰面积计算,即得。

【类别】 同氨甲环酸。

【规格】 ■(1)0.125g (2)0.25g (3)0.5g■[修订]

【贮藏】 遮光,密封保存。

氨 苄 西 林 钠

Anbianxilinna

Ampicillin Sodium

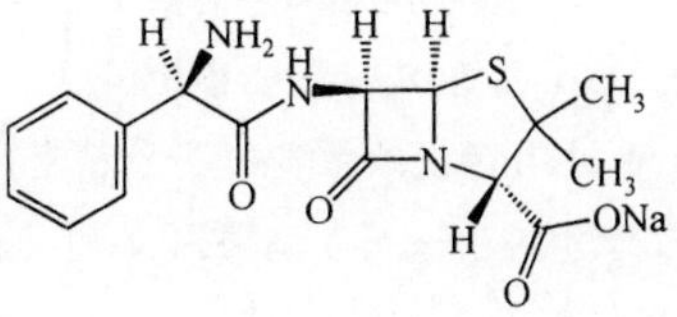

$C_{16}H_{18}N_3NaO_4S$ 371.39

本品为 $(2S,5R,6R)$-3,3-二甲基-6-[(R)-2-氨基-2-苯乙酰氨基]-7-氧代-4-硫杂-1-氮杂双环[3.2.0]庚烷-2-甲酸钠盐。按无水物计算,含氨苄西林(按 $C_{16}H_{19}N_3O_4S$ 计)不得少于 85.0%。

【性状】 本品为白色或类白色的粉末或结晶性粉末;无臭或微臭;有引湿性。

本品在水中易溶,在乙醇中略溶,在乙醚中不溶。

比旋度 取本品,精密称定,用 0.4% 邻苯二甲酸氢钾溶液溶解并定量稀释制成每 1ml 中约含 2.5mg 的溶液,依法测定(通则 0621),比旋度为 +258° 至 +287°。

【鉴别】 (1)取本品和氨苄西林对照品适量,分别加磷酸盐缓冲液(取无水磷酸氢二钠 0.50g 与磷酸二氢钾 0.301g,加水溶解使成 1000ml,pH 值为 7.0)溶解并稀释制成每 1ml 中各约含 1mg 的溶液,作为供试品溶液与对照品溶液,取上述两种溶液等量混合,作为混合溶液。照薄层色谱法(通则 0502)试验,吸取上述三种溶液各 2μl,分别点于同一硅胶 G 薄层板上,以丙酮-水-甲苯-冰醋酸(65:10:10:2.5)为展开剂,展开,晾干,喷以 0.3% 茚三酮乙醇显色液,在 90℃ 加热至出现斑点。混合溶液所显主斑点应为单一斑点,供试品溶液所显主斑点的位置和颜色应与对照品溶液或混合溶液主斑点的位置和颜色相同。

(2)在含量测定项下记录的色谱图中,供试品溶液主峰的保留时间应与对照品溶液主峰的保留时间一致。

(3)■取本品 0.25g,加水 5ml 溶解,加 2mol/L 醋酸溶液 0.5ml,摇匀后,于冰浴静置 10 分钟,用垂熔漏斗滤取析出物,用丙酮-水(9:1)混合溶液 2~3ml 洗涤,置 60℃ 干燥 30 分钟,照红外分光光度法(通则 0402)测定。本品的红外光吸收图谱应与氨苄西林三水物的对照图谱(光谱集 1283 图)一致。■[订正]

(4)本品显钠盐鉴别(1)的反应(通则 0301)。

以上(1)、(2)两项可选做一项。

【检查】 **碱度** 取本品,加水制成每 1ml 中含 0.1g 的溶液,室温放置 10 分钟后,依法测定(通则 0631),pH 值应为 8.0~10.0。

溶液的澄清度与颜色 取本品 5 份,各 0.6g,分别加水 5ml 溶解后,溶液应澄清无色;如显浑浊,与 1 号浊度标准液(通则 0902 第一法)比较,均不得更浓;如显色,与黄绿色 5 号标准比色液(通则0901第一法)比较,均不得更深。

有关物质 取本品适量,精密称定,加流动相A溶解并定量稀释制成每1ml中约含3mg的溶液,作为供试品溶液,照氨苄西林项下的方法测定,供试品溶液色谱图中如有杂质峰,按外标法以氨苄西林峰计算,氨苄西林二聚物的量不得过4.5%,其他单个杂质的量不得过2.0%,其他各杂质总量不得过5.0%。

残留溶剂 取本品约0.3g,精密称定,置顶空瓶中,精密加水3ml使溶解,密封,作为供试品溶液;分别精密称取丙酮、乙酸乙酯、异丙醇、二氯甲烷、甲基异丁基酮、甲苯和正丁醇各适量,加水定量稀释制成每1ml中分别含丙酮0.5mg、乙酸乙酯0.5mg、异丙醇0.5mg、二氯甲烷0.2mg、甲基异丁基酮0.5mg、甲苯89μg和正丁醇0.5mg的混合溶液,精密量取3ml,置顶空瓶中,密封,作为对照品溶液。照残留溶剂测定法(通则0861第二法)试验,以硝基对苯二酸改性的聚乙二醇(或极性相近)为固定液的毛细管柱为色谱柱,起始温度为60℃,维持6分钟,再以每分钟20℃的速率升温至150℃,维持8分钟;进样口温度为150℃;检测器温度为250℃;顶空瓶平衡温度为80℃,平衡时间为30分钟。取对照品溶液顶空进样,记录色谱图,按丙酮、乙酸乙酯、异丙醇、二氯甲烷、甲基异丁基酮、甲苯和正丁醇顺序出峰,各主峰之间的分离度均应符合要求。再取供试品溶液与对照品溶液分别顶空进样,记录色谱图,按外标法以峰面积计算,二氯甲烷的残留量不得过0.2%,丙酮、乙酸乙酯、异丙醇、甲基异丁基酮、甲苯和正丁醇的残留量均应符合规定。

2-乙基己酸 取本品,依法测定(通则0873),不得过0.8%。

水分 取本品,照水分测定法(通则0832第一法1)测定,含水分不得过2.0%。

重金属 取本品1.0g,依法检查(通则0821第二法),含重金属不得过百万分之二十。

可见异物 取本品5份,每份各2g,加微粒检查用水溶解,依法检查(通则0904),应符合规定。(供无菌分装用)

不溶性微粒 取本品3份,加微粒检查用水制成每1ml中含50mg的溶液,依法检查(通则0903),每1g样品中,含10μm及10μm以上的微粒不得过6000粒,含25μm及25μm以上的微粒不得过600粒。(供无菌分装用)

细菌内毒素 取本品,依法检查(通则1143),每1mg氨苄西林(按$C_{16}H_{19}N_3O_4S$计)中含内毒素的量应小于0.10EU。(供注射用)

无菌 取本品,用适宜溶剂溶解并稀释后,经薄膜过滤法处理,依法检查(通则1101),应符合规定。(供无菌分装用)

【含量测定】 取本品适量,精密称定,加有关物质项下的流动相A溶解并定量稀释制成每1ml中约含氨苄西林(按$C_{16}H_{19}N_3O_4S$计)1mg的溶液,作为供试品溶液,照氨苄西林项下的方法测定,即得。

【类别】 β-内酰胺类抗生素,青霉素类。

【贮藏】 严封,在干燥处保存。

【制剂】 注射用氨苄西林钠

氨茶碱注射液

Anchajian Zhusheye

Aminophylline Injection

本品为氨茶碱的灭菌水溶液。含无水茶碱($C_7H_8N_4O_2$)应为氨茶碱标示量的74.0%~84.0%,含乙二胺($C_2H_8N_2$)应为氨茶碱标示量的13.0%~20.0%。

【性状】 本品为无色至淡黄色的澄明液体。

【鉴别】 取本品适量,照氨茶碱项下的鉴别(1)、(2)项试验,显相同的结果。

【检查】 pH值 不得过9.6(通则0631)。

颜色 取本品,应无色;如显色,取本品[规格(1)、(2)、(4)],或取本品适量[规格(3)],用水稀释制成每1ml中含氨茶碱0.125g的溶液,与黄色或黄绿色3号标准比色液(通则0901第一法)比较,不得更深。[修订]

有关物质 取本品适量,用流动相稀释制成每1ml中约含氨茶碱2.5mg的溶液,作为供试品溶液;精密量取1ml,置200ml量瓶中,用流动相稀释至刻度,摇匀,作为对照溶液。另取茶碱对照品和可可碱对照品各适量,加流动相溶解并稀释制成每1ml中各含10μg的溶液,作为系统适用性溶液。照高效液相色谱法(通则0512)试验,用十八烷基硅烷键合硅胶为填充剂;以醋酸盐缓冲液(取醋酸钠1.36g,加水100ml使溶解,加冰醋酸5ml,再加水稀释至1000ml,摇匀)-乙腈(93∶7)为流动相;检测波长为271nm;取系统适用性溶液20μl,注入液相色谱仪,记录色谱图,理论板数按茶碱峰计算不低于5000,可可碱峰与茶碱峰的分离度应大于2.0。精密量取供试品溶液与对照溶液各20μl,分别注入液相色谱仪,记录色谱图至茶碱峰保留时间的3倍。供试品溶液的色谱图中如有杂质峰(除相对茶碱峰的保留时间约为0.3之前的辅料峰与苯甲醇峰外),各杂质峰面积的和不得大于对照溶液主峰面积(0.5%)。

细菌内毒素 取本品,依法检查(通则1143),每1mg氨茶碱中含内毒素的量应小于0.50EU。

其他 应符合注射剂项下有关的各项规定(通则0102)。

【含量测定】 无水茶碱 精密量取本品适量,用0.01mol/L氢氧化钠溶液定量稀释制成每1ml中约含氨茶碱10μg的溶液,照紫外-可见分光光度法(通则0401),在275nm的波长处测定吸光度,按$C_7H_8N_4O_2$的吸收系数($E_{1cm}^{1\%}$)为650计算,即得。

乙二胺 精密量取本品适量(约相当于氨茶碱0.25g),加水50ml,摇匀,加茜素磺酸钠指示液8滴,用盐酸滴定液(0.1mol/L)滴定至溶液显黄色。每1ml盐酸滴定液(0.1mol/L)相当于3.005mg的$C_2H_8N_2$。

【类别】 同氨茶碱。

【规格】 按$C_2H_8N_2(C_7H_8N_4O_2)_2\cdot2H_2O$计 (1)2ml∶0.125g (2)2ml∶0.25g (3)2ml∶0.5g (4)10ml∶0.25g

【贮藏】 遮光,密闭保存。

倍他米松磷酸钠

Beitamisong Linsuanna

Betamethasone Sodium Phosphate

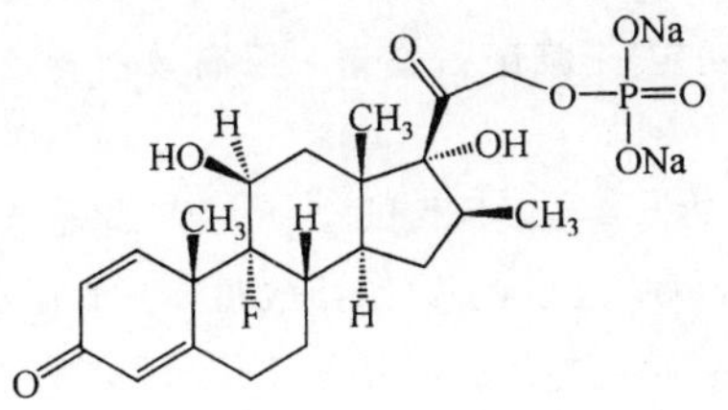

$C_{22}H_{28}FNa_2O_8P$ 516.41

本品为 16β-甲基-11β,17α,21-三羟基-9α-氟孕甾-1,4-二烯-3,20-二酮-21-磷酸二钠盐。按无水物计算,含 $C_{22}H_{28}FNa_2O_8P$ 应为 96.0%～103.0%。

【性状】 本品为白色或类白色粉末;无臭或几乎无臭;有引湿性。

本品在水中易溶,在丙酮或三氯甲烷中几乎不溶。

比旋度 ■取本品,精密称定,加水溶解并定量稀释制成每 1ml 中约含 10mg 的溶液,依法测定(通则 0621),比旋度应为 +98° 至 +104°。■[修订]

【鉴别】 (1)取本品与倍他米松磷酸钠对照品,分别加甲醇溶解并稀释制成每 1ml 中约含 1mg 的溶液,照薄层色谱法(通则 0502)试验,吸取上述两种溶液各 10μl,分别点于同一硅胶 G 薄层板上,以稀盐酸饱和的丁醇溶液为展开剂,展开,晾干,喷以硫酸-甲醇-硝酸(10:10:1),在 105℃加热 10 分钟,供试品溶液主斑点的位置和颜色应与对照品溶液的主斑点相同。

(2)取本品,在 105℃干燥 3 小时,红外光吸收图谱应与对照的图谱(光谱集 659 图)一致。

(3)取本品约 40mg,置瓷坩埚中,加硫酸 2ml,低温加热至硫酸蒸气除尽后,放冷,滴加硝酸 0.5ml,继续加热至氧化氮蒸气除尽后,在 500℃炽灼使完全灰化,放冷,加水 5ml 使溶解(必要时用氨试液中和至遇石蕊试纸显中性反应),滤过,滤液显钠盐与磷酸盐的鉴别反应(通则 0301)。

【检查】 **碱度** 取本品,加水溶解并稀释制成每 1ml 中约含 5mg 的溶液,依法测定(通则 0631),pH 值应为 7.0～9.0。

溶液的澄清度与颜色 取本品 1.0g,加新沸过的冷水 20ml 溶解后,溶液应澄清无色;如显色,与黄色或橙黄色 2 号标准比色液(通则 0901 第一法)比较,不得更深。

游离磷酸盐 精密称取本品 20mg,照地塞米松磷酸钠游离磷酸盐检查项下的方法测定吸光度,供试品溶液的吸光度不得大于对照溶液的吸光度。

有关物质 取本品,精密称定,加流动相溶解并稀释制成每 1ml 中约含 2.5mg 的溶液,作为供试品溶液;精密量取 1ml,置 50ml 量瓶中,用流动相稀释至刻度,摇匀,作为对照

溶液;另取倍他米松磷酸钠与地塞米松磷酸钠对照品适量,加流动相溶解并稀释制成每 1ml 中各含 40μg 的溶液,作为系统适用性溶液。照高效液相色谱法(通则 0512)试验,用十八烷基硅烷键合硅胶为填充剂,以磷酸二氢钾己胺溶液(取磷酸二氢钾 1.36g 与己胺 0.60g 混匀,放置 10 分钟后,加水 185ml 使溶解)-乙腈(74:26)为流动相,检测波长为 254nm。取系统适用性溶液 20μl 注入液相色谱仪,倍他米松磷酸钠峰与地塞米松磷酸钠峰的分离度应大于 2.0,倍他米松磷酸钠峰与相邻杂质峰的分离度应符合要求。精密量取供试品溶液与对照溶液各 20μl,分别注入液相色谱仪,记录色谱图至主成分峰保留时间的 3 倍。供试品溶液的色谱图中如有杂质峰,峰面积在对照溶液主峰面积 0.5～1.0 倍(1.0%～2.0%)之间的杂质峰不得超过 1 个,其他单个杂质峰面积不得大于对照溶液主峰面积的 0.5 倍(1.0%),各杂质峰面积的和不得大于对照溶液主峰面积的 1.5 倍(3.0%)。

水分 取本品 0.2g,照水分测定法(通则 0832 第一法 1)测定,含水分不得过 8.0%。

【含量测定】 照高效液相色谱法(通则 0512)测定。

色谱条件与系统适用性试验 用十八烷基硅烷键合硅胶为填充剂;以甲醇-0.05mol/L 磷酸二氢钾溶液(1:1)为流动相;检测波长为 254nm。理论板数按倍他米松磷酸钠峰计算不低于 2000。

测定法 取本品,精密称定,加水溶解并定量稀释制成每 1ml 中约含 40μg 的溶液,精密量取 20μl 注入液相色谱仪,记录色谱图;另取倍他米松磷酸钠对照品,同法测定。按外标法以峰面积计算,即得。

【类别】 肾上腺皮质激素药。

【贮藏】 遮光,密封保存。

【制剂】 倍他米松磷酸钠注射液

注射用胰蛋白酶

Zhusheyong Yidanbaimei

Trypsin for Injection

本品为胰蛋白酶的无菌冻干品。含胰蛋白酶的活力单位应为标示量的 90.0%～120.0%。

【性状】 本品为白色或类白色冻干块状物或粉末。

【鉴别】 取本品约 5000 单位,照胰蛋白酶项下的鉴别试验,显相同的反应。

【检查】 **酸度** 取本品,加水溶解并稀释制成每 1ml 中含 5000 单位的溶液,依法测定(通则 0631),pH 值应为 5.0～7.0。

溶液的颜色 取本品,加 0.9% 氯化钠溶液溶解并稀释制成每 1ml 中含 2.5 万单位的溶液,应无色;如显色,与黄色 2 号标准比色液(通则 0901 第一法)比较,不得更深。

干燥失重 取本品约 0.2g,以五氧化二磷为干燥剂,在 60℃减压干燥 4 小时,减失重量不得过 8.0%(通则 0831)。

异常毒性 取本品,加■氯化钠注射液■[修订]溶解并稀释制成每 1ml 中含 125 单位的溶液,依法检查(通则 1141),应符合规定。

无菌 取本品,用适宜溶剂溶解后,经薄膜过滤法处理,依法检查(通则 1101),应符合规定。

其他 应符合注射剂项下有关的各项规定(通则 0102)。

【效价测定】 取本品 5 支,分别加适量 0.001mol/L 盐酸溶液溶解,并全量转移至同一 100ml 量瓶中,用上述盐酸溶液稀释至刻度,摇匀,精密量取适量,用上述盐酸溶液定量稀释制成每 1ml 中约含 50～60 单位的溶液。照胰蛋白酶项下的方法测定。

【类别】 同胰蛋白酶。

【规格】 (1)1.25 万单位 (2)2.5 万单位 (3)5 万单位 (4)10 万单位

【贮藏】 密闭,在凉暗处保存。

烟酸占替诺氯化钠注射液

Yansuan Zhantinuo Lühuana Zhusheye

Xanthinol Nicotinate and Sodium Chloride Injection

■本品为烟酸占替诺与氯化钠的灭菌水溶液,含烟酸占替诺 $(C_{13}H_{21}N_5O_4 \cdot C_6H_5NO_2)$ 应为标示量的 93.0%～107.0%;含氯化钠(NaCl)应为标示量的 95.0%～105.0%。■[订正]

【性状】 本品为无色的澄明液体。

【鉴别】 (1)取本品 2ml,加鞣酸试液 2 滴,即发生白色沉淀。

(2)在含量测定项下记录的色谱图中,供试品溶液主峰的保留时间应与对照品溶液主峰的保留时间一致。

(3)本品显钠盐鉴别(1)的反应和氯化物鉴别(1)的反应(通则 0301)。

【检查】 **pH 值** 应为 5.5～7.0(通则 0631)。

有关物质 精密量取本品,用流动相定量稀释制成每 1ml 中约含烟酸占替诺 0.3mg 的溶液,作为供试品溶液;精密量取适量,用流动相定量稀释制成每 1ml 中含烟酸占替诺 1.5μg 的溶液,作为对照溶液;另取茶碱对照品,精密称定,加流动相溶解并定量稀释制成每 1ml 中含 0.9μg 的溶液,作为对照品溶液。照烟酸占替诺有关物质项下的方法测定,供试品溶液的色谱图中如有与茶碱保留时间一致的色谱峰,按外标法以峰面积计算,含茶碱不得过烟酸占替诺标示量的 0.3%;除茶碱峰及烟酸峰外,其他各杂质峰面积的和不得大于对照溶液中占替诺主峰面积的 0.6 倍(0.3%)。

重金属 取本品 20ml,加醋酸盐缓冲液(pH 3.5)2ml 与

水适量,使成 25ml,依法检查(通则 0821 第一法),含重金属不得过千万分之五。

渗透压摩尔浓度 取本品,照渗透压摩尔浓度测定法(通则 0632),渗透压摩尔浓度应为 280～310mOsmol/kg。

细菌内毒素 取本品,依法检查(通则 1143),每 1ml 中含内毒素的量应小于 0.50EU。

其他 应符合注射剂项下有关的各项规定(通则 0102)。

【含量测定】 **烟酸占替诺** 照高效液相色谱法(通则 0512)测定。

色谱条件与系统适用性试验 用十八烷基硅烷键合硅胶为填充剂;以 0.1%三乙胺(用醋酸调节 pH 值至 3.3)-甲醇(93:7)为流动相;检测波长为 267nm。理论板数按占替诺峰计算不低于 1500。

测定法 精密量取本品适量,用流动相稀释制成每 1ml 中约含烟酸占替诺 0.15mg 的溶液,摇匀,作为供试品溶液,精密量取 20μl,注入液相色谱仪,记录色谱图;另取烟酸占替诺对照品,同法测定。按外标法以占替诺峰面积计算,即得。

氯化钠 精密量取本品 15ml,加水 30ml、2%糊精溶液 5ml、2.5%硼砂溶液 2ml 与荧光黄指示剂 5～8 滴,用硝酸银滴定液(0.1mol/L)滴定。每 1ml 硝酸银滴定液(0.1mol/L)相当于 5.844mg 的 NaCl。

【类别】 同烟酸占替诺。

【规格】 (1)100ml:烟酸占替诺 0.3g 与氯化钠 0.9g (2)200ml:烟酸占替诺 0.3g 与氯化钠 1.8g (3)200ml:烟酸占替诺 0.6g 与氯化钠 1.8g (4)250ml:烟酸占替诺 0.3g 与氯化钠 2.25g (5)300ml:烟酸占替诺 0.9g 与氯化钠 2.7g

【贮藏】 遮光,密闭保存。

培哚普利叔丁胺

Peiduopuli Shuding'an

Perindopril *tert*-Butylamine

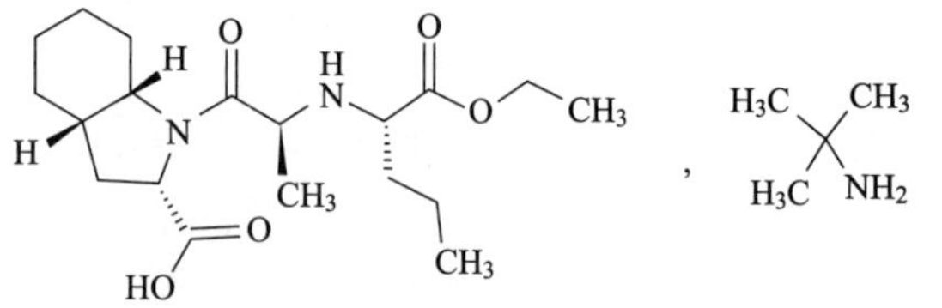

$C_{19}H_{32}N_2O_5 \cdot C_4H_{11}N$　441.61

本品为(2S,3aS,7aS)-1-[(S)-N-[(S)-1-乙氧羰基丁基]丙氨酰]八氢-2-吲哚甲酸叔丁铵盐。按无水物和无溶剂物计算,含 $C_{19}H_{32}N_2O_5 \cdot C_4H_{11}N$ 不得少于 99.0%。

【性状】 本品为白色或类白色结晶性粉末。

本品在水或乙醇中易溶。

比旋度 取本品,精密称定,加乙醇溶解并定量稀释制成每 1ml 中约含 10mg 的溶液,依法测定(通则 0621),比旋度应

为−66°至−69°。

【鉴别】 (1)取本品适量,加甲醇溶解并稀释制成每1ml中约含20mg的溶液作为供试品溶液;另取培哚普利叔丁胺对照品适量,同法配制,作为对照品溶液。照薄层色谱法(通则0502)试验,吸取上述两种溶液各10μl,分别点于同一硅胶G薄层板上,以甲醇-甲苯-冰醋酸(60:40:1)为展开剂,展开,晾干,置饱和碘蒸气中显色20小时以上。供试品溶液所显两个主斑点的位置和颜色应与对照品溶液相同。

(2)取本品和培哚普利叔丁胺对照品各适量,分别加流动相A使溶解并稀释制成每1ml中约含0.3mg的溶液,作为供试品溶液和对照品溶液。照有关物质项下的色谱条件,取供试品溶液和对照品溶液各20μl,分别注入液相色谱仪,记录色谱图。供试品溶液主峰的保留时间应与对照品溶液主峰的保留时间一致。

(3)本品的红外光吸收图谱应与对照的图谱(光谱集1204图)一致。

以上(1)、(2)两项可选做一项。

【检查】 **(2S,3aS,7aS)八氢-1H-吲哚-2-羧酸(杂质Ⅰ)** 取本品,精密称定,加甲醇溶解并定量稀释制成每1ml中约含20mg的溶液作为供试品溶液;另取杂质Ⅰ对照品适量,精密称定,加甲醇溶解并定量稀释制成每1ml中约含0.2mg的溶液作为对照品贮备液;精密量取对照品贮备液适量,用甲醇定量稀释制成每1ml中约含50μg的溶液作为对照品溶液。另取对照品贮备液适量,与2%叔丁胺的甲醇溶液等体积混合后,作为系统适用性溶液。照薄层色谱法(通则0502)试验,吸取系统适用性溶液、供试品溶液和对照品溶液各10μl,分别点于同一硅胶G薄层板上,以甲醇-甲苯-冰醋酸(60:40:1)为展开剂,展开,晾干,以饱和碘蒸气显色20小时以上。系统适用性溶液应显两个完全分离的清晰斑点。供试品溶液如显与杂质Ⅰ相同的斑点,与对照溶液的主斑点比较,不得更深(0.25%)。

立体异构体 取本品,精密称定,加乙醇溶解并定量稀释制成每1ml中约含2mg的溶液作为供试品溶液;精密量取1ml,置100ml量瓶中,用乙醇稀释至刻度,摇匀,精密量取1ml,置10ml量瓶中,用乙醇稀释至刻度,摇匀,作为对照溶液;取含有培哚普利叔丁胺和(±)-1″-差向-培哚普利(杂质Ⅱ)的混合对照品(杂质Ⅱ含量不低于0.1%)适量,加乙醇溶解并定量稀释制成每1ml中约含2mg的溶液作为系统适用性溶液。照高效液相色谱法(通则0512)试验,用十八烷基硅烷键合硅胶为填充剂(Intersil ODS-3 C18柱,4.6mm×250mm,5μm或效能相当的色谱柱);以0.15%庚烷磺酸钠溶液(用35%高氯酸溶液调节pH值至2.0)-乙腈-正戊醇(780:217:3)为流动相;检测波长为215nm,柱温为50℃。取系统适用性溶液10μl注入液相色谱仪,培哚普利峰的保留时间约为100分钟,杂质Ⅱ峰的峰高与杂质Ⅱ和主成分峰之间的峰谷比应大于3。精密量取供试品溶液与对照溶液各10μl,分别注入液相色谱仪,记录色谱图至主成分峰保留时间的1.5倍。

供试品溶液的色谱中,杂质Ⅱ峰和相对保留时间在0.6~1.4之间的各单个杂质峰面积均不得大于对照溶液的主峰面积(0.1%)。

有关物质 取本品,加流动相A溶解并稀释制成每1ml中约含3mg的溶液作为供试品溶液;精密量取1ml,置100ml量瓶中,用流动相稀释至刻度,摇匀,作为对照溶液。精密量取对照溶液1ml,置50ml量瓶中,用流动相稀释至刻度,摇匀,作为灵敏度溶液。另取培哚普利叔丁胺对照品与培哚普利拉(杂质Ⅲ)对照品各适量,加流动相溶解并稀释制成每1ml中各约含0.2mg的混合溶液,作为系统适用性溶液。照高效液相色谱法(通则0512)测定。用十八烷基硅烷键合硅胶为填充剂(Agilent Zorbax SB-C18柱,4.6mm×250mm,5μm或效能相当的色谱柱);以甲醇-磷酸盐缓冲溶液(取磷酸二氢钾2g,加水使溶解,再加磷酸3ml和三乙胺3ml,用水稀释至1000ml)(48:52)为流动相A,以甲醇-水(75:25)为流动相B。按下表进行梯度洗脱,检测波长为215nm,柱温为50℃。取系统适用性溶液20μl注入液相色谱仪,培哚普利峰的保留时间约为12分钟,培哚普利峰与杂质Ⅲ峰的分离度应大于6.0。取灵敏度溶液20μl注入液相色谱仪,主成分色谱峰的信噪比应不小于10。精密量取供试品溶液与对照溶液各20μl,分别注入液相色谱仪,记录色谱图。供试品溶液的色谱图中除叔丁胺峰外,如有与杂质Ⅲ峰保留时间一致的色谱峰,其峰面积不得大于对照溶液主峰面积的0.3倍(0.3%);如有相对保留时间为1.77~1.90的杂质峰[(2S,3aS,7aS)-1-[(S)-N-[(S)-1-甲基乙氧羰酰基丁基]丙氨酰]八氢-2-吲哚羧酸,杂质Ⅳ],其峰面积不得大于对照溶液主峰面积的0.4倍(0.4%);其他单个杂质峰面积不得大于对照溶液主峰面积的0.2倍(0.2%),各杂质峰面积的和不得大于对照溶液的主峰面积(1.0%)。供试品溶液色谱图中小于灵敏度溶液主峰面积2.5倍的色谱峰忽略不计(0.05%)。■(溶液均应置于4℃以下保存)■[修订]

时间(分钟)	流动相A(%)	流动相B(%)
0	100	0
40	100	0
41	0	100
75	0	100
76	100	0
90	100	0

残留溶剂 精密称取本品0.50g,置顶空瓶中,精密加水5ml使溶解,密封,作为供试品溶液;分别精密称取丙酮500mg、二氯甲烷60mg、乙酸乙酯500mg和四氢呋喃72mg,置100ml量瓶中,用水稀释至刻度,摇匀,精密量取5ml,置50ml量瓶中,用水稀释至刻度,摇匀,精密量取5ml,置顶空瓶中,密封,作为对照品溶液。照残留溶剂测定法

（通则 0861 第二法）试验。以 6% 氰丙基苯基-94% 二甲基聚硅氧烷（或极性相近）为固定液的毛细管柱为色谱柱（0.32mm×30m,1.8μm）；程序升温：初始温度为 40℃,维持 18 分钟,以每分钟 20℃ 的速率升温至 120℃,维持 5 分钟；进样口温度为 200℃；检测器温度为 250℃；顶空瓶平衡温度为 80℃,平衡时间为 30 分钟。取对照品溶液顶空进样,各成分峰间的分离度均应符合要求。再精密量取供试品溶液与对照品溶液分别顶空进样,记录色谱图。按外标法以峰面积计算,丙酮、二氯甲烷、乙酸乙酯和四氢呋喃的残留量均应符合规定。

水分 取本品,照水分测定法（通则 0832 第一法 1）测定,含水分不得过 1.0%。

炽灼残渣 取本品 1.0g,依法检查（通则 0841）,遗留残渣不得过 0.1%。

重金属 取炽灼残渣项下遗留的残渣,依法检查（通则 0821 第二法）,含重金属不得过百万分之十。

【含量测定】 取本品约 0.16g,精密称定,加冰醋酸 50ml 使溶解,照电位滴定法（通则 0701）,用高氯酸滴定液（0.1mol/L）滴定,并将滴定的结果用空白试验校正。每 1ml 高氯酸滴定液（0.1mol/L）相当于 22.08mg 的 $C_{19}H_{32}N_2O_5 \cdot C_4H_{11}N$。

【类别】 抗高血压药。

■【贮藏】 30℃ 以下密封保存。■[修订]

【制剂】 培哚普利叔丁胺片

附：

杂质 I

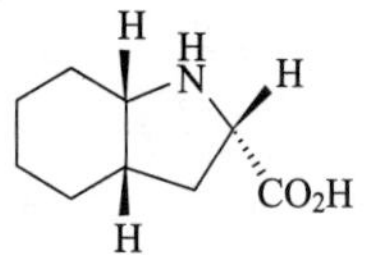

$C_9H_{15}NO_2$ 169.22

(2S,3aS,7aS)八氢-1H-吲哚-2-羧酸

杂质 II [（±）-1″-差向-培哚普利]

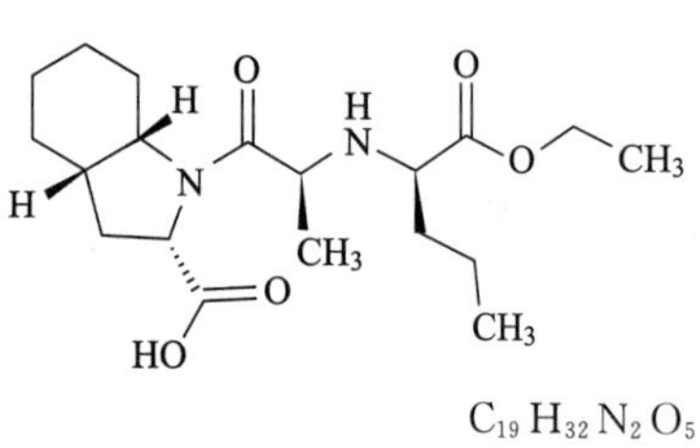

$C_{19}H_{32}N_2O_5$ 368.47

杂质 III（培哚普利拉）

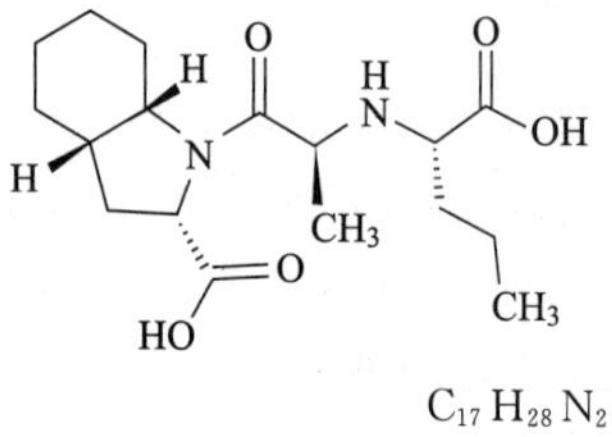

$C_{17}H_{28}N_2O_5$ 340.41

杂质 IV

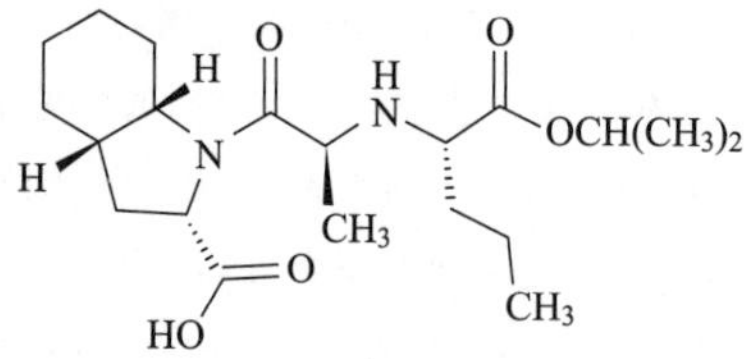

$C_{20}H_{34}N_2O_5$ 382.50

(2S,3aS,7aS)-1-[(S)-N-[(S)-1-甲基乙氧羰基丁基]丙氨酰]八氢-2-吲哚羧酸

培哚普利叔丁胺片

Peiduopuli Shuding'an Pian

Perindopril *tert*-Butylamine Tablets

本品含培哚普利叔丁胺（$C_{19}H_{32}N_2O_5 \cdot C_4H_{11}N$）应为标示量的 90.0%～110.0%。

【性状】 本品为白色片或类白色片或绿色片。

【鉴别】 (1)取本品细粉适量（约相当于培哚普利叔丁胺 20mg）,加甲醇 4ml,超声使培哚普利叔丁胺溶解,滤过,滤液作为供试品溶液；另取培哚普利叔丁胺对照品适量,加甲醇溶解并稀释制成每 1ml 中约含 5mg 的溶液作为对照品溶液。照薄层色谱法（通则 0502）试验,吸取上述两种溶液各 10μl,分别点于同一硅胶 G 薄层板上,以甲醇-甲苯-冰醋酸（70:30:1）为展开剂,展开,晾干,先喷以稀碘化铋钾试液,再喷以 5% 亚硝酸钠的稀乙醇溶液,供试品溶液所显主斑点的位置和颜色应与对照品溶液主斑点的位置和颜色相同。

(2)在含量测定项下记录的色谱图中,供试品溶液主峰的保留时间应与对照品溶液主峰的保留时间一致。

【检查】 有关物质 取本品细粉适量（约相当于培哚普利叔丁胺 30mg）,置 10ml 量瓶中,加流动相适量,超声使培哚普利叔丁胺溶解,放冷,用流动相稀释至刻度,摇匀,滤过,取续滤液作为供试品溶液。精密量取供试品溶液 1ml,置 100ml 量瓶中,加流动相稀释至刻度,摇匀,作为对照溶液。精密量取对照溶液 1ml,置 50ml 量瓶中,用流动相稀释至刻度,摇匀,作为灵敏度溶液。照培哚普利叔丁胺有关物质项下的色谱条件,取灵敏度溶液 20μl 注入液相色谱仪,主成分色谱峰的信噪比应不小于 10。再精密量取供试品溶液与对照溶液各 20μl,分别注入液相色谱仪,记录色谱图。供试品溶液的色谱图中,除叔丁胺峰外,如有相对保留时间为 1.77～1.90 的杂质峰（杂质 IV）,其峰面积不得大于对照溶液主峰面积的 0.8 倍(0.8%),其他单个杂质峰面积不得大于对照溶液的主峰面积 0.5 倍(0.5%),各杂质峰面积的和不得大于对照溶液主峰面积的 1.5 倍(1.5%)。供试品溶液色谱图中小于灵敏度溶液主峰面积 2.5 倍的色谱峰忽略不计(0.05%)。■（溶液

均应置于 4℃ 以下保存)■[修订]

含量均匀度 取本品 1 片,置 10ml 量瓶中,加流动相适量,超声使培哚普利叔丁胺溶解,并用流动相稀释至刻度,摇匀,滤过,精密量取续滤液适量,用流动相定量稀释制成每 1ml 中含培哚普利叔丁胺 0.2mg 的溶液,照含量测定项下方法测定含量,应符合规定(通则 0941)。

溶出度 取本品,照溶出度与释放度测定法(通则 0931 第二法)(8mg 规格),以 0.01mol/L 盐酸溶液 900ml 为溶出介质;照溶出度与释放度测定法(通则 0931 第三法)(2mg 或 4mg 规格),以 0.01mol/L 盐酸溶液 200ml 为溶出介质。转速为每分钟 50 转,依法操作,经 15 分钟(8mg 规格)或经 30 分钟(2mg、4mg 规格)时,取溶液滤过,弃去初滤液 10ml,精密量取续滤液适量,用溶出介质定量稀释制成每 1ml 中约含培哚普利叔丁胺 10μg 的溶液,作为供试品溶液;另取培哚普利叔丁胺对照品适量,加溶出介质溶解并定量稀释制成每 1ml 中约含 10μg 的溶液,作为对照品溶液。分别取供试品溶液和对照品溶液,除进样量为 50μl 外,照含量测定项下方法测定,计算出每片的溶出量,限度为标示量的 80%(8mg 规格)或 75%(2mg 和 4mg 规格),应符合规定。

水分 取本品细粉适量,照水分测定法(通则 0832 第一法 1)测定,含水分不得过 6.0%。

其他 应符合片剂项下有关的各项规定(通则 0101)。

【含量测定】 照高效液相色谱法(通则 0512)测定。

色谱条件与系统适用性试验 用十八烷基硅烷键合硅胶为填充剂(Agilent Zorbax SB-C18 柱,4.6mm×250mm,5μm 或效能相当的色谱柱);以甲醇-磷酸盐缓冲溶液(取磷酸二氢钾 2g,加水使溶解,再加磷酸 3ml、三乙胺 3ml,用水稀释至 1000ml)(48:52)为流动相;检测波长为 215nm,柱温为 50℃。取培哚普利叔丁胺与培哚普利拉(杂质Ⅲ)对照品各适量,加流动相溶解并稀释制成每 1ml 中各约含 0.2mg 的混合溶液作为系统适用性溶液,取 20μl 注入液相色谱仪,培哚普利峰的保留时间约为 12 分钟,培哚普利峰与杂质Ⅲ峰的分离度应大于 6.0。理论板数按培哚普利峰计算不低于 3000。

测定法 取本品 20 片,精密称定,研细,精密称取适量(约相当于培哚普利叔丁胺 20mg),置 100ml 量瓶中,加流动相适量,超声使培哚普利叔丁胺溶解,放冷,用流动相稀释至刻度,摇匀,滤过,取续滤液作为供试品溶液,精密量取 20μl,注入液相色谱仪,记录色谱图;另取培哚普利叔丁胺对照品适量,加流动相适量,超声使溶解,放冷,用流动相定量稀释制成每 1ml 中约含 0.2mg 的溶液,同法测定。按外标法以峰面积计算,即得。

【类别】 同培哚普利叔丁胺。

【规格】 (1)2mg (2)4mg (3)8mg

【贮藏】 30℃ 以下密封保存。

辅　酶　Q₁₀
Fumei Q₁₀
Ubidecarenone

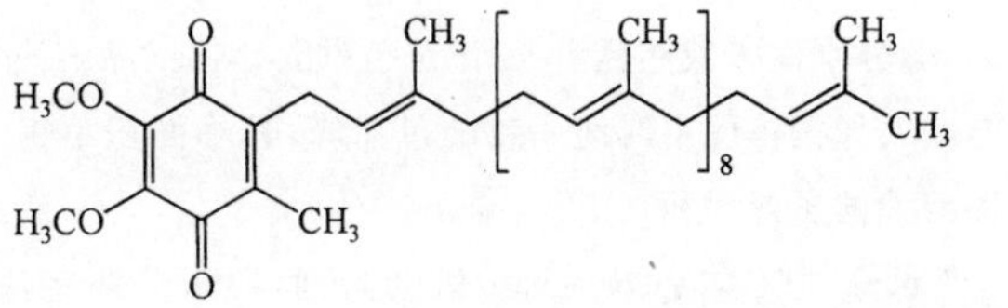

$$C_{59}H_{90}O_4 \quad 863.36$$

本品为 2-[(全-E)3,7,11,15,19,23,27,31,35,39-十甲基-2,6,10,14,18,22,26,30,34,38-四十癸烯基]-5,6-二甲氧基-3-甲基-p-苯醌。■按无水物计算■[删除],含 $C_{59}H_{90}O_4$ 不得少于 98.0%。

【性状】 本品为黄色至橙黄色结晶性粉末;无臭无味;遇光易分解。

■本品在正己烷中易溶,在丙酮中溶解,在乙醇中极微溶解,在水中不溶。■[修订]

熔点 本品的熔点(通则 0612)为 48~52℃。

【鉴别】 (1)取含量测定项下的供试品溶液,加硼氢化钠 50mg,摇匀,溶液黄色消失。

(2)在含量测定项下记录的色谱图中,供试品溶液主峰的保留时间应与对照品溶液主峰的保留时间一致。

(3)本品的红外光吸收图谱应与对照的图谱(光谱集 1046 图)一致。

【检查】 **有关物质** 避光操作。取含量测定项下的供试品溶液作为供试品溶液;精密量取 1ml,置 100ml 量瓶中,用无水乙醇稀释至刻度,摇匀,作为对照溶液。■精密量取对照溶液 1ml,置 20ml 量瓶中,用无水乙醇稀释至刻度,摇匀,作为灵敏度溶液。照含量测定项下的色谱条件,取灵敏度溶液 20μl,注入液相色谱仪,主成分色谱峰的信噪比不小于 10。再精密量取供试品溶液和对照溶液各 20μl,分别注入液相色谱仪,记录色谱图至主成分峰保留时间的 2 倍。供试品溶液色谱图中如有杂质峰,单个杂质峰面积不得大于对照溶液主峰面积的 0.5 倍(0.5%),各杂质峰面积的和不得大于对照溶液的主峰面积(1.0%)。供试品溶液色谱图中小于灵敏度溶液主峰面积的峰忽略不计。■[修订]

■**顺式异构体** 避光操作。取本品,加正己烷溶解并稀释制成每 1ml 中约含 1mg 的溶液,作为供试品溶液;精密量取 1ml,置 200ml 量瓶中,用正己烷稀释至刻度,摇匀,作为对照溶液(临用新制)。另取辅酶 Q₁₀ 约 10mg,加正己烷溶解并稀释制成每 1ml 中约含 1mg 的溶液,加入 30% 过氧化氢溶液 2μl,置光照箱(温度 30℃,LX2000)下放置 4 小时,作为系统适用性溶液。照高效液相色谱法(通则 0512)立即测定。用硅胶为填充剂(4.6mm×250mm,5μm);以正己烷-乙酸乙酯(97:3)为流动相;流速为每分钟 2.0ml;检测波长为 275nm。取系统适用性溶液 $20\mu l$ 注入液相色谱仪,记录色谱图,辅酶 Q_{10} 峰的保留时间约为 10 分钟,色谱图中相对主峰保留时间约为 0.9 的色谱峰为顺式异构体,顺式异构体峰与辅酶 Q_{10} 峰的分离度应符合要求。理论板数按辅酶 Q_{10} 峰计算不低于 3000。取对照溶液 $20\mu l$ 注入液相色谱仪,调节检测灵敏度,使主成分色谱峰的峰高约为满量程的 10%。再精密量取供试品溶液和对照溶液各 $20\mu l$,分别注入液相色谱仪,记录色谱图。供试品溶液中如有与顺式异构体保留时间一致的色谱峰,其峰面积不得大于对照溶液的主峰面积(0.5%)。■[修订]

　　■**水分**　取本品,以三氯甲烷为溶剂,照水分测定法(通则 0832 第一法 1)测定,含水分不得过 0.2%。■[删除]

　　炽灼残渣　取本品 1.0g,依法检查(通则 0841),遗留残渣不得过 0.1%。

　　重金属　取炽灼残渣项下遗留的残渣,依法检查(通则 0821),含重金属不得过百万分之二十。

　　【含量测定】　照高效液相色谱法(通则 0512)测定。避光操作。

　　色谱条件与系统适用性试验　用十八烷基硅烷键合硅胶为填充剂;以甲醇-无水乙醇(1:1)为流动相;柱温为 35℃;检测波长为 275nm。取辅酶 Q_{10} 对照品和辅酶 Q_9 对照品适量,用无水乙醇溶解并稀释制成每 1ml 中各约含 0.2mg 的混合溶液,取 $20\mu l$ 注入液相色谱仪,辅酶 Q_9 峰与辅酶 Q_{10} 峰的分离度应大于■6.5,■[修订] 理论板数按辅酶 Q_{10} 峰计算不低于 3000。

　　测定法　■避光操作。■[修订] 取本品 20mg,精密称定,加无水乙醇约 40ml,在 50℃ 水浴中振摇溶解,放冷后,移至 100ml 量瓶中,用无水乙醇稀释至刻度,摇匀,作为供试品溶液,精密量取 $20\mu l$,注入液相色谱仪,记录色谱图;另取辅酶 Q_{10} 对照品适量,同法测定。按外标法以峰面积计算,即得。

　　【类别】　辅酶类药。

　　【贮藏】　遮光,密封,在阴凉处保存。

　　【制剂】　(1)辅酶 Q_{10} 片　(2)辅酶 Q_{10} 软胶囊　(3)辅酶 Q_{10} 注射液　(4)辅酶 Q_{10} 胶囊

■**附：**

辅酶 Q_{10} 顺式异构体

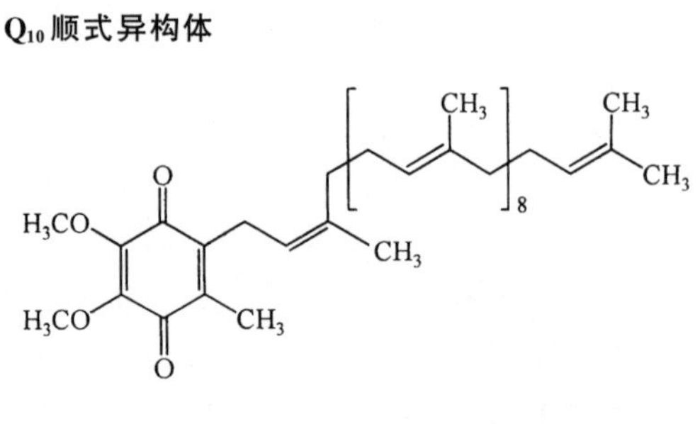

$$C_{59}H_{90}O_4 \quad 863.36$$

2-[(2Z,6E,10E,14E,18E,22E,26E,30E,34E,38E)-3,7,11,15,19,23,27,31,35,39-十甲基-2,6,10,14,18,22,26,30,34,38-四十癸烯基]-5,6 二甲氧基 3-甲基-p-苯醌■[增订]

辅酶 Q_{10} 软胶囊

Fumei Q_{10} Ruanjiaonang

Ubidecarenone Soft Capsules

　　本品含辅酶 Q_{10}($C_{59}H_{90}O_4$)应为标示量的 90.0% ~ 110.0%。

　　【性状】　本品内容物为橙黄色的油状液体。

　　【鉴别】　照辅酶 Q_{10} 项下的鉴别(1)、(2)项试验,显相同的结果。

　　【检查】　■**有关物质**　避光操作。取含量测定项下的内容物适量,加正己烷溶解并稀释制成每 1ml 中约含辅酶 Q_{10} 1mg 的溶液,作为供试品溶液;精密量取 1ml,置 200ml 量瓶中,加正己烷稀释至刻度,摇匀,作为对照溶液(临用新制)。另取辅酶 Q_{10} 约 10mg,加正己烷溶解并稀释制成每 1ml 中约含 1mg 的溶液,加入 30%过氧化氢溶液 $2\mu l$,置光照箱(温度 30℃,LX2000)下放置 24 小时,作为系统适用性溶液。照高效液相色谱法(通则 5012)立即测定。用硅胶为填充剂(Agilen RX-SIL,250mm×4.6mm,$5\mu m$ 或效能相当的色谱柱);以正己烷-乙酸乙酯(97:3)为流动相;流速为每分钟 2.0ml,检测波长为 275nm。取系统适用性溶液 $20\mu l$ 注入液相色谱仪,记录色谱图,辅酶 Q_{10} 峰的保留时间约为 10 分钟,降解杂质峰及顺式异构体峰相对主峰的保留时间分别约为 0.65 和 0.9,顺式异构体峰与辅酶 Q_{10} 峰的分离度应符合要求,理论板数按辅酶 Q_{10} 峰计算不低于 3000。精密量取供试品溶液和对照溶液各 $20\mu l$ 分别注入液相色谱仪,记录色谱图。供试品溶液色谱图中如有相对保留时间约为 0.65 的杂质峰,其峰面积不得大于对照溶液的主峰面积(0.5%)。■[修订]

　　其他　应符合胶囊剂项下有关的各项规定(通则 0103)。

　　【含量测定】　避光操作。取装量差异项下的内容物适量,迅速加无水乙醇适量,置 50℃ 水浴中振摇使辅酶 Q_{10} 溶解,放冷后,再用无水乙醇定量稀释制成每 1ml 中约含 0.2mg 的溶液,摇匀,作为供试品溶液,照辅酶 Q_{10} 项下的方法测定,计算,即得。

　　【类别】　同辅酶 Q_{10}。

　　【规格】　(1)5mg　(2)10mg　(3)15mg

　　【贮藏】　遮光,密封,在干燥处保存。

辅酶 Q_{10} 注射液

Fumei Q_{10} Zhusheye

Ubidecarenone Injection

　　本品为辅酶 Q_{10} 的灭菌水溶液,含辅酶 Q_{10}($C_{59}H_{90}O_4$)应

为标示量的 90.0%～110.0%。

【性状】 本品为黄色澄明液体。

【鉴别】 照辅酶 Q_{10} 项下的鉴别(1)、(2)项试验,显相同的结果。

【检查】 **pH 值** 应为 3.2～5.5(通则 0631)。

■**有关物质** 取含量测定项下的供试品溶液,照辅酶 Q_{10} 项下的方法测定,应符合规定。■[修订]

其他 应符合注射剂项下有关的各项规定(通则 0102)。

【含量测定】 避光操作。精密量取本品 2ml,置 25ml 量瓶中,用无水乙醇稀释至刻度,摇匀,作为供试品溶液,照辅酶 Q_{10} 项下的方法测定。

【类别】 同辅酶 Q_{10}。

【规格】 2ml:5mg

【贮藏】 遮光,密闭,在阴凉处保存。

铝 酸 铋

Lüsuanbi

Bismuth Aluminate

$$Bi_2(Al_2O_4)_3 \cdot 10H_2O \quad 951.99$$

本品按炽灼至恒重后计算,含铋(Bi)应为 51.0%～55.0%,含铝(Al)应为 19.5%～21.5%。

【性状】 本品为白色或类白色粉末,无臭。

本品在水或乙醇中不溶。

【鉴别】 (1)取本品约 50mg,加硝酸 1ml,加热使溶解,放冷,加水 10ml,分取 2ml,滴加碘化钾试液,即生成棕黑色沉淀,再加过量的碘化钾试液,沉淀即溶解,溶液显橙黄色。

(2)取本品约 0.2g,加稀盐酸 10ml,加热,放冷后滤过,取滤液 5ml,滴加氨试液至产生白色沉淀,再加茜素磺酸钠指示液数滴,沉淀即显樱红色。

【检查】 **氯化物** 取本品 0.20g,加硝酸 4ml,小火加热煮沸使完全溶解,放冷,加水使成 20ml,摇匀,分取 5ml,依法检查(通则 0801),与标准氯化钠溶液 7.0ml 制成的对照液比较,不得更浓(0.14%)。

硫酸盐 取本品 1.0g,加盐酸 4ml,加热使溶解,放冷,加水 30ml,即产生多量白色沉淀,滴加氨试液至显中性,加水使成 50ml,摇匀,滤过,分取滤液 25ml,依法检查(通则 0802),与标准硫酸钾溶液 1.0ml 制成的对照液比较,不得更浓(0.02%)。

硝酸盐 取本品 50mg,置 50ml 量瓶中,加硫酸溶液(1→2)约 40ml,加热使溶解,用硫酸溶液(1→2)稀释至刻度,摇匀。取 1.0ml,加水 4.0ml 与 10%氯化钠溶液 0.5ml,摇匀。精密加稀靛胭脂溶液[取靛胭脂试液,用等量的水稀释。临用前精密量取本液 1ml,用水稀释至 50ml,照紫外-可见分光光度法(通则 0401),在 610nm 的波长处测定,吸光度应为 0.30～0.40]1ml,摇匀,沿管壁缓缓加入硫酸 4.5ml,立即缓缓振摇 1 分钟,放置 10 分钟,与标准硝酸钾溶液(精

密称取在 105℃干燥至恒重的硝酸钾 81.5mg,置 50ml 量瓶中,加水溶解并稀释至刻度,摇匀。精密量取 5ml,置 100ml 量瓶中,用水稀释至刻度,摇匀。每 1ml 相当于 $50\mu g$ 的 NO_3)0.50ml 用同一方法制成的对照液比较,■不得更深(2.5%)。■[订正]

钡盐 取本品 0.40g,加硝酸 4ml,加热使完全溶解,放冷。加水 20ml,将溶液分成两等份:一份中加稀硫酸 1ml,另一份中加水 1ml,放置 15 分钟,两液应同样澄清。

铅盐、银盐与铜盐 取本品 3.0g,加硝酸 6ml,小火加热煮沸约 2 分钟,放冷。加水 100ml,搅拌均匀后滤过,滤液置水浴上蒸发至约 30ml,放冷,滤过,滤液加水使成 30ml。分别取滤液各 5ml,一份中加等量的稀硫酸,不得发生浑浊;一份中加盐酸,不得发生不溶于过量的盐酸但溶于氨试液的沉淀;一份中加稍过量的氨试液,俟沉淀沉定,上层液不得显蓝色。

砷盐 取本品 1.0g,加稀硫酸 10ml,加热煮沸,放冷,加盐酸 5ml 与水适量使成 28ml,依法检查(通则 0822 第一法),应符合规定(0.0002%)。

炽灼失重 取本品,在 700℃炽灼至恒重,减失重量不得过 22.0%。

【含量测定】 **铋** 取本品约 0.2g,精密称定,置 500ml 锥形瓶中,加硝酸溶液(3→10)15ml,瓶口置小漏斗,小火加热使完全溶解,放冷。加水 200ml,滴加氨试液使 pH 值约为 1,加二甲酚橙指示液 5 滴,用乙二胺四醋酸二钠滴定液(0.05mol/L)滴定至黄色。每 1ml 乙二胺四醋酸二钠滴定液(0.05mol/L)相当于 10.45mg 的 Bi。

铝 取测定铋后的溶液,滴加氨试液至恰析出沉淀,再滴加稀硝酸至沉淀恰溶解(pH 值约为 6),加醋酸-醋酸铵缓冲液(pH 6.0)10ml,再精密加乙二胺四醋酸二钠滴定液(0.05mol/L)30ml,煮沸 5 分钟,放冷,加二甲酚橙指示液 10 滴,用锌滴定液(0.05mol/L)滴定,至溶液由黄色转变为红色,并将滴定的结果用空白试验校正。每 1ml 乙二胺四醋酸二钠滴定液(0.05mol/L)相当于 1.349mg 的 Al。

【类别】 抗酸药。

【贮藏】 遮光,密封保存。

【制剂】 (1)复方铝酸铋片 (2)复方铝酸铋胶囊

麻 醉 乙 醚

Mazui Yimi

Anesthetic Ether

$$C_4H_{10}O \quad 74.12$$

本品可加适量的稳定剂。

【性状】 本品为无色澄明、易流动的液体;有特臭;有极强的挥发性与燃烧性,蒸气与空气混合后,遇火能爆炸;在空

气和日光影响下,渐氧化变质。

本品与乙醇、三氯甲烷、苯、石油醚、脂肪油或挥发油均能任意混合,在水中溶解。

相对密度 ■本品的相对密度(通则 0601 韦氏比重秤法)为 0.713～0.718。■[订正]

馏程 本品的馏程(通则 0611)为 33.5～35.5℃,馏距在 1℃ 以内(供试品必须符合过氧化物检查项下的规定,才能进行本项试验)。

【检查】 酸度 取水 10ml,加溴麝香草酚蓝指示液 2 滴,滴加氢氧化钠滴定液(0.02mol/L),边滴边振摇至显蓝色;加本品 25ml,密塞振摇混合,再加氢氧化钠滴定液(0.02mol/L)0.30ml,振摇,水层应仍显蓝色。

醛类 取本品 50ml,置 100ml 蒸馏瓶内,在不超过 40℃ 的水浴上蒸馏,至瓶底剩余约 1～2ml;分取馏出液 10ml,置贮有水 100ml 的具塞锥形瓶中,加 0.1% 亚硫酸氢钠溶液 1ml,密塞,强力振摇 10 秒钟,在冷暗处放置 30 分钟,加淀粉指示液 2ml,用碘滴定液(0.01mol/L)滴定至溶液显微蓝色,保持溶液温度在 18℃ 以下,加碳酸氢钠 2g,振摇,蓝色消失后,加碘滴定液(0.01mol/L)的稀释液(9→40)1.0ml,溶液应显蓝色。

过氧化物 取本品 5ml,置总容量不超过 15ml 的具塞比色管中,加新制的碘化钾淀粉溶液(取碘化钾 10g,加水溶解成 95ml,再加淀粉指示液 5ml,混合)8ml,密塞,强力振摇 1 分钟,在暗处放置 30 分钟,两液层均不得染色。

异臭 取本品 10ml,置瓷蒸发皿中,使自然挥发,挥散完毕后,不得有异臭。

不挥发物 取本品 50ml,置经 105℃ 恒重的蒸发皿中,自然挥发或微温使挥散后,在 105℃ 干燥至恒重,遗留残渣不得过 1mg(供试品必须符合过氧化物检查项下的规定,才能进行本项试验)。

【类别】 吸入全麻药。

【贮藏】 遮光,几乎装满,严封或熔封,在阴凉避火处保存。本品贮存 2 年后,应重新检查,符合规定才能使用。

羟苯磺酸钙胶囊

Qiangbenhuangsuangai Jiaonang

Calcium Dobesilate Capsules

■本品含羟苯磺酸钙($C_{12}H_{10}CaO_{10}S_2 \cdot H_2O$)应为标示量的 95.0%～105.0%。■[修订]

【性状】 本品内容物为白色或类白色粉末或颗粒。

【鉴别】 (1)取本品的内容物适量(约相当于羟苯磺酸钙 0.2g),加水 2ml,振摇使羟苯磺酸钙溶解,滤过,滤液显钙盐的鉴别反应(通则 0301)。

(2)在含量测定项下记录的色谱图中,供试品溶液主峰

的保留时间应与对照品溶液主峰的保留时间一致。

【检查】 有关物质 避光操作。■精密称取本品内容物的细粉适量(约相当于羟苯磺酸钙 0.1g),置 100ml 量瓶中,加水适量,超声约 10 分钟使羟苯磺酸钙溶解,用水稀释至刻度,摇匀,滤过,取续滤液作为供试品溶液。■[修订]照羟苯磺酸钙有关物质项下的方法测定,供试品溶液色谱图中,如有与杂质 I 峰保留时间一致的色谱峰,按外标法以峰面积计算,不得过羟苯磺酸钙标示量的 0.1%;其他单个杂质峰面积不得大于对照溶液的主峰面积(0.1%);杂质总量不得过 0.5%。

干燥失重 取本品的内容物适量(约相当于羟苯磺酸钙 0.1g),精密称定,在 105℃ 干燥 3 小时,减失重量不得过 7.0%(通则 0831)。

其他 应符合胶囊剂项下有关的各项规定(通则 0103)。

【含量测定】 照高效液相色谱法(通则 0512)测定。

色谱条件与系统适用性试验 用十八烷基硅烷键合硅胶为填充剂;以乙腈-0.05mol/L 磷酸二氢铵溶液(2:98)为流动相;检测波长为 300nm。取羟苯磺酸钙对照品与杂质 I 对照品各适量,加水溶解并稀释制成每 1ml 中各约含 100μg 与 1μg 的混合溶液,作为系统适用性溶液,取 10μl 注入液相色谱仪,理论板数按羟苯磺酸钙峰计算不低于 1000,羟苯磺酸钙峰与杂质 I 峰的分离度应符合要求。

测定法 ■取装量差异项下内容物,混匀,研细,精密称取细粉适量(约相当于羟苯磺酸钙 0.1g)■[修订],置 100ml 量瓶中,加水适量,超声约 10 分钟使羟苯磺酸钙溶解,用水稀释至刻度,摇匀,滤过,精密量取续滤液 5ml,置 50ml 量瓶中,用水稀释至刻度,摇匀,作为供试品溶液,精密量取 10μl,注入液相色谱仪,记录色谱图;另取羟苯磺酸钙对照品,精密称定,加水溶解并定量稀释制成每 1ml 中约含 0.1mg 的溶液,同法测定。按外标法以峰面积计算,即得。

【类别】 同羟苯磺酸钙。

【规格】 ■0.5g■[修订]

【贮藏】 密封,凉暗、干燥处保存。

维 生 素 B_6

Weishengsu B_6

Vitamin B_6

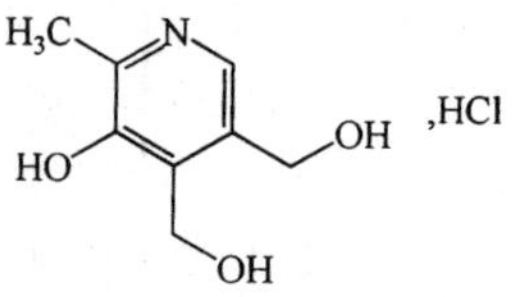

$C_8H_{11}NO_3 \cdot HCl$ 205.64

本品为 6-甲基-5-羟基-3,4-吡啶二甲醇盐酸盐。按干燥品计算,含 $C_8H_{11}NO_3 \cdot HCl$ 应为 98.0%～102.0%。

【性状】 本品为白色或类白色的结晶或结晶性粉末;无

臭,遇光渐变质。

本品在水中易溶,在乙醇中微溶,在三氯甲烷或乙醚中不溶。

【鉴别】 (1)取本品约 10mg,加水 100ml 溶解后,取 1ml 2 份,分别置甲、乙两支试管中,各加 20％醋酸钠溶液 2ml,甲管中加水 1ml,乙管中加 4％硼酸溶液 1ml,混匀,各迅速加氯亚氨基-2,6-二氯醌试液 1ml;甲管中显蓝色,几分钟后即消失,并转变为红色,乙管中不显蓝色。

(2)在含量测定项下记录的色谱图中,供试品溶液主峰的保留时间应与对照品溶液主峰的保留时间一致。

(3)本品的红外光吸收图谱应与对照的图谱(光谱集 448 图)一致。

(4)本品的水溶液显氯化物鉴别(1)的反应(通则 0301)。

【检查】 酸度 取本品 1.0g,加水 20ml 使溶解,依法测定(通则 0631),pH 值应为 2.4～3.0。

溶液的澄清度与颜色 取本品 1.0g,加水 10ml 溶解后,溶液应澄清;如显浑浊,与 1 号浊度标准液(通则 0902 第一法)比较,不得更浓;如显色,与黄色 1 号标准比色液(通则 0901 第一法)比较,不得更深。

有关物质 取本品,加流动相溶解并稀释制成每 1ml 中约含 1mg 的溶液,作为供试品溶液;精密量取 1ml,置 100ml 量瓶中,用流动相稀释至刻度,摇匀,作为对照溶液。■照含量测定项下的色谱条件,精密量取供试品溶液与对照溶液各 10μl,分别注入液相色谱仪,记录色谱图至主成分峰保留时间的 3 倍。■[订正]供试品溶液的色谱图中如有杂质峰,各杂质峰面积的和不得大于对照溶液主峰面积(1.0％)。

干燥失重 取本品,在 105℃干燥至恒重,减失重量不得过 0.5％(通则 0831)。

炽灼残渣 不得过 0.1％(通则 0841)。

重金属 取本品 2.0g,加水 20ml 溶解后,加氨试液至遇石蕊试纸显中性反应,加醋酸盐缓冲液(pH 3.5)2ml 与水适量使成 25ml,依法检查(通则 0821 第一法),含重金属不得过百万分之十。

【含量测定】 照高效液相色谱法(通则 0512)测定。

色谱条件与系统适用性试验 用十八烷基硅烷键合硅胶为填充剂;以 0.04％戊烷磺酸钠溶液(用冰醋酸调节 pH 值至 3.0)-甲醇(85:15)为流动相;检测波长为 291nm。理论板数按维生素 B₆ 峰计算不低于 4000。

测定法 取本品,精密称定,加流动相溶解并定量稀释制成每 1ml 中约含 0.1mg 的溶液,作为供试品溶液,精密量取 10μl 注入液相色谱仪,记录色谱图;另取维生素 B₆ 对照品,同法测定。按外标法以峰面积计算,即得。

【类别】 维生素类药。

【贮藏】 遮光,密封保存。

【制剂】 (1)维生素 B₆ 片 (2)维生素 B₆ 注射液

维 生 素 C 钠

Weishengsu C Na

Sodium Ascorbate

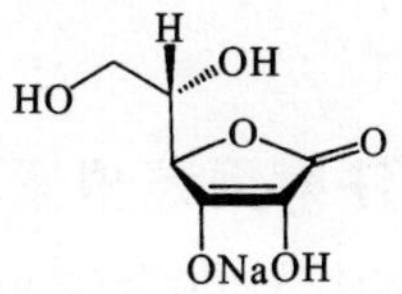

C₆H₇NaO₆ 198.11

本品为 L-抗坏血酸钠盐。按干燥品计算,含 $C_6H_7NaO_6$ 不得少于 99.0％。

【性状】 本品为白色至微黄色结晶或结晶性粉末;无臭;在空气中较稳定,遇光色渐变暗。

本品在水中易溶,在乙醇中极微溶解,在三氯甲烷或乙醚中不溶。

比旋度 取本品,精密称定,加水溶解并定量稀释制成每 1ml 中约含 0.10g 的溶液,在 25℃时依法测定(通则 0621),比旋度为＋103°至＋108°。

【鉴别】 (1)取本品水溶液(1→50)4ml,加 0.1mol/L 盐酸溶液 1ml,加碱性酒石酸铜试液数滴,加热,生成红色沉淀。

(2)本品的红外光吸收图谱应与对照的图谱(光谱集 1039 图)一致。

■(3)本品的水溶液显钠盐的鉴别(1)反应(通则 0301)。■[订正]

【检查】 酸碱度 取本品 1.0g,加水 10ml 溶解后,依法测定(通则 0631),pH 值应为 7.0～8.0。

溶液的澄清度与颜色 取本品 1.0g,加水 10ml 使溶解,溶液应澄清无色;如显浑浊,与 1 号浊度标准液(通则 0902 第一法)比较,不得更浓;如显色,经 4 号垂熔玻璃漏斗滤过,取滤液,照紫外-可见分光光度法(通则 0401),在 420nm 的波长处测定吸光度,不得过 0.06。

草酸 取本品 0.25g,加水 5.0ml,振摇使溶解,加稀醋酸 1ml 与氯化钙试液 0.5ml,摇匀,放置 1 小时,作为供试品溶液;精密称取草酸 75mg,置 500ml 量瓶中,加水溶解并稀释至刻度,摇匀,精密量取 5ml,加稀醋酸 1ml 与氯化钙试液 0.5ml,摇匀,放置 1 小时,作为对照溶液。供试品溶液产生的浑浊不得浓于对照溶液(0.3％)。

干燥失重 取本品,以五氧化二磷为干燥剂,在 60℃减压干燥至恒重,减失重量不得过 0.25％(通则 0831)。

重金属 取本品 1.0g,依法检查(通则 0821 第二法),含重金属不得过百万分之二十。

【含量测定】 取本品 0.2g,精密称定,加新沸过的冷水

100ml 与 1mol/L 硫酸溶液 15ml 使溶解,加淀粉指示液 2ml,立即用碘滴定液(0.05mol/L)滴定,至溶液显蓝色并在 30 秒钟内不褪。每 1ml 碘滴定液(0.05mol/L)相当于 9.905mg 的 $C_6H_7NaO_6$。

【类别】 维生素类药。

【贮藏】 遮光,密闭保存。

注射用葛根素

Zhusheyong Gegensu

Puerarin for Injection

本品为葛根素加适宜赋形剂制成的无菌冻干品。按平均装量计算,含葛根素($C_{21}H_{20}O_9$)应为标示量的 93.0%～107.0%。

【性状】 本品为白色至微黄色的块状物或粉末。

【鉴别】 (1)取本品适量(约相当于葛根素 10mg),加加水 10ml 溶解,加盐酸 2～3 滴调节 pH 值至酸性,加 0.5% 三氯化铁溶液 2～3 滴,摇匀,再加 0.5% 铁氰化钾溶液 2～3 滴,摇匀,应显蓝绿色。

(2)在含量测定项下记录的色谱图中,供试品溶液主峰的保留时间应与对照品溶液主峰的保留时间一致。

【检查】 碱度 取本品,加水溶解并稀释制成每 1ml 中含葛根素 1mg 的溶液,依法测定(通则 0631),pH 值应为 7.5～9.0。

溶液的澄清度与颜色 取本品 5 瓶,分别按标示量加水制成每 1ml 中含葛根素约 1mg 的溶液,溶液应澄清无色;■如显色,与黄色 1 号标准比色液(通则 0901 第一法)比较,不得更深。■[订正]

有关物质 取本品,加溶剂[甲醇-0.1% 枸橼酸溶液(25:75)]溶解并定量稀释制成每 1ml 中约含葛根素 0.5mg 的溶液,作为供试品溶液;精密量取适量,用溶剂定量稀释制成每 1ml 中约含 5μg 的溶液,作为对照溶液。另取葛根素和咖啡因各适量,加溶剂溶解并稀释制成每 1ml 中分别含葛根素 50μg 和咖啡因 150μg 的混合溶液,作为系统适用性溶液。照高效液相色谱法(通则 0512)测定,用十八烷基硅烷键合硅胶为填充剂;检测波长为 250nm;以 0.1% 枸橼酸溶液为流动相 A,以甲醇为流动相 B,按下表进行梯度洗脱。取系统适用性溶液 10μl 注入液相色谱仪,葛根素峰的保留时间约为 14 分钟,葛根素峰与咖啡因峰的分离度应大于 4.0。精密量取供试品溶液与对照溶液各 10μl,分别注入液相色谱仪,记录色谱图。供试品溶液的色谱图中如有杂质峰,单个杂质峰面积不得大于对照溶液的主峰面积(1.0%),各杂质峰面积的和不得大于对照溶液主峰面积的 2 倍(2.0%)。

时间(分钟)	流动相 A(%)	流动相 B(%)
0	75	25
15	75	25
30	55	45
35	55	45
37	75	25
45	75	25

干燥失重 取本品,在 105℃ 干燥至恒重,减失重量不得过 5.0%(通则 0831)。

异常毒性 取本品,加氯化钠注射液稀释制成每 1ml 中含葛根素 10mg 的溶液,依法检查(通则 1141),应符合规定。

细菌内毒素 取本品,依法检查(通则 1143),每 1mg 葛根素中含内毒素量应小于 0.17EU。

过敏反应 取本品,加氯化钠注射液稀释制成每 1ml 中含葛根素 50mg 的溶液,依法检查(通则 1147),应符合规定。

溶血与凝聚 取本品,加氯化钠注射液稀释制成每 1ml 中含葛根素 20mg 的溶液,依法检查(通则 1148),应符合规定。

无菌 取本品,用 pH 7.0 无菌氯化钠-蛋白胨缓冲液适量溶解后,经薄膜过滤法处理,依法检查(通则 1101),应符合规定。

其他 应符合注射剂项下有关的各项规定(通则 0102)。

【含量测定】 照高效液相色谱法(通则 0512)测定。

色谱条件与系统适用性试验 用十八烷基硅烷键合硅胶为填充剂;以 0.1% 枸橼酸溶液-甲醇(75:25)为流动相;检测波长为 250nm。理论板数按葛根素峰计算不低于 5000,葛根素峰与相邻杂质峰的分离度应符合要求。

测定法 取装量差异项下的内容物,混合均匀,精密称取适量,加流动相溶解并定量稀释制成每 1ml 中约含葛根素 50μg 的溶液,作为供试品溶液。精密量取 10μl,注入液相色谱仪,记录色谱图;另取葛根素对照品,精密称定,同法测定,按外标法以峰面积计算,即得。

【类别】 同葛根素。

【规格】 (1) 50mg (2) 0.1g (3) 0.2g (4) 0.4g

【贮藏】 遮光,密闭保存。

葡 甲 胺

Pujia'an

Meglumine

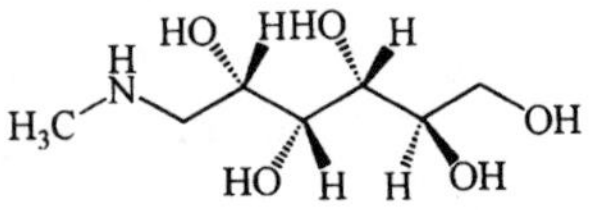

$C_7H_{17}NO_5$ 195.22

本品为 1-脱氧-1-(甲氨基)-D-山梨醇。按干燥品计算,含 $C_7H_{17}NO_5$ 不得少于 99.0%。

【性状】 本品为白色结晶性粉末;几乎无臭。

本品在水中易溶,在乙醇中略溶,在三氯甲烷中几乎不溶。

熔点 本品的熔点(通则0612)为128～132℃。

比旋度 取本品,精密称定,加水溶解并定量稀释制成每1ml中约含0.10g的溶液,在25℃时,依法测定(通则0621),比旋度为-15.5°至-17.5°。

【鉴别】 (1)取本品约20mg,置洁净的试管中,加水2ml溶解后,加氨制硝酸银试液1ml,摇匀,置水浴中加热,银即游离并附在管的内壁成银镜。

(2)取本品约10mg,加三氯化铁试液1ml,滴加20%氢氧化钠溶液2ml,初显棕红色沉淀,随即溶解成棕红色溶液。

(3)取本品约50mg,加二硫化碳的饱和水溶液1ml溶解后,加4%硫酸镍溶液数滴,即显黄绿色,并生成黄绿色沉淀。

(4)本品的红外光吸收图谱应与对照的图谱(光谱集463图)一致。

【检查】 **溶液的澄清度与颜色** 取本品1.0g,加水10ml溶解后,溶液应澄清,照紫外-可见分光光度法(通则0401),在420nm的波长处测定吸光度,不得过0.03。

有关物质 取本品,加水溶解并稀释制成每1ml中约含10mg的溶液,作为供试品溶液;精密量取适量,用水定量稀释制成每1ml中约含50μg的溶液,作为对照溶液。■照高效液相色谱法(通则0512)试验,用磺酸基阳离子交换键合硅胶为填充剂的色谱柱;■[订正]以三氟乙酸-甲酸-水(0.05∶0.3∶100)为流动相;示差折光检测器;柱温35℃。葡甲胺峰与杂质峰的分离度应符合要求。精密量取供试品溶液与对照溶液各10μl,分别注入液相色谱仪,记录色谱图至主成分峰保留时间的2倍。供试品溶液的色谱图中如有杂质峰,单个杂质峰面积不得大于对照溶液主峰面积的0.5倍(0.25%),各杂质峰面积的和不得大于对照溶液主峰面积(0.5%)。

还原性物质 取本品2.0g,加水20ml溶解后,取溶液2.5ml,加碱性酒石酸铜试液2ml,水浴加热10分钟,流水冷却1分钟并超声20秒。立即用微孔滤膜(直径25mm,孔径0.45μm)滤过,用水10ml清洗容器及滤膜。另取葡萄糖20mg,置100ml量瓶中,加水溶解并稀释至刻度,摇匀,取溶液2.5ml,自上述"加碱性酒石酸铜试液"起同法操作,供试品滤膜的颜色不得深于对照滤膜的颜色。含还原性物质以葡萄糖计,不得过0.2%。

干燥失重 取本品,在105℃干燥至恒重,减失重量不得过0.5%(通则0831)。

镍盐 取本品1.0g,炽灼灰化后,残渣中加硝酸0.5ml,蒸干至氧化亚氮蒸气除尽后,放冷,加盐酸2ml,置水浴上蒸干,加水5ml使溶解并移至纳氏比色管中,加溴试液1滴,振摇1分钟,加氨试液使成碱性,加丁二酮肟试液1ml,摇匀,放置5分钟,如显色,与标准镍溶液(取含结晶水的硫酸镍适量,按干燥品计算,加水溶解并稀释制成每1ml中含Ni 1.0μg的溶液)5ml,自上述"加溴试液1滴"起,用同法处理后的颜色比较,不得更深(0.0005%)。

炽灼残渣 取本品1.0g,依法检查(通则0841),遗留残渣不得过0.1%。

重金属 取炽灼残渣项下遗留的残渣,依法检查(通则0821第二法),含重金属不得过百万分之十。

砷盐 取本品2.0g,置坩埚中,加2%硝酸镁乙醇溶液10ml,点燃,燃尽后,先用小火炽灼使炭化,再在500～600℃炽灼至灰化,如未灰化完全,加少量硝酸湿润,蒸干,至氧化亚氮蒸气除尽后,放冷,继续在500～600℃炽灼至完全灰化,放冷后,加5ml盐酸,水浴加热使残渣溶解,加水23ml,作为供试品溶液,依法检查(通则0822第一法),应符合规定(0.0001%)。

■**热原** 取本品,加灭菌注射用水制成每1ml中约含0.12g的溶液,依法检查(通则1142),剂量按家兔体重每1kg注射5ml,应符合规定。■[删除]

■**细菌内毒素** 取本品,依法检查(通则1143),每1g葡甲胺中含内毒素的量应小于1.5EU。■[增订]

【含量测定】 取本品约0.4g,精密称定,加水20ml溶解后,加甲基红指示液2滴,用盐酸滴定液(0.1mol/L)滴定。每1ml盐酸滴定液(0.1mol/L)相当于19.52mg的$C_7H_{17}NO_5$。

【类别】 诊断用药。

【贮藏】 遮光,密封保存。

【制剂】 (1)泛影葡胺注射液 (2)胆影葡胺注射液

注射用硫酸长春新碱

Zhusheyong Liusuan Changchunxinjian

Vincristine Sulfate for Injection

本品为硫酸长春新碱的无菌冻干品。含硫酸长春新碱($C_{46}H_{56}N_4O_{10}\cdot H_2SO_4$)应为标示量的90.0%～110.0%。

【性状】 本品为白色或类白色的疏松状或无定形固体;有引湿性;遇光或热易变黄。

【鉴别】 取本品,照硫酸长春新碱项下的鉴别(1)、(3)项试验,显相同的反应。

【检查】 **酸度** 取本品1瓶,加水5ml溶解后,依法测定(通则0631),pH值应为4.0～6.5。

有关物质 取本品适量,加水溶解并稀释制成每1ml中含硫酸长春新碱1mg的溶液,作为高浓度供试品溶液。照硫酸长春新碱有关物质项下的方法测定,最大杂质量不得大于2.0%,有关物质总量不得大于5.0%。

■**水分** 取本品,如含辅料,照水分测定法(通则0832第一法1)测定,含水分不得过6.0%。■[修订]

含量均匀度 以含量测定项下测得的每瓶含量计算,应符合规定(通则0941)。

细菌内毒素 取本品,依法检查(通则1143),每1mg硫酸长春新碱中含内毒素的量应小于30EU。

无菌 取本品,用适宜溶剂溶解并稀释制成每1ml中含0.1mg的溶液,经薄膜过滤法处理,依法检查(通则1101),应符合规定。

其他 应符合注射剂项下有关的各项规定(通则0102)。

【含量测定】 取本品10瓶,分别加甲醇1ml使内容物溶解,并定量转移至50ml量瓶中,用甲醇多次洗涤容器,洗液并入量瓶中并稀释至刻度,摇匀,照硫酸长春新碱含量测定项下的方法测定,计算每瓶的含量,并求得10瓶的平均含量,即得。

【类别】 同硫酸长春新碱。

【规格】 1mg

【贮藏】 遮光,密闭,在冷处保存。

硫酸鱼精蛋白注射液

Liusuan Yujingdanbai Zhusheye

Protamine Sulfate Injection

本品为硫酸鱼精蛋白加氯化钠使成等渗的无菌水溶液。按每1mg硫酸鱼精蛋白中和肝素100单位计算,其效价应为标示量的90%~115%。

【性状】 本品为无色的澄明液体。

【鉴别】 取本品,照硫酸鱼精蛋白项下的鉴别试验,显相同的反应。

【检查】 pH值 应为2.5~3.5(通则0631)。

■旋光度 取本品,依法测定(通则0621),旋光度应为-0.52°至-0.68°。■[删除]

渗透压摩尔浓度 应为270~320mOsmol/kg(通则0632)。

异常毒性 取本品,用氯化钠注射液稀释制成每1ml中含1mg的溶液,依法检查(通则1141),应符合规定。

过敏反应 取本品,用氯化钠注射液稀释制成每1ml中含2.5mg的溶液,依法检查(通则1147),应符合规定。

细菌内毒素 照硫酸鱼精蛋白项下的方法检查,应符合规定。

其他 应符合注射剂项下有关的各项规定(通则0102)。

【效价测定】 照硫酸鱼精蛋白生物测定法(通则1213)测定,即得。

【类别】 同硫酸鱼精蛋白。

【规格】 (1)5ml:50mg (2)10ml:100mg

【贮藏】 密闭,在凉暗处保存。

硫酸氢氯吡格雷片

Liusuan Qinglübigelei Pian

Clopidogrel Bisulfate Tablets

本品含硫酸氢氯吡格雷按氯吡格雷($C_{16}H_{16}ClNO_2S$)计算,应为标示量的93.5%~105.0%。

【性状】 本品为白色或类白色片或薄膜衣片,除去包衣后,显白色或类白色。

【鉴别】 (1)在含量测定项下记录的色谱图中,供试品溶液主峰的保留时间应与对照品溶液主峰的保留时间一致。

(2)取本品细粉适量(约相当于氯吡格雷15mg),精密称定,置100ml量瓶中,加盐酸溶液(9→1000)适量,超声使硫酸氢氯吡格雷溶解,放冷,用盐酸溶液(9→1000)稀释至刻度,摇匀,滤过,取续滤液,照紫外-可见分光光度法(通则0401)测定,在270nm与277nm的波长处有最大吸收。

【检查】 有关物质 取含量测定项下的细粉适量(约相当于氯吡格雷75mg),精密称定,置200ml量瓶中,加甲醇5ml,超声使硫酸氢氯吡格雷溶解,用流动相稀释至刻度,摇匀,滤过,取续滤液作为供试品溶液;另取硫酸氢氯吡格雷对照品10mg、氯吡格雷杂质Ⅰ对照品20mg与氯吡格雷杂质Ⅲ对照品40mg,精密称定,置同一100ml量瓶中,加甲醇溶解并稀释至刻度,摇匀,精密量取1ml,置100ml量瓶中,用流动相稀释至刻度,摇匀,作为对照品溶液。照含量测定项下的色谱条件,精密量取对照品溶液和供试品溶液各10µl,分别注入液相色谱仪,记录色谱图。供试品溶液中如有杂质峰,按外标法以峰面积计算,氯吡格雷杂质Ⅰ不得过氯吡格雷标示量的0.5%,氯吡格雷杂质Ⅲ不得过氯吡格雷标示量的1.0%;■其他单个杂质按主成分外标法以峰面积计算,并将结果乘以0.766,不得过氯吡格雷标示量的0.2%;■[订正]杂质总和不得过氯吡格雷标示量的1.5%(均除氯吡格雷杂质Ⅱ外)。

溶出度 取本品,照溶出度与释放度测定法(通则0931第二法),以pH2.0盐酸缓冲液(取0.2mol/L氯化钾溶液250ml,加0.2mol/L盐酸溶液65.0ml,加水稀释至1000ml)1000ml为溶出介质,转速为每分钟50转,依法操作,经30分钟时,取溶液,滤过,精密量取续滤液适量,用溶出介质定量稀释制成每1ml中约含氯吡格雷25µg的溶液;■另取硫酸氢氯吡格雷对照品,精密称定,加甲醇20ml使溶解,用溶出介质稀释制成每1ml中约含33µg的溶液。取上述两种溶液,照紫外-可见分光光度法(通则0401),在240nm的波长处分别测定吸光度,计算每片的溶出量,并将结果乘以0.766。限度为标示量的80%,应符合规定。■[订正]

含量均匀度(25mg规格) 取本品1片,置100ml量瓶中,加 0.1mol/L 盐酸溶液适量,超声并振摇处理 5 分钟,使硫酸氢氯吡格雷溶解,用 0.1mol/L 盐酸溶液稀释至刻度,摇匀,滤过,取续滤液作为供试品溶液;■另取硫酸氢氯吡格雷对照品,精密称定,加 0.1mol/L 盐酸溶液溶解并稀释制成每 1ml 中约含 330μg 的溶液。取上述两种溶液,照紫外-可见分光光度法(通则 0401),在 270nm 的波长处分别测定吸光度,计算每片的含量,并将结果乘以 0.766,应符合规定(通则 0941)。■[订正]

其他 应符合片剂项下有关的各项规定(通则 0101)。

【含量测定】 照高效液相色谱法(通则 0512)测定。

色谱条件与系统适用性试验 以卵粘蛋白键合硅胶为填充剂的手性色谱柱(ULTRONES－OVM);以乙腈-0.01mol/L 的磷酸二氢钾溶液(20:80)为流动相;检测波长为 220nm。取硫酸氢氯吡格雷对照品与氯吡格雷杂质 II 对照品适量,加甲醇适量使溶解,用流动相稀释制成每 1ml 中含硫酸氢氯吡格雷 2.5μg 与氯吡格雷杂质 II 5μg 的混合溶液,摇匀,作为系统适用性溶液,取 10μl 注入液相色谱仪,记录色谱图。氯吡格雷杂质 II 的两个光学异构体峰与氯吡格雷峰的相对保留时间分别约为 0.8 与 1.2;氯吡格雷峰与氯吡格雷杂质 II 的第一个光学异构体峰的分离度应大于 2.0。

测定法 取本品 20 片,精密称定,研细,精密称取适量(约相当于氯吡格雷 75mg),置 100ml 量瓶中,加甲醇 50ml,超声约 5 分钟使硫酸氢氯吡格雷溶解,放冷,用甲醇稀释至刻度,摇匀,滤过,精密量取续滤液 5ml,置 50ml 量瓶中,用流动相稀释至刻度,摇匀,作为供试品溶液,精密量取 10μl 注入液相色谱仪,记录色谱图;■另取硫酸氢氯吡格雷对照品,精密称定,加甲醇适量使溶解并用流动相定量稀释制成每 1ml 中约含 0.1mg 的溶液,同法测定。按外标法以峰面积计算,并将结果乘以 0.766,即得。■[订正]

【类别】 同硫酸氢氯吡格雷。

【规格】 按 $C_{16}H_{16}ClNO_2S$ 计 (1)25mg (2)75mg

【贮藏】 遮光,密封,在干燥处保存。

氯 氮 䓬 片

Lüdanzhuo Pian

Chlordiazepoxide Tablets

本品含氯氮䓬($C_{16}H_{14}ClN_3O$)应为标示量的 90.0% ～ 110.0%。

【性状】 本品为微黄色片。

【鉴别】 (1)取本品的细粉适量(约相当于氯氮䓬 0.1g),用三氯甲烷 30ml 分次研磨使氯氮䓬溶解,滤过,滤液置水浴上蒸干,残渣照氯氮䓬项下的鉴别(1)、(2)项试验,显相同的结果。

(2)取有关物质项下供试品溶液适量,用流动相稀释制成每 1ml 中约含氯氮䓬 20μg 的溶液,作为供试品溶液;另取氯氮䓬对照品,加流动相溶解并稀释制成每 1ml 中含 20μg 的溶液作为对照品溶液。照有关物质项下色谱条件,取上述两种溶液各 10μl,分别注入液相色谱仪,记录色谱图。供试品溶液主峰的保留时间应与对照品溶液主峰的保留时间一致。

【检查】 有关物质 避光操作。临用新制。取本品的细粉适量(约相当于氯氮䓬 20mg),精密称定,置 100ml 量瓶中,加流动相适量,超声使氯氮䓬溶解,用流动相稀释至刻度,摇匀,滤过,取续滤液作为供试品溶液;另取杂质 I 对照品适量,精密称定,加流动相溶解并稀释制成每 1ml 中约含 20μg 的溶液,作为对照品溶液;精密量取供试品溶液与对照品溶液各 1ml,置同一 100ml 量瓶中,用流动相稀释至刻度,摇匀,作为对照溶液。照氯氮䓬有关物质项下的方法测定。供试品溶液色谱图中如有与杂质 I 保留时间一致的色谱峰,按外标法以峰面积计算,不得过氯氮䓬标示量的 0.1%,如有与杂质 II 保留时间一致的色谱峰,其峰面积不得大于对照溶液中氯氮䓬峰面积的 2 倍(2.0%),其他单个杂质峰面积不得大于对照溶液中氯氮䓬峰面积的 0.5 倍(0.5%),各杂质峰面积的和不得大于对照溶液中氯氮䓬峰面积的 3 倍(3.0%)。

含量均匀度 取本品 1 片,置 50ml 量瓶中,加盐酸溶液(9→1000)约 30ml,充分振摇使崩解后,用盐酸溶液(9→1000)稀释至刻度,摇匀,滤过,精密量取续滤液适量,用盐酸溶液(9→1000)稀释制成每 1ml 中约含氯氮䓬 15μg 的溶液作为供试品溶液,照含量测定项下的方法测定含量,应符合规定(通则 0941)。

溶出度 取本品,照溶出度与释放度测定法(通则 0931 第一法),以盐酸溶液(9→1000)900ml 为溶出介质,转速为每分钟 100 转,依法操作,经 30 分钟时,取溶液滤过,续滤液照紫外-可见分光光度法(通则 0401),在 308nm 的波长处测定吸光度;另取氯氮䓬对照品,精密称定,加盐酸溶液(9→1000)溶解并定量稀释制成每 1ml 中约含 6μg(5mg 规格)或 12μg(10mg 规格)的溶液,同法测定,计算每片的溶出量。限度为标示量的 85%,应符合规定。

其他 ■应符合片剂项下有关的各项规定(通则 0101)。■[订正]

【含量测定】 取本品 20 片,精密称定,研细,精密称取适量(约相当于氯氮䓬 30mg),置 100ml 量瓶中,加盐酸溶液(9→1000)70ml,充分振摇使氯氮䓬溶解,用盐酸溶液(9→1000)稀释至刻度,摇匀,滤过,精密量取续滤液 5ml,置 100ml 量瓶中,用盐酸溶液(9→1000)稀释至刻度,摇匀,照紫外-可见分光光度法(通则 0401),在 308nm 的波长处测定吸光度;另取氯氮䓬对照品,精密称定,加盐酸溶液(9→1000)溶解并稀释制成每 1ml 中约含 15μg 的溶液,同法测定。计算,即得。

【类别】 同氯氮䓬。

【规格】 (1)5mg (2)10mg

【贮藏】 遮光,密封保存。

注射用舒巴坦钠

Zhusheyong Shubatanna

■Sulbactam Sodium for Injection■[订正]

本品为舒巴坦钠的无菌粉末。按无水物计算,含舒巴坦($C_8H_{11}NO_5S$)不得少于88.6%;按平均装量计算,含舒巴坦($C_8H_{11}NO_5S$)应为标示量的90.0%~110.0%。

【性状】 本品为白色或类白色结晶性粉末;微有特臭。

【鉴别】 照舒巴坦钠项下的鉴别试验,显相同的结果。

【检查】 **溶液的澄清度与颜色** 取本品5瓶,按标示量分别加水制成每1ml中含50mg溶液,溶液应澄清无色,如显浑浊,与1号浊度标准液(通则0902第一法)比较,均不得更浓;如显色,与黄色或黄绿色3号标准比色液(通则0901第一法)比较,均不得更深。

不溶性微粒 取本品,按标示量加微粒检查用水制成每1ml中含100mg的溶液,静置10分钟后,依法检查(通则0903),标示量为1.0g以下的折算为每1.0g样品中含10μm及10μm以上的微粒不得过6000粒,含25μm及25μm以上的微粒不得过600粒;标示量为1.0g以上(包括1.0g)每个供试品容器中含10μm及10μm以上的微粒不得过6000粒,含25μm及25μm以上的微粒不得过600粒。

无菌 取本品,用0.9%无菌氯化钠溶液溶解并稀释制成每1ml中约含2mg的溶液,经薄膜过滤法处理,用无菌pH 7.0氯化钠-蛋白胨缓冲液分次冲洗(每膜不少于200ml),以金黄色葡萄球菌为阳性对照菌,依法检查(通则1101),应符合规定。

酸度、有关物质、水分与细菌内毒素 照舒巴坦钠项下的方法检查,均应符合规定。

其他 应符合注射剂项下有关的各项规定(通则0102)。

【含量测定】 取装量差异项下的内容物,照舒巴坦钠项下的方法测定,即得。

【类别】 同舒巴坦钠。

【规格】 按$C_8H_{11}NO_5S$计 (1)0.25g (2)0.5g (3)1.0g

【贮藏】 密闭,在阴凉干燥处保存。

普 罗 布 考

Puluobukao

Probucol

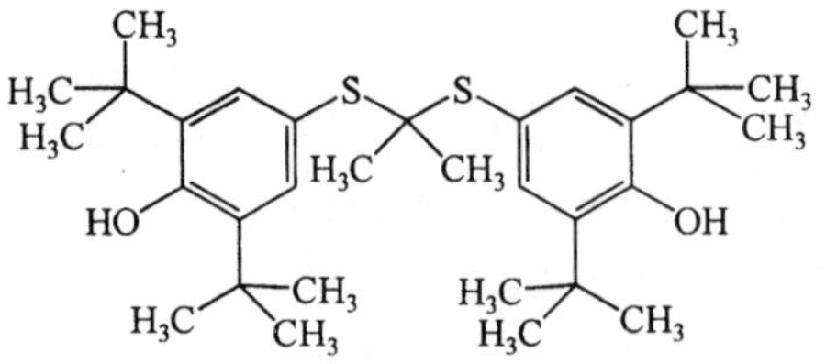

$C_{31}H_{48}O_2S_2$ ■516.84■[订正]

本品为4,4′-[(1-甲基亚乙基)二硫]双[2,6-二(1,1-二甲乙基)苯酚]。按干燥品计算,含$C_{31}H_{48}O_2S_2$应为98.5%~102.0%。

【性状】 本品为白色或类白色的结晶性粉末;有特臭。

本品在三氯甲烷中极易溶解,在乙醇中溶解,在水中不溶。

熔点 本品的熔点(通则0612)为124~127℃。

【鉴别】 (1)取本品约5mg,置干燥试管中,加正己烷1ml,振摇使溶解,沿壁缓缓加甲醛硫酸试液0.5ml,两层接界处即显黄绿色,放置变为棕红色环。

(2)在含量测定项下记录的色谱图中,供试品溶液主峰的保留时间应与对照品溶液主峰的保留时间一致。

(3)本品的红外光吸收图谱应与对照的图谱(光谱集1054图)一致。

【检查】 **有关物质** 取本品,加流动相溶解并稀释制成每1ml中约含1mg的溶液,作为供试品溶液;精密量取1ml,置100ml量瓶中,用流动相稀释至刻度,摇匀,作为对照溶液。照高效液相色谱法(通则0512)试验,用硅胶为填充剂,无水乙醇-正己烷(1:4000)为流动相;检测波长为242nm。理论板数按普罗布考峰计算不低于4000。精密量取供试品溶液与对照溶液各20μl,分别注入液相色谱仪,记录色谱图至主成分峰保留时间的2倍。供试品溶液的色谱图中如有杂质峰,各杂质峰面积的和不得大于对照溶液的主峰面积(1.0%)。

干燥失重 取本品,在80℃减压干燥至恒重,减失重量不得过1.0%(通则0831)。

炽灼残渣 取本品1.0g,依法检查(通则0841),遗留残渣不得过0.1%。

重金属 取炽灼残渣项下遗留的残渣,依法检查(通则0821第二法),含重金属不得过百万分之二十。

【含量测定】 照高效液相色谱法(通则0512)测定。

色谱条件与系统适用性试验 用辛烷基硅烷键合硅胶为填充剂;乙腈-水(85:15)为流动相;检测波长为242nm。理论板数按普罗布考峰计算不低于2500。

测定法 取本品约25mg,精密称定,置50ml量瓶中,加流动相溶解并稀释至刻度,摇匀,精密量取 3ml,置 10ml 量瓶中,用流动相稀释至刻度,摇匀,作为供试品溶液,精密量取 20μl,注入液相色谱仪,记录色谱图;另取普罗布考对照品,同法测定。按外标法以峰面积计算,即得。

【类别】 降血脂药。

【贮藏】 遮光,密封保存。

【制剂】 普罗布考片

富马酸喹硫平

Fumasuan Kuiliuping

Quetiapine Fumarate

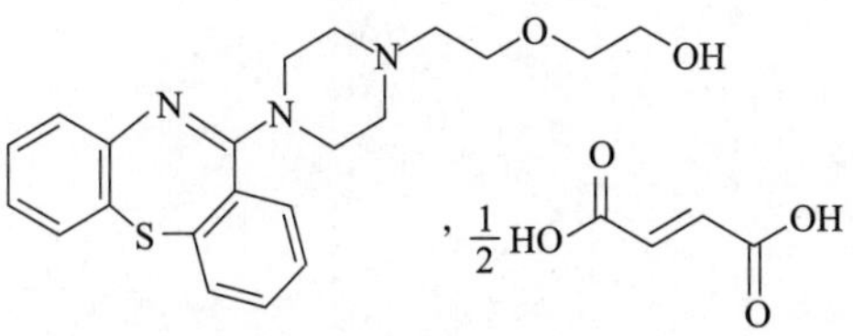

$$C_{21}H_{25}N_3O_2S \cdot \frac{1}{2}C_4H_4O_4 \quad 441.54$$

本品为 11-[4-[2-(2-羟基乙氧基)乙基]-1-哌嗪基]二苯并[b,f][1,4]硫氮杂䓬半富马酸盐,按干燥品计算,含 $(C_{21}H_{25}N_3O_2S)_2 \cdot C_4H_4O_4$ 不得少于 98.5%。

【性状】 本品为白色至微黄色结晶性粉末;无臭。

本品在水或乙醇中极微溶解,在冰醋酸中溶解。

熔点 本品的熔点(通则 0612)为 172~176℃,熔融同时分解。

【鉴别】 (1)取本品约 0.1g,加稀盐酸 3ml 与水 12ml,振摇使溶解,滴加高锰酸钾试液 4 滴,紫红色即消失。

(2)取本品,加水溶解并稀释制成每 1ml 中含 30μg 的溶液,照紫外-可见分光光度法(通则 0401)测定,在 289nm 的波长处有最大吸收。

(3)本品的红外光吸收图谱应与对照的图谱(光谱集 1273 图)一致。

【检查】 **酸度** 取本品 0.20g,加水 20ml,超声使溶解,滤过,取滤液,依法测定(通则 0631),pH 值应为 5.0~6.0。

有关物质 取本品适量(约相当于喹硫平 50mg),置 100ml 量瓶中,加流动相适量,超声使溶解,用流动相稀释至刻度,摇匀,作为供试品溶液;精密量取适量,■用流动相定量稀释制成每 1ml 中约含喹硫平 1μg 的溶液,■[订正]作为对照溶液。照高效液相色谱法(通则 0512)测定,用十八烷基硅烷键合硅胶为填充剂;以甲醇-水-三乙胺(670:330:4)(用磷酸调节 pH 值至 6.8)为流动相;检测波长为 289nm;柱温为 40℃。理论板数按喹硫平峰计算不低于 6000,喹硫平峰与相邻杂质峰的分离度应符合要求。精密量取供试品溶液及对照溶液各 20μl,分别注入液相色谱仪,记录色谱图至主成分峰保留时间的 2.5 倍。供试品溶液色谱图中如有杂质峰,除富马酸峰外,单个杂质不得大于对照溶液中喹硫平峰面积的 0.5 倍(0.1%),各杂质峰面积的和不得大于对照溶液中喹硫平峰面积(0.2%)。

残留溶剂 精密称取本品适量,加二甲亚砜溶解并稀释制成每 1ml 中含 40mg 的溶液作为供试品溶液;■精密称取甲苯适量,■[订正]加二甲亚砜溶解并稀释制成每 1ml 中含甲苯 34.6μg 的溶液,作为对照品溶液。照残留溶剂测定法(通则 0861 第三法)测定,用 5%二苯基-95%二甲基聚硅氧烷(或极性相近)为固定液的毛细管柱为色谱柱,进样口温度为 100℃;程序升温,初始温度为 50℃,保持 5 分钟,以每分钟 8℃的速率升至 130℃;检测器温度为 260℃。精密量取供试品溶液与对照品溶液各 1μl,分别注入气相色谱仪,记录色谱图,按外标法以峰面积计算,甲苯的残留量应符合规定。

干燥失重 取本品,在 105℃干燥至恒重,减失重量不得过 0.5%(通则 0831)。

炽灼残渣 取本品 1.0g,依法检查(通则 0841),遗留残渣不得过 0.1%。

重金属 取炽灼残渣项下遗留的残渣,依法检查(通则 0821 第二法),含重金属不得过百万分之十。

【含量测定】 取本品约 0.2g,精密称定,加冰醋酸 30ml,振摇使溶解,加结晶紫指示液 1 滴,用高氯酸滴定液(0.1mol/L)滴定,至溶液显蓝色。并将滴定的结果用空白试验校正,每 1ml 的高氯酸滴定液(0.1mol/L)相当于 22.08mg 的 $C_{21}H_{25}N_3O_2S \cdot \frac{1}{2}C_4H_4O_4$。

【类别】 抗精神病药。

【贮藏】 密封保存。

【制剂】 富马酸喹硫平片

蒿 甲 醚

Haojiami

Artemether

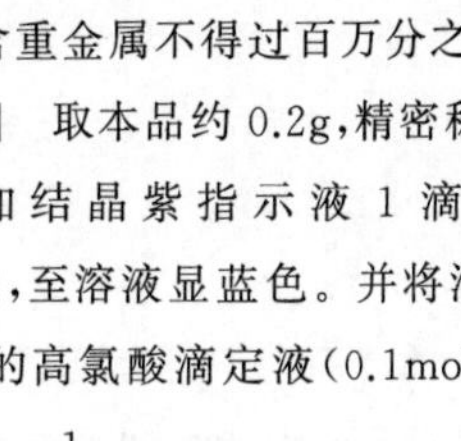

$$C_{16}H_{26}O_5 \quad 298.37$$

本品为(3R,5aS,6R,8aS,9R,10S,12R,12aR)-十氢-10-甲氧基-3,6,9-三甲基-3,12-桥氧-12H-吡喃并[4,3-j]-1,2-苯并二塞平。按干燥品计算,含 $C_{16}H_{26}O_5$ 应为 98.0%~102.0%。

【性状】 本品为白色结晶或结晶性粉末;无臭。

本品在丙酮或三氯甲烷中极易溶解,在乙醇或乙酸乙酯中易溶,在水中几乎不溶。

熔点 本品的熔点(通则 0612)为 86～90℃。

比旋度 取本品,精密称定,加无水乙醇溶解并定量稀释制成每 1ml 中约含 10mg 的溶液,依法测定(通则 0621),比旋度为 +168°至 +173°。

【鉴别】 (1)取本品约 30mg,加无水乙醇 1ml 溶解,加碘化钾 0.1g,振摇(热水加热),溶液应显淡黄色。

(2)取本品约 30mg,加无水乙醇 6ml 溶解,取数滴点于白瓷板上,加 1% 香草醛硫酸溶液 1 滴,即显桃红色。

(3)在含量测定项下记录的色谱图中,供试品溶液主峰的保留时间应与对照品溶液主峰的保留时间一致。

(4)本品的红外光吸收图谱应与对照的图谱(光谱集 519 图)一致。

【检查】 **氯化物** 取本品 0.25g,加水 25ml,振摇,滤过,取滤液,依法检查(通则 0801),如产生浑浊,与标准氯化钠溶液 2.5ml 制成的对照液比较,不得更浓(0.01%)。

有关物质 取本品适量,加乙腈溶解并稀释制成每 1ml 中约含蒿甲醚 10mg 的溶液,作为供试品溶液;精密量取适量,用乙腈定量稀释制成每 1ml 中含 50μg 的溶液,作为对照溶液。照含量测定项下的色谱条件,精密量取对照溶液与供试品溶液各 20μl,分别注入液相色谱仪,记录色谱图至主成分峰保留时间的 2 倍。供试品溶液色谱图中如有杂质峰,其峰面积在对照溶液主峰面积 0.5～1.0 倍之间的杂质峰不得多于 1 个,其他单个杂质峰面积不得大于对照溶液主峰面积的 0.5 倍(0.25%),各杂质峰面积的和不得大于对照溶液主峰面积的 2 倍(1.0%)。

残留溶剂 取本品约 0.1g,精密称定,置 20ml 顶空瓶中,精密加 80% 二甲基乙酰胺水溶液 5ml,密封,振摇使溶解,作为供试品溶液;另取甲醇与二氯甲烷适量,精密称定,加 80% 二甲基乙酰胺水溶液溶解并稀释制成每 1ml 中分别含 60μg、12μg 的混合溶液,精密量取 5ml,密封,作为对照品溶液。照残留溶剂测定法(通则 0861 第二法)试验,以二甲基聚硅氧烷(或极性相近)为固定液的毛细管柱为色谱柱,起始温度为 60℃,维持 4 分钟,以每分钟 40℃ 的速率升温至 150℃,维持 3 分钟;进样口温度为 200℃;检测器温度为 250℃。顶空瓶平衡温度为 60℃,平衡时间为 10 分钟。取对照品溶液顶空进样,各成分峰之间的分离度应符合要求。再取对照品溶液与供试品溶液分别顶空进样,记录色谱图,按外标法以峰面积计算。甲醇与二氯甲烷的残留量均应符合规定。

干燥失重 取本品,置五氧化二磷干燥器中,减压干燥至恒重,减失重量不得过 0.5%(通则 0831)。

炽灼残渣 不得过 0.1%(通则 0841)。

【含量测定】 照高效液相色谱法(通则 0512)测定。

色谱条件与系统适用性试验 用十八烷基硅烷键合硅胶为填充剂;以乙腈-水(62:38)为流动相;检测波长 216nm。理论板数按蒿甲醚峰计算不低于 2000。

测定法 取本品约 30mg,精密称定,置 50ml 量瓶中,加乙腈溶解并稀释至刻度,摇匀,作为供试品溶液,精密量取 20μl 注入液相色谱仪,记录色谱图;另取蒿甲醚对照品,同法测定。按外标法以峰面积计算,即得。

【类别】 抗疟药。

【贮藏】 遮光,密封,在阴凉处保存。

【制剂】 蒿甲醚胶囊

附:

α-蒿甲醚

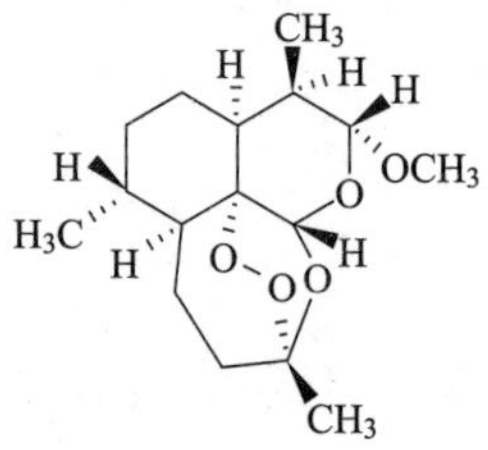

$C_{16}H_{26}O_5$ 298.37

(3R,5aS,6R,8aS,9R,10R,12R,12aR)10-甲氧基-3,6,9-三甲基十氢-3,12-桥氧-12H-吡喃并[4,3-j]-1,2-苯并二塞平

杂质 I

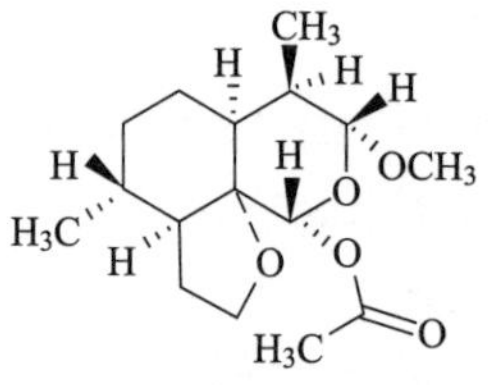

$C_{16}H_{26}O_5$ 298.37

■(3aS,4R,6aS,7R,8R,10R,10aR)-8-甲氧基-4,7-二甲基八氢-2H-呋喃并[3,2-i][2]苯并吡喃-10-醇醋酸酯■[订正]

杂质 II

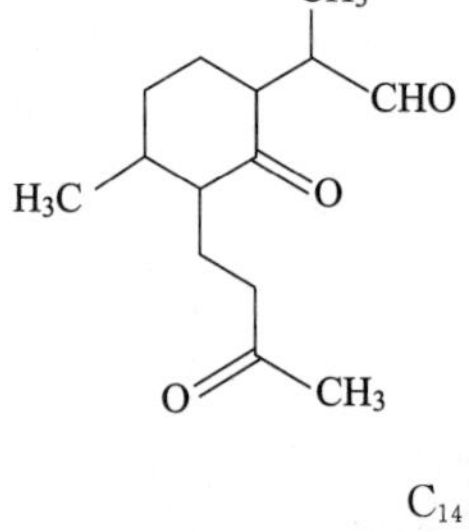

$C_{14}H_{22}O_3$ 238.32

2-[4-甲基-2-氧代-3-(3-氧代丁基)]环己基丙醛

蒙 脱 石

Mengtuoshi

Montmorillonite

本品系取天然的膨润土经水洗加工制成,含水硅酸镁钙。本品按干燥品计算,含二氧化硅(SiO_2)应为 55.0%~65.0%,含三氧化二铝(Al_2O_3)应为 12.0%~25.0%。

【性状】 本品为类白色或灰白色或微黄色或微红色细粉,加水湿润后有类似黏土的气味且颜色加深。本品在水、稀盐酸或氢氧化钠试液中几乎不溶。

【鉴别】 (1)取本品与氟化钙各 0.5g,置同一坩埚中,加硫酸 1ml 湿润,用已加水 1 滴的表面皿盖住坩埚,如必要可缓缓加热,在水滴表面有白色胶状体生成。

(2)取本品适量,置于载样架上,将载样架放入干燥器(含饱和氯化钠溶液,20℃时相对湿度约 75%)中约 12 小时,取出,将载样架上的样品压平,照 X 射线衍射法(通则 0451 粉末 X 射线衍射法)测定,以 CuK_a 为光源,光管电压和光管电流分别为 40kV 和 40mA,发射狭缝、散射狭缝和接受狭缝分别设置为 1°、1°和 0.15mm(或相当参数要求),在衍射角(2θ)2°~80°的范围内扫描,记录衍射图谱。供试品的 X 射线粉末衍射图谱应与对照品图谱中的蒙脱石特征峰[衍射角(2θ)分别约为 5.8°、19.8°和 61.9°]一致。

(3)本品含量测定三氧化二铝项下的溶液显铝盐的鉴别反应(通则 0301)。

【检查】 **粒度** 照粒度和粒度分布测定法(通则 0982 第三法)(Malvern Mastersizer 2000 或性能相当的激光粒度分析仪),取本品约 0.12g,使检测器遮光率在 8%~20%范围,加水 800ml,以每分钟 3000 转的转速搅拌 15 分钟或以每分钟 3000 转的转速搅拌,并同时超声 2~3 分钟(超声功率 16W,振幅 3μm),依法检查,取连续测量 3 次的平均值,应符合下表规定。

d(0.5)	d(0.9)	体积平均粒径 D[4,3]
6~23μm	16~50μm	8~27μm

膨胀度 取本品约 5.0g,置 100ml 具塞量筒中,加水 90ml,强力振摇,混匀,放置 10 分钟,其间振摇数次,用水稀释至 100ml,再颠倒摇动 20 次,放置 30 分钟,再颠倒摇动 20 次,放置 24 小时,照膨胀度测定法(通则 2101)计算,膨胀度应为 2.0~5.0。

吸附力 取本品约 0.60g,精密称定,置具塞锥形瓶中,精密加 0.020mol/L 三氯六氨合钴(Ⅲ)溶液 20ml,摇匀,置 37℃水浴中,放置 1 小时,滤过,取续滤液作为供试品溶液,照紫外-可见分光光度法(通则 0401),在 474nm 的波长处测定吸光度;另取上述三氯六氨合钴(Ⅲ)溶液适量,加水稀释 1 倍,摇匀,作为对照溶液,同法测定,按下式计算吸附力。

$$吸附力(mmol/100g) = \frac{(2A_1 - A_2) \times C \times 20 \times 3 \times 100}{2A_1 \times M}$$

式中 A_1 为对照溶液吸光度;

A_2 为供试品溶液吸光度;

C 为三氯六氨合钴(Ⅲ)溶液浓度(mol/L);

M 为供试品重量,g;

3 为交换的阳离子数。

每 100g 蒙脱石应吸附三氯六氨合钴(Ⅲ){$[Co(NH_3)_6]Cl_3$}80~130mmol。■[修订]

酸碱度 取本品约 0.2g,加水 20ml,置水浴上加热 2~3 分钟后,放冷,滤过,取滤液,依法测定(通则 0631),pH 值应为 5.0~9.0。

氯化物 取本品 0.20g,加水 25ml 与硝酸 1 滴,煮沸 5 分钟,滤过,取滤液依法检查(通则 0801),与标准氯化钠溶液 5.0ml 制成的对照液比较,不得更浓(0.025%)。

碳酸盐 取本品 0.2g,置试管中,加水 2ml,摇匀,加 2mol/L 醋酸溶液 2ml,迅速用附有玻璃弯管的塞子密塞,缓缓加热,将逸出的气体导入氢氧化钙试液中,不得有白色沉淀产生。

水中溶解物 取本品 12.50g,加水 100ml 混匀,置水浴上加热 15 分钟,放冷,用水稀释至原体积,以每分钟 3000 转的转速离心 15 分钟,取上清液(若不澄清,用 0.22μm 的滤膜滤过)40ml,置预先在 105℃ 干燥至恒重的蒸发皿中,在水浴上蒸干并在 105℃ 干燥至恒重,残留物不得过 0.7%。

方英石及其他杂质 取鉴别(2)项下的供试品,照鉴别(2)项下的 X 射线粉末衍射条件,在衍射角(2θ)15°~35°的范围内以每分钟 1°的速度扫描,记录衍射图谱,以图谱的基线为底线,分别量取蒙脱石特征峰(2θ 约为 19.8°)、方英石衍射峰(2θ 约为 22.0°)和其他杂质衍射峰的峰顶至底线的高度,计算各峰高相对于蒙脱石特征峰高的比值。在供试品的 X 射线粉末衍射图谱中,方英石衍射峰的峰高比不得过 50%,其他单个杂质衍射峰的峰高比不得过 70%。

干燥失重 取本品,在 105℃ 干燥至恒重,减失重量不得过 10.0%(通则 0831)。

重金属 取本品 4.0g,加醋酸盐缓冲液(pH 3.5)4ml 与水 46ml,煮沸,放冷,加水使成 50ml,滤过,取滤液 25ml,依法检查(通则 0821 第一法),含重金属不得过百万分之十。

砷盐 取本品 1.0g,加盐酸 5ml 与水 23ml,依法检查(通则 0822 第一法),应符合规定(0.0002%)。

微生物限度 取本品,照非无菌产品微生物限度检查:微生物计数法(通则 1105)和控制菌检查(通则 1106)及非无菌药品微生物限度标准(通则 1107)检查,应符合规定。

【含量测定】 **三氧化二铝** 取本品约 1.0g,精密称定,置瓷皿中,分别加硫酸 6ml 与硝酸 10ml,待作用完全(约放置 1 小时),置砂浴上蒸干,放冷,加稀硫酸 30ml,煮沸,溶液用倾泻法以热水全部转移至无灰滤纸上,残渣用热水洗涤 3 次,残渣待做二氧化硅含量测定用;滤液合并,置 100ml 量瓶中,放冷,用水稀释至刻度,摇匀;精密量取 20ml,加氨试液中和至恰析出沉淀,再滴加稀硫酸至沉淀恰溶解,加醋酸-醋酸铵缓冲液(pH 6.0)10ml,再精密加乙二胺四醋酸二钠滴定液(0.05mol/L)25ml,煮沸 3～5 分钟,放冷,加二甲酚橙指示液 1ml,用锌滴定液(0.05mol/L)滴定至溶液自黄色转变为红色,并将滴定结果用空白试验校正。每 1ml 乙二胺四醋酸二钠滴定液(0.05mol/L)相当于 2.549mg 的 Al_2O_3。

二氧化硅 取上述残渣连同滤纸置铂坩埚中,先低温烘干后,再在 800℃下炽灼 2 小时,放冷,精密称定。再将残渣用水润湿,加氢氟酸 7ml(勿使用玻璃量器,并小心操作)与硫酸 7 滴,蒸干,800℃炽灼 20 分钟,放冷,精密称定,减失的重量,即为供试品中含有 SiO_2 重量。

【类别】 止泻药。

【贮藏】 密封保存。

【制剂】 (1)蒙脱石分散片 (2)蒙脱石散

蒙脱石分散片
Mengtuoshi Fensanpian
Montmorillonite Dispersible Tablets

本品含蒙脱石应为标示量的 82.0%～95.0%,含二氧化硅(SiO_2)不得少于蒙脱石标示量的 50.0%,含三氧化二铝(Al_2O_3)不得少于蒙脱石标示量的 10.0%。

【性状】 本品为灰白色或类白色片,味香甜。

【鉴别】 取本品适量研细,进行以下试验。

(1)取本品细粉和氟化钙各 0.5g,置同一铂坩埚内,加硫酸 1ml 润湿,用已加水 1 滴的表面皿盖住坩埚,如必要可缓缓加热,在水滴表面有白色胶体生成。

(2)取本品细粉适量,置于载样架上,将载样架放入干燥器(含饱和氯化钠溶液,20℃ 时相对湿度约 75%)中约 12 小时后取出,将载样架上的样品压平,照 X 射线衍射法(通则 0451 粉末 X 射线衍射法)测定,以 CuK_α 为光源,光管电压和光管电流分别为 40kV 和 40mA,发射狭缝、散射狭缝和接受狭缝分别设置为 1°、1°和 0.15mm(或相当参数要求),在衍射角(2θ)2°～80°的范围内扫描,记录衍射图谱。供试品的 X 射线粉末衍射图谱应与对照品图谱中的蒙脱石特征峰[衍射角(2θ)分别约为 5.8°、19.8°和 61.9°]一致。

(3)取本品细粉 1.0g,置瓷蒸发皿中,加水 10ml 与硫酸 5ml,加热至产生白烟,冷却,缓慢加水 20ml,煮沸 2～3 分钟,滤过,滤液显铝盐的鉴别反应(通则 0301)。

【检查】 **粒度** 取本品适量,研细,精密称取适量(约相当于蒙脱石 10g),加水 500ml,振摇分散后强烈搅拌 15 分钟(转速不低于每分钟 5000 转);将搅拌后的内容物倾入已用水润湿的药筛(孔径 45μm,预先在 105℃ 干燥至恒重),并用

水冲洗药筛至洗液澄清,将药筛上残留物用洗瓶转移至已恒重的坩埚中,在 500～600℃ 炽灼 2 小时,残留物重量不得过 1%。

■**吸附力** 精密称取本品细粉适量(约相当于蒙脱石 0.60g),置具塞锥形瓶中,精密加 0.020mol/L 三氯六氨合钴(Ⅲ)溶液 20ml,摇匀,置 37℃ 水浴中,放置 1 小时,滤过,取续滤液作为供试品溶液,照紫外-可见分光光度法(通则 0401),在 474nm 的波长处测定吸光度;另取上述三氯六氨合钴(Ⅲ)溶液适量,加水稀释 1 倍,摇匀,作为对照溶液,同法测定,按下式计算吸附力。

$$吸附力(mmol/100g) = \frac{(2A_1 - A_2) \times C \times 20 \times 3 \times M_2 \times 100}{2A_1 \times M_1 \times G}$$

式中 A_1 为对照溶液吸光度;

A_2 为供试品溶液吸光度;

C 为三氯六氨合钴(Ⅲ)溶液浓度(mol/L);

M_1 为供试品重量,g;

M_2 为平均片重,g;

G 为标示量,g;

3 为交换的阳离子数。

每 100g 蒙脱石应吸附三氯六氨合钴(Ⅲ){$[Co(NH_3)_6]Cl_3$} 80～130mmol。■[修订]

其他 应符合片剂项下有关的各项规定(通则 0101)。

【含量测定】 **蒙脱石** 取本品 10 片,精密称定,研细,精密称取适量(约相当于蒙脱石 0.2g),置已恒重的铂坩埚中,于 800℃ 炽灼至恒重,计算即得。

二氧化硅 取蒙脱石项下细粉适量(约相当于蒙脱石 0.5g),精密称定,置铂坩埚中,加碳酸钠 0.5g 和碳酸钾 0.5g,搅匀,缓慢升温,800℃ 炽灼 3 小时,冷却,分次加入稀盐酸共 50ml,搅拌使残渣完全溶解并转移至 250ml 烧杯中,坩埚用少量水分次洗涤,洗液并入烧杯中,加热蒸去约 1/2 体积的溶液后,放冷,加入盐酸 20ml 和 2% 明胶溶液 1ml,置 60～70℃ 水浴保温 10 分钟,时时搅拌,趁热过滤,并用热水洗涤容器,合并滤液和洗液待做三氧化二铝含量测定用;然后将滤纸和残渣移入已炽灼至恒重的坩埚中,800℃ 炽灼至恒重计算,即得。

三氧化二铝 取上述滤液和洗液,置 250ml 量瓶中,用水稀释至刻度,摇匀;精密量取 50ml,加氨试液中和至恰析出白色沉淀,再滴加稀盐酸至白色沉淀恰溶解,滤过,取滤液加醋酸-醋酸铵缓冲液(pH 6.0)10ml,再加乙二胺四醋酸二钠滴定液(0.05mol/L)约 25ml,煮沸 5 分钟,放冷,加二甲酚橙指示液 1ml,用锌滴定液(0.05mol/L)调至溶液恰变为红色,然后加氟化钠 0.4g,煮沸 2 分钟,放冷后,用锌滴定液(0.05mol/L)滴定至溶液由黄色变为红色,■每 1ml 乙二胺四醋酸二钠滴定液(0.05mol/L)相当于 2.549mg 的 Al_2O_3。■[订正]

【类别】 同蒙脱石。

【规格】 1.0g

【贮藏】 密封,在干燥处保存。

蒙 脱 石 散

Mengtuoshi San

Montmorillonite Powder

本品含蒙脱石应为标示量的 95.0%～105.0%；含二氧化硅（SiO_2）应为蒙脱石标示量的 55.0%～65.0%，含三氧化二铝（Al_2O_3）应为蒙脱石标示量的 12.0%～25.0%。

【性状】 本品为类白色或灰白色或微黄色或微红色细粉，味香甜。

【鉴别】 （1）取本品与氟化钙各 0.5g，置同一坩埚中，加硫酸 1ml 湿润，用已加水 1 滴的表面皿盖住坩埚，如必要可缓缓加热，在水滴表面有白色胶状体生成。

（2）取本品约 4g，加水 50ml，搅拌，滤过，滤渣于 105℃ 干燥，取细粉适量，置于载样架上，将载样架放入干燥器（含饱和氯化钠溶液，20℃ 时相对湿度约 75%）中约 12 小时后取出，将载样架上的样品压平，照 X 射线衍射法（通则 0451 粉末 X 射线衍射法）测定，以 CuK_α 为光源，光管电压和光管电流分别为 40kV 和 40mA，发射狭缝、散射狭缝和接受狭缝分别设置为 1°、1° 和 0.15mm（或相当参数要求），在衍射角（2θ）2°～80° 的范围内扫描，记录衍射图谱。供试品的 X 射线粉末衍射图谱应与对照品图谱中的蒙脱石特征峰［衍射角（2θ）分别约为 5.8°、19.8° 和 61.9°］一致。

（3）本品含量测定三氧化二铝项下的溶液显铝盐的鉴别反应（通则 0301）。

【检查】 粒度 取本品 10g，加水 500ml，强烈搅拌 15 分钟（转速不低于每分钟 5000 转），将搅拌后的内容物倾入已用水湿润的药筛（孔径 45μm，预先在 105℃ 干燥至恒重），并用水冲洗药筛至无混悬液斑后，将药筛在 105℃ 干燥 3 小时，称重。未过筛颗粒的重量不得过 1%。

■吸附力 精密称取本品细粉适量（约相当于蒙脱石 0.60g），置具塞锥形瓶中，精密加 0.020mol/L 三氯六氨合钴（Ⅲ）溶液 20ml，摇匀，置 37℃ 水浴中，放置 1 小时，滤过，取续滤液作为供试品溶液，照紫外-可见分光光度法（通则 0401），在 474nm 的波长处测定吸光度；另取上述三氯六氨合钴（Ⅲ）溶液适量，加水稀释 1 倍，摇匀，作为对照溶液，同法测定，按下式计算吸附力。

$$吸附力(mmol/100g) = \frac{(2A_1 - A_2) \times C \times 20 \times 3 \times M_2 \times 100}{2A_1 \times M_1 \times G}$$

式中 A_1 为对照溶液吸光度；

A_2 为供试品溶液吸光度；

C 为三氯六氨合钴（Ⅲ）溶液浓度（mol/L）；

M_1 为供试品重量，g；

M_2 为平均装量，g；

G 为标示量，g；

3 为交换的阳离子数。

每 100g 蒙脱石应吸附三氯六氨合钴（Ⅲ）{［$Co(NH_3)_6$］Cl_3}

80～130mmol。■[修订]

酸碱度 取本品适量（约相当于蒙脱石 0.2g），加水 20ml，置水浴上加热 2～3 分钟后，放冷，滤过，取滤液，依法测定（通则 0631），pH 值应为 5.0～9.0。

方英石及其他杂质 取鉴别（2）项下的供试品，照鉴别（2）项下的 X 射线粉末衍射条件，在衍射角（2θ）15°～35° 的范围内以每分钟 1° 的速度扫描，记录衍射图谱，以图谱的基线为底线，分别量取蒙脱石特征峰（2θ 约为 19.8°）、方英石衍射峰（2θ 约为 22.0°）和其他杂质衍射峰的峰顶至底线的高度，计算各峰高相对于蒙脱石特征峰高的比值。在供试品的 X 射线粉末衍射图谱中，方英石衍射峰的峰高比不得过 50%，其他单个杂质衍射峰的峰高比不得过 70%。

干燥失重 取本品，在 105℃ 干燥至恒重，减失重量不得过 10.0%（通则 0831）。

其他 应符合散剂项下有关的各项规定（通则 0115）。

【含量测定】 蒙脱石 取装量差异项下的内容物，混合均匀，精密称取适量（约相当于蒙脱石 0.4g），置预先经 105℃ 干燥至恒重的离心管中，加 50% 乙醇 30ml，搅拌均匀后，离心，弃去上清液，再加 50% 乙醇 30ml，搅拌，离心，弃去上清液，取沉淀在 105℃ 干燥至恒重，即得供试品中所含蒙脱石的重量，计算，即得。

三氧化二铝 取本品适量（约相当于蒙脱石 1.0g），精密称定，置瓷皿中，分别加硫酸 6ml 与硝酸 10ml，待作用完全（约放置 1 小时），置砂浴上蒸干，放冷，加稀硫酸 30ml，煮沸，溶液用倾泻法以热水全部转移至无灰滤纸上，残渣用热水洗涤 3 次，残渣留做二氧化硅含量测定用；滤液合并，置 100ml 量瓶中，放冷，用水稀释至刻度，摇匀；精密量取 20ml，加氨试液中和至恰析出沉淀，再滴加稀硫酸至沉淀恰溶解，加醋酸-醋酸铵缓冲液（pH 6.0）10ml，再精密加乙二胺四醋酸二钠滴定液（0.05mol/L）25ml，煮沸 3～5 分钟，放冷，加二甲酚橙指示液 1ml，用锌滴定液（0.05mol/L）滴定至溶液自黄色转变为红色，并将滴定结果用空白试验校正。每 1ml 乙二胺四醋酸二钠滴定液（0.05mol/L）相当于 2.549mg 的 Al_2O_3。

二氧化硅 取上述残渣连同滤纸置铂坩埚中，先低温烘干后，再在 800℃ 下炽灼 2 小时，放冷，精密称定。再将残渣用水润湿，加氢氟酸 7ml（勿使用玻璃量器，并小心操作）与硫酸 7 滴，蒸干，800℃ 炽灼 20 分钟，放冷，精密称定，减失的重量，即为供试品中含有 SiO_2 重量。

【类别】 同蒙脱石。

【规格】 每袋含蒙脱石 3g

【贮藏】 密封，在干燥处保存。

雷贝拉唑钠肠溶胶囊

Leibeilazuona Changrongjiaonang

■Rabeprazole Sodium Enteric Capsules■[订正]

本品含雷贝拉唑钠（$C_{18}H_{20}N_3NaO_3S$）应为标示量的

93.0%～107.0%。

【性状】 本品内容物为类白色肠溶微丸；或为肠溶胶囊，内容物为类白色或微黄色颗粒或粉末。

【鉴别】 (1)取本品内容物适量(约相当于雷贝拉唑钠10mg)，研细，加冰醋酸5ml，振摇使雷贝拉唑钠溶解，离心10分钟，上清液显橙红色。

(2)在含量测定项下记录的色谱图中，供试品溶液主峰的保留时间应与对照品溶液主峰的保留时间一致。

(3)取本品1粒内容物，研细，置100ml量瓶中，加0.05mol/L氢氧化钠溶液适量，超声使雷贝拉唑钠溶解，放冷，用0.05mol/L氢氧化钠溶液稀释至刻度，摇匀，离心，取上清液适量，用0.05mol/L氢氧化钠溶液稀释制成每1ml中约含10μg的溶液，照紫外-可见分光光度法(通则0401)测定，在292nm的波长处有最大吸收。

【检查】 **有关物质** 避光操作，临用新制。取本品内容物适量(约相当于雷贝拉唑钠100mg)，置100ml量瓶中，加0.05mol/L氢氧化钠溶液60ml，超声使雷贝拉唑钠溶解，放冷，用乙腈稀释至刻度，摇匀，离心，取上清液(必要时滤过)作为供试品溶液；精密量取1ml，置100ml量瓶中，用溶剂[0.05mol/L氢氧化钠溶液-乙腈(60∶40)以下简称溶剂]稀释至刻度，摇匀，作为对照溶液。取对照溶液适量，用溶剂定量稀释制成每1ml中约含0.5μg的溶液，作为灵敏度溶液。照雷贝拉唑钠有关物质项下的方法测定，供试品溶液色谱图中如有杂质峰，除相对保留时间约为0.44之前的辅料峰外，单个杂质峰面积不得大于对照溶液主峰面积(1.0%)，各杂质峰面积的和不得大于对照溶液主峰面积的2倍(2.0%)，供试品溶液色谱图中小于灵敏度溶液主成分峰面积的色谱峰忽略不计。

含量均匀度 以含量测定项下测定的每粒含量计算，应符合规定(通则0941)。

溶出度 取本品，照溶出度与释放度测定法(通则0931第二法方法1)测定，以0.1mol/L盐酸溶液700ml为溶出介质，转速为每分钟100转，依法操作，经120分钟时，每粒肠溶胶囊壳均不得有裂缝或崩解现象(普通胶囊装肠溶微丸的雷贝拉唑钠肠溶胶囊可不作此判断)。随即在操作容器中加入37℃的0.6mol/L三羟甲基氨基甲烷溶液300ml，用2mol/L盐酸溶液或2mol/L氢氧化钠溶液调节pH值至8.0，转速不变，继续依法操作，经30分钟时，取溶液滤过，精密量取续滤液3ml，立即精密加0.5mol/L氢氧化钠溶液1ml，摇匀，作为供试品溶液；另取雷贝拉唑钠对照品50mg，精密称定，置50ml量瓶中，加0.5mol/L氢氧化钠溶液适量使溶解，用0.5mol/L氢氧化钠溶液稀释至刻度，摇匀，精密量取3ml，置100ml(10mg规格)或50ml(20mg规格)量瓶中，用0.5mol/L氢氧化钠溶液稀释至刻度，摇匀，精密量取1ml，精密加三羟甲基氨基甲烷缓冲液(0.1mol/L盐酸溶液700ml中加0.6mol/L

三羟甲基氨基甲烷溶液300ml，用2mol/L盐酸溶液或2mol/L氢氧化钠溶液调节pH值至8.0)3ml，摇匀，作为对照品溶液。取对照品溶液与供试品溶液，照含量测定项下的方法测定，计算每粒的溶出量。限度为标示量的80%，应符合规定。

耐酸力 如平均溶出量不小于标示量的90%，则不再进行测定。取本品，照溶出度与释放度测定法(通则0931第二法)，以0.1mol/L盐酸溶液700ml为溶出介质，转速为每分钟100转，依法操作，经120分钟时，取上述各粒胶囊(若为肠溶微丸则为其内容物小丸)，用水迅速洗去残余酸液后，照含量测定项下的方法，自"置100ml量瓶(10mg规格)或200ml量瓶(20mg规格)"起依法测定每粒含量，6粒中每粒含量均不得少于标示量的90%；如有1～2粒小于标示量的90%，但平均含量不得少于标示量的90%。

其他 应符合胶囊剂项下有关的各项规定(通则0103)。

【含量测定】 照高效液相色谱法(通则0512)测定。

色谱条件与系统适用性试验 用十八烷基硅烷键合硅胶为填充剂(Agilent ZORBAX，4.6mm×250mm，5μm或效能相当色谱柱)，以0.015mol/L磷酸氢二钠溶液(用磷酸调节pH值至6.0)-乙腈(60∶40)为流动相；检测波长为290nm；柱温为30℃。取雷贝拉唑钠对照品约10mg，加水1ml，充分振摇，置90℃水浴中加热1小时，加有关物质项下溶剂9ml，摇匀，作为系统适用性溶液(1)；另取雷贝拉唑钠对照品约10mg，加浓过氧化氢溶液1ml，充分振摇，放置1小时，加上述溶剂9ml，摇匀，置60℃水浴中加热2小时，作为系统适用性溶液(2)；取上述两种溶液各10μl，分别注入液相色谱仪，记录色谱图；调节流动相比例和流速，使雷贝拉唑钠色谱峰的保留时间约为7分钟，系统适用性溶液(1)的色谱图中，理论板数按雷贝拉唑钠峰计算不低于5000，雷贝拉唑钠峰与杂质Ⅲ峰(相对保留时间为2.4～3.1)之间的分离度应大于20；系统适用性溶液(2)的色谱图中，杂质Ⅰ峰(相对保留时间约为0.7)与杂质Ⅱ峰(相对保留时间约为1.3)之间的分离度应大于10。

测定法 取本品10粒，分别将内容物转移至100ml量瓶中(10mg规格)或200ml量瓶中(20mg规格)，加0.05mol/L氢氧化钠溶液60ml(10mg规格)或120ml(20mg规格)，超声使雷贝拉唑钠溶解，放冷，用乙腈稀释至刻度，摇匀，离心，取上清液(必要时滤过)作为供试品溶液；精密量取10μl，注入液相色谱仪，记录色谱图；另取雷贝拉唑钠对照品约20mg，精密称定，置200ml量瓶中，加溶剂溶解并稀释至刻度，作为对照品溶液，同法测定。按外标法以峰面积计算每粒的含量，并求得10粒的平均含量，即得。

【类别】 同雷贝拉唑钠。

【规格】 (1)10mg (2)20mg

【贮藏】 密封，在阴凉干燥处保存。

腺苷钴胺片
Xiangan Gu'an Pian
Cobamamide Tablets

本品含腺苷钴胺（$C_{72}H_{100}CoN_{18}O_{17}P$）应为标示量的 90.0%～110.0%。

【性状】 本品为糖衣片，除去包衣后显粉红色。

【鉴别】 (1)避光操作。取本品，除去包衣，研细，加磷酸盐缓冲液(pH 7.0)溶解并稀释制成每 1ml 中约含 50μg 的溶液，用微孔滤膜(0.45μm)滤过，滤液照紫外-可见分光光度法(通则 0401)测定，在 261nm 与 525nm 的波长处有最大吸收。

(2)在含量测定项下记录的色谱图中，供试品溶液主峰的保留时间应与对照品溶液主峰的保留时间一致。

【检查】 羟钴胺素 避光操作。取本品 10 片，除去包衣，研细，加氯化钾溶液(取 0.2mol/L 氯化钾溶液 250ml 与 0.2mol/L 盐酸溶液 53ml，用水稀释至 1000ml)溶解并分次转移至 50ml 量瓶中，振摇，使腺苷钴胺溶解，并稀释至刻度，摇匀，用微孔滤膜(0.45μm)滤过，取续滤液照紫外-可见分光光度法(通则 0401)，分别在 460nm 与 352nm 的波长处测定吸光度，二者的比值应不低于 0.80。

含量均匀度 避光操作。取本品 1 片，除去包衣，置 10ml 量瓶中，加磷酸盐缓冲液(pH 7.0)适量，振摇使腺苷钴胺溶解，用磷酸盐缓冲液(pH 7.0)稀释至刻度，摇匀，用微孔滤膜(0.45μm)滤过，取续滤液照紫外-可见分光光度法(通则 0401)在 261nm 的波长处测定吸光度。另取腺苷钴胺对照品，精密称定，加磷酸盐缓冲液(pH 7.0)溶解并稀释制成每 1ml 中约含 25μg 的溶液，同法测定。计算每片含量，限度为 ±20%，应符合规定(通则 0941)。[订正]

其他 应符合片剂项下有关的各项规定(通则 0101)。

【含量测定】 避光操作。取本品 30 片，除去包衣，精密称定，研细，混匀，精密称取细粉适量(约相当于腺苷钴胺 2.5mg)，置 25ml 量瓶中，加水适量，超声 20 分钟使溶解并稀释至刻度，摇匀，取该溶液适量以每分钟 4000 转的速率离心 15 分钟，取上清液作为供试品溶液，照腺苷钴胺含量测定项下的方法测定，计算，即得。

【类别】 同腺苷钴胺。

【规格】 0.25mg

【贮藏】 遮光，密封保存。

雌二醇缓释贴片
Ci'erchun Huanshitiepian
Estradiol Sustained-release Patches

本品含雌二醇（$C_{18}H_{24}O_2$）应为标示量的 85.0%～115.0%。

【性状】 本品为涂于铝塑薄膜上带黏性的薄膜片，药面为无色透明或略带乳白色。

【鉴别】 (1)取本品 1 片，除去铝塑薄膜，加丙酮适量使雌二醇溶解，溶液置水浴上挥干，残渣加硫酸 2ml 溶解，溶液显黄绿色荧光，加三氯化铁试液 3 滴，即显草绿色，再加水稀释显红色。

(2)取本品 1 片，除去铝塑薄膜，加甲醇 10ml，振摇使雌二醇溶解，取上清液，作为供试品溶液；另取雌二醇对照品，加甲醇溶解并稀释制成每 1ml 中约含 0.25mg 的溶液，作为对照品溶液。照薄层色谱法(通则 0502)试验，吸取上述两种溶液各 20μl，分别点于同一硅胶 G 薄层板上，以甲苯-丙酮(4:1)为展开剂，展开，晾干，喷以硫酸-无水乙醇(1:1)，在 100℃加热 5 分钟使显色。供试品溶液所显主斑点的位置和颜色应与对照品溶液的主斑点相同。

(3)在含量测定项下记录的色谱图中，供试品溶液主峰的保留时间应与对照品溶液主峰的保留时间一致。

以上(2)、(3)两项可选做一项。

【检查】 含量均匀度 取本品 1 片，除去铝塑薄膜，置 100ml 量瓶中，加乙酸乙酯 5ml，浸泡 30 分钟，超声 15 分钟使雌二醇溶解，放冷，用甲醇稀释至刻度，摇匀，滤过，取续滤液作为供试品溶液；另取雌二醇对照品，精密称定，加甲醇溶解并定量稀释制成每 1ml 中约含 25μg 的溶液，作为对照品溶液。照高效液相色谱法(通则 0512)试验，用十八烷基硅烷键合硅胶为填充剂，以甲醇-水(75:25)为流动相，检测波长为 280nm。理论板数按雌二醇峰计算不低于 2000。精密量取供试品溶液与对照品溶液各 20μl，分别注入液相色谱仪，记录色谱图。按外标法以峰面积计算每片的含量，限度为 ±20%，应符合规定(通则 0941)。

溶出度 取本品，照溶出度与释放度测定法(通则 0931 第四法方法 1)，以 1% 聚乙二醇 400 溶液 1000ml 为溶出介质，转速为每分钟 30 转，依法操作，经 24 小时、72 小时、120 小时、168 小时时，分别取出溶出杯中全部溶液并即时加入溶出介质 1000ml，取各溶液，滤过，取续滤液照含量均匀度测定项下的色谱条件分别测定；[订正]另取雌二醇对照品约 12.5mg，精密称定，置 100ml 量瓶中，加甲醇溶解并稀释至刻度，摇匀，精密量取适量，用溶出介质定量稀释制成每 1ml 中约含 0.5μg 的溶液，作为对照品溶液，同法测定。分别计算每片在不同时间的溶出量。本品在 24 小时、72 小时、120 小时和 168 小时的累积溶出量应分别为标示量的 20%～50%，40%～70%，60%～80% 和 70% 以上，均应符合规定(通则 0931)。

耐热试验 取本品 2 片，除去铝塑薄膜，置 120℃烘箱中加热 30 分钟，放冷后，粘片背面应无泛黄现象，药面用手指触试，应仍有黏性。

其他 应符合贴剂项下有关的各项规定(通则 0121)。

【含量测定】 由含量均匀度项下测得的结果计算出 10 片的平均含量，即得。

【类别】 同雌二醇。

【规格】 2.5mg(4.0cm×2.6cm)

【贮藏】 密封,置阴凉处保存。

注射用鲑降钙素

Zhusheyong Gui Jianggaisu

Calcitonin(Salmon) for Injection

本品为合成鲑降钙素加适量稳定剂和赋形剂制成的无菌冻干制剂。含鲑降钙素($C_{145}H_{240}N_{44}O_{48}S_2$)应为标示量的90.0%～115.0%。

【性状】 本品为白色或类白色冻干块状物或粉末。

【鉴别】 在含量测定项下记录的色谱图中,供试品溶液主峰的保留时间应与鲑降钙素对照品溶液主峰的保留时间一致。

【检查】 酸度 取本品,加水溶解并稀释制成每1ml中含10μg的溶液,依法测定(通则0631),pH值应为3.9～5.5。

溶液的澄清度 取本品,加水溶解并稀释制成每1ml中约含10μg的溶液(若制剂中含人血白蛋白,需缓慢加入并轻摇使溶解),溶液应澄清。如显浑浊,与1号浊度标准液(通则0902第一法)比较,均不得更浓。

有关物质 取本品适量,加流动相A溶解并稀释制成每1ml中含8.3μg的溶液,作为供试品溶液;取N-乙酰-半胱氨酰[1]-鲑降钙素对照品,加流动相A溶解并稀释制成每1ml中含0.25mg的溶液,取上述溶液20μl、含量测定项下的系统适用性溶液250μl与流动相A230μl,混匀,作为系统适用性溶液。照鲑降钙素含量测定项下色谱条件试验(若制剂中含有人血白蛋白,则按下表进行梯度洗脱)。取系统适用性溶液200μl注入液相色谱仪,记录色谱图。N-乙酰-半胱氨酰[1]-鲑降钙素峰与鲑降钙素主峰的分离度应大于3.0,N-乙酰-半胱氨酰[1]-鲑降钙素峰的拖尾因子不得超过2.5。降钙素C峰与鲑降钙素主峰的相对保留时间为0.5～0.6。精密量取供试品溶液200μl注入液相色谱仪,记录色谱图。按峰面积归一化法计算(若制剂中含有人血白蛋白,需扣除空白再对峰面积进行积分),降钙素C不得大于7.0%,其他单个杂质的峰面积不得大于3.0%,其他各杂质峰面积的和不得大于5.0%。供试品溶液色谱图中小于0.1%的峰忽略不计。

时间(分钟)	流动相A(%)	流动相B(%)
0	70	30
30	42	58
45	20	80
45.01	70	30
55	70	30

■[订正]

含量均匀度 以含量测定项下测得的每瓶含量计算,应符合规定(通则0941)。

水分 取本品,照水分测定法(通则0832第一法)测定。含水分不得过3.0%或5.0%(制剂中含有人血白蛋白)。

细菌内毒素 取本品,依法测定(通则1143),每1mg鲑降钙素中含内毒素的量应小于600EU。

其他 应符合注射剂项下有关各项规定(通则0102)。

【含量测定】 照高效液相色谱法(通则0512)测定。

色谱条件与系统适用性试验 用十八烷基硅烷键合硅胶为填充剂(4.6mm×250mm,5μm,孔径300Å);以0.022mol/L四甲基氢氧化铵溶液(用磷酸调节pH值至2.5)-乙腈(9∶1)作为流动相A,以0.02mol/L四甲基氢氧化铵溶液(用磷酸调pH值至2.5)-乙腈(2∶3)作为流动相B;柱温为40℃;进样器温度为8℃;检测波长为220nm。按表1进行梯度洗脱(若制剂中含有人血白蛋白,则按表2进行梯度洗脱)。取降钙素C对照品适量,加流动相A溶解并稀释制成每1ml中含0.01mg的溶液,取上述溶液100μl与鲑降钙素对照品溶液900μl,混匀,作为系统适用性溶液,取200μl注入液相色谱仪,记录色谱图。理论板数按鲑降钙素峰计算不低于5000,降钙素C峰与鲑降钙素主峰的相对保留时间为0.5～0.6。

表 1

时间(分钟)	流动相A(%)	流动相B(%)
0	65	35
21	43	57
21.01	65	35
30	65	35

表 2

时间(分钟)	流动相A(%)	流动相B(%)
0	63	37
21	48	52
21.01	0	100
25	0	100
25.01	63	37
35	63	37

测定法 取本品10瓶,分别加流动相A溶解并稀释制成每1ml中含8.3μg的溶液,取200μl润洗进样瓶1分钟。精密量取200μl注入液相色谱仪,记录色谱图;另取鲑降钙素对照品适量,同法测定。供试品溶液和对照品溶液需临用现配,按外标法以峰面积计算,即得。

【类别】 同鲑降钙素。

【规格】 (1)8.3μg(50IU) (2)16.7μg(100IU)

【贮藏】 遮光,密闭,2～8℃保存。

附：

降钙素 C(Calcitionin C)

OH H

H-Cys Ser-Asn-Leu-Ser-Thr-Cys-Val-Leu-Gly-
Lys-Leu-Ser-Gln-Glu-Leu-His-Lys-Leu-Gln-
Thr-Tyr-Pro-Arg-Thr-Asn-Thr-Gly-Ser-Gly-
Thr-Pro-NH₂

$C_{145}H_{242}N_{44}O_{49}S_2$ 3449.8

醋酸去氨加压素

Cusuan Qu'anjiayasu

Desmopressin Acetate

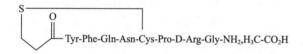

Tyr-Phe-Gln-Asn-Cys-Pro-D-Arg-Gly-NH₂,H₃C-CO₂H

$C_{46}H_{64}N_{14}O_{12}S_2 \cdot xC_2H_4O_2$ ■1069.20·x60.05■[修订]

本品系■化学合成的环状九肽,为巯基丙酰-L-酪氨酰-L-苯丙氨酰-L-谷氨酰氨酰-L-天冬酰氨酰-L-半胱氨酰-L-脯氨酰-D-精氨酰-L-甘氨酰胺（1→6-二硫环）与醋酸的混合物■[修订]。按无水与无醋酸物计算,含去氨加压素($C_{46}H_{64}N_{14}O_{12}S_2$)应为 95.0%～105.0%。

【性状】 本品为白色或类白色疏松粉末。

■本品在水和冰醋酸溶液(1→100)中溶解。■[修订]

比旋度 取本品,精密称定,加冰醋酸溶液(1→100)溶解并定量稀释制成每 1ml 中约含 2mg 的溶液,依法测定(通则0621),按无水、无醋酸物计算,比旋度为－72.0°至－82.0°。

【鉴别】 (1)取本品约 1mg,加水 1ml 溶解,加双缩脲试剂(取硫酸铜 0.15g,加酒石酸钾钠 0.6g,加水 50ml,搅拌下加入 10%氢氧化钠溶液 30ml,加水至 100ml)1ml,即显蓝紫色。

(2)取本品约 1mg,加水 1ml 溶解,加三氯化铁试液数滴,加热煮沸,溶液呈深红色,趁热加入稀盐酸数滴,红色即消失。

(3)在含量测定项下记录的色谱图中,供试品溶液主峰的保留时间应与对照品溶液主峰的保留时间一致。

(4)本品的红外光吸收图谱应与对照品的图谱一致(通则0402)。

【检查】 **氨基酸比值** 取本品 10mg,置硬质安瓿瓶中,加 6mol/L 盐酸溶液 3ml,充氮后封口,置 110℃水解 20 小时,冷却,启封,蒸发近干,加水适量使溶解,作为供试品溶液;另取酪氨酸、苯丙氨酸、谷氨酸、天冬氨酸、胱氨酸、脯氨酸、精氨酸及甘氨酸对照品,制成与供试品中各氨基酸相当的浓度,作为对照品溶液。照适宜的氨基酸分析方法测定。以苯丙氨酸、谷

氨酸、天冬氨酸、脯氨酸、精氨酸及甘氨酸的总摩尔数的六分之一作为1,计算各氨基酸的相对比值,天冬氨酸、谷氨酸、脯氨酸、甘氨酸、精氨酸、苯丙氨酸均应为■0.90～1.10■[修订],酪氨酸应为 0.70～1.05,半胱氨酸应为 0.30～1.05。

酸度 取本品,加水溶解并稀释制成每 1ml 中含 2.5mg 的溶液,依法测定(通则0631),pH 值应为■4.0～7.0■[修订]。

溶液的澄清度与颜色 取本品,加水溶解并稀释制成每 1ml 中含 2.5mg 的溶液,依法检查(通则0901 第一法和通则0902 第一法),溶液应澄清无色。

醋酸 取本品适量,精密称定,加稀释液[流动相A(通则0872)-甲醇(95：5)]溶解并定量稀释制成每 1ml 中含 2mg 的溶液,作为供试品溶液。另精密称取醋酸钠对照品适量,照合成多肽中的醋酸测定法(通则0872)测定,含醋酸应为 3.0%～8.0%。

有关物质 取本品适量,加水溶解并稀释制成每 1ml 中约含 0.5mg 的溶液,作为供试品溶液;■精密量取 1ml,置 200ml 量瓶中,用水稀释至刻度,摇匀,作为对照溶液。精密量取对照溶液 1ml,置 10ml 量瓶中,用流动相稀释至刻度,摇匀,作为灵敏度溶液。照高效液相色谱法(通则0512)测定,用十八烷基硅烷键合硅胶为填充剂;以磷酸盐溶液(取0.067mol/L 磷酸氢二钠溶液与 0.067mol/L 磷酸二氢钾溶液等体积混合,调节 pH 值至 7.0)为流动相 A,以乙腈为流动相 B,按下表进行梯度洗脱;检测波长为 220nm。取含量测定项下系统适用性试验溶液 50μl,注入液相色谱仪,调整色谱系统,杂质Ⅰ、去氨加压素和缩宫素应依次出峰且各峰之间的分离度均应符合要求。取灵敏度溶液 100μl 注入液相色谱仪,去氨加压素峰的信噪比应大于 10。再精密量取供试品溶液和对照溶液各 100μl,分别注入液相色谱仪,记录色谱图。供试品溶液色谱图中如有杂质峰,杂质Ⅰ峰和单个未知杂质峰面积均不得大于对照溶液主峰面积(0.5%),各杂质峰面积的和不得大于对照溶液主峰面积的 3 倍(1.5%)。供试品溶液色谱图中小于灵敏度溶液主峰面积的色谱峰忽略不计■[修订]。

时间(分钟)	流动相 A(%)	流动相 B(%)
0	88	12
4	88	12
18	79	21
35	74	26
40	88	12
50	88	12

残留溶剂 取本品约 0.1g,精密称定,置顶空瓶中,精密加水 1ml 使溶解,密封,作为供试品溶液;精密称取乙醚和乙腈各适量,加 50%二甲基亚砜 5ml 溶解后,用水定量稀释制成每 1ml 中约含乙醚 0.5mg 和乙腈 0.041mg 的混合溶液,精密量取 1ml,置顶空瓶中,密封,作为对照品溶液。照残留溶剂测定法(通则0861 第一法)测定,以 6%氰丙基苯基-94%二甲基聚硅氧烷(或极性相近)为固定液的毛细管柱为色谱

柱；柱温为60℃；进样口温度为200℃；检测器温度为250℃；顶空瓶平衡温度为85℃，平衡时间为40分钟。取对照品溶液顶空进样，乙醚峰与乙腈峰之间的分离度应符合要求。取供试品溶液与对照品溶液分别顶空进样，记录色谱图，按外标法以峰面积计算，乙醚和乙腈的残留量均应符合规定。

水分　取本品，照水分测定法（通则0832第一法2)测定，含水分不得过6.0%。

细菌内毒素　■取本品，依法检查（通则1143)，每1mg去氨加压素中含内毒素的量应小于500EU。■[修订]

【含量测定】　照高效液相色谱法（通则0512)测定。

■色谱条件与系统适用性试验　用十八烷基硅烷键合硅胶为填充剂；以磷酸盐溶液（取0.067mol/L磷酸氢二钠溶液与0.067mol/L磷酸二氢钾溶液等体积混合，调节pH值至7.0)-乙腈（80:20)为流动相；检测波长为220nm。取醋酸去氨加压素对照品、杂质Ⅰ对照品与缩宫素对照品适量，置同一量瓶中加水溶解并稀释制成每1ml中各约含20μg的混合液，作为系统适用性溶液。取系统适用性溶液50μl注入液相色谱仪，调整色谱系统，杂质Ⅰ、去氨加压素和缩宫素应依次出峰且各峰之间的分离度均应符合要求；理论板数按去氨加压素峰计算不低于2000。■[修订]

测定法　取本品适量，精密称定，加水溶解并定量稀释制成每1ml中约含0.5mg的溶液，作为供试品溶液，精密量取供试品溶液50μl注入液相色谱仪，记录色谱图；另取醋酸去氨加压素对照品适量，同法测定。按外标法以峰面积计算，即得。

【类别】　■抗利尿药■[修订]。

【贮藏】　遮光，密封，在2~8℃处保存。

【制剂】　■(1)去氨加压素片　(2)去氨加压素注射液(3)注射用去氨加压素■[修订]

附：

■杂质Ⅰ

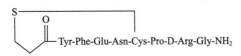

$C_{46}H_{63}N_{13}O_{13}S_2$　1070.21

巯基丙酰-L-酪氨酰-L-苯丙氨酰-L-谷氨酰-L-天冬酰氨酰-L-半胱氨酰-L-脯氨酰-D-精氨酰-L-甘氨酰胺（1 → 6-二硫环）■[修订]

■去氨加压素注射液

Qu'anjiayasu Zhusheye

Desmopressin Injection ■[修订]

本品为醋酸去氨加压素与氯化钠制成的灭菌水溶液。含

去氨加压素（$C_{46}H_{64}N_{14}O_{12}S_2$）应为标示量的90.0%~110.0%。

【性状】　本品为无色的澄明液体。

【鉴别】　在含量测定项下记录的色谱图中，供试品溶液主峰的保留时间应与对照品溶液主峰的保留时间一致。

【检查】　酸度　取本品，依法测定（通则0631)，pH值应为3.5~5.0。

有关物质　照高效液相色谱法（通则0512)测定，用十八烷基硅烷键合硅胶为填充剂；以磷酸盐溶液（取0.067mol/L磷酸氢二钠与0.067mol/L磷酸二氢钾等体积混合，调节pH值至7.0)为流动相A，以乙腈为流动相B，按下表进行梯度洗脱；检测波长为220nm。取含量测定项下系统适用性溶液50μl，注入液相色谱仪，记录色谱图，■杂质Ⅰ、去氨加压素和缩宫素应依次出峰且各峰之间的分离度均应符合要求。精密量取本品1ml(3.56μg)，置100ml量瓶中，用流动相稀释至刻度，摇匀，作为灵敏度溶液。取灵敏度溶液100μl注入液相色谱仪，去氨加压素峰的信噪比应大于10。取本品作为供试品溶液，精密量取100μl，注入液相色谱仪。供试品溶液色谱图中如有杂质峰，杂质Ⅰ峰面积和其他单个杂质的峰面积均不得大于总峰面积的1.0%，各杂质峰面积的和不得大于总峰面积的2.0%。供试品溶液色谱图中小于灵敏度溶液主峰面积的峰忽略不计。■[修订]

时间(分钟)	流动相A(%)	流动相B(%)
0	88	12
4	88	12
18	79	21
35	74	26
40	88	12
50	88	12

氯化钠　精密量取本品1ml，加水40ml，照电位滴定法（通则0701)，用硝酸银滴定液（0.1mol/L)滴定，■并将滴定结果用空白试验校正■[删除]。每1ml硝酸银滴定液（0.1mol/L)相当于5.844mg的氯化钠。每1ml中含氯化钠应为8.1~9.9mg。

细菌内毒素　取本品，依法检查（通则1143)，每1μg去氨加压素中含内毒素的量应小于0.50EU。

无菌　取本品，经薄膜过滤法处理，用0.1%无菌蛋白胨水溶液冲洗（每膜不少于100ml)，以金黄色葡萄球菌为阳性对照菌，依法检查（通则1101)，应符合规定。

其他　应符合注射剂项下有关的各项规定（通则0102)。

【含量测定】　■取装量项下溶液，作为供试品溶液，另取醋酸去氨加压素对照品适量，精密称定，加水溶解并稀释制成每1ml中约含去氨加压素3.56μg（规格3.56μg)或13.35μg（规格13.35μg)的溶液，作为对照品溶液。精密量取100μl，注入液相色谱仪，照醋酸去氨加压素含量测定项下的方法测定;即得■[修订]。

【类别】 同醋酸去氨加压素。

■【规格】 按 $C_{46}H_{64}N_{14}O_{12}S_2$ 计 （1） 1ml ： 3.56μg
(2)1ml：13.35μg■[修订]

【贮藏】 遮光,密闭,在 2～8℃处保存。

■曾用名： 醋酸去氨加压素注射液■[增订]

醋酸曲普瑞林

Cusuan Qupuruilin

Triptorelin Acetate

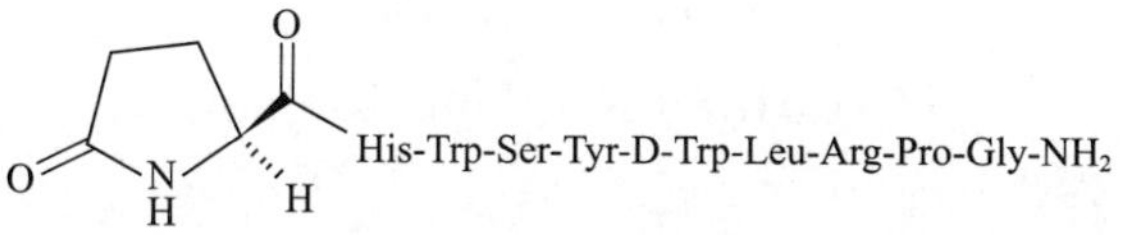

His-Trp-Ser-Tyr-D-Trp-Leu-Arg-Pro-Gly-NH$_2$

$C_{64}H_{82}N_{18}O_{13} \cdot xC_2H_4O_2(x=1.5\sim2.5)$ 1311.46 · x60.02

本品系化学合成的十肽,为 5-氧代脯氨酰-L-组氨酰-L-色氨酰-L-丝氨酰-L-酪氨酰-D-色氨酰-L-亮氨酰-L-精氨酰-L-脯氨酰-甘氨酰胺醋酸盐。按无水、无醋酸物计算,含 $C_{64}H_{82}N_{18}O_{13}$ 应为 97.0%～103.0%。

【性状】 本品为白色粉末或疏松块状物。

本品在水中易溶,在甲醇、乙醇中微溶,在乙醚中几乎不溶。

比旋度 取本品适量,精密称定,加 1%醋酸溶液溶解并定量稀释制成每 1ml 中约含 10mg 的溶液,依法测定(通则0621),按无水、无醋酸物计算,比旋度为 -66.0°至 -72.0°。

【鉴别】 (1)取本品约 1mg,加水 1ml 使溶解,加双缩脲试液(取硫酸铜 0.15g,加酒石酸钾钠 0.6g,加水 50ml,搅拌下加入 10%氢氧化钠溶液 30ml,加水至 100ml)1ml,即显蓝紫色。

(2)在含量测定项下记录的色谱图中,供试品溶液主峰的保留时间应与对照品溶液主峰的保留时间一致。

(3)本品的红外光吸收图谱应与对照品的图谱一致(通则0402)。

【检查】 酸度 取本品 10mg,加水 10ml 使溶解,依法测定(通则0631),pH 值应为 5.0～6.0。

溶液的澄清度与颜色 取本品 10mg,加水 10ml 使溶解,依法检查(通则0901 第一法和通则0902 第一法),溶液应澄清无色。

氨基酸组成 取本品 5mg,置硬质安瓿瓶中,加 6mol/L盐酸溶液 5ml,充氮后封口,于 110℃下反应 24 小时,冷却,启封,水浴蒸发至近干,加水溶解至适当浓度,作为供试品溶液;另取甘氨酸、组氨酸、精氨酸、酪氨酸、亮氨酸、脯氨酸、谷氨酸及丝氨酸各对照品,制成与供试品中各氨基酸浓度相当的溶液,作为对照品溶液。照适宜的氨基酸分析方法测定。以各

氨基酸总摩尔数的八分之一作为 1,计算各氨基酸的相对比值,甘氨酸、组氨酸、精氨酸、酪氨酸、亮氨酸、脯氨酸、谷氨酸均应为 0.9～1.1,丝氨酸应为 0.85～1.1。

醋酸 取本品适量,精密称定,加水溶解并稀释制成每 1ml 中含 1mg 的溶液,作为供试品溶液。另取醋酸钠适量,精密称定,加水溶解并稀释制成每 1ml 中含醋酸 80μg 的溶液,作为对照品溶液。■照合成多肽中的醋酸测定法(通则0872)测定试验,精密量取上述两种溶液各 20μl,分别注入液相色谱仪,记录色谱图,按外标法以峰面积计算,含醋酸不得过 8.0%。■[订正]

残留溶剂 取本品适量,精密称定,加水溶解并稀释制成每 1ml 中含曲普瑞林 100mg 的溶液,精密量取 1ml,置顶空瓶中,密封,作为供试品溶液;另取乙腈适量,精密称定,用水定量稀释制成每 1ml 中含 41μg 的溶液,精密量取 1ml,置顶空瓶中,密封,作为对照品溶液。照残留溶剂测定法(通则0861 第一法)试验。以聚乙二醇 20M(或极性相近)为固定液;柱温为 60℃;进样口温度为 200℃;检测温度为 250℃;顶空瓶平衡温度为 85℃,平衡时间 40 分钟。取供试品溶液与对照品溶液分别顶空进样,记录色谱图。按外标法以峰面积计算,乙腈的残留量应符合规定。

有关物质 取本品适量,加水溶解并稀释制成每 1ml 中含 0.1mg 的溶液,作为供试品溶液;精密量取 1ml,置 100ml量瓶中,用水稀释至刻度,作为对照溶液。照含量测定项下的色谱条件,精密量取供试品溶液与对照溶液各 20μl,分别注入液相色谱仪,记录色谱图至主成分色谱峰保留时间的 2.5 倍。供试品溶液色谱图中如有杂质峰,单个杂质峰面积不得大于对照溶液主峰面积的 0.5 倍(0.5%),各杂质峰面积的和不得大于对照溶液主峰面积的 2 倍(2.0%)。

水分 取本品适量,照水分测定法(通则0832 第一法 2)测定,含水分不得过 7.0%。

【含量测定】 照高效液相色谱法(通则0512)测定。

色谱条件与系统适用性试验 用十八烷基硅烷键合硅胶为填充剂;以 0.05mol/L 磷酸溶液(用三乙胺调节 pH 值至3.0)-乙腈(73：27)为流动相;流速为每分钟 1.0ml;检测波长为 210nm。取杂质Ⅰ对照品与醋酸曲普瑞林对照品适量,加水溶解并稀释制成每 1ml 中分别含 0.1mg 的混合溶液,取20μl 注入液相色谱仪,记录色谱图,理论板数按曲普瑞林峰计算不低于 3000。■杂质Ⅰ峰与曲普瑞林峰的分离度应符合要求。■[修订]

测定法 取本品适量,精密称定,加水溶解并定量稀释制成每 1ml 中含 0.1mg 的溶液,精密量取 20μl 注入液相色谱仪,记录色谱图。另取醋酸曲普瑞林对照品适量,同法测定。按外标法以峰面积计算,即得。

【类别】 促性腺素释放素(GnRH)类药。

【贮藏】 遮光,2～8℃保存。

【制剂】 醋酸曲普瑞林注射液

附:

杂质 I（曲普瑞林游离酸）

Pyr-His-Trp-Ser-Tyr-D-Trp-Leu-Arg-Pro-Gly-OH

$C_{64}H_{81}N_{17}O_{14}$　1312.5

磺 胺 醋 酰 钠

Huang'ancuxianna

Sulfacetamide Sodium

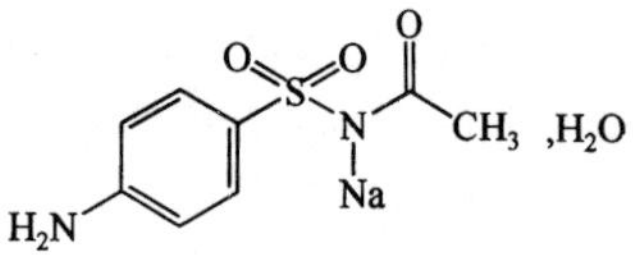

$C_8H_9N_2NaO_3S \cdot H_2O$　254.24

本品为 N-[(4-氨基苯基)磺酰基]乙酰胺钠盐一水合物。■按无水物计算，■[修订]含 $C_8H_9N_2NaO_3S$ 不得少于 99.0%。

【性状】　本品为白色结晶性粉末；无臭。

本品在水中易溶，在乙醇中略溶。

【鉴别】　(1)取本品约 0.1g，加水 3ml 溶解后，加硫酸铜试液 5 滴，即生成蓝绿色的沉淀。

(2)本品的红外光吸收图谱应与对照的图谱(光谱集 574 图)一致。

(3)上述鉴别(1)项下的滤液，显钠盐鉴别(1)的反应(通则 0301)。

【检查】　碱度　取本品 0.50g，加水 10ml 溶解后，依法测定(通则 0631)，pH 值应为 8.0～9.5。

溶液的澄清度与颜色　取本品 2.0g，加水 10ml 溶解后，溶液应澄清无色，如显色，与对照液(取黄色 3 号标准比色液 5ml，加水至 10ml)比较，不得更深(通则 0901 第一法)。

有关物质　取本品，用水溶解并制成每 1ml 中约含 0.10g 的溶液，作为供试品溶液；另取磺胺对照品，分别用水溶解制成每 1ml 中约含 0.50mg 和 0.25mg 的溶液，作为对照品溶液(1)和(2)。另取磺胺对照品，用供试品溶液制成每 1ml 中约含 0.50mg 的溶液，作为对照溶液(3)。照薄层色谱法(通则 0502)试验，吸取上述四种溶液各 $5\mu l$，分别点于同一硅胶 G 薄层板上，以正丁醇-无水乙醇-水-浓氨溶液(10：5：5：2)为展开剂，展开约 10cm，晾干，喷以乙醇制对二甲氨基苯甲醛试液，立即检视。对照溶液(3)应显示两个清晰分离的斑点，供试品溶液如显与对照品溶液相应的杂质斑点，其颜色与对照品溶液(2)的主斑点比较，不得更深(0.25%)；其他杂质斑点应不深于对照品溶液(1)的主斑点(0.5%)。

■干燥失重　取本品，在 105℃ 干燥至恒重，减失重量应为 6.0%～8.0%(通则 0831)。■[删除]

■水分　取本品，照水分测定法(通则 0832 第一法 1)测定，含水分应为 6.0%～8.0%。■[增订]

重金属　取本品 1.0g，依法检查(通则 0821 第三法)，含重金属不得过百万分之十。

【含量测定】　取本品约 0.45g，精密称定，照永停滴定法(通则 0701)，用亚硝酸钠滴定液(0.1mol/L)滴定。每 1ml 亚硝酸钠滴定液(0.1mol/L)相当于 23.62mg 的 $C_8H_9N_2NaO_3S$。

【类别】　磺胺类抗菌药。

【贮藏】　密封保存。

【制剂】　磺胺醋酰钠滴眼液

磷 酸 肌 酸 钠

Linsuanjisuanna

Creatine Phosphate Sodium

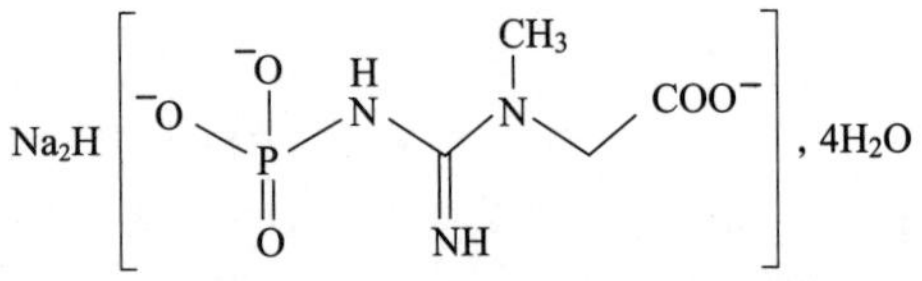

$C_4H_8N_3Na_2O_5P \cdot 4H_2O$　327.15

本品为 N-[亚氨基(膦氨基)甲基]-N-甲基甘氨酸二钠盐四水合物。本品有酶促工艺生产的非无菌原料药和化学合成工艺生产的无菌原料药两种产品。按无水、无溶剂物计算，含 $C_4H_8N_3Na_2O_5P$ 不得少于 98.0%。

【性状】　本品为白色或类白色粉末或结晶性粉末；有引湿性。

本品在水中易溶，在乙醇中几乎不溶。

【鉴别】　(1)取本品约 20mg，加水 5ml 溶解，加钼酸铵试液 1ml 与稀硝酸 1ml，水浴加热即生成黄色沉淀，分离，沉淀能在氨试液中溶解。

(2)本品的红外光吸收图谱应与对照品的图谱一致(通则 0402)。

(3)在含量测定项下记录的色谱图中，供试品溶液主峰的保留时间应与对照品溶液主峰的保留时间一致。

(4)本品显钠盐鉴别(1)的反应(通则 0301)。

【检查】　碱度　取本品，加水溶解并稀释制成每 1ml 中约含 20mg 的溶液，依法测定(通则 0631)，pH 值应为8.0～9.0。

溶液的澄清度与颜色　取本品 1.0g，加水 50ml 溶解，依法检查(通则 0902 第一法和 0901 第一法)，溶液应澄清无色。

三磷酸腺苷二钠与二磷酸腺苷二钠　取本品适量，精密称定，加水溶解并定量稀释制成每 1ml 中约含 3mg 的溶液，作为供试品溶液；另取三磷酸腺苷二钠对照品与二磷酸腺苷二钠对照品各适量，分别精密称定，置同一量瓶中，另取供试品溶液适量，置上述量瓶中，加水溶解并定量稀释制成每 1ml 中各含 $3\mu g$ 的溶液，作为杂质对照品溶液。精密量取杂质对照品溶液 1ml，置 10ml 量瓶中，用流动相稀释至刻度，摇匀，作为灵敏度溶液。照高效液相色谱法(通则0512)试验,用十八烷基硅烷键合硅胶为填充剂;以 0.2mol/L 磷酸盐缓冲液(取磷酸氢二钠 35.8g,磷酸二氢钾 13.6g,加水 900ml 溶解,用 1mol/L 氢氧化钠溶液调节 pH 值至 7.0,加入四丁基溴化铵 1.61g,加水至 1000ml,摇匀)-甲醇(95:5)为流动相;检测波长为 259nm。取杂质对照品溶液 20μl,注入液相色谱仪,调整色谱系统,理论板数按三磷酸腺苷峰计算不得低于 1500;出峰顺序依次为磷酸肌酸、二磷酸腺苷、三磷酸腺苷;二磷酸腺苷峰与三磷酸腺苷峰的分离度应符合要求;取灵敏度溶液 20μl 注入液相色谱仪,调节检测灵敏度,使三磷酸腺苷峰与二磷酸腺苷峰的信噪比均大于 10;再精密量取供试品溶液与杂质对照品溶液各 20μl,分别注入液相色谱仪,记录色谱图。供试品溶液色谱图中如有与三磷酸腺苷和二磷酸腺苷保留时间相同的色谱峰,按外标法分别以峰面积计算,含三磷酸腺苷二钠与二磷酸腺苷二钠均不得过 0.1%。(用于酶促工艺产品)

有关物质 临用新制。取本品适量,精密称定,加流动相溶解并定量稀释制成每 1ml 中约含 1mg 的溶液,作为供试品溶液;精密量取 1ml,置 200ml 量瓶中,用流动相稀释至刻度,摇匀,作为对照溶液。精密量取对照溶液 5ml,置 100ml 量瓶中,用流动相稀释至刻度,摇匀,作为灵敏度溶液。另取肌酸对照品与肌酐对照品各适量,分别精密称定,置同一量瓶中,加流动相溶解并定量稀释制成每 1ml 中各约含 7.5μg 的溶液,作为杂质对照品溶液。照含量测定项下的色谱条件,取灵敏度溶液 20μl 注入液相色谱仪,调节检测灵敏度,使磷酸肌酸峰的信噪比大于 10;精密量取供试品溶液、杂质对照品溶液与对照溶液各 20μl,分别注入液相色谱仪,记录色谱图至供试品溶液主峰保留时间的 2 倍。供试品溶液色谱图中如有与对照品溶液两个主峰保留时间相同的色谱峰,按外标法分别以峰面积计算,含肌酸、肌酐均不得过 0.75%;其他单个未知杂质的峰面积不得大于对照溶液的主峰面积(0.5%);杂质总量不得过 2.0%。供试品溶液色谱图中小于灵敏度溶液主峰面积的峰忽略不计。

氯化物 取本品 0.25g,依法检查(通则 0801),与标准氯化钠溶液 5.0ml 制成的对照液比较,不得更浓(0.02%)。

铁盐 取本品 1.0g,依法检查(通则 0807),与标准铁溶液 1.0ml 制成的对照液比较,不得更浓(0.001%)。

砷盐 取本品 2.0g,加水 23ml 溶解后,加盐酸 5ml,依法检查(通则 0822 第一法),应符合规定(0.0001%)。

钡盐 取本品 4.0g,加水 20ml 溶解后,滤过,滤液分为两等份,一份中加稀硫酸 2ml,另一份加水 2ml,静置 15 分钟,目视检视,两液应同样澄清。

蛋白质 取本品 1.0g,加水 5ml 振摇溶解,加 60%磺基水杨酸溶液 0.25ml,不应发生浑浊。(用于酶促工艺产品)

重金属 取本品 1.0g,依法检查(通则 0821 第一法),含重金属不得过百万分之十。

水分 取本品,照水分测定法(通则 0832 第一法 1)测定,含水分应为 20.0%~25.0%。

残留溶剂 取本品约 0.1g,精密称定,置顶空瓶中,精密加水 2ml 使溶解,密封,作为供试品溶液;精密称取甲醇 0.3g、乙醇 0.5g、甲苯 0.089g,分别置 100ml 量瓶中,用 N,N-二甲基甲酰胺稀释至刻度,摇匀,作为对照品贮备液;精密量取各对照品贮备液适量,置同一量瓶中,用水稀释制成每 1ml 中约含甲醇 150μg,乙醇 250μg 和甲苯 44.5μg 的溶液,精密量取 2ml,置顶空瓶中,密封,作为混合对照品溶液。照残留溶剂测定法(通则 0861 第二法)测定。采用以 6%氰丙基苯基-94%二甲基聚硅氧烷(或极性相近)为固定液的毛细管柱为色谱柱;起始温度为 70℃,维持 2 分钟,以每分钟 10℃的速率升温至 120℃,再以每分钟 20℃的速率升温至 220℃,维持 3 分钟;检测器温度为 250℃;进样口温度为 200℃;顶空瓶平衡温度为 80℃,平衡时间 30 分钟。取混合对照品溶液顶空进样,出峰顺序依次为甲醇、乙醇、甲苯,各色谱峰之间的分离度均应符合要求。取供试品溶液与混合对照品溶液分别顶空进样,记录色谱图,按外标法以峰面积分别计算。甲醇、乙醇与甲苯的残留量均应符合规定。

可见异物 取本品 5 份,每份 1.3g,加微粒检查用水溶解,依法检查(通则 0904),应符合规定。(供无菌分装用)

不溶性微粒 取本品 4 份,每份 1.3g,加微粒检查用水溶解,依法检查(通则 0903),应符合规定。(供无菌分装用)

异常毒性 ■取本品,加注射用水溶解并稀释制成每 1ml 中含磷酸肌酸钠 60mg 的溶液,依法检查(通则 1141),按静脉注射法缓慢给药,应符合规定。(供无菌分装用)■[订正]

细菌内毒素 取本品,依法检查(通则 1143),每 1mg 磷酸肌酸钠中含内毒素的量应小于 0.15EU。(供无菌分装用)

无菌 取本品,加 0.1%无菌蛋白胨水溶液溶解并稀释制成每 1ml 中约含磷酸肌酸钠 10mg 的溶液,经薄膜过滤法处理,用 0.1%无菌蛋白胨水溶液冲洗(每膜不少于 300ml),依法检查(通则 1101),应符合规定。(供无菌分装用)

【含量测定】 照高效液相色谱法(通则 0512)测定。

色谱条件与系统适用性试验 用十八烷基硅烷键合硅胶为填充剂(Thermo,Hypersil GOLD,C18,4.6mm×250mm,5μm 或效能相当的色谱柱);以含 0.2%磷酸二氢钾和 0.1%四丁基氢氧化铵的溶液(用磷酸或氨试液调节 pH 值至 6.6)为流动相;检测波长为 210nm。取磷酸肌酸钠对照品、肌酸对照品与肌酐对照品各适量,置同一量瓶中,加流动相溶解并定量稀释制成每 1ml 中分别含 1mg、7.5μg 和 7.5μg 的溶液,取 20μl 注入液相色谱仪,调整色谱系统,出峰顺序依次为肌酸、肌酐和磷酸肌酸峰,理论板数按磷酸肌酸峰计算不得低于 2000,肌酸峰与肌酐峰的分离度应大于 3.0。

测定法 取本品适量,精密称定,加流动相溶解并定量稀释制成每 1ml 中约含 0.1mg 的溶液,作为供试品溶液,精密量取 20μl 注入液相色谱仪,记录色谱图;另取磷酸肌酸钠对照品适量,精密称定,同法测定。按外标法以峰面积计算,即得。

【类别】 心肌营养药。

【贮藏】 密封,在凉暗处保存。

磷 酸 氢 钙 片

Linsuanqinggai Pian

Calcium Hydrogen Phosphate Tablets

本品含磷酸氢钙（$CaHPO_4 \cdot 2H_2O$）应为标示量的 $92.5\% \sim 107.5\%$。

【性状】 本品为白色片或薄膜衣片，除去包衣后显白色。

【鉴别】 取本品细粉适量（约相当于磷酸氢钙 1g），加稀盐酸 5ml、水 10ml，加热使磷酸氢钙溶解，冷却，滤过，滤液显钙盐与磷酸盐的鉴别反应（通则 0301）。

【检查】 溶出度 取本品，照溶出度与释放度测定法（通则 0931 第二法），以 0.1mol/L 盐酸溶液 900ml 为溶出介质，转速为每分钟 100 转，依法操作，经 45 分钟时，取溶液 10ml，滤过，精密量取续滤液 2ml（1.1g 规格）或 7ml（0.3g 规格），置 50ml 量瓶中，加 5% 镧溶液（取氧化镧 6.6g，加盐酸 10ml 使溶解，加水稀释至 100ml，摇匀）1ml，加 0.1mol/L 盐酸溶液稀释至刻度，摇匀，作为供试品溶液；另取磷酸氢钙对照品约 30mg，精密称定，置 50ml 量瓶中，加 0.1mol/L 盐酸溶液溶解并稀释至刻度，摇匀，精密量取 2ml、3ml 与 4ml，分别置 50ml 量瓶中，各加 5% 镧溶液 1ml，分别用 0.1mol/L 盐酸溶液稀释至刻度，摇匀，作为对照品溶液。照原子吸收分光光度法（通则 0406 第一法），在 422.7nm 的波长处测定，计算每片的溶出量。限度为标示量的 75%，应符合规定。

■其他 应符合片剂项下有关的各项规定（通则 0101）。■［订正］

【含量测定】 取本品 20 片，精密称定，研细，精密称取适量（约相当于磷酸氢钙 0.6g），加稀盐酸 10ml，加热使磷酸氢钙溶解，冷却，置 100ml 量瓶中，用水稀释至刻度，摇匀，滤过，精密量取续滤液 10ml，加水 50ml，用氨试液调节至中性后，精密加乙二胺四醋酸二钠滴定液（0.05mol/L）25ml，加热数分钟，放冷，加氨-氯化铵缓冲液（pH 10.0）10ml 与铬黑 T 指示剂少许，用锌滴定液（0.05mol/L）滴定至溶液显紫红色，并将滴定的结果用空白试验校正。每 1ml 乙二胺四醋酸二钠滴定液（0.05mol/L）相当于 8.605mg 的 $CaHPO_4 \cdot 2H_2O$。

【类别】 同磷酸氢钙。

【规格】 （1）0.3g （2）1.1g

【贮藏】 密封保存。

邻碘［131I］马尿酸钠注射液

Lindian［131I］Maniaosuanna Zhusheye

Sodium Iodohippurate［131I］Injection

本品为邻碘［131I］马尿酸钠的灭菌溶液。含碘［131I］的放

射性浓度，按其标签上记载的时间，应为标示量的 $90.0\% \sim 110.0\%$。

【性状】 本品为淡棕色澄明液体。

【鉴别】 （1）取本品适量，照 γ 谱仪法（通则 1401）测定，其主要光子的能量为 0.365MeV。

（2）在放射化学纯度项下的色谱图中，R_f 值约为 0.5 处有放射性主峰。

【检查】 pH 值 应为 5.0～6.0（交换法）或 6.0～8.5（熔融法）（通则 1401）。

细菌内毒素 取本品，加内毒素检查用水至少稀释 10 倍后，依法检查（通则 1143），本品每 1ml 含内毒素的量应小于 15EU。

无菌 取本品，依法检查（通则 1101），应符合规定。

■【放射性核纯度】 取本品适量，照放射性核纯度测定法（通则 1401）测定，碘［131I］应不低于 99.9%。■［增订］

【放射化学纯度】 取本品适量，以苯-冰醋酸-水（40：40：12）为展开剂，照放射化学纯度测定法一法（通则 1401）试验，邻碘［131I］马尿酸钠的 R_f 值约为 0.5，其放射化学纯度应不低于 95%，131I-苯甲酸不得过 2%（R_f 值为 0.9～1.0）。

【放射性浓度】 取本品，照放射性活度（浓度）测定法（通则 1401）测定，每 1ml 的放射性活度应不低于 37MBq。

【类别】 放射性诊断用药。

【规格】 （1）37MBq （2）111MBq （3）185MBq （4）370MBq

【贮藏】 置铅容器内，密闭保存。铅容器表面辐射水平应符合规定。

锝［99mTc］喷替酸盐注射液

De［99mTc］Pentisuanyan Zhusheye

Technetium［99mTc］Pentetate Injection

本品为锝［99mTc］标记的喷替酸的无菌溶液。含锝［99mTc］的放射性活度，按其标签上记载的时间，应为标示量的 $90.0\% \sim 110.0\%$。

【制法】 临用前，在无菌操作条件下，依高锝［99mTc］酸钠注射液的放射性浓度，取 2～4ml，注入注射用亚锡喷替酸瓶中，充分振摇，使冻干物溶解，静置 5 分钟，即得。

【性状】 本品为无色澄明液体。

【鉴别】 （1）取本品适量，照 γ 谱仪法（通则 1401）测定，其主要光子的能量为 0.140MeV；或照半衰期测定法（通则 1401）测定，本品的半衰期应符合规定（5.72～6.32 小时）。

（2）在放射化学纯度项下的色谱图中，系统一 R_f 值为 0.9～1.0 处和系统二 R_f 值为 0.0～0.1 处有放射性主峰。

【检查】 pH 值 应为 4.0～7.5（通则 1401）。

细菌内毒素 取本品，用细菌内毒素检查用水至少稀释

30 倍后，依法检查（通则 1143），■本品每 1ml 含内毒素的量应小于 15EU。■[修订]

无菌 取本品，依法检查（通则 1101），应符合规定。

【放射化学纯度】 取本品适量（约 20 000 计数/分钟），以硅胶板为固定相，照放射化学纯度测定法三法（通则 1401）试验。

展开系统一 以生理盐水为展开剂，锝[^{99m}Tc]喷替酸盐的 R_f 值为 0.9～1.0，胶体锝[^{99m}Tc]的 R_f 值为 0。

展开系统二 以丙酮为展开剂，锝[^{99m}Tc]喷替酸盐的 R_f 值为 0.0～0.1，高锝[^{99m}Tc]酸盐的 R_f 值约为 0.9～1.0。

锝[^{99m}Tc]喷替酸盐的放射化学纯度应不低于 95%。

【放射性活度】 取本品，照放射性活度（浓度）测定法（通则 1401）测定，本品放射性活度应符合规定。

【类别】 放射性诊断用药。

《药品红外光谱集》(第五卷)修订品种

光谱号　1283

中文名:氨苄西林钠

英文名:Ampicillin Sodium

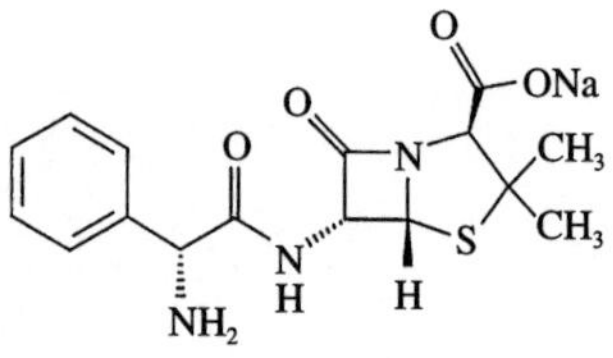

分子式:$C_{16}H_{18}N_3NaO_4S$

试样制备:KBr 压片法

修订为:

中文名:氨苄西林三水物

英文名:Ampicillin Trihydrate

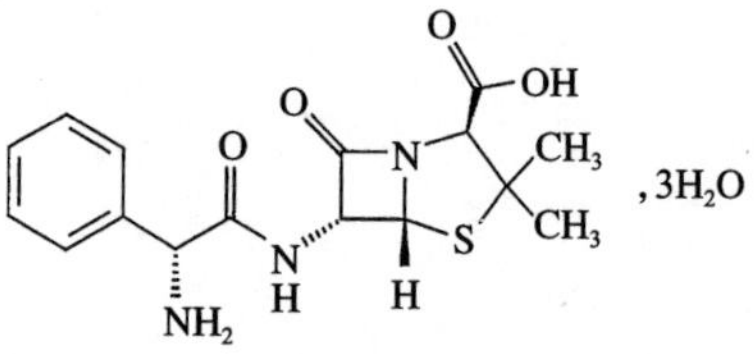

分子式:$C_{16}H_{19}N_3O_4S \cdot 3H_2O$

试样制备:KBr 压片法

三　部

新增生物制品通则

生物制品通用名称命名原则

药品通用名称是通过一个唯一的、全球通用的、为公众所属的名称，也即非专利名称，对一种药用物质或活性成分的识别。

生物制品药品通用名称是对生物制品识别的标志，是生物制品标准化、规范化的主要内容之一，也是生物制品质量标准的重要组成部分。

规范生物制品通用名称是为了保证临床使用和流通过程中对生物制品的准确识别，通过提供产品与公共质量标准的关键链接，保证产品质量。

本命名原则涉及的生物制品为《中国药典》三部凡例名词解释所包含的品种类别。采用本原则核定的生物制品通用名，经国家药品监管部门核准后实施。

1.世界卫生组织国际非专利名称

治疗性重组蛋白(多肽)类、基因治疗和细胞治疗类生物制品，原则上应采用世界卫生组织(World Health Organization，以下简称 WHO)国际非专利名称(International Nonproprietary Name，以下简称 INN)，其通用名称命名应符合以下原则。

1.1 基本原则

1.1.1 采用 INN 命名的生物制品，其通用名称应符合 INN 命名原则，中文通用名称原则上应与其英文 INN 相对应，可采用音译、意译或音译结合意译的方式，并结合具体剂型进行命名，如冻干制品在 INN 名称前加"注射用"，液体制品在 INN 名称后加"注射液"。

1.1.2 应避免使用可能给患者以暗示的相关药理学、解剖学、生理学、病理学或治疗作用的药品名称。不能使用单独的字母或者数字代号名称。

1.1.3 药品的通用名称不采用药品的商品名(包括外文名和中文名)，药品的通用名称(包括 INN)及其专用的词干的英文及中文译名也均不得作为商品名或用以组成商品名，用于商标注册。

1.1.4 对于沿用已久的药名，如必须改动，可列出其曾用名作为过渡。

1.1.5 生物制品 INN 中文名应在读音和拼写方面具有唯一性，不应和常用的名称相混淆。名称应能体现分类(结构和功能)，并简洁、悦耳、易于发音，并便于拼写、识别和记忆。

1.1.6 生物制品 INN 中文名应尽可能保留所含相关英文词干(包括中间词干和后缀)的音译、意译或音/意合译含义，属于同一药理作用的相关物质的生物制品名称应显示这

种关系，并通过使用一个共同的后缀/词干来表示；英文 INN 的前缀一般为随机的音节，其主要作用是使通用名称悦耳、易于发音和便于区分，在 INN 中文名一般采用音译，可根据具体情况采用简短的汉字音节表示，以区分同一大类/亚类下的各具体品种，同时为以后可能新增的同类别生物制品 INN 中文名预留足够的空间。

1.1.7 同时存在多种来源(重组、化学合成或天然提取)的同一品种应采用适宜方式予以区分，如对采用重组 DNA 技术制备的产品，通用名称前加"重组"。

1.2 具体原则

1.2.1 非糖基化化合物(蛋白质/多肽)

用后缀识别一组蛋白质或多肽，通过一个随机的前缀来显示氨基酸链的不同，如水蛭素类似物的后缀为芦定(英文 INN：-irudin)；或用一个单词来识别一组蛋白质或多肽，通过名称中的第二个单词来显示氨基酸链的不同，如甘精胰岛素(英文 INN：Insulin Glargine)。

1.2.2 糖基化化合物(蛋白质/多肽)

用后缀识别类别，通过一个随机的前缀来显示氨基酸链的不同；对于糖基化不同的同类化合物，应采用适当的方式予以区分，如以希腊字母(英文用全拼，中文用缩写。希腊字母应按希腊字母顺序使用)作为第二个单词显示糖基化形式的不同。重组凝血因子类，如氨基酸序列不同于天然凝血因子，也用一个随机的前缀区分，如：凝血素 α(英文 INN：octocog alfa)，贝罗凝血素 α(英文 INN：beroctocog alfa)，莫罗凝血素 α(英文 INN：moroctocog alfa)；活化的凝血因子应在通用名后用括号标注"活化"，如依他凝血素 α(活化)[英文 INN：eptacog alfa(activated)]。

1.2.3 单克隆抗体类

由后缀-mab 识别所有包含结合明确靶点的免疫球蛋白可变区的制品，加上靶点(分子，细胞，器官)/来源词干及前缀组成，如利妥昔单抗(英文 INN：rituximab)。

偶联另一个蛋白或化学物质(如螯合剂)的单抗的中文 INN 由偶联药物的中文 INN 名称加单抗中文 INN 名称组成，其中偶联药物的 INN 中文名称应基于简短的原则采用音译、意译或音/意合译方式命名，并尽可能系统反映结合药物的类别，如：莫奥妥珠单抗(英文 INN：oportuzumab monatox)，恩美拉瑞妥昔单抗(英文 INN：laprituximab emtansine)；放射性同位素标记的单抗，将放射性同位素列在 INN 的首位，如[^{90}Y]替利妥珠单抗(英文 INN：yttrium(^{90}Y)clivatuzumab tetraxetan)。

1.2.4 融合蛋白

由受体分子后缀(西普：-cept)加靶点词干和前缀组成，如：阿巴它西普(英文 INN：abatacept)，舒阿韦西普(英文 INN：alvircept sudotox)。

1.2.5 聚乙二醇化蛋白(细胞因子类、单抗、酶、激素等)

用前缀"培"(peg-)表示聚乙二醇化蛋白，如：培干扰素 α-2b(英文 INN：peginterferon alfa-2b)；如一个单词名称过长，

可采用双词通用名称,第一个词代表蛋白,第二个词代表聚乙二醇(pegol),如:培阿赛珠单抗(英文 INN:alacizumab pegol);不同聚乙二醇化的同一蛋白,通过在"培"(peg-或 pegol)的前面增加前缀予以区分,如:米培干扰素 α-2b(英文 INN:mipeginterferon alfa-2b)。无论采用单词或双词,其中文 INN 名称均将"培"列在药物名称前。

1.2.6 基因治疗产品

英文 INN 采用双词命名法:词 1 为基因组件,由前缀+词干(识别所用基因)+基因(-gene)后缀组成;词 2 为载体组件,由前缀+词干(病毒类型)+载体后缀(非复制型病毒载体-vec,复制型病毒载体-repvec,质粒载体-plasmid)。非质粒裸 DNA 制品只含词 1。

中文 INN 名称以后缀"基"(-gene)作为药学类别的区分,其他词干均不再用中文汉字表述而以音译为主,以减少中文名称字数,一般不超过五个汉字。

1.2.7 细胞治疗产品

英文 INN 由前缀+词干 1(基因操作方式)+词干 2(细胞类型)+细胞后缀(-cel)组成。中文 INN 名称以后缀"赛"(-cel)作为药学类别的区分,原则上采用音译为主的方式。

2.目前 INN 中尚无分类的生物制品,如疫苗、人血浆分离的血液制品及诊断试剂等,仍以疾病、微生物、特定组成成分或材料等命名。具体规定如下:

2.1 疫苗

疫苗的名称由疾病、微生物或微生物特定组分的名称加"疫苗"组成,根据具体情况,增加剂型、用途(人用,治疗用)、细胞基质(原代/传代细胞)、对微生物或其组分的特定描述(如减毒/灭活,全病毒/裂解,多价/n 价,联合/结合等)。

2.1.1 采用不同细胞基质制备的同种疫苗在通用名称后加注括号标注细胞类型以示区分,如:人用狂犬病疫苗(人二倍体细胞)、人用狂犬病疫苗(Vero 细胞)。

2.1.2 同一种疫苗存在液体和冻干两种剂型时,冻干制品需在名称前加"冻干"二字,如:冻干甲型肝炎减毒活疫苗。

2.1.3 特定接种途径的疫苗应注明疫苗接种途径。如:皮内注射用卡介苗、皮上划痕用鼠疫活疫苗等。

2.1.4 同时存在用于预防人、畜共患疾病的疫苗,应对人用疫苗标明"人用",以与兽用疫苗区别,如:人用狂犬病疫苗。

2.1.5 特定人群使用的疫苗,可在疫苗名称后用括号注明适用人群,如:吸附白喉疫苗(成人及青少年用)。

2.1.6 含两种以上不同抗原成分的制品,应于疫苗前加"联合",如:吸附无细胞百白破联合疫苗,麻疹腮腺炎联合疫苗;结合载体蛋白的疫苗应加"结合",如:流感嗜血杆菌结合疫苗,A 群 C 群脑膜炎球菌多糖结合疫苗,必要时应在疫苗名称后用括号注明所用载体蛋白;含同一微生物多个群或型别抗原的疫苗,应标明"多价或 n 价"或"群",如:双价肾综合征出血热灭活疫苗,23 价肺炎球菌多糖疫苗,ACYW135 群脑膜炎球菌多糖疫苗。

2.1.7 同时存在预防和治疗两种作用的同种疫苗,治疗用疫苗应在品名前加"治疗用",如:治疗用布氏菌疫苗。

2.1.8 疫苗名称中一般不采用人名,除个别制品按照国内外沿用已久的惯例,如:皮内注射用卡介苗、锡克试验毒素。

2.2 血液制品

来自人血浆分离的血液制品,其通用名称由有效成分化学名称(白蛋白/免疫球蛋白/凝血因子 VIII/纤维蛋白原等)加剂型(注射液/注射用)和来源(人)组成,如人血白蛋白(注射液);存在不同给药途径的同类制品应在名称中注明给药途径以示区分,如静注人免疫球蛋白。重组凝血因子类参照 INN 命名原则进行命名。

动物免疫血清制品的通用名由有效成分化学名称(抗...血清,...抗毒素等)加疾病或毒素名称组成,冻干制剂加"冻干.....",如抗狂犬病血清,冻干破伤风抗毒素。

动物来源的免疫球蛋白制品,其通用名由有效成分化学名称(抗...免疫球蛋白或片段)加抗原成分或疾病名称及动物来源组成,冻干制剂加"冻干.....",如抗人 T 细胞猪免疫球蛋白,马破伤风免疫球蛋白[F(ab′)$_2$]。

2.3 微生态制品

由多种细菌组成的微生态制剂,可取其一到两个细菌名称命名,如:双歧杆菌、嗜酸乳杆菌、肠球菌三联活菌胶囊缩改为:双歧杆菌三联活菌胶囊。

2.4 诊断制品

2.4.1 体内诊断制品名称,由微生物或微生物特定组分的名称组成,一般不加"诊断用"字样,如:结核菌纯蛋白衍生物、锡克试验毒素;变态反应原制品,由变应原名称加使用部位/方式和"试剂盒"三部分组成,如:螨变应原皮肤点刺试剂盒。

2.4.2 体外诊断制品名称,由微生物/微生物抗原成分或检测的特定组分加"诊断试剂盒"以及以括号标注的检测方法三个部分组成,如:乙型肝炎病毒表面抗原诊断试剂盒(酶联免疫法)。

新 增 品 种

黄热减毒活疫苗

Huangre Jiandu Huoyimiao

Yellow Fever Vaccine，Live

本品系用黄热病毒减毒株接种鸡胚，经培养、收获组织、研磨、离心收获病毒上清液、加入适宜稳定剂冻干制成。用于预防黄热病。

1　基本要求

生产和检定用设施、原材料及辅料、水、器具、动物等应符合"凡例"的有关要求。

2　制造

2.1　生产用鸡胚

毒种传代和制备及疫苗生产用鸡胚应来源于 SPF 鸡群。

2.2　毒种

2.2.1　名称和来源

生产用毒种为黄热病毒 17D-204 减毒株。

2.2.2　种子批的建立

应符合"生物制品生产检定用菌毒种管理规程"规定。

2.2.3　种子批毒种的检定

主种子批应进行以下全面检定，工作种子批应至少进行 2.2.3.1～2.2.3.8 项检定。

2.2.3.1　鉴别试验

采用蚀斑法进行鉴别试验。将病毒稀释到 50～100PFU/0.4ml，分别与黄热病毒特异性免疫血清和非免疫血清等量混合，37℃±1℃水浴中和 60 分钟，置 35℃±1℃培养 7 天，免疫血清组的蚀斑数比非免疫血清组的减少率应不低于 80%。同时应设血清和细胞对照，均应为阴性；病毒对照（病毒量应为 50～100PFU/0.4ml）应为阳性。

新制备的种子批用于生产时，连续制备的前三批疫苗原液应进行病毒关键基因序列测定，测定结果应与主种子批保持一致。

2.2.3.2　病毒滴度

采用蚀斑法进行病毒滴定。将形成致密单层的 Vero 细胞经胰酶消化，制备成细胞浓度为约 1.0×10^5 个/ml 的悬液，接种于 6 孔培养板内培养。两天后形成单层，移去 6 孔板内的培养液。取毒种进行 10 倍稀释，再进行 4 倍系列稀释，取 3～4 个适宜稀释度接种 Vero 细胞，每个稀释度病毒接种 2 孔，0.4ml/孔，另设细胞对照 2 孔；将培养板置 36℃±1℃孵箱吸附 1 小时（每隔 15 分钟摇板 1 次），然后每孔加入 0.75% 的羧甲基纤维素 4ml，于孵箱 35℃±1℃继续培养 7 天后倾去覆盖物，加入 1% 结晶紫染色液 15 分钟，漂洗、晾干，计算每

孔 30 个以内的蚀斑数，以各稀释度的平均蚀斑数对应的稀释度计算 PFU，应不低于 5.8 lg PFU/ml。根据国家参考品计算 IU 值，应不低于批准的要求。

病毒滴度（IU/ml）＝国家参考品 IU 值×供试品 PFU 值/国家参考品 PFU 值。

2.2.3.3　无菌检查

依法检查（通则 1101），应符合规定。

2.2.3.4　分枝杆菌检查

照无菌检查法（通则 1101）进行。

以枯草分枝杆菌（CMCC95024）作为阳性对照菌。取阳性对照菌接种于罗氏固体培养基，于 37℃培养 3～5 天收集培养物，以 0.9% 氯化钠溶液制成菌悬液，采用细菌浊度法确定细菌含量，该菌液浊度与中国细菌浊度标准一致时活菌量约 2×10^7 CFU/ml。稀释菌悬液，取不高于 100 CFU 的菌液作为阳性对照。

采用直接接种法，将供试品全部接种于适宜固体培养基［如罗氏培养（Löwenstein Jensen medium）或 Middlebrook 7H10 培养基］，每种培养基做 3 个重复。并同时设置阳性对照（草分枝杆菌）。将接种后的培养基置于 37℃培养 56 天，阳性对照应有菌生长，接种供试品的培养基未见分枝杆菌生长，则判为合格。

2.2.3.5　支原体检查

依法检查（通则 3301），应符合规定。

2.2.3.6　外源病毒因子检查

依法检查（通则 3302），应符合规定。

2.2.3.7　外源性禽白血病病毒检测

将供试品接种 SPF 鸡胚，经培养后采用酶联免疫法检查培养物，结果应为阴性。

2.2.3.8　外源性禽腺病毒检测

将供试品接种 SPF 鸡胚肝细胞培养，分别用适宜的血清学方法检测培养物中的 I 型和 III 型腺病毒，结果应为阴性。

2.2.3.9　猴体试验

主种子批应进行猴体试验。依法检查（通则 3307），应符合规定。

2.2.4　毒种保存

种子批毒种于 -60℃以下保存。

2.3　原液

2.3.1　接种鸡胚

将工作种子批毒种进行适当稀释后，接种 7～8 日龄鸡胚卵黄囊，每胚接种 0.2ml，其中含病毒量为 1000～5000PFU（同一批工作种子批应按同一病毒量接种），置 37℃±1℃培养。

2.3.2　病毒收获

培养 70～80 小时收获感染鸡胚。同一批鸡胚、同一天收获的鸡胚可合并为单一病毒收获物。

2.3.3　单一病毒收获物检定

按 3.1 项进行。

2.3.4　单一病毒收获物保存

于−60℃下冻存,保存时间按批准的执行。

2.3.5 对照鸡胚外源病毒因子检查

每批生产用鸡胚保留2%或至少20枚未接种病毒的鸡胚作为对照,与接种病毒的鸡胚在相同培养条件下培养,至鸡胚收获时,取对照鸡胚组织混合匀浆后,按"外源病毒因子检查法"项下"细胞培养法"和"鸡胚法"进行检查,结果均应为阴性。

2.3.6 研磨、离心

将冻存的鸡胚融化后进行合并,加入适宜的稳定剂研磨后离心。

2.3.7 合并

收取离心后上清液,来源于同一批鸡胚、同一天收获的多个单一收获物收集的病毒上清液可合并为一批原液。

2.3.8 原液检定

按3.2项进行。

2.3.9 原液保存

于−60℃以下冻存,保存时间按批准的执行。

2.4 半成品

2.4.1 配制

将原液按规定的同一病毒滴度进行稀释,按比例加入适宜稳定剂后即为半成品。一批或多批检定合格的原液可制成一批半成品。

2.4.2 半成品检定

按3.3项进行。

2.5 成品

2.5.1 分批

应符合"生物制品分批规程"规定。

2.5.2 分装及冻干

应符合"生物制品分装和冻干规程"规定。分装过程中的半成品疫苗应于2～8℃放置。

2.5.3 规格

按标示量复溶后每瓶0.5ml。每1次人用剂量为0.5ml,含黄热活病毒应不低于4.2lg PFU,根据国家参考品计算IU值。

2.5.4 包装

应符合"生物制品包装规程"规定。

3 检定

3.1 单一病毒收获物检定

无菌检查

依法检查(通则1101),应符合规定。

3.2 原液

3.2.1 病毒滴度

按2.2.3.2项进行,计算PFU,应不低于6.3lg PFU/ml。根据国家参考品计算IU值,应不低于批准的要求。

3.2.2 无菌检查

依法检查(通则1101),应符合规定。

3.2.3 支原体检查

依法检查(通则3301),应符合规定。

3.2.4 蛋白氮含量测定

加稳定剂前取样测定,依法测定(通则0731第一法),蛋白氮含量应不超过0.25mg/每1次人用剂量。

3.3 半成品检定

无菌检查

依法检查(通则1101),应符合规定。

3.4 成品检定

3.4.1 鉴别试验

按2.2.3.1项进行。

3.4.2 外观

为白色疏松体,应按标示量加入所附氯化钠注射液,复溶后应为微浊澄明液体,无异物。

3.4.3 pH

应为7.0～8.5(通则0631)。

3.4.4 水分

应不高于3.0%(通则0832)。

3.4.5 渗透压摩尔浓度

应为450～800 mOsmol/kg(通则0632)。

3.4.6 病毒滴度

取疫苗3～5瓶,溶解混匀后按2.2.3.2项进行,计算PFU,应不低于4.5lg PFU/ml。根据国家参考品计算IU值,应不低于批准的要求。

3.4.7 热稳定性试验

成品出厂前应进行热稳定性试验,应与病毒滴定同时进行。于37℃±1℃放置14天后,按2.2.3.2项进行,计算PFU,应不低于4.5lg PFU/ml。根据国家参考品计算IU值,应不低于批准的要求。

3.4.8 无菌检查

依法检查(通则1101),应符合规定。

3.4.9 异常毒性检查

依法检查(通则1141),应符合规定。

3.4.10 残留卵清蛋白含量

采用ELISA法,应不高于5μg/剂。

3.4.11 细菌内毒素含量

应不高于5EU/剂(通则1143凝胶限度试验)。

4 疫苗稀释剂

疫苗稀释剂为氯化钠注射液,应符合本版药典(二部)的相关要求。稀释剂的生产应符合批准的要求。

5 保存、运输及有效期

于−20℃以下避光保存,运输过程中可在2～8℃冷藏条件下进行。自生产之日起,有效期为24个月。

6 使用说明

应符合"生物制品包装规程"规定和批准的内容。

黄热减毒活疫苗使用说明

【药品名称】

通用名称:黄热减毒活疫苗

英文名称:Yellow Fever Vaccine,Live

汉语拼音:Huangre Jiandu Huoyimiao

【成分和性状】 本品系用黄热病毒 17D-204 减毒株接种鸡胚,经培养、收获组织、研磨、离心收获病毒上清液后加入稳定剂并除菌过滤后冻干制成。为白色疏松体,复溶后为微浊澄明液体。

有效成分:减毒黄热活病毒。

辅料:应列出全部批准的辅料成分。

疫苗稀释剂:氯化钠注射液。

【接种对象】 进入或经过黄热病流行地区的人员,但小于 6 月龄幼儿及老年体弱者不宜注射。

【作用与用途】 本疫苗免疫接种后,可刺激机体产生抗黄热病毒的免疫力,用于预防黄热病。

【规格】 本品复溶后每瓶 0.5ml。每 1 次人用剂量为 0.5ml,含黄热活病毒应不低于 4.2 lg PFU,根据国家参考品计算 IU 值。

【免疫程序和剂量】 (1)按每瓶 0.5ml 加入氯化钠注射液,待完全溶解摇匀后使用。

(2)上臂外侧三角肌附着处皮肤用 75% 乙醇消毒,待干后皮下注射 0.5ml。

【不良反应】

常见不良反应:

(1)接种后 24 小时内,在注射部位可能感到疼痛和触痛,多数情况下于 2~3 天内自动消失。少数有耳鸣、失眠、头晕、血压变化、腋下淋巴结肿大、转氨酶异常等。应注意观察,必要时给予适当治疗。偶见有嗜神经毒性和嗜内脏毒性病例,如脑炎、格林-巴利综合征、胃肠炎及肝脏损伤等。

(2)接种者在接种疫苗后 1~2 周内,可能出现一过性发热反应。其中大多数的发热反应为轻度发热反应(37.1~37.5℃),一般持续 1~2 天后可自行缓解,不需处理,必要时适当休息,多喝开水,注意保暖,防止继发感染;对于中度发热反应(37.6~39.0℃)或发热时间超过 48 小时者,可给予物理或药物方法进行对症处理。

(3)接种者在接种后 6~12 天内,少数儿童可能出现一过性皮疹,一般不超过 2 天可自行缓解,通常不需特殊处理,必要时可对症治疗。

极罕见不良反应

机体免疫功能低下者,接种疫苗后可能出现黄热病样症状。

【禁忌】 (1)已知对该疫苗的任何组分,包括辅料成分以及鸡蛋过敏者。

(2)患急性疾病、严重慢性疾病、慢性疾病的急性发作期和发热者。

(3)妊娠期妇女。

(4)免疫缺陷、免疫功能低下或正在接受免疫抑制治疗者。

(5)对脑病、未控制的癫痫和其他进行性神经系统疾病者。

【注意事项】 (1)以下情况者慎用:家族和个人有惊厥史者、患慢性疾病者、有癫痫史者、过敏体质者、哺乳期妇女。

(2)开启疫苗瓶和注射时,切勿使消毒剂接触疫苗。

(3)疫苗瓶有裂纹、标签不清或失效者、疫苗复溶后出现异常、浑浊者均不得使用。

(4)疫苗开启后应立即使用,如需放置,应置 2~8℃,并于半小时内用完。

(5)应备有肾上腺素等药物,以供偶有发生的严重过敏反应时急救用,接受注射者在注射后应在现场观察至少 30 分钟。

(6)接种本品和注射免疫球蛋白应至少间隔 3 个月以上,以免影响免疫效果。

(7)使用其他减毒活疫苗与接种本疫苗间隔至少一个月。

(8)本品为减毒活疫苗,不推荐在该疾病流行季节使用。

【贮藏】 于 -20℃ 以下避光保存,运输过程可在 2~8℃ 冷藏条件下进行。

【包装】 按批准的执行。

【有效期】 24 个月。

【执行标准】

【批准文号】

【生产企业】

企业名称:

生产地址:

邮政编码:

电话号码:

传真号码:

网址:

修 订 品 种

A 群脑膜炎球菌多糖疫苗

A Qun Naomoyanqiujun Duotang Yimiao

Group A Meningococcal Polysaccharide Vaccine

本品系用 A 群脑膜炎奈瑟球菌培养液,经提取获得的荚膜多糖抗原,纯化后加入适宜稳定剂后冻干制成。用于预防 A 群脑膜炎奈瑟球菌引起的流行性脑脊髓膜炎。

1 基本要求

生产和检定用设施、原材料及辅料、水、器具、动物等应符合"凡例"的有关要求。

2 制造

2.1 菌种

生产用菌种应符合"生物制品生产检定用菌毒种管理规程"的有关规定。

2.1.1 名称及来源

生产用菌种为 A 群脑膜炎奈瑟球菌 CMCC 29201(A4) 菌株。

2.1.2 种子批的建立

应符合"生物制品生产检定用菌毒种管理规程"的有关规定。

2.1.3 种子批的传代

主种子批启开后至工作种子批,传代应不超过 5 代;工作种子批启开后至接种发酵罐培养,传代应不超过 5 代。

2.1.4 种子批的检定

2.1.4.1 培养特性

菌种接种于含 10%羊血普通琼脂培养基,A 群脑膜炎奈瑟球菌在 25℃不生长。于 35～37℃二氧化碳环境中培养 16～20 小时,长出光滑、湿润、灰白色的菌落,菌苔易取下,在生理氯化钠溶液中呈现均匀混悬液。

2.1.4.2 染色镜检

应为革兰氏阴性双球菌、单球菌。

2.1.4.3 生化反应

发酵葡萄糖、麦芽糖,产酸、不产气;不发酵乳糖、甘露醇、果糖及蔗糖(通则 3605)。

2.1.4.4 血清学试验

取经 35～37℃培养 16～20 小时的菌苔;混悬于含 0.5%甲醛的生理氯化钠溶液中,或 56℃加热 30 分钟杀菌以后,使每 1ml 含菌 $1.0×10^9$～$2.0×10^9$;与同群参考血清做定量凝集反应,置 35～37℃过夜,次日再置室温 2 小时观察结果,以肉眼可见清晰凝集现象(+)之血清最高稀释度为凝集效价,必须达到血清原效价之半。

2.1.5 种子批的保存

种子批应冻干保存于 8℃以下。

2.2 原液

2.2.1 生产用种子

启开工作种子批菌种,经适当传代、检定培养特性及染色镜检合格后接种于培养基上,制备数量适宜的生产用种子。

2.2.2 生产用培养基

采用改良半综合培养基或经批准的其他适宜培养基。培养基不应含有与十六烷基三甲基溴化铵能形成沉淀的成分。含羊血的培养基仅用于菌种复苏。

2.2.3 培养

采用培养罐液体培养。在培养过程中取样进行纯菌检查,涂片做革兰氏染色镜检,如发现污染杂菌,应废弃。

2.2.4 收获及杀菌

于对数生长期的后期或静止期的前期收获,取样进行菌液浓度测定及纯菌检查,合格后在收获的培养液中加入甲醛溶液杀菌。杀菌条件以确保杀菌完全又不损伤其多糖抗原为宜。

2.2.5 纯化

2.2.5.1 去核酸

将已杀菌的培养液离心后收集上清液,加入十六烷基三甲基溴化铵,充分混匀,形成沉淀;离心后的沉淀物加入适量氯化钙溶液,使多糖与十六烷基三甲基溴化铵解离;加入乙醇至最终浓度为 25%,2～8℃静置 1～3 小时或过夜,离心收集澄清的上清液。

2.2.5.2 沉淀多糖

于上述上清液中加入冷乙醇至最终浓度为 75%～80%,充分振摇。离心收集沉淀,沉淀物用无水乙醇及丙酮分别洗涤,沉淀物即为多糖粗制品。应保存在 -20℃以下,待纯化。

2.2.5.3 多糖纯化

将多糖粗制品溶解于 1/10 饱和中性醋酸钠溶液中,稀释至适宜浓度,按适当比例用冷苯酚提取数次,离心收集上清液,并用 0.1mol/L 氯化钙溶液或其他适宜溶液透析或超滤,加入乙醇至终浓度为 75%～80%;离心收集的沉淀物用无水乙醇及丙酮分别洗涤,干燥后用灭菌注射用水溶解,除菌过滤后即为多糖原液。提取过程应尽量在 15℃以下进行。

2.2.6 原液检定

按 3.1 项进行。

2.2.7 保存及有效期

于 -20℃以下保存。自收获杀菌之日起,疫苗总有效期应不超过 60 个月。

2.3 半成品

2.3.1 配制

■用适宜稀释剂稀释原液。每 1 次人用剂量含多糖 $30\mu g$,可加适量乳糖等。■[修订]

2.3.2 半成品检定

按 3.2 项进行。

2.4　成品

2.4.1　分批

应符合"生物制品分批规程"规定。

2.4.2　分装及冻干

应符合"生物制品分装和冻干规程"规定。冻干过程中制品温度应不高于30℃,真空或充氮封口。

2.4.3　规格

按标示量复溶后每瓶5ml(10次人用剂量),含多糖300μg;按标示量复溶后每瓶2.5ml(5次人用剂量),含多糖150μg。每1次人用剂量含多糖应不低于30μg。

2.4.4　包装

应符合"生物制品包装规程"规定。

3　检定

3.1　原液检定

3.1.1　鉴别试验

采用免疫双扩散法(通则3403),本品与A群脑膜炎奈瑟球菌抗体应形成明显沉淀线。

3.1.2　化学检定

3.1.2.1　固体总量

依法测定(通则3101)。

3.1.2.2　蛋白质含量

应小于10mg/g(通则0731第二法)。

3.1.2.3　核酸含量

应小于10mg/g,核酸在波长260nm处的吸收系数($E_{1cm}^{1\%}$)为200(通则0401)。

3.1.2.4　O-乙酰基含量

应不低于2mmol/g(通则3117)。

3.1.2.5　磷含量

应不低于80mg/g(通则3103)。

3.1.2.6　多糖分子大小测定

多糖分子的K_D值应不高于0.40,K_D值小于0.5的洗脱液多糖回收率应大于65%(通则3419)。

3.1.2.7　苯酚残留量

应不高于0.1g/L(通则3113)。

3.1.3　无菌检查

依法检查(通则1101),应符合规定。

3.1.4　细菌内毒素检查

依法检查(通则1143),应不高于25EU/μg;也可采用热原检查法(通则1142)检查,注射剂量按家兔体重每1kg注射0.05μg多糖,应符合规定。

3.2　半成品检定

无菌检查

依法检查(通则1101),应符合规定。

3.3　成品检定

除装量差异检查、水分测定、多糖含量测定、多糖分子大小测定和异常毒性检查外,按制品标示量加入灭菌PBS复溶后进行其余各项检定。

3.3.1　鉴别试验

按3.1.1项进行。

3.3.2　物理检查

3.3.2.1　外观

应为白色疏松体,按标示量加入PBS应迅速复溶为澄明液体,无异物。

3.3.2.2　装量差异

依法检查(通则0102),应符合规定。

3.3.2.3　渗透压摩尔浓度

依法测定(通则0632),应符合批准的要求。

3.3.3　化学检定

3.3.3.1　水分

应不高于3.0%(通则0832)。

3.3.3.2　多糖含量

每1次人用剂量多糖含量应不低于30μg。根据以下比例(多糖含量:磷含量为1000:75),先测定磷含量应不低于2.25μg(通则3103),再计算出多糖含量。

3.3.3.3　多糖分子大小测定

每5批疫苗至少抽1批检查多糖分子大小。K_D值应不高于0.40,K_D值小于0.5的洗脱液多糖回收率应大于65%(通则3419)。

3.3.4　无菌检查

依法检查(通则1101),应符合规定。

3.3.5　异常毒性检查

依法检查(通则1141),应符合规定。注射剂量为每只小鼠0.5ml,含1次人用剂量的制品;每只豚鼠5ml,含10次人用剂量的制品。

3.3.6　热原检查

依法检查(通则1142),注射剂量按家兔体重每1kg注射0.05μg多糖,应符合规定。

3.3.7　细菌内毒素检查

依法检查(通则1143),每1次人用剂量应不高于1250EU。

4　稀释剂

稀释剂为无菌、无热原PBS。稀释剂的生产应符合批准的要求。

4.1　外观

应为无色澄明液体。

4.2　可见异物检查

依法检查(通则0904),应符合规定。

4.3　pH值

应为6.8~7.2(通则0631)。

4.4　无菌检查

依法检查(通则1101),应符合规定。

4.5　细菌内毒素检查

依法检查(通则1143),应不高于0.25EU/ml。

5　保存、运输及有效期

于 2～8℃避光保存和运输。自生产之日起,有效期为 24 个月。

6　使用说明

应符合"生物制品包装规程"规定和批准的内容。

A 群脑膜炎球菌多糖疫苗使用说明

【药品名称】

通用名称:A 群脑膜炎球菌多糖疫苗

英文名称:Group A Meningococcal Polysaccharide Vaccine

汉语拼音:A Qun Naomoyanqiujun Duotang Yimiao

【成分和性状】　本品系用 A 群脑膜炎奈瑟球菌培养液,经提取获得的荚膜多糖抗原,纯化后加入适宜稳定剂冻干制成。为白色疏松体,复溶后为澄明液体。

有效成分:A 群脑膜炎奈瑟球菌荚膜多糖。

辅料:应列出全部批准的辅料成分。

疫苗稀释剂:无菌、无热原 PBS。

【接种对象】　6 个月～15 周岁少年儿童。

【作用与用途】　接种本疫苗后,可使机体产生体液免疫应答。用于预防 A 群脑膜炎奈瑟球菌引起的流行性脑脊髓膜炎。

【规格】　按标示量复溶后每瓶 5ml(10 次人用剂量),含多糖 300μg;按标示量复溶后每瓶 2.5ml(5 次人用剂量),含多糖 150μg。每 1 次人用剂量含多糖应不低于 30μg。

【免疫程序和剂量】　(1)按标示量加入所附稀释剂复溶,摇匀立即使用。

(2)于上臂外侧三角肌附着处皮下注射 0.5ml(含多糖不低于 30μg)。

(3)基础免疫注射 2 针,从 6 月龄开始,每针间隔 3 个月;3 岁以上儿童只需注射 1 次。接种应于流行性脑脊髓膜炎流行季节前完成。

根据需要每 3 年复种 1 次。在遇有流行情况下,可扩大年龄组做应急接种。

【不良反应】

常见不良反应:

(1)接种后 24 小时内,在注射部位可出现疼痛和触痛,注射局部有红肿、浸润等轻、中度反应,多数情况 2～3 天内自行消失。

(2)接种疫苗后可出现一过性发热反应。其中大多数为轻度发热反应,持续 1～2 天后可自行缓解,一般不需处理;对于中度发热反应或发热时间超过 48 小时者,可对症处理。

罕见不良反应:

(1)严重发热反应,应给予对症处理,以防高热惊厥。

(2)注射局部重度红肿或出现其他并发症,应给予对症处理。

极罕见不良反应:

(1)过敏性皮疹:接种疫苗后 72 小时内可出现皮疹,应及时就诊,给予抗过敏治疗。

(2)过敏性休克:一般在注射疫苗后 1 小时内发生。应及时抢救,注射肾上腺素进行治疗。

(3)过敏性紫癜:出现过敏性紫癜反应时应及时就诊,应用皮质固醇类药物给予抗过敏治疗,治疗不当或不及时有可能并发紫癜性肾炎。

(4)血管神经性水肿、变态反应性神经炎。

【禁忌】　(1)已知对该疫苗的任何成分过敏者。

(2)患急性疾病、严重慢性疾病、慢性疾病的急性发作期和发热者。

(3)患脑病、未控制的癫痫和其他进行性神经系统疾病者。

【注意事项】　(1)以下情况者慎用:家族和个人有惊厥史者、患慢性疾病者、有癫痫史者、过敏体质者、哺乳期妇女。

(2)疫苗瓶有裂纹、标签不清或失效者、疫苗复溶后出现浑浊等外观异常者均不得使用。

(3)疫苗开启后应立即使用,如需放置,应置 2～8℃于 1 小时内用完,剩余均应废弃。

(4)应备有肾上腺素等药物,以备偶有发生严重过敏反应时急救用。接受注射者在注射后应在现场观察至少 30 分钟。

(5)严禁冻结。

【贮藏】　于 2～8℃避光保存和运输。

【包装】　按批准的执行。

【有效期】　24 个月。

【执行标准】

【批准文号】

【生产企业】

企业名称:

生产地址:

邮政编码:

电话号码:

传真号码:

网　　址:

A 群 C 群脑膜炎球菌多糖疫苗

A Qun C Qun Naomoyanqiujun Duotang Yimiao

Group A and C Meningococcal Polysaccharide Vaccine

本品系用 A 群和 C 群脑膜炎奈瑟球菌培养液,分别提取和纯化 A 群和 C 群脑膜炎奈瑟球菌荚膜多糖抗原,混合后加入适宜稳定剂冻干制成。用于预防 A 群和 C 群脑膜炎奈瑟球菌引起的流行性脑脊髓膜炎。

1 基本要求

生产和检定用设施、原材料及辅料、水、器具、动物等应符合"凡例"的有关要求。

2 制造

2.1 菌种

生产用菌种为A群脑膜炎奈瑟球菌CMCC 29201(A4)菌株和C群脑膜炎奈瑟球菌CMCC 29205(C11)菌株。

2.2 原液

2.2.1 混合前单价多糖原液

混合前A群、C群脑膜炎奈瑟球菌多糖原液应分别符合"A群脑膜炎球菌多糖疫苗"中2.1～2.2项的规定。原液制备过程中可采用经批准的方法去除细菌内毒素。

2.2.2 原液检定

按3.1项进行。

2.3 半成品

2.3.1 配制

■用适宜稀释剂稀释原液。每1次人用剂量含A群多糖50μg，C群多糖50μg，可加适量乳糖等。■[修订]

2.3.2 半成品检定

按3.2项进行。

2.4 成品

2.4.1 分批

应符合"生物制品分批规程"规定。

2.4.2 分装及冻干

应符合"生物制品分装和冻干规程"规定。冻干过程中制品温度应不高于30℃，真空或充氮封口。

2.4.3 规格

按标示量复溶后每瓶0.5ml。每1次人用剂量0.5ml,含A群、C群多糖各50μg。

2.4.4 包装

应符合"生物制品包装规程"规定。

3 检定

3.1 原液检定

3.1.1 鉴别试验

采用免疫双扩散法(通则3403),本品应分别与A群及C群脑膜炎奈瑟球菌抗体形成明显沉淀线。

3.1.2 化学检定

3.1.2.1 固体总量

依法测定(通则3101),A群多糖于50℃干燥至恒重,C群多糖于105℃干燥至恒重。

3.1.2.2 蛋白质含量

A群、C群多糖应分别小于8mg/g(通则0731第二法)。

3.1.2.3 核酸含量

A群多糖应小于8mg/g,C群多糖应小于9mg/g。核酸在波长260nm处的吸收系数($E_{1cm}^{1\%}$)为200(通则0401)。

3.1.2.4 O-乙酰基含量

A群多糖应不低于2mmol/g,C群多糖应不低于

1.5mmol/g(通则3117)。

3.1.2.5 磷含量

A群多糖应不低于80mg/g(通则3103)。

3.1.2.6 唾液酸含量

以N-乙酰神经氨酸为对照,C群多糖应不低于800mg/g(通则3102)。

3.1.2.7 多糖分子大小测定

A群、C群多糖分子的K_D值均应不高于0.40,K_D值小于0.5的洗脱液多糖回收率:A群多糖大于76%,C群多糖应大于80%(通则3419)。

3.1.2.8 苯酚残留量

A群、C群多糖均应不高于0.1g/L(通则3113)。

3.1.3 无菌检查

依法检查(通则1101),应符合规定。

3.1.4 细菌内毒素检查

依法检查(通则1143),A群、C群多糖均应不高于12EU/μg。

3.2 半成品检定

无菌试验

依法检查(通则1101),应符合规定。

3.3 成品检定

除装量差异检查、水分测定、多糖含量测定、多糖分子大小测定和异常毒性检查外,按制品标示量加入灭菌PBS复溶后进行其余各项检定。

3.3.1 鉴别试验

按3.1.1项进行。

3.3.2 物理检查

3.3.2.1 外观

应为白色疏松体,按标示量加入PBS应迅速复溶为澄明液体,无异物。

3.3.2.2 装量差异

依法检查(通则0102),应符合规定。

3.3.2.3 渗透压摩尔浓度

依法测定(通则0632),应符合批准的要求。

3.3.3 化学检定

3.3.3.1 水分

应不高于3.0%(通则0832)。

3.3.3.2 多糖含量

先测定A群多糖磷含量应为3.75～4.88μg(通则3103),C群多糖N-乙酰神经氨酸含量应为37.5～48.8μg,再根据以下比例(A群多糖含量:磷含量为1000:75;C群多糖含量:N-乙酰神经氨酸含量为1000:750)计算出多糖含量。每1次人用剂量含A群、C群多糖应分别为50～65μg。

3.3.3.3 多糖分子大小测定

来源于同批原液的成品可只抽取1批分别测定A群多糖和C群多糖的分子大小。K_D值均应不高于0.40。K_D值

小于 0.5 的洗脱液多糖回收率:A 群多糖应大于 75%,C 群多糖应大于 80%(通则 3419)。

3.3.4 无菌检查

依法检查(通则 1101),应符合规定。

3.3.5 异常毒性检查

依法检查(通则 1141),应符合规定。注射剂量为每只小鼠 0.5ml,含 1 次人用剂量;每只豚鼠 5ml,含 10 次人用剂量。

3.3.6 热原检查

依法检查(通则 1142),注射剂量按家兔体重每 1kg 注射 0.2μg 多糖,应符合规定。

3.3.7 细菌内毒素检查

依法检查(通则 1143),每 1 次人用剂量应不高于 1250EU。

4 稀释剂

稀释剂为无菌、无热原 PBS。稀释剂的生产应符合批准的要求。

4.1 外观

应为无色澄明液体。

4.2 可见异物检查

依法检查(通则 0904),应符合规定。

4.3 pH 值

应为 6.8～7.2(通则 0631)。

4.4 无菌检查

依法检查(通则 1101),应符合规定。

4.5 细菌内毒素检查

依法检查(通则 1143),应不高于 0.25EU/ml。

5 保存、运输及有效期

于 2～8℃避光保存和运输。自生产之日起,有效期为 24 个月。

6 使用说明

应符合"生物制品包装规程"规定和批准的内容。

A 群 C 群脑膜炎球菌多糖疫苗使用说明

【药品名称】

通用名称:A 群 C 群脑膜炎球菌多糖疫苗

英文名称:Group A and C Meningococcal Polysaccharide Vaccine

汉语拼音:A Qun C Qun Naomoyanqiujun Duotang Yimiao

【成分和性状】 本品系用 A 群和 C 群脑膜炎奈瑟球菌培养液,分别提取和纯化 A 群和 C 群脑膜炎奈瑟球菌荚膜多糖抗原,混合后加入适宜稳定剂冻干制成。为白色疏松体,加入所附 PBS 后可迅速溶解,复溶后为澄明液体。

有效成分:A 群和 C 群脑膜炎奈瑟球菌荚膜多糖。

辅料:应列出全部批准的辅料成分。

疫苗稀释剂:无菌、无热原 PBS。

【接种对象】 2 周岁以上儿童及成人。

【作用与用途】 接种疫苗后,可使机体产生体液免疫应答。用于预防 A 群和 C 群脑膜炎奈瑟球菌引起的流行性脑脊髓膜炎。

【规格】 复溶后每瓶 0.5ml,每 1 次人用剂量 0.5ml,含 A 群、C 群多糖各 50μg。

【免疫程序和剂量】 (1)按标示量加入所附 PBS 复溶,摇匀后立即使用。

(2)于上臂外侧三角肌下缘附着处皮下注射。

(3)接种 1 次,每 1 次人用剂量为 0.5ml。接种应于流行性脑脊髓膜炎流行季节前完成。

【不良反应】

常见不良反应:

(1)接种后 24 小时内,注射部位可出现疼痛和触痛,注射局部有红肿、浸润等轻、中度反应,多数情况下 2～3 天内自行缓解。

(2)一般在接种疫苗后可能出现一过性发热反应。其中大多数为轻度发热反应,一般持续 1～2 天后可自行缓解,不需处理;对于中度发热反应或发热时间超过 48 小时者,可给予对症处理。

罕见不良反应:

(1)严重发热反应,应给予对症处理,以防高热惊厥。

(2)注射局部重度红肿或出现其他并发症时,应对症处理。

极罕见不良反应:

(1)过敏性皮疹:一般在接种疫苗后 72 小时内可能出现皮疹,应及时就诊,给予抗过敏治疗。

(2)过敏性休克:一般在注射疫苗后 1 小时内发生。应及时抢救,注射肾上腺素进行治疗。

(3)过敏性紫癜:出现过敏性紫癜反应时应及时就诊,应用皮质固醇类药物给予抗过敏治疗,治疗不当或不及时有可能并发紫癜性肾炎。

(4)偶见血管神经性水肿、变态反应性神经炎。

(5)文献报道可出现变态反应性剥脱性皮炎。

【禁忌】 (1)已知对该疫苗的任何成分过敏者。

(2)患急性疾病、严重慢性疾病、慢性疾病的急性发作期和发热者。

(3)患脑病、未控制的癫痫和其他进行性神经系统疾病者。

【注意事项】 (1)以下情况者慎用:家族和个人有惊厥史者、患慢性疾病者、有癫痫史者、过敏体质者、哺乳期妇女。

(2)疫苗瓶有裂纹、标签不清或失效者,疫苗复溶后出现浑浊等外观异常者均不得使用。

(3)应备有肾上腺素等药物,以备偶有发生严重过敏反应时急救用。接受注射者在注射后应在现场观察至少30分钟。

(4)严禁冻结。

【贮藏】 于 2～8℃避光保存和运输。

【包装】 按批准的执行。

【有效期】 24 个月。

【执行标准】

【批准文号】

【生产企业】

企业名称：

生产地址：

邮政编码：

电话号码：

传真号码：

网　　址：

A 群 C 群脑膜炎球菌多糖结合疫苗

A Qun C Qun Naomoyanquijun

Duotang Jiehe Yimiao

Group A and Group C Meningococcal
Conjugate Vaccine

本品系用 A 群和 C 群脑膜炎奈瑟球菌荚膜多糖抗原,经活化、衍生后与破伤风类毒素蛋白共价结合为多糖蛋白结合物,加入适宜稳定剂后冻干制成。用于预防 A 群和 C 群脑膜炎奈瑟球菌引起的流行性脑脊髓膜炎。

1 基本要求

生产和检定用设施、原材料及辅料、水、器具、动物等应符合"凡例"的有关要求。

2 制造

2.1 菌种

生产用菌种采用 A 群脑膜炎奈瑟球菌 CMCC 29201 (A4)菌株和 C 群脑膜炎奈瑟球菌 CMCC 29205(C11)菌株。

2.2 原液

2.2.1 混合前单价多糖原液

混合前 A 群、C 群脑膜炎奈瑟球菌多糖原液应分别符合"A 群脑膜炎球菌多糖疫苗"中 2.1～2.2 项的规定。原液制备过程中可采用经批准的方法去除细菌内毒素。

2.2.2 多糖原液检定

按 3.1 项进行。

2.2.3 保存及有效期

粗制多糖、精制多糖原液或原粉于－20℃以下保存。自收获杀菌之日起,疫苗总有效期应不超过 60 个月。

2.2.4 多糖活化及衍生

2.2.4.1 将检测合格的 A 群、C 群多糖分别按适宜的比例加入溴化氰,在适宜的条件下进行活化,然后向反应液中加入适量己二酰肼溶液,在适宜的条件下反应一定时间。超滤去除残余溴化氰,收集多糖衍生物。

2.2.4.2 多糖衍生物检测

按 3.2 项进行。

2.2.4.3 保存及有效期

于适宜温度保存,保存时间应符合批准的要求。

2.2.5 载体蛋白

载体蛋白为破伤风类毒素,破伤风类毒素原液的制造及检定应符合"吸附破伤风疫苗"2.1～2.2 项规定。

可采用柱色谱法或其他经批准的方式对破伤风类毒素原液进一步纯化,并配制成适宜的浓度。

2.2.6 多糖蛋白结合物的制备

2.2.6.1 结合

A 群、C 群多糖衍生物分别与破伤风类毒素适量混合,加入碳二亚胺(EDAC)进行反应。

2.2.6.2 结合物纯化

反应物可经超滤或透析进行预处理,采用柱色谱法分别对 A 群多糖蛋白结合物和 C 群多糖蛋白结合物进行纯化,收集 V_0 附近的洗脱液,合并后即为纯化的结合物,除菌过滤后,即为结合物原液。于 2～8℃保存。

2.2.7 结合物原液检定

按 3.3 项进行。

2.2.8 保存及有效期

于 2～8℃保存,保存时间应不超过 3 个月。

2.3 半成品

2.3.1 配制

■用适宜稀释剂稀释原液。每 1 次人用剂量含 A 群多糖 $10\mu g$,C 群多糖 $10\mu g$,可加适量乳糖等。■[修订]

2.3.2 半成品检定

按 3.4 项进行。

2.4 成品

2.4.1 分批

应符合"生物制品分批规程"的规定。

2.4.2 分装及冻干

应符合"生物制品分装和冻干规程"规定。采用适宜条件冻干,冻干过程中制品温度不应高于 30℃,真空或充氮封口。

2.4.3 规格

按标示量复溶后每瓶 0.5ml。每 1 次人用剂量 0.5ml,含 A 群、C 群多糖各 $10\mu g$。

2.4.4 包装

应符合"生物制品包装规程"规定。

3 检定

3.1 多糖原液检定

3.1.1 鉴别试验

采用免疫双扩散法测定(通则 3403),A 群多糖和 C 群多糖应分别与相应的抗血清产生特异性沉淀线。

3.1.2 化学检定

3.1.2.1 固体总量

依法测定(通则 3101)。

3.1.2.2 蛋白质含量

A 群多糖和 C 群多糖应分别小于 8mg/g(通则 0731 第

二法）。

3.1.2.3 核酸含量

A 群多糖和 C 群多糖应分别小于 8mg/g。核酸在 260nm 波长处的吸收系数（$E_{1cm}^{1\%}$）为 200（通则 0401）。

3.1.2.4 O-乙酰基含量

依法测定（通则 3117）。A 群多糖应不低于 2mmol/g，C 群多糖应不低于 1.5mmol/g。

3.1.2.5 磷含量

A 群多糖应不低于 80mg/g（通则 3103）。

3.1.2.6 唾液酸含量

以 N-乙酰神经氨酸为对照，C 群多糖应不低于 800mg/g（通则 3102）。

3.1.2.7 多糖分子大小测定

A 群、C 群多糖分子的 K_D 值均应不高于 0.40，K_D 值小于 0.5 的洗脱液多糖回收率：A 群多糖应大于 76%，C 群多糖应大于 80%（通则 3419）。

3.1.2.8 苯酚残留量

A 群、C 群多糖苯酚残留量均应不高于 6.0mg/g（通则 3113）。

3.1.3 无菌检查

依法检查（通则 1101），应符合规定。

3.1.4 细菌内毒素检查

依法检查（通则 1143），A 群、C 群多糖均应不高于 25EU/μg。

3.2 多糖衍生物检定

衍化率

依法测定（通则 3118），应符合批准的要求。

3.3 结合物原液检定

3.3.1 鉴别试验

应用免疫双扩散法（通则 3403）测定。多糖-破伤风类毒素结合物应分别与 A 群脑膜炎奈瑟球菌抗血清、C 群脑膜炎奈瑟球菌抗血清、破伤风抗毒素产生特异性沉淀线。

3.3.2 化学检定

3.3.2.1 多糖含量

A 群多糖含量应不低于 50μg/ml（通则 3103）。C 群多糖含量应不低于 50μg/ml（通则 3102）。

3.3.2.2 蛋白质含量

A 群多糖结合物中蛋白质含量应不低于 55μg/ml；C 群多糖结合物中蛋白质含量应不低于 33μg/ml（通则 0731 第二法）。

3.3.2.3 多糖与蛋白质比值

应符合批准的要求。

3.3.2.4 游离多糖含量

A 群：采用冷苯酚将结合物原液中与蛋白质结合的多糖沉淀，分别测定沉淀前原液和沉淀后上清液中的磷含量（通则 3103），计算出 A 群游离多糖的含量，应不高于 20%。

C 群：采用冷苯酚将结合物原液中与蛋白质结合的多糖沉淀，分别测定沉淀前原液和沉淀后上清中的唾液酸含量（通则 3102），计算出 C 群游离多糖的含量，应不高于 25%。

同法检测多糖原液沉淀前后的磷含量和唾液酸含量，分别计算多糖回收率，应为 80%～100%。

3.3.2.5 游离载体蛋白含量

采用高效液相色谱法测定（通则 0512）。色谱柱 TSK G-5000xl（7.8mm × 300mm）；流动相为生理氯化钠溶液，pH6.8～7.2；上样量 200μl，检测波长 280nm，流速每分钟 0.5～0.8ml，以破伤风类毒素色谱峰计算理论板数应不低于 500。按面积归一化法计算，游离载体蛋白含量应不高于 5%。

3.3.2.6 多糖分子大小测定

A 群多糖和 C 群多糖 K_D 值在 0.2 以前的洗脱多糖回收率均应≥60%（通则 3419）。

3.3.2.7 碳二亚胺残留量

应不高于 5μmol/L（通则 3206）。

3.3.2.8 氰化物残留量

应不高于 5ng/mg（通则 0806）。

3.3.3 无菌检查

依法检查（通则 1101），应符合规定。

3.4 半成品检定

无菌检查

依法检查（通则 1101），应符合规定。

3.5 成品检定

除水分、多糖含量、游离多糖含量测定外，按制品标示量加入所附疫苗稀释剂复溶后进行各项检定。

3.5.1 鉴别试验

采用免疫双扩散法测定（通则 3403），应分别与 A 群、C 群多糖抗血清及破伤风抗毒素产生特异性沉淀线。

3.5.2 物理检查

3.5.2.1 外观

应为白色疏松体，加入所附疫苗稀释剂后迅速溶解，溶液应澄清无异物。

3.5.2.2 装量差异

依法检查（通则 0102），应符合规定。

3.5.3 化学检定

3.5.3.1 水分

应不高于 3.0%（通则 0832）。

3.5.3.2 pH 值

依法测定（通则 0631），应符合批准的要求。

3.5.3.3 渗透压摩尔浓度

依法测定（通则 0632），应符合批准的要求。

3.5.3.4 多糖含量

依法测定磷含量（通则 3103），计算 A 群多糖含量。依法测定唾液酸含量（通则 3102），以 N-乙酰神经氨酸作对照品，计算 C 群多糖含量。每 1 次人用剂量含 A 群多糖 10～15μg；C 群多糖 10～15μg。

3.5.3.5 游离多糖含量

供试品采用透析法去除乳糖后，按 3.3.2.4 项进行，A 群游离多糖含量应不高于 25％，C 群游离多糖含量应不高于 30％。

3.5.4 效力试验

每批疫苗皮下注射 12～14g NIH（或 BaLb/c）小鼠，每组 10 只，另取同批小鼠 10 只作对照，注射生理氯化钠溶液，分别在第 0 天、第 14 天皮下注射 2 次，每次注射剂量分别含 A 群、C 群多糖各 2.5μg，于第 1 针后第 21～28 天采血，以 ELISA 法测定血清中抗 A 群和抗 C 群多糖 IgG 抗体滴度，以生理氯化钠溶液对照组小鼠血清的吸光度值求出 Cutoff 值。疫苗组抗体阳转率应不低于 80％。

3.5.5 无菌检查

依法检查（通则 1101），应符合规定。

3.5.6 热原检查

依法检查（通则 1142）。注射剂量按家兔体重每 1kg 注射 1ml，含多糖 0.1μg（含 A 群多糖 0.05μg，C 群多糖 0.05μg）。

3.5.7 细菌内毒素检查

依法检查（通则 1143），每 1 次人用剂量应不高于 500EU。

3.5.8 异常毒性检查

依法检查（通则 1141），应符合规定。注射剂量为每只小鼠 0.5ml，含 1 次人用剂量；每只豚鼠 5ml，含 10 次人用剂量。

4 稀释剂

稀释剂为无菌、无热原 PBS 或灭菌注射用水，稀释剂的生产工艺应符合批准的要求。

灭菌注射用水应符合本版药典（二部）的相关规定。

无菌、无热原 PBS 应符合以下要求。

4.1 外观

应为无色澄清液体。

4.2 可见异物检查

依法检查（通则 0904），应符合规定。

4.3 pH 值

应为 6.8～7.2（通则 0631）。

4.4 无菌检查

依法检查（通则 1101），应符合规定。

4.5 细菌内毒素检查

依法检查（通则 1143），应不高于 0.25EU/ml。

5 保存、运输及有效期

于 2～8℃避光保存和运输，自生产之日起，有效期为 24 个月。

6 使用说明

应符合"生物制品包装规程"规定和批准的内容。

A 群 C 群脑膜炎球菌多糖结合疫苗使用说明

【药品名称】

通用名称：A 群 C 群脑膜炎球菌多糖结合疫苗

英文名称：Group A and Group C Meningococcal Conjugate Vaccine

汉语拼音：A Qun C Qun Naomoyanqiujun Duotang Yimiao

【成分和性状】 本品系用 A 群和 C 群脑膜炎奈瑟球菌经培养和提取纯化获取的荚膜多糖抗原，与破伤风类毒素共价结合后，加入适宜稳定剂冻干制成。为白色疏松体，加入所附稀释剂后应迅速溶解，溶液澄清无异物。

有效成分：A 群和 C 群脑膜炎奈瑟球菌荚膜多糖。

辅料：应列出全部批准的辅料成分。

疫苗稀释剂：无菌、无热原 PBS 或灭菌注射用水。

【接种对象】 按批准的接种对象和年龄执行。

【作用与用途】 本疫苗接种后，可使机体产生记忆性免疫应答，用于预防 A 群和 C 群脑膜炎奈瑟球菌引起的流行性脑脊髓膜炎。

【规格】 按标示量复溶后每瓶 0.5ml，每 1 次人用剂量 0.5ml，含 A 群结合多糖不少于 10μg，C 群结合多糖不少于 10μg。

【免疫程序和剂量】 （1）按标示量加入所附稀释剂复溶，摇匀后立即使用。

（2）于上臂外侧三角肌肌内注射 0.5ml。

（3）免疫程序和剂量按批准的执行。

【不良反应】 本疫苗偶有短暂的发热、皮疹、头晕、头痛、乏力、食欲减退、腹痛腹泻等不良反应，注射局部可出现压痛、瘙痒和红肿，多可自行缓解。

极少数儿童还可能出现嗜睡或烦躁、消化道不适等全身反应。

【禁忌】 有下列情况者，不得使用本疫苗。

（1）患癫痫、脑部疾病及有惊厥、过敏史者。

（2）患肾脏病、心脏病及活动性结核者。

（3）患急性传染病及发热者。

（4）对破伤风类毒素过敏者。

（5）已知对疫苗的某种成分过敏，尤其是对破伤风类毒素过敏者，或者先前接种本疫苗过敏者。

（6）HIV 感染者。

【注意事项】 （1）使用前应检查西林瓶，如有裂纹或瓶内有异物者，不得使用。

（2）每一西林瓶制品溶解后，应按规定人份（剂量）一次用完，不得分多次使用。

（3）接种本疫苗后若出现过敏反应，应迅速采取有效的治疗措施，包括使用肾上腺素。

（4）注射器针头不可刺破血管，严禁静脉或动脉内注射。

【贮藏】 于 2～8℃避光保存和运输。

【包装】 按批准的执行。

【有效期】 24 个月。

【执行标准】

【批准文号】

【生产企业】

企业名称：

生产地址：

邮政编码：

电话号码：

传真号码：

网　　址：

ACYW135 群脑膜炎球菌多糖疫苗

ACYW135 Qun Naomoyanqiujun Duotang Yimiao

Group ACYW135 Meningococcal
Polysaccharide Vaccine

本品系分别用 A 群、C 群、Y 群、W135 群脑膜炎奈瑟球菌培养液，分别提取和纯化 A 群、C 群、Y 群、W135 群脑膜炎奈瑟球菌多糖抗原，混合后加入适宜稳定剂后冻干制成。用于预防 A 群、C 群、Y 群、W135 群脑膜炎奈瑟球菌引起的流行性脑脊髓膜炎。

1　基本要求

生产和检定用设施、原材料及辅料、水、器具、动物等应符合"凡例"的有关要求。

2　制造

2.1　菌种

生产用菌种为 A 群脑膜炎奈瑟球菌 CMCC 29201（A4）菌株、C 群脑膜炎奈瑟球菌 CMCC 29205（C11）菌株、Y 群脑膜炎奈瑟球菌 CMCC 29028 菌株、W135 群脑膜炎奈瑟球菌 CMCC 29037 菌株或其他经批准的菌种。

2.2　原液

2.2.1　混合前单价多糖原液

A 群、C 群、Y 群、W135 群脑膜炎奈瑟球菌多糖原液应分别符合"A 群脑膜炎球菌多糖疫苗"中 2.1～2.2 项的规定。原液制备过程中可采用经批准的方法去除细菌内毒素。

2.2.2　原液检定

按 3.1 项进行。

2.2.3　保存及有效期

粗制多糖、精制多糖原液或原粉于 −20℃ 以下保存。自收获杀菌之日起，疫苗总有效期应不超过 60 个月。

2.3　半成品

2.3.1　配制

■用适宜稀释剂稀释原液。每 1 次人用剂量含 A 群多糖 $50\mu g$，C 群多糖 $50\mu g$，Y 群多糖 $50\mu g$，W135 群多糖 $50\mu g$，可加适量乳糖等。■[修订]

2.3.2　半成品检定

按 3.2 项进行。

2.4　成品

2.4.1　分批

应符合"生物制品分批规程"规定。

2.4.2　分装及冻干

应符合"生物制品分装和冻干规程"规定。冻干过程中制品温度应不高于 30℃，真空或充氮封口。

2.4.3　规格

按标示量复溶后每瓶 0.5ml。每 1 次人用剂量 0.5ml，含 A 群、C 群、Y 群、W135 群多糖各 $50\mu g$。

2.4.4　包装

符合"生物制品包装规程"规定。

3　检定

3.1　原液检定

3.1.1　鉴别试验

采用免疫双扩散法（通则 3403），本品与 A 群、C 群、Y 群及 W135 群脑膜炎球菌抗体应形成明显沉淀线。

3.1.2　化学检定

3.1.2.1　固体总量

依法测定（通则 3101）。A 群多糖于 50℃ 干燥至恒重，C 群、Y 群、W135 群多糖于 50℃ 或 105℃ 干燥至恒重。

3.1.2.2　蛋白质含量

A 群多糖和 C 群多糖均应小于 8mg/g，Y 群多糖和 W135 群多糖均应小于 10mg/g（通则 0731 第二法）。

3.1.2.3　核酸含量

A 群多糖和 C 群多糖均应小于 8mg/g，Y 群多糖和 W135 群多糖均应小于 10mg/g。核酸在 260nm 波长处的吸收系数（$E_{1cm}^{1\%}$）为 200（通则 0401）。

3.1.2.4　O-乙酰基含量

A 群多糖应不低于 2.0mmol/g，C 群多糖应不低于 1.5mmol/g，Y 群、W135 群多糖均应不低于 0.3mmol/g（通则 3117）。

3.1.2.5　磷含量

A 群多糖应不低于 80mg/g（通则 3103）。

3.1.2.6　唾液酸含量

以 N-乙酰神经氨酸为对照，C 群多糖应不低于 800mg/g，Y 群、W135 群多糖均应不低于 560mg/g（通则 3102）。

3.1.2.7　多糖分子大小测定

A 群、C 群、Y 群、W135 群多糖分子的 K_D 值均应不高于 0.40，K_D 值小于 0.5 的洗脱液多糖回收率：A 群多糖应大于 76%，C 群、Y 群、W135 群多糖应分别大于 80%（通则 3419）。

3.1.2.8　苯酚残留量

A 群、C 群、Y 群、W135 群多糖均应不高于 6.0mg/g（通则 3113）。

3.1.3　无菌检查

依法检查（通则 1101），应符合规定。

3.1.4　细菌内毒素检查

依法检查（通则 1143），A 群、C 群、Y 群、W135 群多糖均应不高于 $12.5EU/\mu g$。

3.2　半成品检定

无菌检查

依法检查（通则 1101），应符合规定。

3.3 成品检定

3.3.1 鉴别试验

按 3.1.1 项方法进行。

3.3.2 物理检查

3.3.2.1 外观

应为白色疏松体,按标示量加入所附稀释剂后应迅速复溶为澄明液体,无异物。

3.3.2.2 装量差异

依法检查(通则 0102),应符合规定。

3.3.3 化学检定

3.3.3.1 水分

应不高于 3.0%(通则 0832)。

3.3.3.2 pH 值

依法测定(通则 0631),应符合批准的要求。

3.3.3.3 渗透压摩尔浓度

依法测定(通则 0632),应符合批准的要求。

3.3.3.4 多糖含量

称取 1.0g 琼脂糖,加至 0.05mol/L 巴比妥缓冲液(pH8.6)100ml 中,加热溶解完全,待冷却至约 56℃时分别加入适量的 A 群、C 群、Y 群和 W135 群脑膜炎奈瑟球菌抗血清,混匀后迅速倾倒于水平放置的约 5.5cm×12.5cm 玻板上。待琼脂凝固后打孔,孔径 3mm,孔间距离 4～5mm。各孔中分别加入稀释好的脑膜炎奈瑟球菌多糖参考品溶液(浓度分别为 1μg/ml、2μg/ml、4μg/ml、6μg/ml、8μg/ml、10μg/ml、12μg/ml)和供试品溶液 10μl。在 60V 恒压条件下电泳适宜时间。取出琼脂糖凝胶放入生理氯化钠溶液内浸泡适宜时间后,用考马斯亮蓝染色液染色至火箭峰出现,用甲醇-醋酸溶液脱色至背景清晰。准确测量火箭峰高,将各群脑膜炎球菌多糖参考品含量及对应的峰高作直线回归分析,分别将供试品溶液电泳峰高度的值代入直线回归方程中,求出各脑膜炎奈瑟球菌多糖的含量。

每 1 次人用剂量含 A 群、C 群、Y 群、W135 群多糖应分别为 35～65μg。

3.3.3.5 多糖分子大小测定

K_D 值均应不高于 0.40。K_D 值小于 0.5 的洗脱液多糖回收率:A 群多糖应大于 76%,C 群、Y 群、W135 群多糖应分别大于 80%(通则 3419)。

3.3.4 无菌检查

依法检查(通则 1101),应符合规定。

3.3.5 异常毒性检查

依法检查(通则 1141),应符合规定。注射剂量为每只小鼠 0.5ml,含 1 次人用剂量;每只豚鼠 5ml,含 10 次人用剂量。

3.3.6 热原检查

依法检查(通则 1142)。注射剂量按家兔体重每 1kg 注射 0.2μg 多糖,应符合规定。

3.3.7 细菌内毒素检查

依法检查(通则 1143),每 1 次人用剂量应不超过 1500EU。

4 稀释剂

稀释剂为灭菌注射用水或无菌、无热原 PBS,稀释剂的生产应符合批准的要求。

灭菌注射用水应符合本版药典(二部)的相关规定。

无菌、无热原 PBS 应符合以下要求。

4.1 外观

应为无色澄清液体。

4.2 可见异物检查

依法检查(通则 0904),应符合规定。

4.3 pH 值

应为 6.8～7.2(通则 0631)。

4.4 无菌检查

依法检查(通则 1101),应符合规定。

4.5 细菌内毒素检查

依法检查(通则 1143),应不高于 0.25EU/ml。

5 保存、运输及有效期

于 2～8℃避光保存和运输。自生产之日起,有效期为 24 个月。

6 使用说明

应符合"生物制品包装规程"规定和批准的内容。

ACYW135 群脑膜炎球菌多糖疫苗使用说明

【药品名称】

通用名称:ACYW135 群脑膜炎球菌多糖疫苗

英文名称:Group ACYW135 Meningococcal Polysaccharide Vaccine

汉语拼音:ACYW135 Qun Naomoyanqiujun Duotang Yimiao

【成分和性状】 本品系分别用 A 群、C 群、Y 群、W135 群脑膜炎奈瑟球菌培养液,分别提取和纯化 A 群、C 群、Y 群、W135 群脑膜炎奈瑟球菌多糖抗原,混合后加入适宜稳定剂后冻干制成。为白色疏松体,加入所附稀释剂复溶后为无色澄明液体。

有效成分:A 群、C 群、Y 群、W135 群脑膜炎奈瑟球菌荚膜多糖。

辅料:应列出全部批准的辅料成分。

疫苗稀释剂:无菌、无热原 PBS 或灭菌注射用水。

【接种对象】 目前仅推荐本品在以下范围内 2 周岁以上儿童及成人的高危人群使用:

1.旅游到或居住到高危地区者,如非洲撒哈拉地区(A 群、C 群、Y 群及 W135 群脑膜炎奈瑟球菌传染流行区);

2.从事实验室或疫苗生产工作可从空气中接触到 A 群、C 群、Y 群及 W135 群脑膜炎奈瑟球菌者;

3.根据流行病学调查,由国家卫生管理部门和疾病控制中心预测有 Y 群及 W135 群脑膜炎奈瑟球菌暴发地区的高危人群。

【作用与用途】 本品用于预防 A 群、C 群、Y 群及 W135 群脑膜炎奈瑟球菌引起的流行性脑脊髓膜炎。

【规格】 按标示量复溶后每瓶 0.5ml,每 1 次人用剂量 0.5ml,含 A 群、C 群、Y 群及 W135 群多糖各 50μg。

【免疫程序和剂量】 (1)按标示量加入所附稀释剂溶解,摇匀后立即使用。

(2)于上臂外侧三角肌附着处皮下注射本品。

(3)接种 1 次,每 1 次人用剂量为 0.5ml。接种应于流行性脑脊髓膜炎流行季节前完成。

(4)再次接种(国外推荐):传染地区的高危个体,特别是第一次接种小于 4 岁的儿童,如果持续处于高危状态,应考虑初次免疫 2～3 年后再次接种;尽管还未确定大龄儿童和成人是否有再次接种的必要,但如果疫苗接种 2～3 年后抗体水平快速下降,则应考虑初次免疫 3～5 年内进行再次接种。

本品尚无免疫持久性和加强免疫的研究资料。

【不良反应】 局部不良反应:主要为接种部位疼痛,其次为红肿、肿胀、瘙痒。

全身不良反应:主要为发热,其次有头痛、乏力、嗜睡、恶心呕吐、腹泻、食欲不振、肌痛和皮疹,大多数可自行缓解,并在 72 小时内消失。

国内临床试验中 900 例受试者(包括幼儿、儿童和成人)接种本疫苗后的不良反应详见下表,此次观察时间是在接种后 4 周内。

临床试验中接种 ACYW135 群脑膜炎球菌多糖疫苗后的不良反应(%)

不良反应	轻度	中、重度
局部		
疼痛	5.00%(45/900)	0
红肿	1.33%(12/900)	0.22%(2/900)
瘙痒	1.00%(9/900)	0
全身		
发热	8.89%(80/900)	5.11%(46/900)
头痛	2.67%(24/900)	0.11%(1/900)
乏力	0.89%(8/900)	0.11%(1/900)
嗜睡	0.11%(1/900)	0
恶心呕吐	0.56%(5/900)	0.11%(1/900)
腹泻	0.89%(8/900)	0
食欲不振	0.11%(1/900)	0
肌痛	0.22%(2/900)	0.33%(3/900)
皮疹	0.11%(1/900)	0.77%(7/900)

与其他疫苗的使用一样,本疫苗中的成分可能在少数被接种者中引起过敏反应,甚至因西林瓶上的胶塞含干燥的天然橡胶而对天然橡胶塞过敏。

【禁忌】 有下列情况者,禁止使用本品:

(1)对本疫苗及其成分过敏者。

(2)患癫痫、脑部疾病者及有过敏史者。

(3)患肾脏病、心脏病、活动性结核者,HIV 感染者及其他急性疾病者。患严重慢性疾病、慢性病的急性发作期者。

(4)患急性传染病及发热者。

(5)本疫苗未在妊娠妇女及试验动物中进行生殖毒性试验,是否对胎儿有影响未知,因此,妊娠妇女应禁用此疫苗,尤其是妊娠的前 3 个月。

【注意事项】 (1)以下情况者慎用:家族和个人有惊厥史者、患慢性疾病者、有癫痫史者、过敏体质者、孕妇、哺乳期妇女。

(2)为预防注射后发生罕见的不良反应,注射本品时需要必要的监护和治疗措施,如备有肾上腺素,以备偶有过敏反应发生时急救用。接种后至少观察 30 分钟。

(3)使用前应检查本品,如有裂纹、瓶塞松动或疫苗复溶后外观异常者,均不得使用。

(4)本疫苗溶解后,应按规定剂量一次用完,不得分多次使用。如未立即使用,放置时间不得超过 30 分钟。

(5)应特别避免本品疫苗被注入皮内、肌肉内或静脉内,因上述三种注射途径临床还未被确定是安全的和有效的。

(6)由于细菌内毒素量的叠加,本疫苗不得与百日咳菌体疫苗和伤寒菌体疫苗同时注射。

(7)如果本疫苗接种给免疫缺陷者或正在采用免疫抑制剂治疗的患者,则无法获得免疫应答。

(8)本疫苗不能用于已经感染脑膜炎奈瑟球菌者的治疗,不能保护其他感染源(包括 B 群脑膜炎奈瑟球菌在内)导致的脑脊髓膜炎。

(9)本品不能对 2 岁以下的婴幼儿提供短期预防,但对 3 个月及以上的婴幼儿可提供对 A 群脑膜炎奈瑟球菌感染的短期保护。

(10)与其他疫苗一样,本品不可能对易感人群提供 100%的保护。

(11)尚未确定本品是否会随乳汁分泌。因为许多药物会随人乳分泌,给哺乳期妇女使用本疫苗需特别谨慎。

【贮藏】 于 2～8℃避光保存和运输。

【包装】 按批准的执行。

【有效期】 24 个月。

【执行标准】

【批准文号】

【生产企业】

企业名称:

生产地址:

邮政编码:

电话号码:

传真号码:

网　　址:

吸附白喉疫苗

Xifu Baihou Yimiao

Diphtheria Vaccine，Adsorbed

本品系用白喉杆菌，在适宜的培养基中培养产生的毒素经甲醛脱毒、精制，加入氢氧化铝佐剂制成。用于 6 个月～12 岁的儿童预防白喉。

1 基本要求

生产和检定用设施、原材料及辅料、水、器具、动物等应符合"凡例"的有关要求。

2 制造

2.1 菌种

生产用菌种应符合"生物制品生产检定用菌毒种管理规程"的有关规定。

2.1.1 名称及来源

采用白喉杆菌 PW8 株（CMCC 38007）或由 PW8 株筛选的产毒高、免疫力强的菌种，或其他经批准的菌种。

2.1.2 种子批的建立

应符合"生物制品生产检定用菌毒种管理规程"的有关规定。

2.1.3 种子批的传代

主种子批自启开后传代不超过 5 代，工作种子批启开后至疫苗生产，传代应不超过 10 代。

2.1.4 种子批的检定

2.1.4.1 培养特性

在吕氏■琼脂■[删除]培养基上生长的菌落应呈灰白色、圆形突起、表面光滑、边缘整齐。在亚碲酸钾琼脂培养基上生长的菌落应呈灰黑色、具金属光泽。在血琼脂培养基上生长的菌落呈灰白色、不透明、不产生 α 溶血素。

2.1.4.2 染色镜检

应为革兰氏染色阳性，具异染颗粒；菌体呈一端或两端膨大、杆状，菌体排列呈栅栏状 X 形或 Y 形。

2.1.4.3 生化反应

发酵葡萄糖、麦芽糖、半乳糖，均产酸不产气；不发酵蔗糖、甘露醇、乳糖（通则 3605）。

2.1.4.4 特异性中和试验

接种在 Elek's 琼脂培养基上，可见明显白色沉淀线。

2.1.5 种子批的保存

种子批应冻干保存于 8℃以下。

2.2 类毒素原液

2.2.1 毒素

2.2.1.1 生产用种子

工作种子批检定合格后方可用于生产。由工作种子批传代于适宜的培养基，然后传代至产毒培养基种子管 2～3 代，再传至产毒培养基培养制成生产用种子。

2.2.1.2 生产用培养基

采用胰酶牛肉消化液培养基或经批准的其他适宜培养基。

2.2.1.3 产毒

采用培养罐液体培养，培养过程中应严格控制杂菌污染，凡经镜检或纯菌检查发现污染者应废弃。

2.2.1.4 收获

检测培养物滤液或离心上清液，毒素效价不低于 150Lf/ml 时收获。

2.2.2 精制

2.2.2.1 可采用硫酸铵、活性炭二段盐析法或经批准的其他适宜方法精制。

2.2.2.2 透析过程可加适量防腐剂，有肉眼可见染菌者应废弃。

2.2.2.3 用同一菌种、培养基处方、精制方法制造的类毒素在同一容器内混合后除菌过滤者为一批。

2.2.3 脱毒

2.2.3.1 毒素或精制毒素中加入适量的甲醛溶液，置适宜温度进行脱毒。精制毒素亦可加适量赖氨酸后再加甲醛溶液脱毒。

2.2.3.2 脱毒到期的类毒素或精制类毒素应每瓶取样做絮状单位（Lf）测定。

2.2.3.3 脱毒检查

脱毒到期的类毒素或精制类毒素应每瓶取样进行脱毒检查。用灭菌生理氯化钠溶液将供试品分别稀释成 100Lf/ml，用体重 2.0kg 左右的家兔 2 只，每只家兔分别皮内注射上述稀释供试品各 0.1ml 及 25 倍稀释的锡克试验毒素 0.1ml，另注射 0.1ml 灭菌生理氯化钠溶液作为阴性对照，于 96 小时判定结果。供试品注射部位应无反应或仅有极微反应，锡克毒素反应应为阳性，阴性对照应无反应。

2.2.3.4 脱毒不完全者可继续脱毒，必要时可补加适量甲醛溶液。

2.2.3.5 精制类毒素可加 0.1g/L 硫柳汞为防腐剂，毒素精制法制造的精制类毒素未除游离甲醛者可免加防腐剂。

2.2.4 类毒素原液检定

按 3.1 项进行。

2.2.5 保存及有效期

于 2～8℃避光保存。自脱毒试验合格之日起，原液有效期为 42 个月，疫苗总有效期为 72 个月。

2.3 半成品

2.3.1 佐剂配制

2.3.1.1 配制氢氧化铝可用三氯化铝加氨水法或三氯化铝加氢氧化钠法，用氨水配制时需透析除氨后使用。

2.3.1.2 配制成的氢氧化铝原液应为浅蓝色或乳白色的胶体悬液，不应含有凝块或异物。

2.3.1.3 氢氧化铝原液应测定氢氧化铝及氯化钠含量。

2.3.2 吸附类毒素的配制

按适宜的方法配制,使每1ml半成品含白喉类毒素30～50Lf,氢氧化铝含量不高于3.0mg/ml,可加0.05～0.1g/L的硫柳汞作为防腐剂,■补加氯化钠至8.5g/L。■[订正]

2.3.3 半成品检定

按3.2项进行。

2.4 成品

2.4.1 分批

应符合"生物制品分批规程"规定。

2.4.2 分装

应符合"生物制品分装和冻干规程"规定。

2.4.3 规格

每瓶0.5ml、1.0ml、2.0ml、5.0ml。每1次人用剂量0.5ml,含白喉类毒素效价应不低于30IU。

2.4.4 包装

应符合"生物制品包装规程"规定。

3 检定

3.1 类毒素原液检定

3.1.1 pH值

应为6.4～7.4(通则0631)。

3.1.2 絮状单位(Lf)测定

依法检查(通则3506),应符合规定。

3.1.3 纯度

每1mg蛋白氮应不低于1500Lf。

3.1.4 无菌检查

依法检查(通则1101),应符合规定。

3.1.5 特异性毒性检查

每瓶原液取样,等量混合,用生理氯化钠溶液稀释50Lf/ml,用体重250～350g豚鼠4只,每只腹侧皮下注射5ml,观察30天。前5天注意观察注射局部,第10天、第20天、第30天分别称体重。观察期间每只动物体重不得持续下降,到期每只动物体重应比注射前增加,注射局部无坏死、无连片脱皮、无脱毛,后期不得有麻痹症状。

3.1.6 毒性逆转试验

每瓶原液取样,用PBS(pH7.0～7.4)分别稀释至30～50Lf/ml,置37℃42天,用体重2.0kg左右的家兔2只,于每只家兔背部分别皮内注射上述稀释原液各0.1ml及25倍稀释的锡克试验毒素0.1ml,另注射0.1ml PBS作为阴性对照,于72小时判定结果。原液注射部位红肿反应直径应不高于15mm,锡克毒素反应应为阳性,阴性对照应无反应。

3.2 半成品检定

无菌检查

依法检查(通则1101),应符合规定。

3.3 成品检定

3.3.1 鉴别试验

可选择下列一种方法进行:(1)疫苗注射动物应产生抗体(同3.3.4效价测定);(2)疫苗加枸橼酸钠或碳酸钠将佐剂溶

解后,做絮状试验(通则3506),应出现絮状反应;(3)疫苗经解聚液溶解佐剂后取上清液,做凝胶免疫沉淀试验(通则3403),应出现免疫沉淀反应。

3.3.2 物理检查

3.3.2.1 外观

振摇后为乳白色均匀悬液,无摇不散的凝块或异物。

3.3.2.2 装量

依法检查(通则0102),应不低于标示量。

3.3.3 化学检定

3.3.3.1 pH值

应为6.0～7.0(通则0631)。

3.3.3.2 氢氧化铝含量

应不高于3.0mg/ml(通则3106)。

3.3.3.3 氯化钠含量

应为7.5～9.5g/L(通则3107)。

3.3.3.4 硫柳汞含量

应不高于0.1g/L(通则3115)。

3.3.3.5 游离甲醛含量

应不高于0.2g/L(通则3207第一法)。

3.3.4 效价测定

每1次人用剂量中白喉类毒素效价应不低于30IU(通则3505)。

3.3.5 无菌检查

依法检查(通则1101),应符合规定。

3.3.6 特异性毒性检查

每亚批取样,等量混合,用体重250～350g豚鼠4只,每只腹侧皮下注射2.5ml,观察30天,注射部位可有浸润,经5～10天变成硬结,30天可吸收不完全。在第10天、第20天、第30天分别称体重,到期每只豚鼠体重比注射前增加,无晚期麻痹症者为合格。

4 保存、运输及有效期

于2～8℃避光保存和运输。自生产之日起,有效期为36个月。

5 使用说明

应符合"生物制品包装规程"规定和批准的内容。

吸附白喉疫苗使用说明

【药品名称】

通用名称:吸附白喉疫苗

英文名称:Diphtheria Vaccine,Adsorbed

汉语拼音:Xifu Baihou Yimiao

【成分和性状】 本品系用白喉杆菌,在适宜的培养基中产生的毒素经甲醛脱毒、精制,加入氢氧化铝佐剂制成。为乳白色均匀混悬液,长时间放置后佐剂下沉,溶液上层无色澄明,但经振摇后能均匀分散,含防腐剂。

有效成分:白喉类毒素。

辅料:应列出全部批准的辅料成分。

【接种对象】 6个月～12岁儿童。

【作用与用途】 接种本疫苗后,可使机体产生体液免疫应答。用于6个月～12岁的儿童预防白喉。

【规格】 每瓶0.5ml、1.0ml、2.0ml、5.0ml。每1次人用剂量0.5ml,含白喉类毒素效价应不低于30IU。

【免疫程序和剂量】 (1)上臂三角肌肌内注射。

(2)剂量如下:

项目	年份	针次	剂量/ml
全程免疫	第1年	第1针	0.5
		(间隔4～8周)	
		第2针	0.5
	第2年	注射1针	0.5
加强免疫	3～5年后	加强1针	0.5

【不良反应】

常见不良反应:

(1)可出现轻度发热反应,一般不需处理;中度发热,应对症处理。

(2)注射部位可出现红肿、疼痛、瘙痒。

(3)全身性反应有不适、疲倦、头痛或全身疼痛等。

罕见不良反应:

(1)重度发热反应,应给予对症处理,以防高热惊厥。

(2)局部硬结,1～2个月即可吸收。

(3)过敏性皮疹:一般在接种疫苗后72小时内出现荨麻疹,应及时就诊,给予抗过敏治疗。

极罕见不良反应:

(1)过敏性休克:一般在注射疫苗后1小时内发生。应及时抢救,注射肾上腺素进行治疗。

(2)过敏性紫癜:出现过敏性紫癜反应时应及时就诊,应用皮质固醇类药物给予抗过敏治疗,治疗不当或不及时有可能并发紫癜性肾炎。

(3)血管神经性水肿和神经系统反应。

【禁忌】 (1)已知对该疫苗的任何成分过敏者。

(2)患急性疾病、严重慢性疾病、慢性疾病的急性发作期和发热者。

(3)患脑病、未控制的癫痫和其他进行性神经系统疾病者。

(4)注射白喉类毒素后发生神经系统反应者。

【注意事项】 (1)以下情况者慎用:家族和个人有惊厥史者、患慢性疾病者、有癫痫史者、过敏体质者。

(2)使用时应充分摇匀,如出现摇不散的凝块、异物、疫苗瓶有裂纹或标签不清者,均不得使用。

(3)疫苗开启后应立即使用,如需放置,应置2～8℃,并于1小时内用完,剩余均应废弃。

(4)注射后局部可能有硬结,1～2个月即可吸收,注射第2针时应换另侧部位。

(5)应备有肾上腺素等药物,以备偶有发生严重过敏反应时急救用。接受注射者在注射后应在现场观察至少30分钟。

(6)严禁冻结。

【贮藏】 于2～8℃避光保存和运输。

【包装】 按批准的执行。

【有效期】 36个月。

【执行标准】

【批准文号】

【生产企业】

企业名称:

生产地址:

邮政编码:

电话号码:

传真号码:

网　　址:

吸附白喉疫苗(成人及青少年用)

Xifu Baihou Yimiao(Chengren Ji
Qingshaonian Yong)

**Diphtheria Vaccine for Adults
and Adolescents,Adsorbed**

本品系用白喉类毒素原液加入氢氧化铝佐剂制成。用于经白喉疫苗全程免疫后的青少年及成人加强免疫和供预防白喉的应急使用。

1 基本要求

生产和检定用设施、原材料及辅料、水、器具、动物等应符合"凡例"的有关要求。

2 制造

2.1 菌种

按"吸附白喉疫苗"中2.1项进行。

2.2 类毒素原液

2.2.1 制造

按"吸附白喉疫苗"中2.2.1～2.2.3项进行。

2.2.2 原液检定

按3.1项进行。

2.2.3 保存及有效期

按"吸附白喉疫苗"中2.2.5项进行。

2.3 半成品

2.3.1 佐剂配制

2.3.1.1 配制氢氧化铝可用三氯化铝加氨水法或三氯化铝加氢氧化钠法,用氨水配制时需透析除氨后使用。

2.3.1.2 配制成的氢氧化铝原液应为浅蓝色或乳白色的胶体悬液,不应含有凝块或异物。

2.3.1.3 氢氧化铝原液应测定氢氧化铝及氯化钠含量。

2.3.2 吸附类毒素的配制

按适宜的方法配制,使每1ml半成品含白喉类毒素4Lf,且纯度应不低于2000Lf/mg蛋白氮,氢氧化铝含量不高于2.5mg/ml,可知0.05～0.1g/L的硫柳汞作为防腐剂,■补加氯化钠至8.5g/L。■[订正]

2.3.3 半成品检定

按3.2项进行。

2.4 成品

2.4.1 分批

应符合"生物制品分批规程"规定。

2.4.2 分装

应符合"生物制品分装和冻干规程"规定。

2.4.3 规格

每瓶0.5ml、1.0ml、2.0ml、5.0ml。每1次人用剂量0.5ml,含白喉类毒素效价应不低于2IU。

2.4.4 包装

应符合"生物制品包装规程"规定。

3 检定

3.1 类毒素原液检定

3.1.1 pH值

应为6.6～7.4(通则0631)。

3.1.2 絮状单位(Lf)测定

依法检查(通则3506),应符合规定。

3.1.3 纯度

每1mg蛋白氮应不低于2000Lf。

3.1.4 无菌检查

依法检查(通则1101),应符合规定。

3.1.5 特异性毒性检查

每瓶原液取样,等量混合,用生理氯化钠溶液稀释成50Lf/ml,用250～350g豚鼠4只,每只腹侧皮下注射5ml,观察30天。前5天注意观察注射局部,第10天、第20天、第30天分别称体重。观察期间每只动物体重不得持续下降,到期每只动物体重应比注射前增加,注射局部无坏死,无连片脱皮、无脱毛,后期不得有麻痹症状。

3.1.6 毒性逆转试验

每瓶原液取样,用PBS(pH7.0～7.4)分别稀释至30～50Lf/ml,置37℃42天,用体重2.0kg左右的家兔2只,于每只家兔背部分别皮内注射上述稀释原液各0.1ml及25倍稀释的锡克试验毒素0.1ml,另注射0.1ml PBS作为阴性对照,于72小时判定结果。原液注射部位红肿反应直径应不高于15mm,锡克毒素反应应为阳性,阴性对照应无反应。

3.2 半成品检定

无菌检查

依法检查(通则1101),应符合规定。

3.3 成品检定

3.3.1 鉴别试验

可选择下列一种方法进行:(1)疫苗注射动物应产生抗体(同3.3.4效价测定);(2)疫苗加枸橼酸钠或碳酸钠将佐剂溶解后,做絮状试验(通则3506),应出现絮状反应;(3)疫苗经解聚液溶解佐剂后取上清液,做凝胶免疫沉淀试验(通则3403),应出现免疫沉淀反应。

3.3.2 物理检查

3.3.2.1 外观

振摇后为乳白色均匀悬液,无摇不散的凝块或异物。

3.3.2.2 装量

依法检查(通则0102),应不低于标示量。

3.3.3 化学检定

3.3.3.1 pH值

应为6.0～7.0(通则0631)。

3.3.3.2 氢氧化铝含量

应不高于2.5mg/ml(通则3106)。

3.3.3.3 氯化钠含量

应为7.5～9.5g/L(通则3107)。

3.3.3.4 硫柳汞含量

应不高于0.1g/L(通则3115)。

3.3.3.5 游离甲醛含量

应不高于0.2g/L(通则3207 第一法)。

3.3.4 效价测定

每1次人用剂量中白喉类毒素效价应不低于2IU(通则3505)。

3.3.5 无菌检查

依法检查(通则1101),应符合规定。

3.3.6 特异性毒性检查

每亚批取样,等量混合,用体重250～350g豚鼠4只,每只腹侧皮下注射2.5ml,观察30天,注射部位可有浸润,经5～10天变成硬结,30天可吸收不完全。在第10天、第20天、第30天分别称体重,到期每只动物体重比注射前增加,豚鼠无晚期麻痹者评为合格。

4 保存、运输及有效期

于2～8℃避光保存和运输。自生产之日起,有效期为36个月。

5 使用说明

应符合"生物制品包装规程"规定和批准的内容。

吸附白喉疫苗(成人及青少年用)
使用说明

【药品名称】

通用名称:吸附白喉疫苗(成人及青少年用)

英文名称:Diphtheria Vaccine for Adults and Adolescents,Adsorbed

汉语拼音:Xifu Baihou Yimiao(Chengren Ji Qingshaonian Yong)

【成分和性状】 本品系用白喉类毒素原液加氢氧化铝佐剂制成。为乳白色均匀混悬液,长时间放置佐剂下沉,溶液上层应无色澄明,但经振摇后能均匀分散,含防腐剂。

有效成分:白喉类毒素。

辅料:应列出全部批准的辅料成分。

【接种对象】 12 岁以上的人群。

【作用与用途】 接种本疫苗后,可使机体产生体液免疫应答。用于经过白喉疫苗全程免疫后的青少年及成人加强注射和供预防白喉的应急使用。

【规格】 每瓶 0.5ml、1.0ml、2.0ml、5.0ml。每 1 次人用剂量 0.5ml,含白喉类毒素效价不低于 2IU。

【免疫程序和剂量】 (1)上臂外侧三角肌肌内注射。

(2)注射 1 次,注射剂量 0.5ml。

【不良反应】

常见不良反应:

(1)注射部位可出现红肿、疼痛、瘙痒。

(2)全身性反应可出现轻、中度发热反应,如疲倦、头痛或全身疼痛等,一般不需处理即可自行缓解。中度发热反应,可对症处理。

罕见不良反应:

(1)重度发热反应:应给予对症处理,以防高热惊厥。

(2)局部硬结,1~2 个月即可吸收。

极罕见不良反应:

(1)过敏性皮疹:一般在接种疫苗后 72 小时内出现荨麻疹,应及时就诊,给予抗过敏治疗。

(2)过敏性休克:一般在注射疫苗后 1 小时内发生。应及时抢救,注射肾上腺素进行治疗。

(3)过敏性紫癜:出现过敏性紫癜反应时应及时就诊,应用皮质固醇类药物给予抗过敏治疗,治疗不当或不及时有可能并发紫癜性肾炎。

(4)血管神经性水肿和神经系统反应。

【禁忌】 (1)已知对该疫苗的任何成分过敏者。

(2)患急性疾病、严重慢性疾病者、慢性疾病的急性发作期和发热者。

(3)患脑病、未控制的癫痫和其他进行性神经系统疾病者。

(4)注射白喉类毒素后发生神经系统反应者。

【注意事项】 (1)以下情况者慎用:家族和个人有惊厥史者、患慢性疾病者、有癫痫史者、过敏体质者。

(2)使用时应充分摇匀,如出现摇不散的凝块、异物、疫苗瓶有裂纹或标签不清者,均不得使用。

(3)疫苗开启后应立即使用,如需放置,应置 2~8℃,并于 1 小时内用完,剩余均应废弃。

(4)注射后局部可能有硬结,1~2 个月即可吸收,注射第 2 针时应换另侧部位。

(5)应备有肾上腺素等药物,以备偶有发生严重过敏反应时急救用。接受注射者在注射后应在现场观察至少 30 分钟。

(6)严禁冻结。

【贮藏】 于 2~8℃避光保存和运输。

【包装】 按批准的执行。

【有效期】 36 个月。

【执行标准】

【批准文号】

【生产企业】

企业名称:

生产地址:

邮政编码:

电话号码:

传真号码:

网　　址:

吸附破伤风疫苗

Xifu Poshangfeng Yimiao

Tetanus Vaccine, Adsorbed

本品系用破伤风梭状芽孢杆菌,在适宜的培养基中培养产生的毒素经甲醛脱毒、精制,加入氢氧化铝佐剂制成。用于预防破伤风。

1 基本要求

生产和检定用设施、原材料及辅料、水、器具、动物等应符合"凡例"的有关要求。

2 制造

2.1 菌种

生产用菌种应符合"生物制品生产检定用菌毒种管理规程"的有关规定。

2.1.1 名称及来源

采用破伤风梭状芽孢杆菌 CMCC 64008 或其他经批准的破伤风梭状芽孢杆菌菌种。

2.1.2 种子批的建立

应符合"生物制品生产检定用菌毒种管理规程"的有关规定。

2.1.3 种子批的传代

主种子批自启开后传代应不超过 5 代;工作种子批启开后至疫苗生产,传代应不超过 10 代。

2.1.4 种子批的检定

2.1.4.1 培养特性

本菌为专性厌氧菌,适宜生长温度为 37℃。在庖肉液体培养基中培养,培养液呈浑浊、产生气体、具腐败性恶臭。在血琼脂平皿培养基培养,菌落呈弥漫生长。在半固体培养基穿刺培养,表现鞭毛动力。

2.1.4.2 染色镜检

初期培养物涂片革兰氏染色镜检呈阳性,杆形菌体,少见芽孢。48 小时以后培养物涂片革兰氏染色镜检,易转为阴性,可见芽孢,菌体呈鼓槌状,芽孢位于顶端并为正圆形。

2.1.4.3　生化反应

不发酵糖类，液化明胶，产生硫化氢；不还原硝酸盐（通则3605）。

2.1.4.4　产毒试验

取培养物的滤液或离心上清液0.1ml注射于体重18～22g小鼠的尾根部皮下，至少4只。于注射后12～24小时观察小鼠，应出现尾部僵直竖起、后腿强直痉挛或全身肌肉痉挛等症状，甚至死亡。

2.1.4.5　特异性中和试验

取适量产毒培养物的滤液或离心上清液与相应稀释的破伤风抗毒素经体外中和后，注射于体重为18～22g小鼠的腹部皮下，每只小鼠注射0.4ml，至少4只；同时取未结合破伤风抗毒素的培养物的滤液或离心上清液0.4ml，注射小鼠的腹部皮下，作为阳性对照。注射后观察5天，对照组小鼠24小时内应出现明显破伤风症状并死亡，试验组小鼠在观察时间内应存活。

2.1.5　种子批的保存

种子批应冻干保存于8℃以下；工作种子批也可2～8℃保存于液体培养基中，有效期为12个月。

2.2　类毒素原液

2.2.1　毒素

2.2.1.1　生产用种子

工作种子批检定合格后方可用于生产。

工作种子批先在产毒培养基种子管中传1～3代，再转至产毒培养基制成生产用种子。

2.2.1.2　生产用培养基

采用酪蛋白、黄豆蛋白、牛肉等蛋白质成分经加深水解后的培养基。

2.2.1.3　产毒

采用培养罐液体培养，培养过程应严格控制杂菌污染，经显微镜检查或纯菌检查发现污染者应废弃。

2.2.1.4　收获

检测培养物滤液或离心上清液，毒素效价不低于40Lf/ml时收获毒素。

2.2.2　脱毒

2.2.2.1　毒素或精制毒素的脱毒

毒素或精制毒素中加入适量甲醛溶液，置适宜温度进行脱毒，制成类毒素。

2.2.2.2　脱毒到期的类毒素应每瓶取样做絮状单位（Lf）测定。

2.2.2.3　脱毒检查

每瓶取样，用体重300～400g豚鼠至少2只，每只皮下注射500Lf。精制毒素脱毒者可事先用生理氯化钠溶液稀释成100Lf/ml，皮下注射5ml，于注射后第7天、第14天、第21天进行观察，动物不应有破伤风症状，到期每只动物体重不得较注射前减轻，且健存者为合格。体重减轻者应加倍动物数进行复试。发生破伤风症状者，原液应继续脱毒。

2.2.2.4　类毒素应为黄色或棕黄色透明液体。

2.2.3　精制

2.2.3.1　类毒素或毒素可用等电点沉淀、超滤、硫酸铵盐析等方法或经批准的其他适宜方法精制。

2.2.3.2　类毒素精制后可加0.1g/L硫柳汞防腐，并应尽快除菌过滤。

2.2.3.3　用同一支菌种、培养基制备的类毒素，在同一容器内混合均匀后除菌过滤者为一批。

2.2.4　类毒素原液检定

按3.1项进行。

2.2.5　保存及有效期

于2～8℃保存。类毒素原液自精制之日起或先精制后脱毒的制品从脱毒试验合格之日起，原液有效期为42个月，疫苗总有效期不超过72个月。

2.3　半成品

2.3.1　佐剂配制

2.3.1.1　配制氢氧化铝可用三氯化铝加氨水法或三氯化铝加氢氧化钠法，用氨水配制需透析除氨后使用。

2.3.1.2　配制成的氢氧化铝原液应为浅蓝色或乳白色的胶体悬液，不应含有凝块或异物。

2.3.1.3　氢氧化铝原液应测定氢氧化铝及氯化钠含量。

2.3.2　吸附类毒素的配制

按适宜的方法配制，使每1ml半成品含破伤风类毒素7～10Lf，氢氧化铝含量不高于3.0mg/ml，可加0.05～0.1g/L的硫柳汞作为防腐剂，■补加氯化钠至8.5g/L。■[订正]

2.3.3　半成品检定

按3.2项进行。

2.4　成品

2.4.1　分批

应符合"生物制品分批规程"规定。

2.4.2　分装

应符合"生物制品分装和冻干规程"规定。

2.4.3　规格

每瓶0.5ml、1.0ml、2.0ml、5.0ml。每1次人用剂量0.5ml，含破伤风类毒素效价不低于40IU。

2.4.4　包装

应符合"生物制品包装规程"的规定。

3　检定

3.1　类毒素原液检定

3.1.1　pH值

应为6.6～7.4（通则0631）。

3.1.2　絮状单位（Lf）测定

依法测定（通则3506），应符合规定。

3.1.3　纯度

每1mg蛋白氮应不低于1500Lf。

3.1.4　无菌检查

依法检查（通则1101），应符合规定。

3.1.5 特异性毒性检查

每瓶原液取样,等量混合,用生理氯化钠溶液稀释为250Lf/ml,用体重250～350g豚鼠4只,每只腹部皮下注射2ml。于注射后第7天、第14天及第21天进行观察,局部无化脓、无坏死,动物不应有破伤风症状,到期每只动物体重比注射前增加者为合格。

3.1.6 毒性逆转试验

每瓶原液取样,用 PBS(pH7.0～7.4)分别稀释至7～10Lf/ml,放置37℃ 42 天,注射250～350g 体重的豚鼠4只,每只皮下注射5ml,于注射后第7天、第14天及第21天进行观察,动物不得有破伤风症状,到期每只动物体重比注射前增加为合格。

3.2 半成品检定

无菌检查

依法检查(通则1101),应符合规定。

3.3 成品检定

3.3.1 鉴别试验

可选择下列一种方式进行:(1)疫苗注射动物后应产生破伤风抗体(通则3504);(2)疫苗加入枸橼酸钠或碳酸钠将吸附剂溶解后做絮状试验(通则3506),应出现絮状反应;(3)疫苗经解聚液溶解佐剂后取上清液,做凝胶免疫沉淀试验(通则3403),应出现免疫沉淀反应。

3.3.2 物理检查

3.3.2.1 外观

振摇后应为乳白色均匀悬液,无摇不散的凝块及异物。

3.3.2.2 装量

依法检查(通则0102),应不低于标示量。

3.3.3 化学检定

3.3.3.1 pH 值

应为 6.0～7.0(通则 0631)。

3.3.3.2 氢氧化铝含量

应不高于 3.0mg/ml(通则 3106)。

3.3.3.3 氯化钠含量

应为 7.5～9.5g/L(通则 3107)。

3.3.3.4 硫柳汞含量

应不高于 0.1g/L(通则 3115)。

3.3.3.5 游离甲醛含量

应不高于 0.2g/L(通则 3207 第一法)。

3.3.4 效价测定

每1次人用剂量中破伤风类毒素效价应不低于40IU(通则3504)。

3.3.5 无菌检查

依法检查(通则1101),应符合规定。

3.3.6 特异性毒性检查

每亚批取样,等量混合,用体重250～350g豚鼠4只,每只腹部皮下注射2.5ml,注射后第7天、第14天及第21天各观察1次并称体重,动物不应有破伤风症状,注射部位无化

脓、无坏死,到期体重比注射前增加者为合格。

4 保存、运输及有效期

于2～8℃避光保存和运输。自生产之日起,有效期为42个月。

5 使用说明

应符合"生物制品包装规程"规定和批准的内容。

吸附破伤风疫苗使用说明

【药品名称】

通用名称:吸附破伤风疫苗

英文名称:Tetanus Vaccine,Adsorbed

汉语拼音:Xifu Poshangfeng Yimiao

【成分和性状】 本品系用破伤风梭状芽孢杆菌菌种,在适宜的培养基中培养产生的毒素经甲醛脱毒、精制,并加入氢氧化铝佐剂制成。为乳白色均匀混悬液,长时间放置佐剂下沉,溶液上层应无色澄明,但经振摇后能均匀分散,含防腐剂。

有效成分:破伤风类毒素。

辅料:应列出全部批准的辅料成分。

【接种对象】 主要是发生创伤机会较多的人群,妊娠期妇女接种本品可预防产妇及新生儿破伤风。

【作用与用途】 接种本疫苗后,可使机体产生体液免疫应答。用于预防破伤风。

【规格】 每瓶 0.5ml、1.0ml、2.0ml、5.0ml。每 1 次人用剂量 0.5ml,含破伤风类毒素效价不低于 40IU。

【免疫程序和剂量】 上臂三角肌肌内注射,每 1 次人用剂量 0.5ml。

剂量如下:

(1)无破伤风类毒素免疫史者应按下表方法进行全程免疫。

项目	年份	针次	剂量/ml
全程免疫	第1年	第1针	0.5
		(间隔4～8周)	
		第2针	0.5
	第2年	注射1针	0.5
加强免疫		一般每10年加强注射1针,如遇特殊情况也可5年加强1针	

(2)经全程免疫和加强免疫之人员,自最后1次注射后3年以内受伤时,不需注射本品。超过3年者,用本品加强注射1次。严重污染的创伤或受伤前未经全程免疫者,除注射本品外,可酌情在另一部位注射破伤风抗毒素或破伤风人免疫球蛋白。

(3)用含破伤风类毒素的混合制剂做过全程免疫者,以后每10年用本品加强注射1针即可。

妊娠期妇女可在妊娠第4个月注射第1针,6～7个月时注射第2针,每1次注射0.5ml。

【不良反应】 注射本品后局部可出现红肿、疼痛、瘙痒或

有低热、疲倦、头痛等,一般不需处理即自行消退。

【禁忌】 (1)患严重疾病、发热者。

(2)有过敏史者。

(3)注射破伤风类毒素后发生神经系统反应者。

【注意事项】 (1)使用时应充分摇匀,如出现摇不散的凝块、异物、疫苗瓶有裂纹或标签不清者,均不得使用。

(2)注射后局部可能有硬结,1～2个月即可吸收,注射第2针时应换另侧部位。

(3)应备有肾上腺素等药物,以备偶有发生严重过敏反应时急救用。接受注射者在注射后应在现场观察至少30分钟。

(4)严禁冻结。

【贮藏】 于2～8℃避光保存和运输。

【包装】 按批准的执行。

【有效期】 42个月。

【执行标准】

【批准文号】

【生产企业】

企业名称:

生产地址:

邮政编码:

电话号码:

传真号码:

网　　址:

吸附白喉破伤风联合疫苗

Xifu Baihou Poshangfeng Lianhe Yimiao

Diphtheria and Tetanus Combined Vaccine,Adsorbed

本品系用白喉类毒素原液及破伤风类毒素原液加入氢氧化铝佐剂制成。用于经吸附百白破联合疫苗全程免疫后儿童的白喉、破伤风加强免疫。

1　基本要求

生产和检定用设施、原材料及辅料、水、器具、动物等应符合"凡例"的有关要求。

2　制造

2.1　混合前单价原液

2.1.1　白喉类毒素原液制造应符合"吸附白喉疫苗"中2.1～2.2项的规定。

2.1.2　破伤风类毒素原液制造应符合"吸附破伤风疫苗"中2.1～2.2项的规定。

2.1.3　原液检定

各按"吸附白喉疫苗"和"吸附破伤风疫苗"中3.1项进行。

2.2　半成品

2.2.1　佐剂配制

2.2.1.1　配制氢氧化铝可用三氯化铝加氨水法或三氯化铝加氢氧化钠法,用氨水配制需透析除氨后使用。

2.2.1.2　配制成的氢氧化铝原液应为浅蓝色或乳白色的胶体悬液,不应含有凝块或异物。

2.2.1.3　氢氧化铝原液应测定氢氧化铝及氯化钠含量。

2.2.2　吸附类毒素的配制

按适宜的方法配制,使每1ml半成品含白喉类毒素应不高于20Lf,破伤风类毒素应不高于3Lf,氢氧化铝含量不高于3.0mg/ml,可加0.05～0.1g/L的硫柳汞作为防腐剂,■补加氯化钠至8.5g/L。■[订正]

2.2.3　半成品检定

按3.1项进行。

2.3　成品

2.3.1　分批

应符合"生物制品分批规程"规定。

2.3.2　分装

应符合"生物制品分装和冻干规程"规定。

2.3.3　规格

每瓶0.5ml、1.0ml、2.0ml、5.0ml。每1次人用剂量0.5ml,含白喉类毒素效价应不低于30IU,破伤风类毒素效价应不低于40IU。

2.3.4　包装

应符合"生物制品包装规程"规定。

3　检定

3.1　半成品检定

无菌检查

依法检查(通则1101),应符合规定。

3.2　成品检定

3.2.1　鉴别试验

3.2.1.1　白喉类毒素

可选择下列一种方式进行:(1)疫苗注射动物应产生抗体(同3.2.4.1白喉疫苗效价测定);(2)疫苗加枸橼酸钠或碳酸钠将佐剂溶解后,做絮状试验(通则3506),应出现絮状反应;(3)疫苗经解聚液溶解佐剂后取上清液,做凝胶免疫沉淀试验(通则3403),应出现免疫沉淀反应。

3.2.1.2　破伤风类毒素

可选择下列一种方式进行:(1)疫苗注射动物后应产生破伤风抗体(通则3504);(2)疫苗加枸橼酸钠或碳酸钠将吸附剂溶解后做絮状试验(通则3506),应出现絮状反应;(3)疫苗经解聚液溶解佐剂后取上清液,做凝胶免疫沉淀试验(通则3403),应出现免疫沉淀反应。

3.2.2　物理检查

3.2.2.1　外观

振摇后应为乳白色均匀悬液,无摇不散的凝块或异物。

3.2.2.2 装量

依法检查(通则 0102),应不低于标示量。

3.2.3 化学检定

3.2.3.1 pH 值

应为 6.0～7.0(通则 0631)。

3.2.3.2 氢氧化铝含量

应不高于 2.5mg/ml(通则 3106)。

3.2.3.3 氯化钠含量

应为 7.5～9.5g/L(通则 3107)。

3.2.3.4 硫柳汞含量

应不高于 0.1g/L(通则 3115)。

3.2.3.5 游离甲醛含量

应不高于 0.2g/L(通则 3207 第一法)。

3.2.4 效价测定

3.2.4.1 白喉疫苗

每 1 次人用剂量中白喉类毒素的效价应不低于 30IU(通则 3505)。

3.2.4.2 破伤风疫苗

每 1 次人用剂量中破伤风类毒素的效价应不低于 40IU(通则 3504)。

3.2.5 无菌检查

依法检查(通则 1101),应符合规定。

3.2.6 特异性毒性检查

每亚批取样等量混合,用体重 250～350g 豚鼠 4 只,每只腹部皮下注射 2.5ml,观察 30 天。注射部位可有浸润,经 5～10 天变成硬结,可能 30 天不完全吸收。在第 10 天、第 20 天、第 30 天分别称体重,到期体重比注射前增加,局部无化脓、无坏死、无破伤风症状及无晚期麻痹症者为合格。

4 保存、运输及有效期

于 2～8℃避光保存和运输。自生产之日起,有效期为 36 个月。

5 使用说明

应符合"生物制品包装规程"规定和批准的内容。

吸附白喉破伤风联合疫苗使用说明

【药品名称】

通用名称:吸附白喉破伤风联合疫苗

英文名称:Diphtheria and Tetanus Combined Vaccine, Adsorbed

汉语拼音:Xifu Baihou Poshangfeng Lianhe Yimiao

【成分和性状】 本品系用白喉类毒素原液和破伤风类毒素原液加入氢氧化铝佐剂制成。为乳白色均匀悬液,长时间放置佐剂下沉,溶液上层应无色澄明,但经振摇后能均匀分散,含防腐剂。

有效成分:白喉类毒素和破伤风类毒素。

辅料:应列出全部批准的辅料成分。

【接种对象】 12 岁以下儿童。

【作用与用途】 接种本疫苗后,可使机体产生免疫应答反应。用于经吸附百白破联合疫苗全程免疫后的儿童的白喉和破伤风加强免疫。

【规格】 每瓶 0.5ml、1.0ml、2.0ml、5.0ml。每 1 次人用剂量 0.5ml,含白喉类毒素效价应不低于 30IU,破伤风类毒素效价应不低于 40IU。

【免疫程序和剂量】 (1)上臂三角肌肌内注射。

(2)注射 1 次,注射剂量 0.5ml。

【不良反应】

常见不良反应:

(1)可出现发热反应,一般不需处理。当出现重度发热反应时,应给予对症处理,以防高热惊厥。

(2)注射部位可出现红肿、疼痛、瘙痒。

(3)全身性反应有疲倦、头痛或全身疼痛等。

罕见不良反应:

(1)局部硬结,1～2 个月即可吸收。

(2)过敏性皮疹:一般在接种疫苗后 72 小时内出现荨麻疹,应及时就诊,给予抗过敏治疗。

极罕见不良反应:

(1)过敏性休克:一般在注射疫苗后 1 小时内发生。应及时抢救,注射肾上腺素进行治疗。

(2)过敏性紫癜:出现过敏性紫癜反应时应及时就诊,应用皮质固醇类药物给予抗过敏治疗,治疗不当或不及时有可能并发紫癜性肾炎。

(3)血管神经性水肿和神经系统反应。

【禁忌】 (1)已知对该疫苗的任何成分过敏者。

(2)患急性疾病、严重慢性疾病者,慢性疾病的急性发作期和发热者。

(3)患脑病、未控制的癫痫和其他进行性神经系统疾病者。

(4)注射白喉或破伤风类毒素后发生神经系统反应者。

【注意事项】 (1)以下情况者慎用:家族和个人有惊厥史者、患慢性疾病者、有癫痫史者、过敏体质者。

(2)使用时应充分摇匀,如出现摇不散的凝块、异物、疫苗瓶有裂纹或标签不清者,均不得使用。

(3)疫苗开启后应立即使用,如需放置,应置 2～8℃,并于 1 小时内用完,剩余均应废弃。

(4)注射后局部可能有硬结,1～2 个月即可吸收,注射第 2 针时应换另侧部位。

(5)应备有肾上腺素等药物,以备偶有发生严重过敏反应时急救用。接受注射者在注射后应在现场观察至少 30 分钟。

(6)严禁冻结。

【贮藏】 于 2～8℃避光保存和运输。

【包装】 按批准的执行。

【有效期】 36 个月。

【执行标准】

【批准文号】

【生产企业】

企业名称：

生产地址：

邮政编码：

电话号码：

传真号码：

网　　址：

吸附白喉破伤风联合疫苗
（成人及青少年用）

Xifu Baihou Poshangfeng Lianhe Yimiao

（Chengren Ji Qingshaonian Yong）

Diphtheria and Tetanus Combined Vaccine for Adults and Adolescents, Adsorbed

本品系用白喉类毒素原液及破伤风类毒素原液加入氢氧化铝佐剂制成。用于经白喉、破伤风疫苗基础免疫的12岁以上人群加强免疫及预防白喉的应急接种。

1　基本要求

生产和检定用设施、原材料及辅料、水、器具、动物等应符合"凡例"的有关要求。

2　制造

2.1　混合前单价原液

2.1.1　白喉类毒素原液制造应符合"吸附白喉疫苗"中2.1～2.2项的规定。

2.1.2　破伤风类毒素原液制造应符合"吸附破伤风疫苗"中2.1～2.2项的规定。

2.1.3　原液检定

各按"吸附白喉疫苗(成人及青少年用)"和"吸附破伤风疫苗"中3.1项进行。

2.2　半成品

2.2.1　佐剂配制

2.2.1.1　配制氢氧化铝可用三氯化铝加氨水法或三氯化铝加氢氧化钠法，用氨水配制需透析除氨后使用。

2.2.1.2　配制成的氢氧化铝原液应为浅蓝色或乳白色的胶体悬液，不应含有凝块或异物。

2.2.1.3　氢氧化铝原液应测定氢氧化铝及氯化钠含量。

2.2.2　吸附类毒素的配制

按适宜的方法配制，使每1ml半成品含白喉类毒素应不高于4Lf，破伤风类毒素应不高于5Lf，氢氧化铝含量不高于3.0mg/ml，可加0.05～0.1g/L的硫柳汞作为防腐剂，■补加氯化钠至8.5g/L。■[订正]

2.2.3　半成品检定

按3.1项进行。

2.3　成品

2.3.1　分批

应符合"生物制品分批规程"规定。

2.3.2　分装

应符合"生物制品分装和冻干规程"规定。

2.3.3　规格

每瓶0.5ml、1.0ml、2.0ml、5.0ml。每1次人用剂量0.5ml，含白喉类毒素效价应不低于2IU，破伤风类毒素效价应不低于40IU。

2.3.4　包装

应符合"生物制品包装规程"规定。

3　检定

3.1　半成品检定

无菌检查

依法检查(通则1101)，应符合规定。

3.2　成品检定

3.2.1　鉴别试验

3.2.1.1　白喉类毒素

可选择下列一种方法进行：(1)疫苗注射动物应产生抗体(同3.2.4.1白喉疫苗效价测定)；(2)疫苗加枸橼酸钠或碳酸钠将佐剂溶解后，做絮状试验(通则3506)，应出现絮状反应；(3)疫苗经解聚液溶解佐剂后取上清液，做凝胶免疫沉淀试验(通则3403)，应出现免疫沉淀反应。

3.2.1.2　破伤风类毒素

可选择下列一种方法进行：(1)疫苗注射动物后应产生破伤风抗体(通则3504)；(2)疫苗加入枸橼酸钠或碳酸钠将吸附剂溶解后做絮状试验(通则3506)，应出现絮状反应；(3)疫苗经解聚液溶解佐剂后取上清液，做凝胶免疫沉淀试验(通则3403)，应出现免疫沉淀反应。

3.2.2　物理检查

3.2.2.1　外观

振摇后应为乳白色均匀悬液，无摇不散的凝块或异物。

3.2.2.2　装量

依法检查(通则0102)，应不低于标示量。

3.2.3　化学检定

3.2.3.1　pH值

应为6.0～7.0(通则0631)。

3.2.3.2　氢氧化铝含量

应不高于2.5mg/ml(通则3106)。

3.2.3.3　氯化钠含量

应为7.5～9.5g/L(通则3107)。

3.2.3.4　硫柳汞含量

应不高于0.1g/L(通则3115)。

3.2.3.5　游离甲醛含量

应不高于0.2g/L(通则3207第一法)。

3.2.4 效价测定

3.2.4.1 白喉疫苗

每1次人用剂量中白喉类毒素的效价应不低于2IU(通则3505)。

3.2.4.2 破伤风疫苗

每1次人用剂量中破伤风类毒素的效价应不低于40IU(通则3504)。

3.2.5 无菌检查

依法检查(通则1101),应符合规定。

3.2.6 特异性毒性检查

每亚批取样,等量混合,用体重250～350g豚鼠4只,每只腹部皮下注射2.5ml,观察30天。注射部位可有浸润,经5～10天变成硬结,可能30天不完全吸收。在第10天、第20天及第30天分别称体重,到期体重比注射前增加,局部无化脓、无坏死、无破伤风症状及无晚期麻痹症者为合格。

4 保存、运输及有效期

于2～8℃避光保存和运输。自生产之日起,有效期为36个月。

5 使用说明

应符合"生物制品包装规程"规定和批准的内容。

吸附白喉破伤风联合疫苗(成人及青少年用)使用说明

【药品名称】

通用名称:吸附白喉破伤风联合疫苗(成人及青少年用)

英文名称:Diphtheria and Tetanus Combined Vaccine for Adults and Adolescents,Adsorbed

汉语拼音:Xifu Baihou Poshangfeng Lianhe Yimiao (Chengren Ji Qingshaonian Yong)

【成分和性状】 本品系用白喉类毒素原液和破伤风类毒素原液加入氢氧化铝佐剂制成。应为乳白色均匀悬液,长时间放置佐剂下沉,溶液上层应无色澄明,但经振摇后能均匀分散,含防腐剂。

有效成分:白喉类毒素和破伤风类毒素。

辅料:应列出全部批准的辅料成分。

【接种对象】 12岁以上人群。

【作用与用途】 接种本疫苗后,机体产生体液免疫应答反应。用于经白喉、破伤风疫苗基础免疫的12岁以上人群作加强免疫及预防白喉的应急接种。

【规格】 每瓶0.5ml、1.0ml、2.0ml、5.0ml。每1次人用剂量0.5ml,含白喉类毒素效价应不低于2IU,破伤风类毒素效价应不低于40IU。

【免疫程序和剂量】 (1)上臂三角肌肌内注射。

(2)注射1次,注射剂量0.5ml。

【不良反应】

常见不良反应:

(1)注射部位可出现红肿、疼痛、瘙痒。

(2)全身性反应可出现轻度发热、疲倦、头痛或全身疼痛等,一般不需处理即可自行缓解。

罕见不良反应:

(1)短暂重度发热反应:应给予对症处理,以防高热惊厥。

(2)局部硬结,1～2个月即可吸收。

极罕见不良反应:

(1)过敏性皮疹:一般在接种疫苗后72小时内出现荨麻疹,应及时就诊,给予抗过敏治疗。

(2)过敏性休克:一般在注射疫苗后1小时内发生。应及时抢救,注射肾上腺素进行治疗。

(3)过敏性紫癜:出现过敏性紫癜反应时应及时就诊,应用皮质固醇类药物给予抗过敏治疗,治疗不当或不及时有可能并发紫癜性肾炎。

(4)血管神经性水肿和神经系统反应。

【禁忌】 (1)已知对该疫苗的任何成分过敏者。

(2)患急性疾病、严重慢性疾病、慢性疾病的急性发作期和发热者。

(3)患脑病、未控制的癫痫和其他进行性神经系统疾病者。

(4)注射白喉或破伤风类毒素后发生神经系统反应者。

【注意事项】 (1)以下情况者慎用:家族和个人有惊厥史者、患慢性疾病者、有癫痫史者、过敏体质者。

(2)使用时应充分摇匀,如出现摇不散的凝块、异物、疫苗瓶有裂纹或标签不清者,均不得使用。

(3)疫苗开启后应立即使用,如需放置,应置2～8℃,并于1小时内用完,剩余均应废弃。

(4)注射后局部可能有硬结,1～2个月即可吸收,注射第2针时应换另侧部位。

(5)应备有肾上腺素等药物,以备偶有发生严重过敏反应时急救用。接受注射者在注射后应在现场观察至少30分钟。

(6)严禁冻结。

【贮藏】 于2～8℃避光保存和运输。

【包装】 按批准的执行。

【有效期】 36个月。

【执行标准】

【批准文号】

【生产企业】

企业名称:

生产地址:

邮政编码:

电话号码:

传真号码:

网　　址:

吸附无细胞百白破联合疫苗

Xifu Wuxibao Bai Bai Po Lianhe Yimiao

Diphtheria，Tetanus and Acellular Pertussis Combined Vaccine，Adsorbed

本品系由无细胞百日咳疫苗原液、白喉类毒素原液及破伤风类毒素原液加入氢氧化铝佐剂制成。用于预防百日咳、白喉、破伤风。

1 基本要求

生产和检定用设施、原材料及辅料、水、器具、动物等应符合"凡例"的有关要求。

2 制造

2.1 混合前单价原液

2.1.1 无细胞百日咳疫苗原液制造应符合本品种附录的规定。

2.1.2 白喉类毒素原液制造应符合"吸附白喉疫苗"中2.1～2.2项的规定。

2.1.3 破伤风类毒素原液制造应符合"吸附破伤风疫苗"中2.1～2.2项的规定。

2.1.4 原液检定

2.1.4.1 百日咳疫苗原液检定

按本品种附录中2项进行。

2.1.4.2 白喉类毒素原液检定

按"吸附白喉疫苗"中3.1项进行。

2.1.4.3 破伤风类毒素原液检定

按"吸附破伤风疫苗"中3.1项进行。

2.2 半成品

2.2.1 佐剂配制

2.2.1.1 配制氢氧化铝，可用三氯化铝加氨水法或三氯化铝加氢氧化钠法。用氨水配制者需透析除氨后使用，也可用其他适宜方法配制。

2.2.1.2 配制成的氢氧化铝原液应为浅蓝色或乳白色的胶体悬液，不应含有凝块或异物。

2.2.1.3 氢氧化铝原液应取样测定氢氧化铝及氯化钠含量。

2.2.2 合并及稀释

将白喉类毒素、破伤风类毒素及无细胞百日咳疫苗原液加入已稀释的佐剂内，调pH值至5.8～7.2，使每1ml半成品含无细胞百日咳疫苗原液应不高于18μgPN；白喉类毒素应不高于25Lf；破伤风类毒素应不高于7Lf。

2.2.3 半成品检定

按3.1项进行。

2.3 成品

2.3.1 分批

应符合"生物制品分批规程"规定。

2.3.2 分装

应符合"生物制品分装和冻干规程"规定。

2.3.3 规格

每瓶 0.5ml、1.0ml、2.0ml、5.0ml。每1次人用剂量0.5ml，含无细胞百日咳疫苗效价应不低于4.0IU，白喉疫苗效价应不低于30IU，破伤风疫苗效价应不低于40IU。

2.3.4 包装

应符合"生物制品包装规程"规定。

3 检定

3.1 半成品检定

无菌检查

依法检查(通则1101)，应符合规定。

3.2 成品检定

3.2.1 鉴别试验

3.2.1.1 无细胞百日咳疫苗

可选择下列一种方法进行：(1)疫苗注射动物应产生抗体(按3.2.4.1项进行)；(2)采用酶联免疫法检测PT、FHA抗原，应含有相应抗原(通则3417)；(3)其他适宜的抗原抗体反应试验。

3.2.1.2 白喉类毒素

可选择下列一种方法进行：(1)疫苗注射动物应产生抗体(通则3505)；(2)疫苗加枸橼酸钠或碳酸钠将佐剂溶解后，做絮状试验(通则3506)，应出现絮状反应；(3)疫苗经解聚液溶解佐剂后取上清液，做凝胶免疫沉淀试验(通则3403)，应出现免疫沉淀反应。

3.2.1.3 破伤风类毒素

可选择下列一种方法进行：(1)疫苗注射动物后应产生破伤风抗体(通则3504)；(2)疫苗加入枸橼酸钠或碳酸钠将吸附剂溶解后做絮状试验(通则3506)，应出现絮状反应；(3)疫苗经解聚液溶解佐剂后取上清液，做凝胶免疫沉淀试验(通则3403)，出现免疫沉淀反应。

3.2.2 物理检查

3.2.2.1 外观

振摇后应呈均匀乳白色混悬液，无摇不散的凝块或异物。

3.2.2.2 装量

依法检查(通则0102)，应不低于标示量。

3.2.2.3 渗透压摩尔浓度

依法测定(通则0632)，应符合批准的要求。

3.2.3 化学检定

3.2.3.1 pH值

应为5.8～7.2(通则0631)。

3.2.3.2 氢氧化铝含量

应为1.0～1.5mg/ml(通则3106)。

3.2.3.3 硫柳汞含量

应不高于0.1g/L(通则3115)。

3.2.3.4 游离甲醛含量

应不高于0.2g/L(通则3207第一法)。

3.2.3.5　戊二醛含量

应小于 0.01g/L（通则 3204）。

3.2.4　效价测定

3.2.4.1　无细胞百日咳疫苗

按"吸附百白破联合疫苗"中附录 2 进行。以适宜的稀释倍数稀释至第一个免疫剂量，再按 5 倍系列稀释。免疫时间为 21 天。每 1 次人用剂量的免疫效价应不低于 4.0IU，且 95％可信限的低限应不低于 2.0IU。如达不到上述要求时可进行复试，但所有的有效试验结果必须以几何平均值（如用概率分析法时，应用加权几何平均）来计算。达到上述要求即判为合格。

3.2.4.2　白喉疫苗

每 1 次人用剂量中白喉类毒素的免疫效价应不低于 30IU（通则 3505）。

3.2.4.3　破伤风疫苗

每 1 次人用剂量中破伤风类毒素的免疫效价应不低于 40IU（通则 3504）。

3.2.5　无菌检查

依法检查（通则 1101），应符合规定。

3.2.6　特异性毒性检查

3.2.6.1　无细胞百日咳疫苗

按本品种附录中 2.5 项进行。

3.2.6.2　白喉、破伤风疫苗

用体重 250～350g 豚鼠，每批制品不少于 4 只，每只腹部皮下注射 2.5ml，分两侧注射，每侧 1.25ml，观察 30 天。注射部位可有浸润，经 5～10 天变成硬结，可能 30 天不完全吸收。在第 10 天、第 20 天、第 30 天称体重，到期体重比注射前增加，局部无化脓、无坏死、无破伤风症状及无晚期麻痹症者为合格。

3.2.7　毒性逆转试验

每批供试品置 37℃ 4 周，按本品种附录中 2.6 项进行。

3.2.8　细菌内毒素检查

■每 1 次人用剂量应不高于 100EU（通则 1143）。■[修订]

4　保存、运输及有效期

于 2～8℃ 避光保存和运输。自生产之日起，有效期为 24 个月；自百日咳原液脱毒之日起，疫苗总有效期不得超过 36 个月。

5　附录

无细胞百日咳疫苗原液制造及检定要求。

6　使用说明

应符合"生物制品包装规程"规定和批准的内容。

附录　无细胞百日咳疫苗原液制造及检定要求

本品系由百日咳杆菌的培养物或其上清液，经硫酸铵盐析和蔗糖密度梯度离心法提取百日咳毒素（PT）和丝状血凝素（FHA）等有效组分，经脱毒制成。用于制备吸附无细胞百白破联合疫苗。

1　制造

1.1　菌种

生产用菌种应符合"生物制品生产检定用菌毒种管理规程"的有关规定。

1.1.1　名称及来源

生产用菌种应采用百日咳Ⅰ相 CMCC 58003（CS 株）或其他适宜菌株。

1.1.2　种子批的建立

应符合"生物制品生产检定用菌毒种管理规程"的规定。

1.1.3　种子批的传代

工作种子批菌种启开后传代不应超过 10 代用于生产。

1.1.4　种子批的检定

1.1.4.1　培养特性

于包-姜（Bordet-Gengou）培养基或其他适宜培养基上培养，各菌株应具有典型的形态，葡萄糖、尿素酶、硝酸盐、枸橼酸盐、半固体（动力）营养琼脂结果均应为阴性。

1.1.4.2　血清学试验

取经 35～37℃ 培养 40～48 小时的菌苔，混悬于生理氯化钠溶液或 PBS 内，制成适宜浓度的菌悬液，与Ⅰ相参考血清做定量凝集反应，凝集效价应达到血清原效价之半。并同时进行 Fim2、Fim3 的血清学检测，应为阳性。

1.1.4.3　皮肤坏死试验

取经 35～37℃ 培养 40～48 小时的菌苔，混悬于 PBS 内，并稀释成不同浓度的菌液；取家兔或豚鼠至少 2 只，分别用每一稀释度的菌液皮内注射 0.1ml，经 72 小时观察注射部位的皮肤反应，如其中 1 只家兔或豚鼠在注射含菌 $4.0×10^7$ 以下稀释度的部位出现出血性坏死者，为阳性反应，判为合格。

1.1.4.4　毒力试验

用体重 16～18g 的小鼠至少 3 组，每组至少 10 只，在麻醉状态下从鼻腔滴入经培养 20～24 小时、以 PBS 稀释的菌液 0.05ml，观察 14 天，记录小鼠生死情况，按 Reed-Muench 法计算 LD_{50}，$1LD_{50}$ 的菌数应不高于 $1.2×10^8$。

1.1.4.5　效价测定

按"吸附百白破联合疫苗"附录 2 进行。

1.1.5　菌种保存

种子批应冻干保存于 8℃ 以下。

1.2　原液

1.2.1　生产用种子

将工作种子批菌种启开后，接种于改良包-姜培养基或活性炭半综合培养基或其他适宜培养基上，于 35～37℃ 培养不超过 72 小时，以后各代不超过 48 小时。传代菌种保存不得超过 14 天，工作种子批启开后用于生产时不应超过 10 代。

1.2.2　生产用培养基

应选用 S-S（Stainer-Scholte）培养基或其他适宜培养基。

1.2.3　培养

可采用静置培养法或发酵罐培养法，培养过程应取样做纯菌检查。

1.2.4 收获和杀菌

培养物于对数生长期后期或静止期前期收获。在培养物中加入硫柳汞杀菌。

1.2.5 纯化

采用硫酸铵盐析和蔗糖密度梯度离心去除内毒素,收集PT、FHA有效组分。

1.2.6 蛋白氮含量测定

依法测定(通则0731第二法)。

1.2.7 纯度测定

采用聚丙烯酰胺凝胶电泳法或SDS-聚丙烯酰胺凝胶电泳法检测,应显示主要含有PT和FHA两种组分,且批间比例应保持一致。PT和FHA等有效组分应不低于总蛋白质含量的85%。

1.2.8 脱毒和匀化

采用甲醛溶液或戊二醛溶液脱毒,然后用适宜方法除去脱毒剂,再经超声波匀化处理即为原液。

2 检定

2.1 染色镜检

取供试品的沉淀物,涂片染色镜检,不应有百日咳杆菌和其他细菌。

2.2 效价测定

按"吸附百白破联合疫苗"附录2进行。即先将原液稀释至成品的浓度后,以适宜的稀释倍数为第一个免疫剂量,再按5倍系列稀释,免疫21天后攻击。

2.3 无菌检查

依法检查(通则1101),应符合规定。

2.4 不耐热毒素试验

用生理氯化钠溶液将供试品稀释至半成品浓度的2倍,用48～72小时龄的乳鼠至少4只,每只皮内注射0.025ml,或用体重2.5kg的家兔至少2只,每只皮内注射0.1ml,观察4日,受试动物不得出现不耐热毒素引起的任何局部反应。

2.5 特异性毒性检查

毒性参考品按照每批标示进行稀释,将供试品稀释至与成品相同浓度。用体重14～16g NIH小鼠(雌性或雌雄各半),毒性参考品的每一稀释度和供试品各用一组,每组至少10只。每只小鼠腹腔注射0.5ml,分别进行2.5.1～2.5.3项试验。

2.5.1 小鼠白细胞增多试验

于注射后3天分别取小鼠末梢血进行白细胞计数。试验结果经统计学方法处理后,注射供试品的小鼠白细胞增多毒性的活性应不高于0.5LPU/ml。

2.5.2 小鼠组胺致敏试验

于注射后4天,每只小鼠腹腔注射0.5ml溶液(含二盐酸组胺4mg或二磷酸组胺2mg),30分钟后分别测小鼠肛温。试验结果经统计学方法处理后,供试品的小鼠组胺致敏毒性

的活性应不高于0.8HSU/ml,且无动物死亡。

2.6 毒性逆转试验

每批供试品置37℃ 4周,然后按2.5.2项进行试验。

2.7 热原检查

用生理氯化钠溶液将供试品稀释成半成品浓度的1/50,依法检查(通则1142),注射剂量按家兔体重每1kg注射1ml,应符合规定。

3 保存、运输及有效期

于2～8℃避光保存和运输。原液自脱毒之日起,疫苗总有效期为36个月。

吸附无细胞百白破联合疫苗使用说明

【药品名称】

通用名称:吸附无细胞百白破联合疫苗

英文名称:Diphtheria, Tetanus and Acellular Pertussis Combined Vaccine, Adsorbed

汉语拼音:Xifu Wuxibao Bai Bai Po Lianhe Yimiao

【成分和性状】 本品系由无细胞百日咳疫苗原液、白喉类毒素原液及破伤风类毒素原液加氢氧化铝佐剂制成。为乳白色悬液,放置后佐剂下沉,摇动后即成均匀悬液,含防腐剂。

有效成分:百日咳杆菌有效组分、白喉类毒素及破伤风类毒素。

辅料:应列出全部批准的辅料成分。

【接种对象】 3个月～6周岁儿童。

【作用与用途】 接种本疫苗后,可使机体产生免疫应答。用于预防百日咳、白喉、破伤风。

【规格】 每瓶0.5ml、1.0ml、2.0ml、5.0ml。每1次人用剂量0.5ml,含无细胞百日咳疫苗效价不低于4.0IU,白喉疫苗效价不低于30IU,破伤风疫苗效价不低于40IU。

【免疫程序和剂量】 (1)臀部或上臂外侧三角肌肌内注射。

(2)基础免疫:共3针,自3月龄开始至12月龄,每针间隔4～6周,每次注射0.5ml。

加强免疫通常在基础免疫后18～24月龄内进行,注射剂量为0.5ml。

【不良反应】

常见不良反应:

(1)注射部位可出现红肿、疼痛、瘙痒。

(2)全身性反应可有低热、哭闹等,一般不需处理即可自行缓解。

罕见不良反应:

(1)烦躁、厌食、呕吐、精神不振等。

(2)重度发热反应:应给予对症处理,以防高热惊厥。

(3)局部硬结,1～2个月即可吸收。严重者可伴有淋巴管或淋巴结炎,应及时就诊。

极罕见不良反应:

（1）局部无菌性化脓：一般需反复抽出脓液，严重时（破溃）扩创清除坏死组织，病程较长，最后可吸收愈合。

（2）过敏性皮疹：一般在接种疫苗后 72 小时内出现荨麻疹，应及时就诊，给予抗过敏治疗。

（3）过敏性休克：一般在注射疫苗后 1 小时内发生。应及时抢救，注射肾上腺素进行治疗。

（4）过敏性紫癜：出现过敏性紫癜反应时应及时就诊，应用皮质固醇类药物给予抗过敏治疗，治疗不当或不及时有可能并发紫癜性肾炎。

（5）血管神经性水肿。

（6）神经系统反应，临床表现为抽搐、痉挛、惊厥、嗜睡及异常哭叫等症状，神经炎及神经根炎，变态反应性脑脊髓膜炎。

【禁忌】 （1）已知对该疫苗的任何成分过敏者。

（2）患急性疾病、严重慢性疾病、慢性疾病的急性发作期和发热者。

（3）患脑病、未控制的癫痫和其他进行性神经系统疾病者。

（4）注射百日咳、白喉、破伤风疫苗后发生神经系统反应者。

【注意事项】 （1）以下情况者慎用：家族和个人有惊厥史者、患慢性疾病者、有癫痫史者、过敏体质者。

（2）使用时应充分摇匀，如出现摇不散的凝块、异物、疫苗瓶有裂纹或标签不清者，均不得使用。

（3）疫苗开启后应立即使用，如需放置，应置 2～8℃，并于 1 小时内用完，剩余均应废弃。

（4）注射后局部可能有硬结，1～2 个月即可吸收。注射第 2 针时应换另侧部位。

（5）应备有肾上腺素等药物，以备偶有发生严重过敏反应时急救用。接受注射者在注射后应在现场观察至少 30 分钟。

（6）注射第 1 针后出现高热、惊厥等异常情况者，不再注射第 2 针。

（7）严禁冻结。

【贮藏】 于 2～8℃避光保存和运输。

【包装】 按批准的执行。

【有效期】 24 个月。

【执行标准】

【批准文号】

【生产企业】

企业名称：

生产地址：

邮政编码：

电话号码：

传真号码：

网　　址：

冻干乙型脑炎灭活疫苗(Vero 细胞)

Donggan Yixing Naoyan Miehuoyimiao

(Vero Xibao)

Japanese Encephalitis Vaccine(Vero Cell)，Inactivated，Freeze-dried

本品系用乙型脑炎（以下简称乙脑）病毒接种于 Vero 细胞，经培养、收获、灭活病毒、浓缩、纯化后，加入适宜稳定剂冻干制成。用于预防乙型脑炎。

1　基本要求

生产和检定用设施、原材料及辅料、水、器具、动物等应符合"凡例"的有关要求。

2　制造

2.1　生产用细胞

生产用细胞为 Vero 细胞。

2.1.1　细胞管理及检定

应符合"生物制品生产检定用动物细胞基质制备及检定规程"规定。各级细胞库细胞代次应不超过批准的限定代次。

取自同批工作细胞库的 1 支或多支细胞，经复苏、扩增后的细胞仅用于一批疫苗的生产。

2.1.2　细胞制备

取工作细胞库中的 1 支或多支细胞，细胞复苏、扩增至接种病毒的细胞为一批。将复苏后的单层细胞用胰蛋白酶或其他适宜的消化液进行消化，分散成均匀的细胞，加入适宜的培养液混合均匀，置 35～37℃培养形成致密单层细胞。

2.2　毒种

2.2.1　名称及来源

生产用毒种为乙脑病毒 P_3 株或其他经批准的 Vero 细胞适应株。

2.2.2　种子批的建立

应符合"生物制品生产检定用菌毒种管理规程"规定。

乙脑病毒 P_3 株原始种子应不超过第 53 代，主种子批和工作种子批应不超过批准的限定代次。

2.2.3　种子批毒种的检定

主种子批应进行以下全面检定，工作种子批至少应进行 2.2.3.1～2.2.3.5 项检定。

2.2.3.1　鉴别试验

将毒种做 10 倍系列稀释，取 10^{-1}～10^{-5} 稀释度的病毒液与乙脑特异性免疫血清等量混合为试验组，取 10^{-4}～10^{-8} 稀释度的病毒液与乙脑阴性血清等量混合为对照组，于 37℃水浴 90 分钟，试验组和对照组每个稀释度分别接种体重为 7～9g 昆明小鼠或其他品系小鼠 6 只，每只脑内注射 0.03ml，逐日观察，3 天内死亡者不计（动物死亡数量应不得超过试验动物总数的 20%），观察 14 天判定结果。中和指数应大于 500。

2.2.3.2 无菌检查

依法检查(通则 1101),应符合规定。

2.2.3.3 支原体检查

依法检查(通则 3301),应符合规定。

2.2.3.4 病毒滴定

将毒种做 10 倍系列稀释,取 $10^{-6}\sim10^{-9}$ 稀释度病毒液脑内接种体重为 7～9g 昆明小鼠或其他品系小鼠,每稀释度注射小鼠 5 只,每只 0.03ml,逐日观察,3 天内死亡者不计(动物死亡数量应不得超过试验动物总数的 20%),观察 14 天。病毒滴度应不低于 $8.0\ lg\ LD_{50}/ml$。

2.2.3.5 外源病毒因子检查

依法检查(通则 3302),应符合规定。

2.2.3.6 免疫原性检查

用主种子批毒种制备疫苗,腹腔免疫体重为 12～14g NIH 小鼠或其他品系小鼠 10 只,每只 0.3ml,免疫 2 次,间隔 7 天,作为试验组。未经免疫的同批小鼠作为对照组。初免后第 14 天,试验组和对照组小鼠分别用不低于 10 000 LD_{50} 病毒量的非生产用乙脑病毒 P_3 株进行腹腔攻击,同时各组小鼠每只脑腔注射 0.03ml 稀释液,3 天内死亡者不计(动物死亡数量应不得超过试验动物总数的 20%)。攻击 21 天后免疫组应 100%保护,对照组死亡率应不低于 80%。

2.2.4 毒种保存

冻干毒种应于 -20℃ 以下保存;液体毒种应于 -60℃ 以下保存。

2.3 原液

2.3.1 细胞制备

按 2.1.2 项进行。

2.3.2 培养液

培养液为含有适量灭能新生牛血清的 199 或其他适宜培养液。新生牛血清的质量应符合要求(通则 3604),且乙脑抗体应为阴性。

2.3.3 对照细胞外源病毒因子检查

依法检查(通则 3302),应符合规定。

2.3.4 病毒接种和培养

细胞生长成致密单层时,弃去细胞培养液,用 Earle's 液或其他适宜的洗涤液充分冲洗细胞,除去牛血清后,加入 MEM 维持液。工作种子批毒种按 0.05～0.3MOI 接种(同一工作种子批毒种应按同一 MOI 接种)。置适宜温度下培养。

2.3.5 病毒收获

经培养 60～84 小时,澄清过滤后收获病毒液。根据细胞生长情况,可加入新鲜维持液继续培养,进行多次病毒收获。检定合格的同一细胞批生产的同一次病毒收获液可合并为单次病毒收获液。

2.3.6 单次病毒收获液检定

按 3.1 项进行。

2.3.7 病毒灭活

应在规定的蛋白质含量范围内进行病毒灭活。单次病毒收获液中加入终浓度为 200μg/ml 甲醛,置适宜温度灭活一定时间。病毒灭活到期后,每个病毒灭活容器应立即取样,分别进行病毒灭活验证试验。

■2.3.8 病毒灭活验证试验

取灭活后病毒液脑内接种体重 12～14g 小鼠 8 只,每只 0.03ml,同时腹腔接种 0.5ml,为第 1 代;7 天后将第 1 代小鼠处死 3 只,取脑制成 10% 脑悬液,同法脑内接种 12～14g 小鼠 6 只,为第 2 代;7 天后将第 2 代小鼠处死 3 只,同法脑内接种 12～14g 小鼠 6 只,为第 3 代,接种后逐日观察 14 天,3 天内死亡者不计(动物死亡数量应不得超过试验用动物总数的 20%),每代小鼠除处死和接种后非特异性死亡的以外,全部健存为合格。■[增订]

2.3.9 超滤浓缩

同一细胞批制备的多个单次病毒收获液进行病毒灭活,检定合格的病毒液进行适宜倍数的超滤浓缩至规定的蛋白质含量范围。

2.3.10 纯化

浓缩后的病毒液采用蔗糖密度梯度离心法或其他适宜的方法进行纯化。

2.3.11 脱糖

采用蔗糖密度梯度离心进行病毒纯化的应以截留分子质量 100kD 膜进行超滤脱糖。可加入适宜浓度的稳定剂,即为原液。

2.3.12 原液检定

按 3.2 项进行。

2.4 半成品

2.4.1 配制

将原液按规定的同一蛋白质含量或抗原含量进行稀释,且总蛋白质含量应不超过 20μg/ml,加入适宜的稳定剂即为半成品。

2.4.2 半成品检定

按 3.3 项进行。

2.5 成品

2.5.1 分批

应符合"生物制品分批规程"规定。

2.5.2 分装及冻干

应符合"生物制品分装和冻干规程"规定。

2.5.3 规格

复溶后每瓶 0.5ml。每 1 次人用剂量 0.5ml。

2.5.4 包装

应符合"生物制品包装规程"规定。

3 检定

3.1 单次病毒收获液检定

3.1.1 无菌检查

依法检查(通则 1101),应符合规定。

3.1.2 支原体检查

依法检查(通则 3301),应符合规定。

3.1.3 病毒滴定

按 2.2.3.4 项进行,应不低于 7.0 lg LD_{50}/ml。

3.2 原液检定

3.2.1 无菌检查

依法检查(通则 1101),应符合规定。

■3.2.2 病毒灭活验证试验

取灭活后病毒液脑内接种体重 12～14g 小鼠 8 只,每只 0.03ml,同时腹腔接种 0.5ml,为第 1 代;7 天后将第 1 代小鼠处死 3 只,取脑制成 10%脑悬液,同法脑内接种 12～14g 小鼠 6 只,为第 2 代;7 天后将第 2 代小鼠处死 3 只,同法脑内接种 12～14g 小鼠 6 只,为第 3 代,接种后逐日观察 14 天,3 天内死亡者不计(动物死亡数量应不得超过试验用动物总数的 20%),每代小鼠除处死和接种后非特异性死亡的以外,全部健存为合格。■[删除]

3.2.2 蛋白质含量

依法测定(通则 0731 第二法),应符合批准的要求。

3.2.3 抗原含量

可采用酶联免疫法,应符合批准的要求。

3.3 半成品检定

3.3.1 无菌检查

依法检查(通则 1101),应符合规定。

3.3.2 抗原含量

可采用酶联免疫法,应符合批准的要求。

3.4 成品检定

除水分测定外,应按标示量加入所附灭菌注射用水,复溶后进行以下各项检定。

3.4.1 鉴别试验

采用酶联免疫法检查,应证明含有乙脑病毒抗原。

3.4.2 外观

应为白色疏松体,复溶后应为无色澄明液体,无异物。

3.4.3 水分

应不高于 3.0%(通则 0832)。

3.4.4 pH 值

依法检查(通则 0631),应符合批准的要求。

3.4.5 渗透压摩尔浓度

依法测定(通则 0632),应符合批准的要求。

3.4.6 游离甲醛含量

应不高于 10μg/ml(通则 3207 第一法)。

3.4.7 效价测定

采用免疫小鼠中和抗体测定法,以蚀斑减少中和试验测定中和抗体。参考疫苗(RA 和 RB)以及中和试验阳性血清由国家药品检定机构提供。

将被检疫苗(T)稀释成 1:32,参考疫苗(R)按要求的稀释度稀释,分别腹腔免疫体重为 12～14g 小鼠 10 只,每只 0.5ml,免疫 2 次,间隔 7 天。第 2 次免疫后第 7 天采血,分离血清,同组小鼠血清等量混合,于 56℃灭能 30 分钟。稀释阳性血清、被检疫苗血清和参考疫苗血清,分别

与稀释病毒(约 200PFU/0.4ml)等量混合,同时将稀释后的病毒液与正常小鼠血清等量混合,作为病毒对照,置 37℃水浴 90 分钟,接种 6 孔细胞培养板 BHK_{21} 细胞,每孔 0.4ml,置 37℃培养 90 分钟,加入含甲基纤维素的培养基覆盖物,于 37℃ 5%二氧化碳孵箱中培养 5 天,染色,蚀斑计数,计算被检疫苗和参考疫苗组对病毒对照组的蚀斑减少率。病毒对照组的蚀斑平均数应在 50～150 之间。

$$Y(\%)=\left(1-\frac{S}{CV}\right)\times100$$

式中 S 为被检疫苗平均斑数;

CV 为病毒对照组平均斑数。

按以下公式计算被检疫苗效力 T 值。

$$T=\frac{Y-50}{47.762}+\lg X$$

式中 T 为被检疫苗引起 50%蚀斑减少的抗体稀释度的对数;

Y 为被检疫苗的蚀斑减少率;

X 为蚀斑中和试验时所用的血清稀释倍数。

结果判定:

(1)合格: $T\geqslant\dfrac{RA+RB}{2}-0.33$

(2)重试: $\dfrac{RA+RB}{2}-0.66<T<\dfrac{RA+RB}{2}-0.33$

(3)不合格: $T<\dfrac{RA+RB}{2}-0.66$

3.4.8 热稳定性试验

疫苗出厂前应进行热稳定性试验,于 37℃放置 7 天,按 3.4.7 项进行效价测定,仍应合格。如合格,视为效价测定合格。

3.4.9 牛血清白蛋白残留量

应不高于 50ng/剂(通则 3411)。

3.4.10 抗生素残留量

生产过程中加入抗生素的应进行该项检查。采用酶联免疫法,应不高于 50ng/剂。

3.4.11 Vero 细胞 DNA 残留量

应不高于 100pg/剂(通则 3407 第一法)。

3.4.12 Vero 细胞蛋白质残留量

采用酶联免疫法,应不高于 2μg/ml。

3.4.13 无菌检查

依法检查(通则 1101),应符合规定。

3.4.14 异常毒性检查

依法检查(通则 1141),应符合规定。

3.4.15 细菌内毒素检查

应不高于 50EU/ml(通则 1143 凝胶限度试验)。

4 疫苗稀释剂

疫苗稀释剂为灭菌注射用水,稀释剂的生产应符合批准的要求。灭菌注射用水应符合本版药典(二部)的相关规定。

5 保存、运输及有效期

于 2～8℃保存和运输。自生产之日起,有效期为 24 个月。

6 使用说明

应符合"生物制品包装规程"规定和批准的内容。

冻干乙型脑炎灭活疫苗(Vero 细胞)
使用说明

【药品名称】

通用名称:冻干乙型脑炎灭活疫苗(Vero 细胞)

英文名称:Japanese Encephalitis Vaccine(Vero Cell),Inactivated,Freeze-dried

汉语拼音:Donggan Yixing Naoyan Miehuoyimiao(Vero Xibao)

【成分和性状】 本品系用乙型脑炎病毒接种 Vero 细胞,经培养、收获、灭活病毒、浓缩、纯化后,加入适宜稳定剂冻干制成。为白色疏松体,复溶后为澄明液体。

有效成分:灭活的乙型脑炎病毒 P_3 株。

辅料:应列出全部批准的辅料成分。

疫苗稀释剂:灭菌注射用水。

【接种对象】 6 月龄~10 周岁儿童和由非疫区进入疫区的儿童和成人。

【作用与用途】 接种本疫苗后,可刺激机体产生抗乙型脑炎病毒的免疫力。用于预防流行性乙型脑炎。

【规格】 复溶后每瓶为 0.5ml。每 1 次人用剂量为 0.5ml。

【免疫程序和剂量】 (1)按标示量加入所附灭菌注射用水,待疫苗复溶并摇匀后使用。

(2)于上臂外侧三角肌下缘附着处皮下注射。

(3)基础免疫应注射两针,初免后第 7 天注射第 2 针,基础免疫后 1 个月至 1 年内加强免疫 1 次。可根据当地流行情况在基础免疫后的 3~4 年再加强 1 次。每次注射 1 剂。

【不良反应】

常见不良反应:

一般接种疫苗后 24 小时内,可出现一过性发热反应。其中大多数为轻度发热反应,一般持续 1~2 天后可自行缓解,不需处理,必要时适当休息,多喝开水,注意保暖,防止继发感染;对于中度发热反应或发热时间超过 48 小时者,可采用物理方法或药物对症处理。

罕见不良反应:

一过性的重度发热反应,可采用物理方法或药物对症处理。

极罕见不良反应:

(1)过敏性皮疹:一般接种疫苗后 72 小时内出现荨麻疹,出现反应时,应及时就诊,给予抗过敏治疗。

(2)过敏性休克:一般接种疫苗后 1 小时内发生。应及时注射肾上腺素等抢救措施进行治疗。

(3)过敏性紫癜:出现过敏性紫癜反应时应及时就诊,可用皮质固醇类药物给予抗过敏治疗,治疗不当或不及时有可能并发紫癜性肾炎。

【禁忌】 (1)已知对该疫苗所含的任何成分,包括辅料、甲醛以及抗生素过敏者。

(2)患急性疾病、严重慢性疾病、慢性疾病的急性发作期和发热者。

(3)妊娠期妇女。

(4)患脑病、未控制的癫痫和其他进行性神经系统疾病者。

【注意事项】 (1)以下情况者慎用:家族和个人有惊厥史者、患慢性疾病者、有癫痫史者、过敏体质者。

(2)疫苗瓶有裂纹、标签不清或失效者、疫苗复溶后出现浑浊等外观异常者均不得使用。

(3)疫苗开启后应立即使用。

(4)注射免疫球蛋白者应至少间隔 1 个月以上接种本品,以免影响免疫效果。

(5)应备有肾上腺素等药物,以备偶有发生严重过敏反应时急救用。接受注射者在注射后应在现场观察至少 30 分钟。

(6)严禁冻结。

【贮藏】 于 2~8℃避光保存和运输。

【包装】 按批准的执行。

【有效期】 24 个月。

【执行标准】

【批准文号】

【生产企业】

企业名称:

生产地址:

邮政编码:

电话号码:

传真号码:

网 址:

双价肾综合征出血热灭活疫苗
(Vero 细胞)

Shuangjia Shenzonghezheng Chuxuere
Miehuoyimiao(Vero Xibao)

Haemorrhagic Fever with Renal Syndrome Bivalent Vaccine(Vero Cell),Inactivated

本品系用Ⅰ型和Ⅱ型肾综合征出血热(简称出血热)病毒分别接种 Vero 细胞,经培养、收获、病毒灭活、纯化、混合后加入氢氧化铝佐剂制成。用于预防Ⅰ型和Ⅱ型肾综合征出血热。

1 基本要求

生产和检定用设施、原材料及辅料、水、器具、动物等应符合"凡例"的有关要求。

2 制造

2.1 生产用细胞

生产用细胞为 Vero 细胞。

2.1.1 细胞管理及检定

应符合"生物制品生产检定用动物细胞基质制备及检定规程"规定。各级细胞库细胞代次应不超过批准的限定代次。

取自同批工作细胞库的 1 支或多支细胞,经复苏、扩增后的细胞仅用于一批疫苗的生产。

2.1.2 细胞制备

取工作细胞库的 1 支或多支细胞,经复苏、扩增至接种病毒的细胞为一批。将复苏后的单层细胞用胰蛋白酶或其他适宜的消化液进行消化,分散成均匀的细胞,加入适宜培养液混合均匀,置 37℃培养成均匀单层细胞。

2.2 毒种

2.2.1 名称及来源

生产用毒种为分离自肾综合征出血热病人血清的Ⅰ型出血热病毒 SD9805 株和Ⅱ型出血热病毒 HB9908 株,或其他经批准的出血热Ⅰ型和Ⅱ型毒株。

2.2.2 种子批的建立

应符合"生物制品生产检定用菌毒种管理规程"规定。

出血热毒种 SD9805 株和 HB9908 株的原始种子均为鼠脑第 3 代。原始种子毒种经 Vero 细胞传代分别建立主种子批和工作种子批。Ⅰ型出血热毒种 SD9805 株主种子批应不超过第 9 代,工作种子批应不超过第 14 代;Ⅱ型出血热毒种 HB9908 株主种子批应不超过第 8 代,工作种子批应不超过第 13 代。

2.2.3 种子批毒种的检定

主种子批应进行以下全面检定,工作种子批应至少进行 2.2.3.1～2.2.3.4 项检定。

2.2.3.1 鉴别试验

将各型毒种做 10 倍系列稀释,每个稀释度分别与已知相应型别的出血热病毒免疫血清参考品和阴性兔血清等量混合,分别置 37℃水浴 90 分钟,接种于 Vero-E$_6$ 单层细胞,于 37℃培养 10～14 天,以免疫荧光法测定,中和指数应大于 1000。同时设病毒阳性对照、细胞阴性对照。

2.2.3.2 病毒滴定

将各型毒种做 10 倍系列稀释,取适宜稀释度接种 Vero-E$_6$ 细胞,于 33℃培养 10～12 天,采用免疫荧光法进行测定,病毒滴度均应不低于 7.0 lg CCID$_{50}$/ml。

2.2.3.3 无菌检查

依法检查(通则 1101),应符合规定。

2.2.3.4 支原体检查

依法检查(通则 3301),应符合规定。

2.2.3.5 外源病毒因子检查

依法检查(通则 3302),应符合规定。

2.2.3.6 免疫原性检查

取主种子批毒种制备双价疫苗,接种 2kg 左右的白色家兔 4 只(家兔出血热病毒抗体应为阴性),免疫 2 次,间隔 7 天,每只后肢肌内注射 1.0ml。第 1 次免疫后 4 周采血分离血清,用蚀斑减少中和试验检测中和抗体,中和用病毒为出血热病毒 76-118 株和 UR 株,同时用血清参考品作对照(参考血清应符合规定)。4 只家兔的Ⅰ型和Ⅱ型出血热中和抗体滴度均应不低于 1:10。

2.2.4 毒种保存

冻干毒种应于-20℃以下保存;液体毒种应于-60℃以下保存。

2.3 单价原液

2.3.1 细胞制备

按 2.1.2 项进行。

2.3.2 培养液

培养液为含适量灭能新生牛血清的 MEM。新生牛血清的质量应符合规定(通则 3604)。

2.3.3 对照细胞外源病毒因子检查

依法检查(通则 3302),应符合规定。

2.3.4 病毒接种和培养

当细胞培养成致密单层后,将出血热病毒Ⅰ型和Ⅱ型毒种按 0.002～0.02MOI 分别接种细胞(每个型别的同一工作种子批毒种应按同一 MOI 接种),置适宜温度培养一定时间后,弃去培养液,用灭菌 PBS 或其他适宜洗液冲洗去除牛血清,加入适量的维持液,置 33～35℃继续培养适宜的时间。

2.3.5 病毒收获

继续培养一定时间后,收获病毒液。根据细胞生长情况,可换以维持液继续培养,进行多次病毒收获。检定合格的同一细胞批生产的同一次病毒收获液可合并为单次病毒收获液。

2.3.6 单次病毒收获液检定

按 3.1 项进行。

2.3.7 单次病毒收获液保存

于 2～8℃保存不超过 30 天。

2.3.8 病毒灭活

应在规定的蛋白质含量范围内进行病毒灭活。病毒收获液中按 1:4000 的比例加入 β-丙内酯,置适宜温度、在一定的时间内灭活病毒,并于适宜的温度放置一定时间,以确保 β-丙内酯完全水解。病毒灭活到期后,每个病毒灭活容器应立即取样,分别进行病毒灭活验证试验。

2.3.9 合并、超滤浓缩

检定合格的同一细胞批生产的单次病毒收获液可合并为单价病毒收获液,并进行适宜倍数的超滤浓缩至规定的蛋白质含量范围。

2.3.10 纯化

采用柱色谱法或其他适宜的方法进行纯化。纯化后取样进行抗原含量及蛋白质含量测定,加入适宜的稳定剂,即为单价原液。

2.3.11 单价原液保存

于 2～8℃条件下保存不超过 90 天。

2.3.12 单价原液检定

按 3.2 项进行。

2.4 半成品

2.4.1 配制

将Ⅰ型和Ⅱ型出血热病毒单价原液分别按抗原含量为 1：128 稀释后等量混合，且总蛋白质含量应不超过 $40\mu g$/剂，加入适宜稳定剂以及适量硫柳汞防腐剂和氢氧化铝佐剂后，即为半成品。

2.4.2 半成品检定

按 3.3 项进行。

2.5 成品

2.5.1 分批

应符合"生物制品分批规程"规定。

2.5.2 分装

应符合"生物制品分装和冻干规程"规定。

2.5.3 规格

每瓶 1.0ml。每 1 次人用剂量为 1.0ml。

2.5.4 包装

应符合"生物制品包装规程"规定。

3 检定

3.1 单次病毒收获液检定

3.1.1 病毒滴定

按 2.2.3.2 项进行，病毒滴度应不低于 6.5 lg $CCID_{50}$/ml。

3.1.2 无菌检查

依法检查(通则 1101)，应符合规定。

3.1.3 支原体检查

依法检查(通则 3301)，应符合规定。

3.1.4 抗原含量

采用酶联免疫法，应不低于 1：64。

3.1.5 病毒灭活验证试验

按灭活后的单次病毒收获液总量的 0.1% 抽取供试品，透析后接种于 Vero-E_6 细胞，盲传 3 代，每 10～14 天传 1 代，每代以免疫荧光法检查病毒，结果应均为阴性。

3.2 单价原液检定

3.2.1 蛋白质含量

应不高于 $160\mu g$/ml(通则 0731 第二法)。

3.2.2 抗原含量

采用酶联免疫法，应不低于 1：512。

3.2.3 无菌检查

依法检查(通则 1101)，应符合规定。

3.2.4 牛血清白蛋白残留量

应不高于 50ng/ml(通则 3411)。

3.2.5 Vero 细胞 DNA 残留量

应不高于 100pg/ml(通则 3407 第一法)。

3.2.6 Vero 细胞蛋白质残留量

采用酶联免疫法，应不高于 $2\mu g$/剂。

3.3 半成品检定

无菌检查

依法检查(通则 1101)，应符合规定。

3.4 成品检定

■3.4.1 鉴别试验

可选择下列方法进行鉴别试验。

3.4.1.1 按 2.2.3.6 项进行，效力测定符合规定，鉴别试验判为合格。效价测定不合格，采用 RT-PCR 方法进行鉴别试验。■[修订]

■3.4.1.2 RT-PCR 方法

可采用商业试剂盒进行，按试剂盒要求操作。阳性对照为Ⅰ型和Ⅱ型阳性质粒，空白对照为无菌(注射用)水。

引物序列为：

HTNF1：5′-ATAACAACGATGGCAACTATGGAG-3′；

HTNR1：5′-CTCATCTGGATCCTTTTCATATTGT-3′；

SEOF1：5′-GCACTGCATGATCGGGAGAGT-3′；

SEOR1：5′-ATCCTGTCGGCAAGTTGGC-3′。

探针序列为：

HTNP：5′-FAM-ATAGCCAGGCAGAAGG-MGB-3′；

SEOP：5′-HEX-TCGCAGCTTCAATACAA-MGB-3′。

样品、阳性对照和空白对照均重复三个孔进行试验。结果判定按试剂盒说明书进行，结果为阳性者，鉴别试验判为合格。■[增订]

3.4.2 外观

应为微乳白色混悬液体，久置形成可摇散的沉淀，无异物。

3.4.3 装量

依法检查(通则 0102)，应不低于标示量。

3.4.4 渗透压摩尔浓度

依法测定(通则 0632)，应符合批准的要求。

3.4.5 化学检定

3.4.5.1 pH 值

应为 7.2～8.0(通则 0631)。

3.4.5.2 硫柳汞含量

应不高于 $50\mu g$/ml(通则 3115)。

3.4.5.3 氢氧化铝含量

应不高于 0.6mg/ml(通则 3106)。

3.4.6 效价测定

按 2.2.3.6 项进行，4 只家兔的Ⅰ型和Ⅱ型出血热中和抗体滴度均应不低于 1：10。

3.4.7 热稳定性试验

疫苗出厂前应进行热稳定性试验，于 37℃放置 7 天，按 3.4.6 项进行效价测定，如合格，视为效价测定合格。

3.4.8 抗生素残留量

生产过程中加入抗生素的应进行该项检查。采用酶联免疫法,应不高于 50ng/剂。

3.4.9 无菌检查

依法检查(通则 1101),应符合规定。

3.4.10 异常毒性检查

依法检查(通则 1141),应符合规定。

3.4.11 细菌内毒素检查

应不高于 50EU/剂(通则 1143 凝胶限度试验)。

4 保存、运输及有效期

于 2～8℃避光保存和运输。自生产之日起,有效期为 20 个月。

5 使用说明

应符合"生物制品包装规程"规定和批准的内容。

双价肾综合征出血热灭活疫苗
(Vero 细胞)使用说明

【药品名称】

通用名称:双价肾综合征出血热灭活疫苗(Vero 细胞)

英文名称:Haemorrhagic Fever with Renal Syndrome Bivalent Vaccine(Vero Cell),Inactivated

汉语拼音:Shuangjia Shenzonghezheng Chuxuere Miehuoyimiao(Vero Xibao)

【成分和性状】 本品系用Ⅰ型和Ⅱ型肾综合征出血热病毒分别接种 Vero 细胞,经培养、收获、病毒灭活、纯化,混合后加入稳定剂和氢氧化铝佐剂制成。为微乳白色混悬液体,含硫柳汞防腐剂。

有效成分:灭活的Ⅰ型和Ⅱ型肾综合征出血热病毒。

辅料:应列出全部批准的辅料成分。

【接种对象】 肾综合征出血热疫区的居民及进入该地区的人员,主要对象为 16～60 岁的高危人群。

【作用与用途】 接种本品后,可刺激机体产生针对Ⅰ型和Ⅱ型肾综合征出血热病毒的免疫力。用于预防Ⅰ型和Ⅱ型肾综合征出血热。

【规格】 每瓶 1.0ml。每 1 次人用剂量为 1.0ml。

【免疫程序和剂量】 (1)于上臂外侧三角肌肌内注射。

(2)基础免疫为 2 针,于 0 天(第 1 天,当天)、14 天(第 15 天)各接种 1 剂疫苗,基础免疫后 1 年应加强免疫 1 剂。

【不良反应】

常见不良反应:

(1)接种本疫苗后,注射部位可出现局部疼痛、瘙痒、局部轻微红肿。

(2)全身性反应可有轻度发热反应、不适、疲倦等,一般不需处理可自行消退。

罕见不良反应:

(1)短暂中度以上发热:应采用物理方法或药物对症处理,以防高热惊厥或继发其他疾病。

(2)局部中度以上红肿,一般 3 天内即可自行消退,不需任何处理,适当休息即可恢复正常;反应较重的局部红肿可用干净的毛巾热敷,每天数次,每次 10～15 分钟可助红肿消退。

极罕见不良反应:

(1)过敏性皮疹:一般接种疫苗后 72 小时内出现荨麻疹,出现反应时,应及时就诊,给予抗过敏治疗。

(2)过敏性休克:一般接种疫苗后 1 小时内发生。应及时注射肾上腺素等抢救措施进行治疗。

(3)过敏性紫癜:出现过敏性紫癜反应时应及时就诊,应用皮质固醇类药物给予抗过敏治疗,治疗不当或不及时有可能并发紫癜性肾炎。

(4)周围神经炎:应及时就诊。

【禁忌】 (1)已知对该疫苗所含任何成分,包括辅料以及抗生素过敏者。

(2)患急性疾病、严重慢性疾病、慢性疾病的急性发作期和发热者。

(3)患未控制的癫痫和其他进行性神经系统疾病者。

(4)妊娠及哺乳期妇女。

【注意事项】 (1)以下情况者慎用:家族和个人有惊厥史者、患慢性疾病者、有癫痫史者、过敏体质者。

(2)疫苗瓶有裂纹、标签不清或失效者、疫苗瓶内有异物者均不得使用。

(3)疫苗瓶开启后应立即使用。

(4)注射免疫球蛋白者应至少间隔 1 个月以上接种疫苗,以免影响免疫效果。

(5)应备有肾上腺素等药物,以备偶有发生严重过敏反应时急救用。接受注射者在注射后应在现场观察至少 30 分钟。

(6)严禁冻结。

【贮藏】 于 2～8℃避光保存和运输。

【包装】 按批准的执行。

【有效期】 20 个月。

【执行标准】

【批准文号】

【生产企业】

企业名称:

生产地址:

邮政编码:

电话号码:

传真号码:

网 址:

双价肾综合征出血热灭活疫苗
(地鼠肾细胞)

Shuangjia Shenzonghezheng Chuxuere

Miehuoyimiao(Dishushen Xibao)

Haemorrhagic Fever with Renal Syndrome Bivalent Vaccine(Hamster Kidney Cell),Inactivated

本品系用Ⅰ型和Ⅱ型肾综合征出血热(简称出血热)病毒分别接种原代地鼠肾细胞,经培养、收获病毒液,病毒灭活、纯化,混合后加入氢氧化铝佐剂制成。用于预防Ⅰ型和Ⅱ型肾综合征出血热。

1 基本要求

生产和检定用设施、原材料及辅料、水、器具、动物等应符合"凡例"的有关要求。

2 制造

2.1 生产用细胞

生产用细胞为原代地鼠肾细胞。

2.1.1 细胞管理及检定

应符合"生物制品生产检定用动物细胞基质制备及检定规程"规定。

2.1.2 细胞制备

选用12~14日龄的地鼠,无菌取肾,剪碎,经胰蛋白酶消化,用培养液分散细胞,制备成细胞悬液,分装培养瓶,置37℃培养成致密单层细胞。来源于同一批地鼠、同一容器内消化制备的地鼠肾细胞为一个细胞消化批;源自同一批地鼠、于同一天制备的多个细胞消化批为一个细胞批。

2.2 毒种

2.2.1 名称及来源

生产用毒株为Ⅰ型出血热病毒 PS-6 株和Ⅱ型出血热病毒 L_{99} 株,或经批准的其他适应地鼠肾细胞的Ⅰ型和Ⅱ型出血热毒株。

2.2.2 种子批的建立

应符合"生物制品生产检定用菌毒种管理规程"规定。

Ⅰ型和Ⅱ型出血热病毒分别接种原代地鼠肾细胞制备原始种子、主种子批和工作种子批。PS-6 株原始种子为第 5 代,主种子批应不超过第 8 代,工作种子批应不超过第 10 代,生产的疫苗应不超过第 11 代;L_{99} 株原始种子为第 13 代,主种子批 L_{99} 株应不超过第 16 代,工作种子批应不超过第 18 代,生产的疫苗应不超过第 19 代。

2.2.3 种子批毒种的检定

主种子批应进行以下全面检定,工作种子批应至少进行2.2.3.1~2.2.3.5项检定。

2.2.3.1 鉴别试验

将各型毒种做 10 倍系列稀释,每个稀释度分别与已知相应型别的出血热病毒免疫血清参考品和阴性兔血清等量混合,置37℃水浴90分钟,接种于单层 Vero-E$_6$ 细胞或地鼠肾细胞,于适宜条件下培养,观察 10~14 天。以免疫荧光法测定,中和指数应大于 1000。同时设病毒阳性对照、细胞阴性对照。

2.2.3.2 病毒滴定

将各型毒种做 10 倍系列稀释,接种地鼠肾细胞,于33℃培养 10~12 天,用免疫荧光法测定,主种子批病毒滴度应不低于 7.5 lg CCID$_{50}$/ml,工作种子批病毒滴度应不低于 7.0 lg CCID$_{50}$/ml。

2.2.3.3 无菌检查

依法检查(通则1101),应符合规定。

2.2.3.4 分枝杆菌检查

照无菌检查法(通则 1101)进行。

以草分枝杆菌(CMCC 95024)作为阳性对照菌。取阳性对照菌接种于罗氏固体培养基,于37℃培养 3~5 天收集培养物,以 0.9%氯化钠溶液制成菌悬液,采用细菌浊度法确定菌含量,该菌液浊度与中国细菌浊度标准一致时活菌量约为 $2×10^7$ CFU/ml。稀释菌悬液,取不高于 100CFU 的菌液作为阳性对照。

供试品小于 1ml 时采用直接接种法,将供试品全部接种于适宜固体培养基(如罗氏培养基或 Middlebrook 7H10 培养基),每种培养基做 3 个重复。并同时设置阳性对照。将接种后的培养基置于 37℃培养 56 天,阳性对照应有菌生长,接种供试品的培养基未见分枝杆菌生长,则判为合格。

供试品大于 1ml 时采用薄膜过滤法集菌后接种培养基。将供试品以 0.22μm 滤膜过滤后,取滤膜接种于适宜固体培养基,同时设阳性对照。所用培养基、培养时间及结果判定同上。

2.2.3.5 支原体检查

依法检查(通则 3301),应符合规定。

2.2.3.6 外源病毒因子检查

依法检查(通则 3302),应符合规定。

2.2.3.7 免疫原性检查

取主种子批毒种制备双价疫苗,接种体重为 2kg 左右的白色家兔 4 只(家兔出血热病毒抗体应为阴性),免疫 2 次,间隔 14 天。每只后肢肌内注射 1.0ml。第 1 次免疫后 4 周采血分离血清,用蚀斑减少中和试验测中和抗体,中和用病毒为出血热病毒 76-118 株和 UR 株;同时用参考血清作对照(参考血清应符合规定),4 只家兔的Ⅰ型和Ⅱ型出血热病毒中和抗体滴度均应不低于1:10。

2.2.4 毒种保存

种子批毒种应于-60℃以下保存。

2.3 单价原液

2.3.1 细胞制备

按 2.1.2 项进行。

2.3.2 培养液

培养液为加入适量灭能新生牛血清和乳蛋白水解物的Earle's液或其他适宜培养液。新生牛血清的质量应符合要求（通则3604）。

2.3.3 对照细胞外源病毒因子检查

依法检查（通则3302），应符合规定。

2.3.4 病毒接种和培养

当细胞培养成致密单层后，用出血热病毒Ⅰ型和Ⅱ型毒种按0.01～0.1MOI分别接种细胞（每个型别的同一工作种子批毒种应按同一MOI接种），置适宜的温度下培养一定时间后，弃去培养液，用灭菌PBS或其他适宜洗液冲洗去除牛血清，加入适量的维持液，置33～35℃继续培养适当的时间。

2.3.5 病毒收获

培养适宜天数后，收获病毒液。根据细胞生长情况，可换以维持液继续培养，进行多次病毒收获。检定合格的同一细胞批生产的同一次病毒收获液可合并为单次病毒收获液。

2.3.6 单次病毒收获液检定

按3.1项进行。

2.3.7 单次病毒收获液保存

于2～8℃保存不超过30天。

2.3.8 病毒灭活

应在规定的蛋白质含量范围内进行病毒灭活。单次病毒收获液中加入终浓度为500μg/ml的甲醛，于适宜温度灭活一定时间。病毒灭活到期后，每个病毒灭活容器应立即取样，分别进行病毒灭活验证试验。

2.3.9 合并、离心、超滤浓缩

检定合格的同一细胞批生产的单次病毒收获液可合并为单价病毒收获液。经离心去除细胞碎片后，进行适当倍数的超滤浓缩至规定的蛋白质含量范围。

2.3.10 纯化

采用柱色谱法或其他适宜的方法将浓缩后的单价病毒收获液进行纯化。

2.3.11 除菌过滤

纯化后的单价病毒收获液经除菌过滤后，即为单价病毒原液。

2.3.12 单价原液检定

按3.2项进行。

2.3.13 单价原液保存

于2～8℃保存不超过90天。

2.4 半成品

2.4.1 配制

将Ⅰ型和Ⅱ型出血热病毒单价原液分别按抗原含量为1∶128稀释后等量混合，且总蛋白质含量应不超过40μg/剂，加入适宜稳定剂、适量的硫柳汞防腐剂和氢氧化铝佐剂后，即为半成品。

2.4.2 半成品检定

按3.3项进行。

2.5 成品

2.5.1 分批

应符合"生物制品分批规程"规定。

2.5.2 分装

应符合"生物制品分装和冻干规程"规定。

2.5.3 规格

每瓶为1.0ml。每1次人用剂量为1.0ml。

2.5.4 包装

应符合"生物制品包装规程"规定。

3 检定

3.1 单次病毒收获液检定

3.1.1 无菌检查

依法检查（通则1101），应符合规定。

3.1.2 支原体检查

依法检查（通则3301），应符合规定。

3.1.3 病毒滴定

按2.2.3.2项进行病毒滴定。各型单次病毒收获液的病毒滴度应不低于$6.5 \lg CCID_{50}/ml$。

3.1.4 病毒灭活验证试验

按灭活后的单次病毒收获液总量的0.1%抽取供试品。透析后接种地鼠肾细胞，连续盲传3代，每10～14天为1代，每代用免疫荧光法检查病毒抗原，结果均应为阴性。

3.1.5 抗原含量

采用酶联免疫法，应不低于1∶64。

3.2 单价原液检定

3.2.1 无菌检查

依法检查（通则1101），应符合规定。

3.2.2 抗原含量

采用酶联免疫法，应不低于1∶512。

3.2.3 蛋白质含量

应不高于80μg/ml（通则0731第二法）。

3.2.4 牛血清白蛋白残留量

应不高于50ng/ml（通则3411）。

3.2.5 地鼠肾细胞蛋白质残留量

采用酶联免疫法，应不高于12μg/剂。

3.3 半成品检定

无菌检查

依法检查（通则1101），应符合规定。

3.4 成品检定

■3.4.1 鉴别试验

可选择下列方法进行鉴别试验。

3.4.1.1 按2.2.3.7项进行，效力测定符合规定，鉴别试验判为合格。效价测定不合格，采用RT-PCR方法进行鉴别试验。■[修订]

■3.4.1.2 RT-PCR方法

可采用商业试剂盒进行，按试剂盒要求操作。阳性对照为Ⅰ型和Ⅱ型阳性质粒，空白对照为无菌（注射用）水。

引物序列为：

HTNF1：5′-ATAACAACGATGGCAACTATGGAG-3′；

HTNR1：5′-CTCATCTGGATCCTTTTCATATTGT-3′；

SEOF1：5′-GCACTGCATGATCGGGAGAGT-3′；

SEOR1：5′-ATCCTGTCGGCAAGTTGGC-3′。

探针序列为：

HTNP：5′-FAM-ATAGCCAGGCAGAAGG-MGB-3′。

SEOP：5′-HEX-TCGCAGCTTCAATACAA-MGB-3′。

样品、阳性对照和空白对照均重复三个孔进行试验。结果判定按试剂盒说明书进行，结果为阳性者，鉴别试验判为合格。■[增订]

3.4.2 外观

应为微乳白色混悬液体，久置形成可摇散的沉淀，无异物。

3.4.3 装量

依法检查(通则0102)，应不低于标示量。

3.4.4 渗透压摩尔浓度

依法测定(通则0632)，应符合批准的要求。

3.4.5 化学检定

3.4.5.1 pH值

应为7.2~8.0(通则0631)。

3.4.5.2 硫柳汞含量

应不高于70μg/ml(通则3115)。

3.4.5.3 氢氧化铝含量

应不高于0.70mg/ml(通则3106)。

3.4.5.4 游离甲醛含量

应不高于100μg/ml(通则3207第一法)。

3.4.6 效价测定

按2.2.3.7项进行。4只家兔的Ⅰ型和Ⅱ型出血热病毒的中和抗体滴度均应不低于1∶10。

3.4.7 热稳定性试验

疫苗出厂前应进行热稳定性试验。于37℃放置7天，按2.2.3.7项进行效价测定，如合格，视为效价测定合格。

3.4.8 抗生素残留量

生产过程中加入抗生素的应进行该项检查。采用酶联免疫法，应不高于50ng/剂。

3.4.9 无菌检查

依法检查(通则1101)，应符合规定。

3.4.10 异常毒性检查

依法检查(通则1141)，应符合规定。

3.4.11 细菌内毒素检查

应小于50EU/ml(通则1143凝胶限度试验)。

4 保存、运输及有效期

于2~8℃避光保存和运输。自生产之日起，有效期为18个月。

5 使用说明

应符合"生物制品包装规程"规定和批准的内容。

双价肾综合征出血热灭活疫苗(地鼠肾细胞)使用说明

【药品名称】

通用名称：双价肾综合征出血热灭活疫苗(地鼠肾细胞)

英文名称：Haemorrhagic Fever with Renal Syndrome Bivalent Vaccine(Hamster Kidney Cell)，Inactivated

汉语拼音：Shuangjia Shenzonghezheng Chuxuere Miehuoyimiao(Dishushen Xibao)

【成分和性状】 本品系用Ⅰ型和Ⅱ型肾综合征出血热病毒分别接种原代地鼠肾细胞，经培养、收获病毒液，病毒灭活、纯化，混合后加入氢氧化铝佐剂制成。为微乳白色混悬液体，含硫柳汞防腐剂。

有效成分：灭活的Ⅰ型和Ⅱ型肾综合征出血热病毒。

辅料：应列出全部批准的辅料成分。

【接种对象】 肾综合征出血热疫区的居民及进入该地区的人员，主要对象为16~60岁的高危人群。

【作用与用途】 接种本疫苗后，可刺激机体产生抗Ⅰ型和Ⅱ型肾综合征出血热病毒的免疫力。用于预防Ⅰ型和Ⅱ型肾综合征出血热。

【规格】 每瓶1.0ml。每1次人用剂量为1.0ml。

【免疫程序和剂量】 (1)于上臂外侧三角肌肌内注射。

(2)基础免疫为2针，于0天(第1天，当天)、14天(第15天)各注射1剂疫苗；基础免疫后1年加强免疫1剂。

【不良反应】

常见不良反应：

(1)接种本疫苗后，注射部位可出现局部疼痛、瘙痒、局部轻微红肿。

(2)全身性反应可有轻度发热反应、不适、疲倦等，一般不需处理可自行缓解。

罕见不良反应：

(1)短暂中度以上发热：应采用物理方法或药物对症处理，以防高热惊厥或继发其他疾病。

(2)局部中度以上红肿，一般3天内即可自行消退，不需任何处理，适当休息即可恢复正常；反应较重的局部红肿可用干净的毛巾热敷，每天数次，每次一般10~15分钟可助红肿消退。

极罕见不良反应：

(1)过敏性皮疹：一般接种疫苗后72小时内出现荨麻疹，出现反应时，应及时就诊，给予抗过敏治疗。

(2)过敏性休克：一般注射疫苗后1小时内发生。应及时注射肾上腺素等抢救措施进行治疗。

(3)过敏性紫癜：出现过敏性紫癜反应时应及时就诊，应用皮质固醇类药物给予抗过敏治疗，治疗不当或不及时有可能并发紫癜性肾炎。

(4)周围神经炎：应及时就诊。

【禁忌】 (1)已知对该疫苗所含的任何成分，包括辅料、甲醛以及抗生素过敏者。

(2)患急性疾病、严重慢性疾病、慢性疾病的急性发作期和发热者。

(3)患未控制的癫痫和其他进行性神经系统疾病者。

(4)妊娠及哺乳期妇女。

【注意事项】 (1)以下情况者慎用:家族和个人有惊厥史者、患慢性疾病者、有癫痫史者、过敏体质者。

(2)疫苗瓶有裂纹、标签不清或失效者、疫苗瓶内有异物者均不得使用。

(3)疫苗瓶开启后应立即使用。

(4)注射免疫球蛋白者应至少间隔1个月以上接种本品,以免影响免疫效果。

(5)应备有肾上腺素等药物,以备偶有发生严重过敏反应时急救用。接受注射者在注射后应在现场观察至少30分钟。

(6)严禁冻结。

【贮藏】 于2~8℃避光保存和运输。

【包装】 按批准的执行。

【有效期】 18个月。

【执行标准】

【批准文号】

【生产企业】

企业名称:

生产地址:

邮政编码:

电话号码:

传真号码:

网　　址:

双价肾综合征出血热灭活疫苗
(沙鼠肾细胞)

Shuangjia Shenzonghezheng Chuxuere

Miehuoyimiao(Shashushen Xibao)

Haemorrhagic Fever with Renal Syndrome
Bivalent Vaccine(Gerbil Kidney
Cell), Inactivated

本品系用Ⅰ型和Ⅱ型肾综合征出血热(简称出血热)病毒分别接种原代沙鼠肾细胞,经培养、收获病毒液,病毒灭活、纯化,混合后加入氢氧化铝佐剂制成。用于预防Ⅰ型和Ⅱ型肾综合征出血热。

1　基本要求

生产和检定用设施、原材料及辅料、水、器具、动物等应符合"凡例"的有关要求。

2　制造

2.1　生产用细胞

生产用细胞为原代沙鼠肾细胞。

2.1.1　细胞管理及检定

应符合"生物制品生产检定用动物细胞基质制备及检定规程"规定。

2.1.2　细胞制备

选用10~20日龄沙鼠,无菌取肾,剪碎,经胰蛋白酶消化,用培养液分散细胞,制成细胞悬液,分装培养瓶,置37℃培养成致密单层细胞。来源于同一批沙鼠、同一容器内消化制备的沙鼠肾细胞为一个细胞消化批;源自同一批沙鼠、于同一天制备的多个细胞消化批为一个细胞批。

2.2　毒种

2.2.1　名称及来源

生产用毒株为Ⅰ型出血热病毒Z_{10}株和Ⅱ型出血热病毒Z_{37}株,或经批准的其他适应沙鼠肾细胞的Ⅰ型和Ⅱ型出血热毒株。

2.2.2　种子批的建立

应符合"生物制品生产检定用菌毒种管理规程"规定。

Ⅰ型和Ⅱ型出血热病毒分别接种乳鼠脑制备原始种子和主种子批,主种子批毒种接种原代沙鼠肾细胞制备工作种子批。Ⅰ型出血热毒种Z_{10}株原始种子应不超过第12代;主种子批应不超过第13代;工作种子批应不超过第14代;Ⅱ型出血热毒种Z_{37}株原始种子应不超过第10代,主种子批应不超过第11代;工作种子批应不超过第12代。

2.2.3　种子批毒种的检定

主种子批应进行以下全面检定,工作种子批应至少进行2.2.3.1~2.2.3.5项检定。

2.2.3.1　鉴别试验

将各型毒种做10倍系列稀释,每个稀释度分别与已知的相应型别的出血热病毒免疫血清参考品和阴性兔血清等量混合,置37℃水浴90分钟,接种于单层Vero-E$_6$细胞,于34.5℃±1℃培养,观察10~14天。以免疫荧光法测定,中和指数应大于1000。同时设病毒阳性对照、细胞阴性对照。

2.2.3.2　病毒滴定

将各型毒种做10倍系列稀释,取适宜稀释度接种Vero-E$_6$细胞,于34.5℃±1℃培养10~12天,以免疫荧光法测定,病毒滴度应不低于6.0 lg CCID$_{50}$/ml。

2.2.3.3　无菌检查

依法检查(通则1101),应符合规定。

2.2.3.4　分枝杆菌检查

照无菌检查法(通则1101)进行。

以草分枝杆菌(CMCC 95024)作为阳性对照菌。取阳性对照菌接种于罗氏固体培养基,于37℃培养3~5天收集培养物,以0.9%氯化钠溶液制成菌悬液,采用细菌浊度法确定菌含量,该菌液浊度与中国细菌浊度标准一致时活菌量约为

$2×10^7$CFU/ml。稀释菌悬液,取不高于 100CFU 的菌液作为阳性对照。

供试品小于 1ml 时采用直接接种法,将供试品全部接种于适宜固体培养基(如罗氏培养基或 Middlebrook 7H10 培养基),每种培养基做 3 个重复。并同时设置阳性对照。将接种后的培养基置于 37℃培养 56 天,阳性对照应有菌生长,接种供试品的培养基未见分枝杆菌生长,则判为合格。

供试品大于 1ml 时采用薄膜过滤法集菌后接种培养基。将供试品以 $0.22\mu m$ 滤膜过滤后,取滤膜接种于适宜固体培养基,同时设阳性对照。所用培养基、培养时间及结果判定同上。

2.2.3.5 支原体检查

依法检查(通则 3301),应符合规定。

2.2.3.6 外源病毒因子检查

依法检查(通则 3302),应符合规定。

2.2.3.7 免疫原性检查

取主种子批毒种制备双价疫苗,接种体重为 2kg 左右的白色家兔 4 只(家兔出血热病毒抗体应为阴性),免疫 2 次,间隔 7 天,每只后肢肌内注射 1.0ml。第 1 次免疫后 4 周采血分离血清,用蚀斑减少中和试验测中和抗体,中和用病毒为出血热病毒 76-118 株和 UR 株;同时用参考血清作对照(参考血清应符合规定),4 只家兔的Ⅰ型和Ⅱ型出血热病毒中和抗体滴度均应不低于 1:10。

2.2.4 毒种保存

冻干毒种应于 -20℃以下保存;液体种子批毒种应于 -60℃以下保存。

2.3 单价原液

2.3.1 细胞制备

按 2.1.2 项进行。

2.3.2 培养液

培养液为加入适量灭能新生牛血清的 MEM 液或其他适宜培养液。新生牛血清的质量应符合要求(通则 3604)。

2.3.3 对照细胞外源病毒因子检查

依法检查(通则 3302),应符合规定。

2.3.4 病毒接种和培养

当细胞培养成致密单层后,将出血热病毒Ⅰ型和Ⅱ型毒种按 0.02～0.2MOI 分别接种细胞(每个型别的同一工作种子批毒种应按同一 MOI 接种),置适宜的温度下培养一定时间后,弃去培养液,用灭菌 PBS 或其他适宜洗液冲洗去除牛血清,加入适量的维持液,置 33～35℃继续培养适当的时间。

2.3.5 病毒收获

培养适宜天数,收获病毒液。根据细胞生长情况,可换以维持液继续培养,进行多次病毒收获。检定合格的同一细胞批生产的同一次病毒收获液可合并为单次病毒收获液。

2.3.6 单次病毒收获液检定

按 3.1 项进行。

2.3.7 单次病毒收获液保存

于 2～8℃保存不超过 30 天。

2.3.8 病毒灭活

应在规定的蛋白质含量范围内进行病毒灭活。单次病毒收获液中按 1:4000 的比例加入 β-丙内酯,置 2～8℃灭活适宜的时间后,于适宜的温度放置一定时间,以确保 β-丙内酯完全水解。病毒灭活到期后,每个病毒灭活容器应立即取样,分别进行病毒灭活验证试验。

2.3.9 合并、离心、超滤浓缩

检定合格的同一细胞批生产的单次病毒收获液可合并为单价病毒收获液。经离心去除细胞碎片后,再进行适当倍数的超滤浓缩至规定的蛋白质含量范围。

2.3.10 纯化

采用柱色谱法或其他适宜的方法将浓缩后的单价病毒收获液进行纯化。

2.3.11 除菌过滤

纯化后的单价病毒收获液经除菌过滤后,即为单价病毒原液。

2.3.12 单价原液检定

按 3.2 项进行。

2.3.13 单价原液保存

于 2～8℃保存不超过 90 天。

2.4 半成品制备

2.4.1 配制

将Ⅰ型和Ⅱ型出血热病毒单价原液分别按抗原含量为 1:128 稀释后等量混合,且总蛋白质含量应不超过 $40\mu g$/剂,加入适宜稳定剂、适量的硫柳汞防腐剂和氢氧化铝佐剂后,即为半成品。

2.4.2 半成品检定

按 3.3 项进行。

2.5 成品

2.5.1 分批

应符合"生物制品分批规程"规定。

2.5.2 分装

应符合"生物制品分装和冻干规程"规定。

2.5.3 规格

每瓶为 1.0ml。每 1 次人用剂量为 1.0ml。

2.5.4 包装

应符合"生物制品包装规程"规定。

3 检定

3.1 单次病毒收获液检定

3.1.1 无菌检查

依法检查(通则 1101),应符合规定。

3.1.2 支原体检查

依法检查(通则 3301),应符合规定。

3.1.3 病毒滴定

按 2.2.3.2 项进行病毒滴定。各型单次病毒收获液的病毒滴度应不低于 6.0 lg $CCID_{50}$/ml。

3.1.4　病毒灭活验证试验

按灭活后的单次病毒收获液总量的 0.1% 抽取供试品，透析后接种 Vero-E_6 细胞，连续盲传 3 代，每 10～14 天为 1 代，每代以免疫荧光法检查病毒，结果均应为阴性。

3.1.5　抗原含量

采用酶联免疫法，应不低于 1：64。

3.2　单价病毒原液检定

3.2.1　无菌检查

依法检查(通则 1101)，应符合规定。

3.2.2　抗原含量

采用酶联免疫法，应不低于 1：512。

3.2.3　蛋白质含量

应不高于 80μg/ml(通则 0731 第二法)。

3.2.4　牛血清白蛋白残留量

应不高于 50ng/ml(通则 3411)。

3.3　半成品检定

无菌检查

依法检查(通则 1101)，应符合规定。

3.4　成品检定

■3.4.1　鉴别试验

可选择下列方法进行鉴别试验。

3.4.1.1　按 2.2.3.7 项进行，效力测定符合规定，鉴别试验判为合格。效价测定不合格，采用 RT-PCR 方法进行鉴别试验。■[修订]

■3.4.1.2　RT-PCR 方法

可采用商业试剂盒进行，按试剂盒要求操作。阳性对照为Ⅰ型和Ⅱ型阳性质粒，空白对照为无菌(注射用)水。

引物序列为：

HTNF1：5′-ATAACAACGATGGCAACTATGGAG-3′；

HTNR1：5′-CTCATCTGGATCCTTTTCATATTGT-3′；

SEOF1：5′-GCACTGCATGATCGGGAGAGT-3′；

SEOR1：5′-ATCCTGTCGGCAAGTTGGC-3′。

探针序列为：

HTNP：5′-FAM-ATAGCCAGGCAGAAGG-MGB-3′；

SEOP：5′-HEX-TCGCAGCTTCAATACAA-MGB-3′。

样品、阳性对照和空白对照均重复三个孔进行试验。结果判定按试剂盒说明书进行，结果为阳性者，鉴别试验判为合格。■[增订]

3.4.2　外观

应为微乳白色混悬液体，久置形成可摇散的沉淀，无异物。

3.4.3　装量

依法检查(通则 0102)，应不低于标示量。

3.4.4　渗透压摩尔浓度

依法测定(通则 0632)，应符合批准的要求。

3.4.5　化学检定

3.4.5.1　pH 值

应为 7.2～8.0(通则 0631)。

3.4.5.2　硫柳汞含量

应不高于 70μg/ml(通则 3115)。

3.4.5.3　氢氧化铝含量

应不高于 0.70mg/ml(通则 3106)。

3.4.6　效价测定

按 2.2.3.7 项进行。4 只家兔的Ⅰ型和Ⅱ型出血热病毒的中和抗体滴度均应不低于 1：10。

3.4.7　热稳定性试验

疫苗出厂前应进行热稳定性试验。于 37℃放置 7 天，按 2.2.3.7 项进行效价测定，如合格，视为效价测定合格。

3.4.8　抗生素残留量

生产过程中加入抗生素的应进行该项检查。采用酶联免疫法，应不高于 50ng/剂。

3.4.9　无菌检查

依法检查(通则 1101)，应符合规定。

3.4.10　异常毒性检查

依法检查(通则 1141)，应符合规定。

3.4.11　细菌内毒素检查

应小于 50EU/ml(通则 1143 凝胶限度试验)。

4　保存、运输及有效期

于 2～8℃避光保存和运输。自生产之日起，有效期为 24 个月。

5　使用说明

应符合"生物制品包装规程"规定和批准的内容。

双价肾综合征出血热灭活疫苗
(沙鼠肾细胞)使用说明

【药品名称】

通用名称：双价肾综合征出血热灭活疫苗(沙鼠肾细胞)

英文名称：Haemorrhagic Fever with Renal Syndrome Bivalent Vaccine(Gerbil Kidney Cell)，Inactivated

汉语拼音：Shuangjia Shenzonghezheng Chuxuere Miehuoyimiao(Shashushen Xibao)

【成分和性状】　本品系用Ⅰ型和Ⅱ型肾综合征出血热病毒分别接种原代沙鼠肾细胞，经培养、收获病毒液，病毒灭活、纯化、混合后加入氢氧化铝佐剂制成。为微乳白色混悬液体，含硫柳汞防腐剂。

主要成分：灭活的Ⅰ型和Ⅱ型肾综合征出血热病毒。

辅料：应列出全部批准的辅料成分。

【接种对象】　肾综合征出血热疫区的居民及进入该地区的人员，主要对象为 16～60 岁的高危人群。

【作用与用途】　接种本疫苗后，可刺激机体产生抗Ⅰ型和Ⅱ型肾综合征出血热病毒的免疫力。用于预防Ⅰ型和Ⅱ型肾综合征出血热。

【规格】　每瓶 1.0ml。每 1 次人用剂量为 1.0ml。

【免疫程序和剂量】　(1)于上臂外侧三角肌肌内注射。

(2)基础免疫为 2 针,于 0 天(第 1 天,当天)、14 天(第 15 天)各注射 1 次;基础免疫后 1 年加强免疫 1 针,每次 1.0ml。

【不良反应】

常见不良反应:

(1)接种本疫苗后,注射部位可出现局部疼痛、瘙痒、局部轻微红肿。

(2)全身性反应可有轻度发热反应、不适、疲倦等,一般不需处理可自行消退。

罕见不良反应:

(1)短暂中度以上发热:应采用物理方法或药物对症处理,以防高热惊厥或继发其他疾病。

(2)局部中度以上红肿,一般 3 天内即可自行消退,不需任何处理,适当休息即可恢复正常;反应较重的局部红肿可用干净的毛巾热敷,每天数次,每次一般 10～15 分钟可助红肿消退。

极罕见不良反应:

(1)过敏性皮疹:一般接种疫苗后 72 小时内出现荨麻疹,出现反应时,应及时就诊,给予抗过敏治疗。

(2)过敏性休克:一般注射疫苗后 1 小时内发生。应及时注射肾上腺素等抢救措施进行治疗。

(3)过敏性紫癜:出现过敏性紫癜反应时应及时就诊,应用皮质固醇类药物给予抗过敏治疗,治疗不当或不及时有可能并发紫癜性肾炎。

(4)周围神经炎:应及时就诊。

【禁忌】 (1)已知对该疫苗所含的任何成分,包括辅料和抗生素过敏者。

(2)患急性疾病、严重慢性疾病、慢性疾病的急性发作期和发热者。

(3)患未控制的癫痫和其他进行性神经系统疾病者。

(4)妊娠及哺乳期妇女。

【注意事项】 (1)以下情况者慎用:家族和个人有惊厥史者、患慢性疾病者、有癫痫史者、过敏体质者。

(2)疫苗瓶有裂纹、标签不清或失效者、疫苗瓶内有异物者均不得使用。

(3)疫苗瓶开启后应立即使用。

(4)注射免疫球蛋白者应至少间隔 1 个月以上接种本品,以免影响免疫效果。

(5)应备有肾上腺素等药物,以备偶有发生严重过敏反应时急救用。接受注射者在注射后应在现场观察至少30分钟。

(6)严禁冻结。

【贮藏】 于 2～8℃避光保存和运输。

【包装】 按批准的执行。

【有效期】 24 个月。

【执行标准】

【批准文号】

【生产企业】

企业名称:

生产地址:

邮政编码:

电话号码:

传真号码:

网　　址:

冻干人用狂犬病疫苗(Vero 细胞)

Donggan Renyong Kuangquanbing Yimiao

(Vero Xibao)

Rabies Vaccine(Vero Cell)for Human Use,Freeze-dried

本品系用狂犬病病毒固定毒接种于 Vero 细胞,经培养、收获、浓缩、灭活病毒、纯化后,加入适宜稳定剂冻干制成。用于预防狂犬病。

1 基本要求

生产和检定用设施、原材料及辅料、水、器具、动物等应符合"凡例"的有关要求。

2 制造

2.1 生产用细胞

生产用细胞为 Vero 细胞。

2.1.1 细胞管理及检定

应符合"生物制品生产检定用动物细胞基质制备及检定规程"规定。各级细胞库细胞代次应不超过批准的限定代次。

取自同批工作细胞库的 1 支或多支细胞,经复苏扩增后的细胞仅用于一批疫苗的生产。

2.1.2 细胞制备

取工作细胞库中的 1 支或多支细胞,细胞复苏、扩增至接种病毒的细胞为一批。将复苏后的单层细胞用胰蛋白酶或其他适宜的消化液进行消化,分散成均匀的细胞,加入适宜的培养液混合均匀,置 37℃培养成均匀单层细胞。

2.2 毒种

2.2.1 名称及来源

生产用毒种为狂犬病病毒固定毒 CTN-1V 株、aGV 株或经批准的其他 Vero 细胞适应的狂犬病病毒固定毒株。

2.2.2 种子批的建立

应符合"生物制品生产检定用菌毒种管理规程"规定。各种子批代次应不超过批准的限定代次。狂犬病毒固定毒 CTN-1V 株在 Vero 细胞上传代,至工作种子批传代次数应不超过 35 代;aGV 株在 Vero 细胞上传代,至工作种子批传代次数应不超过 15 代。

2.2.3 种子批毒种的检定

主种子批应进行以下全面检定,工作种子批应至少进行 2.2.3.1～2.2.3.4 项检定。

2.2.3.1 鉴别试验

采用小鼠脑内中和试验鉴定毒种的特异性。将毒种做 10

倍系列稀释,取适宜稀释度病毒液分别与狂犬病病毒特异性免疫血清(试验组)和阴性血清(对照组)等量混合,试验组与对照组的每个稀释度分别接种 11～13g 小鼠 6 只,每只脑内接种 0.03ml,逐日观察,3 天内死亡者不计(动物死亡数量应不得超过试验动物总数的 20%),观察 14 天。中和指数应不低于 500。

2.2.3.2 病毒滴定

将毒种做 10 倍系列稀释,每个稀释度脑内接种体重为 11～13g 小鼠至少 6 只,每只脑内接种 0.03ml,逐日观察,3 天内死亡者不计(动物死亡数量应不得超过试验动物总数的 20%),观察 14 天。病毒滴度应不低于 7.5 lg LD$_{50}$/ml。

2.2.3.3 无菌检查

依法检查(通则 1101),应符合规定。

2.2.3.4 支原体检查

依法检查(通则 3301),应符合规定。

2.2.3.5 外源病毒因子检查

依法检查(通则 3302),应符合规定。

2.2.3.6 免疫原性检查

用主种子批毒种制备疫苗,腹腔注射体重为 12～14g 小鼠,每只 0.5ml,免疫 2 次,间隔 7 天,为试验组。未经免疫的同批小鼠为对照组。初免后的第 14 天,试验组和对照组分别用 10 倍系列稀释的 CVS 病毒脑腔攻击,每只注射 0.03ml,每个稀释度注射 10 只小鼠,逐日观察,3 天内死亡者不计(动物死亡数量应不得超过试验动物总数的 20%),观察 14 天。保护指数应不低于 100。

2.2.4 毒种保存

毒种应于 -60℃ 以下保存。

2.3 原液

2.3.1 细胞制备

按 2.1.2 项进行。

2.3.2 培养液

培养液为含适量灭能新生牛血清的 MEM、199 或其他适宜培养液。新生牛血清的质量应符合规定(通则 3604)。

2.3.3 对照细胞外源病毒因子检查

依法检查(通则 3302),应符合规定。

2.3.4 病毒接种和培养

细胞培养成致密单层后,将毒种按 0.01～0.1 MOI 接种细胞(同一工作种子批毒种应按同一 MOI 接种),置适宜温度下培养一定时间后,弃去培养液,用灭菌 PBS 或其他适宜洗液冲洗去除牛血清,加入适量维持液,置 33～35℃ 继续培养。

2.3.5 病毒收获

经培养适宜时间,收获病毒液。根据细胞生长情况,可换以维持液继续培养,进行多次病毒收获。检定合格的同一细胞批生产的同一次病毒收获液可合并为单次病毒收获液。

2.3.6 单次病毒收获液检定

按 3.1 项进行。

2.3.7 单次病毒收获液保存

于 2～8℃ 保存不超过 30 天。

2.3.8 单次病毒收获液合并、浓缩

检定合格的同一细胞批生产的单次病毒收获液可进行合并。合并后的病毒液,经超滤或其他适宜方法浓缩至规定的蛋白质含量范围。

2.3.9 病毒灭活

于浓缩后的病毒收获液中按 1:4000 的比例加入 β-丙内酯,置适宜温度、在一定时间内灭活病毒,并于适宜的温度放置一定的时间,以确保 β-丙内酯完全水解。病毒灭活到期后,每个病毒灭活容器应立即取样,分别进行病毒灭活验证试验。

■ 2.3.10 病毒灭活验证试验

取灭活后病毒液 25ml 接种于 Vero 细胞,每 3cm^2 单层细胞接种 1ml 病毒液,37℃ 吸附 60 分钟后加入细胞培养液,培养液与病毒液量比例不超过 1:3,每 7 天传 1 代,培养 21 天后收获培养液,混合后取样,脑内接种体重为 11～13g 小鼠 20 只,每只 0.03ml,3 天内死亡者不计(动物死亡数量应不得超过试验动物总数的 20%),观察 14 天,应全部健存。■[增订]

2.3.11 纯化

灭活后的病毒液采用柱色谱法或其他适宜的方法进行纯化,纯化后加入适量人血白蛋白或其他适宜的稳定剂,即为原液。

2.3.12 原液检定

按 3.2 项进行。

2.4 半成品

2.4.1 配制

将原液按规定的同一蛋白质含量或抗原含量进行配制,且总蛋白质含量应不高于 80μg/剂,加入适宜的稳定剂即为半成品。

2.4.2 半成品检定

按 3.3 项进行。

2.5 成品

2.5.1 分批

应符合"生物制品分批规程"规定。

2.5.2 分装及冻干

应符合"生物制品分装和冻干规程"规定。

2.5.3 规格

按标示量复溶后每瓶 0.5ml 或 1.0ml。每 1 次人用剂量为 0.5ml 或 1.0ml,狂犬病疫苗效价应不低于 2.5IU。

2.5.4 包装

应符合"生物制品包装规程"规定。

3 检定

3.1 单次病毒收获液检定

3.1.1 病毒滴定

按 2.2.3.2 项进行,病毒滴度应不低于 6.0 lg LD$_{50}$/ml。

3.1.2 无菌检查

依法检查(通则 1101),应符合规定。

3.1.3 支原体检查

依法检查(通则 3301),应符合规定。

3.2 原液检定

3.2.1 无菌检查

依法检查(通则 1101),应符合规定。

■3.2.2 病毒灭活验证试验

取灭活后病毒液 25ml 接种于 Vero 细胞,每 3cm² 单层细胞接种 1ml 病毒液,37℃ 吸附 60 分钟后加入细胞培养液,培养液与病毒液量比例不超过 1∶3,每 7 天传 1 代,培养 21 天后收获培养液,混合后取样,脑内接种体重为 11～13g 小鼠 20 只,每只 0.03ml,3 天内死亡者不计(动物死亡数量应不得超过试验动物总数的 20%),观察 14 天,应全部健存。■[删除]

3.2.2 蛋白质含量

取纯化后未加入人血白蛋白的病毒液,依法测定(通则 0731 第二法),应不高于 80μg/剂。

3.2.3 抗原含量

可采用酶联免疫法,应符合批准的要求。

3.3 半成品检定

无菌检查

依法检查(通则 1101),应符合规定。

3.4 成品检定

除水分测定外,按标示量加入所附灭菌注射用水,复溶后进行以下各项检定。

3.4.1 鉴别试验

采用酶联免疫法检查,应证明含有狂犬病病毒抗原。

3.4.2 外观

应为白色疏松体,复溶后应为澄明液体,无异物。

3.4.3 渗透压摩尔浓度

依法测定(通则 0632),应符合批准的要求。

3.4.4 化学检定

3.4.4.1 pH 值

应为 7.2～8.0(通则 0631)。

3.4.4.2 水分

应不高于 3.0%(通则 0832)。

3.4.5 效价测定

应不低于 2.5IU/剂(通则 3503)。

3.4.6 热稳定性试验

疫苗出厂前应进行热稳定性试验。于 37℃ 放置 28 天后,按 3.4.5 项进行效价测定,应合格。

3.4.7 牛血清白蛋白残留量

应不高于 50ng/剂(通则 3411)。

3.4.8 抗生素残留量

生产过程中加入抗生素的应进行该项检查。采用酶联免疫法,应不高于 50ng/剂。

3.4.9 Vero 细胞 DNA 残留量

应不高于 100pg/剂(通则 3407 第一法)。

3.4.10 Vero 细胞蛋白质残留量

采用酶联免疫法,应不高于 4μg/剂。

3.4.11 无菌检查

依法检查(通则 1101),应符合规定。

3.4.12 异常毒性检查

依法检查(通则 1141),应符合规定。

3.4.13 细菌内毒素检查

应不高于 25EU/剂(通则 1143 凝胶限度试验)。

4 疫苗稀释剂

疫苗稀释剂为灭菌注射用水,稀释剂的生产应符合批准的要求。灭菌注射用水应符合本版药典(二部)的相关规定。

5 保存、运输及有效期

于 2～8℃ 避光保存和运输。自生产之日起,按批准的有效期执行。

6 使用说明

应符合"生物制品包装规程"规定和批准的内容。

冻干人用狂犬病疫苗(Vero 细胞)
使用说明

【药品名称】

通用名称:冻干人用狂犬病疫苗(Vero 细胞)

英文名称:Rabies Vaccine(Vero Cell)for Human Use,Freeze-dried

汉语拼音:Donggan Renyong Kuangquanbing Yimiao (Vero Xibao)

【成分和性状】 本品系用狂犬病病毒固定毒接种 Vero 细胞,经培养、收获、浓缩、灭活病毒、纯化后,加入适宜的稳定剂冻干制成。为白色疏松体,复溶后为澄明液体,不含任何防腐剂。

有效成分:灭活的狂犬病病毒固定毒。

辅料:应列出全部批准的辅料成分。

疫苗稀释剂:灭菌注射用水。

【接种对象】 凡被狂犬或其他疯动物咬伤、抓伤时,不分年龄、性别应立即处理局部伤口(用清水或肥皂水反复冲洗后再用碘酊或酒精消毒数次),并及时按暴露后免疫程序注射本疫苗;凡有接触狂犬病病毒危险的人员(如兽医、动物饲养员、林业从业人员、屠宰场工人、狂犬病实验人员等)按暴露前免疫程序注射本疫苗。

【作用与用途】 接种本疫苗后,可刺激机体产生抗狂犬病病毒免疫力。用于预防狂犬病。

【规格】 复溶后每瓶 0.5ml 或 1.0ml。每 1 次人用剂量为 0.5ml 或 1.0ml,狂犬病疫苗效价应不低于 2.5IU。

【免疫程序和剂量】 (1)按标示量加入所附灭菌注射用水,待疫苗复溶并摇匀后注射。

(2)于上臂三角肌肌内注射,幼儿可在大腿前外侧区肌内注射。

(3)暴露后免疫程序:一般咬伤者于 0 天(第 1 天,当天)、3 天(第 4 天,以下类推)、7 天、14 天和 28 天各注射本疫苗 1 剂,全程免疫共注射 5 剂,儿童用量相同。对有下列情形之一的,建议首剂狂犬病疫苗剂量加倍给予:

① 注射疫苗前一天或更早一些时间内注射过狂犬病人

免疫球蛋白或抗狂犬病血清的慢性病人。

② 先天性或获得性免疫缺陷病人。

③ 接受免疫抑制剂(包括抗疟疾药物)治疗的病人。

④ 老年人。

⑤ 于暴露后 48 小时或更长时间后才注射狂犬病疫苗的人员。

暴露后免疫程序按下述伤及程度分级处理:

Ⅰ级暴露 触摸动物,被动物舔及无破损皮肤,一般不需处理,不必注射狂犬病疫苗;

Ⅱ级暴露 未出血的皮肤咬伤、抓伤,应按暴露后免疫程序接种狂犬病疫苗;

Ⅲ级暴露 一处或多处皮肤出血性咬伤或被抓伤出血,可疑或确诊的疯动物唾液污染黏膜,破损的皮肤被舔应按暴露后程序立即接种狂犬病疫苗和抗狂犬病免疫血清或狂犬人免疫球蛋白。抗狂犬病血清按 40IU/kg 给予,或狂犬病人免疫球蛋白按 20IU/kg 给予,将尽可能多的抗狂犬病血清或狂犬病人免疫球蛋白做咬伤局部浸润注射,剩余部分肌内注射,抗狂犬病血清或狂犬病人免疫球蛋白仅为单次应用。

(4)暴露前免疫程序:于 0 天、7 天、21 天或 28 天各注射本疫苗 1 剂,全程免疫共注射 3 剂。

(5)对曾经接种过狂犬病疫苗的一般患者再需接种疫苗的建议:

① 1 年内进行过全程免疫,被可疑疯动物咬伤者,应于 0 天和 3 天各注射 1 剂疫苗。

② 1 年前进行过全程免疫,被可疑疯动物咬伤者,则应全程接种疫苗。

③ 3 年内进行过全程免疫,并且进行过加强免疫,被可疑疯动物咬伤者,则应于 0 天和 3 天各注射 1 剂疫苗。

④ 3 年前进行过全程免疫,并且进行过加强免疫,被可疑疯动物咬伤者,应全程接种疫苗。

【不良反应】

常见不良反应:

(1)一般接种疫苗后 24 小时内,注射部位可出现红肿、疼痛、瘙痒,一般不需处理,即可自行缓解。

(2)全身性反应可有轻度发热、无力、头痛、眩晕、关节痛、肌肉痛、呕吐、腹痛等,一般不需处理,即自行消退。

罕见不良反应:

短暂中度以上发热反应:应采用物理方法及药物对症处理,以防高热惊厥。

极罕见不良反应:

(1)过敏性皮疹:一般接种疫苗后 72 小时内出现荨麻疹,出现反应时,应及时就诊,给予抗过敏治疗。

(2)过敏性休克:一般接种疫苗后 1 小时内发生。应及时注射肾上腺素等抢救措施进行治疗。

(3)过敏性紫癜:出现过敏性紫癜反应时应及时就诊,应用皮质固醇类药物给予抗过敏治疗,治疗不当或不及时有可能并发紫癜性肾炎。

(4)出现血管神经性水肿和神经系统反应,应及时就诊。

【禁忌】 由于狂犬病是致死性疾病,暴露后接种疫苗无任何禁忌证。

暴露前接种时:

(1)已知对该疫苗的所含任何成分,包括辅料以及抗生素过敏者。

(2)患急性疾病、严重慢性疾病、慢性疾病的急性发作期和发热者。

(3)患未控制的癫痫和其他进行性神经系统疾病者。

【注意事项】 (1)以下情况者慎用:家族和个人有惊厥史者、患慢性疾病者、有癫痫史者、过敏体质者、哺乳期、妊娠期妇女。

(2)疫苗瓶有裂纹、标签不清或失效者、疫苗复溶后出现浑浊等外观异常者均不得使用。

(3)疫苗开启后应立即使用。

(4)应备有肾上腺素等药物,以备偶有发生严重过敏反应时急救用。接受注射者在注射后应在现场观察至少 30 分钟。

(5)忌饮酒、浓茶等刺激性食物及剧烈运动等。

(6)禁止臀部注射,不能进行血管内注射。

(7)抗狂犬病血清或狂犬病人免疫球蛋白不得与疫苗使用同一支注射器,不得在同侧肢体注射。

(8)暴露后免疫应遵循及时、足量、全程的原则。发生过敏者,可到医院就诊,进行抗过敏治疗,完成全程疫苗的注射。

(9)使用皮质类固醇或免疫抑制剂治疗时可干扰抗体产生,并导致免疫接种失败。

(10)严禁冻结。

【贮藏】 于 2～8℃ 避光保存和运输。

【包装】 按批准的执行。

【有效期】 按批准的执行。

【执行标准】

【批准文号】

【生产企业】

企业名称:

生产地址:

邮政编码:

电话号码:

传真号码:

网　　址:

冻干甲型肝炎减毒活疫苗

Donggan Jiaxing Ganyan Jiandu Huoyimiao

Hepatitis A(Live)Vaccine,Freeze-dried

本品系用甲型肝炎(简称甲肝)病毒减毒株接种人二倍体细胞,经培养、收获、提取病毒后,加入适宜稳定剂冻干制成。

用于预防甲型肝炎。

1　基本要求

生产和检定用设施、原材料及辅料、水、器具、动物等应符合"凡例"的有关要求。

2　制造

2.1　生产用细胞

生产用细胞为人二倍体细胞(2BS株、KMB₁₇株或其他批准的细胞株)。

2.1.1　细胞管理及检定

应符合"生物制品生产检定用动物细胞基质制备及检定规程"规定。取自同批工作细胞库的1支或多支细胞,经复苏扩增后的细胞仅用于一批疫苗的生产。

2BS株细胞种子代次应不超过第14代,主细胞库细胞代次应不超过第31代,工作细胞库细胞代次应不超过第44代;KMB₁₇株细胞种子代次应不超过第6代,主细胞库细胞代次应不超过第15代,工作细胞库细胞代次应不超过第45代。

2.1.2　细胞制备

取工作细胞库中的1支或多支细胞,经复苏、胰蛋白酶消化、37℃±0.5℃静置或旋转培养制备的一定数量并用于接种病毒的细胞为一个细胞批。

2.2　毒种

2.2.1　名称及来源

生产用毒种为甲肝病毒H₂减毒株或L-A-1减毒株。

2.2.2　种子批的建立

应符合"生物制品生产检定用菌毒种管理规程"规定。

H₂减毒株原始种子传代应不超过第7代,主种子批应不超过第8代,工作种子批应不超过第14代,生产的疫苗病毒代次应不超过第15代;L-A-1减毒株原始种子传代应不超过第22代,主种子批应不超过第25代,工作种子批应不超过第26代,生产的疫苗病毒代次应不超过第27代。

2.2.3　种子批毒种的检定

主种子批应进行以下全面检定,工作种子批至少进行2.2.3.1~2.2.3.4项检定。

2.2.3.1　鉴别试验

用甲肝病毒特异性免疫血清及甲肝病毒抗体阴性血清分别与500~1000CCID₅₀/ml甲肝病毒等量混合,置37℃水浴60分钟,接种人二倍体细胞,置35℃培养至病毒增殖高峰期,提取甲肝病毒后用酶联免疫法测定,经中和的病毒液检测结果应为阴性,证明甲肝病毒被完全中和;未经中和的病毒液检测结果应为阳性,证明为甲肝病毒。

2.2.3.2　病毒滴定

将毒种做10倍系列稀释,取至少3个稀释度,分别接种人二倍体细胞,置35℃培养至病毒增殖高峰期,收获后提取甲肝病毒,用酶联免疫法测定,病毒滴度应不低于6.50 lg CCID₅₀/ml。

2.2.3.3　无菌检查

依法检查(通则1101),应符合规定。

2.2.3.4　支原体检查

依法检查(通则3301),应符合规定。

2.2.3.5　外源病毒因子检查

依法检查(通则3302),应符合规定。供试品可不经甲肝病毒特异性免疫血清中和,直接接种小鼠和细胞观察。

2.2.3.6　免疫原性检查

■建立或变更主种子批时应确认主种子批的免疫原性,必要时应根据药品注册管理的相关要求开展相应的临床试验。■[修订]

2.2.3.7　猴体安全及免疫原性试验

用主种子批毒种制备疫苗进行猴体试验。取甲肝病毒抗体阴性、丙氨酸氨基转移酶指标正常、体重为1.5~4.5kg的健康恒河猴或红面猴5只,于下肢静脉注射1次人用剂量的疫苗,滴度应不低于6.50 lg CCID₅₀/剂。试验猴于第0周、第4周、第8周肝穿刺做组织病理检查。于第0周、第2周、第3周、第4周、第6周、第8周采血测定丙氨酸氨基转移酶及甲肝病毒抗体。应设2只猴为阴性对照。

试验组符合下列情况者判定合格:

(1)至少4只猴抗体阳转;

(2)血清丙氨酸氨基转移酶有一过性(1周次)升高者不超过2只猴;

(3)肝组织无与接种供试品有关的病理改变。

有下列情况之一者可重试:

(1)接种猴抗体阳转率低于4/5;

(2)抗体阳转前后2周内血清丙氨酸氨基转移酶异常升高超过2次;

(3)试验猴不能排除其他原因所致的肝组织病理改变。

重试后仍出现上述情况之一者,判为不合格。

2.2.4　毒种保存

毒种应于−60℃以下保存。

2.3　原液

2.3.1　细胞制备

按2.1.2项进行。

2.3.2　培养液

培养液为含适量灭能新生牛血清的MEM或其他适宜培养液。新生牛血清的质量应符合规定(通则3604),且甲肝抗体检测应为阴性。

2.3.3　对照细胞外源病毒因子检查

依法检查(通则3302),应符合规定。

2.3.4　病毒接种和培养

将毒种按0.05~1.0MOI接种细胞(同一工作种子批毒种应按同一MOI接种),于35℃±0.5℃培养,培养期间,根据细胞生长情况,可用不少于原倍培养液量的洗液洗涤去除牛血清,并换加维持液或其他适宜的液体继续培养。

2.3.5　病毒收获物

于病毒增殖高峰期,采用适宜浓度的胰蛋白酶或其他适宜方法消化含甲肝病毒的细胞,并经离心或其他适宜的方法收集含甲肝病毒的细胞为病毒收获物。检定合格的同一细胞批生产的同一次病毒收获物可合并为单次病毒收获物。

2.3.6　病毒收获物检定

按 3.1 项进行。

2.3.7　病毒收获物保存

于 −20℃ 以下保存,保存时间按批准的执行。

2.3.8　病毒提取

检定合格的病毒收获物经冻融和(或)超声波处理后,用适宜浓度的三氯甲烷抽提以提取病毒。

2.3.9　合并

检定合格的同一细胞批生产的单次病毒收获液可合并为一批。

2.3.10　原液检定

按 3.2 项进行。

2.3.11　原液保存

于 2~8℃ 保存,保存时间按批准的执行。

2.4　半成品

2.4.1　配制

将原液按规定的同一病毒滴度进行配制,并加入适宜稳定剂,即为半成品。

2.4.2　半成品检定

按 3.3 项进行。

2.5　成品

2.5.1　分批

应符合"生物制品分批规程"规定。

2.5.2　分装及冻干

应符合"生物制品分装和冻干规程"规定。

2.5.3　规格

按标示量复溶后每瓶 0.5ml 或 1.0ml。每 1 次人用剂量为 0.5ml 或 1.0ml,含甲型肝炎活病毒应不低于 6.50 lg $CCID_{50}$。

2.5.4　包装

应符合"生物制品包装规程"规定。

3　检定

3.1　病毒收获物检定

3.1.1　病毒滴定

按 2.2.3.2 项进行,病毒滴度应不低于 7.00 lg $CCID_{50}$/ml。

3.1.2　无菌检查

依法检查(通则 1101),应符合规定。

3.1.3　支原体检查

依法检查(通则 3301),应符合规定。

3.2　原液检定

3.2.1　病毒滴定

按 2.2.3.2 项进行,病毒滴度应不低于 7.00 lg $CCID_{50}$/ml。

3.2.2　无菌检查

依法检查(通则 1101),应符合规定。

3.2.3　支原体检查

依法检查(通则 3301),应符合规定。

3.3　半成品检定

无菌检查

依法检查(通则 1101),应符合规定。

3.4　成品检定

除水分测定外,应按标示量加入所附灭菌注射用水,复溶后进行以下各项检定。

3.4.1　鉴别试验

采用酶联免疫法进行检测,应证明含有甲肝病毒抗原。

3.4.2　外观

应为乳酪色疏松体,复溶后为澄明液体,无异物。

3.4.3　水分

应不高于 3.0%(通则 0832)。

3.4.4　pH 值

依法检查(通则 0631),应符合批准的要求。

3.4.5　渗透压摩尔浓度

依法检查(通则 0632),应符合批准的要求。

3.4.6　三氯甲烷残留量

应不高于 0.006%(通则 0861)。

3.4.7　病毒滴定

取疫苗 3~5 瓶混合滴定,按 2.2.3.2 项进行,病毒滴度应不低于 6.50 lg $CCID_{50}$/剂。

3.4.8　热稳定性试验

疫苗出厂前应进行热稳定性试验,应与病毒滴定同时进行。于 37℃ 放置 72 小时后,按 2.2.3.2 项进行,病毒滴度应不低于 6.50 lg $CCID_{50}$/剂,病毒滴度下降应不高于 0.50 lg。

3.4.9　牛血清白蛋白残留量

应不高于 50ng/剂(通则 3411)。

3.4.10　抗生素残留量

生产过程中加入抗生素的应进行该项检查。采用酶联免疫法检测,应不高于 50ng/剂。

3.4.11　无菌检查

依法检查(通则 1101),应符合规定。

3.4.12　异常毒性检查

依法检查(通则 1141),应符合规定。

3.4.13　细菌内毒素检查

应不高于 50EU/剂(通则 1143 凝胶限度试验)。

4　疫苗稀释剂

疫苗稀释剂为灭菌注射用水,稀释剂的生产应符合批准的要求。灭菌注射用水应符合本版药典(二部)的相关规定。

5　保存、运输及有效期

于 2~8℃ 避光保存和运输。自生产之日起,按批准的有效期执行。

6　使用说明

应符合"生物制品包装规程"规定和批准的内容。

冻干甲型肝炎减毒活疫苗使用说明

【药品名称】

通用名称:冻干甲型肝炎减毒活疫苗

英文名称:Hepatitis A (Live) Vaccine,Freeze-dried

汉语拼音:Donggan Jiaxing Ganyan Jiandu Huoyimiao

【成分和性状】 本品系用甲型肝炎病毒减毒株接种人二倍体细胞,经培养、收获病毒液、提取后,加适宜的稳定剂冻干制成。为乳酪色疏松体,复溶后为澄明液体。

有效成分:甲型肝炎减毒活病毒。

辅料:应列出全部批准的辅料成分。

疫苗稀释剂:灭菌注射用水。

【接种对象】 1岁半以上的甲型肝炎易感者。

【作用与用途】 接种本疫苗后,可刺激机体产生抗甲型肝炎病毒的免疫力。用于预防甲型肝炎。

【规格】 复溶后每瓶0.5ml或1.0ml。每1次人用剂量为0.5ml或1.0ml,含甲型肝炎活病毒应不低于6.50 lg CCID$_{50}$。

【免疫程序和剂量】 (1)按标示量加入所附灭菌注射用水,待疫苗复溶并摇匀后使用。

(2)于上臂外侧三角肌附着处皮下注射1剂。

【不良反应】

常见不良反应:

(1)一般接种疫苗后24小时内,注射部位可出现疼痛和触痛,多数情况下于2~3天内自行消失。

(2)一般接种疫苗后1~2周内,可能出现一过性发热反应。其中大多数为轻度发热反应,一般持续1~2天后可自行缓解,不需处理,必要时适当休息,多喝开水,注意保暖,防止继发感染;对于中度发热反应或发热时间一般超过48小时者,可采用物理方法或药物对症处理。

(3)接种疫苗后,偶有皮疹出现,不需特殊处理,必要时可对症治疗。

罕见不良反应:

重度发热反应:应采用物理方法及药物对症处理,以防高热惊厥。

极罕见不良反应:

(1)过敏性休克:一般接种疫苗后1小时内发生。应及时注射肾上腺素等抢救措施进行治疗。

(2)过敏性皮疹:一般接种疫苗后72小时内出现荨麻疹,出现反应时,应及时就诊,给予抗过敏治疗。

(3)过敏性紫癜:出现过敏性紫癜反应时应及时就诊,应用皮质固醇类药物给予抗过敏治疗,治疗不当或不及时有可能并发紫癜性肾炎。

【禁忌】 (1)已知对该疫苗所含的任何成分,包括辅料以及抗生素过敏者。

(2)妊娠期妇女。

(3)患急性疾病、严重慢性疾病、慢性疾病的急性发作期、发热者。

(4)免疫缺陷、免疫功能低下或正在接受免疫抑制剂治疗者。

(5)患未控制的癫痫和其他进行性神经系统疾病者。

【注意事项】 (1)有以下情况者慎用:家族和个人有惊厥史者、患慢性疾病者、有癫痫史者、过敏体质者、哺乳期妇女。

(2)疫苗瓶有裂纹、标签不清或失效者、疫苗复溶后出现浑浊等外观异常者均不得使用。

(3)开启疫苗瓶和注射时,切勿使消毒剂接触疫苗。

(4)疫苗瓶开启后应立即使用。

(5)应备有肾上腺素等药物,以备偶有发生严重过敏反应时急救用。接受注射者在注射后应在现场观察至少30分钟。

(6)注射人免疫球蛋白者应至少间隔3个月以上接种本疫苗,以免影响免疫效果。

(7)使用其他减毒活疫苗与接种本疫苗应至少间隔1个月以上,以免影响免疫效果。

(8)本品为减毒活疫苗,一般不推荐在该病流行季节使用。

(9)育龄期妇女注射本疫苗后,应至少3个月内避免怀孕。

(10)严禁冻结。

【贮藏】 于2~8℃避光保存和运输。

【包装】 按批准的执行。

【有效期】 按批准的执行。

【执行标准】

【批准文号】

【生产企业】

企业名称:

生产地址:

邮政编码:

电话号码:

传真号码:

网　　址:

重组乙型肝炎疫苗(酿酒酵母)

Chongzu Yixing Ganyan Yimiao(Niangjiu Jiaomu)

Recombinant Hepatitis B Vaccine

（*Saccharomyces cerevisiae*）

本品系由重组酿酒酵母表达的乙型肝炎(简称乙肝)病毒表面抗原(HBsAg)经纯化,加入铝佐剂制成。用于预防乙型肝炎。

1　基本要求

生产和检定用设施、原材料及辅料、水、器具、动物等应符合"凡例"的有关要求。

2 制造

2.1 生产用菌种

2.1.1 名称及来源

生产用菌种为美国默克公司以 DNA 重组技术构建的表达 HBsAg 的重组酿酒酵母原始菌种,菌种号为 2150-2-3 (pHBS56-GAP347/33)。

2.1.2 种子批的建立

应符合"生物制品生产检定用菌毒种管理规程"规定。

由美国默克公司提供的菌种经扩增 1 代为主种子批,主种子批扩增 1 代为工作种子批。

2.1.3 种子批菌种的检定

主种子批及工作种子批应进行以下全面检定。

2.1.3.1 培养物纯度

培养物接种于哥伦比亚血琼脂平板和酶化大豆蛋白琼脂平板,分别于 20～25℃和 30～35℃培养 5～7 天,应无细菌和其他真菌被检出。

2.1.3.2 HBsAg 基因序列测定

HBsAg 基因序列应与原始菌种 2150-2-3 保持一致。

2.1.3.3 质粒保有率

采用平板复制法检测。将菌种接种到复合培养基上培养,得到的单个克隆菌落转移到限制性培养基上培养,计算质粒保有率,应不低于 95%。

$$PR(\%) = \frac{A}{A+L} \times 100$$

式中 PR 为质粒保有率,%;

A 为在含腺嘌呤的基本培养基上生长的菌落数, CFU/皿;

$A+L$ 为在含腺嘌呤和亮氨酸的基本培养基上生长的菌落数,CFU/皿。

2.1.3.4 活菌率

采用血细胞计数板,分别计算每 1ml 培养物中总菌数和活菌数,活菌率应不低于 50%。

$$活菌率(\%) = \frac{活菌数}{总菌数} \times 100$$

2.1.3.5 抗原表达率

取种子批菌种扩增培养,采用适宜的方法将培养后的细胞破碎,测定破碎液的蛋白质含量(通则 0731 第二法),并采用酶联免疫法或其他适宜方法测定 HBsAg 含量。抗原表达率应不低于 0.5%。

$$抗原表达率(\%) = \frac{抗原含量}{蛋白质含量} \times 100$$

2.1.4 菌种保存

主种子批和工作种子批菌种应于液氮中保存,工作种子批菌种于 -70℃保存应不超过 6 个月。

2.2 原液

2.2.1 发酵

取工作种子批菌种,于适宜温度和时间经锥形瓶、种子罐和生产罐进行三级发酵,收获的酵母菌应冷冻保存。

2.2.2 培养物检定

2.2.2.1 培养物纯度

按 2.1.3.1 项进行。

2.2.2.2 质粒保有率

按 2.1.3.3 项进行,应不低于 90%。

2.2.3 培养物保存

于 -60℃以下保存不超过 6 个月。

2.2.4 纯化

用细胞破碎器破碎酿酒酵母,除去细胞碎片,以硅胶吸附法粗提 HBsAg,疏水色谱法纯化 HBsAg,用硫氰酸盐处理,经稀释和除菌过滤后即为原液。

2.2.5 原液检定

按 3.1 项进行。

2.2.6 原液保存

于 2～8℃保存不超过 3 个月。

2.3 半成品

2.3.1 甲醛处理

原液中按终浓度为 100μg/ml 加入甲醛,于 37℃保温适宜时间。

2.3.2 铝吸附

每 1μg 蛋白质和铝剂按一定比例置 2～8℃吸附适宜的时间,用无菌生理氯化钠溶液洗涤,去上清液后再恢复至原体积,即为铝吸附产物。

2.3.3 配制

■按照批准的规格,可在铝吸附产物中加入铝稀释剂,即为半成品。■[修订]

2.3.4 半成品检定

按 3.2 项进行。

2.4 成品

2.4.1 分批

应符合"生物制品分批规程"规定。

2.4.2 分装

应符合"生物制品分装和冻干规程"规定。

2.4.3 规格

每瓶 0.5ml 或 1.0ml。每 1 次人用剂量 0.5ml,含 HBsAg 10μg;或每 1 次人用剂量 1.0ml,含 HBsAg 20μg■或 60μg。■[增订]

2.4.4 包装

应符合"生物制品包装规程"规定。

3 检定

3.1 原液检定

3.1.1 无菌检查

依法检查(通则 1101),应符合规定。

3.1.2 蛋白质含量

应为 20.0～27.0μg/ml■或 60.0～81.0μg/ml■[增订](通则 0731 第二法)。

3.1.3 特异蛋白带

采用还原型 SDS-聚丙烯酰胺凝胶电泳法(通则 0541 第五法),分离胶胶浓度为 15%,上样量为 1.0μg,银染法染色。应有分子质量为 20～25kD 蛋白带,可有 HBsAg 多聚体蛋白带。

3.1.4 N 端氨基酸序列测定(每年至少测定 1 次)

用氨基酸序列分析仪测定,N 端氨基酸序列应为:

Met-Glu-Asn-Ile-Thr-Ser-Gly-Phe-Leu-Gly-Pro-Leu-Leu-Val-Leu。

3.1.5 纯度

采用免疫印迹法测定(通则 3401),所测供试品中酵母杂蛋白应符合批准的要求;采用高效液相色谱法(通则 0512),亲水硅胶高效体积排阻色谱柱;排阻极限 1000kD;孔径 45nm,粒度 13μm,流动相为含 0.05% 叠氮钠和 0.1% SDS 的磷酸盐缓冲液(pH7.0);上样量 100μl;检测波长 280nm。按面积归一法计算 P60 蛋白质含量,杂蛋白应不高于 1.0%。

3.1.6 细菌内毒素检查

应小于 10EU/ml(通则 1143 凝胶限度试验)。

3.1.7 宿主细胞 DNA 残留量

应不高于 10ng/剂(通则 3407)。

3.2 半成品检定

3.2.1 吸附完全性

将供试品于 6500g 离心 5 分钟取上清液,依法测定(通则 3501)参考品、供试品及其上清液中 HBsAg 含量。以参考品 HBsAg 含量的对数对其相应吸光度对数作直线回归,相关系数应不低于 0.99,将供试品及其上清液的吸光度值代入直线回归方程,计算其 HBsAg 含量,再按下式计算吸附率,应不低于 95%。

$$P(\%) = \left(1 - \frac{c_s}{c_t}\right) \times 100$$

式中 P 为吸附率,%;

c_s 为供试品上清液的 HBsAg 含量,μg/ml;

c_t 为供试品的 HBsAg 含量,μg/ml。

3.2.2 化学检定

3.2.2.1 硫氰酸盐含量

将供试品于 6500g 离心 5 分钟,取上清液。分别取含量为 1.0μg/ml、2.5μg/ml、5.0μg/ml、10.0μg/ml 的硫氰酸盐标准溶液、供试品上清液、生理氯化钠溶液各 5.0ml 于试管中,每一供试品取 2 份,在每管中依次加入硼酸盐缓冲液(pH9.2)0.5ml,2.25% 氯胺 T-0.9% 氯化钠溶液 0.5ml,50% 吡啶溶液(用生理氯化钠溶液配制)1.0ml,每加一种溶液后立即混匀,加完上述溶液后静置 10 分钟,以生理氯化钠溶液为空白对照,在波长 415nm 处测定各管吸光度。以标准溶液中硫氰酸盐的含量对其吸光度均值作直线回归,计算相关系数,应不低于 0.99,将供试品上清液的吸光度均值代入直线回归方程,计算硫氰酸盐含量,应小于 1.0μg/ml。

3.2.2.2 Triton X-100 含量

将供试品于 6500g 离心 5 分钟,取上清液。分别取含量为 5μg/ml、10μg/ml、20μg/ml、30μg/ml、40μg/ml 的 Triton X-100 标准溶液、供试品上清液、生理氯化钠溶液各 2.0ml 于试管中,每一供试品取 2 份,每管分别加入 5%(ml/ml)苯酚溶液 1.0ml,迅速振荡,室温放置 15 分钟。以生理氯化钠溶液为空白对照,在波长 340nm 处测定各管吸光度。以标准溶液中 Triton X-100 的含量对其吸光度均值作直线回归,计算相关系数,应不低于 0.99,将供试品上清液的吸光度均值代入直线回归方程,计算 Triton X-100 含量,应小于 15.0μg/ml。

3.2.2.3 pH 值

应为 5.5～7.2(通则 0631)。

3.2.2.4 游离甲醛含量

应不高于 20μg/ml(通则 3207 第二法)。

3.2.2.5 铝含量

应为 0.35～0.62mg/ml(通则 3106)。

3.2.2.6 渗透压摩尔浓度

应为 280mOsmol/kg±65mOsmol/kg(通则 0632)。

3.2.3 无菌检查

依法检查(通则 1101),应符合规定。

3.2.4 细菌内毒素检查

应小于 5EU/ml(通则 1143 凝胶限度试验)。

3.3 成品检定

3.3.1 鉴别试验

采用酶联免疫法检查,应证明含有 HBsAg。

3.3.2 外观

应为乳白色混悬液体,可因沉淀而分层,易摇散,不应有摇不散的块状物。

3.3.3 装量

依法检查(通则 0102),应不低于标示量。

3.3.4 渗透压摩尔浓度

依法测定(通则 0632),应符合批准的要求。

3.3.5 化学检定

3.3.5.1 pH 值

应为 5.5～7.2(通则 0631)。

3.3.5.2 铝含量

应为 0.35～0.62mg/ml(通则 3106)。

3.3.6 体外相对效力测定

应不低于 0.5(通则 3501)。

3.3.7 无菌检查

依法检查(通则 1101),应符合规定。

3.3.8 异常毒性检查

依法检查(通则 1141),应符合规定。

3.3.9 细菌内毒素检查

应小于 5EU/ml(通则 1143 凝胶限度试验)。

4 保存、运输及有效期

于 2～8℃ 避光保存和运输。自生产之日起,有效期为 36 个月。

5 使用说明

应符合"生物制品包装规程"规定和批准的内容。

重组乙型肝炎疫苗(酿酒酵母)
使用说明

【药品名称】

通用名称:重组乙型肝炎疫苗(酿酒酵母)

英文名称:Recombinant Hepatitis B Vaccine (*Saccharomyces cerevisciae*)

汉语拼音:Chongzu Yixing Ganyan Yimiao(Niangjiu Jiaomu)

【成分和性状】 本品系由重组酿酒酵母表达的乙型肝炎病毒表面抗原(HBsAg)经纯化,加入铝佐剂制成。为乳白色混悬液体,可因沉淀而分层,易摇散。

有效成分:乙型肝炎病毒表面抗原。

辅料:应列出全部批准的辅料成分。

【接种对象】 本疫苗适用于乙型肝炎易感者,尤其是下列人员:

(1)新生儿,特别是母亲为 HBsAg、HBeAg 阳性者。■(10μg 或 20μg 适用)■[增订]

(2)从事医疗工作的医护人员及接触血液的实验人员。■(10μg 或 20μg 适用)■[增订]

■(3)对乙型肝炎疫苗常规免疫无应答的 16 岁及以上年龄的乙型肝炎病毒易感者。(仅 60μg 适用)■[增订]

【作用与用途】 接种本疫苗后,可刺激机体产生抗乙型肝炎病毒的免疫力。用于预防乙型肝炎。

【规格】 每瓶 0.5ml 或 1.0ml。每 1 次人用剂量 0.5ml,含 HBsAg 10μg;或每 1 次人用剂量 1.0ml,含 HBsAg 20μg ■或 60μg。■[增订]

【免疫程序和剂量】 (1)于上臂三角肌肌内注射。

(2)基础免疫程序为 3 针,分别在 0、1、6 月接种。新生儿第 1 针在出生后 24 小时内注射。16 岁以下人群每 1 次剂量为 10μg,16 岁或以上人群每 1 次剂量为 20μg。

■(3)对乙型肝炎疫苗常规免疫无应答的 16 岁及以上年龄的乙型肝炎病毒易感者,根据目前临床研究结果,推荐无应答者接种 1 剂(60μg),经采血确认抗体水平仍未达到阳转者考虑接种第 2 剂,2 剂间隔至少 4 周以上。■[增订]

【不良反应】

常见不良反应:

一般接种疫苗后 24 小时内,在注射部位可出现疼痛和触痛,多数情况下于 2~3 天内自行消失。

罕见不良反应:

(1)一般接种疫苗后 72 小时内,可能出现一过性发热反应,一般持续 1~2 天后可自行缓解。

(2)接种部位轻、中度的红肿、疼痛,一般持续 1~2 天后可自行缓解,不需处理。

(3)接种部位可出现硬结,一般 1~2 个月可自行吸收。

极罕见不良反应:

(1)局部无菌性化脓:一般要用注射器反复抽出脓液,严重时(如出现破溃)需扩创清除坏死组织,病时较长,最后可吸收愈合。

(2)过敏反应:过敏性皮疹、阿瑟反应。阿瑟反应一般出现在接种后 10 天左右,局部红肿持续时长,可用固醇类药物进行全身和局部治疗。

(3)过敏性休克:一般在接种疫苗后 1 小时内发生,应及时注射肾上腺素等抢救措施进行治疗。

【禁忌】 (1)已知对该疫苗所含任何成分,包括辅料以及甲醛过敏者。

(2)患急性疾病、严重慢性疾病、慢性疾病的急性发作期和发热者。

(3)妊娠期妇女。

(4)患未控制的癫痫和其他进行性神经系统疾病者。

【注意事项】 (1)以下情况者慎用:家族和个人有惊厥史者、患慢性疾病者、有癫痫史者、过敏体质者。

(2)使用时应充分摇匀,如疫苗瓶有裂纹、标签不清或失效者、疫苗瓶内有异物者均不得使用。

(3)疫苗瓶开启后应立即使用。

(4)应备有肾上腺素等药物,以备偶有发生严重过敏反应时急救用。接受注射者在注射后应在现场观察至少30分钟。

(5)注射第 1 针后出现高热、惊厥等异常情况者,一般不再注射第 2 针。对于母婴阻断的婴儿,如注射第 2、3 针应遵照医嘱。

(6)严禁冻结。

【贮藏】 于 2~8℃ 避光保存和运输。

【包装】 按批准的执行。

【有效期】 36 个月。

【执行标准】

【批准文号】

【生产企业】

企业名称:

生产地址:

邮政编码:

电话号码:

传真号码:

网　　址:

麻疹减毒活疫苗

Mazhen Jiandu Huoyimiao

Measles Vaccine,Live

本品系用麻疹病毒减毒株接种原代鸡胚细胞,经培养、收获病毒液后,加入适宜稳定剂冻干制成。用于预防麻疹。

1 基本要求

生产和检定用设施、原材料及辅料、水、器具、动物等应符合"凡例"的有关要求。

2 制造

2.1 生产用细胞

毒种制备及疫苗生产用细胞为原代鸡胚细胞。

2.1.1 细胞管理及检定

应符合"生物制品生产检定用动物细胞基质制备及检定规程"规定。

2.1.2 细胞制备

选用9～11日龄鸡胚,经胰蛋白酶消化、分散细胞,用适宜的培养液进行培养。来源于同一批鸡胚、同一容器内消化制备的鸡胚细胞为一个细胞消化批;源自同一批鸡胚、于同一天制备的多个细胞消化批为一个细胞批。

2.2 毒种

2.2.1 名称及来源

生产用毒种为麻疹病毒沪-191株、长-47株或经批准的其他麻疹病毒减毒株。

2.2.2 种子批的建立

应符合"生物制品生产检定用菌毒种管理规程"规定。

沪-191主种子批应不超过第28代,工作种子批应不超过第32代;长-47主种子批应不超过第34代,工作种子批应不超过第40代。采用沪-191生产的疫苗应不超过第33代,采用长-47生产的疫苗应不超过第41代。

2.2.3 种子批毒种的检定

主种子批应进行以下全面检定,工作种子批应至少进行2.2.3.1～2.2.3.5项检定。

2.2.3.1 鉴别试验

将稀释至500～2000 $CCID_{50}$/ml的病毒液与适当稀释的麻疹病毒特异性免疫血清等量混合后,置37℃水浴60分钟,接种Vero细胞或FL细胞,在适宜的温度下培养7～8天判定结果。麻疹病毒应被完全中和(无细胞病变);同时设血清和细胞对照,均应为阴性;病毒对照的病毒滴度应不低于500 $CCID_{50}$/ml。

2.2.3.2 病毒滴定

将毒种做10倍系列稀释,每稀释度病毒液接种Vero细胞或FL细胞,置适宜温度下培养7～8天判定结果。病毒滴度应不低于4.5 lg $CCID_{50}$/ml。应同时进行病毒参考品滴定。

2.2.3.3 无菌检查

依法检查(通则1101),应符合规定。

2.2.3.4 分枝杆菌检查

照无菌检查法(通则1101)进行。

以草分枝杆菌(CMCC 95024)作为阳性对照菌。取阳性对照菌接种于罗氏固体培养基,于37℃培养3～5天收集培养物,以0.9%氯化钠溶液制成菌悬液,采用细菌浊度法确定菌含量,该液浊度与中国细菌浊度标准一致时活菌量约为$2×10^7$CFU/ml。稀释菌悬液,取不高于100CFU的菌液作为

阳性对照。

供试品小于1ml时采用直接接种法,将供试品全部接种于适宜固体培养基(如罗氏培养基或Middlebrook 7H10培养基),每种培养基做3个重复。并同时设备阳性对照。将接种后的培养基置于37℃培养56天,阳性对照应有菌生长,接种供试品的培养基未见分枝杆菌生长,则判为合格。

供试品大于1ml时采用薄膜过滤法集菌后接种培养基。将供试品以0.22μm滤膜过滤后,取滤膜接种于适宜固体培养基,同时设阳性对照。所用培养基、培养时间及结果判定同上。

2.2.3.5 支原体检查

依法检查(通则3301),应符合规定。

2.2.3.6 外源病毒因子检查

依法检查(通则3302),应符合规定。

2.2.3.7 免疫原性检查

■建立或变更主种子批时应确认主种子批的免疫原性,必要时应根据药品注册管理的相关要求开展相应的临床试验。■[修订]

2.2.3.8 猴体神经毒力试验

主种子或工作种子批的毒种应进行猴体神经毒力试验,以证明无神经毒力。每次至少用10只麻疹抗体阴性的易感猴,每侧丘脑注射0.5ml(应不低于1个人用剂量的病毒量),观察17～21天,不应有麻痹及其他神经症状出现。注射后48小时内猴死亡数不超过2只可以更换;如死亡超过20%,即使为非特异性死亡,试验也不能成立,应重试。观察期末,每只猴采血测麻疹病毒抗体,阳转率应不低于80%,并处死解剖,对大脑和脊髓的适当部位做病理组织学检查,应为阴性。每次试验同时有4只易感猴作为对照,待试验猴处死后10天,第2次采血,对照猴麻疹抗体应仍为阴性。

2.2.4 毒种保存

冻干毒种应于-20℃以下保存;液体毒种应于-60℃以下保存。

2.3 原液

2.3.1 细胞制备

按2.1.2项进行。

2.3.2 培养液

培养液为含适量灭能新生牛血清和乳蛋白水解物的Earle's液或其他适宜培养液。新生牛血清的质量应符合要求(通则3604)。

2.3.3 对照细胞外源病毒因子检查

依法检查(通则3302),应符合规定。

2.3.4 病毒接种和培养

毒种按0.001～0.2MOI和细胞混合后分装于培养瓶中(同一工作种子批毒种应按同一MOI接种),置适宜温度培养。当细胞出现一定程度病变时,倾去培养液,用不少于原培养液量的洗液洗涤细胞表面,并换以维持液继续培养。

2.3.5 病毒收获

观察细胞病变达到适宜程度时,收获病毒液。根据细胞生长情况,可换以维持液继续培养,进行多次病毒收获。检定合格的同一细胞批生产的同一次病毒收获液可合并为单次病毒收获液。

2.3.6 单次病毒收获液检定

按 3.1 项进行。

2.3.7 单次病毒收获液保存

于 2~8℃保存不超过 30 天。

2.3.8 单次病毒收获液合并

检定合格的同一细胞批生产的多个单次病毒收获液可合并为一批原液。

2.3.9 原液检定

按 3.2 项进行。

2.3.10 原液保存

于 2~8℃保存不超过 30 天。

2.4 半成品

2.4.1 配制

将原液按规定的同一病毒滴度进行配制,加入适宜稳定剂,即为半成品。多批检定合格的原液可制备成一批半成品。

2.4.2 半成品检定

按 3.3 项进行。

2.5 成品

2.5.1 分批

应符合"生物制品分批规程"规定。

2.5.2 分装及冻干

应符合"生物制品分装和冻干规程"规定。

2.5.3 规格

按标示量复溶后每瓶 0.5ml、1.0ml 或 2.0ml。每 1 次人用剂量为 0.5ml,含麻疹活病毒应不低于 3.0 lg $CCID_{50}$。

2.5.4 包装

应符合"生物制品包装规程"规定。

3 检定

3.1 单次病毒收获液检定

3.1.1 病毒滴定

按 2.2.3.2 项进行。病毒滴度应不低于 4.5 lg $CCID_{50}$/ml。

3.1.2 无菌检查

依法检查(通则 1101),应符合规定。

3.1.3 支原体检查

依法检查(通则 3301),应符合规定。

3.2 原液检定

3.2.1 病毒滴定

按 2.2.3.2 项进行。病毒滴度应不低于 4.5 lg $CCID_{50}$/ml。

3.2.2 无菌检查

依法检查(通则 1101),应符合规定。

3.2.3 支原体检查

依法检查(通则 3301),应符合规定。

3.3 半成品检定

无菌检查

依法检查(通则 1101),应符合规定。

3.4 成品检定

除水分测定外,应按标示量加入所附灭菌注射用水,复溶后进行以下各项检定。

3.4.1 鉴别试验

按 2.2.3.1 项进行。

3.4.2 外观

应为乳酪色疏松体,复溶后应为橘红色或淡粉红色澄明液体,无异物。

3.4.3 水分

应不高于 3.0%(通则 0832)。

3.4.4 pH 值

依法检查(通则 0631),应符合批准的要求。

3.4.5 渗透压摩尔浓度

依法检查(通则 0632),应符合批准的要求。

3.4.6 病毒滴定

取疫苗 3~5 瓶混合滴定,按 2.2.3.2 项进行,病毒滴度应不低于 3.3 lg $CCID_{50}$/ml。

3.4.7 热稳定性试验

疫苗出厂前应进行热稳定性试验,应与病毒滴定同时进行。于 37℃放置 7 天后,按 2.2.3.2 项进行,病毒滴度应不低于 3.3 lg $CCID_{50}$/ml,病毒滴度下降应不高于 1.0 lg。

3.4.8 牛血清白蛋白残留量

应不高于 50ng/剂(通则 3411)。

3.4.9 抗生素残留量

生产过程中加入抗生素的应进行该项检查。采用酶联免疫法,应不高于 50ng/剂。

3.4.10 无菌检查

依法检查(通则 1101),应符合规定。

3.4.11 异常毒性检查

依法检查(通则 1141),应符合规定。

3.4.12 细菌内毒素检查

应不高于 50EU/剂(通则 1143 凝胶限度试验)。

4 疫苗稀释剂

疫苗稀释剂为灭菌注射用水,稀释剂的生产应符合批准的要求。灭菌注射用水应符合本版药典(二部)的相关规定。

5 保存、运输及有效期

于 2~8℃避光保存和运输。自生产之日起,有效期为 18 个月。

6 使用说明

应符合"生物制品包装规程"规定和批准的内容。

麻疹减毒活疫苗使用说明

【药品名称】

通用名称：麻疹减毒活疫苗

英文名称：Measles Vaccine，Live

汉语拼音：Mazhen Jiandu Huoyimiao

【成分和性状】 本品系用麻疹病毒减毒株接种原代鸡胚细胞，经培养、收获病毒液，加入适宜稳定剂冻干制成。为乳酪色疏松体，复溶后为橘红色或淡粉红色澄明液体。

有效成分：麻疹减毒活病毒。

辅料：应列出全部批准的辅料成分。

疫苗稀释剂：灭菌注射用水。

【接种对象】 8 月龄以上的麻疹易感者。

【作用与用途】 接种本疫苗后，可刺激机体产生抗麻疹病毒的免疫力。用于预防麻疹。

【规格】 复溶后每瓶 0.5ml、1.0ml 或 2.0ml。每 1 次人用剂量 0.5ml，含麻疹活病毒应不低于 3.0 lg $CCID_{50}$。

【免疫程序和剂量】 (1)按标示量加入所附灭菌注射用水，待疫苗复溶并摇匀后使用。

(2)于上臂外侧三角肌下缘附着处皮下注射 0.5ml。

【不良反应】

常见不良反应：

(1)一般接种疫苗后 24 小时内，在注射部位可出现疼痛和触痛，多数情况下于 2～3 天内自行消失。

(2)一般接种疫苗后 1～2 周内，可能出现一过性发热反应。其中大多数为轻度发热反应，一般持续 1～2 天后可自行缓解，不需处理，必要时适当休息，多喝水，注意保暖，防止继发感染；对于中度发热反应或发热时间超过 48 小时者，可采用物理方法或药物进行对症处理。

(3)一般接种疫苗后 6～12 天内，少数儿童可能出现一过性皮疹，一般不超过 2 天可自行缓解，通常不需特殊处理，必要时可对症治疗。

罕见不良反应：

重度发热反应：应采用物理方法及药物对症处理，以防高热惊厥。

极罕见不良反应：

(1)过敏性皮疹：一般接种疫苗后 72 小时内出现荨麻疹，出现反应时，应及时就诊，给予抗过敏治疗。

(2)过敏性休克：一般注射疫苗后 1 小时内发生。应及时注射肾上腺素等抢救措施进行治疗。

(3)过敏性紫癜：出现过敏性紫癜反应时应及时就诊，应用皮质固醇类药物给予抗过敏治疗，治疗不当或不及时有可能并发紫癜性肾炎。

(4)血小板减少性紫癜。

【禁忌】 (1)已知对该疫苗所含任何成分，包括辅料以及抗生素过敏者。

(2)患急性疾病、严重慢性疾病、慢性疾病的急性发作期和发热者。

(3)妊娠期妇女。

(4)免疫缺陷、免疫功能低下或正在接受免疫抑制治疗者。

(5)患脑病、未控制的癫痫和其他进行性神经系统疾病者。

【注意事项】 (1)以下情况者慎用：家族和个人有惊厥史者、患慢性疾病者、有癫痫史者、过敏体质者、哺乳期妇女。

(2)开启疫苗瓶和注射时，切勿使消毒剂接触疫苗。

(3)疫苗瓶有裂纹、标签不清或失效者、疫苗复溶后出现浑浊等外观异常者均不得使用。

(4)疫苗瓶开启后应立即使用，如需放置，应置 2～8℃，并于 30 分钟内用完，剩余均应废弃。

(5)应备有肾上腺素等药物，以备偶有发生严重过敏反应时急救用。接受注射者在注射后应在现场观察至少 30 分钟。

(6)注射免疫球蛋白者应至少间隔 3 个月以上接种本疫苗，以免影响免疫效果。

(7)使用其他减毒活疫苗与接种本疫苗应至少间隔 1 个月；但本疫苗与风疹和腮腺炎减毒活疫苗可同时接种。

(8)本品为减毒活疫苗，不推荐在该疾病流行季节使用。

(9)育龄妇女注射本疫苗后，应至少 3 个月内避免怀孕。

(10)严禁冻结。

【贮藏】 于 2～8℃避光保存和运输。

【包装】 按批准的执行。

【有效期】 18 个月。

【执行标准】

【批准文号】

【生产企业】

企业名称：

生产地址：

邮政编码：

电话号码：

传真号码：

网　　址：

腮腺炎减毒活疫苗

Saixianyan Jiandu Huoyimiao

Mumps Vaccine，Live

本品系用腮腺炎病毒减毒株接种原代鸡胚细胞，经培养、收获病毒液后，加适宜稳定剂冻干制成。用于预防流行性腮腺炎。

1　基本要求

生产和检定用设施、原材料及辅料、水、器具、动物等应符

合"凡例"的有关要求。

2 制造

2.1 生产用细胞

毒种制备及疫苗生产用细胞为原代鸡胚细胞。

2.1.1 细胞管理及检定

应符合"生物制品生产检定用动物细胞基质制备及检定规程"规定。

2.1.2 细胞制备

选用9～11日龄鸡胚，经胰蛋白酶消化，分散细胞，用适宜的培养液进行培养。来源于同一批鸡胚、同一容器内消化制备的鸡胚细胞为一个细胞消化批；源自同一批鸡胚、于同一天制备的多个细胞消化批为一个细胞批。

2.2 毒种

2.2.1 名称及来源

生产用毒种为腮腺炎病毒 S_{79} 株、Wm_{84} 株或经批准的其他腮腺炎病毒减毒株。

2.2.2 种子批的建立

应符合"生物制品生产检定用菌毒种管理规程"规定。

S_{79} 株主种子批应不超过第3代，工作种子批应不超过第6代；Wm_{84} 株主种子批应不超过第8代，工作种子批应不超过第10代。S_{79} 株生产的疫苗应不超过第7代，Wm_{84} 株生产的疫苗应不超过第11代。

2.2.3 种子批毒种的检定

主种子批应进行以下全面检定，工作种子批应至少进行2.2.3.1～2.2.3.5项检定。

2.2.3.1 鉴别试验

将稀释至 $500\sim2000\ CCID_{50}/ml$ 的病毒液与腮腺炎病毒特异性免疫血清等量混合后，置37℃水浴60分钟，接种 Vero 细胞或 FL 细胞，在适宜的温度下培养8～10天判定结果。腮腺炎病毒应被完全中和（无细胞病变）；同时设血清和细胞对照，应均为阴性；病毒对照的病毒滴度应不低于500 $CCID_{50}/ml$。

2.2.3.2 病毒滴定

将毒种做10倍系列稀释，每稀释度病毒液接种 Vero 细胞或 FL 细胞，置适宜温度下培养8～10天判定结果，病毒滴度应不低于 5.5 $lg\ CCID_{50}/ml$。应同时进行病毒参考品滴定。

2.2.3.3 无菌检查

依法检查（通则1101），应符合规定。

2.2.3.4 分枝杆菌检查

照无菌检查法（通则1101）进行。

以草分枝杆菌（CMCC 95024）作为阳性对照菌。取阳性对照菌接种于罗氏固体培养基，于37℃培养3～5天收集培养物，以0.9%氯化钠溶液制成菌悬液，采用细菌浊度法确定菌含量，该菌液浊度与中国细菌浊度标准一致时活菌量约为 $2\times10^{7}CFU/ml$。稀释菌悬液，取不高于100CFU的菌液作为阳性对照。

供试品小于1ml时采用直接接种法，将供试品全部接种于适宜固体培养基（如罗氏培养基或 Middlebrook 7H10 培养基），每种培养基做3个重复。并同时设置阳性对照。将接种后的培养基置于37℃培养56天，阳性对照应有菌生长，接种供试品的培养基未见分枝杆菌生长，则判为合格。

供试品大于1ml时采用薄膜过滤法集菌后接种培养基。将供试品以 $0.22\mu m$ 滤膜过滤后，取滤膜接种于适宜固体培养基，同时设阳性对照。所用培养基、培养时间及结果判定同上。

2.2.3.5 支原体检查

依法检查（通则3301），应符合规定。

2.2.3.6 外源病毒因子检查

依法检查（通则3302），应符合规定。

2.2.3.7 免疫原性检查

■建立或变更主种子批时应确认主种子批的免疫原性，必要时应根据药品注册管理的相关要求开展相应的临床试验。■[修订]

2.2.3.8 猴体神经毒力试验

主种子批或工作种子批的毒种应进行猴体神经毒力试验，以证明无神经毒力。每次至少用10只腮腺炎抗体阴性的易感猴，每侧丘脑接种0.5ml（应不低于1个人用剂量的病毒量），观察17～21天，不应有麻痹及其他神经症状出现。注射后48小时内猴死亡数不超过2只可以更换，如超过20%，即使为非特异性死亡，试验也不能成立，应重试。观察期末，每只猴采血测腮腺炎病毒抗体，阳转率应不低于80%，并处死解剖，对大脑和脊髓的适当部位做病理组织学检查，应为阴性。每次试验同时有2只易感猴作为对照，待试验猴处死后10天，第2次采血，对照猴腮腺炎抗体应仍为阴性。

2.2.4 毒种保存

冻干毒种应于-20℃以下保存；液体毒种应于-60℃以下保存。

2.3 原液

2.3.1 细胞制备

按2.1.2项进行。

2.3.2 培养液

培养液为含适量灭能新生牛血清和乳蛋白水解物的 Earle's 液或其他适宜培养液。新生牛血清的质量应符合要求（通则3604）。

2.3.3 对照细胞外源病毒因子检查

依法检查（通则3302），应符合规定。

2.3.4 病毒接种和培养

毒种按 0.0001～0.05MOI 和细胞混合后分装于培养瓶中（同一工作种子批毒种应按同一 MOI 接种），置适宜温度培养。当细胞出现一定程度病变时，倾去培养液，用不少于原培养液量的洗液洗涤细胞表面，并换以维持液继续培养。

2.3.5 病毒收获

观察细胞病变达到适宜程度时，收获病毒液。根据细胞生长情况，可换以维持液继续培养，进行多次病毒收获。检定合格的同一细胞批生产的同一次病毒收获液可合并为单次病毒收获液。

2.3.6 单次病毒收获液检定

按 3.1 项进行。

2.3.7 单次病毒收获液保存

于 2～8℃保存不超过 30 天。

2.3.8 单次病毒收获液合并

检定合格的同一细胞批生产的多个单次病毒收获液可合并为一批原液。

2.3.9 原液检定

按 3.2 项进行。

2.3.10 原液保存

于 2～8℃保存不超过 30 天。

2.4 半成品

2.4.1 配制

将原液按同一病毒滴度进行配制,并加入适量稳定剂,即为半成品。多批检定合格的原液可制备成一批半成品。

2.4.2 半成品检定

按 3.3 项进行。

2.5 成品

2.5.1 分批

应符合"生物制品分批规程"规定。

2.5.2 分装及冻干

应符合"生物制品分装和冻干规程"规定。分装过程中半成品疫苗应于 2～8℃放置。

2.5.3 规格

按标示量复溶后每瓶 0.5ml 或 1.0ml。每 1 次人用剂量为 0.5ml,含腮腺炎活病毒应不低于 3.7 lg CCID$_{50}$。

2.5.4 包装

应符合"生物制品包装规程"规定。

3 检定

3.1 单次病毒收获液检定

3.1.1 病毒滴定

按 2.2.3.2 项进行。病毒滴度应不低于 5.0 lg CCID$_{50}$/ml。

3.1.2 无菌检查

依法检查(通则 1101),应符合规定。

3.1.3 支原体检查

依法检查(通则 3301),应符合规定。

3.2 原液检定

3.2.1 病毒滴定

按 2.2.3.2 项进行。病毒滴度应不低于 5.0 lg CCID$_{50}$/ml。

3.2.2 无菌检查

依法检查(通则 1101),应符合规定。

3.2.3 支原体检查

依法检查(通则 3301),应符合规定。

3.3 半成品检定

无菌检查

依法检查(通则 1101),应符合规定。

3.4 成品检定

除水分测定外,应按标示量加入所附灭菌注射用水,复溶后进行以下各项检定。

3.4.1 鉴别试验

按 2.2.3.1 项进行。

3.4.2 外观

应为乳酪色疏松体,复溶后应为橘红色或淡粉红色澄明液体,无异物。

3.4.3 水分

应不高于 3.0%(通则 0832)。

3.4.4 pH 值

依法检查(通则 0631),应符合批准的要求。

3.4.5 渗透压摩尔浓度

依法检查(通则 0632),应符合批准的要求。

3.4.6 病毒滴定

取疫苗 3～5 瓶混合滴定,方法同 2.2.3.2 项。病毒滴度应不低于 4.0 lg CCID$_{50}$/ml。

3.4.7 热稳定性试验

疫苗出厂前应进行热稳定性试验,应与病毒滴定同时进行。于 37℃放置 7 天后,按 2.2.3.2 项进行,病毒滴度应不低于 4.0 lg CCID$_{50}$/ml,病毒滴度下降应不高于 1.0 lg。

3.4.8 牛血清白蛋白残留量

应不高于 50ng/剂(通则 3411)。

3.4.9 抗生素残留量

生产过程中加入抗生素的应进行该项检查。采用酶联免疫法,应不高于 50ng/剂。

3.4.10 无菌检查

依法检查(通则 1101),应符合规定。

3.4.11 异常毒性检查

依法检查(通则 1141),应符合规定。

3.4.12 细菌内毒素检查

应不高于 50EU/剂(通则 1143 凝胶限度试验)。

4 疫苗稀释剂

疫苗稀释剂为灭菌注射用水,稀释剂的生产应符合批准的要求。灭菌注射用水应符合本版药典(二部)的相关规定。

5 保存、运输及有效期

于 2～8℃避光保存和运输。自生产之日起,有效期为 18 个月。

6 使用说明

应符合"生物制品包装规程"规定和批准的内容。

腮腺炎减毒活疫苗使用说明

【药品名称】

通用名称:腮腺炎减毒活疫苗

英文名称:Mumps Vaccine,Live

汉语拼音:Saixianyan Jiandu Huoyimiao

【成分和性状】 本品系用腮腺炎病毒减毒株接种原代鸡胚细胞,经培养、收获病毒液,加适宜稳定剂冻干制成。为乳酪色疏松体,复溶后为橘红色或淡粉红色澄明液体。

有效成分:腮腺炎减毒活病毒。

辅料:应列出全部批准的辅料成分。

疫苗稀释剂:灭菌注射用水。

【接种对象】 8月龄以上的腮腺炎易感者。

【作用与用途】 接种本疫苗后,可刺激机体产生抗腮腺炎病毒的免疫力。用于预防流行性腮腺炎。

【规格】 复溶后每瓶 0.5ml 或 1.0ml。每 1 次人用剂量为 0.5ml,含腮腺炎活病毒应不低于 3.7 lg $CCID_{50}$。

【免疫程序和剂量】 (1)按标示量加入所附灭菌注射用水,待疫苗复溶并摇匀后使用。

(2)于上臂外侧三角肌附着处皮下注射 0.5ml。

【不良反应】

常见不良反应:

(1)一般接种疫苗后 24 小时内,在注射部位可出现疼痛和触痛,多数情况下于 2~3 天内自行消失。

(2)一般接种疫苗后 1~2 周内,可能出现一过性发热反应。其中大多数为轻度发热反应,一般持续 1~2 天后可自行缓解,不需处理,必要时适当休息,多喝水,注意保暖,防止继发感染;对于中度发热反应或发热时间超过 48 小时者,可采用物理方法或药物对症处理。

(3)一般接种疫苗后 6~12 天内,少数儿童可能出现一过性皮疹,一般不超过 2 天可自行缓解,通常不需特殊处理,必要时可对症治疗。

(4)可能出现轻度腮腺和唾液腺肿大,一般在 1 周内自行好转,必要时可对症处理。

罕见不良反应:

重度发热反应:应采用物理方法及药物对症处理,以防高热惊厥。

极罕见不良反应:

(1)过敏性皮疹:一般接种疫苗后 72 小时内出现荨麻疹,出现反应时,应及时就诊,给予抗过敏治疗。

(2)过敏性休克:一般接种疫苗后 1 小时内发生。应及时注射肾上腺素等抢救进行治疗。

(3)出现睾丸炎。

(4)出现感觉神经性耳聋和急性肌炎。

【禁忌】 (1)已知对该疫苗所含任何成分,包括辅料以及抗生素成分过敏者。

(2)患急性疾病、严重慢性疾病、慢性疾病的急性发作期

和发热者。

(3)妊娠期妇女。

(4)免疫缺陷、免疫功能低下或正在接受免疫抑制治疗者。

(5)患脑病、未控制的癫痫和其他进行性神经系统疾病者。

【注意事项】 (1)以下情况者慎用:家族和个人有惊厥史者、患慢性疾病者、有癫痫史者、过敏体质者、哺乳期妇女。

(2)开启疫苗瓶和注射时,切勿使消毒剂接触疫苗。

(3)疫苗瓶有裂纹、标签不清或失效者、疫苗复溶后出现浑浊等外观异常者均不得使用。

(4)疫苗瓶开启后应立即使用,如需放置,应置 2~8℃,并于 30 分钟内用完,剩余均应废弃。

(5)应备有肾上腺素等药物,以备偶有发生严重过敏反应时急救用。接受注射者在注射后应在现场观察至少 30 分钟。

(6)注射免疫球蛋白者应至少间隔 3 个月以上接种本疫苗,以免影响免疫效果。

(7)使用其他减毒活疫苗与接种本疫苗应至少间隔 1 个月;但本疫苗与风疹和麻疹减毒活疫苗可同时接种。

(8)本品为减毒活疫苗,不推荐在该疾病流行季节使用。

(9)育龄妇女注射本疫苗后,应至少 3 个月内避免怀孕。

(10)严禁冻结。

【贮藏】 于 2~8℃避光保存和运输。

【包装】 按批准的执行。

【有效期】 18 个月。

【执行标准】

【批准文号】

【生产企业】

企业名称:

生产地址:

邮政编码:

电话号码:

传真号码:

网　　址:

风疹减毒活疫苗(人二倍体细胞)

Fengzhen Jiandu Huoyimiao(Ren Erbeiti Xibao)

Rubella Vaccine(Human Diploid Cell),Live

本品系用风疹病毒减毒株接种人二倍体细胞,经培养、收获病毒液后,加入适宜稳定剂冻干制成。用于预防风疹。

1 基本要求

生产和检定用设施、原材料及辅料、水、器具、动物等应符合"凡例"的有关要求。

2 制造

2.1 生产用细胞

生产用细胞为人二倍体细胞 2BS 株、MRC-5 株或经批准的其他细胞株。

2.1.1 细胞管理及检定

应符合"生物制品生产检定用动物细胞基质制备及检定规程"规定。

取自同批工作细胞库的 1 支或多支细胞,经复苏、扩增后的细胞仅用于一批疫苗的生产。

2BS 株主细胞库细胞代次应不超过第 23 代,工作细胞库细胞代次应不超过第 27 代,生产疫苗用的细胞代次应不超过第 44 代;MRC-5 株主细胞库细胞代次应不超过第 23 代,工作细胞库细胞代次应不超过第 27 代,生产疫苗用的细胞代次应不超过第 33 代。

2.1.2 细胞制备

取工作细胞库中的 1 支或多支细胞,经复苏、胰蛋白酶消化、37℃±0.5℃静置或旋转培养制备的一定数量并用于接种病毒的细胞为一个细胞批。

2.2 毒种

2.2.1 名称及来源

生产用毒株为风疹病毒 BRDⅡ减毒株或经批准的其他经人二倍体细胞适应的减毒株。

2.2.2 种子批的建立

应符合"生物制品生产检定用菌毒种管理规程"规定。

BRDⅡ株原始种子为第 25 代,主种子批不超过第 28 代,工作种子批不超过第 31 代。生产疫苗的病毒代次应不超过第 32 代。

2.2.3 种子批毒种的检定

主种子批应进行以下全面检定,工作种子批应至少进行 2.2.3.1～2.2.3.4 项检定。

2.2.3.1 鉴别试验

将稀释至 100～500 CCID$_{50}$/ml 的病毒液与适当稀释的风疹病毒特异性免疫血清等量混合后,置 37℃水浴 60 分钟,接种 RK-13 细胞,置 32℃培养 7～10 天判定结果。风疹病毒应被完全中和(无细胞病变);同时设血清和细胞对照,均应为阴性;病毒对照的病毒滴度应不低于 100 CCID$_{50}$/ml。

2.2.3.2 病毒滴定

将毒种做 10 倍系列稀释,每稀释度病毒液接种 RK-13 细胞,置 32℃培养 7～10 天判定结果。病毒滴度应不低于 4.8 lg CCID$_{50}$/ml。应同时进行病毒参考品滴定。

2.2.3.3 无菌检查

依法检查(通则 1101),应符合规定。

2.2.3.4 支原体检查

依法检查(通则 3301),应符合规定。

2.2.3.5 外源病毒因子检查

依法检查(通则 3302),应符合规定。

2.2.3.6 免疫原性检查

■建立或变更主种子批时应确认主种子批的免疫原性,必要时应根据药品注册管理的相关要求开展相应的临床试验。[■修订]

2.2.3.7 猴体神经毒力试验

主种子批或工作种子批的毒种应进行猴体神经毒力试验,以证明无神经毒力。每次至少用 10 只风疹抗体阴性的易感猴,每侧丘脑接种 0.5ml(应不低于 1 个人用剂量的病毒量),观察 17～21 天,不应有麻痹及其他神经症状出现。注射后 48 小时内猴死亡数不超过 2 只可以更换;如超过 20%,即使为非特异性死亡,试验也不能成立,应重试。观察期末,每只猴采血测风疹病毒抗体,阳转率应不低于 80%,并处死解剖,对大脑和脊髓的适当部位做病理组织学检查,应为阴性。每次试验同时有 2 只易感猴作为对照,待试验猴处死后 10 天,第 2 次采血,对照猴风疹抗体应仍为阴性。

2.2.4 毒种保存

冻干毒种应于-20℃以下保存;液体毒种应于-60℃以下保存。

2.3 原液

2.3.1 细胞制备

按 2.1.2 项进行。

2.3.2 培养液

培养液为含适量灭能新生牛血清的 MEM 或其他适宜培养液。新生牛血清的质量应符合要求(通则 3604)。

2.3.3 对照细胞外源病毒因子检查

依法检查(通则 3302),应符合规定。

2.3.4 病毒接种和培养

将毒种按 0.01～0.1MOI 接种细胞(同一工作种子批毒种按同一 MOI 接种),置 30～32℃培养,当细胞出现一定程度病变时,倾去培养液,用不少于原培养液量的洗液洗涤细胞表面,并换以维持液继续培养。

2.3.5 病毒收获

观察细胞病变达到适宜程度时,收获病毒液。根据细胞的生长情况,可换以维持液继续培养,进行多次病毒收获。检定合格的同一细胞批生产的同一次病毒收获液可合并为单次病毒收获液。

2.3.6 单次病毒收获液检定

按 3.1 项进行。

2.3.7 单次病毒收获液保存

于 2～8℃保存不超过 30 天。

2.3.8 单次病毒收获液合并

检定合格的同一细胞批生产的多个单次病毒收获液可合并为一批原液。

2.3.9 原液检定

按 3.2 项进行。

2.3.10 原液保存

于 2～8℃保存不超过 30 天。

2.4　半成品

2.4.1　配制

将原液按规定的同一病毒滴度进行适当稀释,加入适宜稳定剂,即为半成品。多批检定合格的原液可制成一批半成品。

2.4.2　半成品检定

按3.3项进行。

2.5　成品

2.5.1　分批

应符合"生物制品分批规程"规定。

2.5.2　分装及冻干

应符合"生物制品分装和冻干规程"规定。分装过程中半成品疫苗应于2～8℃放置。

2.5.3　规格

按标示量复溶后每瓶0.5ml或1.0ml。每1次人用剂量为0.5ml,含风疹活病毒应不低于3.2 lg CCID$_{50}$。

2.5.4　包装

应符合"生物制品包装规程"规定。

3　检定

3.1　单次病毒收获液检定

3.1.1　病毒滴定

按2.2.3.2项进行,病毒滴度应不低于4.8 lg CCID$_{50}$/ml。

3.1.2　无菌检查

依法检查(通则1101),应符合规定。

3.1.3　支原体检查

依法检查(通则3301),应符合规定。

3.2　原液检定

3.2.1　病毒滴定

按2.2.3.2项进行,病毒滴度应不低于4.8 lg CCID$_{50}$/ml。

3.2.2　无菌检查

依法检查(通则1101),应符合规定。

3.2.3　支原体检查

依法检查(通则3301),应符合规定。

3.3　半成品检定

无菌检查

依法检查(通则1101),应符合规定。

3.4　成品检定

除水分测定外,应按标示量加入所附灭菌注射用水,复溶后进行以下各项检定。

3.4.1　鉴别试验

按2.2.3.1项进行。

3.4.2　外观

应为乳酪色疏松体,复溶后为橘红色澄明液体,无异物。

3.4.3　水分

应不高于3.0%(通则0832)。

3.4.4　pH值

依法检查(通则0631),应符合批准的要求。

3.4.5　渗透压摩尔浓度

依法检查(通则0632),应符合批准的要求。

3.4.6　病毒滴定

取疫苗3～5瓶混合滴定,按2.2.3.2项进行,病毒滴度应不低于3.5 lg CCID$_{50}$/ml。

3.4.7　热稳定性试验

疫苗出厂前应进行热稳定性试验,应与病毒滴定同时进行。于37℃放置7天后,按2.2.3.2项进行,病毒滴度应不低于3.5 lg CCID$_{50}$/ml,病毒滴度下降应不高于1.0 lg。

3.4.8　牛血清白蛋白残留量

应不高于50ng/剂(通则3411)。

3.4.9　抗生素残留量

生产过程中加入抗生素的应进行该项检查。采用酶联免疫法,应不高于50ng/剂。

3.4.10　无菌检查

依法检查(通则1101),应符合规定。

3.4.11　异常毒性检查

依法检查(通则1141),应符合规定。

3.4.12　细菌内毒素检查

应不高于50EU/剂(通则1143凝胶限度试验)。

4　疫苗稀释剂

疫苗稀释剂为灭菌注射用水,稀释剂的生产应符合批准的要求。灭菌注射用水应符合本版药典(二部)的相关规定。

5　保存、运输及有效期

于2～8℃避光保存和运输。自生产之日起,有效期为18个月。

6　使用说明

应符合"生物制品包装规程"规定和批准的内容。

风疹减毒活疫苗(人二倍体细胞)使用说明

【药品名称】

通用名称:风疹减毒活疫苗(人二倍体细胞)

英文名称:Rubella Vaccine(Human Diploid Cell),Live

汉语拼音:Fengzhen Jiandu Huoyimiao(Ren Erbeiti Xibao)

【成分和性状】　本品系用风疹病毒减毒株接种人二倍体细胞,经培养、收获病毒液,加适宜稳定剂冻干制成。为乳酪色疏松体,复溶后应为橘红色澄明液体。

有效成分:风疹减毒活病毒。

辅料:应列出全部批准的辅料成分。

疫苗稀释剂:灭菌注射用水。

【接种对象】　8月龄以上的风疹易感者。

【作用与用途】　接种本疫苗后,可刺激机体产生抗风疹病毒的免疫力。用于预防风疹。

【规格】　复溶后每瓶0.5ml或1.0ml。每1次人用剂量为0.5ml,含风疹活病毒应不低于3.2 lg CCID$_{50}$。

【免疫程序和剂量】 (1)按标示量加入所附灭菌注射用水,待疫苗复溶并摇匀后使用。

(2)于上臂外侧三角肌下缘附着处皮下注射 0.5ml。

【不良反应】

常见不良反应:

(1)一般接种疫苗后 24 小时内,在注射部位可出现疼痛和触痛,多数情况下于 2～3 天内自行消失。

(2)一般接种疫苗后 1～2 周内,可能出现一过性发热反应。其中大多数为轻度发热反应,一般持续 1～2 天后可自行缓解,不需处理,必要时适当休息,多喝水,注意保暖,防止继发感染;对于中度发热反应或发热时间超过 48 小时者,可采用物理方法或药物对症处理。

(3)皮疹:一般接种疫苗后 72 小时之内出现可能有轻微皮疹,可给予适当对症治疗,出疹时间一般不超过 2 天。

罕见不良反应:

重度发热反应:应采用物理方法及药物对症处理,以防高热惊厥。

极罕见不良反应:

(1)过敏性皮疹:一般接种疫苗后 72 小时内出现荨麻疹,出现反应时,应及时就诊,给予抗过敏治疗。

(2)过敏性休克:一般接种疫苗后 1 小时内发生。应及时注射肾上腺素等抢救措施进行治疗。

(3)过敏性紫癜:出现过敏性紫癜反应时应及时就诊,应用皮质固醇类药物给予抗过敏治疗,治疗不当或不及时有可能并发紫癜性肾炎。

(4)成年人接种风疹疫苗后发生关节炎,临床表现为大关节疼痛、肿胀。

【禁忌】 (1)已知对该疫苗所含任何成分,包括辅料以及抗生素过敏者。

(2)患急性疾病、发热者。

(3)妊娠期妇女。

(4)免疫缺陷、免疫功能低下或正在接受免疫抑制治疗者。

(5)患脑病、未控制的癫痫和其他进行性神经系统疾病者。

【注意事项】 (1)以下情况者慎用:家族和个人有惊厥史者、患慢性疾病者、有癫痫病史者、过敏体质者、哺乳期妇女。

(2)开启疫苗瓶和注射时,切勿使消毒剂接触疫苗。

(3)疫苗瓶有裂纹、标签不清或失效者、疫苗复溶后出现浑浊等外观异常者均不得使用。

(4)疫苗瓶开启后应立即使用,如需放置,置 2～8℃,并于 30 分钟内用完,剩余均应废弃。

(5)应备有肾上腺素等药物,以备偶有发生严重过敏反应时急救用。接受注射者在注射后应在现场观察至少30 分钟。

(6)注射免疫球蛋白者应至少间隔 3 个月以上接种本疫苗,以免影响免疫效果。

(7)使用其他减毒活疫苗与接种本疫苗应至少间隔 1 个月;但本疫苗与麻疹和腮腺炎减毒活疫苗可同时接种。

(8)本品为减毒活疫苗,不推荐在该疾病流行季节使用。

(9)育龄妇女注射本疫苗后,应至少 3 个月内避免怀孕。

(10)严禁冻结。

【贮藏】 于 2～8℃避光保存和运输。

【包装】 按批准的执行。

【有效期】 18 个月。

【执行标准】

【批准文号】

【生产企业】

企业名称:

生产地址:

邮政编码:

电话号码:

传真号码:

网　　址:

水痘减毒活疫苗

Shuidou Jiandu Huoyimiao

Varicella Vaccine，Live

本品系用水痘-带状疱疹病毒接种人二倍体细胞,经培养,收获病毒,加入适宜稳定剂冻干制成。用于预防水痘。

1　基本要求

生产和检定用设施、原材料及辅料、水、器具、动物等应符合“凡例”的有关要求。

2　制造

2.1　生产用细胞

生产用细胞为人二倍体细胞 2BS 株、MRC-5 株或经批准的其他细胞株。

2.1.1　细胞库管理及检定

应符合“生物制品生产检定用动物细胞基质制备及检定规程”规定。

取自同批工作细胞库的 1 支或多支细胞管,经复苏、扩增后的细胞仅用于一批疫苗的生产。

2BS 株主细胞库细胞代次应不超过第 23 代,工作细胞库细胞代次应不超过第 27 代,生产疫苗用的细胞代次应不超过第 44 代;MRC-5 株主细胞库细胞代次应不超过第 23 代,工作细胞库细胞代次应不超过第 27 代,生产疫苗用的细胞代次应不超过第 35 代。

2.1.2　细胞制备

取工作细胞库中的 1 支或多支细胞管,经复苏、胰蛋白酶消化、37℃±1℃静置或旋转培养制备的一定数量并用于接种病毒的细胞为一个细胞批。

2.2　毒种

2.2.1　名称及来源

生产用毒株为水痘-带状疱疹病毒减毒株 Oka 株或经批准的其他经人二倍体细胞适应的减毒株。

2.2.2　种子批的建立

应符合"生物制品生产检定用菌毒种管理规程"规定。各级种子批代次应不超过批准的限定代次。

2.2.3　种子批毒种的检定

主种子批应进行以下全面检定,工作种子批应至少进行 2.2.3.1～2.2.3.5 项检定。

2.2.3.1　鉴别试验

将稀释至 500～1000PFU/ml 的病毒液与适当稀释的水痘病毒特异性免疫血清等量混合后,置 37℃ 水浴中和 60 分钟,接种人二倍体细胞 2BS 株或 MRC-5 株,置 37℃±1℃、5%CO_2 培养 7～10 天判定结果,水痘病毒应完全被中和。同时设血清和细胞对照,均应为阴性,病毒对的病毒滴度应不低于 500PFU/ml。

2.2.3.2　病毒滴定

采用蚀斑法进行病毒滴定。取供试品作适宜倍数倍系列稀释。每个稀释度接种人二倍体细胞 2BS 株或 MRC-5 株,置 37℃±1℃、5%CO_2 培养 7～10 天判定结果,病毒滴度应不低于 3.7 lg PFU/ml。应同时用病毒参考品进行滴定。

2.2.3.3　无菌检查

依法检查(通则 1101),应符合规定。

2.2.3.4　支原体检查

依法检查(通则 3301),应符合规定。

2.2.3.5　外源病毒因子检查

依法检查(通则 3302),应符合规定。

2.2.3.6　免疫原性检查

■建立或变更主种子批时应确认主种子批的免疫原性,必要时应根据药品注册管理的相关要求开展相应的临床试验。■[修订]

2.2.3.7　猴体神经毒力试验

主种子批应进行神经毒力试验,以证明无神经毒力,每次至少用 10 只水痘抗体阴性的易感猴,每侧丘脑注射 0.5ml(应不低于 1 个人用剂量的病毒量),观察 17～21 天,不应有麻痹及其他神经症状出现,注射后 48 小时内猴死亡数不超过 2 只可以更换;如死亡超过 20%,即使为非特异性死亡,试验也不能成立,应重试。观察期末,每只猴处死解剖,对大脑及脊髓适当部位做病理组织学检查,应无病理改变。试验应设立 2 只易感猴作为阴性对照,分别于观察期末和试验猴处死后 10 天采血,对照猴两次血清样品的水痘抗体均应为阴性。

2.2.4　毒种保存

冻干毒种置 -20℃ 以下保存,液体毒种置 -60℃ 以下保存。

2.3　原液

2.3.1　细胞制备

同 2.1.2 项。

2.3.2　培养液

培养液为含适量灭能新生牛血清或胎牛血清的 MEM 或其他适宜的培养液。新生牛血清的质量应符合要求(通则 3604)。

2.3.3　对照细胞外源病毒因子检查

依法检查(通则 3302),应符合规定。

2.3.4　病毒接种和培养

将毒种按 0.001～0.1MOI 接种细胞(同一工作种子批毒种按同一 MOI 接种),置适宜的温度和时间进行培养。当出现一定程度的病变时,弃去培养液,用不少于原倍培养液量的洗涤液洗涤细胞表面,可换维持液继续培养。

2.3.5　病毒收获

采用适当方法收集感染细胞,并加入适宜的稳定剂为病毒收获物。

2.3.6　病毒收获物检定

按 3.1 项进行。

2.3.7　病毒收获物保存

于 -60℃ 以下保存,保存时间应按批准的执行。

2.3.8　细胞破碎、离心

将感染细胞冻融后,采用超声波或其他适宜的方法破碎感染细胞,经离心或其他适宜方法去除细胞碎片,收集含有病毒的上清液。

2.3.9　合并

检定合格的来源于同一细胞批的病毒上清液合并后即为原液。

2.3.10　原液检定

按 3.2 项进行。

2.3.11　原液保存

置 -60℃ 以下保存,保存时间应按批准的执行。

2.4　半成品

2.4.1　配制

将原液按规定的同一病毒滴度进行适当稀释,加入适宜稳定剂即为半成品。

2.4.2　半成品检定

按 3.3 项进行。

2.5　成品

2.5.1　分批

应符合"生物制品分批规程"规定。

2.5.2　分装及冻干

应符合"生物制品分装和冻干规程",分装过程中半成品疫苗应置冰浴中。

2.5.3　规格

按标示量复溶后每瓶为 0.5ml。每 1 次人用剂量为 0.5ml,含水痘-带状疱疹活病毒应不低于 3.3 lg PFU。

2.5.4　包装

应符合"生物制品包装规程"规定。

3 检定

3.1 病毒收获物检定

无菌检查

依法检查(通则1101),应符合规定。

3.2 原液检定

3.2.1 病毒滴定

按2.2.3.2项进行。病毒滴度应不低于4.0 lg PFU/ml。

3.2.2 无菌检查

依法检查(通则1101),应符合规定。

3.2.3 支原体检查

依法检查(通则3301),应符合规定。

3.3 半成品检定

无菌检查

依法检查(通则1101),应符合规定。

3.4 成品检定

除水分测定外,应按标示量加入所附灭菌注射用水,复溶后进行以下各项检定。

3.4.1 鉴别试验

按2.2.3.1项进行。

3.4.2 外观

应为乳白色或白色疏松体,复溶后为澄明液体,可微带乳光,无异物。

3.4.3 pH值

依法检查(通则0631),应符合批准的要求。

3.4.4 渗透压摩尔浓度

依法检查(通则0632),应符合批准的要求。

3.4.5 水分

应不高于3.0%(通则0832)。

3.4.6 病毒滴定

取疫苗3～5瓶混合后滴定,按2.2.3.2项进行,病毒滴度应不低于3.6 lg PFU/ml。

3.4.7 热稳定性试验

疫苗出厂前应进行热稳定性试验,应与病毒滴定同时进行。于37℃放置7天后,按2.2.3.2项进行,病毒滴度应不低于3.6 lg PFU/ml,病毒滴度下降应不高于1.0 lg。

3.4.8 牛血清白蛋白残留量

应不高于50ng/剂(通则3411)。

3.4.9 抗生素残留量

生产过程中加入抗生素的应进行该项检查。采用酶联免疫法,应不高于50ng/剂。

3.4.10 无菌检查

依法检查(通则1101),应符合规定。

3.4.11 异常毒性检查

依法检查(通则1141),应符合规定。

3.4.12 细菌内毒素含量

应不高于50EU/剂(通则1143凝胶限度试验)。

4 疫苗稀释剂

疫苗稀释剂为灭菌注射用水,稀释剂的生产应符合批准的要求。灭菌注射用水应符合本版药典(二部)的相关规定。

5 保存、运输及有效期

于2～8℃避光保存和运输。自生产之日起,按批准的有效期执行。

6 使用说明

应符合"生物制品包装规程"规定和批准的内容。

水痘减毒活疫苗使用说明

【药品名称】

通用名称:水痘减毒活疫苗

英文名称:Varicella Vaccine,Live

汉语拼音:Shuidou Jiandu Huoyimiao

【成分和性状】 本品系用水痘-带状疱疹病毒减毒株接种人二倍体细胞,经培养、收获病毒液,加适宜稳定剂冻干制成。为乳白色或白色疏松体,复溶后为澄明液体,可微带乳光。

有效成分:水痘-带状疱疹活病毒。

辅料:应列出全部批准的辅料成分。

疫苗稀释剂:灭菌注射用水。

【接种对象】 12个月龄以上的水痘易感者。

【作用与用途】 接种本疫苗后,可刺激机体产生抗水痘-带状疱疹病毒的免疫力。用于预防水痘。

【规格】 复溶后每瓶0.5ml。每1次人用剂量为0.5ml,含水痘-带状疱疹活病毒应不低于3.3 lg PFU。

【免疫程序和剂量】 (1)按标示量加入所附灭菌注射用水,待疫苗复溶并摇匀后立即使用。

(2)于上臂外侧三角肌下缘附着处皮下注射0.5ml。

【不良反应】

常见不良反应:

(1)一般接种疫苗后24小时内,在注射部位可出现疼痛和触痛,多数情况下于2～3天内自行消失。

(2)一般接种疫苗后1～2周内,可能出现一过性发热反应。其中大多数为轻度发热反应,一般持续1～2天后可自行缓解,不需处理,必要时适当休息,多喝水,注意保暖,防止继发感染;对于中度发热反应或发热时间超过48小时者,可采用物理方法或药物对症处理。

(3)皮疹:一般接种疫苗后72小时内可能有轻微皮疹,可给予适当对症治疗,出疹时间一般不超过2天。

极罕见不良反应:

(1)过敏性皮疹:一般接种疫苗后72小时内出现荨麻疹,出现反应时,应及时就诊,给予抗过敏治疗。

(2)过敏性休克:一般接种疫苗后1小时内发生。应及时注射肾上腺素等抢救措施进行治疗。

(3)过敏性紫癜:出现过敏性紫癜反应时应及时就诊,应用皮质固醇类药物给予抗过敏治疗,治疗不当或不及时有可能并发紫癜性肾炎。

【禁忌】 (1)已知对该疫苗所含任何成分,包括辅料以及抗生素过敏者。

(2)患急性疾病、严重慢性疾病、慢性疾病的急性发作期和发热者。

(3)妊娠期妇女。

(4)免疫缺陷、免疫功能低下或正在接受免疫抑制治疗者。

(5)患脑病、未控制的癫痫和其他进行性神经系统疾病者。

【注意事项】 (1)以下情况者慎用:家族和个人有惊厥史者、患慢性疾病者、有癫痫史者、过敏体质者、哺乳期妇女。

(2)开启疫苗瓶和注射时,切勿使消毒剂接触疫苗。

(3)疫苗瓶有裂纹、标签不清或失效者、疫苗复溶后出现浑浊等外观异常者均不得使用。

(4)疫苗瓶开启后应立即使用,如需放置,应置2~8℃,并于30分钟内用完,剩余均应废弃。

(5)应备有肾上腺素等药物,以备偶有发生严重过敏反应时急救用,接受注射者在注射后应在现场观察至少30分钟。

(6)注射免疫球蛋白者应至少间隔3个月以上接种本疫苗,以免影响免疫效果。

(7)使用其他减毒活疫苗与接种本疫苗应至少间隔1个月;但本疫苗与麻疹、风疹和腮腺炎减毒活疫苗可同时接种。

(8)本品为减毒活疫苗,不推荐在该疾病流行季节使用。

(9)育龄妇女注射本疫苗后,应至少3个月内避免怀孕。

(10)严禁冻结。

【贮藏】 于2~8℃避光保存和运输。

【包装】 按批准的执行。

【有效期】 按批准的执行。

【执行标准】

【批准文号】

【生产企业】

企业名称:

生产地址:

邮政编码:

电话号码:

传真号码:

网　址:

流感全病毒灭活疫苗

Liugan Quanbingdu Miehuoyimiao

Influenza Vaccine(Whole Virion),

Inactivated

本品系用世界卫生组织(WHO)推荐的并经国务院药品监督管理部门批准的甲型和乙型流行性感冒(简称流感)病毒株分别接种鸡胚,经培养、收获病毒液、灭活病毒、浓缩和纯化后制成。用于预防本株病毒引起的流行性感冒。

1 基本要求

生产和检定用设施、原材料及辅料、水、器具、动物等应符合"凡例"的有关要求。

2 制造

2.1 生产用鸡胚

毒种传代和制备用鸡胚应来源于SPF鸡群;疫苗生产用鸡胚应来源于封闭式房舍内饲养的健康鸡群,并选用9~11日龄无畸形、血管清晰、活动的鸡胚。

2.2 毒种

2.2.1 名称及来源

生产用毒种为WHO推荐并提供的甲型和乙型流感病毒株。

2.2.2 种子批的建立

应符合"生物制品生产检定用菌毒种管理规程"规定。以WHO推荐并提供的流感毒株代次为基础,传代建立主种子批和工作种子批,至成品疫苗病毒总传代不得超过5代。

2.2.3 种子批毒种的检定

主种子批应进行以下全面检定,工作种子批应至少进行2.2.3.1~2.2.3.5项检定。

2.2.3.1 鉴别试验

血凝素型别鉴定:应用相应(亚)型流感病毒特异性免疫血清进行血凝抑制试验或单向免疫扩散试验,结果应证明其抗原性与推荐的病毒株相一致。

2.2.3.2 病毒滴度

采用鸡胚半数感染剂量法(EID_{50})检查,病毒滴度应不低于$6.5 \lg EID_{50}/ml$。

2.2.3.3 血凝滴度

采用血凝法检测,血凝效价应不低于1∶160。

2.2.3.4 无菌检查

依法检查(通则1101),应符合规定。

2.2.3.5 支原体检查

依法检查(通则3301),应符合规定。

2.2.3.6 外源性禽白血病病毒检测

用相应(亚)型的流感病毒特异性免疫血清中和毒种后,接种SPF鸡胚细胞,经培养,用酶联免疫法检测培养物,结果应为阴性。

2.2.3.7 外源性禽腺病毒检测

用相应(亚)型流感病毒特异性免疫血清中和毒种后,接种SPF鸡胚肝细胞,经培养,分别用适宜的血清学方法检测其培养物中的Ⅰ型和Ⅲ型禽腺病毒,结果均应为阴性。

2.2.4 毒种保存

冻干毒种应于−20℃以下保存;液体毒种应于−60℃以下保存。

2.3 单价原液

2.3.1 病毒接种和培养

于鸡胚尿囊腔接种经适当稀释的工作种子批毒种后(各

型流感毒株应分别按同一病毒滴度进行接种),置33～35℃培养48～72小时。一次未使用完的工作种子批毒种,不得再回冻继续使用。

2.3.2 病毒收获

筛选活鸡胚,置2～8℃冷胚一定时间后,收获尿囊液于容器内。逐容器取样进行尿囊收获液检定。

2.3.3 尿囊收获液检定

2.3.3.1 微生物限度检查

按微生物计数法检测,菌数应小于10^5CFU/ml,沙门菌检测应为阴性(通则1105、通则1106与通则1107)。

2.3.3.2 血凝滴度

按2.2.3.3项进行,应不低于1：160。

2.3.4 尿囊收获液合并

每个收获容器检定合格的含单型流感病毒的尿囊液可合并为单价病毒合并液。

2.3.5 病毒灭活

在规定的蛋白质含量范围内进行病毒灭活。单价病毒合并液中加入终浓度不高于$200\mu g/ml$的甲醛,置适宜的温度下进行病毒灭活。病毒灭活到期后,每个病毒灭活容器应立即取样,分别进行病毒灭活验证试验,并进行细菌内毒素含量测定(也可在纯化后加入适宜浓度的甲醛溶液进行病毒灭活)。

■2.3.6 病毒灭活验证试验

将病毒灭活后的尿囊液样品做10倍系列稀释,取原倍、10^{-1}及10^{-2}倍稀释的病毒液分组接种鸡胚尿囊腔,每组接种10枚9～11日龄鸡胚,每胚接种0.2ml,置33～35℃培养72小时。24小时内死亡的不计数,每组鸡胚须至少存活80％。自存活的鸡胚中每胚取0.5ml尿囊液,按组混合后,再盲传一代,每组各接种10枚胚,每胚接种0.2ml,经33～35℃培养72小时后,取尿囊液进行血凝试验,结果应不出现血凝反应。■[增订]

2.3.7 浓缩和纯化

2.3.7.1 超滤浓缩

单价病毒合并液经离心或其他适宜的方法澄清后,采用超滤法将病毒液浓缩至适宜蛋白质含量范围。超滤浓缩后病毒液应取样进行细菌内毒素含量测定。

2.3.7.2 纯化

超滤浓缩后的病毒液可采用柱色谱法或蔗糖密度梯度离心法进行纯化,采用蔗糖密度梯度离心法进行纯化的应用超滤法去除蔗糖。超滤后的病毒液取样进行细菌内毒素含量测定和微生物限度检查,微生物限度检查菌数应小于10CFU/ml。

2.3.8 除菌过滤

纯化后的病毒液经除菌过滤,可加入适宜浓度的硫柳汞作为防腐剂,即为单价原液。

2.3.9 单价原液检定

按3.1项进行。

2.3.10 单价原液保存

应于2～8℃保存。

2.4 半成品

2.4.1 配制

根据各单价原液血凝素含量,将各型流感病毒按同一血凝素含量进行半成品配制(血凝素配制量可在15～18μg/剂范围内,每年各型别流感病毒株应按同一血凝素含量进行配制),可补加适宜浓度的硫柳汞作为防腐剂,即为半成品。

2.4.2 半成品检定

按3.2项进行。

2.5 成品

2.5.1 分批

应符合"生物制品分批规程"规定。

2.5.2 分装

应符合"生物制品分装和冻干规程"规定。

2.5.3 规格

每瓶0.5ml或1.0ml。每1次人用剂量为0.5ml或1.0ml,含各型流感病毒株血凝素应为15μg。

2.5.4 包装

应符合"生物制品包装规程"规定。

3 检定

3.1 单价原液检定

3.1.1 鉴别试验

用相应(亚)型流感病毒特异性免疫血清进行血凝抑制试验或单向免疫扩散试验(方法见3.1.2项),结果证明抗原性与推荐病毒株一致。

■3.1.2 病毒灭活验证试验

将病毒灭活后的尿囊液样品做10倍系列稀释,取原倍、10^{-1}及10^{-2}倍稀释的病毒液分组接种鸡胚尿囊腔,每组接种10枚9～11日龄鸡胚,每胚接种0.2ml,置33～35℃培养72小时。24小时内死亡的不计数,每组鸡胚须至少存活80％。自存活的鸡胚中每胚取0.5ml尿囊液,按组混合后,再盲传一代,每组各接种10枚胚,每胚接种0.2ml,经33～35℃培养72小时后,取尿囊液进行血凝试验,结果应不出现血凝反应。■[删除]

3.1.2 血凝素含量

采用单向免疫扩散试验测定血凝素含量。

将抗原参考品和供试品分别加至含有抗体参考品的1.5％琼脂糖凝胶板上,孔径为3mm,每孔10μl,20～25℃放置至少18小时。用PBS浸泡1小时后,干燥、染色、脱色。准确测量抗原参考品和供试品形成的沉淀环直径,以抗原参考品形成的沉淀环的直径对其相应抗原浓度作直线回归,求得直线回归方程,代入供试品的沉淀环直径,即可得到供试品的血凝素含量,应不低于90$\mu g/$(株·ml)。

3.1.3 无菌检查

依法检查(通则1101),应符合规定。

3.1.4 蛋白质含量

应不高于血凝素含量的4.5倍(通则0731第二法)。

3.2 半成品检定

3.2.1 游离甲醛含量

应不高于 $50\mu g$/剂(通则 3207 第一法)。

3.2.2 硫柳汞含量

应不高于 $50\mu g$/剂(通则 3115)。

3.2.3 血凝素含量

按 3.1.2 项进行,每剂中各型流感病毒株血凝素含量应为配制量的 80%～120%。

3.2.4 无菌检查

依法检查(通则 1101),应符合规定。

3.3 成品检定

3.3.1 鉴别试验

用相应(亚)型流感病毒特异性免疫血清进行单向免疫扩散试验,结果应证明抗原性与推荐病毒株相一致。

3.3.2 外观

应为微乳白色液体,无异物。

3.3.3 装量

依法检查(通则 0102),应不低于标示量。

3.3.4 渗透压摩尔浓度

依法测定(通则 0632),应符合批准的要求。

3.3.5 化学检定

3.3.5.1 pH 值

应为 6.8～8.0(通则 0631)。

3.3.5.2 硫柳汞含量

应不高于 $50\mu g$/剂(通则 3115)。

3.3.5.3 蛋白质含量

应不高于 $200\mu g$/剂(通则 0731 第二法),并不得超过疫苗中血凝素含量的 4.5 倍。

3.3.6 血凝素含量

按 3.1.2 项进行,每剂中各型流感病毒株血凝素含量应为配制量的 80%～120%。

3.3.7 卵清蛋白含量

采用酶联免疫法检测,卵清蛋白含量应不高于 250ng/剂。

3.3.8 抗生素残留量

生产过程中加入抗生素的应进行该项检查。采用酶联免疫法,应不高于 50ng/剂。

3.3.9 无菌检查

依法检查(通则 1101),应符合规定。

3.3.10 异常毒性检查

依法检查(通则 1141),应符合规定。

3.3.11 细菌内毒素检查

应不高于 10EU/剂(通则 1143 凝胶限度试验)。

4 保存、运输及有效期

于 2～8℃避光保存和运输。自生产之日起,有效期为 12 个月。

5 使用说明

应符合"生物制品包装规程"规定和批准的内容。

流感全病毒灭活疫苗使用说明

【药品名称】

通用名称:流感全病毒灭活疫苗

英文名称:Influenza Vaccine(Whole Virion),Inactivated

汉语拼音:Liugan Quanbingdu Miehuoyimiao

【成分和性状】 本品系用世界卫生组织(WHO)推荐的甲型和乙型流行性感冒(简称流感)病毒株分别接种鸡胚,经培养、收获病毒液、灭活病毒、浓缩、纯化后制成。为微乳白色液体,含硫柳汞防腐剂。

有效成分:当年使用的各型流感病毒株血凝素(应包括各毒株名称及血凝素标示量)。

辅料:应列出全部批准的辅料成分。

【接种对象】 12 岁以上儿童、成人及老年人。

【作用与用途】 接种本疫苗后,可刺激机体产生抗流行性感冒病毒的免疫力。用于预防本株病毒引起的流行性感冒。

【规格】 每瓶 0.5ml 或 1.0ml。每 1 次人用剂量为 0.5ml 或 1.0ml,含各型流感病毒株血凝素应为 $15\mu g$。

【免疫程序和剂量】 于上臂外侧三角肌肌内注射,每次注射 1 剂。

【不良反应】

常见不良反应:

(1)一般接种疫苗后 24 小时内,注射部位可出现疼痛、触痛、红肿和瘙痒,多数情况下于 2～3 天内自行消失。

(2)接种疫苗后可能出现一过性发热反应,短期内自行消失,不需处理。

罕见不良反应:

(1)接种部位出现严重红肿,可采取热敷等物理方式治疗。

(2)重度发热反应:应采用物理方法及药物进行对症处理,以防高热惊厥。

极罕见不良反应:

(1)过敏性皮疹:一般接种疫苗后 72 小时内出现荨麻疹,出现反应时,应及时就诊,给予抗过敏治疗。

(2)过敏性紫癜:出现过敏性紫癜反应时应及时就诊,应用皮质固醇类药物给予抗过敏治疗,治疗不当或不及时有可能并发紫癜性肾炎。

(3)过敏性休克:一般接种疫苗后 1 小时内发生。应及时注射肾上腺素等抢救措施进行治疗。

【禁忌】 (1)已知对该疫苗所含任何成分,包括辅料、甲醛以及抗生素过敏者。

(2)患急性疾病、严重慢性疾病、慢性疾病的急性发作期和发热者。

(3)妊娠期妇女。

(4)患未控制的癫痫和其他进行性神经系统疾病者,有格林-巴利综合征病史者。

【注意事项】 (1)以下情况者慎用:家族和个人有惊厥史者、患慢性疾病者、有癫痫史者、过敏体质者。

（2）疫苗瓶有裂纹、标签不清或失效者、疫苗出现浑浊等外观异常者均不得使用。

（3）疫苗瓶开启后应立即使用。

（4）应备有肾上腺素等药物，以备偶有发生严重过敏反应时急救用。接受注射者在注射后应在现场观察至少30分钟。

（5）注射免疫球蛋白者应至少间隔1个月以上接种本疫苗，以免影响免疫效果。

（6）注射后出现任何神经系统反应者，禁止再次使用。

（7）严禁冻结。

【贮藏】 于2～8℃避光保存和运输。

【包装】 按批准的执行。

【有效期】 12个月。

【执行标准】

【生产企业】

企业名称：

生产地址：

邮政编码：

电话号码：

传真号码：

网　　址：

流感病毒裂解疫苗

Liugan Bingdu Liejie Yimiao

Influenza Vaccine（Split Virion），Inactivated

本品系用世界卫生组织（WHO）推荐的并经国务院药品监督管理部门批准的甲型和乙型流行性感冒（简称流感）病毒株分别接种鸡胚，经培养、收获病毒液、病毒灭活、纯化、裂解后制成。用于预防本株病毒引起的流行性感冒。

1 基本要求

生产和检定用设施、原材料及辅料、水、器具、动物等应符合"凡例"的有关要求。

2 制造

2.1 生产用鸡胚

毒种传代和制备用鸡胚应来源于SPF鸡群。疫苗生产用鸡胚应来源于封闭式房舍内饲养的健康鸡群，并选用9～11日龄无畸形、血管清晰、活动的鸡胚。

2.2 毒种

2.2.1 名称及来源

生产用毒种为WHO推荐并提供的甲型和乙型流感病毒株。

2.2.2 种子批的建立

应符合"生物制品生产检定用菌毒种管理规程"规定。以WHO推荐并提供的流感毒株代次为基础，传代建立主种子批和工作种子批，至成品疫苗病毒总传代不得超过5代。

2.2.3 种子批的检定

主种子批应做以下全面检定，工作种子批应至少进行2.2.3.1～2.2.3.5项检定。

2.2.3.1 鉴别试验

血凝素型别鉴定：应用相应（亚）型流感病毒特异性免疫血清进行血凝抑制试验，结果应证明其抗原性与推荐的病毒株相一致。

2.2.3.2 病毒滴度

采用鸡胚半数感染剂量法（EID_{50}）检查，病毒滴度应不低于 6.5 lg EID_{50}/ml。

2.2.3.3 血凝滴度

采用血凝法检测，血凝滴度应不低于1:160。

2.2.3.4 无菌检查

依法检查（通则1101），应符合规定。

2.2.3.5 支原体检查

依法检查（通则3301），应符合规定。

2.2.3.6 外源性禽白血病病毒检测

用相应（亚）型的流感病毒特异性免疫血清中和病毒后，接种SPF鸡胚细胞，经培养，用酶联免疫法检测培养物，结果应为阴性。

2.2.3.7 外源性禽腺病毒检测

用相应（亚）型的流感病毒特异性免疫血清中和病毒后，接种SPF鸡胚肝细胞，经培养，分别用适宜的血清学方法检测其培养物中的Ⅰ型和Ⅲ型禽腺病毒，结果均应为阴性。

2.2.4 毒种保存

冻干毒种应于-20℃以下保存；液体毒种应于-60℃以下保存。

2.3 单价原液

2.3.1 病毒接种和培养

于鸡胚尿囊腔接种经适当稀释的工作种子批毒种（各型流感毒株应分别按同一病毒滴度进行接种），置33～35℃培养48～72小时。一次未使用完的工作种子批毒种，不得再回冻继续使用。

2.3.2 病毒收获

筛选活鸡胚，置2～8℃冷胚一定时间后，收获尿囊液于容器内。逐容器取样进行尿囊收获液检定。

2.3.3 尿囊收获液检定

2.3.3.1 微生物限度检查

按微生物计数法检测，菌数应小于10^5 CFU/ml，沙门菌检测应为阴性（通则1105、通则1106与通则1107）。

2.3.3.2 血凝滴度

按2.2.3.3项进行，应不低于1:160。

2.3.4 尿囊收获液合并

每个收获容器检定合格的含单型流感病毒的尿囊液可合并为单价病毒合并液。

2.3.5 病毒灭活

应在规定的蛋白质含量范围内进行病毒灭活。单价病毒合并液中加入终浓度不高于 200μg/ml 的甲醛,置适宜的温度下进行病毒灭活。灭活到期后,每个病毒灭活容器应立即取样,分别进行病毒灭活验证试验,并进行细菌内毒素含量测定(也可在纯化后或纯化过程中加入适宜浓度的甲醛溶液进行病毒灭活)。

■2.3.6 病毒灭活验证试验

将病毒灭活后的样品做 10 倍系列稀释,取原倍、10^{-1} 及 10^{-2} 倍稀释的病毒液分组接种鸡胚尿囊腔,每组接种 10 枚 9～11 日龄鸡胚,每胚接种 0.2ml,置 33～35℃培养 72 小时。24 小时内死亡的不计数,每组鸡胚须至少存活 80%。自存活的鸡胚中每胚取 0.5ml 尿囊液,按组混合后,再盲传一代,每组各接种 10 枚胚,每胚接种 0.2ml,经 33～35℃培养 72 小时后,取尿囊液进行血凝试验,结果应不出现血凝反应。■[增订]

2.3.7 浓缩及纯化

2.3.7.1 超滤浓缩

单价病毒合并液经离心或其他适宜的方法澄清后,采用超滤法将病毒液浓缩至适宜蛋白质含量范围。浓缩后的病毒液应取样进行细菌内毒素含量测定。

2.3.7.2 纯化

超滤浓缩后的单价病毒合并液可采用柱色谱法或蔗糖密度梯度离心法进行纯化,采用蔗糖密度梯度离心法进行纯化的应用超滤法去除蔗糖。纯化后取样进行蛋白质含量测定。

2.3.8 病毒裂解

应在规定的蛋白质含量范围内进行病毒裂解。将纯化后的单价病毒合并液中加入适宜浓度的裂解剂,在适宜条件下进行病毒裂解。

2.3.9 裂解后纯化

采用柱色谱法或蔗糖密度梯度离心法以及其他适宜的方法进行病毒裂解后的再纯化,采用蔗糖密度梯度离心法进行纯化的应用超滤法去除蔗糖。超滤后的病毒液取样进行细菌内毒素含量测定和微生物限度检查,微生物限度检查菌数应小于 10CFU/ml。

2.3.10 除菌过滤

纯化后的病毒裂解液经除菌过滤后,可加入适宜浓度的硫柳汞作为防腐剂,即为单价原液。

2.3.11 单价原液检定

按 3.1 项进行。

2.3.12 保存

于 2～8℃保存。

2.4 半成品

2.4.1 配制

根据各单价原液的血凝素含量,将各型流感病毒按同一血凝素含量进行半成品配制(血凝素配制量可在30～36μg/ml范围内,每年各型流感病毒株应按同一血凝素含量进行配制),可补加适宜浓度的硫柳汞作为防腐剂,即为半成品。

2.4.2 半成品检定

按 3.2 项进行。

2.5 成品

2.5.1 分批

应符合"生物制品分批规程"规定。

2.5.2 分装

应符合"生物制品分装和冻干规程"规定。

2.5.3 规格

每瓶(支)0.25ml 或 0.5ml。每 1 次人用剂量为 0.25ml(6 个月至 3 岁儿童用),含各型流感病毒株血凝素应为 7.5μg;或 0.5ml(成人及 3 岁以上儿童),含各型流感病毒株血凝素应为 15μg。

2.5.4 包装

应符合"生物制品包装规程"规定。

3 检定

3.1 单价病毒原液检定

3.1.1 鉴别试验

用相应(亚)型流感病毒特异性免疫血清进行血凝抑制试验或单向免疫扩散试验(方法见 3.1.2 项),结果应证明抗原性与推荐流感病毒株相一致。

■3.1.2 病毒灭活验证试验

将病毒灭活后的尿囊液样品做 10 倍系列稀释,取原倍、10^{-1} 及 10^{-2} 倍稀释的病毒液分组接种鸡胚尿囊腔,每组接种 10 枚 9～11 日龄鸡胚,每胚接种 0.2ml,置 33～35℃培养 72 小时。24 小时内死亡的不计数,每组鸡胚须至少存活 80%。自存活的鸡胚中每胚取 0.5ml 尿囊液,按组混合后,再盲传一代,每组各接种 10 枚胚,每胚接种 0.2ml,经 33～35℃培养 72 小时后,取尿囊液进行血凝试验,结果应不出现血凝反应。■[删除]

3.1.2 血凝素含量

采用单向免疫扩散试验测定血凝素含量。

将抗原参考品和供试品分别加至含有抗体参考品的 1.5%琼脂糖凝胶板上,孔径为 3mm,每孔 10μl,于 20～25℃放置至少 18 个小时。用 PBS 浸泡 1 小时后,干燥、染色、脱色。准确测量抗原参考品和供试品形成的沉淀环的直径,以抗原参考品形成的沉淀环的直径对其相应抗原浓度作直线回归,求得直线回归方程,代入供试品的沉淀环直径,即可得到供试品的血凝素含量,应不低于 90μg/(株·ml)。

3.1.3 无菌检查

依法检查(通则 1101),应符合规定。

3.1.4 蛋白质含量

应不高于血凝素含量的 4.5 倍(通则 0731 第二法)。

3.2 半成品检定

3.2.1 血凝素含量

按 3.1.2 项进行,每 1ml 中各型流感病毒株血凝素含量应为配制量的 80%～120%。

3.2.2 裂解剂残留量

采用聚山梨酯 80 为裂解剂的,其残留量应小于 80μg/ml(通则 3203);采用 Triton X-100 为裂解剂的,其残留量应小于 300μg/ml;采用 Triton N_{101} 为裂解剂的,其残留量应小于

$300\mu g/ml$。

3.2.3 无菌检查

依法检查(通则1101),应符合规定。

3.3 成品检定

3.3.1 鉴别试验

用相应(亚)型流感病毒特异性免疫血清进行单向免疫扩散试验,结果应证明抗原性与推荐病毒株相一致。

3.3.2 外观

应为微乳白色液体,无异物。

3.3.3 装量

依法检查(通则0102),应不低于标示量。

3.3.4 渗透压摩尔浓度

依法测定(通则0632),应符合批准的要求。

3.3.5 pH值

应为6.5～8.0(通则0631)。

3.3.6 游离甲醛含量

应不高于$50\mu g/ml$(通则3207第一法)。

3.3.7 硫柳汞含量

应不高于$100\mu g/ml$(通则3115)。

3.3.8 血凝素含量

按3.1.2项进行,每1ml中各型流感病毒株血凝素含量应为配制量的80%～120%。

3.3.9 蛋白质含量

应不高于$400\mu g/ml$(通则0731第二法);并不得超过疫苗中血凝素总含量的4.5倍。

3.3.10 卵清蛋白含量

采用酶联免疫法检测,卵清蛋白含量应不高于500ng/ml。

3.3.11 抗生素残留量

生产过程中加入抗生素的应进行该项检查。采用酶联免疫法,应不高于50ng/剂。

3.3.12 无菌检查

依法检查(通则1101),应符合规定。

3.3.13 异常毒性检查

依法检查(通则1141),应符合规定。

3.3.14 细菌内毒素含量

应小于20EU/ml(通则1143凝胶限度试验)。

4 保存、运输和有效期

于2～8℃避光保存和运输。自生产之日起,有效期为12个月。

5 使用说明

应符合"生物制品包装规程"规定和批准的内容。

流感病毒裂解疫苗使用说明

【药品名称】

通用名称:流感病毒裂解疫苗

英文名称:Influenza Vaccine(Split Virion),Inactivated

汉语拼音:Liugan Bingdu Liejie Yimiao

【成分和性状】 本品系用世界卫生组织(WHO)推荐的甲型和乙型流行性感冒病毒(简称流感)病毒株,分别接种鸡胚,经培养、收获病毒液、病毒灭活、纯化、裂解后制成。为微乳白色液体,可含硫柳汞防腐剂。

有效成分:当年使用的各型流感病毒株血凝素(应包括各毒株名称及血凝素标示量)。

辅料:应列出全部批准的辅料成分。

【接种对象】 易感者及易发生相关并发症的人群,如儿童、老年人、体弱者、流感流行地区人员等。

【作用与用途】 接种本疫苗后,可刺激机体产生抗流感病毒的免疫力。用于预防本株病毒引起的流行性感冒。

【规格】 每瓶(支)0.25ml或0.5ml。每1次人用剂量为0.25ml(6个月至3岁儿童用),含各型流感病毒株血凝素应为$7.5\mu g$;或0.5ml(成人及3岁以上儿童),含各型流感病毒株血凝素应为$15\mu g$。

【免疫程序和剂量】 (1)于上臂外侧三角肌肌内注射。

(2)于流感流行季节前或期间进行预防接种。成人及3岁以上儿童接种1针,每次接种剂量为0.5ml;6个月至3岁儿童接种2针,每针接种剂量为0.25ml,间隔2～4周。

【不良反应】

常见不良反应:

(1)一般接种后24小时内,注射部位可出现疼痛、触痛、红肿和瘙痒,多数情况下于2～3天内自行消失。

(2)接种疫苗后可能出现一过性发热反应,短期内自行消失,不需处理。

罕见不良反应:

(1)可出现一过性感冒症状和全身不适,可自行消失,不需特别处理。

(2)重度发热反应:应采用物理方法及药物对症处理,以防高热惊厥。

极罕见不良反应:

(1)过敏性皮疹:一般在接种疫苗后72小时内出现荨麻疹,出现反应时,应及时就诊,给予抗过敏治疗。

(2)过敏性紫癜:出现过敏性紫癜反应时应及时就诊,应用皮质固醇类药物给予抗过敏治疗,治疗不当或不及时有可能并发紫癜性肾炎。

(3)过敏性休克:一般在接种疫苗后1小时内发生。应及时注射肾上腺素等抢救措施进行治疗。

【禁忌】 (1)已知对该疫苗所含任何成分,包括辅料、甲醛、裂解剂及抗生素过敏者。

(2)患急性疾病、严重慢性疾病、慢性疾病的急性发作期、感冒和发热者。

(3)妊娠期妇女。

(4)未控制的癫痫和患其他进行性神经系统疾病者,有格林-巴利综合征病史者。

【注意事项】 (1)以下情况者慎用:家族和个人有惊厥史者、患慢性疾病者、有癫痫史者、过敏体质者。

(2)疫苗瓶有裂纹、标签不清或失效者、疫苗出现浑浊等外观异常者均不得使用。

(3)疫苗瓶开启后应立即使用。

(4)应备有肾上腺素等药物,以备偶有发生严重过敏反应时急救用。接受注射者在注射后应在现场观察至少30分钟。

(5)注射免疫球蛋白者应至少间隔1个月以上接种本疫苗,以免影响免疫效果。

(6)注射后出现任何神经系统反应者,禁止再次使用。

(7)严禁冻结。

【贮藏】 于2~8℃避光保存和运输。

【包装】 按批准的执行。

【有效期】 12个月。

【执行标准】

【批准文号】

【生产企业】

企业名称:

生产地址:

邮政编码:

电话号码:

传真号码:

网　　址:

口服脊髓灰质炎减毒活疫苗
(猴肾细胞)

Koufu Jisuihuizhiyan Jiandu Huoyimiao

(Houshen Xibao)

Poliomyelitis(Live)Vaccine(Monkey Kidney Cell),Oral

本品系用脊髓灰质炎病毒Ⅰ、Ⅱ、Ⅲ型减毒株分别接种于原代猴肾细胞,经培养、收获病毒液制成单价或三价液体疫苗。用于预防脊髓灰质炎。

1　基本要求

生产和检定用设施、原材料及辅料、水、器具、动物等应符合"凡例"的有关要求。

2　制造

2.1　生产用细胞

生产用细胞为原代猴肾细胞。

2.1.1　细胞管理及检定

应符合"生物制品生产检定用动物细胞基质制备及检定规程"规定。

生产用猴肾细胞应来源于未做任何试验的健康猕猴,所用动物必须经不少于6周的隔离检疫,应无结核、B病毒感染及其他急性传染病,血清中无泡沫病毒。凡有严重化脓灶、赘

生物以及明显的肝、肾病理改变者不得使用。

2.1.2　细胞制备

取符合2.1.1项要求的健康猕猴肾脏,经胰蛋白酶消化、用培养液分散细胞,置37.0℃±0.5℃培养,6~9天长成单层。来源于同一只猕猴、同一容器内消化制备的细胞为一个细胞消化批,同一天制备的不同细胞消化批为一个细胞批。

2.2　毒种

2.2.1　名称及来源

生产用毒种为脊髓灰质炎病毒Ⅰ、Ⅱ、Ⅲ型减毒株,可用Ⅰ、Ⅱ、Ⅲ型Sabin株;Ⅰ、Ⅱ、Ⅲ型Sabin纯化株,中Ⅲ$_2$株病毒或经批准的其他毒株。各型Sabin毒株和Pfizer株来源于世界卫生组织(WHO)。

2.2.2　种子批的建立

应符合"生物制品生产检定用菌毒种管理规程"规定。

2.2.2.1　原始种子

Sabin株原始毒种Ⅰ、Ⅱ、Ⅲ型及中Ⅲ$_2$株均由毒种研制单位制备和保存。

2.2.2.2　主种子批

主种子批Sabin株Ⅰ、Ⅱ型的传代水平应不超过SO+2,Sabin株Ⅲ型应不超过SO+1;中Ⅲ$_2$株由原始毒种在胎猴肾细胞或人二倍体细胞上传1~2代制成的成分均一的一批病毒悬液称为主种子批,传代水平应不超过中Ⅲ$_2$2代;Ⅲ型Pfizer株主种子批为RSO 1。

2.2.2.3　工作种子批

主种子批毒种在原代胎猴肾细胞上传1代制备成的成分均一的一批病毒悬液称为工作种子批。原始种子至工作种子批Sabin Ⅰ、Ⅱ型传代不得超过3代(SO+3),Sabin Ⅲ型及其他纯化株包括Pfizer株传代不得超过2代;从原始种子至工作种子批中Ⅲ$_2$株传代次数不得超过3代。

2.2.3　种子批毒种的检定

除另有规定外,主种子批以及工作种子批应进行以下全面检定。

2.2.3.1　鉴别试验

取适量Ⅰ型、Ⅱ型或Ⅲ型单价脊髓灰质炎病毒特异性免疫血清与适量病毒液混合,置37℃水浴2小时,接种猴肾细胞、Hep-2细胞或其他敏感细胞,置35~36℃培养,7天判定结果,病毒型别应准确无误。同时设血清和细胞对照,均应为阴性。病毒对照应为阳性。

2.2.3.2　病毒滴定

采用微量细胞病变法。将毒种做10倍系列稀释,每稀释度病毒液接种猴肾细胞、Hep-2细胞或其他敏感细胞,置35~36℃培养,7天判定结果。病毒滴度均应不低于6.5 lg CCID$_{50}$/ml。应同时进行病毒参考品滴定。

2.2.3.3　无菌检查

依法检查(通则1101),应符合规定。

2.2.3.4　分枝杆菌检查

照无菌检查法(通则1101)进行。

以草分枝杆菌(CMCC 95024)作为阳性对照菌。取阳性对照菌接种于罗氏固体培养基，于 37℃ 培养 3～5 天收集其培养物，以 0.9% 氯化钠溶液制成菌悬液，采用细菌浊度法确定菌含量，该菌液浊度与中国细菌浊度标准一致时活菌量约为 $2×10^7$ CFU/ml。稀释菌悬液，取不高于 100CFU 的菌液作为阳性对照。

供试品小于 1ml 时采用直接接种法，将供试品全部接种于适宜固体培养基(如罗氏培养基或 Middlebrook 7H10 培养基)，每种培养基做 3 个重复。并同时设置阳性对照。将接种后的培养基置于 37℃ 培养 56 天，阳性对照应有菌生长，接种供试品的培养基未见分枝杆菌生长，则判为合格。

供试品大于 1ml 时采用薄膜过滤法集菌后接种培养基。将供试品以 $0.22μm$ 滤膜过滤后，取滤膜接种于适宜固体培养基，同时设阳性对照。所用培养基、培养时间及结果判定同上。

2.2.3.5 支原体检查

依法检查(通则 3301)，应符合规定。

2.2.3.6 外源病毒因子检查

依法检查(通则 3302)，应符合规定。

2.2.3.7 家兔检查

取体重 1.5～2.5kg 的健康家兔至少 5 只，每只注射 10ml，其中 1.0ml 皮内多处注射，其余皮下注射，观察 3 周。到期处死时存活动物数应不低于 80%，无 B 病毒和其他病毒感染判为合格。家兔在 24 小时以后死亡，疑有 B 病毒感染者应尸检，须留神经组织和脏器标本待查，用脑组织做 10% 悬液，用同样方法接种 5 只健康家兔进行检查，观察到期后动物应全部健存。

2.2.3.8 免疫原性检查

■建立或变更主种子批时应确认主种子批的免疫原性，必要时应根据药品注册管理的相关要求开展相应的临床试验。■[修订]

2.2.3.9 猴体神经毒力试验

依法检查(通则 3305)，应符合规定。

2.2.3.10 rct 特征试验

将单价病毒液分别于 36.0℃±0.1℃ 及 40.0℃±0.1℃ 进行病毒滴定，试验设 t-对照(生产毒种或已知对人安全的疫苗)。如果病毒液和 t-对照在 36.0℃±0.1℃ 的病毒滴度与 40.0℃±0.1℃ 的滴度差不低于 5.0 lg，则 rct 特征试验合格。

2.2.3.11 SV40 核酸序列检查

依法检查(通则 3304)，应为阴性。

2.2.4 毒种保存

液体毒种需加终浓度为 1mol/L 的氯化镁溶液，置 −60℃ 以下保存。

2.3 单价原液

2.3.1 细胞制备

同 2.1.2 项。

2.3.2 培养液

培养液为含适量灭能新生牛血清和乳蛋白水解物的 Earle's 液或其他适宜培养液。新生牛血清的质量应符合要求(通则 3604)。维持液为不含新生牛血清和乳蛋白水解物的 Earle's 液或其他适宜的维持液。

2.3.3 对照细胞外源病毒因子检查

依法检查(通则 3302)，应符合规定。

2.3.4 病毒接种和培养

将毒种按 0.03～0.3MOI 接种细胞(同一工作种子批毒种应按同一 MOI 接种)，种毒后置 33℃±0.5℃ 培养 48～96 小时至细胞出现完全病变后收获。

2.3.5 病毒收获

检定合格的同一细胞消化批收获的病毒液，经澄清过滤收集于大瓶中，为单一病毒收获液。

2.3.6 单一病毒收获液检定

按 3.1 项进行。

2.3.7 单一病毒收获液保存

于 2～8℃ 保存不超过 30 天，−20℃ 保存不超过 6 个月。

2.3.8 单一病毒收获液合并或浓缩

检定合格的同一细胞批制备的多个单一病毒收获液直接或适当浓缩后进行合并，即为单价原液。

2.3.9 单价原液检定

按 3.2 项进行。

2.3.10 单价原液保存

于 2～8℃ 保存不超过 30 天，−20℃ 保存不超过 6 个月。

2.4 半成品

2.4.1 配制

单价原液加入终浓度为 1mol/L 的氯化镁，经除菌过滤后即为单价疫苗半成品。取适量Ⅰ、Ⅱ、Ⅲ型单价疫苗半成品，按一定比例进行配制，即为三价疫苗半成品。

2.4.2 半成品检定

按 3.3 项进行。

2.5 成品

2.5.1 分批

应符合"生物制品分批规程"规定。

2.5.2 分装

应符合"生物制品分装和冻干规程"规定。

2.5.3 规格

每瓶 1.0ml。每 1 次人用剂量为 2 滴(相当于 0.1ml)，含脊髓灰质炎活病毒总量应不低于 6.15 lg $CCID_{50}$，其中Ⅰ型应不低于 6.0 lg $CCID_{50}$，Ⅱ型应不低于 5.0 lg $CCID_{50}$，Ⅲ型应不低于 5.5 lg $CCID_{50}$。

2.5.4 包装

应符合"生物制品包装规程"规定。

3 检定

3.1 单一病毒收获液检定

3.1.1 病毒滴定

按 2.2.3.2 项进行。病毒滴度应不低于 6.5 lg $CCID_{50}$/ml。

3.1.2 无菌检查

依法检查(通则 1101)，应符合规定。

3.1.3 支原体检查

依法检查(通则 3301)，应符合规定。

3.2 单价原液检定

3.2.1 鉴别试验

按 2.2.3.1 项进行。

3.2.2 病毒滴定

按 2.2.3.2 项进行。病毒滴度均应不低于 6.5 lg CCID$_{50}$/ml。

3.2.3 猴体神经毒力试验

依法检查(通则 3305),应符合规定。

3.2.4 SV40 核酸序列检查

依法检查(通则 3304),结果应为阴性。

3.2.5 无菌检查

依法检查(通则 1101),应符合规定。

3.2.6 支原体检查

依法检查(通则 3301),应符合规定。

3.3 半成品检定

3.3.1 病毒滴定

按 2.2.3.2 项进行。单价疫苗半成品病毒滴度应不低于 6.5 lg CCID$_{50}$/ml。三价疫苗半成品病毒滴度应不低于 7.15 lg CCID$_{50}$/ml,其中I型应不低于 7.0 lg CCID$_{50}$/ml,II型应不低于 6.0 lg CCID$_{50}$/ml,III型应不低于 6.5 lg CCID$_{50}$/ml。

3.3.2 无菌检查

依法检查(通则 1101),应符合规定。

3.4 成品检定

3.4.1 鉴别试验

取适量I、II、III型三价混合脊髓灰质炎病毒特异性免疫血清与适量本品混合,置37℃水浴2小时,接种 Hep-2 细胞或其他敏感细胞,置35~36℃培养,7天判定结果,应无病变出现。同时设血清和细胞对照,均应为阴性。病毒对照应为阳性。

3.4.2 外观

应为澄清无异物的橘红色液体。

3.4.3 装量

依法检查(通则 0102),应不低于标示量。

3.4.4 病毒滴定

按 2.2.3.2 项进行。三价疫苗每 1 次人用剂量0.1ml,病毒滴度应不低于 6.15 lg CCID$_{50}$,其中I型应不低于 6.0 lg CCID$_{50}$,II型应不低于 5.0 lg CCID$_{50}$,III型应不低于 5.5 lg CCID$_{50}$。

3.4.5 热稳定性试验

疫苗出厂前应进行热稳定性试验,应与病毒滴定同时进行。37℃放置 48 小时后,按 2.2.3.2 项进行,每 1 次人用剂量病毒滴度下降应不高于 0.5 lg。

3.4.6 抗生素残留量

生产细胞制备过程中加入抗生素的应进行该项检查。采用酶联免疫法,应不高于 50ng/剂。

3.4.7 无菌检查

依法检查(通则 1101),应符合规定。

4 保存、运输及有效期

自生产之日起,于-20℃以下保存,有效期为 24 个月;于2~8℃保存,有效期为 12 个月。生产日期为半成品配制日期。运输应在冷藏条件下进行。标签上只能规定一种保存温度及有效期。

5 使用说明

应符合"生物制品包装规程"规定和批准的内容。

口服脊髓灰质炎减毒活疫苗(猴肾细胞)使用说明

【药品名称】

通用名称:口服脊髓灰质炎减毒活疫苗(猴肾细胞)

英文名称:Poliomyelitis(Live)Vaccine(Monkey Kidney Cell),Oral

汉语拼音:Koufu Jisuihuizhiyan Jiandu Huoyimiao (Houshen Xibao)

【成分和性状】 本品系用脊髓灰质炎病毒I、II、III型减毒株分别接种于原代猴肾细胞,经培养、收获病毒液制成。为橘红色液体。

有效成分:脊髓灰质炎病毒I、II、III型减毒活病毒。

辅料:应列出全部批准的辅料成分。

【接种对象】 主要为 2 月龄以上的儿童。

【作用与用途】 本疫苗服用后,可刺激机体产生抗脊髓灰质炎病毒免疫力。用于预防脊髓灰质炎。

【规格】 每瓶 1.0ml。每 1 次人用剂量为 2 滴(相当于0.1ml),所含脊髓灰质炎活病毒总量应不低于 6.15 lg CCID$_{50}$,其中I型应不低于 6.0 lg CCID$_{50}$,II型应不低于 5.0 lg CCID$_{50}$,III型应不低于 5.5 lg CCID$_{50}$。

【免疫程序和剂量】 基础免疫为 3 次,首次免疫从 2 月龄开始,连续口服 3 次,每次间隔 4~6 周,4 岁再加强免疫 1 次,每 1 次人用剂量为 2 滴(相当于 0.1ml)。其他年龄组在需要时也可以服用。

【不良反应】 (1)个别人有轻度发热、恶心、呕吐、腹泻和皮疹。一般不需特殊处理,必要时可对症治疗。

(2)极罕见口服后引起脊髓灰质炎疫苗相关病例(VAPP)。

【禁忌】 (1)已知对该疫苗的任何组分,包括辅料及抗生素过敏者。

(2)患急性疾病、严重慢性疾病、慢性疾病的急性发作期、发热者。

(3)免疫缺陷、免疫功能低下或正在接受免疫抑制剂治疗者。

(4)妊娠期妇女。

(5)患未控制的癫痫和其他进行性神经系统疾病者。

【注意事项】 (1)本品为口服疫苗,严禁注射!

(2)有以下情况者慎用:家族和个人有惊厥史者、患慢性疾病者、有癫痫史者、过敏体质者。

(3)本品系活疫苗,应使用 37℃以下温水送服,切勿用热水送服。

(4)疫苗容器开启后,如未能立即用完,应置 2~8℃,并于当天内用完,剩余均应废弃。

(5)应备有肾上腺素等药物,以备偶有发生严重过敏反应时急救用。接种者在接种后应在现场观察至少30分钟。

(6)应避免反复冻融,以免影响免疫效果。

(7)注射免疫球蛋白者应至少间隔3个月以上接种本疫苗,以免影响免疫效果。

(8)使用不同的减毒活疫苗进行预防接种时,应间隔至少1个月以上。

【贮藏】 于-20℃以下或2~8℃避光保存和运输。

【包装】 按批准的执行。

【有效期】 -20℃以下有效期为24个月;2~8℃有效期为12个月(标签只能规定一种保存温度及有效期)。

【执行标准】

【批准文号】

【生产企业】

企业名称:

生产地址:

邮政编码:

电话号码:

传真号码:

网　　址:

脊髓灰质炎减毒活疫苗糖丸
(人二倍体细胞)

Jisuihuizhiyan Jiandu Huoyimiao Tangwan

(Ren Erbeiti Xibao)

Poliomyelitis Vaccine in Dragee Candy
(Human Diploid Cell), Live

本品系用脊髓灰质炎病毒Ⅰ、Ⅱ、Ⅲ型减毒株分别接种于人二倍体细胞,经培养、收获后制成糖丸。用于预防脊髓灰质炎。

1　基本要求

生产和检定用设施、原材料及辅料、水、器具、动物等应符合"凡例"的有关要求。

2　制造

2.1　生产用细胞

生产用细胞为人二倍体细胞(2BS株或经批准的其他人二倍体细胞)。

2.1.1　细胞管理及检定

应符合"生物制品生产检定用动物细胞基质制备及检定规程"规定。

取自同批工作细胞库的1支或多支细胞,经复苏、扩增后的细胞仅用于一批疫苗的生产。

2BS株主细胞库细胞代次应不超过第23代,工作细胞库细胞代次应不超过第27代,生产用细胞代次应不超过第44代。

2.1.2　细胞制备

取工作细胞库中的1支或多支细胞,经复苏、胰蛋白酶消化、37℃静置或旋转培养制备的一定数量并用于接种病毒的细胞为一个细胞批。

2.2　毒种

2.2.1　名称及来源

生产用毒种为脊髓灰质炎病毒Ⅰ、Ⅱ、Ⅲ型减毒株;可用Ⅰ、Ⅱ、Ⅲ型Sabin株,Ⅰ、Ⅱ、Ⅲ型Sabin纯化株,中Ⅲ$_2$株或经批准的其他毒株。各型Sabin毒株和Pfizer株来源于世界卫生组织(WHO)。

2.2.2　种子批的建立

应符合"生物制品生产检定用菌毒种管理规程"规定。

2.2.2.1　原始种子

Sabin株原始毒种Ⅰ、Ⅱ、Ⅲ型及中Ⅲ$_2$株均由毒种研制者制备和保存。

2.2.2.2　主种子批

主种子批Sabin株Ⅰ、Ⅱ型的传代水平应不超过SO+2,Sabin株Ⅲ型应不超过SO+1;中Ⅲ$_2$株由原始毒种在胎猴肾细胞或人二倍体细胞上传1~2代制成的成分均一的一批病毒悬液称为主种子批,传代水平应不超过中Ⅲ$_2$2代;Ⅲ型Pfizer株主种子批为RSO 1。

2.2.2.3　工作种子批

取主种子批毒种在人二倍体细胞上传1~2代制备的组成均一的一批病毒悬液称为工作种子批。原始种子至工作种子批Sabin Ⅰ、Ⅱ型传代不得超过3代(SO+3),Sabin Ⅲ型及其他纯化株包括Pfizer株传代不得超过2代;从原始种子至工作种子批中Ⅲ$_2$株传代次数不得超过3代。

2.2.3　种子批毒种的检定

除另有规定外,主种子批及工作种子批应进行以下全面检定。

2.2.3.1　鉴别试验

取适量Ⅰ型、Ⅱ型或Ⅲ型单价脊髓灰质炎病毒特异性免疫血清与适量病毒供试品混合,置37℃水浴2小时,接种Hep-2细胞或其他敏感细胞,置35~36℃培养,7天判定结果,病毒型别应准确无误。同时设血清和细胞对照,均应为阴性。病毒对照应为阳性。

2.2.3.2　病毒滴定

采用微量细胞病变法。将毒种做10倍系列稀释,每稀释度病毒液接种Hep-2细胞或其他敏感细胞,置35~36℃培养,7天判定结果。病毒滴度应不低于6.5 lg CCID$_{50}$/ml。应同时进行病毒参考品滴定。

2.2.3.3　无菌检查

依法检查(通则1101),应符合规定。

2.2.3.4　分枝杆菌检查

照无菌检查法(通则1101)进行。

以草分枝杆菌(CMCC 95024)作为阳性对照菌。取阳性对照菌接种于罗氏固体培养基,于37℃培养3~5天收集培养物，以 0.9％ NaCl 溶液制成菌悬液，采用细菌浊度法确定菌含量，该菌液浊度与中国细菌浊度标准一致时活菌量约为 $2×10^7$ CFU/ml。稀释菌悬液，取不高于 100CFU 的菌液作为阳性对照。

供试品小于 1ml 时采用直接接种法，将供试品全部接种于适宜固体培养基（如罗氏培养基或 Middlebrook 7H10 培养基），每种培养基做 3 个重复。并同时设置阳性对照。将接种后的培养基置于 37℃ 培养 56 天，阳性对照应有菌生长，接种供试品的培养基未见分枝杆菌生长，则判为合格。

供试品大于 1ml 时采用薄膜过滤法集菌后接种培养基。将供试品以 $0.22\mu m$ 滤膜过滤后，取滤膜接种于适宜固体培养基，同时设阳性对照。所用培养基、培养时间及结果判定同上。

2.2.3.5 支原体检查

依法检查（通则 3301），应符合规定。

2.2.3.6 外源病毒因子检查

依法检查（通则 3302），应符合规定。

2.2.3.7 家兔检查

取体重为 1.5～2.5kg 的家兔至少 5 只，每只注射 10ml，其中 1.0ml 皮内多处注射，其余皮下注射，观察 3 周，到期存活动物数应不低于 80％，无 B 病毒和其他病毒感染判为合格。家兔在 24 小时以后死亡，疑有 B 病毒感染者应尸检，须留神经组织和脏器标本待查，用脑组织做 10％ 悬液，用同样方法接种 5 只家兔进行检查，观察到期后动物应全部健存。

2.2.3.8 免疫原性检查

■建立或变更主种子批时应确认主种子批的免疫原性，必要时应根据药品注册管理的相关要求开展相应的临床试验。■[修订]

2.2.3.9 猴体神经毒力试验

依法检查（通则 3305），应符合规定。

2.2.3.10 rct 特征试验

将单价病毒液分别于 36.0℃±0.1℃ 及 40.0℃±0.1℃ 进行病毒滴定，试验设 t-对照（生产毒种或已知对人安全的疫苗）。如果病毒液和 t-对照在 36.0℃±0.1℃ 的病毒滴度与 40.0℃±0.1℃ 的滴度差不低于 5.0 lg，则 rct 特征试验合格。

2.2.3.11 SV40 核酸序列检查

依法检查（通则 3304），应为阴性。

2.2.4 毒种保存

液体毒种需加入终浓度为 1mol/L 的氯化镁溶液，于 −60℃ 以下保存。

2.3 单价原液

2.3.1 细胞制备

按 2.1.2 项进行。

2.3.2 培养液

培养液为含适量灭能新生牛血清和乳蛋白水解物的 MEM 液或其他适宜培养液。新生牛血清的质量应符合要求（通则 3604）。维持液为不含新生牛血清的 MEM 液或其他适宜维持液。

2.3.3 对照细胞外源病毒因子检查

依法检查（通则 3302），应符合规定。

2.3.4 病毒接种和培养

将毒种按 0.05～0.3MOI 接种细胞（同一工作种子批毒种应按同一 MOI 接种）。种毒后置 33℃±0.5℃ 培养 48～96 小时至细胞出现完全病变后收获。

2.3.5 病毒收获

病毒液经澄清过滤，收集于大瓶中，为单一病毒收获液。

2.3.6 单一病毒收获液检定

按 3.1 项进行。

2.3.7 单一病毒收获液保存

于 2～8℃ 保存不超过 30 天，−20℃ 保存不超过 6 个月。

2.3.8 单一病毒收获液合并或浓缩

同一细胞批制备的单一病毒收获液检定合格可适当浓缩进行合并，经澄清过滤即为单价原液。

2.3.9 单价原液检定

按 3.2 项进行。

2.3.10 单价原液保存

于 −20℃ 保存不超过 6 个月。

2.4 半成品

2.4.1 配制

单价原液加入终浓度为 1mol/L 的氯化镁，即为单价疫苗半成品。取适量Ⅰ、Ⅱ、Ⅲ型单价疫苗半成品，按一定比例进行配制，即为三价疫苗半成品。

2.4.2 半成品检定

按 3.3 项进行。

2.5 成品

2.5.1 疫苗糖丸制备

三价疫苗半成品及赋形剂按一定比例混合后制成糖丸。赋形剂成分包括还原糖浆、糖浆、脂肪性混合糖粉和糖粉。滚制糖丸时，操作室内温度应在 18℃ 以下。

2.5.2 分批

应符合"生物制品分批规程"规定。同一次混合的三价疫苗半成品制备的糖丸为一批，非同容器滚制的糖丸分为不同亚批。

2.5.3 分装

应符合"生物制品分装和冻干规程"规定。

2.5.4 规格

每粒 1g。每 1 次人用剂量 1 粒，含脊髓灰质炎活病毒总量应不低于 5.95 lg CCID₅₀，其中Ⅰ型应不低于 5.8 lg CCID₅₀、Ⅱ型应不低于 4.8 lg CCID₅₀、Ⅲ型应不低于 5.3 lg CCID₅₀。

2.5.5 包装

应符合"生物制品包装规程"规定。

3 检定

3.1 单一病毒收获液检定

3.1.1 病毒滴定

按 2.2.3.2 项进行。病毒滴度应不低于 6.5 lg $CCID_{50}$/ml。

3.1.2　无菌检查

依法检查(通则1101),应符合规定。

3.1.3　支原体检查

依法检查(通则3301),应符合规定。

3.2　单价原液检定

3.2.1　鉴别试验

按2.2.3.1项进行。

3.2.2　病毒滴定

按2.2.3.2项进行。病毒滴度应不低于6.5 lg $CCID_{50}$/ml。

3.2.3　猴体神经毒力试验

依法检查(通则3305),应符合规定。

3.2.4　无菌检查

依法检查(通则1101),应符合规定。

3.2.5　支原体检查

依法检查(通则3301),应符合规定。

3.3　半成品检定

3.3.1　病毒滴定

按2.2.3.2项进行。三价疫苗病毒滴度应不低于7.15 lg $CCID_{50}$/ml,其中Ⅰ型应不低于7.0 lg $CCID_{50}$/ml,Ⅱ型应不低于6.0 lg $CCID_{50}$/ml,Ⅲ型不低于6.5 lg $CCID_5$/ml。

3.3.2　无菌检查

依法检查(通则1101),应符合规定。

3.4　成品检定

每个糖丸滚制容器取200~300粒。

3.4.1　鉴别试验

取适量Ⅰ、Ⅱ、Ⅲ型三价混合脊髓灰质炎病毒特异性免疫血清与适量供试品混合,置37℃水浴2小时,接种Hep-2细胞或其他敏感细胞,置35~36℃培养,7天判定结果,应无病变出现。同时设血清和细胞对照,均应为阴性。病毒对照应为阳性。

3.4.2　外观

应为白色固体糖丸。

3.4.3　丸重差异

取糖丸20粒测定,每1粒重量为1g±0.15g。

3.4.4　病毒滴定

每3~4亚批合并为1个检定批,取100粒糖丸,加Earle's液至1000ml,即为1:10稀释度,采用细胞病变法进行病毒滴定。

三价疫苗糖丸以混合法测定病毒含量,同时应以中和法检测各型病毒含量。采用中和法需预先精确测定异型抗体的交叉抑制值,以校正滴定结果。按2.2.3.2项测定病毒滴度,每剂三价疫苗糖丸病毒总量应不低于5.95 lg $CCID_{50}$,其中Ⅰ型应不低于5.8 lg $CCID_{50}$;Ⅱ型应不低于4.8 lg $CCID_{50}$;Ⅲ型应不低于5.3 lg $CCID_{50}$。

3.4.5　热稳定性试验

疫苗出厂前应进行热稳定性试验,应与病毒滴定同时进行。37℃放置48小时后,按2.2.3.2项进行病毒滴定,病毒滴度应不低于5.0 lg $CCID_{50}$,病毒滴度下降应不高于1.0 lg。

3.4.6　病毒分布均匀度

每批抽查糖丸10粒以上,测定疫苗糖丸的病毒分布均匀度。逐粒滴定病毒含量,各粒之间的病毒含量差不得超过0.5 lg。

3.4.7　微生物限度检查

同一天滚制的糖丸为1个供试品,每个糖丸滚制容器中取样不得少于10粒,按微生物计数法检测,每粒菌数不得超过300个(通则1105、通则1106与通则1107)。

3.4.8　致病菌检查

不得含有乙型溶血性链球菌、肠道致病菌以及大肠埃希菌。

3.4.8.1　乙型溶血性链球菌检查

取经10倍稀释供试品0.5ml,接种肉汤培养基1支,置37℃培养24小时,再用划线法移种血平皿1个,37℃培养24小时,应无乙型溶血性链球菌生长(如原材料、辅料已做过此项检查并合格,成品可不再做)。

3.4.8.2　肠道致病菌检查

取经10倍稀释的供试品1.0ml,接种GN或肉汤增菌培养基1管,置37℃培养,于20~24小时内用划线法转种鉴别培养基平皿1个,37℃培养24小时,如有革兰氏阴性杆菌,应进一步鉴定是否为肠道致病菌。

3.4.8.3　大肠埃希菌检查

取经10倍稀释的供试品,接种普通克斯列或麦康凯肉汤培养基3管,每管2ml,置37℃培养48小时,不应有产酸、产气现象。如有产酸、产气现象,应进一步鉴别是否为大肠埃希菌。

4　保存、运输及有效期

自生产之日起,于-20℃以下保存,有效期为24个月;于2~8℃保存,有效期为5个月。生产日期为糖丸制造日期。运输应在冷藏条件下进行。标签上只能规定一种保存温度和有效期。

5　使用说明

应符合"生物制品包装规程"规定和批准的内容。

脊髓灰质炎减毒活疫苗糖丸（人二倍体细胞）使用说明

【药品名称】

通用名称:脊髓灰质炎减毒活疫苗糖丸(人二倍体细胞)

英文名称:Poliomyelitis Vaccine in Dragee Candy (Human Diploid Cell),Live

汉语拼音:Jisuihuizhiyan Jiandu Huoyimiao Tangwan(Ren Erbeiti Xibao)

【成分和性状】　本品系用脊髓灰质炎病毒Ⅰ、Ⅱ、Ⅲ型减毒株分别接种于人二倍体细胞,经培养、收获病毒液后制成。为白色固体糖丸。

有效成分:Ⅰ、Ⅱ、Ⅲ型脊髓灰质炎减毒活病毒。

辅料:应列出全部批准的辅料成分。

【接种对象】　主要为2月龄以上的儿童。

【作用与用途】 本疫苗服用后,可刺激机体产生抗脊髓灰质炎病毒免疫力。用于预防脊髓灰质炎。

【规格】 每粒糖丸重 1g。每 1 次人用剂量 1 粒,含脊髓灰质炎活病毒总量应不低于 $5.95 \lg CCID_{50}$,其中 Ⅰ 型应不低于 $5.8 \lg CCID_{50}$,Ⅱ 型应不低于 $4.8 \lg CCID_{50}$,Ⅲ 型应不低于 $5.3 \lg CCID_{50}$。

【免疫程序和剂量】 基础免疫为 3 次,首次免疫从 2 月龄开始,连续口服 3 次,每次间隔 4～6 周,4 岁再加强免疫 1 次,每 1 次人用剂量 1 粒。其他年龄组在需要时也可以服用。

【不良反应】 常见不良反应:有轻度发热反应、恶心、呕吐、腹泻和皮疹。一般不需特殊处理,必要时可对症治疗。

极罕见不良反应:引起脊髓灰质炎疫苗相关病例(VAPP)。

【禁忌】 (1)已知对该疫苗所含任何成分,包括辅料以及抗生素过敏者。

(2)患急性疾病、严重慢性疾病、慢性疾病的急性发作期、发热者。

(3)免疫缺陷、免疫功能低下或正在接受免疫抑制剂治疗者。

(4)妊娠期妇女。

(5)未控制的癫痫和患其他进行性神经系统疾病者。

【注意事项】 (1)有以下情况者慎用:家族和个人有惊厥史者、患慢性疾病者、有癫痫史者、过敏体质者。

(2)本品系活疫苗,应使用 37℃ 以下温水送服,切勿用热水送服。

(3)疫苗糖丸内包装开封后,切勿使消毒剂接触疫苗,并应立即使用,如未能立即用完,应置 2～8℃,并于当天内用完,剩余均应废弃。

(4)应备有肾上腺素等药物,以备偶有发生严重过敏反应时急救用。接种后应在现场观察至少 30 分钟。

(5)注射免疫球蛋白应至少间隔 3 个月以上接种本疫苗,以免影响免疫效果。

(6)使用不同的减毒活疫苗进行预防接种时,应间隔至少 1 个月以上。

【贮藏】 于 -20℃ 以下或 2～8℃ 避光保存和运输。

【包装】 按批准的执行。

【有效期】 -20℃ 以下有效期为 24 个月;2～8℃ 有效期为 5 个月(标签只能规定一种保存温度及有效期)。

【执行标准】

【批准文号】

【生产企业】

企业名称:

生产地址:

邮政编码:

电话号码:

传真号码:

网　　址:

脊髓灰质炎减毒活疫苗糖丸(猴肾细胞)

Jisuihuizhiyan Jiandu Huoyimiao Tangwan
(Houshen Xibao)

Poliomyelitis Vaccine in Dragee Candy (Monkey Kidney Cell),Live

本品系用脊髓灰质炎病毒 Ⅰ、Ⅱ、Ⅲ 型减毒株分别接种于原代猴肾细胞,经培养、收获病毒液后制成糖丸。用于预防脊髓灰质炎。

1　基本要求

生产和检定用设施、原材料及辅料、水、器具、动物等应符合"凡例"的有关要求。

2　制造

2.1　生产用细胞

生产用细胞为原代猴肾细胞。

2.1.1　细胞管理及检定

应符合"生物制品生产检定用动物细胞基质制备及检定规程"规定。

生产用猴肾细胞应来源于未做过任何试验的健康猕猴,所用动物必须经不少于 6 周的隔离检疫,应无结核、B 病毒感染及其他急性传染病,血清中无泡沫病毒。凡有严重化脓灶、赘生物以及明显的肝、肾病理改变者不得使用。

2.1.2　细胞制备

取符合 2.1.1 项要求的健康猕猴肾脏,经胰蛋白酶消化、用培养液分散细胞,置 $37.0℃ \pm 0.5℃$ 培养 6～9 天长成单层。来源于同一只猕猴、同一容器内消化制备的细胞为一个细胞消化批,同一天制备的多个细胞消化批为一个细胞批。

2.2　毒种

2.2.1　名称及来源

生产用毒种为脊髓灰质炎病毒 Ⅰ、Ⅱ、Ⅲ 型减毒株;可用 Ⅰ、Ⅱ、Ⅲ 型 Sabin 株,Ⅰ、Ⅱ、Ⅲ 型 Sabin 纯化株,中 $Ⅲ_2$ 株或经批准的其他毒株。各型 Sabin 毒株和 Pfizer 株来源于世界卫生组织(WHO)。

2.2.2　种子批的建立

应符合"生物制品生产检定用菌毒种管理规程"规定。

2.2.2.1　原始种子

Sabin 株原始毒种 Ⅰ、Ⅱ、Ⅲ 型及中 $Ⅲ_2$ 株均由毒种研制单位制备和保存。

2.2.2.2　主种子批

主种子批 Sabin 株 Ⅰ、Ⅱ 型的传代水平应不超过 $SO+2$,Sabin 株 Ⅲ 型应不超过 $SO+1$;中 $Ⅲ_2$ 株由原始毒种在胎猴肾细胞或人二倍体细胞上传 1～2 代制成的成分均一的一批病毒悬液称为主种子批,传代水平应不超过中 $Ⅲ_2$ 2 代;Ⅲ 型 Pfizer 株主种子批为 RSO 1。

2.2.2.3 工作种子批

主种子批毒种在原代胎猴肾细胞或人二倍体细胞上传1代制备成的成分均一的一批病毒悬液称为工作种子批。原始种子至工作种子批Sabin Ⅰ、Ⅱ型传代不得超过3代(SO+3),Sabin Ⅲ型及其他纯化株包括Pfizer株传代不得超过2代;从原始种子至工作种子批中Ⅲ₂株传代次数不得超过3代。

2.2.3 种子批毒种的检定

除另有规定外,主种子批及工作种子批应进行以下全面检定。

2.2.3.1 鉴别试验

取适量Ⅰ型、Ⅱ型或Ⅲ型单价脊髓灰质炎病毒特异性免疫血清与适量病毒液混合,置37℃水浴2小时,接种猴肾细胞、Hep-2细胞或其他敏感细胞,置35~36℃培养,7天判定结果,病毒型别应准确无误。同时设血清和细胞对照,均应为阴性。病毒对照应为阳性。

2.2.3.2 病毒滴定

采用微量细胞病变法。将毒种做10倍系列稀释,每稀释度病毒液接种猴肾细胞、Hep-2细胞或其他敏感细胞,置35~36℃培养,7天判定结果。病毒滴度均应不低于6.5 lg CCID$_{50}$/ml。应同时进行病毒参考品滴定。

2.2.3.3 无菌检查

依法检查(通则1101),应符合规定。

2.2.3.4 分枝杆菌检查

照无菌检查法(通则1101)进行。

以草分枝杆菌(CMCC 95024)作为阳性对照菌。取阳性对照菌接种于罗氏固体培养基,于37℃培养3~5天收集培养物,以0.9%氯化钠溶液制成菌悬液,采用细菌浊度法确定菌含量,该菌液浊度与中国细菌浊度标准一致时活菌量约为2×10^{7}CFU/ml。稀释菌悬液,取不高于100CFU的菌液作为阳性对照。

供试品小于1ml时采用直接接种法,将供试品全部接种于适宜固体培养基(如罗氏培养基或Middlebrook 7H10培养基),每种培养基做3个重复。并同时设置阳性对照。将接种后的培养基置于37℃培养56天,阳性对照应有菌生长,接种供试品的培养基未见分枝杆菌生长,则判为合格。

供试品大于1ml时采用薄膜过滤法集菌后接种培养基。将供试品以0.22μm滤膜过滤后,取滤膜接种于适宜固体培养基,同时设阳性对照。所用培养基、培养时间及结果判定同上。

2.2.3.5 支原体检查

依法检查(通则3301),应符合规定。

2.2.3.6 外源病毒因子检查

依法检查(通则3302),应符合规定。

2.2.3.7 家兔检查

取体重为1.5~2.5kg的健康家兔至少5只,每只注射10ml,用其中1.0ml皮内多处注射,其余皮下注射,观察3周。到期存活动物数应不低于80%,无B病毒和其他病毒感染判为合格。家兔在24小时以后死亡,疑有B病毒感染者应尸检,须留神经组织和脏器标本待查,用脑组织做10%悬液,用同样方法接种5只健康家兔进行检查,观察到期后动物应全部健存。

2.2.3.8 免疫原性检查

■建立或变更主种子批时应确认主种子批的免疫原性,必要时应根据药品注册管理的相关要求开展相应的临床试验。■[修订]

2.2.3.9 猴体神经毒力试验

依法检查(通则3305),应符合规定。

2.2.3.10 rct特征试验

将单价病毒液分别于36.0℃±0.1℃及40.0℃±0.1℃进行病毒滴定,试验设t-对照(生产毒种或已知对人安全的疫苗)。如果病毒液和t-对照在36.0℃±0.1℃的病毒滴度与40.0℃±0.1℃的滴度差不低于5.0 lg,则rct特征试验合格。

2.2.3.11 SV40核酸序列检查

依法检查(通则3304),应为阴性。

2.2.4 毒种保存

液体毒种需加终浓度为1mol/L的氯化镁溶液,于-60℃以下保存。

2.3 单价原液

2.3.1 细胞制备

同2.1.2项。

2.3.2 培养液

培养液为含适量灭能新生牛血清和乳蛋白水解物的Earle's液或其他适宜培养液。新生牛血清的质量应符合要求(通则3604)。维持液为不含新生牛血清和乳蛋白水解物Earle's液或其他适宜的维持液。

2.3.3 对照细胞外源病毒因子检查

依法检查(通则3302),应符合规定。

2.3.4 病毒接种和培养

将毒种按0.03~0.3MOI接种细胞(同一工作种子批毒种应按同一MOI接种),种毒后置33℃±0.5℃培养48~96小时至细胞出现完全病变后收获。

2.3.5 病毒收获

检定合格的同一细胞消化批收获的病毒液,经澄清过滤合并为单一病毒收获液。

2.3.6 单一病毒收获液检定

按3.1项进行。

2.3.7 单一病毒收获液保存

于2~8℃保存不超过30天,-20℃保存不超过6个月。

2.3.8 单一病毒收获液合并或浓缩

检定合格的同一细胞批制备的多个单一病毒收获液可适当浓缩进行合并,经澄清过滤即为单价原液。

2.3.9 单价原液检定

按3.2项进行。

2.3.10　单价原液保存

于2～8℃保存不超过30天,−20℃保存不超过6个月。

2.4　半成品

2.4.1　配制

单价原液加入终浓度为1mol/L的氯化镁,经除菌过滤后即为单价疫苗半成品。取适量Ⅰ、Ⅱ、Ⅲ型单价疫苗半成品,按一定比例进行配制,即为三价疫苗半成品。

2.4.2　半成品检定

按3.3项进行。

2.5　成品

2.5.1　疫苗糖丸制备

三价疫苗半成品及赋形剂按一定比例混合后制成糖丸。赋形剂成分包括还原糖浆、糖浆、脂肪性混合糖粉和糖粉。滚制糖丸时,操作室内温度应在18℃以下。

2.5.2　分批

应符合"生物制品分批规程"规定。同一次混合的三价疫苗半成品制备的糖丸为一批,非同容器滚制的糖丸分为不同亚批。

2.5.3　分装

应符合"生物制品分装和冻干规程"规定。

2.5.4　规格

每粒1g。每次人用剂量为1粒,含脊髓灰质炎活病毒总量应不低于5.95 lg $CCID_{50}$,其中Ⅰ型应不低于5.8 lg $CCID_{50}$,Ⅱ型不低于4.8 lg $CCID_{50}$,Ⅲ型应不低于5.3 lg $CCID_{50}$。

2.5.5　包装

应符合"生物制品包装规程"规定。

3　检定

3.1　单一病毒收获液检定

3.1.1　病毒滴定

按2.2.3.2项进行。病毒滴度应不低于6.5 lg $CCID_{50}$/ml。

3.1.2　无菌检查

依法检查(通则1101),应符合规定。

3.1.3　支原体检查

依法检查(通则3301),应符合规定。

3.2　单价原液检定

3.2.1　鉴别试验

按2.2.3.1项进行。

3.2.2　病毒滴定

按2.2.3.2项进行。病毒滴度均应不低于6.5 lg $CCID_{50}$/ml。

3.2.3　猴体神经毒力试验

依法检查(通则3305),应符合规定。

3.2.4　SV40核酸序列检查

依法检查(通则3304),结果应为阴性。

3.2.5　无菌检查

依法检查(通则1101),应符合规定。

3.2.6　支原体检查

依法检查(通则3301),应符合规定。

3.3　半成品检定

3.3.1　病毒滴定

按2.2.3.2项进行。单价疫苗半成品病毒滴度应不低于6.5 lg $CCID_{50}$/ml。三价疫苗半成品病毒滴度应不低于7.15 lg $CCID_{50}$/ml,其中Ⅰ型应不低于7.0 lg $CCID_{50}$/ml,Ⅱ型应不低于6.0 lg $CCID_{50}$/ml,Ⅲ型应不低于6.5 lg $CCID_{50}$/ml。

3.3.2　无菌检查

依法检查(通则1101),应符合规定。

3.4　成品检定

每个糖丸滚制容器取200～300粒。

3.4.1　鉴别试验

取适量Ⅰ、Ⅱ、Ⅲ型三价混合脊髓灰质炎病毒特异性免疫血清与适量病毒供试品混合,置37℃水浴2小时,接种Hep-2细胞或其他敏感细胞,置35～36℃培养,7天判定结果,应无病变出现。同时设血清和细胞对照,均应为阴性。病毒对照应为阳性。

3.4.2　外观

应为白色固体糖丸。

3.4.3　丸重差异

取糖丸20粒测定,每1粒重量为1g±0.15g。

3.4.4　病毒滴定

每3～4亚批合并为1个检定批,取100粒糖丸,加Earle's液至1000ml,即为1∶10稀释度,采用细胞病变法进行病毒滴定。

三价疫苗糖丸以混合法测定病毒含量,同时应以中和法检测各型病毒含量。采用中和法需预先精确测定异型抗体的交叉抑制值,以校正滴定结果。按2.2.3.2项测定病毒滴度,每剂三价疫苗糖丸病毒总量应不低于5.95 lg $CCID_{50}$,其中Ⅰ型应不低于5.8 lg $CCID_{50}$,Ⅱ型应不低于4.8 lg $CCID_{50}$,Ⅲ型应不低于5.3 lg $CCID_{50}$。

3.4.5　热稳定性试验

疫苗出厂前应进行热稳定性试验,应与病毒滴定同时进行。37℃放置48小时后,按2.2.3.2项进行病毒滴定,病毒滴度应不低于5.0 lg $CCID_{50}$,病毒滴度下降应不高于1.0 lg。

3.4.6　病毒分布均匀度

每批抽查糖丸10粒以上,测定疫苗糖丸的病毒分布均匀度。逐粒滴定病毒含量,各粒之间的病毒含量差不得超过0.5 lg。

3.4.7　微生物限度检查

同一天滚制的糖丸为1个供试品,每个糖丸滚制容器取样不得少于10粒,按微生物计数法检测,每粒菌数不得超过300个(通则1105、通则1106与通则1107)。

3.4.8　致病菌检查

不得含有乙型溶血性链球菌、肠道致病菌以及大肠埃希菌。

3.4.8.1　乙型溶血性链球菌检查

取10倍稀释疫苗供试品0.5ml,接种肉汤培养基1支,37℃培养24小时,再用划线法移种血平皿1个,37℃培养24

小时,应无乙型溶血性链球菌生长(如原材料、辅料已做过此项检查并合格,成品可不再做)。

3.4.8.2 肠道致病菌检查

取10倍稀释疫苗供试品1.0ml,接种GN或肉汤增菌培养基1管,37℃培养,于20~24小时内用划线法转种鉴别培养基平皿1个,37℃培养24小时,如有革兰氏阴性杆菌,应进一步鉴定是否为肠道致病菌。

3.4.8.3 大肠埃希菌检查

取经10倍稀释疫苗供试品接种普通克斯列或麦康凯肉汤培养基3管,每管2ml,37℃培养48小时,不应有产酸、产气现象。如有产酸、产气现象,应进一步鉴别是否为大肠埃希菌。

4 保存、运输及有效期

自生产之日起,于−20℃以下保存,有效期为24个月;于2~8℃保存,有效期为5个月。生产日期为糖丸制造日期。运输应在冷藏条件下进行。标签上只能规定一种保存温度及有效期。

5 使用说明

应符合"生物制品包装规程"规定和批准的内容。

脊髓灰质炎减毒活疫苗糖丸
(猴肾细胞)使用说明

【药品名称】

通用名称:脊髓灰质炎减毒活疫苗糖丸(猴肾细胞)

英文名称:Poliomyelitis Vaccine in Dragee Candy (Monkey Kidney Cell),Live

汉语拼音:Jisuihuizhiyan Jiandu Huoyimiao Tangwan(Houshen Xibao)

【成分和性状】

本品系用脊髓灰质炎病毒Ⅰ、Ⅱ、Ⅲ型减毒株分别接种于原代猴肾细胞,经培养、收获病毒液后制成。为白色固体糖丸。

有效成分:Ⅰ、Ⅱ、Ⅲ型脊髓灰质炎减毒活病毒。

辅料:应列出全部批准的辅料成分。

【接种对象】

主要为2月龄以上的儿童。

【作用与用途】

本疫苗服用后,可刺激机体产生抗脊髓灰质炎病毒免疫力。用于预防脊髓灰质炎。

【规格】

每粒糖丸重1g。每1次人用剂量为1粒,含脊髓灰质炎活病毒总量应不低于5.95 lg CCID$_{50}$,其中Ⅰ型应不低于5.8 lg CCID$_{50}$,Ⅱ型应不低于4.8 lg CCID$_{50}$,Ⅲ型应不低于5.3 lg CCID$_{50}$。

【免疫程序和剂量】

基础免疫为3次,首次免疫从2月龄开始,连续口服3次,每次间隔4~6周,4岁再加强免疫1次,每1次人用剂量为1粒。其他年龄组在需要时也可以服用。

【不良反应】

常见不良反应:有轻度发热反应、恶心、呕吐、腹泻和皮疹。一般不需特殊处理,必要时可对症治疗。

极罕见不良反应:引起脊髓灰质炎疫苗相关病例(VAPP)。

【禁忌】

(1)已知对该疫苗所含任何成分,包括辅料以及抗生素过敏者。

(2)患急性疾病、严重慢性疾病、慢性疾病的急性发作期、发热者。

(3)免疫缺陷、免疫功能低下或正在接受免疫抑制剂治疗者。

(4)妊娠期妇女。

(5)患未控制的癫痫和其他进行性神经系统疾病者。

【注意事项】

(1)有以下情况者慎用:家族和个人有惊厥史者、患慢性疾病者、有癫痫史者、过敏体质者。

(2)本品系活疫苗,应使用37℃以下温水送服,切勿用热水送服。

(3)疫苗糖丸内包装开封后,切勿使消毒剂接触疫苗,并应立即使用,如未能立即用完,置2~8℃,并于当天内用完,剩余均应废弃。

(4)应备有肾上腺素等药物,以备偶有发生严重过敏反应时急救用。接种后应在现场观察至少30分钟。

(5)注射免疫球蛋白应至少间隔3个月以上接种本疫苗,以免影响免疫效果。

(6)使用不同的减毒活疫苗进行预防接种时,应间隔至少1个月以上。

【贮藏】

于−20℃以下或2~8℃避光保存和运输。

【包装】

按批准的执行。

【有效期】

−20℃以下有效期为24个月;2~8℃有效期为5个月(标签只能规定一种保存温度及有效期)。

【执行标准】
【批准文号】
【生产企业】

企业名称:

生产地址:

邮政编码:

电话号码:

传真号码:

网　　址:

白 喉 抗 毒 素

Baihou Kangdusu

Diphtheria Antitoxin

本品系由白喉类毒素免疫马所得的血浆,经胃酶消化后纯化制成的液体抗毒素球蛋白制剂。用于预防和治疗白喉。

1 基本要求

生产和检定用设施、原材料及辅料、水、器具、动物等应符合"凡例"的有关要求。

2 制造

2.1 抗原与佐剂

应符合"免疫血清生产用马匹检疫和免疫规程"的规定。

2.2 免疫动物及血浆

2.2.1 免疫动物

免疫用马匹必须符合"免疫血清生产用马匹检疫和免疫规程"的规定。

2.2.2 采血与分离血浆

按"免疫血清生产用马匹检疫和免疫规程"的有关规定进行。用动物法或其他适宜的方法测定免疫血清效价,不低于1100IU/ml时,即可采血。分离之血浆可加入适宜防腐剂,并应做无菌检查(通则1101)。

2.3 胃酶

用生理氯化钠溶液将胃酶配制成1mg/ml溶液,进行类A血型物质含量测定(通则3415),应不高于1.0μg/ml。

2.4 原液

2.4.1 原料血浆

原料血浆的白喉抗毒素效价应不低于1000IU/ml(通则3507)。血浆在保存期间,如发现有明显的溶血、染菌及其他异常现象,不得用于制备。

2.4.2 制备

2.4.2.1 消化

将免疫血浆稀释后,加入适量胃酶,如果必要还可加入适量甲苯,调整适宜pH值后,在适宜温度下消化一定时间。

2.4.2.2 纯化

采用加温、硫酸铵盐析、明矾吸附等步骤进行纯化。

2.4.2.3 浓缩、澄清及除菌过滤

浓缩可采用超滤或硫酸铵沉淀法进行。可加入适量硫柳汞或间甲酚作为防腐剂,然后澄清、除菌过滤。

纯化后的抗毒素原液应置2～8℃避光保存至少1个月作为稳定期。

2.4.3 原液检定

按3.1项进行。

2.5 半成品

2.5.1 配制

将检定合格的原液,按成品规格以灭菌注射用水稀释,调整效价、蛋白质浓度、pH值及氯化钠含量,除菌过滤。

2.5.2 半成品检定

按3.2项进行。

2.6 成品

2.6.1 分批

应符合"生物制品分批规程"规定。

2.6.2 分装

应符合"生物制品分装和冻干规程"及通则0102有关规定。

2.6.3 规格

每瓶0.5ml,含白喉抗毒素1000IU(预防用)或每瓶2.0ml,含白喉抗毒素8000IU(治疗用)。

2.6.4 包装

应符合"生物制品包装规程"及通则0102有关规定。

3 检定

3.1 原液检定

3.1.1 抗体效价

依法测定(通则3507)。

3.1.2 无菌检查

依法检查(通则1101),应符合规定。

3.1.3 热原检查

依法检查(通则1142),应符合规定。注射剂量按家兔体重每1kg注射3.0ml。

3.2 半成品检定

无菌检查

依法检查(通则1101),应符合规定。

3.3 成品检定

3.3.1 鉴别试验

每批成品至少抽取1瓶做以下鉴别试验。

3.3.1.1 动物中和试验或特异沉淀反应

按通则3507进行,供试品应能中和白喉毒素;或采用免疫双扩散法(通则3403),供试品应与白喉类毒素产生特异沉淀线。

3.3.1.2 免疫双扩散或酶联免疫吸附试验

采用免疫双扩散法(通则3403)进行,供试品仅与抗马的血清产生沉淀线;或采用酶联免疫法(通则3418),供试品应与马IgG抗体反应呈阳性。

3.3.2 物理检查

3.3.2.1 外观

应为无色或淡黄色的澄明液体,无异物,久置有微量可摇散的沉淀。

3.3.2.2 装量

依法检查(通则0102),应不低于标示量。

3.3.3 化学检定

3.3.3.1 pH值

应为6.0～7.0(通则0631)。

3.3.3.2 蛋白质含量

应不高于170g/L(通则0731第一法)。

3.3.3.3 氯化钠含量

应为7.5～9.5g/L(通则3107)。

3.3.3.4 硫酸铵含量

应不高于1.0g/L(通则3104)。

3.3.3.5 防腐剂含量

如加硫柳汞,含量应不高于0.1g/L(通则3115);如加间甲酚,含量应不高于2.5g/L(通则3114)。

■3.3.3.6 分子大小分布

完整IgG与聚合物的含量之和应不高于10%(通则3128)。■[增订]

3.3.4 纯度

3.3.4.1 白蛋白检查

将供试品稀释至 2%的蛋白质浓度,进行琼脂糖凝胶电泳分析(通则 0541 第三法),应不含或仅含痕量白蛋白迁移率的蛋白质成分。

3.3.4.2 F(ab′)₂ 含量

采用 SDS-聚丙烯酰胺凝胶电泳法(通则 0541 第五法)测定,上样量约 25μg,F(ab′)₂ 含量预防用的应不低于 50%,治疗用的应不低于 60%;IgG 含量应不高于 10%。

3.3.5 抗体效价

预防用的效价应不低于 2000IU/ml,比活性为每 1g 蛋白质应不低于 30 000IU;治疗用的效价应不低于 3000IU/ml,比活性为每 1g 蛋白质应不低于 40 000IU(通则 3507)。每瓶白喉抗毒素装量应不低于标示量。

3.3.6 无菌检查

依法检查(通则 1101),应符合规定。

3.3.7 热原检查

依法检查(通则 1142),应符合规定。注射剂量按家兔体重每 1kg 注射 3.0ml。

3.3.8 异常毒性检查

依法检查(通则 1141),应符合规定。

4 保存、运输及有效期

于 2~8℃避光保存和运输。自生产之日起,有效期为 36 个月。

5 使用说明

应符合"生物制品包装规程"规定和批准的内容。

冻干白喉抗毒素

Donggan Baihou Kangdusu

Diphtheria Antitoxin, Freeze-dried

本品系由白喉类毒素免疫马所得的血浆,经胃酶消化后纯化制成的冻干抗毒素球蛋白制剂。用于预防和治疗白喉。

1 基本要求

生产和检定用设施、原材料及辅料、水、器具、动物等应符合"凡例"的有关要求。

2 制造

2.1 抗原与佐剂

应符合"免疫血清生产用马匹检疫和免疫规程"的规定。

2.2 免疫动物及血浆

2.2.1 免疫动物

免疫用马匹必须符合"免疫血清生产用马匹检疫和免疫规程"的规定。

2.2.2 采血与分离血浆

按"免疫血清生产用马匹检疫和免疫规程"的规定进行。用动物法或其他适宜的方法测定免疫血清效价,不低于

1100IU/ml 时,即可采血。分离之血浆可加入适宜防腐剂,并应做无菌检查(通则 1101)。

2.3 胃酶

用生理氯化钠溶液将胃酶配制成 1mg/ml 溶液,进行类 A 血型物质含量测定(通则 3415),应不高于 1.0μg/ml。

2.4 原液

2.4.1 原料血浆

原料血浆的白喉抗毒素效价应不低于 1000IU/ml(通则 3507)。血浆在保存期间,如发现有明显的溶血、染菌及其他异常现象,不得用于制备。

2.4.2 制备

2.4.2.1 消化

将免疫血浆稀释后,加入适量胃酶,如果必要还可加入适量甲苯,调整适宜 pH 值后,在适宜温度下消化一定时间。

2.4.2.2 纯化

采用加温、硫酸铵盐析、明矾吸附等步骤进行纯化。

2.4.2.3 浓缩、澄清及除菌过滤

浓缩可采用超滤或硫酸铵沉淀法进行。可加入适量硫柳汞或间甲酚作为防腐剂,然后澄清、除菌过滤。

纯化后的抗毒素原液置 2~8℃避光保存至少 1 个月作为稳定期。

2.4.3 原液检定

按 3.1 项进行。

2.5 半成品

2.5.1 配制

将检定合格的原液,按成品规格以灭菌注射用水稀释,调整效价、蛋白质浓度、pH 值及氯化钠含量,除菌过滤。

2.5.2 半成品检定

按 3.2 项进行。

2.6 成品

2.6.1 分批

应符合"生物制品分批规程"规定。

2.6.2 分装及冻干

应符合"生物制品分装和冻干规程"及通则 0102 有关规定。在冻干过程中制品温度应不高于 35℃,真空或充氮封口。

2.6.3 规格

复溶后每瓶 0.5ml,含白喉抗毒素 1000IU(预防用)或每瓶 2.0ml,含白喉抗毒素 8000IU(治疗用)。

2.6.4 包装

应符合"生物制品包装规程"及通则 0102 有关规定。

3 检定

3.1 原液检定

3.1.1 抗体效价

依法测定(通则 3507)。

3.1.2 无菌检查

依法检查(通则 1101),应符合规定。

3.1.3 热原检查

依法检查(通则1142),应符合规定。注射剂量按家兔体重每1kg注射3.0ml。

3.2 半成品检定

无菌检查

依法检查(通则1101),应符合规定。

3.3 成品检定

除水分测定、装量差异检查外,应按标示量加入灭菌注射用水,复溶后进行以下检定。

3.3.1 鉴别试验

每批成品至少抽取1瓶做以下鉴别试验。

3.3.1.1 动物中和试验或特异沉淀反应

按通则3507进行,供试品应能中和白喉毒素;或采用免疫双扩散法(通则3403),供试品应与白喉类毒素产生特异沉淀线。

3.3.1.2 免疫双扩散或酶联免疫吸附试验

采用免疫双扩散法(通则3403)进行,供试品仅与抗马的血清产生沉淀线;或采用酶联免疫法(通则3418),供试品应与马IgG抗体反应呈阳性。

3.3.2 物理检查

3.3.2.1 外观

应为白色或淡黄色的疏松体,按标示量加入注射用水,轻摇后应于15分钟内完全溶解为无色或淡黄色的澄明液体,无异物。

3.3.2.2 装量差异

依法检查(通则0102),应符合规定。

3.3.3 化学检定

3.3.3.1 水分

应不高于3.0%(通则0832)。

3.3.3.2 pH值

应为6.0~7.0(通则0631)。

3.3.3.3 蛋白质含量

应不高于170g/L(通则0731第一法)。

3.3.3.4 氯化钠含量

应为7.5~9.5g/L(通则3107)。

3.3.3.5 硫酸铵含量

应不高于1.0g/L(通则3104)。

3.3.3.6 防腐剂含量

如加硫柳汞,含量应不高于0.1g/L(通则3115);如加间甲酚,含量不高于2.5g/L(通则3114)。

■3.3.3.7 分子大小分布

完整IgG与聚合物的含量之和应不高于10%(通则3128)。■[增订]

3.3.4 纯度

3.3.4.1 白蛋白检查

将供试品稀释至2%的蛋白质浓度,进行琼脂糖凝胶电泳分析(通则0541第三法),应不含或仅含痕量白蛋白迁移率的蛋白质成分。

3.3.4.2 F(ab')₂含量

采用SDS-聚丙烯酰胺凝胶电泳法(通则0541第五法)测定,上样量约25μg,F(ab')₂含量预防用的应不低于50%,治疗用的应不低于60%;IgG含量应不高于10%。

3.3.5 抗体效价

预防用的效价应不低于2000IU/ml,比活性为每1g蛋白质应不低于30 000IU;治疗用的效价应不低于3000IU/ml,比活性为每1g蛋白质应不低于40 000IU(通则3507)。每瓶白喉抗毒素装量应不低于标示量。

3.3.6 无菌检查

依法检查(通则1101),应符合规定。

3.3.7 异常毒性检查

依法检查(通则1141),应符合规定。

3.3.8 热原检查

依法检查(通则1142),应符合规定。注射剂量按家兔体重每1kg注射3.0ml。

4 稀释剂

稀释剂为灭菌注射用水,稀释剂的生产应符合批准的要求。

灭菌注射用水应符合本版药典(二部)的相关规定。

5 保存、运输及有效期

于2~8℃避光保存和运输。自生产之日起,有效期为60个月。

6 使用说明

应符合"生物制品包装规程"规定和批准的内容。

破伤风抗毒素

Poshangfeng Kangdusu

Tetanus Antitoxin

本品系由破伤风类毒素免疫马所得的血浆,经胃酶消化后纯化制成的液体抗毒素球蛋白制剂。用于预防和治疗破伤风梭菌引起的感染。

1 基本要求

生产和检定用设施、原材料及辅料、水、器具、动物等应符合"凡例"的有关要求。

2 制造

2.1 抗原与佐剂

应符合"免疫血清生产用马匹检疫和免疫规程"的规定。

2.2 免疫动物及血浆

2.2.1 免疫动物

免疫用马匹必须符合"免疫血清生产用马匹检疫和免疫规程"的规定。

2.2.2 采血与分离血浆

按"免疫血清生产用马匹检疫和免疫规程"的规定进行。用动物法或其他适宜的方法测定免疫血清效价,不低于1200IU/ml时,即可采血。分离之血浆可加入适宜防腐剂,并应做无菌检查(通则1101)。

2.3 胃酶

用生理氯化钠溶液将胃酶配制成1mg/ml溶液,进行类A血型物质含量测定(通则3415),应不高于1.0μg/ml。

2.4 原液

2.4.1 原料血浆

原料血浆的破伤风抗毒素效价应不低于1000IU/ml(通则3508)。血浆在保存期间,如发现有明显的溶血、染菌及其他异常现象,不得用于制备。

2.4.2 制备

2.4.2.1 消化

将免疫血浆稀释后,加入适量胃酶,如果必要还可加入适量甲苯,调整适宜pH值后,在适宜温度下消化一定时间。

2.4.2.2 纯化

采用加温、硫酸铵盐析、明矾吸附等步骤进行纯化。

2.4.2.3 浓缩、澄清及除菌过滤

浓缩可采用超滤或硫酸铵沉淀法进行。可加入适量硫柳汞或间甲酚作为防腐剂,然后澄清、除菌过滤。

纯化后的抗毒素原液置2~8℃避光保存至少1个月作为稳定期。

2.4.3 原液检定

按3.1项进行。

2.5 半成品

2.5.1 配制

将检定合格的原液,按成品规格以灭菌注射用水稀释,调整效价、蛋白质浓度、pH值及氯化钠含量,除菌过滤。

2.5.2 半成品检定

按3.2项进行。

2.6 成品

2.6.1 分批

应符合"生物制品分批规程"规定。

2.6.2 分装

应符合"生物制品分装和冻干规程"及通则0102有关规定。

2.6.3 规格

每瓶0.75ml,含破伤风抗毒素1500IU(预防用)或每瓶2.5ml,含破伤风抗毒素10 000IU(治疗用)。

2.6.4 包装

应符合"生物制品包装规程"及通则0102有关规定。

3 检定

3.1 原液检定

3.1.1 抗体效价

依法测定(通则3508)。

3.1.2 无菌检查

依法检查(通则1101),应符合规定。

3.1.3 热原检查

依法检查(通则1142),应符合规定。注射剂量按家兔体重每1kg注射3.0ml。

3.2 半成品检定

无菌检查

依法检查(通则1101),应符合规定。

3.3 成品检定

3.3.1 鉴别试验

每批成品至少抽取1瓶做以下鉴别试验。

3.3.1.1 动物中和试验或特异沉淀反应

按通则3508进行,供试品应能中和破伤风毒素;或采用免疫双扩散法(通则3403),供试品应与破伤风类毒素产生特异沉淀线。

3.3.1.2 免疫双扩散或酶联免疫吸附试验

采用免疫双扩散法(通则3403)进行,供试品仅与抗马的血清产生沉淀线;或采用酶联免疫法(通则3418),供试品应与马IgG抗体反应呈阳性。

3.3.2 物理检查

3.3.2.1 外观

应为无色或淡黄色的澄明液体,无异物,久置有微量可摇散的沉淀。

3.3.2.2 渗透压摩尔浓度

应符合批准的要求(通则0632)。

3.3.2.3 装量

依法检查(通则0102),应不低于标示量。

3.3.3 化学检定

3.3.3.1 pH值

应为6.0~7.0(通则0631)。

3.3.3.2 蛋白质含量

应不高于100g/L(通则0731第一法)。

3.3.3.3 氯化钠含量

应为7.5~9.5g/L(通则3107)。

3.3.3.4 硫酸铵含量

应不高于1.0g/L(通则3104)。

3.3.3.5 防腐剂含量

如加硫柳汞,含量应不高于0.1g/L(通则3115);如加间甲酚,含量应不高于2.5g/L(通则3114)。

3.3.3.6 甲苯残留量

生产工艺中如添加甲苯,需检测甲苯残留量,应不高于0.089%(通则0861)。

■3.3.3.7 分子大小分布

完整IgG与聚合物的含量之和应不高于5%(通则3128)。■[增订]

3.3.4 纯度

3.3.4.1 白蛋白检查

将供试品稀释至2%的蛋白质浓度,进行琼脂糖凝胶电泳分析(通则0541第三法),应不含或仅含痕量白蛋白迁移率的蛋白质成分。

3.3.4.2 F(ab')₂含量

采用SDS-聚丙烯酰胺凝胶电泳法(通则0541第五法)测

定,上样量约 25μg,F(ab′)₂ 含量预防用的应不低于 60%,治疗用的应不低于 70%;IgG 含量应不高于 5%。

3.3.5 抗体效价

预防用的效价应不低于 2000IU/ml,比活性为每 1g 蛋白质应不低于 45 000IU;治疗用的效价应不低于 4000IU/ml,比活性为每 1g 蛋白质应不低于 55 000IU(通则 3508)。每瓶破伤风抗毒素装量应不低于标示量。

3.3.6 无菌检查

依法检查(通则 1101),应符合规定。

3.3.7 热原检查

依法检查(通则 1142),应符合规定。注射剂量按家兔体重每 1kg 注射 3.0ml。

3.3.8 异常毒性检查

依法检查(通则 1141),应符合规定。

4 保存、运输及有效期

于 2~8℃避光保存和运输。自生产之日起,有效期为 36 个月。

5 使用说明

应符合"生物制品包装规程"规定和批准的内容。

冻干破伤风抗毒素

Donggan Poshangfeng Kangdusu

Tetanus Antitoxin,Freeze-dried

本品系由破伤风类毒素免疫马所得的血浆,经胃酶消化后纯化制成的冻干抗毒素球蛋白制剂。用于预防和治疗破伤风梭菌引起的感染。

1 基本要求

生产和检定用设施、原材料及辅料、水、器具、动物等应符合"凡例"的有关要求。

2 制造

2.1 抗原与佐剂

应符合"免疫血清生产用马匹检疫和免疫规程"的规定。

2.2 免疫动物及血浆

2.2.1 免疫动物

免疫用马匹必须符合"免疫血清生产用马匹检疫和免疫规程"的规定。

2.2.2 采血与分离血浆

按"免疫血清生产用马匹检疫和免疫规程"的规定进行。用动物法或其他适宜的方法测定免疫血清效价,不低于 1200IU/ml 时,即可采血。分离之血浆可加入适宜防腐剂,并应做无菌检查(通则 1101)。

2.3 胃酶

用生理氯化钠溶液将胃酶配制成 1mg/ml 溶液,进行类 A 血型物质含量测定(通则 3415),应不高于 1.0μg/ml。

2.4 原液

2.4.1 原料血浆

原料血浆的破伤风抗毒素效价应不低于 1000IU/ml(通则 3508)。血浆在保存期间,如发现有明显的溶血、染菌及其他异常现象,不得用于制备。

2.4.2 制备

2.4.2.1 消化

将免疫血浆稀释后,加入适量胃酶,如果必要还可加入适量甲苯,调整适宜 pH 值后,在适宜温度下消化一定时间。

2.4.2.2 纯化

采用加温、硫酸铵盐析、明矾吸附等步骤进行纯化。

2.4.2.3 浓缩、澄清及除菌过滤

浓缩可采用超滤或硫酸铵沉淀法进行。可加入适量硫柳汞或间甲酚作为防腐剂,然后澄清、除菌过滤。

纯化后的抗毒素原液置 2~8℃避光保存至少 1 个月作为稳定期。

2.4.3 原液检定

按 3.1 项进行。

2.5 半成品

2.5.1 配制

将检定合格的原液,按成品规格以灭菌注射用水稀释,调整效价、蛋白质浓度、pH 值及氯化钠含量,除菌过滤。

2.5.2 半成品检定

按 3.2 项进行。

2.6 成品

2.6.1 分批

应符合"生物制品分批规程"规定。

2.6.2 分装及冻干

应符合"生物制品分装和冻干规程"及通则 0102 有关规定。在冻干过程中制品温度应不高于 35℃,真空或充氮封口。

2.6.3 规格

复溶后每瓶 0.75ml,含破伤风抗毒素 1500IU(预防用);或每瓶 2.5ml,含破伤风抗毒素 10 000IU(治疗用)。

2.6.4 包装

应符合"生物制品包装规程"及通则 0102 有关规定。

3 检定

3.1 原液检定

3.1.1 抗体效价

依法测定(通则 3508)。

3.1.2 无菌检查

依法检查(通则 1101),应符合规定。

3.1.3 热原检查

依法检查(通则 1142),应符合规定。注射剂量按家兔体重每 1kg 注射 3.0ml。

3.2 半成品检定

无菌检查

依法检查(通则1101),应符合规定。

3.3 成品检定

除水分测定、装量差异检查外,应按标示量加入灭菌注射用水,复溶后进行以下检定。

3.3.1 鉴别试验

每批成品至少抽取1瓶做以下鉴别试验。

3.3.1.1 动物中和试验或特异沉淀反应

按通则3508进行,供试品应能中和破伤风毒素;或采用免疫双扩散法(通则3403),供试品应与破伤风类毒素产生特异沉淀线。

3.3.1.2 免疫双扩散或酶联免疫吸附试验

采用免疫双扩散法(通则3403)进行,供试品仅与抗马的血清产生沉淀线;或采用酶联免疫法(通则3418),供试品应与马IgG抗体反应呈阳性。

3.3.2 物理检查

3.3.2.1 外观

应为白色或淡黄色的疏松体,按标示量加入注射用水,轻摇后应于15分钟内完全溶解为无色或淡黄色的澄明液体,无异物。

3.3.2.2 渗透压摩尔浓度

应符合批准的要求(通则0632)。

3.3.2.3 装量差异

依法检查(通则0102),应符合规定。

3.3.3 化学检定

3.3.3.1 水分

应不高于3.0%(通则0832)。

3.3.3.2 pH值

应为6.0~7.0(通则0631)。

3.3.3.3 蛋白质含量

应不高于100g/L(通则0731第一法)。

3.3.3.4 氯化钠含量

应为7.5~9.5g/L(通则3107)。

3.3.3.5 硫酸铵含量

应不高于1.0g/L(通则3104)。

3.3.3.6 防腐剂含量

如加硫柳汞,含量应不高于0.1g/L(通则3115);如加间甲酚,含量应不高于2.5g/L(通则3114)。

3.3.3.7 甲苯残留量

生产工艺中如添加甲苯,需检测甲苯残留量,应不高于0.089%(通则0861)。

■3.3.3.8 分子大小分布

完整IgG与聚合物的含量之和应不高于5%(通则3128)。■[增订]

3.3.4 纯度

3.3.4.1 白蛋白检查

将供试品稀释至2%的蛋白质浓度,进行琼脂糖凝胶电泳分析(通则0541第三法),应不含或仅含痕量白蛋白迁移率的蛋白质成分。

3.3.4.2 F(ab')₂ 含量

采用SDS-聚丙烯酰胺凝胶电泳法(通则0541第五法)测定,上样量约25μg,$F(ab')_2$含量预防用的应不低于60%,治疗用的应不低于70%;IgG含量应不高于5%。

3.3.5 抗体效价

预防用的效价应不低于2000IU/ml,比活性为每1g蛋白质应不低于45 000IU;治疗用的效价应不低于4000IU/ml,比活性为每1g蛋白质应不低于55 000IU(通则3508)。每瓶破伤风抗毒素装量应不低于标示量。

3.3.6 无菌检查

依法检查(通则1101),应符合规定。

3.3.7 热原检查

依法检查(通则1142),应符合规定。注射剂量按家兔体重每1kg注射3.0ml。

3.3.8 异常毒性检查

依法检查(通则1141),应符合规定。

4 稀释剂

稀释剂为灭菌注射用水,稀释剂的生产应符合批准的要求。灭菌注射用水应符合本版药典(二部)的相关规定。

5 保存、运输及有效期

于2~8℃避光保存和运输。自生产之日起,有效期为60个月。

6 使用说明

应符合"生物制品包装规程"规定和批准的内容。

多价气性坏疽抗毒素

Duojia Qixing Huaiju Kangdusu

Gas-gangrene Antitoxin(Mixed)

本品系由产气荚膜、水肿、败毒和溶组织梭菌的毒素或类毒素分别免疫马所得的血浆,经胃酶消化后纯化制成的液体多价抗毒素球蛋白制剂。用于预防和治疗由产气荚膜、水肿、败毒和溶组织梭菌引起的感染。

1 基本要求

生产和检定用设施、原材料及辅料、水、器具、动物等应符合"凡例"的有关要求。

2 制造

2.1 抗原与佐剂

应符合"免疫血清生产用马匹检疫和免疫规程"的规定。

2.2 免疫动物及血浆

2.2.1 免疫动物

免疫用马匹必须符合"免疫血清生产用马匹检疫和免疫规程"的规定。

2.2.2 采血与分离血浆

按"免疫血清生产用马匹检疫和免疫规程"的规定进行。

用动物法或其他适宜的方法测定免疫血清效价,符合下列规定时,即可采血。分离之血浆可加入适宜防腐剂,并应做无菌检查(通则1101)。

各种免疫血清的效价应不低于以下标准:

产气荚膜	300IU/ml
水肿	700IU/ml
败毒	350IU/ml
溶组织	700IU/ml

2.3 胃酶

用生理氯化钠溶液将胃酶配制成1mg/ml溶液,进行类A血型物质含量测定(通则3415),应不高于1.0μg/ml。

2.4 原液

2.4.1 原料血浆

原料血浆的效价(通则3509)应不低于以下规定:

产气荚膜抗毒素	250IU/ml
败毒抗毒素	300IU/ml
水肿抗毒素	550IU/ml
溶组织抗毒素	550IU/ml

血浆在保存期间,如发现有明显的溶血、染菌及其他异常现象,不得用于制备。

2.4.2 制备

2.4.2.1 消化

将免疫血浆稀释后,加入适量胃酶,如果必要还可加入适量甲苯,调整适宜pH值后,在适宜温度下消化一定时间。

2.4.2.2 纯化

采用加温、硫酸铵盐析、明矾吸附等步骤进行纯化。

2.4.2.3 浓缩、澄清及除菌过滤

浓缩可采用超滤或硫酸铵沉淀法进行。可加入适量硫柳汞或间甲酚作为防腐剂,然后澄清、除菌过滤。

纯化后的抗毒素原液应置2~8℃避光保存至少1个月作为稳定期。

2.4.3 原液检定

按3.1项进行。

2.5 半成品

2.5.1 配制

将检定合格的原液,按成品规格以灭菌注射用水稀释,调整效价、蛋白质浓度、pH值及氯化钠含量,除菌过滤。抗毒素原液混合的比例为:产气荚膜∶水肿∶败毒=2∶2∶1,必要时可加入1份溶组织抗毒素。

2.5.2 半成品检定

按3.2项进行。

2.6 成品

2.6.1 分批

应符合"生物制品分批规程"规定。

2.6.2 分装

应符合"生物制品分装和冻干规程"及通则0102有关规定。

2.6.3 规格

每瓶5.0ml,含多价气性坏疽抗毒素5000IU。

2.6.4 包装

应符合"生物制品包装规程"及通则0102有关规定。

3 检定

3.1 原液检定

3.1.1 抗体效价

依法测定(通则3509)。

3.1.2 无菌检查

依法检查(通则1101),应符合规定。

3.1.3 热原检查

依法检查(通则1142),应符合规定。注射剂量按家兔体重每1kg注射3.0ml。

3.2 半成品检定

无菌检查

依法检查(通则1101),应符合规定。

3.3 成品检定

3.3.1 鉴别试验

每批成品至少抽取1瓶做以下鉴别试验。

3.3.1.1 动物中和试验或特异沉淀反应

按通则3509进行,供试品应能中和产气荚膜、水肿、败毒和溶组织4种梭菌毒素;或采用免疫双扩散法(通则3403),供试品应与上述4种梭菌毒素或类毒素产生特异沉淀线。

3.3.1.2 免疫双扩散或酶联免疫吸附试验

采用免疫双扩散法(通则3403)进行,供试品仅与抗马的血清产生沉淀线;或采用酶联免疫法(通则3418),供试品应与马IgG抗体反应呈阳性。

3.3.2 物理检查

3.3.2.1 外观

应为无色或淡黄色的澄明液体,无异物,久置有微量可摇散的沉淀。

3.3.2.2 装量

依法检查(通则0102),应不低于标示量。

3.3.3 化学检定

3.3.3.1 pH值

应为6.0~7.0(通则0631)。

3.3.3.2 蛋白质含量

应不高于170g/L(通则0731第一法)。

3.3.3.3 氯化钠含量

应为7.5~9.5g/L(通则3107)。

3.3.3.4 硫酸铵含量

应不高于1.0g/L(通则3104)。

3.3.3.5 防腐剂含量

如加硫柳汞,含量应不高于0.1g/L(通则3115);如加间甲酚,含量应不高于2.5g/L(通则3114)。

■3.3.3.6 分子大小分布

完整IgG与聚合物的含量之和应不高于10%(通则

3128)。■[增订]

3.3.4 纯度

3.3.4.1 白蛋白检查

将供试品稀释至 2% 的蛋白质浓度,进行琼脂糖凝胶电泳分析(通则 0541 第三法),应不含或仅含痕量白蛋白迁移率的蛋白质成分。

3.3.4.2 F(ab')₂ 含量

采用 SDS-聚丙烯酰胺凝胶电泳法(通则 0541 第五法)测定,上样量约 $25\mu g$,F(ab')₂ 含量应不低于 60%;IgG 含量应不高于 10%。

3.3.5 抗体效价

应不低于 1000IU/ml(通则 3509)。每瓶多价气性坏疽抗毒素装量应不低于标示量。

3.3.6 无菌检查

依法检查(通则 1101),应符合规定。

3.3.7 热原检查

依法检查(通则 1142),应符合规定。注射剂量按家兔体重每 1kg 注射 3.0ml。

3.3.8 异常毒性检查

依法检查(通则 1141),应符合规定。

4 保存、运输及有效期

于 2～8℃ 避光保存和运输。自生产之日起,有效期为 36 个月。

5 使用说明

应符合"生物制品包装规程"规定和批准的内容。

冻干多价气性坏疽抗毒素

Donggan Duojia Qixing Huaiju Kangdusu

Gas-gangrene Antitoxin(Mixed),

Freeze-dried

本品系由产气荚膜、水肿、败毒和溶组织梭菌的毒素或类毒素分别免疫马所得的血浆,经胃酶消化后纯化制成的冻干多价抗毒素球蛋白制剂。用于预防和治疗由产气荚膜、水肿、败毒和溶组织梭菌引起的感染。

1 基本要求

生产和检定用设施、原材料及辅料、水、器具、动物等应符合"凡例"的有关要求。

2 制造

2.1 抗原与佐剂

应符合"免疫血清生产用马匹检疫和免疫规程"的规定。

2.2 免疫动物及血浆

2.2.1 免疫动物

免疫用马匹必须符合"免疫血清生产用马匹检疫和免疫规程"的规定。

2.2.2 采血与分离血浆

按"免疫血清生产用马匹检疫和免疫规程"的规定进行。用动物法或其他适宜的方法测定免疫血清效价,符合下列标准时,即可采血。分离之血浆可加入适宜防腐剂,并应做无菌检查(通则 1101)。

各种免疫血清的效价应不低于以下标准:

产气荚膜	300IU/ml
水肿	700IU/ml
败毒	350IU/ml
溶组织	700IU/ml

2.3 胃酶

用生理氯化钠溶液将胃酶配制成 1mg/ml 溶液,进行类 A 血型物质含量测定(通则 3415),应不高于 $1.0\mu g/ml$。

2.4 原液

2.4.1 原料血浆

原料血浆的效价(通则 3509)应不低于以下规定:

产气荚膜抗毒素	250IU/ml
败毒抗毒素	300IU/ml
水肿抗毒素	550IU/ml
溶组织抗毒素	550IU/ml

血浆在保存期间,如发现有明显的溶血、染菌及其他异常现象,不得用于制备。

2.4.2 制备

2.4.2.1 消化

将免疫血浆稀释后,加入适量胃酶,如果必要还可加入适量甲苯,调整适宜 pH 值后,在适宜温度下消化一定时间。

2.4.2.2 纯化

采用加温、硫酸铵盐析、明矾吸附等步骤进行纯化。

2.4.2.3 浓缩、澄清及除菌过滤

浓缩可采用超滤或硫酸铵沉淀法进行。可加入适量硫柳汞或间甲酚作为防腐剂,然后澄清、除菌过滤。

纯化后的抗毒素原液置 2～8℃ 避光保存至少 1 个月作为稳定期。

2.4.3 原液检定

按 3.1 项进行。

2.5 半成品

2.5.1 配制

将检定合格的原液,按成品规格以灭菌注射用水稀释,调整效价、蛋白质浓度、pH 值及氯化钠含量,除菌过滤。抗毒素原液混合的比例为:产气荚膜:水肿:败毒=2:2:1,必要时可加入 1 份溶组织抗毒素。

2.5.2 半成品检定

按 3.2 项进行。

2.6 成品

2.6.1 分批

应符合"生物制品分批规程"规定。

2.6.2 分装及冻干

应符合"生物制品分装和冻干规程"及通则0102有关规定。在冻干过程中制品温度应不高于35℃,真空或充氮封口。

2.6.3 规格

复溶后每瓶5.0ml,含多价气性坏疽抗毒素5000IU。

2.6.4 包装

应符合"生物制品包装规程"及通则0102有关规定。

3 检定

3.1 原液检定

3.1.1 抗体效价

依法测定(通则3509)。

3.1.2 无菌检查

依法检查(通则1101),应符合规定。

3.1.3 热原检查

依法检查(通则1142),应符合规定。注射剂量按家兔体重每1kg注射3.0ml。

3.2 半成品检定

无菌检查

依法检查(通则1101),应符合规定。

3.3 成品检定

除水分测定、装量差异检查外,应按标示量加入灭菌注射用水,复溶后进行以下检定。

3.3.1 鉴别试验

每批成品至少抽取1瓶做以下鉴别试验。

3.3.1.1 动物中和试验或特异沉淀反应

按通则3509进行,供试品应能中和产气荚膜、水肿、败毒和溶组织4种梭菌毒素;或采用免疫双扩散法(通则3403),供试品应与上述4种梭菌毒素或类毒素产生特异沉淀线。

3.3.1.2 免疫双扩散或酶联免疫吸附试验

采用免疫双扩散法(通则3403)进行,供试品仅与抗马的血清产生沉淀线;或采用酶联免疫法(通则3418),供试品应与马IgG抗体反应呈阳性。

3.3.2 物理检查

3.3.2.1 外观

应为白色或淡黄色的疏松体,按标示量加入注射用水,轻摇后应于15分钟内完全溶解为无色或淡黄色的澄明液体,无异物。

3.3.2.2 装量差异

依法检查(通则0102),应符合规定。

3.3.3 化学检定

3.3.3.1 水分

应不高于3.0%(通则0832)。

3.3.3.2 pH值

应为6.0~7.0(通则0631)。

3.3.3.3 蛋白质含量

应不高于170g/L(通则0731第一法)。

3.3.3.4 氯化钠含量

应为7.5~9.5g/L(通则3107)。

3.3.3.5 硫酸铵含量

应不高于1.0g/L(通则3104)。

3.3.3.6 防腐剂含量

如加硫柳汞,含量应不高于0.1g/L(通则3115);如加间甲酚,含量应不高于2.5g/L(通则3114)。

■3.3.3.7 分子大小分布

完整IgG与聚合物的含量之和应不高于10%(通则3128)。■[增订]

3.3.4 纯度

3.3.4.1 白蛋白检查

将供试品稀释至2%的蛋白质浓度,进行琼脂糖凝胶电泳分析(通则0541第三法),应不含或仅含痕量白蛋白迁移率的蛋白质成分。

3.3.4.2 F(ab')$_2$含量

采用SDS-聚丙烯酰胺凝胶电泳法(通则0541第五法)测定,上样量约25μg,F(ab')$_2$含量应不低于60%;IgG含量应不高于10%。

3.3.5 抗体效价

应不低于1000IU/ml(通则3509)。每瓶多价气性坏疽抗毒素装量应不低于标示量。

3.3.6 无菌检查

依法检查(通则1101),应符合规定。

3.3.7 热原检查

依法检查(通则1142),应符合规定。注射剂量按家兔体重每1kg注射3.0ml。

3.3.8 异常毒性检查

依法检查(通则1141),应符合规定。

4 稀释剂

稀释剂为灭菌注射用水,稀释剂的生产应符合批准的要求。灭菌注射用水应符合本版药典(二部)的相关规定。

5 保存、运输及有效期

于2~8℃避光保存和运输。自生产之日起,有效期为60个月。

6 使用说明

应符合"生物制品包装规程"规定和批准的内容。

抗蝮蛇毒血清

Kangfushedu Xueqing

Agkistrodon halys Antivenin

本品系由蝮蛇毒或脱毒蝮蛇毒免疫马所得的血浆,经胃酶消化后纯化制成的液体抗蝮蛇毒球蛋白制剂。用于治疗被蝮蛇咬伤者。

1 基本要求

生产和检定用设施、原材料及辅料、水、器具、动物等应符

合"凡例"的有关要求。

2 制造

2.1 抗原与佐剂

应符合"免疫血清生产用马匹检疫和免疫规程"的规定。

2.2 免疫动物及血浆

2.2.1 免疫动物

免疫用马匹必须符合"免疫血清生产用马匹检疫和免疫规程"的规定。

2.2.2 采血与分离血浆

按"免疫血清生产用马匹检疫和免疫规程"的规定进行。用动物法或其他适宜的方法测定免疫血清效价,达到180U/ml时,即可采血、分离血浆,加适宜防腐剂,并应做无菌检查(通则1101)。

2.3 胃酶

用生理氯化钠溶液将胃酶配制成1mg/ml溶液,进行类A血型物质含量测定(通则3415),应不高于1.0μg/ml。

2.4 原液

2.4.1 原料血浆

原料血浆的效价(通则3511)应不低于150U/ml。

血浆在保存期间,如发现有明显的溶血、染菌及其他异常现象,不得用于制备。

2.4.2 制备

2.4.2.1 消化

将免疫血浆稀释后,加入适量胃酶,如果必要还可加入适量甲苯,调整适宜pH值后,在适宜温度下消化一定时间。

2.4.2.2 纯化

采用加温、硫酸铵盐析、明矾吸附等步骤进行纯化。

2.4.2.3 浓缩、澄清及除菌过滤

浓缩可采用超滤或硫酸铵沉淀法进行。可加入适量硫柳汞或间甲酚作为防腐剂,然后澄清、除菌过滤。

纯化后的抗血清原液应置2～8℃避光保存至少1个月作为稳定期。

2.4.3 原液检定

按3.1项进行。

2.5 半成品

2.5.1 配制

将检定合格的原液,按成品规格以灭菌注射用水稀释,调整效价、蛋白质浓度、pH值及氯化钠含量,除菌过滤。

2.5.2 半成品检定

按3.2项进行。

2.6 成品

2.6.1 分批

应符合"生物制品分批规程"规定。

2.6.2 分装

应符合"生物制品分装和冻干规程"及通则0102有关规定。

2.6.3 规格

每瓶10ml,含抗蝮蛇毒血清6000U。

2.6.4 包装

应符合"生物制品包装规程"及通则0102有关规定。

3 检定

3.1 原液检定

3.1.1 抗体效价

依法测定(通则3511)。

3.1.2 无菌检查

依法检查(通则1101),应符合规定。

3.1.3 热原检查

依法检查(通则1142),应符合规定。注射剂量按家兔体重每1kg注射3.0ml。

3.2 半成品检定

无菌检查

依法检查(通则1101),应符合规定。

3.3 成品检定

3.3.1 鉴别试验

每批成品至少抽取1瓶做以下鉴别试验。

3.3.1.1 动物中和试验或特异沉淀反应

按通则3511进行,供试品应能中和蝮蛇毒;或采用免疫双扩散法(通则3403),应与蝮蛇毒产生特异沉淀线。

3.3.1.2 免疫双扩散或酶联免疫吸附试验

采用免疫双扩散法(通则3403)进行,供试品仅与抗马的血清产生沉淀线;或采用酶联免疫法(通则3418),供试品应与马IgG抗体反应呈阳性。

3.3.2 物理检查

3.3.2.1 外观

应为无色、淡黄色或淡橙黄色的澄明液体,无异物,久置有微量可摇散的沉淀。

3.3.2.2 渗透压摩尔浓度

■应为210～400mOsmol/kg(通则0632)。■[修订]

3.3.2.3 装量

依法检查(通则0102),应不低于标示量。

3.3.3 化学检定

3.3.3.1 pH值

应为6.0～7.0(通则0631)。

3.3.3.2 蛋白质含量

应不高于170g/L(通则0731第一法)。

3.3.3.3 氯化钠含量

应为7.5～9.5g/L(通则3107)。

3.3.3.4 硫酸铵含量

应不高于1.0g/L(通则3104)。

3.3.3.5 防腐剂含量

如加硫柳汞,含量应不高于0.1g/L(通则3115);如加间甲酚,含量应不高于2.5g/L(通则3114)。

3.3.3.6 甲苯残留量

生产工艺中如添加甲苯,需检测甲苯残留量,应不高于0.089%(通则0861)。

■3.3.3.7 分子大小分布

完整 IgG 与聚合物的含量之和应不高于 10%（通则 3128）。■[增订]

3.3.4 纯度

3.3.4.1 白蛋白检查

将供试品稀释至 2% 的蛋白质浓度，进行琼脂糖凝胶电泳分析（通则 0541 第三法），应不含或仅含痕量白蛋白迁移率的蛋白质成分。

3.3.4.2 F(ab')₂ 含量

采用 SDS-聚丙烯酰胺凝胶电泳法（通则 0541 第五法）测定，上样量约 25μg，F(ab')₂ 含量应不低于 60%；IgG 含量应不高于 10%。

3.3.5 抗体效价

抗蝮蛇毒血清效价应不低于 500U/ml（通则 3511）。每瓶抗蝮蛇毒血清装量应不低于标示量。

3.3.6 无菌检查

依法检查（通则 1101），应符合规定。

3.3.7 热原检查

依法检查（通则 1142），应符合规定。注射剂量按家兔体重每 1kg 注射 3.0ml。

3.3.8 异常毒性检查

依法检查（通则 1141），应符合规定。

4 保存、运输及有效期

于 2～8℃ 避光保存和运输。自生产之日起，有效期为 36 个月。

5 使用说明

应符合"生物制品包装规程"规定和批准的内容。

冻干抗蝮蛇毒血清

Donggan Kangfushedu Xueqing

***Agkistrodon halys* Antivenin, Freeze-dried**

本品系由蝮蛇毒或脱毒蝮蛇毒免疫马所得的血浆，经胃酶消化后纯化制成的冻干抗蝮蛇毒球蛋白制剂。用于治疗被蝮蛇咬伤者。

1 基本要求

生产和检定用设施、原材料及辅料、水、器具、动物等应符合"凡例"的有关要求。

2 制造

2.1 抗原与佐剂

应符合"免疫血清生产用马匹检疫和免疫规程"的规定。

2.2 免疫动物及血浆

2.2.1 免疫动物

免疫用马匹必须符合"免疫血清生产用马匹检疫和免疫规程"的规定。

2.2.2 采血与分离血浆

按"免疫血清生产用马匹检疫和免疫规程"的规定进行。用动物法或其他适宜的方法测定免疫血清效价，达到 180U/ml 时，即可采血、分离血浆，加适宜防腐剂，并应做无菌检查（通则 1101）。

2.3 胃酶

用生理氯化钠溶液将胃酶配制成 1mg/ml 溶液，进行类 A 血型物质含量测定（通则 3415），应不高于 1.0μg/ml。

2.4 原液

2.4.1 原料血浆

原料血浆的效价（通则 3511）应不低于 150U/ml。

血浆在保存期间，如发现有明显的溶血、染菌及其他异常现象，不得用于制备。

2.4.2 制备

2.4.2.1 消化

将免疫血浆稀释后，加入适量胃酶，如果必要还可加入适量甲苯，调整适宜 pH 值后，在适宜温度下消化一定时间。

2.4.2.2 纯化

采用加温、硫酸铵盐析、明矾吸附等步骤进行纯化。

2.4.2.3 浓缩、澄清及除菌过滤

浓缩可采用超滤或硫酸铵沉淀法进行。可加入适量硫柳汞或间甲酚作为防腐剂，然后澄清、除菌过滤。

纯化后的抗血清原液应置 2～8℃ 避光保存至少 1 个月作为稳定期。

2.4.3 原液检定

按 3.1 项进行。

2.5 半成品

2.5.1 配制

将检定合格的原液，按成品规格以灭菌注射用水稀释，调整效价、蛋白质浓度、pH 值及氯化钠含量，除菌过滤。

2.5.2 半成品检定

按 3.2 项进行。

2.6 成品

2.6.1 分批

应符合"生物制品分批规程"规定。

2.6.2 分装及冻干

应符合"生物制品分装和冻干规程"及通则 0102 有关规定。在冻干过程中制品温度应不高于 35℃，真空或充氮封口。

2.6.3 规格

复溶后每瓶 10ml，含抗蝮蛇毒血清 6000U。

2.6.4 包装

应符合"生物制品包装规程"及通则 0102 有关规定。

3 检定

3.1 原液检定

3.1.1 抗体效价

依法测定（通则 3511）。

3.1.2　无菌检查

依法检查（通则1101），应符合规定。

3.1.3　热原检查

依法检查（通则1142），应符合规定。注射剂量按家兔体重每1kg注射3.0ml。

3.2　半成品检定

无菌检查

依法检查（通则1101），应符合规定。

3.3　成品检定

除水分测定、装量差异检查外，应按标示量加入灭菌注射用水，复溶后进行以下检定。

3.3.1　鉴别试验

每批成品至少抽取1瓶做以下鉴别试验。

3.3.1.1　动物中和试验或特异沉淀反应

按通则3511进行，供试品应能中和蝮蛇毒；或采用免疫双扩散法（通则3403），应与蝮蛇毒产生特异沉淀线。

3.3.1.2　免疫双扩散或酶联免疫吸附试验

采用免疫双扩散法（通则3403）进行，供试品仅与抗马的血清产生沉淀线；或采用酶联免疫法（通则3418），供试品应与马IgG抗体反应呈阳性。

3.3.2　物理检查

3.3.2.1　外观

应为白色或淡黄色的疏松体，按标示量加入注射用水，轻摇后应于15分钟内完全溶解为无色或淡黄色的澄明液体，无异物。

3.3.2.2　渗透压摩尔浓度

■应为210～400mOsmol/kg（通则0632）。■[修订]

3.3.2.3　装量差异

依法检查（通则0102），应符合规定。

3.3.3　化学检定

3.3.3.1　水分

应不高于3.0%（通则0832）。

3.3.3.2　pH值

应为6.0～7.0（通则0631）。

3.3.3.3　蛋白质含量

应不高于170g/L（通则0731第一法）。

3.3.3.4　氯化钠含量

应为7.5～9.5g/L（通则3107）。

3.3.3.5　硫酸铵含量

应不高于1.0g/L（通则3104）。

3.3.3.6　防腐剂含量

如加硫柳汞，含量应不高于0.1g/L（通则3115）；如加间甲酚，含量应不高于2.5g/L（通则3114）。

3.3.3.7　甲苯残留量

生产工艺中如添加甲苯，需检测甲苯残留量，应不高于0.089%（通则0861）。

■3.3.3.8　分子大小分布

完整IgG与聚合物的含量之和应不高于10%（通则3128）。■[增订]

3.3.4　纯度

3.3.4.1　白蛋白检查

将供试品稀释至2%的蛋白质浓度，进行琼脂糖凝胶电泳分析（通则0541第三法），应不含或仅含痕量白蛋白迁移率的蛋白质成分。

3.3.4.2　F(ab')$_2$含量

采用SDS-聚丙烯酰胺凝胶电泳法（通则0541第五法）测定，上样量约25μg，F(ab')$_2$含量应不低于60%；IgG含量应不高于10%。

3.3.5　抗体效价

抗蝮蛇毒血清效价应不低于500U/ml（通则3511）。每瓶抗蝮蛇毒血清装量应不低于标示量。

3.3.6　无菌检查

依法检查（通则1101），应符合规定。

3.3.7　热原检查

依法检查（通则1142），应符合规定。注射剂量按家兔体重每1kg注射3.0ml。

3.3.8　异常毒性检查

依法检查（通则1141），应符合规定。

4　稀释剂

稀释剂为灭菌注射用水，稀释剂的生产应符合批准的要求。灭菌注射用水应符合本版药典（二部）的相关规定。

5　保存、运输及有效期

于2～8℃避光保存和运输。自生产之日起，有效期为60个月。

6　使用说明

应符合"生物制品包装规程"规定和批准的内容。

抗五步蛇毒血清

Kangwubushedu Xueqing

***Agkistrodon acutus* Antivenin**

本品系由五步蛇毒或脱毒五步蛇毒免疫马所得的血浆，经胃酶消化后纯化制成的液体抗五步蛇毒球蛋白制剂。用于治疗被五步蛇咬伤者。

1　基本要求

生产和检定用设施、原材料及辅料、水、器具、动物等应符合"凡例"的有关要求。

2　制造

2.1　抗原与佐剂

应符合"免疫血清生产用马匹检疫和免疫规程"的规定。

2.2　免疫动物及血浆

2.2.1　免疫动物

免疫用马匹必须符合"免疫血清生产用马匹检疫和免疫规程"的规定。

2.2.2 采血与分离血浆

按"免疫血清生产用马匹检疫和免疫规程"的规定进行。用动物法或其他适宜的方法测定免疫血清效价,达到60U/ml时,即可采血、分离血浆,加适宜防腐剂,并应做无菌检查(通则1101)。

2.3 胃酶

用生理氯化钠溶液将胃酶配制成1mg/ml溶液,胃酶进行类A血型物质含量测定(通则3415),应不高于1.0μg/ml。

2.4 原液

2.4.1 原料血浆

原料血浆的效价(通则3511)应不低于50U/ml。

血浆在保存期间,如发现有明显的溶血、染菌及其他异常现象,不得用于制备。

2.4.2 制备

2.4.2.1 消化

将免疫血浆稀释后,加入适量胃酶,如果必要还可加入适量甲苯,调整适宜pH值后,在适宜温度下消化一定时间。

2.4.2.2 纯化

采用加温、硫酸铵盐析、明矾吸附等步骤进行纯化。

2.4.2.3 浓缩、澄清及除菌过滤

浓缩可采用超滤或硫酸铵沉淀法进行。可加入适量硫柳汞或间甲酚作为防腐剂,然后澄清、除菌过滤。

纯化后的抗血清原液应置2～8℃避光保存至少1个月作为稳定期。

2.4.3 原液检定

按3.1项进行。

2.5 半成品

2.5.1 配制

将检定合格的原液,按成品规格以灭菌注射用水稀释,调整效价、蛋白质浓度、pH值及氯化钠含量,除菌过滤。

2.5.2 半成品检定

按3.2项进行。

2.6 成品

2.6.1 分批

应符合"生物制品分批规程"规定。

2.6.2 分装

应符合"生物制品分装和冻干规程"及通则0102有关规定。

2.6.3 规格

每瓶10ml,含抗五步蛇毒血清2000U。

2.6.4 包装

应符合"生物制品包装规程"及通则0102有关规定。

3 检定

3.1 原液检定

3.1.1 抗体效价

依法测定(通则3511)。

3.1.2 无菌检查

依法检查(通则1101),应符合规定。

3.1.3 热原检查

依法检查(通则1142),应符合规定。注射剂量按家兔体重每1kg注射3.0ml。

3.2 半成品检定

无菌检查

依法检查(通则1101),应符合规定。

3.3 成品检定

3.3.1 鉴别试验

每批成品至少抽取1瓶做以下鉴别试验。

3.3.1.1 动物中和试验或特异沉淀反应

按通则3511进行,供试品应能中和五步蛇毒;或采用免疫双扩散法(通则3403),应与五步蛇毒产生特异沉淀线。

3.3.1.2 免疫双扩散或酶联免疫吸附试验

采用免疫双扩散法(通则3403)进行,供试品仅与抗马的血清产生沉淀线;或采用酶联免疫法(通则3418),供试品应与马IgG抗体反应呈阳性。

3.3.2 物理检查

3.3.2.1 外观

应为无色、淡黄色或淡橙黄色的澄明液体,无异物,久置有微量可摇散的沉淀。

3.3.2.2 渗透压摩尔浓度

■应为210～400mOsmol/kg(通则0632)。■[修订]

3.3.2.3 装量

依法检查(通则0102),应不低于标示量。

3.3.3 化学检定

3.3.3.1 pH值

应为6.0～7.0(通则0631)。

3.3.3.2 蛋白质含量

应不高于170g/L(通则0731第一法)。

3.3.3.3 氯化钠含量

应为7.5～9.5g/L(通则3107)。

3.3.3.4 硫酸铵含量

应不高于1.0g/L(通则3104)。

3.3.3.5 防腐剂含量

如加硫柳汞,含量应不高于0.1g/L(通则3115);如加间甲酚,含量应不高于2.5g/L(通则3114)。

3.3.3.6 甲苯残留量

生产工艺中如添加甲苯,需检测甲苯残留量,应不高于0.089%(通则0861)。

■3.3.3.7 分子大小分布

完整IgG与聚合物的含量之和应不高于10%(通则3128)。■[增订]

3.3.4 纯度

3.3.4.1 白蛋白检查

将供试品稀释至2%的蛋白质浓度,进行琼脂糖凝胶电泳分析(通则0541第三法),应不含或仅含痕量白蛋白迁移率的蛋白质成分。

3.3.4.2 F(ab')₂含量

采用SDS-聚丙烯酰胺凝胶电泳法(通则0541第五法)测定,上样量约25μg,F(ab')₂含量应不低于60%;IgG含量应不高于10%。

3.3.5 抗体效价

抗五步蛇毒血清效价应不低于180U/ml(通则3511)。每瓶抗五步蛇毒血清装量应不低于标示量。

3.3.6 无菌检查

依法检查(通则1101),应符合规定。

3.3.7 热原检查

依法检查(通则1142),应符合规定。注射剂量按家兔体重每1kg注射3.0ml。

3.3.8 异常毒性检查

依法检查(通则1141),应符合规定。

4 保存、运输及有效期

于2~8℃避光保存和运输。自生产之日起,有效期为36个月。

5 使用说明

应符合"生物制品包装规程"规定和批准的内容。

冻干抗五步蛇毒血清

Donggan Kangwubushedu Xueqing

***Agkistrodon acutus* Antivenin,Freeze-dried**

本品系由五步蛇毒或脱毒五步蛇毒免疫马所得的血浆,经胃酶消化后纯化制成的冻干抗五步蛇毒球蛋白制剂。用于治疗被五步蛇咬伤者。

1 基本要求

生产和检定用设施、原材料及辅料、水、器具、动物等应符合"凡例"的有关要求。

2 制造

2.1 抗原与佐剂

应符合"免疫血清生产用马匹检疫和免疫规程"的规定。

2.2 免疫动物及血浆

2.2.1 免疫动物

免疫用马匹必须符合"免疫血清生产用马匹检疫和免疫规程"的规定。

2.2.2 采血与分离血浆

按"免疫血清生产用马匹检疫和免疫规程"的规定进行。用动物法或其他适宜的方法测定免疫血清效价,达到60U/ml时,即可采血、分离血浆,加适宜防腐剂,并应做无菌检查(通则1101)。

2.3 胃酶

用生理氯化钠溶液将胃酶配制成1mg/ml溶液,进行类A血型物质含量测定(通则3415),应不高于1.0μg/ml。

2.4 原液

2.4.1 原料血浆

原料血浆的效价(通则3511)应不低于50U/ml。

血浆在保存期间,如发现有明显的溶血、染菌及其他异常现象,不得用于制备。

2.4.2 制备

2.4.2.1 消化

将免疫血浆稀释后,加入适量胃酶,如果必要还可加入适量甲苯,调整适宜pH值后,在适宜温度下消化一定时间。

2.4.2.2 纯化

采用加温、硫酸铵盐析、明矾吸附等步骤进行纯化。

2.4.2.3 浓缩、澄清及除菌过滤

浓缩可采用超滤或硫酸铵沉淀法进行。可加入适量硫柳汞或间甲酚作为防腐剂,然后澄清、除菌过滤。

纯化后的抗血清原液应置2~8℃避光保存至少1个月作为稳定期。

2.4.3 原液检定

按3.1项进行。

2.5 半成品

2.5.1 配制

将检定合格的原液,按成品规格以灭菌注射用水稀释,调整效价、蛋白质浓度、pH值及氯化钠含量,除菌过滤。

2.5.2 半成品检定

按3.2项进行。

2.6 成品

2.6.1 分批

应符合"生物制品分批规程"规定。

2.6.2 分装及冻干

应符合"生物制品分装和冻干规程"及通则0102有关规定。在冻干过程中制品温度应不高于35℃,真空或充氮封口。

2.6.3 规格

复溶后每瓶10ml,含抗五步蛇毒血清2000U。

2.6.4 包装

应符合"生物制品包装规程"及通则0102有关规定。

3 检定

3.1 原液检定

3.1.1 抗体效价

依法测定(通则3511)。

3.1.2 无菌检查

依法检查(通则1101),应符合规定。

3.1.3 热原检查

依法检查(通则1142),应符合规定。注射剂量按家兔体重每1kg注射3.0ml。

3.2 半成品检定

无菌检查

依法检查(通则1101),应符合规定。

3.3 成品检定

除水分测定、装量差异检查外,应按标示量加入灭菌注射用水,复溶后进行以下检定。

3.3.1　鉴别试验

每批成品至少抽取 1 瓶做以下鉴别试验。

3.3.1.1　动物中和试验或特异沉淀反应

按通则 3511 进行,供试品应能中和五步蛇毒;或采用免疫双扩散法(通则 3403),应与五步蛇毒产生特异沉淀线。

3.3.1.2　免疫双扩散或酶联免疫吸附试验

采用免疫双扩散法(通则 3403)进行,供试品仅与抗马的血清产生沉淀线;或采用酶联免疫法(通则 3418),供试品应与马 IgG 抗体反应呈阳性。

3.3.2　物理检查

3.3.2.1　外观

应为白色或淡黄色的疏松体,按标示量加入注射用水,轻摇后应于 15 分钟内完全溶解为无色或淡黄色的澄明液体,无异物。

3.3.2.2　渗透压摩尔浓度

■应为 210～400mOsmol/kg(通则 0632)。■[修订]

3.3.2.3　装量差异

依法检查(通则 0102),应符合规定。

3.3.3　化学检定

3.3.3.1　水分

应不高于 3.0%(通则 0832)。

3.3.3.2　pH 值

应为 6.0～7.0(通则 0631)。

3.3.3.3　蛋白质含量

应不高于 170g/L(通则 0731 第一法)。

3.3.3.4　氯化钠含量

应为 7.5～9.5g/L(通则 3107)。

3.3.3.5　硫酸铵含量

应不高于 1.0g/L(通则 3104)。

3.3.3.6　防腐剂含量

如加硫柳汞,含量应不高于 0.1g/L(通则 3115);如加间甲酚,含量应不高于 2.5g/L(通则 3114)。

3.3.3.7　甲苯残留量

生产工艺中如添加甲苯,需检测甲苯残留量,应不高于 0.089%(通则 0861)。

■3.3.3.8　分子大小分布

完整 IgG 与聚合物的含量之和应不高于 10%(通则 3128)。■[增订]

3.3.4　纯度

3.3.4.1　白蛋白检查

将供试品稀释至 2%的蛋白质浓度,进行琼脂糖凝胶电泳分析(通则 0541 第三法),应不含或仅含痕量白蛋白迁移率的蛋白质成分。

3.3.4.2　F(ab')$_2$ 含量

采用 SDS-聚丙烯酰胺凝胶电泳法测定(通则 0541 第五法),上样量约 25μg,F(ab')$_2$ 含量应不低于 60%,IgG 含量应不高于 10%。

3.3.5　抗体效价

抗五步蛇毒血清效价应不低于 180U/ml(通则 3511)。

每瓶抗五步蛇毒血清装量应不低于标示量。

3.3.6　无菌检查

依法检查(通则 1101),应符合规定。

3.3.7　热原检查

依法检查(通则 1142),应符合规定。注射剂量按家兔体重每 1kg 注射 3.0ml。

3.3.8　异常毒性检查

依法检查(通则 1141),应符合规定。

4　稀释剂

稀释剂为灭菌注射用水,稀释剂的生产应符合批准的要求。

灭菌注射用水应符合本版药典(二部)的相关规定。

5　保存、运输及有效期

于 2～8℃避光保存和运输。自生产之日起,有效期为 60 个月。

6　使用说明

应符合"生物制品包装规程"规定和批准的内容。

抗银环蛇毒血清

Kangyinhuanshedu Xueqing

***Bungarus multicinctus* Antivenin**

本品系由银环蛇毒或脱毒银环蛇毒免疫马所得的血浆,经胃酶消化后纯化制成的液体抗银环蛇毒球蛋白制剂。用于治疗被银环蛇咬伤者。

1　基本要求

生产和检定用设施、原材料及辅料、水、器具、动物等应符合"凡例"的有关要求。

2　制造

2.1　抗原与佐剂

应符合"免疫血清生产用马匹检疫和免疫规程"的规定。

2.2　免疫动物及血浆

2.2.1　免疫动物

免疫用马匹必须符合"免疫血清生产用马匹检疫和免疫规程"的规定。

2.2.2　采血与分离血浆

按"免疫血清生产用马匹检疫和免疫规程"的规定进行。用动物法或其他适宜的方法测定免疫血清效价,达到 300U/ml 时,即可采血、分离血浆,加适宜防腐剂,并应做无菌检查(通则 1101)。

2.3　胃酶

用生理氯化钠溶液将胃酶配制成 1mg/ml 溶液,进行类 A 血型物质含量测定(通则 3415),应不高于 1.0μg/ml。

2.4　原液

2.4.1　原料血浆

原料血浆的效价(通则 3511)应不低于 200U/ml。

血浆在保存期间,如发现有明显的溶血、染菌及其他异常现象,不得用于制备。

2.4.2 制备

2.4.2.1 消化

将免疫血浆稀释后,加入适量胃酶,如果必要还可加入适量甲苯,调整适宜 pH 值后,在适宜温度下消化一定时间。

2.4.2.2 纯化

采用加温、硫酸铵盐析、明矾吸附等步骤进行纯化。

2.4.2.3 浓缩、澄清及除菌过滤

浓缩可采用超滤或硫酸铵沉淀法进行。可加入适量硫柳汞或间甲酚作为防腐剂,然后澄清、除菌过滤。

纯化后的抗血清原液应置 2～8℃避光保存至少 1 个月作为稳定期。

2.4.3 原液检定

按 3.1 项进行。

2.5 半成品

2.5.1 配制

将检定合格的原液,按成品规格以灭菌注射用水稀释,调整效价、蛋白质浓度、pH 值及氯化钠含量,除菌过滤。

2.5.2 半成品检定

按 3.2 项进行。

2.6 成品

2.6.1 分批

应符合"生物制品分批规程"规定。

2.6.2 分装

应符合"生物制品分装和冻干规程"及通则 0102 有关规定。

2.6.3 规格

每瓶 10ml,含抗银环蛇毒血清 10 000U。

2.6.4 包装

应符合"生物制品包装规程"及通则 0102 有关规定。

3 检定

3.1 原液检定

3.1.1 抗体效价

依法测定(通则 3511)。

3.1.2 无菌检查

依法检查(通则 1101),应符合规定。

3.1.3 热原检查

依法检查(通则 1142),应符合规定。注射剂量按家兔体重每 1kg 注射 3.0ml。

3.2 半成品检定

无菌检查

依法检查(通则 1101),应符合规定。

3.3 成品检定

3.3.1 鉴别试验

每批成品至少抽取 1 瓶做以下鉴别试验。

3.3.1.1 动物中和试验或特异沉淀反应

按通则 3511 进行,供试品应能中和银环蛇毒;或采用免疫双扩散法(通则 3403),应与银环蛇毒产生特异沉淀线。

3.3.1.2 免疫双扩散或酶联免疫吸附试验

采用免疫双扩散法(通则 3403)进行,供试品仅与抗马的血清产生沉淀线;或采用酶联免疫法(通则 3418),供试品应与马 IgG 抗体反应呈阳性。

3.3.2 物理检查

3.3.2.1 外观

应为无色、淡黄色或淡橙黄色的澄明液体,无异物,久置有微量可摇散的沉淀。

3.3.2.2 渗透压摩尔浓度

■应为 210～400mOsmol/kg(通则 0632)。■[修订]

3.3.2.3 装量

依法检查(通则 0102),应不低于标示量。

3.3.3 化学检定

3.3.3.1 pH 值

应为 6.0～7.0(通则 0631)。

3.3.3.2 蛋白质含量

应不高于 170g/L(通则 0731 第一法)。

3.3.3.3 氯化钠含量

应为 7.5～9.5g/L(通则 3107)。

3.3.3.4 硫酸铵含量

应不高于 1.0g/L(通则 3104)。

3.3.3.5 防腐剂含量

如加硫柳汞,含量应不高于 0.1g/L(通则 3115);如加间甲酚,含量应不高于 2.5g/L(通则 3114)。

3.3.3.6 甲苯残留量

生产工艺中如添加甲苯,需检测甲苯残留量,应不高于 0.089%(通则 0861)。

■3.3.3.7 分子大小分布

完整 IgG 与聚合物的含量之和应不高于 10%(通则 3128)。■[增订]

3.3.4 纯度

3.3.4.1 白蛋白检查

将供试品稀释至 2% 的蛋白质浓度,进行琼脂糖凝胶电泳分析(通则 0541 第三法),应不含或仅含痕量白蛋白迁移率的蛋白质成分。

3.3.4.2 F(ab')₂ 含量

采用 SDS-聚丙烯酰胺凝胶电泳法(通则 0541 第五法)测定,上样量约 25μg,F(ab')₂ 含量应不低于 60%;IgG 含量应不高于 10%。

3.3.5 抗体效价

抗银环蛇毒血清效价应不低于 800U/ml(通则 3511)。每瓶抗银环蛇毒血清装量应不低于标示量。

3.3.6 无菌检查

依法检查(通则 1101),应符合规定。

3.3.7 热原检查

依法检查(通则 1142),应符合规定。注射剂量按家兔体

重每 1kg 注射 3.0ml。

3.3.8 异常毒性检查

依法检查(通则 1141),应符合规定。

4 保存、运输及有效期

于 2~8℃ 避光保存和运输。自生产之日起,有效期为 36 个月。

5 使用说明

应符合"生物制品包装规程"规定和批准的内容。

冻干抗银环蛇毒血清

Donggan Kangyinhuanshedu Xueqing

***Bungarus multicinctus* Antivenin, Freeze-dried**

本品系由银环蛇毒或脱毒银环蛇毒免疫马所得的血浆,经胃酶消化后纯化制成的冻干抗银环蛇毒球蛋白制剂。用于治疗被银环蛇咬伤者。

1 基本要求

生产和检定用设施、原材料及辅料、水、器具、动物等应符合"凡例"的有关要求。

2 制造

2.1 抗原与佐剂

应符合"免疫血清生产用马匹检疫和免疫规程"的规定。

2.2 免疫动物及血浆

2.2.1 免疫动物

免疫用马匹必须符合"免疫血清生产用马匹检疫和免疫规程"的规定。

2.2.2 采血与分离血浆

按"免疫血清生产用马匹检疫和免疫规程"的规定进行。用动物法或其他适宜的方法测定免疫血清效价,达到 300U/ml 时,即可采血、分离血浆,加适宜防腐剂,并应做无菌检查(通则 1101)。

2.3 胃酶

用生理氯化钠溶液将胃酶配制成 1mg/ml 溶液,进行类 A 血型物质含量测定(通则 3415),应不高于 1.0μg/ml。

2.4 原液

2.4.1 原料血浆

原料血浆的效价(通则 3511)应不低于 200U/ml。

血浆在保存期间,如发现有明显的溶血、染菌及其他异常现象,不得用于制备。

2.4.2 制备

2.4.2.1 消化

将免疫血浆稀释后,加入适量胃酶,如果必要还可加入适量甲苯,调整适宜 pH 值后,在适宜温度下消化一定时间。

2.4.2.2 纯化

采用加温、硫酸铵盐析、明矾吸附等步骤进行纯化。

2.4.2.3 浓缩、澄清及除菌过滤

浓缩可采用超滤或硫酸铵沉淀法进行。可加入适量硫柳汞或间甲酚作为防腐剂,然后澄清、除菌过滤。

纯化后的抗血清原液应置 2~8℃ 避光保存至少 1 个月作为稳定期。

2.4.3 原液检定

按 3.1 项进行。

2.5 半成品

2.5.1 配制

将检定合格的原液,按成品规格以灭菌注射用水稀释,调整效价、蛋白质浓度、pH 值及氯化钠含量,除菌过滤。

2.5.2 半成品检定

按 3.2 项进行。

2.6 成品

2.6.1 分批

应符合"生物制品分批规程"规定。

2.6.2 分装及冻干

应符合"生物制品分装和冻干规程"及通则 0102 有关规定。在冻干过程中制品温度应不高于 35℃,真空或充氮封口。

2.6.3 规格

复溶后每瓶 10ml,含抗银环蛇毒血清 10 000U。

2.6.4 包装

应符合"生物制品包装规程"及通则 0102 有关规定。

3 检定

3.1 原液检定

3.1.1 抗体效价

依法测定(通则 3511)。

3.1.2 无菌检查

依法检查(通则 1101),应符合规定。

3.1.3 热原检查

依法检查(通则 1142),应符合规定。注射剂量按家兔体重每 1kg 注射 3.0ml。

3.2 半成品检定

无菌检查

依法检查(通则 1101),应符合规定。

3.3 成品检定

除水分测定、装量差异检查外,应按标示量加入灭菌注射用水,复溶后进行以下检定。

3.3.1 鉴别试验

每批成品至少抽取 1 瓶做以下鉴别试验。

3.3.1.1 动物中和试验或特异沉淀反应

按通则 3511 进行,供试品应能中和银环蛇毒;或采用免疫双扩散法(通则 3403),应与银环蛇毒产生特异沉淀线。

3.3.1.2 免疫双扩散或酶联免疫吸附试验

采用免疫双扩散法(通则 3403)进行,供试品仅与抗马的血清产生沉淀线;或采用酶联免疫法(通则3418),供试品应与马IgG抗体反应呈阳性。

3.3.2 物理检查

3.3.2.1 外观

应为白色或淡黄色的疏松体,按标示量加入注射用水,轻摇后应于15分钟内完全溶解为无色或淡黄色的澄明液体,无异物。

3.3.2.2 渗透压摩尔浓度

■应为210～400mOsmol/kg(通则0632)。■[修订]

3.3.2.3 装量差异

依法检查(通则0102),应符合规定。

3.3.3 化学检定

3.3.3.1 水分

应不高于3.0%(通则0832)。

3.3.3.2 pH值

应为6.0～7.0(通则0631)。

3.3.3.3 蛋白质含量

应不高于170g/L(通则0731第一法)。

3.3.3.4 氯化钠含量

应为7.5～9.5g/L(通则3107)。

3.3.3.5 硫酸铵含量

应不高于1.0g/L(通则3104)。

3.3.3.6 防腐剂含量

如加硫柳汞,含量应不高于0.1g/L(通则3115);如加间甲酚,含量应不高于2.5g/L(通则3114)。

3.3.3.7 甲苯残留量

生产工艺中如添加甲苯,需检测甲苯残留量,应不高于0.089%(通则0861)。

■3.3.3.8 分子大小分布

完整IgG与聚合物的含量之和应不高于10%(通则3128)。■[增订]

3.3.4 纯度

3.3.4.1 白蛋白检查

将供试品稀释至2%的蛋白质浓度,进行琼脂糖凝胶电泳分析(通则0541第三法),应不含或仅含痕量白蛋白迁移率的蛋白质成分。

3.3.4.2 F(ab')$_2$含量

采用SDS-聚丙烯酰胺凝胶电泳法(通则0541第五法)测定,上样量约25μg,F(ab')$_2$含量应不低于60%;IgG含量应不高于10%。

3.3.5 抗体效价

抗银环蛇毒血清效价应不低于800U/ml(通则3511)。每瓶抗银环蛇毒血清装量应不低于标示量。

3.3.6 无菌检查

依法检查(通则1101),应符合规定。

3.3.7 热原检查

依法检查(通则1142),应符合规定。注射剂量按家兔体重每1kg注射3.0ml。

3.3.8 异常毒性检查

依法检查(通则1143),应符合规定。

4 稀释剂

稀释剂为灭菌注射用水,稀释剂的生产应符合批准的要求。灭菌注射用水应符合本版药典(二部)的相关规定。

5 保存、运输及有效期

于2～8℃避光保存和运输。自生产之日起,有效期为60个月。

6 使用说明

应符合"生物制品包装规程"规定和批准的内容。

抗眼镜蛇毒血清

Kangyanjingshedu Xueqing

Naja naja (atra) Antivenin

本品系由眼镜蛇毒或脱毒眼镜蛇毒免疫马所得的血浆,经胃酶消化后纯化制成的液体抗眼镜蛇毒球蛋白制剂。用于治疗被眼镜蛇咬伤者。

1 基本要求

生产和检定用设施、原材料及辅料、水、器具、动物等应符合"凡例"的有关要求。

2 制造

2.1 抗原与佐剂

应符合"免疫血清生产用马匹检疫和免疫规程"的规定。

2.2 免疫动物及血浆

2.2.1 免疫动物

免疫用马匹必须符合"免疫血清生产用马匹检疫和免疫规程"的规定。

2.2.2 采血与分离血浆

按"免疫血清生产用马匹检疫和免疫规程"的规定进行。用动物法或其他适宜的方法测定免疫血清效价,达到15IU/ml时,即可采血、分离血浆,加适宜防腐剂,并应做无菌检查(通则1101)。

2.3 胃酶

用生理氯化钠溶液将胃酶配制成1mg/ml溶液,进行类A血型物质含量测定(通则3415),应不高于1.0μg/ml。

2.4 原液

2.4.1 原料血浆

原料血浆的效价(通则3511)应不低于12IU/ml。

血浆在保存期间,如发现有明显的溶血、染菌及其他异常现象,不得用于制备。

2.4.2 制备

2.4.2.1 消化

将免疫血浆稀释后,加入适量胃酶,如果必要还可加入适量甲苯,调整适宜pH值后,在适宜温度下消化一定时间。

2.4.2.2 纯化

采用加温、硫酸铵盐析、明矾吸附等步骤进行纯化。

2.4.2.3 浓缩、澄清及除菌过滤

浓缩可采用超滤或硫酸铵沉淀法进行。可加入适量硫柳汞或间甲酚作为防腐剂,然后澄清、除菌过滤。

纯化后的抗血清原液应置2～8℃避光保存至少1个月作为稳定期。

2.4.3 原液检定

按3.1项进行。

2.5 半成品

2.5.1 配制

将检定合格的原液,按成品规格以灭菌注射用水稀释,调整效价、蛋白质浓度、pH值及氯化钠含量,除菌过滤。

2.5.2 半成品检定

按3.2项进行。

2.6 成品

2.6.1 分批

应符合"生物制品分批规程"规定。

2.6.2 分装

应符合"生物制品分装和冻干规程"及通则0102有关规定。

2.6.3 规格

每瓶10ml,含抗眼镜蛇毒血清1000IU。

2.6.4 包装

应符合"生物制品包装规程"及通则0102有关规定。

3 检定

3.1 原液检定

3.1.1 抗体效价

依法测定(通则3511)。

3.1.2 无菌检查

依法检查(通则1101),应符合规定。

3.1.3 热原检查

依法检查(通则1142),应符合规定。注射剂量按家兔体重每1kg注射3.0ml。

3.2 半成品检定

无菌检查

依法检查(通则1101),应符合规定。

3.3 成品检定

3.3.1 鉴别试验

每批成品至少抽取1瓶做以下鉴别试验。

3.3.1.1 动物中和试验或特异沉淀反应

按通则3511进行,供试品应能中和眼镜蛇毒;或采用免疫双扩散法(通则3403),应与眼镜蛇毒产生特异沉淀线。

3.3.1.2 免疫双扩散或酶联免疫吸附试验

采用免疫双扩散法(通则3403)进行,供试品仅与抗马的血清产生沉淀线;或采用酶联免疫法(通则3418),供试品应与马IgG抗体反应呈阳性。

3.3.2 物理检查

3.3.2.1 外观

应为无色、淡黄色或淡橙黄色的澄明液体,无异物,久置有微量可摇散的沉淀。

3.3.2.2 渗透压摩尔浓度

■应为210～400mOsmol/kg(通则0632)。■[修订]

3.3.2.3 装量

依法检查(通则0102),应不低于标示量。

3.3.3 化学检定

3.3.3.1 pH值

应为6.0～7.0(通则0631)。

3.3.3.2 蛋白质含量

应不高于170g/L(通则0731第一法)。

3.3.3.3 氯化钠含量

应为7.5～9.5g/L(通则3107)。

3.3.3.4 硫酸铵含量

应不高于1.0g/L(通则3104)。

3.3.3.5 防腐剂含量

如加硫柳汞,含量应不高于0.1g/L(通则3115);如加间甲酚,含量应不高于2.5g/L(通则3114)。

3.3.3.6 甲苯残留量

生产工艺中如添加甲苯,需检测甲苯残留量,应不高于0.089%(通则0861)。

■**3.3.3.7 分子大小分布**

完整IgG与聚合物的含量之和应不高于10%(通则3128)。■[增订]

3.3.4 纯度

3.3.4.1 白蛋白检查

将供试品稀释至2%的蛋白质浓度,进行琼脂糖凝胶电泳分析(通则0541第三法),应不含或仅含痕量白蛋白迁移率的蛋白质成分。

3.3.4.2 F(ab')$_2$含量

采用SDS-聚丙烯酰胺凝胶电泳法(通则0541第五法)测定,上样量约25μg,F(ab')$_2$含量应不低于60%;IgG含量不高于10%。

3.3.5 抗体效价

抗眼镜蛇毒血清效价应不低于100IU/ml(通则3511)。每瓶抗眼镜蛇毒血清装量应不低于标示量。

3.3.6 无菌检查

依法检查(通则1101),应符合规定。

3.3.7 热原检查

依法检查(通则1142),应符合规定。注射剂量按家兔体重每1kg注射3.0ml。

3.3.8 异常毒性检查

依法检查(通则1141),应符合规定。

4 保存、运输及有效期

于2～8℃避光保存和运输。自生产之日起,有效期为36个月。

5 使用说明

应符合"生物制品包装规程"规定和批准的内容。

冻干抗眼镜蛇毒血清

Donggan Kangyanjingshedu Xueqing

Naja naja(*atra*)Antivenin,Freeze-dried

本品系由眼镜蛇毒或脱毒眼镜蛇毒免疫马所得的血浆，经胃酶消化后纯化制成的冻干抗眼镜蛇毒球蛋白制剂。用于治疗被眼镜蛇咬伤者。

1 基本要求

生产和检定用设施、原材料及辅料、水、器具、动物等应符合"凡例"的有关要求。

2 制造

2.1 抗原与佐剂

应符合"免疫血清生产用马匹检疫和免疫规程"的规定。

2.2 免疫动物及血浆

2.2.1 免疫动物

免疫用马匹必须符合"免疫血清生产用马匹检疫和免疫规程"的规定。

2.2.2 采血与分离血浆

按"免疫血清生产用马匹检疫和免疫规程"的规定进行。用动物法或其他适宜的方法测定免疫血清效价，达到15IU/ml时，即可采血、分离血浆，加适宜防腐剂，并应做无菌检查(通则1101)。

2.3 胃酶

用生理氯化钠溶液将胃酶配制成1mg/ml溶液，进行类A血型物质含量测定(通则3415)，应不高于1.0μg/ml。

2.4 原液

2.4.1 原料血浆

原料血浆的效价(通则3511)应不低于12IU/ml。

血浆在保存期间，如发现有明显的溶血、染菌及其他异常现象，不得用于制备。

2.4.2 制备

2.4.2.1 消化

将免疫血浆稀释后，加入适量胃酶，如果必要还可加入适量甲苯，调整适宜pH值后，在适宜温度下消化一定时间。

2.4.2.2 纯化

采用加温、硫酸铵盐析、明矾吸附等步骤进行纯化。

2.4.2.3 浓缩、澄清及除菌过滤

浓缩可采用超滤或硫酸铵沉淀法进行。可加入适量硫柳汞或间甲酚作为防腐剂，然后澄清、除菌过滤。

纯化后的抗血清原液应置2~8℃避光保存至少1个月作为稳定期。

2.4.3 原液检定

按3.1项进行。

2.5 半成品

2.5.1 配制

将检定合格的原液，按成品规格以灭菌注射用水稀释，调整效价、蛋白质浓度、pH值及氯化钠含量，除菌过滤。

2.5.2 半成品检定

按3.2项进行。

2.6 成品

2.6.1 分批

应符合"生物制品分批规程"规定。

2.6.2 分装及冻干

应符合"生物制品分装和冻干规程"及通则0102有关规定。在冻干过程中制品温度应不高于35℃，真空或充氮封口。

2.6.3 规格

复溶后每瓶10ml，含抗眼镜蛇毒血清1000IU。

2.6.4 包装

应符合"生物制品包装规程"及通则0102有关规定。

3 检定

3.1 原液检定

3.1.1 抗体效价

依法测定(通则3511)。

3.1.2 无菌检查

依法检查(通则1101)，符合规定。

3.1.3 热原检查

依法检查(通则1142)，符合规定。注射剂量按家兔体重每1kg注射3.0ml。

3.2 半成品检定

无菌检查

依法检查(通则1101)，符合规定。

3.3 成品检定

除水分测定、装量差异检查外，应按标示量加入灭菌注射用水，复溶后进行以下检定。

3.3.1 鉴别试验

每批成品至少抽取1瓶做以下鉴别试验。

3.3.1.1 动物中和试验或特异沉淀反应

按通则3511进行，供试品应能中和眼镜蛇毒；或采用免疫双扩散法(通则3403)，应与眼镜蛇毒产生特异沉淀线。

3.3.1.2 免疫双扩散或酶联免疫吸附试验

采用免疫双扩散法(通则3403)进行，供试品仅与抗马的血清产生沉淀线；或采用酶联免疫法(通则3418)，供试品应与马IgG反应呈阳性。

3.3.2 物理检查

3.3.2.1 外观

应为白色或淡黄色的疏松体，按标示量加入注射用水，轻摇后应于15分钟内完全溶解为无色或淡黄色的澄明液体，无异物。

3.3.2.2 渗透压摩尔浓度

■应为210~400mOsmol/kg(通则0632)。■[修订]

3.3.2.3　装量差异

依法检查(通则 0102),应符合规定。

3.3.3　化学检定

3.3.3.1　水分

应不高于 3.0%(通则 0832)。

3.3.3.2　pH 值

应为 6.0～7.0(通则 0631)。

3.3.3.3　蛋白质含量

应不高于 170g/L(通则 0731 第一法)。

3.3.3.4　氯化钠含量

应为 7.5～9.5g/L(通则 3107)。

3.3.3.5　硫酸铵含量

应不高于 1.0g/L(通则 3104)。

3.3.3.6　防腐剂含量

如加硫柳汞,含量应不高于 0.1g/L(通则 3115);如加间甲酚,含量应不高于 2.5g/L(通则 3114)。

3.3.3.7　甲苯残留量

生产工艺中如添加甲苯,需检测甲苯残留量,应不高于 0.089%(通则 0861)。

■3.3.3.8　分子大小分布

完整 IgG 与聚合物的含量之和应不高于 10%(通则 3128)。■[增订]

3.3.4　纯度

3.3.4.1　白蛋白检查

将供试品稀释至 2%的蛋白质浓度,进行琼脂糖凝胶电泳分析(通则 0541 第三法),应不含或仅含痕量白蛋白迁移率的蛋白质成分。

3.3.4.2　F(ab')$_2$ 含量

采用 SDS-聚丙烯酰胺凝胶电泳法(通则 0541 第五法)测定,上样量约 25μg,F(ab')$_2$ 含量应不低于 60%;IgG 含量应不高于 10%。

3.3.5　抗体效价

抗眼镜蛇毒血清效价应不低于 100IU/ml(通则 3511)。每瓶抗眼镜蛇毒血清装量应不低于标示量。

3.3.6　无菌检查

依法检查(通则 1101),应符合规定。

3.3.7　热原检查

依法检查(通则 1142),应符合规定。注射剂量按家兔体重每 1kg 注射 3.0ml。

3.3.8　异常毒性检查

依法检查(通则 1141),应符合规定。

4　稀释剂

稀释剂为灭菌注射用水,稀释剂的生产应符合批准的要求。灭菌注射用水应符合本版药典(二部)的相关规定。

5　保存、运输及有效期

于 2～8℃避光保存和运输。自生产之日起,有效期为 60 个月。

6　使用说明

应符合"生物制品包装规程"规定和批准的内容。

抗 炭 疽 血 清

Kangtanju Xueqing

Anthrax Antiserum

本品系由炭疽杆菌抗原免疫马所得的血浆,经胃酶消化后纯化制成的液体抗炭疽球蛋白制剂。用于预防和治疗炭疽病。

1　基本要求

生产和检定用设施、原材料及辅料、水、器具、动物等应符合"凡例"的有关要求。

2　制造

2.1　抗原与佐剂

应符合"免疫血清生产用马匹检疫和免疫规程"的规定。

2.2　免疫动物及血浆

2.2.1　免疫动物

免疫用马匹必须符合"免疫血清生产用马匹检疫和免疫规程"的规定。

2.2.2　采血与分离血浆

按"免疫血清生产用马匹检疫和免疫规程"的规定进行。用动物法或其他适宜的方法测定免疫血清效价,合格时,即可采血。分离之血浆可加入适宜防腐剂,并应做无菌检查(通则 1101)。

2.3　胃酶

用生理氯化钠溶液将胃酶配制成 1mg/ml 溶液,进行类 A 血型物质含量测定(通则 3415),应不高于 1.0μg/ml。

2.4　原液

2.4.1　原料血浆

原料血浆的抗炭疽效价应符合要求。血浆在保存期间,如发现有明显的溶血、染菌或其他异常现象,不得用于制备。

2.4.2　制备

2.4.2.1　消化

将免疫血浆稀释后,加入适量胃酶,如果必要还可加入适量甲苯,调整适宜 pH 值后,在适宜温度下消化一定时间。

2.4.2.2　纯化

采用加温、硫酸铵盐析、明矾吸附等步骤进行纯化。

2.4.2.3　浓缩、澄清及除菌过滤

浓缩可采用超滤或硫酸铵沉淀法进行。可加入适量硫柳汞或间甲酚作为防腐剂,然后澄清、除菌过滤。

纯化后的抗毒素原液应置 2～8℃避光保存至少 1 个月作为稳定期。

2.4.3　原液检定

按 3.1 项进行。

2.5 半成品

2.5.1 配制

将检定合格的原液,按成品规格以灭菌注射用水稀释,调整效价、蛋白质浓度、pH 值及氯化钠含量,除菌过滤。

2.5.2 半成品检定

按 3.2 项进行。

2.6 成品

2.6.1 分批

应符合"生物制品分批规程"规定。

2.6.2 分装

应符合"生物制品分装和冻干规程"及通则 0102 有关规定。

2.6.3 规格

每瓶 20ml。

2.6.4 包装

应符合"生物制品包装规程"及通则 0102 有关规定。

3 检定

3.1 原液检定

3.1.1 效力测定

取体重 350～400g 豚鼠 8 只,各皮下注射供试品 0.5ml,24 小时后,攻击 1 MLD 的炭疽杆菌 PNo.2 菌株芽孢液,并用未注射血清的同体重豚鼠 4 只,各注射 1 MLD 作为对照,观察 14 天判定结果,试验组有 6/8(75%)以上动物存活,对照组至少有 3 只动物死亡(允许另 1 只较晚死亡或发病),判为合格。

3.1.2 无菌检查

依法检查(通则 1101),应符合规定。

3.1.3 热原检查

依法检查(通则 1142),应符合规定。注射剂量按家兔体重每 1kg 注射 3.0ml。

3.2 半成品检定

无菌检查

依法检查(通则 1101),应符合规定。

3.3 成品检定

3.3.1 鉴别试验

每批成品至少抽取 1 瓶做以下鉴别试验。

3.3.1.1 动物中和试验或特异沉淀反应

按 3.1.1 项进行动物中和试验;或采用免疫双扩散法(通则 3403),应与炭疽杆菌可溶性抗原产生特异沉淀线。

3.3.1.2 免疫双扩散或酶联免疫吸附试验

采用免疫双扩散法(通则 3403)进行,供试品仅与抗马的血清产生沉淀线;或采用酶联免疫法(通则 3418),供试品应与马 IgG 抗体反应呈阳性。

3.3.2 物理检查

3.3.2.1 外观

应为无色或淡黄色的澄明液体,无异物,久置有微量可摇散的沉淀。

3.3.2.2 装量

依法检查(通则 0102),应不低于标示量。

3.3.3 化学检定

3.3.3.1 pH 值

应为 6.0～7.0(通则 0631)。

3.3.3.2 蛋白质含量

应不高于 170g/L(通则 0731 第一法)。

3.3.3.3 氯化钠含量

应为 7.5～9.5g/L(通则 3107)。

3.3.3.4 硫酸铵含量

应不高于 1.0g/L(通则 3104)。

3.3.3.5 防腐剂含量

如加硫柳汞,含量应不高于 0.1g/L(通则 3115);如加间甲酚,含量应不高于 2.5g/L(通则 3114)。

■3.3.3.6 分子大小分布

完整 IgG 与聚合物的含量之和应不高于 10%(通则 3128)。■[增订]

3.3.4 纯度

3.3.4.1 白蛋白检查

将供试品稀释至 2%的蛋白质浓度,进行琼脂糖凝胶电泳分析(通则 0541 第三法),应不含或仅含痕量白蛋白迁移率的蛋白质成分。

3.3.4.2 F(ab')$_2$ 含量

采用 SDS-聚丙烯酰胺凝胶电泳法(通则 0541 第五法)测定,上样量约 25μg,F(ab')$_2$ 含量应不低于 60%;IgG 含量应不高于 10%。

3.3.5 效力测定

按 3.1.1 项进行,应符合规定。

3.3.6 无菌检查

依法检查(通则 1101),应符合规定。

3.3.7 热原检查

依法检查(通则 1142),应符合规定。注射剂量按家兔体重每 1kg 注射 3.0ml。

3.3.8 异常毒性检查

依法检查(通则 1141),应符合规定。

4 保存、运输及有效期

于 2～8℃避光保存和运输。自生产之日起,有效期为 36 个月。

5 使用说明

应符合"生物制品包装规程"规定和批准的内容。

抗狂犬病血清

Kangkuangquanbing Xueqing

Rabies Antiserum

本品系由狂犬病病毒固定毒免疫马所得的血浆,经胃酶消化后纯化制得的液体抗狂犬病球蛋白制剂。用于配合狂犬病疫苗预防狂犬病。

1 基本要求

生产和检定用设施、原材料及辅料、水、器具、动物等应符

合"凡例"的有关要求。

2　制造

2.1　抗原与佐剂

应符合"免疫血清生产用马匹检疫和免疫规程"的规定。

2.2　免疫动物及血浆

2.2.1　免疫动物

免疫用马匹必须符合"免疫血清生产用马匹检疫和免疫规程"的规定。

2.2.2　采血与分离血浆

按"免疫血清生产用马匹检疫和免疫规程"的规定进行。用动物法或其他适宜的方法测定免疫血清效价,不低于100IU/ml时,即可采血。分离之血浆可加入适宜防腐剂,并应做无菌检查(通则1101)。

2.3　胃酶

用生理氯化钠溶液将胃酶配制成 1mg/ml 溶液,进行类A血型物质含量测定(通则3415),应不高于1.0μg/ml。

2.4　原液

2.4.1　原料血浆

原料血浆的抗狂犬病效价应不低于 80IU/ml(通则3512)。血浆在保存期间,如发现明显的溶血、染菌及其他异常现象,不得用于制备。

2.4.2　制备

2.4.2.1　消化

将免疫血浆稀释后,加入适量胃酶,如果必要还可加入适量甲苯,调整适宜 pH 值后,在适宜温度下消化一定时间。

2.4.2.2　纯化

采用加温、硫酸铵盐析、明矾吸附等步骤进行纯化。

2.4.2.3　浓缩、澄清及除菌过滤

浓缩可采用超滤或硫酸铵沉淀法进行。可加入适量硫柳汞或间甲酚作为防腐剂,然后澄清、除菌过滤。

纯化后的抗血清原液应置 2～8℃ 避光保存至少 1 个月作为稳定期。

2.4.3　原液检定

按 3.1 项进行。

2.5　半成品

2.5.1　配制

将检定合格的原液,按成品规格以灭菌注射用水稀释,调整效价、蛋白质浓度、pH 值及氯化钠含量,除菌过滤。

2.5.2　半成品检定

按 3.2 项进行。

2.6　成品

2.6.1　分批

应符合"生物制品分批规程"规定。

2.6.2　分装

应符合"生物制品分装和冻干规程"及通则 0102 有关规定。

2.6.3　规格

每瓶 2.0ml,含狂犬病抗体应不低于 400IU 或每瓶 5.0ml,含狂犬病抗体应不低于 1000IU。

2.6.4　包装

应符合"生物制品包装规程"及通则 0102 有关规定。

3　检定

3.1　原液检定

3.1.1　抗体效价

依法测定(通则3512)。

3.1.2　无菌检查

依法检查(通则1101),应符合规定。

3.1.3　热原检查

依法检查(通则1142),应符合规定。注射剂量按家兔体重每 1kg 注射 3.0ml。

3.2　半成品检定

无菌检查

依法检查(通则1101),应符合规定。

3.3　成品检定

3.3.1　鉴别试验

每批成品至少抽取 1 瓶做以下鉴别试验。

3.3.1.1　动物中和试验

按通则3512进行,供试品应能中和狂犬病病毒。

3.3.1.2　免疫双扩散或酶联免疫吸附试验

采用免疫双扩散法(通则3403)进行,供试品仅与抗马的血清产生沉淀线;或采用酶联免疫法(通则3418),供试品应与马 IgG 抗体反应呈阳性。

3.3.2　物理检查

3.3.2.1　外观

应为无色或淡黄色的澄明液体,无异物,久置有微量可摇散的沉淀。

3.3.2.2　渗透压摩尔浓度

应符合批准的要求(通则0632)。

3.3.2.3　装量

依法检查(通则0102),应不低于标示量。

3.3.3　化学检定

3.3.3.1　pH 值

应为 6.0～7.0(通则0631)。

3.3.3.2　蛋白质含量

应不高于 170g/L(通则0731 第一法)。

3.3.3.3　氯化钠含量

应为 7.5～9.5g/L(通则3107)。

3.3.3.4　硫酸铵含量

应不高于 1.0g/L(通则3104)。

3.3.3.5　防腐剂含量

如加硫柳汞,含量应不高于 0.1g/L(通则3115);如加间甲酚,含量应不高于 2.5g/L(通则3114)。

3.3.3.6　甲苯残留量

生产工艺中如添加甲苯,需检测甲苯残留量,应不高于0.089%(通则0861)。

■3.3.3.7 分子大小分布

完整 IgG 与聚合物的含量之和应不高于 5％（通则 3128）。■[增订]

3.3.4 纯度

3.3.4.1 白蛋白检查

将供试品稀释至 2％的蛋白质浓度，进行琼脂糖凝胶电泳分析（通则 0541 第三法），应不含或仅含痕量白蛋白迁移率的蛋白质成分。

3.3.4.2 F(ab')₂ 含量

采用 SDS-聚丙烯酰胺凝胶电泳法（通则 0541 第五法）测定，上样量约 25μg，F(ab')₂ 含量应不低于 60％；IgG 含量应不高于 5％。

3.3.5 抗体效价

抗狂犬病血清效价应不低于 200IU/ml（通则 3512）。每瓶抗狂犬病血清装量应不低于标示量。

3.3.6 无菌检查

依法检查（通则 1101），应符合规定。

3.3.7 热原检查

依法检查（通则 1142），应符合规定。注射剂量按家兔体重每 1kg 注射 3.0ml。

3.3.8 异常毒性检查

依法检查（通则 1141），应符合规定。

4 保存、运输及有效期

于 2～8℃避光保存和运输。自生产之日起，有效期为 36 个月。

5 使用说明

应符合"生物制品包装规程"规定和批准的内容。

人 血 白 蛋 白

Renxue Baidanbai

Human Albumin

本品系由健康人血浆，经低温乙醇蛋白分离法或经批准的其他分离法分离纯化，并经 60℃ 10 小时加温灭活病毒后制成。含适宜稳定剂，不含防腐剂和抗生素。

1 基本要求

生产和检定用设施、原材料及辅料、水、器具、动物等应符合"凡例"的有关要求。生产过程中不得加入防腐剂或抗生素。

2 制造

2.1 原料血浆

2.1.1 血浆的采集和质量应符合"血液制品生产用人血浆"的规定。

2.1.2 组分Ⅳ沉淀为原料时，应符合本品种附录"组分Ⅳ沉淀原料质量标准"。

2.1.3 组分Ⅳ沉淀应冻存于 −30℃以下，运输温度不得超过 −15℃。低温冰冻保存期不得超过 1 年。

2.1.4 组分Ⅴ沉淀应冻存于 −30℃以下，并规定其有效期。

2.2 原液

2.2.1 采用低温乙醇蛋白分离法或经批准的其他分离法制备。组分Ⅳ沉淀为原料时也可用低温乙醇结合柱色谱法。

2.2.2 经纯化、超滤、除菌过滤后即为人血白蛋白原液。

2.2.3 原液检定

按 3.1 项进行。

2.3 半成品

2.3.1 配制

制品中应加适量的稳定剂，按每 1g 蛋白质加入 0.16mmol 辛酸钠或 0.08mmol 辛酸钠和 0.08mmol 乙酰色氨酸钠。按成品规格以注射用水稀释蛋白质浓度，并适当调整 pH 值及钠离子浓度。

2.3.2 病毒灭活

每批制品必须在 60℃ ± 0.5℃ 水浴中连续加温至少 10 小时，以灭活可能残留的污染病毒。该灭活步骤可在除菌过滤前或除菌过滤分装后 24 小时内进行。

2.3.3 半成品检定

按 3.2 项进行。

2.4 成品

2.4.1 分批

应符合"生物制品分批规程"规定。

2.4.2 分装

应符合"生物制品分装和冻干规程"及通则 0102 有关规定。

2.4.3 培育

分装后，应置 20～25℃至少 4 周或 30～32℃至少 14 天后，逐瓶检查外观，应符合 3.3.2.1 和 3.3.2.2 项规定。出现浑浊或烟雾状沉淀之瓶应进行无菌检查，不合格者不能再用于生产。

2.4.4 规格

2g/瓶（10％，20ml），2g/瓶（20％，10ml），5g/瓶（10％，50ml），5g/瓶（20％，25ml），10g/瓶（10％，100ml），10g/瓶（20％，50ml），12.5g/瓶（25％，50ml），20g/瓶（20％，100ml）。

2.4.5 包装

应符合"生物制品包装规程"及通则 0102 有关规定。

3 检定

3.1 原液检定

3.1.1 蛋白质含量

可采用双缩脲法（通则 0731 第三法）测定，应大于成品规格。

3.1.2 纯度

应不低于蛋白质总量的 96.0％（通则 0541 第二法）。

3.1.3 pH 值

用生理氯化钠溶液将供试品蛋白质含量稀释成 10g/L，

依法测定（通则0631），pH值应为6.4～7.4。

3.1.4 残余乙醇含量

可采用康卫扩散皿法（通则3201）测定，应不高于0.025%。

以上检定项目亦可在半成品检定时进行。

3.2 半成品检定

3.2.1 无菌检查

依法检查（通则1101），应符合规定。如半成品立即分装，可在除菌过滤后留样做无菌检查。

3.2.2 热原检查

依法检查（通则1142），注射剂量按家兔体重每1kg注射0.6g蛋白质，应符合规定；或采用"细菌内毒素检查法"（通则1143凝胶限度试验），蛋白质浓度分别为5%、10%、20%、25%时，其细菌内毒素限值（L）应分别小于0.5EU/ml、0.83EU/ml、1.67EU/ml、2.08EU/ml。

3.3 成品检定

3.3.1 鉴别试验

3.3.1.1 免疫双扩散法

依法测定（通则3403），仅与抗人血清或血浆产生沉淀线，与抗马、抗牛、抗猪、抗羊血清或血浆不产生沉淀线。

3.3.1.2 免疫电泳法

依法测定（通则3404），与正常人血清或血浆比较，主要沉淀线应为白蛋白。

3.3.2 物理检查

3.3.2.1 外观

应为略黏稠、黄色或绿色至棕色澄明液体，不应出现浑浊。

3.3.2.2 可见异物

依法检查（通则0904），应符合规定。

3.3.2.3 不溶性微粒检查

依法检查（通则0903第一法），应符合规定。

3.3.2.4 渗透压摩尔浓度

应为210～400mOsmol/kg■[增订]（通则0632）。

3.3.2.5 装量

依法检查（通则0102），应不低于标示量。

3.3.2.6 热稳定性试验

取供试品置57℃±0.5℃水浴中保温50小时后，用可见异物检查装置，与同批未保温的供试品比较，除允许颜色有轻微变化外，应无肉眼可见的其他变化。

3.3.3 化学检定

3.3.3.1 pH值

用生理氯化钠溶液将供试品蛋白质含量稀释成10g/L，依法测定（通则0631），pH值应为6.4～7.4。

3.3.3.2 蛋白质含量

应为标示量的95.0%～110.0%（通则0731第一法）。

3.3.3.3 纯度

应不低于蛋白质总量的96.0%（通则0541第二法）。

3.3.3.4 钠离子含量

应不高于160mmol/L（通则3110）。

3.3.3.5 钾离子含量

应不高于2mmol/L（通则3109）。

3.3.3.6 吸光度

用生理氯化钠溶液将供试品蛋白质含量稀释至10g/L，按紫外-可见分光光度法（通则0401），在波长403nm处测定吸光度，应不大于0.15。

3.3.3.7 多聚体含量

应不高于5.0%（通则3121）。

3.3.3.8 辛酸钠含量

每1g蛋白质中应为0.140～0.180mmol。如与乙酰色氨酸混合使用，则每1g蛋白质中应为0.064～0.096mmol（通则3111）。

3.3.3.9 乙酰色氨酸含量

如与辛酸钠混合使用，则每1g蛋白质中应为0.064～0.096mmol（通则3112）。

3.3.3.10 铝残留量

应不高于200μg/L（通则3208）。

3.3.4 激肽释放酶原激活剂含量

应不高于35IU/ml（通则3409）。

3.3.5 HBsAg

用经批准的试剂盒检测，应为阴性。

3.3.6 无菌检查

依法检查（通则1101），应符合规定。

3.3.7 异常毒性检查

依法检查（通则1141），应符合规定。

3.3.8 热原检查

依法检查（通则1142），注射剂量按家兔体重每1kg注射0.6g蛋白质，应符合规定。

4 保存、运输及有效期

于2～8℃或室温避光保存和运输。■室温保存的人血白蛋白可在2～8℃运输。■[增订]自生产之日起，按批准的有效期执行。标签只能规定一种保存温度及有效期。

5 附录

组分Ⅳ沉淀原料质量标准。

6 使用说明

应符合"生物制品包装规程"规定和批准的内容。

附录 组分Ⅳ沉淀原料质量标准

1 组分Ⅳ沉淀原料为采用低温乙醇蛋白分离法的血浆组分。所用血浆原料应符合"血液制品生产用人血浆"规定。

2 组分Ⅳ沉淀应尽可能保持无菌和低温冰冻保存，保存温度不得超过－30℃，保存期应不超过1年。

3 组分Ⅳ沉淀的检定

准确称取组分Ⅳ沉淀10g，用生理氯化钠溶液稀释至

100ml,在1~3℃搅拌充分溶解后离心或过滤,取上清液进行以下项目检测。

3.1 鉴别试验

3.1.1 免疫双扩散法

依法测定(通则3403),仅与抗人血清或血浆产生沉淀线,与抗马、抗牛、抗猪、抗羊血清或血浆不产生沉淀线。

3.1.2 免疫电泳法

依法测定(通则3404),与正常人血清或血浆比较,主要沉淀线应为白蛋白。

3.2 蛋白质含量

可采用双缩脲法(通则0731第三法)测定,应不低于2.5%。

3.3 白蛋白纯度

应不低于蛋白质总量的20%(通则0541第二法)。

3.4 HBsAg

用经批准的试剂盒检测,应为阴性。

3.5 HIV-1和HIV-2抗体

用经批准的试剂盒检测,应为阴性。

3.6 HCV抗体

用经批准的试剂盒检测,应为阴性。

3.7 细菌计数

取供试品3份,每1份取1ml上清液,加9ml营养肉汤琼脂培养基,置32~35℃培养72小时。平均每1ml上清液菌落数应不高于50CFU。

新增通则

3128　抗毒素/抗血清制品
分子大小分布测定法

本法系用分子排阻色谱法测定抗毒素抗血清制品中完整 IgG 和聚合体的相对含量。

照分子排阻色谱法(通则 0514)测定。

色谱条件与系统适用性试验　用亲水硅胶高效体积排阻色谱柱(SEC 排阻极限 500kD,粒度≤5μm),柱直径 7.8mm,长 30cm。以含 1%异丙醇的 pH 7.0,0.2mol/L 磷酸盐缓冲液(量取 0.5mol/L 磷酸二氢钠溶液 200ml、0.5mol/L 磷酸氢二钠溶液 420ml,异丙醇 15.5ml 及水 914.5ml,混匀)为流动相,检测波长为 280nm,流速为每分钟 0.6ml。分别取每 1ml 含蛋白质为 12mg 的人免疫球蛋白、人血白蛋白溶液各 20μl,分别注入色谱柱,记录色谱图。人免疫球蛋白单体峰与裂解体峰的分离度应大于 1.5,人血白蛋白单体峰与二聚体峰的分离度应大于 1.5,拖尾因子按人血白蛋白单体峰计算应为 0.95～1.40。

测定法　取供试品适量,用流动相稀释成每 1ml 约含蛋白质 12mg 的溶液,取 20μl,注入色谱柱,记录色谱图 40 分钟(标准图谱见图 1、图 2)。按面积归一化法计算色谱图中 F(ab')₂、IgG 单体和聚合物的相对含量。图谱各峰的界限为两峰间最低点到基线的垂直线。主峰为 F(ab')₂,相对保留时间约 0.93 的峰为 IgG 单体,相对保留时间约 0.88 及之前的峰均为聚合物。

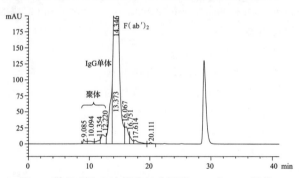

图 1　抗毒素抗血清制品标准图谱(1)(含 IgG 单体)

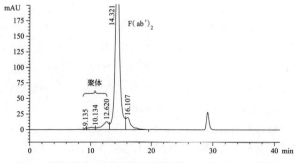

图 2　抗毒素抗血清制品标准图谱(2)(不含 IgG 单体)

3701　氢氧化铝佐剂

本通则适用于疫苗佐剂氢氧化铝(包括原位吸附疫苗的铝稀释剂)的质量控制。

1　基本要求

生产和检定用设施、原材料及辅料、水、器具等应符合 2015 年版《中国药典》三部"凡例"的有关要求。

2　制备

2.1　可采用以下两种方式制备,制备工艺应经批准。制备过程中,应控制反应温度、氢氧化钠(NaOH)溶液或氨水加入速度、搅拌速度、反应终点 pH 值等,以保证制得的氢氧化铝佐剂的理化性状稳定一致。

2.1.1　氢氧化钠法:采用铝盐(三氯化铝或硫酸铝钾)加氢氧化钠制备[$AlCl_3 + 3NaOH \Longleftrightarrow Al(OH)_3 \downarrow + 3NaCl$]或[$2KAl(SO_4)_2 + 6NaOH \Longleftrightarrow 2Al(OH)_3 \downarrow + 3Na_2SO_4 + K_2SO_4$]。

2.1.2　氨水法:采用铝盐(三氯化铝或硫酸铝钾)加氨水制备[$AlCl_3 + 3NH_3 \cdot H_2O \Longleftrightarrow Al(OH)_3 \downarrow + 3NH_4Cl$]或[$2KAl(SO_4)_2 + 6NH_3 \cdot H_2O \Longleftrightarrow 2Al(OH)_3 \downarrow + 3(NH_4)_2SO_4 + K_2SO_4$],经透析去除氨根离子后制得。

以上方法制备的氢氧化铝可采用适宜的方法洗涤,以全程无菌操作或经高压灭菌或其他灭菌方式处理后保存备用。氢氧化铝经多次高压灭菌可能影响其对抗原的吸附效果,使用时应充分评估。

3　检定

3.1　外观

振摇后应为浅蓝色或乳白色的胶体悬液,无摇不散的凝块及异物。

3.2　溶解性能

取供试品 1ml,加浓硫酸 1ml,经沸水浴 15 分钟,溶液应澄清;取供试品 1ml,加 20%～40%氢氧化钠溶液 1ml,经沸水浴 15 分钟,溶液应澄清。

3.3　鉴别试验

按以下操作进行,应显示铝盐鉴别反应。

供试品溶液制备:取供试品适量(使加入的铝含量约为 10mg),加入 4ml 浓盐酸,60℃水浴加热 1 小时,冷却,用水稀释至 50ml;若外观混浊,再经澄清过滤即得供试品溶液。

硫代乙酰胺试剂配制:量取水 5ml,1mol/L 氢氧化钠溶液 15ml 以及 85%的甘油 20ml,混合均匀。量取 1ml 上述混合液,加入 40g/L 硫代乙酰胺溶液 0.2ml。98～100℃水浴加热 20 秒。临用前配制。

测定法:取供试品溶液 10ml,加入 73g/L 稀盐酸溶液约 0.5ml 以及硫代乙酰胺试剂约 0.5ml,应不产生沉淀。逐滴加入 8.5%氢氧化钠溶液 5ml,静置 1 小时,应产生凝胶状的白色沉淀。再加入 8.5%氢氧化钠溶液 5ml 沉淀应溶解。逐滴加入 107g/L

氯化铵溶液 5ml 并静置 30 分钟,凝胶状的白色沉淀复生成。

3.4　pH 值

依法检查(通则 0631),应符合批准的要求。

3.5　铝含量

依法检查(通则 3106)或采用其他适宜方法检查,应符合批准的要求。

3.6　吸附率

以氢氧化铝对牛血清白蛋白的吸附作用计算吸附率。

供试品溶液制备:取供试品适量,用生理氯化钠溶液稀释至铝含量为 1mg/ml,调节 pH 值至 6.0～7.0,即为供试品溶液。同一种铝佐剂不同批次的 pH 值应调节为固定值,以保证不同批次检测的批间一致性。

牛血清白蛋白(简称牛白)溶液:取牛血清白蛋白适量,用生理氯化钠溶液配制成 10mg/ml 溶液,调节 pH 值与供试品溶液 pH 值一致。

测定法:取 15ml 离心管 5 支,分别加牛血清白蛋白溶液(10mg/ml)0.08ml、0.16ml、0.4ml、0.8ml、1.2ml,并补生理氯化钠溶液至 4.0ml,混匀后,每管分别加入供试品溶液 1.0ml,混匀,使各管牛血清白蛋白量分别为 0.8mg、1.6mg、4mg、8mg、12mg,各管含铝为 1mg。

将上述各管室温放置 1 小时(期间每隔 10 分钟用力振摇 1 次)后,5000g 离心 10 分钟收集上清液,采用 Lowry 法(通则 0731)或其他适宜方法测定各管上清中游离牛血清白蛋白含量,记录各管 OD 值并计算蛋白含量,以各管上清液游离的牛血清白蛋白含量对应其牛血清白蛋白总量计算各管吸附率(A)。上清液体积按 5ml 计算。

吸附率(A)%=100×(牛血清白蛋白总量−上清游离蛋白含量)/牛血清白蛋白总量

结果判定:牛白含量为 0.8mg、1.6mg 的 2 管上清蛋白应为未检出,即吸附率应不低于 90%;且牛白含量为 4、8、12mg 各管 OD 值应呈总体递增趋势(如 OD 值无法判定,需通过检测上清蛋白含量判定其总体递增趋势),吸附率判为合格。

如供试品铝含量低于 1mg/ml,可按适当比例调整上述各管铝含量和牛白含量后进行。结果判定以每 1mg 铝吸附 1.6mg 牛白的吸附率应不低于 90%(即上清蛋白未检出),且每 1mg 铝与更高浓度牛白吸附时,随牛白含量的递增各管 OD 值应呈总体递增趋势(如 OD 值无法判定,需通过检测上清蛋白含量判定其呈总体递增趋势),吸附率判为合格。

3.7　沉降率

用稀盐酸或氢氧化钠溶液将供试品调至 pH 6.0～7.0,用水将供试品稀释至含铝 5mg/ml,如供试品铝含量低于 5mg/ml,调整 pH 后用 9g/L 的氯化钠溶液稀释至 1mg/ml。如供试品铝含量低于 1mg/ml,静置适宜时间,吸弃上清液使铝含量至 1mg/ml。振摇至少 30 秒,取 25ml 溶液至量筒或刻度比色管,静置 24 小时,根据析出的上清液量,按照下列公式计算供试品的沉降率。

$$沉降率(\%)=\frac{上清液体积}{25}\times100$$

供试品溶液的铝含量会显著影响静置后析出的上清液量,应根据铝佐剂生产工艺选择适宜铝含量进行测定。沉降率应符合批准的要求。

3.8　氯化钠含量或氯化物检测

3.8.1　氯化钠含量

无洗涤工艺的三氯化铝加氢氧化钠法制备的氢氧化铝应检测氯化钠含量。依法检查(通则 3107),应符合批准的要求。

3.8.2　氯化物检测

有洗涤工艺的三氯化铝加氨水法制备的氢氧化铝应检测氯化物。

供试品溶液制备:取供试品 0.5g,加入稀硝酸溶液(20→100)10ml 中,用水稀释至 500ml 即为供试品溶液。

对照溶液(0.005mg/ml)制备:取 0.1mg/ml 氯标准溶液 2.5ml 至 50ml 容量瓶中,用水稀释至刻度,混匀。临用前配制。

取供试品溶液 15ml,加入 12.5% 稀硝酸 1ml,混匀,另取 1 支试管加入 0.1mol/L 硝酸银滴定液(1.7→100)1ml,将供试品溶液管的混合物倾入硝酸银滴定液管中混匀。

取对照溶液 10ml,加入 5ml 水,与供试品管同法操作。

将以上反应管于避光处静置 5 分钟后,在黑色背景下观察各管浊度。供试品管的浊度不得比对照溶液管更浓。即供试品的氯化物含量应不高于 0.33%。

3.9　硫酸盐

取供试品 0.25g,加 9.5～10.5g/L 盐酸 1ml,加热溶解后,放冷,用水稀释至 50ml 过滤。取滤液 20ml,依法检查(通则 0802),与标准硫酸钾溶液(SO$_4^{2-}$ 100μg/ml)5.0ml 制成的对照液比较,应不高于 0.5%。

3.10　硝酸盐

精密量取 0.1mg/ml 标准硝酸盐(NO$_3^-$)溶液 5ml,置 50ml 纳氏比色管甲中。取供试品 5g 置 50ml 纳氏比色管乙中。甲乙两管分别于冰浴中冷却,加 10% 氯化钾溶液(10→100)0.4ml 与 0.1% 二苯胺硫酸溶液(0.1→100)0.1ml,摇匀,缓缓滴加浓硫酸 5ml,摇匀,将比色管于 50℃ 水浴中放置 15 分钟,取出比较颜色。乙管颜色不得深于甲管,即供试品硝酸盐含量应不高于 0.01%。

3.11　铵盐

碱性碘化汞钾试液制备:取碘化钾 10g,加水 10ml 溶解后,缓缓加入二氯化汞的饱和水溶液,随加随搅拌,至生成的红色沉淀不再溶解,加氢氧化钾 30g,溶解后,再加二氯化汞的饱和水溶液 1ml 或 1ml 以上,补加纯化水至 200ml,静置,使沉淀,即得。倾取上层的澄清液使用。

精密量取 0.1mg/ml 标准铵(NH$_4^+$)溶液 0.5ml 置 50ml 纳氏比色管甲中,加水 9.5ml。取供试品 1.0g 置 50ml 纳氏比色管乙中,加水至 10ml。甲乙两管分别加碱性碘化汞钾试液 2ml,放置 15 分钟后观察。乙管颜色不得深于甲管,即供试品铵离子含量应不高于 0.005%。

也可采用其他适宜方法检查。

3.12 砷盐

取供试品 2.0g,加 9.5%～10.5%硫酸 10ml,煮沸,冷却后,加入浓盐酸 5ml,补加水至 28ml,依法检查(通则 0822 第一法),应不高于 0.0001%。

3.13 铁盐

取供试品 0.67g 至纳氏比色管 A 中,加稀盐酸 2ml,可水浴溶解,放冷至室温,用水稀释至 10ml,量取 0.002mg/ml 铁对照品溶液 5ml 至纳氏比色管 B 中,加稀盐酸 2ml,加水 3ml。分别向纳氏比色管 A、B 中加入 2ml 200g/L 柠檬酸溶液(20→100)和 0.1ml 巯基乙酸。向每个纳氏比色管中加入 170～180g/L 氨溶液(67→100),使溶液呈碱性(用试纸检验溶液是否呈碱性)。每个纳氏比色管中各加水至 20ml。静置 5 分钟,观察溶液颜色。

A 管溶液中的粉红色不得深于 B 管,即本品的铁盐含量应不高于 0.0015%。

3.14 重金属

pH 3.5 醋酸盐缓冲溶液制备:取醋酸铵 25g 溶于 25ml 水中,加入 7mol/L 盐酸 38ml。用 2mol/L 盐酸溶液或 2mol/L 氨溶液调 pH 值至 3.5,然后用水稀释至 100ml,即得。

硫代乙酰胺试剂制备:量取氢氧化钠甘油混合溶液(量取 15ml 1mol/L 氢氧化钠溶液,加纯化水 5ml,甘油 20ml,混合均匀)5ml,加入 40g/L 硫代乙酰胺溶液(称取 1g 硫代乙酰胺用水溶解并稀释至 25ml。2～8℃可保存 2 个月)1ml,混匀,98～100℃水浴加热 20 秒。临用前配制。

对照溶液的制备:量取浓盐酸 2ml 于一蒸发皿中,至水浴上蒸发至干,加 pH 3.5 醋酸盐缓冲溶液 2ml,加水 15ml,微温溶解后过滤,滤液收集于纳氏比色管甲中,加 0.004mg/ml 铅工作溶液 5ml(量取 0.1mg/ml 铅标准溶液 2ml 至 50ml 容量瓶中,用水稀释至刻度),补加纯化水至 25ml。

供试品溶液的制备:取供试品 1.0g 于一蒸发皿中,加浓盐酸 2ml,至水浴上蒸发至干,再加水 2ml,搅拌均匀,继续蒸发至近干时,搅拌使成干燥的粉末,加 pH 3.5 醋酸盐缓冲溶液 2ml,加水 10ml,微温溶解后过滤,滤液收集于纳氏比色管乙中,补加水至 25ml。

监控溶液的制备:同供试品溶液制备,滤液收集于纳氏比色管丙中,补加水至 20ml,加 0.004mg/ml 铅工作溶液 5ml。

甲、乙、丙各管分别加入硫代乙酰胺试剂 2ml,混合均匀,2 分钟后置于白纸上,自上向下透视检查各管。

丙管中的显色不得浅于甲管。乙管中显出的颜色不得深于甲管,即供试品重金属含量应不高于 0.002%。

3.15 细菌内毒素

依法检查(通则 1143),每 1mg 铝应小于 5EU。

3.16 无菌检查

依法检查(通则 1101),应符合规定。

4 保存及有效期

2～30℃保存,不得冷冻。依据稳定性试验结果确定保存时间。

3307　黄热减毒活疫苗猴体试验

本法用于黄热减毒活疫苗种子批毒种检定。猴体试验包括嗜内脏性试验、嗜神经性试验和免疫原性试验。

试验用动物为恒河猴,应为健康,无脑内或脊髓内接种史,经检测应无黄热病毒抗体,且不得经其他途径接种如神经病毒或与黄热病病毒有关的抗原。分别设实验组和对照组,每组动物应不少于 10 只。实验组动物注射主种子批毒种,剂量为每侧丘脑 0.25ml(5000～50 000LD$_{50}$)。对照组动物注射参考病毒,供试品的病毒滴度和参考病毒的病毒滴度应尽可能接近。注射后应至少连续观察动物 30 天。

1 嗜内脏性试验

注射后第 2、4、6 天各采血 1 次分离血清,将血清按 1：10、1：100 和 1：1000 的稀释度进行接种,每个稀释度至少接种 4 个细胞培养容器,测定病毒滴度。血清中病毒含量应不超过 500(2.7 lg)IU/0.03ml,且最多有一份血清病毒含量高于 100(2.0 lg)IU/0.03ml。

2 嗜神经性试验

试验组猴子应与 10 只注射了参考病毒的对照组猴子进行比较,观察脑炎的临床症状以及神经系统的组织损害程度上的差异。注射供试品和参考病毒的猴子其发热反应的发作和持续期应无差异。

临床评价:由熟悉灵长类动物脑炎临床症状的试验人员每天检查猴,连续检查 30 天(如需要,从笼中放出猴,进行运动减弱征兆或痉挛状态检查)。如果注射种子批的猴其脑炎严重症状(如麻痹或受激时无法站立)的发生率或死亡率高于参比疫苗,则该种子批不可接受。采用分级方法对脑炎症状和其他症状(如轻瘫、共济失调、嗜睡、震颤或痉挛)评定症状严重程度的分值。根据下列量表每天给每只猴评分:

1 级:皮毛粗糙,不进食;

2 级:声音尖锐、不活动、行动迟缓;

3 级:走路摇晃、震颤、共济失调、四肢无力;

4 级:无法站立、四肢瘫痪或死亡(死猴从死亡之日至第 30 天每天的评分为 4)。

每只猴的临床评分为每天评分的平均值;一组猴的临床评分为该组中每只猴评分的算术平均值。如果接种病毒种子批的一组猴其临床严重程度评分的平均值显著大于($P=$0.95)注射参考病毒的一组猴的平均值,则该种子批不可接受。此外,在确定种子批的可接受性时,还要特别注意每只动物是否出现严重征兆。

组织学评价:对大脑进行 5 个平面的考察,包括:

Ⅰ区：纹状体视交叉平面；

Ⅱ区：丘脑乳头体平面；

Ⅲ区：中脑上丘平面；

Ⅳ区：脑桥和小脑上橄榄核体平面：

Ⅴ区：延髓下橄榄核体中部平面。

将脊髓颈膨大和腰膨大分别等分为6个部分；用石蜡包埋和棓花青染色组织块并制备15μm切片。给下列脊髓和大脑的每一个横断面组织学结构打分。损伤评分如下：

1级-轻度：1～3个炎性浸润小病灶；几个神经元变性或丢失。

2级-中度：4个及以上炎性浸润病灶；受累神经元变性或丢失不超过细胞总数的1/3。

3级-重度：中度病灶或弥散性炎性浸润；2/3以上的神经元变性或丢失。

4级-最严重：可变但通常为重度的炎性反应；90%以上神经元变性或丢失。

通过计算每个断面解剖结构中鉴别区域(与黄热病毒复制相关的病变区域)和目标区域(与黄热病毒复制不相关的病变区域)损伤分级的分值，确定病毒种子批的嗜神经性试验组织学评价是否符合要求。试验组猴单独鉴别区域或鉴别区域加目标区域两组总平均分值显著大于($P=0.95$)注射参考病毒的对照组猴的总平均分值，则该种子批嗜神经性试验的组织学评价不可接受。

猴体临床评价和组织学评价均符合要求，毒种的嗜神经性试验判为合格。

3 免疫原性检查

猴子经注射后3～4周采血，分离血清测定中和抗体，10只猴中至少有9只猴血清中和反应阳性(抗体效价>1∶10为阳性)。在30天的观察期中，发现脑炎症状或因此而死亡的猴子不得超过1只，动物非特异性死亡应不超过10%。

修 订 通 则

0806 氰化物检查法

第一法

仪器装备 照砷盐检查法(通则0822)项下第一法的仪器装置;但在使用时,导气管 C 中不装醋酸铅棉花,并将旋塞 D 的顶端平面上的溴化汞试纸改用碱性硫酸亚铁试纸(临用前,取滤纸片,加硫酸亚铁试液与氢氧化钠试液各 1 滴,使湿透,即得)。

检查法 除另有规定外,取各品种项下规定量的供试品,置 A 瓶中,加水 10ml 与 10％酒石酸溶液 3ml,迅速将照上法装妥的导气管 C 密塞于 A 瓶上,摇匀,小火加热,微沸 1 分钟。取下碱性硫酸亚铁试纸,加三氯化铁试液与盐酸各 1 滴,15 分钟内不得显绿色或蓝色。

第二法

仪器装置 如图。A 为 200ml 具塞锥形瓶;B 为 5ml 的烧杯,其口径大小应能置于 A 瓶中。

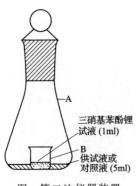

图 第二法仪器装置

标准氰化钾溶液的制备 取氰化钾 25mg,精密称定,置 100ml 量瓶中,加水溶解并稀释至刻度,摇匀。临用前,精密量取 5ml,置 250ml 量瓶中,加水稀释至刻度,摇匀,即得(每 1ml 相当于 2μg 的 CN)。

本液须临用前配制。

检查法 除另有规定外,取各品种项下规定量的供试品,置 A 瓶中,加水至 5ml,摇匀,立即将精密加有三硝基苯酚锂试液 1ml 的 B 杯置入 A 瓶中,密塞,在暗处放置过夜;取出 B 杯,精密加水 2ml 于 B 杯中,混匀,照紫外-可见分光光度法(通则0401),在 500nm 的波长处测定吸光度,与该品种项下规定的标准氰化钾溶液加水至 5ml 按同法操作所得的吸光度相比较,不得更大。

第三法

原理 在酸性条件下溴化氰与吡啶联苯胺发生显色反应,采用紫外-可见分光光度法测定 Hib 多糖衍生物中溴化氰的含量。

试剂 (1)60％的吡啶溶液 量取吡啶 30ml,加水 20ml,摇匀,即得。

(2)2％盐酸溶液 量取盐酸 0.5ml,加水 9.5ml,摇匀,即得。

(3)吡啶联苯胺溶液 取联苯胺 0.5g,精密称定,加 60％吡啶溶液 50ml 使溶解,再加入 2％盐酸溶液 10ml,摇匀,即得。临用前配制。

对照溶液的制备 (1)0.1mg/ml 溴化氰对照贮备液 取溴化氰 10mg,精密称定,加乙腈适量使溶解,加水稀释至 100ml,摇匀,即得。临用前配制。

(2)溴化氰对照工作液(500ng/ml) 精密量取溴化氰对照贮备液 1ml,加水稀释至 200ml,摇匀,即得。

供试品溶液的制备 取多糖衍生物适量,配制成 10mg/ml 的溶液,即得。

测定法 量取吡啶联苯胺溶液 2.0ml,加水 2.0ml,混匀,20℃以下、暗处放置 15 分钟后,在波长 520nm 处测定吸光度,作为空白对照。

量取供试品溶液 2.0ml,加吡啶联苯胺溶液 2.0ml,混匀,20℃以下、暗处放置 15 分钟后,在波长 520nm 处测定吸光度。

分别量取溴化氰对照工作液 0.1ml、0.2ml、0.4ml、0.6ml、0.8ml、1.0ml 于试管中,每管依次加水 1.9ml、1.8ml、1.6ml、1.4ml、1.2ml、1.0ml,加入吡啶联苯胺溶液 2.0ml,混匀,20℃以下、暗处放置 15 分钟后,在波长 520nm 处测定吸光度。

结果计算 以对照工作液中溴化氰的含量(ng/ml)对其相应的吸光度作线性回归,求得线性回归方程,将供试品溶液的吸光度代入线性回归方程,求得供试品溶液中溴化氰的含量 B(ng/ml)。

$$供试品中溴化氰的含量(ng/mg) = \frac{B}{10_{■[修订]}}$$

式中 B 为供试品溶液中溴化氰的含量,ng/ml;

$10_{■[修订]}$ 为供试品溶液中多糖衍生物的含量(mg/ml)。

3118 己二酰肼含量测定法

本法系依据在四硼酸钠存在的条件下,己二酰肼(ADH)中的氨基基团能与三硝基苯磺酸(TNBS)发生显色反应,采用紫外-可见分光光度法测定 b 型流感嗜血杆菌多糖衍生物中己二酰肼的含量。

试剂 (1)己二酰肼对照品贮备液(1mg/ml) 精密称定己二酰肼 0.100g,加水定容至 100ml,于 -20℃保存。

(2)己二酰肼对照品工作液(20μg/ml) 精密量取 ADH 对照品贮备液 0.2ml,加水定容至 10ml。

(3)5％四硼酸钠溶液 称取四硼酸钠($Na_2B_4O_7 \cdot 10H_2O$)47.35g,加水定容至 500ml,于室温保存。

（4）3％ TNBS 溶液　■配制 3％的 TNBS 溶液，■[修订] 于 －20℃保存。

测定法　量取 5％四硼酸钠溶液 1.0ml，加水 1ml，混匀，再加入 3％ TNBS 溶液 0.3ml，混匀，于室温放置 15 分钟，在波长 500nm 处测定吸光度，作为空白对照。

先将供试品用水稀释至己二酰肼浓度不高于 20μg/ml，作为供试品溶液，然后取 1.0ml，加入 5％四硼酸钠溶液 1.0ml，自"加入 3％ TNBS 溶液 0.3ml"起同法操作。

分别取己二酰肼对照品工作液 0.2ml、0.4ml、0.6ml、0.8ml、1.0ml 于试管中，每管依次加水 0.8ml、0.6ml、0.4ml、0.2ml、0ml，加入 5％四硼酸钠溶液 1.0ml，自"加入 3％ TNBS 溶液 0.3ml"起同法操作。

结果计算　以己二酰肼对照品工作液的浓度对其相应的吸光度作直线回归，求得直线回归方程，将供试品溶液的吸光度代入直线回归方程，求出供试品溶液的己二酰肼含量，根据稀释倍数计算供试品的己二酰肼含量。

四 部

修 订 通 则

0633　黏度测定法

黏度系指流体对流动产生阻抗能力的性质。本法用动力黏度、运动黏度或特性黏数表示。

动力黏度也称为黏度系数(η)。假设流体分成不同的平行层面，在层面切线方向单位面积上施加的作用力，即为剪切应力(τ)，单位是 Pa。在剪切应力的作用下，流体各个平行层面发生梯度速度流动。垂直方向上单位长度内各流体层面流动速度上的差异，称之为剪切速率(D)，单位是 s^{-1}。动力黏度即为二者的比值，表达式为 $\eta = \dfrac{d\tau}{dD}$，单位是 Pa·s。因 Pa·s 单位太大，常使用 mPa·s。

流体的剪切速率和剪切应力的关系反映了其流变学性质，根据二者的变化关系可将流体分为牛顿流体（或理想流体）和非牛顿流体。在没有屈服力的情况下，牛顿流体的剪切应力和剪切速率是线性变化的，纯液体和低分子物质的溶液均属于此类。非牛顿流体的剪切应力和剪切速率是非线性变化的，高聚物的浓溶液、混悬液、乳剂和表面活性剂溶液均属于此类。在测定温度恒定时，牛顿流体的动力黏度为一恒定值，不随剪切速率的变化而变化。而非牛顿流体的动力黏度值随剪切速率的变化而变化，此时，在某一剪切速率条件下测得的动力黏度值又称为表观黏度。

运动黏度为牛顿流体的动力黏度与其在相同温度下密度的比值，单位是 m^2/s。因 m^2/s 单位太大，常使用 mm^2/s。

溶剂的黏度 η_0 常因高聚物的溶入而增大，溶液的黏度 η 与溶剂的黏度 η_0 的比值(η/η_0)称为相对黏度(η_r)，通常用乌氏黏度计中的流出时间的比值(T/T_0)表示；当高聚物溶液的浓度较稀时，其相对黏度的对数比值与高聚物溶液浓度的比值，即为该高聚物的特性黏数$[\eta]$。根据高聚物的特性黏数可以计算其平均分子量。

黏度的测定用黏度计。黏度计有多种类型，本法采用平氏毛细管黏度计、乌氏毛细管黏度计和旋转黏度计三种测定方法。毛细管黏度计适用于牛顿流体运动黏度的测定；旋转黏度计适用于牛顿流体或非牛顿流体动力黏度的测定。

第一法　平氏毛细管黏度计测定法

本法是采用相对法测量一定体积的液体在重力的作用下流经毛细管所需时间，以求得流体的运动黏度或动力黏度。

仪器用具

恒温水浴　可选用直径 30cm 以上、高 40cm 以上的玻璃水浴槽或有机玻璃水浴槽，附有电动搅拌器与热传导装置。恒温精度应为±0.1℃。除另有规定外，测定温度应为 20℃±0.1℃。

温度计　最小分度为不大于 0.1℃，应定期检定，并符合相关规定。

秒表　最小分度为不大于 0.2 秒，应定期检定，并符合相关规定。

平氏毛细管黏度计（图 1）　可根据待测样品黏度范围（表 1）选择适当内径规格的毛细管黏度计，应定期检定或校准，符合相关规定，且可获得毛细管黏度常数 K 值。

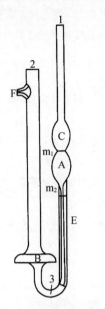
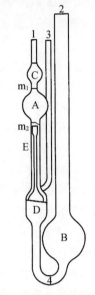

图 1　平氏毛细管黏度计　　　　图 2　乌氏毛细管黏度计

1. 主管；2. 宽管；3. 弯管；　　　1. 主管；2. 宽管；3. 侧管；

A. 测定球；B. 储器；C. 缓冲球；　4. 弯管；A. 测定球；B. 储器；

E. 毛细管；F. 支管；　　　　　C. 缓冲球；D. 悬挂水平储器；

m_1，m_2. 环形测定线　　　　　E. 毛细管；m_1，m_2. 环形测定线

表 1　平氏毛细管黏度计测量范围和规格

尺寸号	标称黏度计常数 (mm^2/s^2)	测量范围 (mm^2/s)	毛细管 E 内径(mm) (±2%)	球体积(cm^3) (±5%)	
				C	A
0	0.0017	0.6～1.7	0.40	3.7	3.7
1	0.0085	1.7～8.5	0.60	3.7	3.7
2	0.027	5.4～27	0.80	3.7	3.7
3	0.065	13～65	1.00	3.7	3.7
4	0.14	28～400	1.20	3.7	3.7
5	0.35	70～350	1.50	3.7	3.7
6	1.0	200～1000	2.00	3.7	3.7
7	2.6	520～2600	2.50	3.7	3.7
8	5.3	1060～5300	3.00	3.7	3.7
9	9.9	1980～9900	3.50	3.7	3.7
10	17	3400～17 000	4.00	3.7	3.7

注：0 号平氏毛细管黏度计的最小流出时间为 350 秒，其他均为 200 秒。

测定法　取供试品，照各品种项下的规定，取适当的平氏毛细管黏度计 1 支，在支管 F 上连接一橡皮管，用手指堵住管口 2，倒置黏度计，将管口 1 插入供试品（或供试溶液，下同）中，自橡皮管的另一端抽气，使供试品充满球 C 与 A 并达到测定

线 m_2 处,提出黏度计并迅速倒转,抹去黏附于管外的供试品,取下橡皮管使连接于管口 1 上,将黏度计垂直固定于恒温水浴槽中,并使水浴的液面高于球 C 的中部,放置 15 分钟后,自橡皮管的另一端抽气,使供试品充满球 A 并超过测定线 m_1,开放橡皮管口,使供试品在管内自然下落,用秒表准确记录液面自测定线 m_1 下降至测定线 m_2 处的流出时间。不重装试样,依法重复测定 3 次,每次测定值与平均值的差值不得超过平均值的 $\pm 0.25\%$。另取一份供试品同法操作。以先后两次取样测得的总平均值按下式计算,即为供试品的运动黏度或动力黏度。

$$\nu = Kt$$

$$\blacksquare \eta = Kt \cdot \rho \blacksquare_{[\text{订正}]}$$

式中 K 为已知黏度的标准液测得的黏度计常数,mm^2/s^2;

t 为测得的平均流出时间,s;

ρ 为供试品在相同温度下的密度,g/cm^3。除另有规定外,测定温度应为 $20℃ \pm 0.1℃$,此时,$\rho = d_{20}^{20} \times 0.9982$,$d_{20}^{20}$ 为供试品在 20℃时的相对密度。

第二法 乌氏毛细管黏度计测定法

乌氏毛细管黏度计常用来测定高分子聚合物极稀溶液的特性黏数,以用来计算平均分子量。

仪器用具

恒温水浴 可选用直径 30cm 以上、高 40cm 以上的玻璃水浴槽或有机玻璃水浴槽,附有电动搅拌器与热传导装置。恒温精度应在 $\pm 0.1℃$ 内。除另有规定外,测定温度应为 $25℃ \pm 0.1℃$。

温度计 最小分度为不大于 $0.1℃$,应定期检定,并符合相关规定。

秒表 最小分度为不大于 0.2 秒,应定期检定,符合相关规定。

乌氏毛细管黏度计(图 2) 可根据待测样品黏度范围(表 2)选择适当内径规格的毛细管黏度计。应定期检定或标准,符合相关规定,且可获得毛细管黏度常数 K 值。

表 2 乌氏毛细管黏度计测量范围和规格

尺寸号	标称黏度计常数 (mm^2/s^2)	测量范围 (mm^2/s)	毛细管 E 内径(mm)($\pm 2\%$)	球 A 体积 cm^3 ($\pm 5\%$)	管 4 内径 mm ($\pm 5\%$)
0C	0.003	0.6~3	0.36	2.0	6.0
1	0.01	2~10	0.58	4.0	6.0
1B	0.05	10~50	0.88	4.0	6.0
2	0.1	20~100	1.03	4.0	6.0
2B	0.1	100~500	1.55	4.0	6.0
3	1.0	200~1000	1.83	4.0	6.0

注:最小流出时间为 200 秒。

测定法 取供试品,照各品种项下的规定制成一定浓度的溶液,用 3 号垂熔玻璃漏斗滤过,弃去初滤液(1ml),取续

滤液(不得少于 7ml)沿洁净、干燥的乌氏毛细管黏度计的管 2 内壁注入 B 中,将黏度计垂直固定于恒温水浴槽中,并使水浴的液面高于球 C 的中部,放置 15 分钟后,将管口 1、3 各接一乳胶管,夹住管 3 的胶管,自管口 1 处抽气,使供试品溶液的液面缓缓升高至球 C 的中部,先开放管口 3,再开放管口 1,使供试品溶液在管内自然下落,用秒表准确记录液面自测定线 m_1 下降至测定线 m_2 处的流出时间。不重装试样,重复测定 2 次,两次测量的流动时间之差不得超过平均值的 $\pm 0.5\%$。取两次的平均值为供试液的流出时间(T)。取经 3 号垂熔玻璃漏斗滤过的溶剂同法操作,重复测定 2 次,两次测定值应相同,取平均值为溶剂的流出时间(T_0)。按下式计算特性黏数:

$$\text{特性黏数}[\eta] = \frac{\ln\eta_r}{c}$$

式中 η_r 为 T/T_0;

c 为供试品溶液的浓度,g/ml。

第三法 旋转黏度计测定法

旋转黏度计测定法是通过测定转子在流体内以一定角速度(ω)相对运动时其表面受到的扭矩(M)的方式来计算牛顿流体(剪切非依赖型)或非牛顿流体(剪切依赖型)动力黏度的。当被测样品为非牛顿流体时,在某一特定转速(n)、角速度(ω)或剪切速率(D)条件下测得的动力黏度又被称为表观黏度。

旋转黏度计按照测量系统的类型可分为同轴圆筒旋转黏度计、锥板型旋转黏度计和转子型旋转黏度计三类。按测定结果的性质可分为绝对黏度计和相对黏度计两类,其中绝对黏度计的测量系统具有确定的几何形状,其测定结果是绝对黏度值,可以用其他绝对黏度计重现,同轴圆筒旋转黏度计和锥板型旋转黏度计均属于此类;相对黏度计的测量系统不具有确定的几何形状,其测量结果是通过和标准黏度液比较得到的相对黏度值,不能用其他绝对黏度计或相对黏度计重现,除非是采用相同的仪器和转子在相同的测定条件下获得的测定结果,转子型旋转黏度计属于此类。

(1)同轴圆筒旋转黏度计(绝对黏度计)

同轴圆筒旋转黏度计包括内筒转动型黏度计(如 Searle 型黏度计)和外筒转动型黏度计(如 Couette 型黏度计)等类型(图 3、图 4)。二者测定方法和计算公式相同,但内筒转动型黏度计更为常用。取供试品或照各品种项下规定的方法制成的一定浓度的供试品溶液,注入同轴圆筒旋转黏度计外筒中。将内筒浸入外筒内的样品内,至规定的高度。通过马达带动内筒或外筒旋转,测定转动角速度(ω)和转筒表面受到的扭距(M),根据以下公式代入测量系统的参数,计算样品的动力黏度:

$$\eta = \frac{1}{\omega} \cdot \frac{M}{4\pi \cdot h} \cdot \frac{1}{R_i^2} - \frac{1}{R_o^2}$$

式中 η 为动力黏度,$Pa \cdot s$;

M 为转筒表面的扭距,$N \cdot m$;

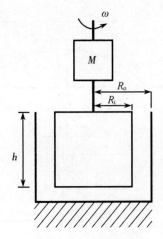

图 3 Seale 型黏度计

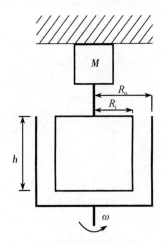

图 4 Couette 型黏度计

h 为内筒浸入样品的深度，m；

ω 为内筒自转角速度，rad·s^{-1}；

R_i 和 R_o 分别为内筒和外筒半径，m。

将式中关于测量系统的常数合并，公式可以简化为：

$\eta = K \cdot \dfrac{M}{\omega}$，其中 $K = \dfrac{1}{4\pi h}\left(\dfrac{1}{R_i^2} - \dfrac{1}{R_o^2}\right)$。

如需采用转筒式流变仪测定供试品或供试品溶液的动力黏度，而具体品种下的黏度测定标准仅提供测量系统的尺寸和转子角速度或转速，可采用以下公式计算所需要的剪切应力或剪切速率的值：

$$\tau = \frac{M}{4\pi h} \times \frac{R_i^2 + R_o^2}{R_i^2 R_o^2}$$

$$D = \frac{R_i^2 + R_o^2}{R_o^2 - R_i^2} \times \omega = \frac{R_i^2 + R_o^2}{R_o^2 - R_i^2} \times \frac{\pi}{30}n$$

式中 τ 为剪切应力，Pa；

D 为剪切速率，s^{-1}；

ω 为内筒自转角速度，rad·s^{-1}；

n 为内筒转速，r/min；

其他参数的意义和单位同前。

（2）锥板型旋转黏度计（绝对黏度计）

锥板型旋转黏度计的测量系统由圆锥和平板组成（图 5、

图 6），圆锥与平板之间形成的角度称为锥角（α）。黏性液体样品或半固体样品被加载并充满于圆锥和平板之间的空隙中。马达带动圆锥或平板以恒定的角速度（ω）转动，对黏性流体产生垂直于法向的剪切作用，同时测定马达转动的产生地扭矩（M），根据以下公式代入测量系统的参数，计算样品的动力黏度。

$$\eta = \frac{3\alpha M}{2\pi R^3 \omega}$$

式中 η 为动力黏度，Pa·s；

α 为锥角，rad；

M 为扭矩，N·m；

R 为圆锥的半径，m；

ω 为圆锥或平板的转动角速度，rad·s^{-1}。

将式中关于测量系统的常数合并，公式可以简化为：

$\eta = K \cdot \dfrac{M}{\omega}$，其中 $K = \dfrac{3\alpha}{2\pi R^3}$。

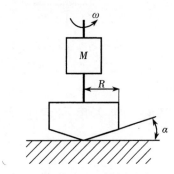

图 5 锥板型旋转黏度计（锥转子转动）

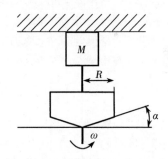

图 6 锥板型旋转黏度计（平板转动）

如需采用锥板式流变仪测定供试品或供试品溶液的动力黏度，而具体品种下的黏度测定标准仅提供测量系统的尺寸和转子角速度或转速，可采用以下公式计算所需要的剪切应力或剪切速率的值。

$$\tau = \frac{3M}{2\pi R^3}$$

$$D = \frac{\omega}{\alpha} = \frac{\pi}{30\alpha} \cdot n$$

式中 τ 为剪切应力，Pa；

D 为剪切速率，s^{-1}；

ω 为内筒自转角速度，rad·s^{-1}；

n 为内筒转速，r/min；

其他参数的意义和单位同前。

（3）转子型旋转黏度计（相对黏度计）

转子型黏度计通过将某些类型的转子（见图7,转子的类型繁多,在此仅举例说明）浸入待测样品中,并以恒定的角速度（ω）转动,测定马达转动的产生地扭矩（M）,根据下列公式计算出待测样品的黏度,$\eta = K \dfrac{M}{\omega}$。通常情况下,转子型黏度计常数 K 是通过采用标准黏度液校准得到的,故其测定结果为相对黏度。

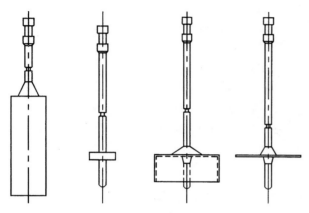

图7 转子型旋转黏度计配备的转子

0983 锥入度测定法

锥入度测定法适用于软膏剂、眼膏剂及其常用基质材料（如凡士林、羊毛脂、蜂蜡）等半固体物质,以控制其软硬度和黏稠度等性质,避免影响药物的涂布延展性。

锥入度系指利用自由落体运动,在25℃下,将一定质量的锥体由锥入度仪向下释放,测定锥体释放后5秒内刺入供试品的深度。

仪器装置

仪器应能自动释放锥体,即时测出锥体5秒所刺入深度;带有水平调节装置,保证锥杆垂直度;有中心定位装置,用以使锥尖与样品杯中心保持一致;带有升降调节机构能准确调节锥尖,使锥尖与待测样品表面恰好接触。当释放锥体时锥杆与连接处应无明显摩擦,仪器测量范围应大于65mm。

（1）试验工作台 由水平底座、支柱、水平升降台、释放装置、水平调节仪、锥入度值显示装置等组成。

（2）锥体及锥杆 锥体由适当材料制成的圆锥体和锥尖组成,表面光滑,共有三种锥体可供选择:Ⅰ号锥体质量为102.5g±0.05g,配套锥杆质量为47.5g±0.05g;Ⅱ号锥体质量为22.5g±0.025g,配套锥杆质量为15g±0.025g;Ⅲ号锥体及锥杆总质量为9.38g±0.025g。三种锥体形状尺寸如图1～图3所示。

（3）样品杯 为平底圆筒,不同型号的锥体配套使用不同型号的样品杯（图4～图6）。Ⅰ～Ⅲ号锥体配套使用的样品杯的形状尺寸如图4～图6所示。

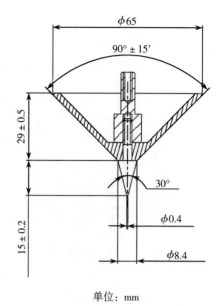

单位: mm

图1 Ⅰ号锥体结构

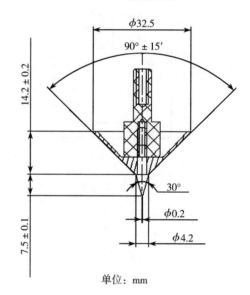

单位: mm

图2 Ⅱ号锥体结构

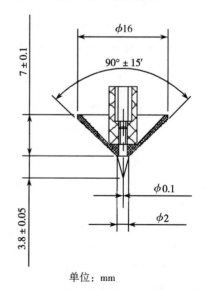

单位: mm

图3 Ⅲ号锥体及锥杆结构

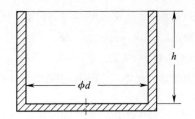

图 4　Ⅰ号锥体的样品杯

$d = 75mm$ 或 $102mm$，$h \geqslant 62mm$

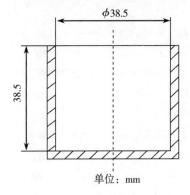

单位：mm

图 5　Ⅱ号锥体的样品杯

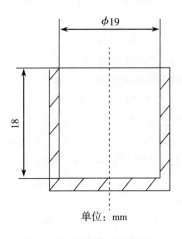

单位：mm

图 6　Ⅲ号锥体的样品杯

根据样品量选择适当的锥体进行测定，推荐选用Ⅱ号锥体进行本项目的研究和测定。

测定法

测定前，应按照仪器说明书对仪器装置进行必要的调试，使锥尖恰好落于中心位置。

除另有规定外，供试品按下述方法之一处理并在 $25℃ \pm 0.5℃$ 放置 24 小时后测定。

(1)将供试品小心装满样品杯，并高出样品杯上沿约 2mm，避免产生气泡，在平坦的台面上震动样品杯约 5 分钟，以除去可能混入的气泡。

(2)按照标准规定将供试品熔融后，小心装满样品杯，并高出样品杯上沿 2mm，避免产生气泡。

在 $25℃ \pm 0.5℃$ 条件下测定。测定前刮平表面，将样品杯置锥入度仪的底座上，调节位置使其尖端与供试品的表面刚好接触。迅速释放锥体(应在 0.1 秒内完成下落动作)并维

持 5 秒后，读出锥入深度，以锥入度单位表示，1 个锥入度单位等于 0.1mm。为保证不同锥体测定结果的可比性，实际测定时应将Ⅱ号锥体和Ⅲ号椎体的测定值依据公式换算成Ⅰ号锥体推测值。

结果判定

(1)使用Ⅰ号锥体测定　同法测定 3 次，结果以 3 次测定结果的平均值表示。如单次测定值与平均值的相对偏差大于 3.0%，应重复试验，结果以 6 次测定结果的平均值表示，并计算相对标准偏差(RSD)。6 次测定结果的相对标准偏差应小于 5.0%。

(2)使用Ⅱ号锥体测定　同法测定 3 次，依据下述公式将测定值换算成使用Ⅰ号锥体的推测值。

$$p = 2r + 5$$

式中　p 为Ⅰ号锥体的推测值；

　　　r 为Ⅱ号锥体的实测值。

结果以 3 次推测值的平均值表示。如单次推测值与平均值的相对偏差大于 3.0%，应重复试验，结果以 6 次推测值的平均值表示，并计算相对标准偏差(RSD)。6 次推测值的相对标准偏差应小于 5.0%。

对各论中规定采用Ⅰ号锥体测定锥入度的品种，可采用Ⅱ号锥体测定后，按上述公式将测定值换算成Ⅰ号锥体的推测值。如经换算得到的推测值超出标准规定限度，则应采用Ⅰ号锥体再次测定，并依据其实际测定值判断样品是否符合规定。

(3)使用Ⅲ号锥体测定　同法测定 3 次，依据下述公式将测定值换算成使用Ⅰ号锥体的推测值

$$p = 3.75s + 24$$

式中　p 为Ⅰ号锥体推测值；

　　　s 为Ⅲ号锥体实测值。

结果以 3 次推测值的平均值表示。如单次推测值与平均值的相对偏差大于 5.0%，应重复试验，结果以 6 次推测值的平均值表示，并计算相对标准偏差(RSD)。6 次推测值的相对标准偏差应小于 10.0%。

8001　试　　药

试药系指在本版药典中供各项试验用的试剂，但不包括各种色谱用的吸附剂、载体与填充剂。除生化试剂与指示剂外，一般常用的化学试剂分为基准试剂、优级纯、分析纯与化学纯四个等级，选用时可参考下列原则：

(1)标定滴定液用基准试剂；

(2)制备滴定液可采用分析纯或化学纯试剂，但不经标定直接按称重计算浓度者，则应采用基准试剂；

(3)制备杂质限度检查用的标准溶液，采用优级纯或分析纯试剂；

(4)制备试液与缓冲液等可采用分析纯或化学纯试剂。

一水合碳酸钠 Sodium Carbonate Monohydrate

〔$Na_2CO_3 \cdot H_2O=124.00$〕

本品为白色斜方晶体;有引湿性,加热至100℃失水。在水中易溶,在乙醇中不溶。

一氧化铅 Lead Monoxide

〔$PbO=223.20$〕

本品为黄色至橙黄色粉末或结晶;加热至300~500℃时变为四氧化三铅,温度再升高时又变为一氧化铅。在热的氢氧化钠溶液、醋酸或稀硝酸中溶解。

一氯化碘 Iodine Monochloride

〔$ICl=162.36$〕

本品为棕红色油状液体或暗红色结晶;具强烈刺激性,有氯和碘的臭气;有腐蚀性和氧化性。

乙二胺四醋酸二钠 Disodium Ethylenediaminetetraacetate

〔$C_{10}H_{14}N_2Na_2O_8 \cdot 2H_2O=372.24$〕

本品为白色结晶性粉末。在水中溶解,在乙醇中极微溶解。

乙二醇甲醚 Ethylene Glycol Monoethyl Ether

〔$C_3H_8O_2=76.10$〕

本品为无色液体。有愉快气味,有毒。与水、醇、醚、甘油、丙酮和二甲基甲酰胺能混合。沸点为124.3℃。

乙氧基黄叱精 Ethoxychrysoidine Hydrochloride

〔$C_{14}H_{16}N_4O \cdot HCl=292.77$〕

本品为深红棕色或黑褐色粉末。在水或乙醇中溶解。

N-乙基顺丁烯二酰亚胺 N-Ethylmaleimide

〔$C_6H_7NO_2=125.12$〕

本品为白色结晶。在乙醇和乙醚中易溶,在水中微溶。

乙腈 Acetonitrile

〔$CH_3CN=41.05$〕

本品为无色透明液体;微有醚样臭;易燃。与水或乙醇能任意混合。

乙酰丙酮 Acetylacetone

〔$CH_3COCH_2COCH_3=100.12$〕

本品为无色或淡黄色液体;微有丙酮和醋酸的臭气;易燃。与水、乙醇、乙醚或三氯甲烷能任意混合。

乙酰苯胺 Acetanilide

〔$C_8H_9NO=135.16$〕

本品为有光泽的鳞片结晶,有时成白色粉末。微有灼烧味。约在95℃挥发。在乙醇、三氯甲烷、乙醚、丙酮和热水中易溶,在水中微溶,在石油醚中几乎不溶。

乙酰氯 Acetyl Chloride

〔$CH_3COCl=78.50$〕

本品为无色液体;有刺激性臭;能发烟,易燃;对皮肤及黏膜有强刺激性;遇水或乙醇引起剧烈分解。在三氯甲烷、乙醚、苯、石油醚或冰醋酸中溶解。

N-乙酰-L-酪氨酸乙酯 N-Acetyl-L-Tyrosine Ethyl Ester

〔$C_{13}H_{17}NO_4=251.28$〕

本品为白色粉末。生化试剂,供糜蛋白酶效价测定用。

乙酸乙酯 Ethyl Acetate

〔$CH_3COOC_2H_5=88.11$〕

本品为无色透明液体。与丙酮、三氯甲烷或乙醚能任意混合,在水中溶解。

乙酸丁酯 Butyl Acetate

〔$CH_3COO(CH_2)_3CH_3=116.16$〕

本品为无色透明液体。与乙醇或乙醚能任意混合,在水中不溶。

乙酸甲酯 Methyl Acetate

〔$CH_3COOCH_3=74.08$〕

本品为无色透明液体。与水、乙醇或乙醚能任意混合。

乙酸戊酯 Amyl Acetate

〔$CH_3COOC_5H_{11}=130.19$〕

本品为无色透明液体;有水果香味;易燃。与乙醇或乙醚能任意混合,在水中微溶。

乙酸异丁酯 Isobutyl Acetate

〔$CH_3COOCH_2CH(CH_3)_2=116.16$〕

本品为无色液体;易燃。与乙醇或乙醚能任意混合,在水中不溶。

乙酸异戊酯 Isoamyl Acetate

〔$CH_3COOCH_2CH_2CH(CH_3)_2=130.19$〕

本品为无色透明液体,有香蕉样特臭。与乙酸乙酯、乙醇、戊醇、乙醚、苯或二硫化碳能任意混合,在水中极微溶解。

乙醇 Ethanol

〔$C_2H_5OH=46.07$〕

本品为无色透明液体;易挥发,易燃。与水、乙醚或苯能任意混合。

乙醚 Ether

〔$C_2H_5OC_2H_5=74.12$〕

本品为无色透明液体;具有麻而甜涩的刺激味,易挥发,易燃;有麻醉性;遇光或久置空气中可被氧化成过氧化物。沸点为34.6℃。

乙醛 Acetaldehyde

〔$CH_3CHO=44.05$〕

本品为无色液体;有窒息性臭;易挥发;易燃;易氧化成醋酸;久贮可聚合使液体产生浑浊或沉淀现象。与水、乙醇、三氯甲烷或乙醚能任意混合。

二乙胺 Diethylamine

〔$(C_2H_5)_2NH=73.14$〕

本品为无色液体;有氨样特臭;强碱性;具腐蚀性;易挥发、易燃。与水或乙醇能任意混合。

二乙基二硫代氨基甲酸钠 Sodium Diethyldithiocarbamate

〔$(C_2H_5)_2NCS_2Na \cdot 3H_2O=225.31$〕

本品为白色结晶;溶液呈碱性并逐渐分解,遇酸能分离出二硫化碳而使溶液浑浊。在水中易溶,在乙醇中溶解。

二乙基二硫代氨基甲酸银　Silver Diethyldithiocarbamate

$[(C_2H_5)_2NCS_2Ag=256.14]$

本品为淡黄色结晶。在吡啶中易溶,在三氯甲烷中溶解,在水、乙醇、丙酮或苯中不溶。

二甲苯　Xylene

$[C_6H_4(CH_3)_2=106.17]$

本品为无色透明液体;为邻、间、对三种异构体的混合物;具特臭;易燃。与乙醇、三氯甲烷或乙醚能任意混合,在水中不溶。沸程为137~140℃。

二甲苯蓝 FF　Xylene Cyanol Blue FF

$[C_{25}H_{27}N_2NaO_6S_2=538.62]$

本品为棕色或蓝黑色粉末。在乙醇中易溶,在水中溶解。

■ **3,3-二甲氧基联苯胺**　3,3'-Dimethoxybenzidine

$[C_{14}H_{16}N_2O_2=244.29]$

本品为棕褐色粉末,溶于乙醇、乙醚、苯、三氯甲烷、丙酮等,不溶于水。■[增订]

二甲基乙酰胺　Dimethylacetamide

$[C_4H_9NO=87.12]$

本品为无色或近似无色澄明液体。与水和多数有机溶剂能任意混合。

二甲基甲酰胺　Dimethylformamide

$[HCON(CH_3)_2=73.09]$

本品为无色液体;微有氨臭。与水、乙醇、三氯甲烷或乙醚能任意混合。

二甲基亚砜　Dimethylsulfoxide

$[(CH_3)_2SO=78.14]$

本品为无色黏稠液体;微有苦味;有强引湿性。在室温下遇氯能发生猛烈反应。在水、乙醇、丙酮、三氯甲烷、乙醚或苯中溶解。

二甲基黄　Dimethyl Yellow

$[C_{14}H_{15}N_3=225.29]$

本品为金黄色结晶性粉末。在乙醇、三氯甲烷、乙醚、苯、石油醚或硫酸中溶解,在水中不溶。

二甲酚橙　Xylenol Orange

$[C_{31}H_{28}N_2Na_4O_{13}S=760.59]$

本品为红棕色结晶性粉末;易潮解。在水中易溶,在乙醇中不溶。

二苯胺　Diphenylamine

$[(C_6H_5)_2NH=169.23]$

本品为白色结晶;有芳香臭;遇光逐渐变色。在乙醚、苯、冰醋酸或二硫化碳中溶解,在水中不溶。

二苯胺-4-磺酸钠(二苯胺磺酸钠)　Sodium Diphenylamine-4-Sulfonate(Sodium Diphenylamine Sulfonate)

$[C_{12}H_{10}NNaO_3S=271.27]$

本品为白色结晶性粉末。露置空气中变色,遇酸变蓝。在水或热乙醇中溶解,在醚、苯、甲苯或二硫化碳中不溶。

二苯偕肼　Diphenylcarbazide

$[C_6H_5NHNHCONHNHC_6H_5=242.28]$

本品为白色结晶性粉末;在空气中渐变红色。在热乙醇、丙酮或冰醋酸中溶解,在水中极微溶。

2,6-二叔丁基对甲酚　Ditertbutyl-p-Cresol

$[[(CH_3)_3C]_2C_6H_2(CH_3)OH=220.35]$

本品为白色或浅黄色结晶。在醇或石油醚中溶解,在水或碱溶液中不溶。

二盐酸萘基乙二胺　N-Naphthylethylenediamine Dihydrochloride

$[C_{12}H_{14}N_2 \cdot 2HCl=259.18]$

本品为白色或微带红色的结晶。在热水、乙醇或稀盐酸中易溶,在水、无水乙醇或丙酮中微溶。

二盐酸 N,N-二甲基对苯二胺　N,N-Dimethyl-p-Phenylenediamine Dihydrochloride

$[C_8H_{12}N_2 \cdot 2HCl=209.12]$

本品为白色或灰白色结晶性粉末;置空气中色渐变暗;易吸湿。在水或乙醇中溶解。

二氧化钛　Titanium Dioxide

$[TiO_2=79.88]$

本品为白色粉末。在氢氟酸或热浓硫酸中溶解,在水、盐酸、硝酸或稀硫酸中不溶。

二氧化铅　Lead Dioxide

$[PbO_2=239.21]$

本品为深棕色粉末。

二氧化硅　Silicon Dioxide

$[SiO_2=60.08]$

本品为无色透明结晶或无定形粉末。在过量氢氟酸中溶解,在水或酸中几乎不溶。

二氧化锰　Manganese Dioxide

$[MnO_2=86.94]$

本品为黑色结晶或粉末;与有机物或其他还原性物质摩擦或共热能引起燃烧或爆炸。在水、硝酸或冷硫酸中不溶,有过氧化氢或草酸存在时,在硝酸或稀硫酸中溶解。

二氧六环　Dioxane

$[C_4H_8O_2=88.11]$

本品为无色液体;有醚样特臭;易燃;易吸收氧形成过氧化物。与水或多数有机溶剂能任意混合。沸程为100~103℃。

2,3-二氨基萘　2,3-Diaminonaphthalene

$[C_{10}H_{10}N_2=158.20]$

本品为叶状结晶。在乙醇或乙醚中溶解。

3,5-二羟基甲苯　3,5-Dihydroxytoluene

$[C_7H_8O_2 \cdot H_2O=142.14]$

本品为白色结晶;在空气中易氧化变红色,有不愉快气味,味甜。在水或乙醇中溶解;在苯、三氯甲烷或二硫化碳中微溶。

1,3-二羟基萘(1,3-萘二酚)　1,3-Dihydroxynaphthalene

$[C_{10}H_8O_2=160.17]$

本品为粉红色片状结晶。在水、醇和醚中溶解。

2,7-二羟基萘　2,7-Dihydroxynaphthalene

〔$C_{10}H_8O_2=160.17$〕

本品为白色针状或片状结晶。溶液颜色在空气中迅速变深。在热水、乙醇或乙醚中溶解，在三氯甲烷或苯中微溶。

二硫化碳　Carbon Disulfide

〔$CS_2=76.14$〕

本品为无色透明液体；纯品有醚臭，一般商品有恶臭；易燃；久置易分解。在乙醇或乙醚中易溶，在水中不溶。能溶解碘、溴、硫、脂肪、橡胶等。沸点为46.5℃。

3,5-二硝基苯甲酸　3,5-Dinitrobenzoic Acid

〔$C_7H_4N_2O_6=212.12$〕

本品为白色或淡黄色结晶；能随水蒸气挥发。在乙醇或冰醋酸中易溶，在水、乙醚、苯或二硫化碳中微溶。

2,4-二硝基苯肼　2,4-Dinitrophenylhydrazine

〔$C_6H_6N_4O_4=198.14$〕

本品为红色结晶性粉末；在酸性溶液中稳定，在碱性溶液中不稳定。在热乙醇、乙酸乙酯、苯胺或稀无机酸中溶解，在水或乙醇中微溶。

2,4-二硝基苯胺　2,4-Dinitroaniline

〔$C_6H_5N_3O_4=183.12$〕

本品为黄色或黄绿色结晶。在三氯甲烷或乙醚中溶解，在乙醇中微溶，在水中不溶。

2,4-二硝基苯酚　2,4-Dinitrophenol

〔$C_6H_4N_2O_5=184.11$〕

本品为黄色斜方结晶；加热易升华。在乙醇、乙醚、三氯甲烷或苯中溶解；在冷水中极微溶解。

2,4-二硝基氟苯　2,4-Dinitrofluorobenzene

〔$C_6H_3FN_2O_4=186.11$〕

本品为淡黄色结晶或油状液体。久置遇光颜色变深。在乙醚中溶解，在水中不溶。熔点为26℃。

2,4-二硝基氯苯　2,4-Dinitrochlorobenzene

〔$C_6H_3ClN_2O_4=202.55$〕

本品为黄色结晶；遇热至高温即爆炸。在热乙醇中易溶，在乙醚、苯或二硫化碳中溶解，在水中不溶。

二氯化汞　Mercuric Dichloride

〔$HgCl_2=271.50$〕

本品为白色结晶或结晶性粉末；常温下微量挥发；遇光分解成氯化亚汞。在水、乙醇、丙酮或乙醚中溶解。

二氯化氧锆　Zirconyl Dichloride

〔$ZrOCl_2 \cdot 8H_2O=322.25$〕

本品为白色结晶。在水或乙醇中易溶。

二氯甲烷　Dichloromethane

〔$CH_2Cl_2=84.93$〕

本品为无色液体；有醚样特臭。与乙醇、乙醚或二甲基甲酰胺能均匀混合，在水中略溶。沸程为40~41℃。

二氯靛酚钠　2,6-Dichloroindophenol Sodium

〔$C_{12}H_6Cl_2NNaO_2 \cdot 2H_2O=326.11$〕

本品为草绿色荧光结晶或深绿色粉末。在水或乙醇中易溶，在三氯甲烷或乙醚中不溶。

十二烷基硫酸钠　Sodium Laurylsulfate

〔$CH_3(CH_2)_{10}CH_2OSO_3Na=288.38$〕

本品为白色或淡黄色结晶或粉末；有特臭；在湿热空气中分解；本品为含85%的十二烷基硫酸钠与其他同系的烷基硫酸钠的混合物。在水中易溶，其10%水溶液在低温时不透明，在热乙醇中溶解。

十四烷酸异丙酯　Isopropyl Myristate

〔$C_{17}H_{34}O_2=270.46$〕

本品为无色液体。溶于乙醇、乙醚、丙酮、三氯甲烷或甲苯，不溶于水、甘油或丙二醇。约208℃分解。

2,3-丁二酮　2,3-Butanedione

〔$C_4H_6O_2=86.09$〕

本品为黄绿色液体；有特臭。与乙醇或乙醚能混匀；在水中溶解。

丁二酮肟　Dimethylglyoxime

〔$CH_3C(NOH)C(NOH)CH_3=116.12$〕

本品为白色粉末。在乙醇或乙醚中溶解，在水中不溶。

丁酮　Butanone

〔$CH_3COC_2H_5=72.11$〕

本品为无色液体；易挥发，易燃；与水能共沸；对鼻、眼黏膜有强烈的刺激性。与乙醇或乙醚能任意混合。

丁醇（正丁醇）　Butanol(n-Butanol)

〔$CH_3(CH_2)_3OH=74.12$〕

本品为无色透明液体；有特臭，易燃；具强折光性。与乙醇、乙醚或苯能任意混合，在水中溶解。沸程为117~118℃。

儿茶酚　Catechol

〔$C_6H_6O_2=110.11$〕

本品为无色或淡灰色结晶或结晶性粉末；能随水蒸气挥发。在水、乙醇或苯中易溶。

儿茶酚紫　Catechol Violet

〔$C_{19}H_{14}O_7S=386.38$〕

本品为红棕色结晶性粉末，带金属光泽。在水或乙醇中易溶。

三乙二胺　Triethylenediamine

〔$C_6H_{12}N_2 \cdot 6H_2O=220.27$〕

本品为白色或微黄色结晶；有特臭；有引湿性。在水、甲醇或乙醇中易溶。

三乙胺　Triethylamine

〔$(C_2H_5)_3N=101.19$〕

本品为无色液体；有强烈氨臭。与乙醇或乙醚能任意混合，在水中微溶。沸点为89.5℃。

三乙醇胺　Triethanolamine

〔$N(CH_2CH_2OH)_3=149.19$〕

本品为无色或淡黄色黏稠状液体；久置色变褐，露置空气中能吸收水分和二氧化碳；呈强碱性。与水或乙醇能任意混合。

三甲基戊烷(异辛烷)　Trimethylpentane

〔$(CH_3)_3CCH_2CH(CH_3)_2＝114.23$〕

本品为无色透明液体；与空气能形成爆炸性的混合物；易燃。在丙酮、三氯甲烷、乙醚或苯中溶解，在水中不溶。沸点为 99.2℃。

三氟醋酸　Trifluoroacetic Acid

〔$CF_3COOH＝114.02$〕

本品为无色发烟液体；有吸湿性；有强腐蚀性。在水、乙醇、丙酮或乙醚中易溶。

三氧化二砷　Arsenic Trioxide

〔$As_2O_3＝197.84$〕

本品为白色结晶性粉末；无臭，无味；徐徐加热能升华而不分解。在沸水、氢氧化钠或碳酸钠溶液中溶解，在水中微溶；在乙醇、三氯甲烷或乙醚中几乎不溶。

三氧化铬　Chromium Trioxide

〔$CrO_3＝99.99$〕

本品为暗红色结晶；有强氧化性与腐蚀性；有引湿性；与有机物接触能引起燃烧。在水中易溶，在硫酸中溶解。

三羟甲基氨基甲烷　Trometamol

〔$C_4H_{11}NO_3＝121.14$〕

本品为白色结晶；具强碱性。在水中溶解，在乙醚中不溶。

三硝基苯酚　Trinitrophenol

〔$C_6H_3N_3O_7＝229.11$〕

本品为淡黄色结晶；无臭，味苦；干燥时遇强热或撞击、摩擦易发生猛烈爆炸。在热水、乙醇或苯中溶解。

三氯化钛　Titanium Trichloride

〔$TiCl_3＝154.24$〕

本品为暗红紫色结晶；易引湿；不稳定，干燥粉末在空气中易引火，在潮湿空气中极易反应很快解离。在醇中溶解，在醚中几乎不溶。

三氯化铁　Ferric Chloride

〔$FeCl_3 \cdot 6H_2O＝270.30$〕

本品为棕黄色或橙黄色结晶形块状物；极易引湿。在水、乙醇、丙酮、乙醚或甘油中易溶。

三氯化铝　Aluminium Trichloride

〔$AlCl_3＝133.34$〕

本品为白色或淡黄色结晶或结晶性粉末；具盐酸的特臭；在空气中发烟；遇水发热甚至爆炸；有引湿性；有腐蚀性。在水或乙醚中溶解。

三氯化锑　Antimony Trichloride

〔$SbCl_3＝228.11$〕

本品为白色结晶；在空气中发烟；有引湿性；有腐蚀性。在乙醇、丙酮、乙醚或苯中溶解。在水中溶解并分解为不溶的氢氧化锑。

三氯化碘　Iodine Trichloride

〔$ICl_3＝233.26$〕

本品为黄色或淡棕色结晶；有强刺激臭；在室温中能挥发，遇水易分解；有引湿性；有腐蚀性。在水、乙醇、乙醚或苯中溶解。

三氯甲烷　Chloroform

〔$CHCl_3＝119.38$〕

本品为无色透明液体；质重，有折光性，易挥发。与乙醇、乙醚、苯、石油醚能任意混合，在水中微溶。

三氯醋酸　Trichloroacetic Acid

〔$CCl_3COOH＝163.39$〕

本品为无色结晶；有特臭；有引湿性；有腐蚀性；水溶液呈强酸性。在乙醇或乙醚中易溶，在水中溶解。

干酪素　Casein

本品为白色无定形粉末或颗粒；无臭，无味；有引湿性。溶于稀碱或浓酸中，不溶于水和有机溶剂。

大豆木瓜蛋白消化物　Papaic Digest of Soybean Meal

本品是从未熟的番木瓜中获得，可消化蛋白质的酶。为黄色或浅黄色粉末，在水中溶解。

己二酸聚乙二醇酯　Polyethylene Glycol Adipate

$HO[CH_2CH_2OCO(CH_2)_4COO]_nH$

本品为白色粉末或结晶。在三氯甲烷中溶解，在水、乙醇或乙醚中不溶。

己烷磺酸钠　Sodium Hexanesulfonate

〔$C_6H_{13}NaO_3S＝188.18$〕

本品为白色粉末。在水中溶解。

刃天青　Resazurin

〔$C_{12}H_7NO_4＝229.19$〕

本品为深红色结晶，有绿色光泽。在稀氢氧化钠溶液中溶解，在乙醇或冰醋酸中微溶，在水或乙醚中不溶。

马铃薯淀粉　Potato Starch

〔$(C_6H_{10}O_5)_n$〕

本品为白色无定形粉末；无臭，无味；有强引湿性。在水或乙醇中不溶；在热水中形成微带蓝色的溶胶。

无水乙醇　Ethanol,Absolute

〔$C_2H_5OH＝46.07$〕

本品为无色透明液体；有醇香味；易燃；有引湿性；含水不得过 0.3%。与水、丙酮或乙醚能任意混合。沸点为 78.5℃。

无水乙醚　Diethyl Ether,Anhydrous

〔$(C_2H_5)_2O＝74.12$〕

参见乙醚项，但水分含量较少。

无水甲酸　Formic Acid,Anhydrous

〔$HCOOH＝46.03$〕

本品为无色透明液体；有刺激性特臭；有强腐蚀性；呈强酸性。含 HCOOH 不少于 98%。与水、乙醇或乙醚能任意混合。

无水甲醇　Methanol,Anhydrous

〔$CH_3OH＝32.04$〕

本品为无色透明液体；易挥发；燃烧时无烟，有蓝色火焰；含水分不得过 0.05%。与水、乙醇或乙醚能任意混合。沸点为 64.7℃。

无水亚硫酸钠　Sodium Sulfite,Anhydrous

〔Na_2SO_3＝126.04〕

本品为白色细小结晶或粉末。在水或甘油中溶解,在乙醇中极微溶解。

无水吗啡　Morphine,Anhydrous

〔$C_{17}H_{19}NO_3$＝285.34〕

本品为斜方晶型短柱状棱晶(苯甲醚中结晶);加热至254℃时分解。

无水吡啶　Pyridine,Anhydrous

〔C_5H_5N＝79.10〕

取试剂吡啶 200ml,加苯 40ml,混合后在砂浴上加热蒸馏,收集 115～116℃的馏出物,密封,备用。

无水硫酸钠　Sodium Sulfate,Anhydrous

〔Na_2SO_4＝142.04〕

本品为白色结晶性粉末;有引湿性。在水中溶解,在乙醇中不溶。

无水硫酸铜　Cupric Sulfate,Anhydrous

〔$CuSO_4$＝159.61〕

本品为灰白色或绿白色结晶或无定形粉末;有引湿性。在水中溶解,在乙醇中几乎不溶。

无水氯化钙　Calcium Chloride,Anhydrous

〔$CaCl_2$＝110.99〕

本品为白色颗粒或熔融块状;有强引湿性。在水或乙醇中易溶,溶于水时放出大量热。

无水碳酸钠　Sodium Carbonate,Anhydrous

〔Na_2CO_3＝105.99〕

本品为白色粉末或颗粒;在空气中能吸收 1 分子水。在水中溶解,水溶液呈强碱性。在乙醇中不溶。

无水碳酸钾　Potassium Carbonate,Anhydrous

〔K_2CO_3＝138.21〕

本品为白色结晶或粉末,有引湿性。在水中溶解,水溶液呈强碱性。在乙醇中不溶。

无水醋酸钠　Sodium Acetate,Anhydrous

〔$NaC_2H_3O_2$＝82.03〕

本品为白色粉末;有引湿性。在水中易溶,在乙醇中溶解。

无水磷酸氢二钠　Disodium Hydrogen Phosphate,Anhydrous

〔Na_2HPO_4＝141.96〕

本品为白色结晶性粉末;有引湿性,久置空气中能吸收2～7分子结晶水。在水中易溶,在乙醇中不溶。

无氨水　Purified Water,Ammonia Free

取纯化水 1000ml,加稀硫酸 1ml 与高锰酸钾试液 1ml,蒸馏,即得。

〔检查〕取本品 50ml,加碱性碘化汞钾试液 1ml,不得显色。

无硝酸盐与无亚硝酸盐的水　Water,Nitrate-Free and Nitrite-Free

取无氨水或去离子水,即得。

〔检查〕取本品,照纯化水项下硝酸盐与亚硝酸盐检查,不得显色。

无氮硫酸　Sulfuric Acid,Nitrogen Free

取硫酸适量,置瓷蒸发皿内,在砂浴上加热至出现三氧化硫蒸气(约需 2 小时),再继续加热 15 分钟,置空干燥器内放冷,即得。

无醇三氯甲烷　Chloroform,Ethanol Free

〔$CHCl_3$＝119.38〕

取三氯甲烷 500ml,用水洗涤 3 次,每次 50ml,分取三氯甲烷层,用无水硫酸钠干燥 12 小时以上,用脱脂棉滤过,蒸馏,即得。临用新制。

无醛乙醇　Ethanol,Aldehyde Free

取醋酸铅 2.5g,置具塞锥形瓶中,加水 5ml 溶解后,加乙醇 1000ml,摇匀,缓缓加乙醇制氢氧化钾溶液(1→5) 25ml,放置 1 小时,强力振摇后,静置 12 小时,倾取上清液,蒸馏即得。

〔检查〕取本品 25ml,置锥形瓶中,加二硝基苯肼试液 75ml,置水浴上加热回流 24 小时,蒸去乙醇,加 2%(ml/ml)硫酸溶液 200ml,放置 24 小时后,应无结晶析出。

五氧化二钒　Vanadium Pentoxide

〔V_2O_5＝181.88〕

本品为橙黄色结晶性粉末或红棕色针状结晶。在酸或碱溶液中溶解,在水中微溶,在乙醇中不溶。

五氧化二碘　Iodine Pentoxide

〔I_2O_5＝333.81〕

本品为白色结晶性粉末;遇光易分解;有引湿性。在水中易溶而形成碘酸,在无水乙醇、三氯甲烷、乙醚或二硫化碳中不溶。

五氧化二磷　Phosphorus Pentoxide

〔P_2O_5＝141.94〕

本品为白色粉末;有蒜样特臭;有腐蚀性;极易引湿。

太坦黄　Titan Yellow

〔$C_{28}H_{19}N_5Na_2O_6S_4$＝695.73〕

本品为淡黄色或棕色粉末。在水、乙醇、硫酸或氢氧化钠溶液中溶解。

中性乙醇　Ethanol,Neutral

取乙醇,加酚酞指示液 2～3 滴,用氢氧化钠滴定液 (0.1mol/L)滴定至显粉红色,即得。

中性红　Neutral Red

〔$C_{15}H_{17}N_4Cl$＝288.78〕

本品为深绿色或棕黑色粉末。在水或乙醇中溶解。

水合氯醛　Chloral Hydrate

〔$C_2H_3Cl_3O_2$＝165.40〕

本品为白色结晶;有刺激性特臭;对皮肤有刺激性;露置空气中逐渐挥发,放置时间稍久即转变为黄色。在乙醇、三氯甲烷或乙醚中溶解,在水中溶解并解离。

水杨酸　Salicylic Acid

〔$C_7H_6O_3$＝138.12〕

本品为白色结晶或粉末;味甜后变辛辣;见光渐变色;

76℃即升华。在乙醇或乙醚中溶解,在水中微溶。

水杨酸钠　Sodium Salicylate

〔$C_7H_5NaO_3=160.10$〕

本品为白色鳞片或粉末;无臭;久置光线下变为粉红色。在水或甘油中易溶,在乙醇中溶解,在三氯甲烷、乙醚或苯中几乎不溶。

水杨醛　Salicylaldehyde

〔$C_6H_4(OH)CHO=122.12$〕

本品为无色或淡褐色油状液体;有杏仁味。在乙醇、乙醚或苯中溶解,在水中微溶。

牛肉浸出粉　Beef Extract Powder

本品为米黄色粉末,具吸湿性。在水中溶解。

牛肉浸膏　Beef Extract

本品为黄褐色至深褐色膏状物质;有肉香样特臭;味酸。在水中溶解。

〔检查〕氯化物　本品含氯化物以 NaCl 计算,不得过固性物的 6%。

硝酸盐　取本品的溶液(1→10),加活性炭煮沸脱色后,滤过,分取滤液 1 滴,加入二苯胺的硫酸溶液(1→100)3 滴中,不得显蓝色。

乙醇中不溶物　取本品的溶液(1→10)25ml,加乙醇 50ml,振摇混合后,滤过,滤渣用乙醇溶液(2→3)洗净,在 105℃干燥 2 小时,遗留残渣不得过固性物的 10%。

醇溶性氮　取乙醇中不溶物项下得到的滤液测定,含氮量不得少于醇溶物质的 6%。

固性物　取本品的溶液(1→10)10ml,加洁净砂粒或石棉混合后,在 105℃干燥 16 小时,遗留残渣不得少于 0.75g。

炽灼残渣　不得过固性物的 30%(通则 0841)。

牛血红蛋白　Beef Hemoglobin

本品为深棕色结晶或结晶性粉末。在水或稀酸中溶解。

〔检查〕纯度　用醋酸纤维素薄膜电泳后,应得到一条电泳区带。

总氮量　含总氮量不得少于 16.0%(通则 0704 第一法)。

干燥失重　取本品,在 105℃干燥至恒重,减失重量不得过 10.5%(通则 0831)。

炽灼残渣　不得过 1.0%(通则 0841)。

牛胆盐　Ox Bile Salt

本品为白色或浅黄色粉末,味苦而甜,具吸湿性。在水或醇中易溶。

牛磺胆酸钠　Sodium Taurocholate

〔$C_{26}H_{44}NNaO_7S=537.69$〕

本品为白色结晶,味先甜而后苦。在水中易溶,在乙醇中溶解。

乌洛托品　Urotropine

〔$C_6H_{12}N_4=140.19$〕

本品为白色结晶;无臭。在水、乙醇或三氯甲烷中溶解,

在乙醚中微溶。

2,4,6,2′,4′,6′-六硝基二苯胺(二苦味酸基胺)　2,4,6,2′,4′,6′-Hexanitrodiphenylamine

〔$C_{12}H_5N_7O_{12}=439.22$〕

本品为黄色结晶;受热或强烈撞击能引起强烈爆炸。在硝酸中溶解,在丙酮中微溶,在水、乙醇、乙醚或三氯甲烷中不溶。

双环己酮草酰二腙　Bis(cyclohexanone)oxalyldihydrazone

〔$C_{14}H_{22}N_4O_2=278.36$〕

本品为白色结晶。在热甲醇或乙醇中溶解,在水中不溶。

孔雀绿　Malachite Green

〔$2C_{23}H_{25}N_2 \cdot 3C_2H_2O_4=929.04$〕

本品为绿色片状结晶;带金属光泽。在热水或乙醇中易溶,在水中极微溶解。

巴比妥　Barbital

〔$C_8H_{12}N_2O_3=184.19$〕

本品为白色结晶或粉末;味微苦。在热水、乙醇、乙醚或碱性溶液中溶解。

巴比妥钠　Barbital Sodium

〔$C_8H_{11}N_2NaO_3=206.18$〕

本品为白色结晶或粉末;味苦。在水中溶解,在乙醇中微溶,在乙醚中不溶。

双硫腙(二苯硫代偕肼腙)　Dithizone

〔$C_{13}H_{12}N_4S=256.33$〕

本品为蓝黑色结晶性粉末。在三氯甲烷或四氯化碳中溶解,在水中不溶。

玉米淀粉　Maize Starch

本品以玉米为原料经湿磨法加工制成白色略带浅黄色粉末,具有光泽。白玉米淀粉洁白有光泽,黄玉米淀粉白色略带微黄色阴影。在冷水、乙醇中不溶。

正十四烷　*n*-Tetradecane

〔$CH_3(CH_2)_{12}CH_3=198.39$〕

本品为无色透明液体。与乙醇或乙醚能任意混合,在水中不溶。

正丁醇　见丁醇。

正己烷　*n*-Hexane

〔$C_6H_{14}=86.18$〕

本品为无色透明液体;微有特臭;极易挥发;对呼吸道有刺激性。与乙醇或乙醚能任意混合,在水中不溶。沸点为 69℃。

正丙醇　见丙醇。

正戊醇　见戊醇。

正辛胺　*n*-Octylamine

〔$CH_3(CH_2)_7NH_2=129.24$〕

本品为无色液体。有氨样臭。在乙醇或乙醚中易溶,在水中微溶。

正辛醇　*n*-Octanol

〔$C_8H_{17}OH=130.23$〕

本品为无色透明液体;有特殊芳香臭。与乙醇、乙醚或三

氯甲烷能任意混合,在水中不溶。沸程为 194～195℃。

正庚烷 见庚烷。

去氧胆酸钠 Sodium Deoxycholate

〔$C_{24}H_{39}NaO_4 = 414.56$〕

本品为白色结晶性粉末,味苦。易溶于水,微溶于醇,不溶于醚。

甘油 Glycerin

〔$C_3H_8O_3 = 92.09$〕

本品为无色澄明黏稠状液体;无臭;味甜;有引湿性。与水或乙醇能任意混合。

甘氨酸 Glycine

〔$C_2H_5NO_2 = 75.07$〕

本品为白色结晶性粉末。在水与吡啶中溶解,在乙醇中微溶,在乙醚中几乎不溶。

甘露醇 Mannitol

〔$C_6H_{14}O_6 = 182.17$〕

本品为白色结晶;无臭,味甜。在水中易溶,在乙醇中略溶,在乙醚中几乎不溶。

可溶性淀粉 Soluble Starch

本品为白色粉末,无臭,无味。在沸水中溶解,在水、乙醇或乙醚中不溶。

丙二酸 Malonic Acid

〔$C_3H_4O_4 = 104.06$〕

本品为白色透明结晶;有强刺激性。在水、甲醇、乙醇、乙醚或吡啶中溶解。

丙二醇 Propylene Glycol

〔$C_3H_8O_2 = 76.10$〕

本品为无色黏稠状液体;味微辛辣。与水、丙酮或三氯甲烷能任意混合。

丙烯酰胺 Acrylamide

〔$C_3H_5NO = 71.08$〕

本品为白色薄片状结晶。在水、乙醇、乙醚、丙酮或三氯甲烷中溶解,在甲苯中微溶,在苯及正庚烷中不溶。

丙酮 Acetone

〔$CH_3COCH_3 = 58.08$〕

本品为无色透明液体;有特臭;易挥发;易燃。在水或乙醇中溶解。

丙醇(正丙醇) Propanol(n-Propanol)

〔$CH_3CH_2CH_2OH = 60.10$〕

本品为无色透明液体;易燃。与水、乙醇或乙醚能任意混合。沸点为 97.2℃。

石油醚 Petroleum Ether

本品为无色透明液体;有特臭;易燃;低沸点规格品极易挥发。与无水乙醇、乙醚或苯能任意混合,在水中不溶。沸程为 30～60℃;60～90℃;90～120℃。

石蕊 Litmus

本品为蓝色粉末或块状。在水或乙醇中能部分溶解。

戊二醛 Glutaradehyde

〔$C_5H_8O_2 = 100.12$〕

本品为无色透明油状液体,在水、乙醇或乙醚中易溶。

戊烷磺酸钠 Sodium Pentanesulfonate

〔$C_5H_{11}NaO_3S \cdot H_2O = 192.21$〕

本品为白色结晶。在水中溶解。

戊醇(正戊醇) 1-Pentanol(n-Pentanol)

〔$C_5H_{12}O = 88.15$〕

本品为无色透明液体;有刺激性特臭。其蒸气与空气能形成爆炸性的混合物。与乙醇或乙醚能任意混合,在水中微溶。沸点为 138.1℃。

甲苯 Toluene

〔$C_6H_5CH_3 = 92.14$〕

本品为无色透明液体;有苯样特臭;易燃。与乙醇或乙醚能任意混合。沸点为 110.6℃。

甲苯胺蓝 Toluidine Blue

〔$C_{15}H_{16}ClN_3S = 305.83$〕

本品为深绿色粉末,具有古铜色光泽。在水中易溶,在乙醇中微溶,在三氯甲烷中极微溶解;在乙醚中几乎不溶。

甲基异丁基酮(甲基异丁酮) Methyl Isobutyl Ketone

〔$CH_3COCH_2CH(CH_3)_2 = 100.16$〕

本品为无色液体;易燃。与乙醇、乙醚或苯能任意混合,在水中微溶。

甲基红 Methyl Red

〔$C_{15}H_{15}N_3O_2 = 269.30$〕

本品为紫红色结晶。在乙醇或醋酸中溶解,在水中不溶。

甲基橙 Methyl Orange

〔$C_{14}H_{14}N_3NaO_3S = 327.34$〕

本品为橙黄色结晶或粉末。在热水中易溶,在乙醇中几乎不溶。

4-甲基伞形酮葡糖苷酸 4-Methylumbelliferyl-β-D-Glucuronide,MUG

〔$C_{18}H_{16}O_9 = 376.3$〕

本品为白色针状结晶。在水、乙醇或乙醚中溶解。在稀氢氧化钠溶液中分解。

甲酚红 Cresol Red

〔$C_{21}H_{18}O_5S = 382.44$〕

本品为深红色、红棕色或深绿色粉末。在乙醇或稀氢氧化钠溶液中易溶,在水中微溶。

甲酰胺 Formamide

〔$HCONH_2 = 45.04$〕

本品为无色略带黏性的液体;微具氨臭;有引湿性;有刺激性。与水或乙醇能任意混合。

甲酸 Formic Acid

〔$HCOOH = 46.03$〕

本品为无色透明液体;有刺激性特臭;对皮肤有腐蚀性。含 $HCOOH$ 不少于 85%。与水、乙醇、乙醚或甘油能任意混合。

甲酸乙酯 Ethyl Formate

〔$HCOOC_2H_5=74.08$〕

本品为低黏度液体;易燃;对皮肤及黏膜有刺激性,浓度高时有麻醉性。与乙醇或乙醚能任意混合,在 10 份水中溶解,同时逐渐分解出甲酸及乙醇。

甲酸钠 Sodium Formate

〔$HCOONa \cdot 2H_2O=104.04$〕

本品为白色结晶;微有甲酸臭气;有引湿性。在水或甘油中溶解,在乙醇中微溶。

甲酸铵 Ammonium Formate

〔$CH_5NO_2=63.06$〕

本品为无色结晶或颗粒;易潮解。在水或乙醇中溶解。

甲醇 Methanol

〔$CH_3OH=32.04$〕

本品为无色透明液体;具挥发性;易燃;含水分为 0.1%。与水、乙醇或乙醚能任意混合。沸程为 64~65℃。

甲醛溶液 Formaldehyde Solution

〔$HCHO=30.03$〕

本品为无色液体;遇冷聚合变浑浊;在空气中能缓慢氧化成甲酸;有刺激性。含 $HCHO$ 约 37%。与水或乙醇能任意混合。

四丁基氢氧化铵溶液 见氢氧化四丁基铵溶液。

四丁基溴化铵(溴化四丁基铵) Tetrabutylammonium Bromide

〔$(C_4H_9)_4NBr=322.37$〕

本品为白色结晶;有潮解性。在水、醇、醚和丙酮中易溶。

四甲基乙二胺 Tetramethylethylenediamine

〔$C_6H_{16}N_2=116.21$〕

本品为无色透明液体。与水或乙醇能任意混合。

四苯硼钠 Sodium Tetraphenylborion

〔$(C_6H_5)_4BNa=342.22$〕

本品为白色结晶;无臭。在水、甲醇、无水乙醇或丙酮中易溶。

四庚基溴化铵 Tetraheptylammonium Bromide

〔$(C_7H_{15})_4NBr=490.71$〕

色谱纯,熔点 89~91℃。

四氢呋喃 Tetrahydrofuran

〔$C_4H_8O=72.11$〕

本品为无色液体;有醚样特臭;易燃;在贮存中易形成过氧化物。与水、乙醇、丙酮或乙醚能任意混合。沸点为 66℃。

四氢硼钾 Potassium Tetrahydroborate

〔$KBH_4=53.94$〕

本品为白色结晶;在空气中稳定。在水中易溶。

四羟蒽醌(醌茜素) Quinalizarin

〔$C_{14}H_8O_6=272.21$〕

本品为红色或暗红色结晶或粉末;带绿的金属光泽。在醋酸中溶解为黄色,在硫酸中溶解为蓝紫色,在碱性水溶液中呈红紫色,在水中不溶。

四氮唑蓝 Tetrazolium Blue

〔$C_{40}H_{32}Cl_2N_8O_2=727.65$〕

本品为无色或黄色结晶。在甲醇、乙醇或三氯甲烷中易溶,在水中微溶。

四氯化碳 Carbon Tetrachloride

〔$CCl_4=153.82$〕

本品为无色透明液体;有特臭;质重。与乙醇、三氯甲烷、乙醚或苯能任意混合;在水中极微溶解。

四溴酚酞乙酯钾 Ethyl Tetrabromophenolphthalein Potassium

〔$C_{22}H_{13}Br_4KO_4=700.06$〕

本品为深绿色或紫蓝色结晶性粉末。在水、乙醇或乙醚中溶解。

司盘 80 见油酸山梨坦。

对二甲氨基苯甲醛 p-Dimethylaminobenzaldehyde

〔$C_9H_{11}NO=149.19$〕

本品为白色或淡黄色结晶;有特臭;遇光渐变红。在乙醇、丙酮、三氯甲烷、乙醚或醋酸中溶解,在水中微溶。

***α*-对甲苯磺酰-L-精氨酸甲酯盐酸盐** p-Tosyl-L-Arginine Methyl Ester Hydrochloride

〔$C_{14}H_{22}N_4O_4S \cdot HCl=378.88$〕

本品为白色结晶。在水与甲醇中溶解。

对甲苯磺酸 p-Toluenesulfonic Acid

〔$CH_3C_6H_4SO_3H \cdot H_2O=190.22$〕

本品为白色结晶。在水中易溶,在乙醇和乙醚中溶解。

对甲氨基苯酚硫酸盐 p-Methylaminophenol Sulfate

〔$C_{14}H_{18}N_2O_2 \cdot H_2SO_4=344.39$〕

本品为白色结晶;见光变灰色。在水中溶解,在乙醇或乙醚中不溶。

对甲氧基苯甲醛(茴香醛) p-Methoxybenzaldehyde (Anisaldehyde)

〔$CH_3OC_6H_4CHO=136.15$〕

本品为无色油状液体。与醇或醚能任意混合,在水中微溶。

对苯二胺 p-Diaminobenzene

〔$C_6H_4(NH_2)_2=108.14$〕

本品为白色或淡红色结晶;露置空气中色变暗;受热易升华。在乙醇、三氯甲烷或乙醚中溶解,在水中微溶。

对苯二酚(氢醌) p-Dihydrocybezene (Hydroquinone)

〔$C_6H_4(OH)_2=110.11$〕

本品为白色或类白色结晶;见光易变色。在热水中易溶,在水、乙醇或乙醚中溶解。

对氨基苯甲酸 p-Aminobenzoic Acid

〔$C_7H_7NO_2=137.14$〕

本品为白色结晶,置空气或光线中渐变淡黄色。在沸水、乙醇、乙醚或醋酸中易溶,在水中极微溶解。

对氨基苯磺酸　Sulfanilic Acid

〔$C_6H_7NO_3S=173.19$〕

本品为白色或类白色粉末;见光易变色。在氨溶液、氢氧化钠溶液或碳酸钠溶液中易溶,在热水中溶解,在水中微溶。

对氨基酚　p-Aminophenol

〔$C_6H_7NO=109.13$〕

本品为白色或黄色结晶性粉末;置空气中或光线中渐变色。在热水或乙醇中溶解。

α-对羟基苯甘氨酸　p-Hydroxyphenylglycine

〔$C_8H_9NO_3=167.16$〕

本品为白色有光泽的薄片结晶。在盐酸溶液(1→5)中易溶,在酸或碱中溶解,在水、乙醇、乙醚、丙酮、三氯甲烷、苯、冰醋酸或乙酸乙酯中几乎不溶。

对羟基苯甲酸甲酯　Methyl p-Hydroxybenzoate

〔$C_8H_8O_3=152.14$〕

本品为无色结晶或白色结晶性粉末;无气味或微有刺激性气味。在乙醇、乙醚或丙酮中溶解,在苯或四氯化碳中微溶,在水中几乎不溶。

对羟基苯甲酸乙酯　Ethyl p-Hydroxybenzoate

〔$C_9H_{10}O_3=166.17$〕

本品为白色结晶;无臭,无味。在乙醇、乙醚中溶解,在水中微溶。

对羟基苯甲酸丙酯　Propyl p-Hydroxybenzoate

〔$C_{10}H_{12}O_3=180.20$〕

本品为白色结晶。在乙醇或乙醚中易溶,在沸水中微溶,在水中几乎不溶。

对羟基联苯　p-Hydroxydiphenyl

〔$C_6H_5C_6H_4OH=170.21$〕

本品为类白色结晶。在乙醇或乙醚中易溶,在碱溶液中溶解,在水中不溶。

对硝基苯胺　p-Nitroaniline

〔$C_6H_6N_2O_2=138.13$〕

本品为黄色结晶或粉末。在甲醇中易溶,在乙醇或乙醚中溶解,在水中不溶。

对硝基苯偶氮间苯二酚　(p-Nitrophenyl-azo)-resorcinol

〔$C_{12}H_9N_3O_4=259.22$〕

本品为红棕色粉末。在沸乙醇、丙酮、乙酸乙酯及甲苯中微溶,在水中不溶;在稀碱溶液中溶解。

对硝基酚　p-Nitrophenol

〔$C_6H_5NO_3=139.11$〕

本品为白色或淡黄色结晶;能升华;易燃。在乙醇、三氯甲烷、乙醚或氢氧化钠溶液中易溶,在水中微溶。

■对硝基苯磷酸二钠　p-Nitrophenyl phosphate

〔$C_6H_4NNa_2O_6P \cdot 6H_2O=371.14$〕

本品为白色或淡黄色结晶粉末,溶于水。■增订

对氯苯胺　p-Chloroaniline

〔$C_6H_6ClN=127.57$〕

本品为白色或暗黄色结晶。在热水、乙醇、乙醛或丙酮中溶解。

对氯苯酚　p-Chlorophenol

〔$C_6H_5ClO=128.56$〕

本品为白色结晶;有酚样特臭。在乙醇、乙醚中易溶,在水中微溶。

发色底物 S-2238　Chromogenic Substrate S-2238

〔H-D-Phe-Pip-Arg-pNA $\cdot$ 2HCl$=625.6$〕

本品为白色冻干块状物,为Ⅱa因子特异性发色底物。

发色底物 S-2765　Chromogenic Substrate S-2765

〔N-α-Z-D-Arg-Gly-Arg-pNA $\cdot$ 2HCl$=714.6$〕

本品为白色冻干块状物,为Ⅹa因子特异性发色底物。

发烟硝酸　Nitric Acid,Fuming

〔$HNO_3=63.01$〕

本品为无色或微黄棕色透明液体;有强氧化性和腐蚀性;能产生二氧化氮及四氧化二氮的红黄色烟雾。与水能任意混合。

考马斯亮蓝 G250　Coomassie Brilliant Blue G250

〔$C_{47}H_{48}N_3NaO_7S_2=854.04$〕

本品为紫色结晶性粉末。在热水或乙醇中溶解,在水中微溶。

考马斯亮蓝 R250　Coomassie Brilliant Blue R250

〔$C_{45}H_{44}N_3NaO_7S_2=825.99$〕

本品为紫色粉末。在热水或乙醇中微溶,在水中不溶。

亚甲蓝　Methylene Blue

〔$C_{16}H_{18}ClN_3S \cdot 3H_2O=373.90$〕

本品为鲜深绿色结晶或深褐色粉末;带青铜样金属光泽。在热水中易溶。

亚铁氰化钾　Potassium Ferrocyanide

〔$K_4Fe(CN)_6 \cdot 3H_2O=422.39$〕

本品为黄色结晶或颗粒;水溶液易变质。在水中溶解,在乙醇中不溶。

亚硒酸　Selenious Acid

〔$H_2SeO_3=128.97$〕

本品为白色结晶;有引湿性;能被多数还原剂还原成硒。在水或乙醇中易溶,在氨溶液中不溶。

亚硒酸钠　Sodium Selenite

〔$Na_2SeO_3=172.94$〕

本品为白色结晶或结晶性粉末;易风化;易被还原剂还原。在水中易溶,在乙醇中不溶。

亚硫酸　Sulfurous Acid

〔$H_2SO_3=82.07$〕

本品为无色透明液体;有二氧化硫窒息气;不稳定,易分解。与水能任意混合。

亚硫酸钠 Sodium Sulfite

〔$Na_2SO_3 \cdot 7H_2O = 252.15$〕

本品为白色透明结晶;有亚硫酸样特臭;易风化;在空气中易氧化成硫酸钠。在水中溶解,在乙醇中极微溶解。

亚硫酸氢钠 Sodium Bisulfite

〔$NaHSO_3 = 104.06$〕

本品为白色结晶性粉末;有二氧化硫样特臭;在空气中易被氧化成硫酸盐。在水中溶解,在乙醇中微溶。

1-亚硝基-2-萘酚-3,6-二磺酸钠 Sodium 1-Nitroso-2-naphthol-3,6-disulfonate

〔$C_{10}H_5NNa_2O_8S_2 = 377.26$〕

本品为金黄色结晶或结晶性粉末。在水中溶解,在乙醇中微溶。

亚硝基铁氰化钠 Sodium Nitroprusside

〔$Na_2Fe(NO)(CN)_5 \cdot 2H_2O = 297.95$〕

本品为深红色透明结晶。水溶液渐分解变为绿色。在水中溶解,在乙醇中微溶。

亚硝酸钠 Sodium Nitrite

〔$NaNO_2 = 69.00$〕

本品为白色或淡黄色结晶或颗粒;有引湿性;与有机物接触能燃烧和爆炸,并放出有毒和刺激性的过氧化氮和氧化氮气体。在水中溶解,在乙醇或乙醚中微溶。

亚硝酸钴钠 Sodium Cobaltinitrite

〔$Na_3Co(NO_2)_6 = 403.94$〕

本品为黄色或黄棕色结晶性粉末;易分解。在水中极易溶解,在乙醇中微溶。

亚碲酸钠 Sodium Tellurite

〔$Na_2TeO_3 = 221.58$〕

本品为白色粉末。在热水中易溶,在水中微溶。

■过氧化物酶 Peroxidase

本品来源于辣根,棕褐色结晶状物质或冻干粉,溶于水。■[增订]

过硫酸铵 Ammonium Persulfate

〔$(NH_4)_2S_2O_8 = 228.20$〕

本品为白色透明结晶或粉末;无臭;有强氧化性。在水中易溶。

西黄蓍胶 Tragacanth

本品为白色或微黄色粉末;无臭。在碱溶液或过氧化氢溶液中溶解,在乙醇中不溶。

Ⅹa因子 Factor Ⅹa

本品为白色冻干块状物。有牛血浆提取纯化得到。

刚果红 Congo Red

〔$C_{32}H_{22}N_6Na_2O_6S_2 = 696.68$〕

本品为红棕色粉末。在水或乙醇中溶解。

冰醋酸 Acetic Acid Glacial

〔$CH_3COOH = 60.05$〕

本品为无色透明液体;有刺激性特臭;有腐蚀性;温度低于凝固点(16.7℃)时即凝固为冰状晶体。与水或乙醇能任意混合。

次甲基双丙烯酰胺 N,N'-Methylene Bisacrylamide

〔$C_7H_{10}N_2O_2 = 154.17$〕

本品为白色结晶性粉末;水溶液可因水解而形成丙烯酸和氨。在水中略溶。

次没食子酸铋 Bismuth Subgallate

〔$C_7H_5BiO_6 \cdot H_2O = 430.12$〕

本品为黄色粉末;无臭,无味。溶于稀矿酸或稀氢氧化碱溶液并分解,几乎不溶于水、乙醇、乙醚或三氯甲烷。

次氯酸钠溶液 Sodium Hypochlorite Solution

〔$NaOCl = 74.44$〕

本品为淡黄绿色澄明液体;有腐蚀性;具强氧化性及强碱性。与水能任意混合。

次磷酸 Hypophosphorous Acid

〔$H_3PO_2 = 66.00$〕

本品为白色透明结晶,过冷时形成无色油状液体;无臭;有引湿性;系强还原剂。在水、乙醇或乙醚中溶解。

异丁醇 Isobutanol

〔$(CH_3)_2CHCH_2OH = 74.12$〕

本品为无色透明液体;具强折光性;易燃。与水、乙醇或乙醚能任意混合。沸程为107.3～108.3℃。

异丙醇 Isopropanol

〔$(CH_3)_2CHOH = 60.10$〕

本品为无色透明液体;有特臭;味微苦。与水、乙醇或乙醚能任意混合。沸程为82.0～83.0℃。

异丙醚 Isopropyl Ether

〔$C_6H_{14}O = 102.18$〕

本品为无色透明液体;易燃。与乙醇、三氯甲烷、乙醚或苯混溶;在水中微溶。

异戊醇 Isoamylol

〔$(CH_3)_2CHCH_2CH_2OH = 88.15$〕

本品为无色液体;有特臭;易燃。与有机溶剂能任意混合,在水中微溶。沸点为132℃。

异辛烷 见三甲基戊烷。

异烟肼 Isoniazide

〔$C_6H_7N_3O = 137.14$〕 见本版药典(二部)正文异烟肼。

红碘化汞 Mercuric Iodide,Red

〔$HgI_2 = 454.40$〕

本品为鲜红色粉末,质重;无臭。在乙醚、硫代硫酸钠或碘化钾溶液中溶解,在无水乙醇中微溶,在水中不溶。

麦芽糖 Maltose

〔$C_{12}H_{22}O_{11} = 342.30$〕

本品为白色结晶(β型);味甜。在水中易溶,在乙醇中微溶,在乙醚中不溶。比旋度$[\alpha]_D$为+125°至+137°。

汞 Mercury

〔$Hg = 200.59$〕

本品为银白色有光泽的液态金属;质重;在常温下微量挥发;

能与铁以外的金属形成汞齐。在稀硝酸中溶解,在水中不溶。

苏丹Ⅲ　Sudan Ⅲ

〔$C_{22}H_{16}N_4O=352.40$〕

本品为红棕色粉末。在三氯甲烷或冰醋酸中溶解,在乙醇中微溶,在水中不溶。

苏丹Ⅳ　Sudan Ⅳ

〔$C_{24}H_{20}N_4O=380.45$〕

本品为深褐色粉末。在乙醇、三氯甲烷、乙醚、苯或苯酚中溶解,在丙酮中微溶,在水中不溶。

还原型辅酶Ⅰ　β-Nicotinamide Adenine Dinucleotide, Reduced, Disodium Salt

〔$C_{21}H_{27}N_7Na_2O_{14}P_2$〕

本品为白色至微黄色粉末。在水中溶解。

连二亚硫酸钠　Sodium Hydrosulfite

〔$Na_2S_2O_4=174.11$〕

本品为白色或类白色粉末;有特臭;有引湿性;受热或露置空气中能加速分解乃至燃烧。在水中易溶,在乙醇中不溶。

抗坏血酸　Ascorbic Acid

〔$C_6H_8O_6=176.13$〕　见本版药典(二部)正文维生素C。

抗凝血酶(ATⅢ)　Antithrombin Ⅲ

本品为白色冻干块状物。由人血浆提取,并经亲和色谱纯化制得。

坚固蓝BB盐　Fast Blue BB Salt

〔$C_{17}H_{18}ClN_3O_3·1/2ZnCl_2=415.96$〕

本品为浅米红色粉末。

吡啶　Pyridine

〔$C_5H_5N=79.10$〕

本品为无色透明液体;有恶臭;味辛辣;有引湿性,易燃。与水、乙醇、乙醚或石油醚能任意混合。

α,β-吲哚醌　Isatin

〔$C_8H_5NO_2=147.13$〕

本品为暗红色结晶或结晶性粉末;味苦;能升华。在乙醚或沸水中溶解,在沸醇中易溶,在冷水中几乎不溶。

钌红　Ruthenium Red

〔$Ru_2(OH)_2Cl_4·7NH_3·3H_2O=551.23$〕或

〔$(NH_3)_5RuO-Ru(NH_3)_4-O-Ru(NH_3)_5Cl_6=786.35$〕

本品为棕红色粉末。在水中溶解,在乙醇或甘油中不溶。

谷氨酸脱氢酶　Glutamate Dehydrogenase

本品为白色粉末。分子量为260Kda(gel),活力大于500units/mg蛋白。

含氯石灰(漂白粉)　Chlorinated Lime

本品为灰白色颗粒粉末;有氯臭;在空气中即吸收水分与二氧化碳而缓缓分解。在水或乙醇中部分溶解。

邻二氮菲　o-Phenanthroline

〔$C_{12}H_8N_2·H_2O=198.22$〕

本品为白色或淡黄色结晶或结晶性粉末;久贮易变色。在乙醇或丙酮中溶解,在水中微溶,在乙醚中不溶。

邻甲基苯胺　o-Toluidine

〔$C_7H_9N=107.16$〕

本品为淡黄色液体;见光或露置空气中逐渐变为棕红色。在乙醇、乙醚或稀酸中溶解,在水中微溶。

邻甲酚　o-Cresol

〔$CH_3C_6H_4OH=108.14$〕

本品为无色液体或结晶;有酚臭;有腐蚀性,有毒;久置空气或见光即逐渐变为棕色。在乙醇、乙醚或三氯甲烷中溶解,在水中微溶。熔点为30℃。

邻苯二甲酸二丁酯　Dibutyl Phthalate

〔$C_{16}H_{22}O_4=278.35$〕

本品为无色或淡黄色油状液体。在乙醇、丙酮、乙醚或苯中易溶,在水中几乎不溶。

邻苯二甲酸二辛酯　Dioctyl Phthalate

〔$C_{24}H_{38}O_4=390.56$〕

本品为无色或淡黄色油状液体;微有特臭。与有机溶剂能任意混合,在水中不溶。

邻苯二甲酸氢钾　Potassium Biphthalate

〔$KHC_6H_4(COO)_2=204.22$〕

本品为白色结晶性粉末。在水中溶解,在乙醇中微溶。

邻苯二醛　o-Phthalaldehyde

〔$C_8H_6O_2=134.13$〕

本品为淡黄色针状结晶。在水、乙醇或乙醚中溶解,在石油醚中微溶。

邻联二茴香胺　3,3'-Dimethoxybenzidine

〔$C_{14}H_{16}N_2O_2=244.28$〕

本品为白色结晶;在空气中带紫色光泽。在醇或醚中溶解,在水中不溶。熔点为137～138℃。

邻联(二)茴香胺　o-Dianisidine

〔$(CH_3OC_6H_3NH_2)_2=244.29$〕

本品为白色结晶。在乙醇、乙醚或苯中溶解,在水中不溶。

卵磷脂　L-α-Phosphatidyl Choline, from Soyabean

〔$C_{44}H_{88}N_{89}=790.16$〕

本品为黄色至棕色蜡状物。在乙醇、乙醚、三氯甲烷、石油醚中溶解,在苯中微溶,不溶于丙酮、水和冷的植物油。在水中可溶胀成胶体液。

间二硝基苯　m-Dinitrobenzene

〔$C_6H_4(NO_2)_2=168.11$〕

本品为淡黄色结晶;易燃。在三氯甲烷、乙酸乙酯或苯中易溶,在乙醇中溶解,在水中微溶。

间甲酚紫　m-Cresol Purple

〔$C_{21}H_{18}O_5S=382.44$〕

本品为红黄色或棕绿色粉末。在甲醇、乙醇或氢氧化钠溶液中易溶,在水中微溶。

间苯二酚　Resorcinol

〔$C_6H_4(OH)_2=110.11$〕

本品为白色透明结晶;遇光、空气或与铁接触即变为淡红色。在水、乙醇或乙醚中溶解。

间苯三酚 Phloroglucinol

〔$C_6H_3(OH)_3 \cdot 2H_2O = 162.14$〕

本品为白色或淡黄色结晶性粉末;味甜;见光易变为淡红色。在乙醇或乙醚中易溶,在水中微溶。

辛可宁 Cinchonine

〔$C_{19}H_{22}N_2O = 294.40$〕

本品为白色结晶或粉末;味微苦;见光颜色变暗。在乙醇或三氯甲烷中溶解,在乙醚中微溶,在水中几乎不溶。

辛烷磺酸钠 Sodium Octanesulfonate

〔$C_8H_{17}NaO_3S = 216.28$〕

没食子酸(五倍子酸) Gallic Acid

〔$C_7H_6O_5 \cdot H_2O = 188.14$〕

本品为白色或淡褐色结晶或粉末。在热水、乙醇或乙醚中溶解,在三氯甲烷或苯中不溶。

阿拉伯胶 Acacia

本品为白色或微黄色颗粒或粉末。在水中易溶,形成黏性液体;在乙醇中不溶。

环己烷 Cyclohexane

〔$C_6H_{12} = 84.16$〕

本品为无色透明液体;易燃。与甲醇、乙醇、丙酮、乙醚、苯或四氯化碳能任意混合,在水中几乎不溶。沸点为80.7℃。

环己酮 Cyclohexanone

〔$C_6H_{10}O = 98.14$〕

本品为无色油状液体;有薄荷或丙酮臭气;其蒸气与空气能形成爆炸性混合物。与醇或醚能任意混合,在水中微溶。

玫瑰红钠(四氯四碘荧光素钠) Rose Bengal Sodium Salt

〔$C_{20}H_2Cl_4I_4Na_2O_5 = 1017.6$〕

本品为棕红色粉末。在水中溶解,溶液呈紫色,无荧光;在硫酸中溶解,溶液为棕色。

苦酮酸 Picrolonic Acid

〔$C_{10}H_8N_4O_5 = 264.21$〕

本品为黄色叶状结晶。在乙醇中溶解,在水中微溶。

苯 Benzene

〔$C_6H_6 = 78.11$〕

本品为无色透明液体;有特臭;易燃。与乙醇、乙醚、丙酮、四氯化碳、二硫化碳或醋酸能任意混合,在水中微溶。沸点为80.1℃。

2-苯乙酰胺(苯乙酰胺) 2-Phenylacetamid

〔$C_8H_9NO = 135.16$〕

本品为白色结晶。在热水或醇中溶解,在冷水或醚中微溶。熔点为156～160℃。

苯甲酰氯(氯化苯甲酰) Benzoyl Chloride

〔$C_6H_5COCl = 140.57$〕

本品为无色透明液体;有刺激性、腐蚀性;在潮湿空气中会发烟,蒸气有腐蚀性,能引起流泪。与乙醚或二硫化碳能任意混合,在水或乙醇中分解。

苯甲酸 Benzoic Acid

〔$C_6H_5COOH = 122.12$〕 见本版药典正文。

N-苯甲酰-L-精氨酸乙酯盐酸盐 N-Benzoyl-L-Arginine ethyl Ester Hydrochloride

〔$C_{15}H_{23}ClN_4O_3 = 342.82$〕

本品为白色或类白色结晶性粉末,在水或无水乙醇中极易溶解。

苯肼 Phenylhydrazine

〔$C_6H_8N_2 = 108.14$〕

本品为黄色油状液体,在23℃以下为片状结晶;露置空气中或见光易变为褐色;有腐蚀性;易燃。与乙醇、乙醚、三氯甲烷或苯能混溶;在稀酸中溶解,在水或石油醚中微溶。

苯胺 Aniline

〔$C_6H_5NH_2 = 93.13$〕

本品为无色或淡黄色透明油状液体;有特臭;露置空气中或见光渐变为棕色;易燃。与乙醇、乙醚或苯能任意混合,在水中微溶。

苯氧乙醇 Phenoxyethanol

〔$C_6H_5OCH_2CH_2OH = 138.17$〕

本品为无色透明液体;有芳香臭。在乙醇、乙醚或氢氧化钠溶液中易溶,在水中微溶。

苯酚 Phenol

〔$C_6H_5OH = 94.11$〕

本品为无色或微红色的针状结晶或结晶性块;有特臭;有引湿性;对皮肤及黏膜有腐蚀性;遇光或在空气中色渐变深。在乙醇、三氯甲烷、乙醚、甘油、脂肪油或挥发油中易溶,在水中溶解,在液状石蜡中略溶。

苯替甘氨酸(α-苯甘氨酸) Anilinoacetic Acid

〔$C_8H_9NO_2 = 151.16$〕

本品为白色或淡黄色结晶。在水中溶解,在乙醇或乙醚中微溶。

苯醌 Benzoquinone

〔$C_6H_4O_2 = 108.10$〕

本品为黄色结晶;有特臭;能升华。在乙醇或乙醚中溶解,在水中微溶。

茚三酮 Ninhydrine

〔$C_9H_6O_4 = 178.14$〕

本品为白色或淡黄色结晶性粉末;有引湿性;见光或露置空气中逐渐变色。在水或乙醇中溶解,在三氯甲烷或乙醚中微溶。

叔丁羟甲苯 Butylated Hydroxytoluene

〔$C_{15}H_{24}O = 220.4$〕

本品为无色结晶或白色结晶性粉末。熔点约为70℃。

叔丁醇 t-Butanol

〔$(CH_3)_3COH = 74.12$〕

本品为白色结晶,含少量水时为液体;似樟脑臭;有引湿性;

易燃。与乙醇或乙醚能任意混合,在水中溶解。沸点为82.4℃。

明胶　Gelatin

本品为淡黄色至黄色、半透明、微带光泽的粉粒或薄片;无臭;潮湿后,易为细菌分解;在水中久浸即吸水膨胀并软化,重量可增加5～10倍。在热水、醋酸或甘油与水的热混合液中溶解,在乙醇、三氯甲烷或乙醚中不溶。

咕吨氢醇　Xanthydrol

$[C_{13}H_{10}O_2=198.22]$

本品为淡黄色结晶性粉末。在乙醇、三氯甲烷、乙醚中溶解,在水中不溶。

咖啡因　Caffeine

$[C_8H_{10}N_4O_2 \cdot H_2O=212.21]$

本品为白色或带极微黄绿色、有丝光的针状结晶;无臭,味苦;有风化性。在热水或三氯甲烷中易溶,在水、乙醇或丙酮中略溶,在乙醚中极微溶解。

罗丹明B　Rhodamine B

$[C_{28}H_{31}ClN_2O_3=479.02]$

本品为带绿色光泽的结晶或红紫色粉末。在水或乙醇中易溶,水溶液呈蓝红色,稀释后有强荧光;在盐酸或氢氧化钠溶液中微溶。

钍试剂　Thorin

$[C_{16}H_{11}AsN_2Na_2O_{10}S_2=576.30]$

本品为红色结晶。在水中易溶,在有机溶剂中不溶。

钒酸铵　Ammonium Vanadate

$[NH_4VO_3=116.98]$

本品为白色或微黄色结晶性粉末。在热水或稀氨溶液中易溶,在冷水中微溶,在乙醇中不溶。

金属钠　Sodium Metal

$[Na=22.99]$

本品为银白色金属,立方体结构。新切面发光,在空气中氧化转变为暗灰色。质软而轻,遇水分解,生成氢氧化钠和氢气并产生热量。能引起燃烧,燃烧时发亮黄色火焰。

乳酸　Lactic Acid

$[CH_3CH(OH)COOH=90.08]$　见本版药典正文。

乳酸锂　Lithium Lactate

$[LiC_3H_5O_3=96.01]$

本品为白色粉末;无臭。在水中溶解。

乳糖　Lactose

$[C_{12}H_{22}O_{11} \cdot H_2O=360.31]$

本品为白色的结晶性颗粒或粉末;无臭,味微甜。在水中易溶,在乙醇、三氯甲烷或乙醚中不溶。

变色酸　Chromotropic Acid

$[C_{10}H_8O_8S_2 \cdot 2H_2O=356.33]$

本品为白色结晶。在水中溶解。

变色酸钠　Sodium Chromotrope

$[C_{10}H_6Na_2O_8S_2 \cdot 2H_2O=400.29]$

本品为白色或灰色粉末。在水中溶解。溶液呈浅褐色。

庚烷(正庚烷)　Heptane

$[C_7H_{16}=100.20]$

本品为无色透明液体;易燃。与乙醇、三氯甲烷或乙醚能混溶;在水中不溶。沸点为98.4℃。

庚烷磺酸钠　Sodium Heptanesulfonate

$[C_7H_{15}NaO_3S \cdot H_2O=220.27]$

单硬脂酸甘油酯　Glycerol Monostearate

$[C_{21}H_{42}O_4=358.57]$

本品为白色或微黄色蜡状固体;有愉快的气味。在热有机溶剂,如醇、醚或丙酮中溶解,在水中不溶。熔点为56～58℃。

油酸山梨坦(司盘80)　Sorbitan Monooleate(Span 80)

本品为浅粉红色或红棕色油状液体。有特臭。在水中不溶,但在热水中分散后可即成乳状溶液。

茜素红　Alizarin Red

$[C_{14}H_7NaO_7S \cdot H_2O=360.28]$

本品为黄棕色或橙黄色粉末。在水中易溶,在乙醇中微溶,在苯或三氯甲烷中不溶。

茜素氟蓝　Alizarin Fluoro-Blue

$[C_{19}H_{15}NO_8=385.33]$

本品为橙黄色粉末。在水、乙醇或乙醚中微溶。

茜素磺酸钠(茜红)　Sodium Alizarinsulfonate

$[C_{14}H_7NaO_7S \cdot H_2O=360.28]$

本品为橙黄色或黄棕色粉末。在水中易溶,在乙醇中微溶,在三氯甲烷或苯中不溶。

草酸　Oxalic Acid

$[H_2C_2O_4 \cdot 2H_2O=126.07]$

本品为白色透明结晶或结晶性颗粒;易风化。在水或乙醇中易溶,在三氯甲烷或苯中不溶。

草酸三氢钾　Potassium Trihydrogen Oxalate

$[KH_3(C_2O_4)_2 \cdot 2H_2O=254.19]$

本品为白色结晶或结晶性粉末。在水中溶解,在乙醇中微溶。

草酸钠　Sodium Oxalate

$[Na_2C_2O_4=134.00]$

本品为白色结晶性粉末。在水中溶解,在乙醇中不溶。

草酸铵　Ammonium Oxalate

$[(NH_4)_2C_2O_4 \cdot H_2O=142.11]$

本品为白色结晶,加热易分解。在水中溶解,在乙醇中微溶。

茴香醛　见对甲氧基苯甲醛。

荧光母素　Fluorane

$[C_{20}H_{12}O_3=300.31]$

荧光黄(荧光素)　Fluorescein

$[C_{20}H_{12}O_5=332.11]$

本品为橙黄色或红色粉末。在热乙醇、冰醋酸、碳酸钠溶液或氢氧化钠溶液中溶解,在水、三氯甲烷或苯中不溶。

玻璃酸钾　Potassium Hyaluronate

本品为白色疏松絮状或片状物。在水中易溶。

〔检查〕干燥失重　取本品，置五氧化二磷干燥器中，减压干燥至恒重，减失重量不得过10%（通则0831）。

总氮量　按干燥品计算，含总氮量应为3%～4%（通则0704第一法）。

炽灼残渣　遗留残渣按干燥品计算为14%～18%（通则0841）。

黏度　0.15%水溶液的运动黏度（通则0633第一法）为5～6mm²/s。

pH值　0.15%水溶液的pH值（通则0631）应为6.0～7.0。

枸橼酸（柠檬酸）　Citric Acid

〔$C_6H_8O_7 \cdot H_2O = 210.14$〕

本品为白色结晶或颗粒，易风化，有引湿性。在水或乙醇中易溶。

枸橼酸钠　Sodium Citrate

〔$C_6H_5Na_3O_7 \cdot 2H_2O = 294.10$〕

本品为白色结晶或粉末。在水中易溶，在乙醇中不溶。

枸橼酸氢二铵　Ammonium Citrate Dibasic

〔$(NH_4)_2HC_6H_5O_7 = 226.19$〕

本品为无色细小结晶或白色颗粒。在水中溶解，在醇中微溶。

枸橼酸铁铵　Ammonium Ferric Citrate

〔$C_{12}H_{22}FeN_3O_{14} = 488.16$〕

本品为棕红色或绿色鳞片或粉末，易潮解，见光易还原成亚铁。在水中溶解，在醇或醚中不溶。

枸橼酸铵　Ammonium Citrate,Tribasic

〔$C_6H_{17}N_3O_7 = 243.22$〕

本品为白色粉末；易潮解。在水中易溶，在乙醇、丙酮或乙醚中不溶。

胃蛋白酶（猪）　Pepsin

本品为白色或微黄色鳞片或颗粒；味微酸咸；有引湿性。在水中易溶，在乙醇、三氯甲烷或乙醚中几乎不溶。

胃酶消化物　Peptone from Poultry

本品为黄色或浅黄色粉末，溶于水。

咪唑　Imidazole

〔$C_3H_4N_2 = 68.08$〕

本品为白色半透明结晶。在水、乙醇、乙醚或吡啶中易溶，在苯中微溶，在石油醚中极微溶解。

钙黄绿素　Calcein

〔$C_{30}H_{24}N_2Na_2O_{13} = 666.51$〕

本品为鲜黄色粉末。在水中溶解，在无水乙醇或乙醚中不溶。

钙紫红素　Calcon

〔$C_{20}H_{13}N_2NaO_5S = 416.39$〕

本品为棕色或棕黑色粉末。在水或乙醇中溶解。

钙-羧酸　Calcon Carboxylic Acid

本品为棕色到黑色结晶或褐色粉末。易溶于碱液和浓氨溶液，微溶于水。

钠石灰　Soda Lime

本品为氢氧化钠与氧化钙的混合物，经用特殊指示剂着色后制成的粉红色小粒，吸收二氧化碳后颜色逐渐变淡。

钨酸钠　Sodium Wolframate

〔$Na_2WO_4 \cdot 2H_2O = 329.86$〕

本品为白色结晶性粉末；易风化。在水中溶解，在乙醇中不溶。

氟化钙　Calcium Fluoride

〔$CaF_2 = 78.08$〕

本品为白色粉末或立方体结晶；加热时发光。在浓无机酸中溶解，并分解放出氟化氢；在水中不溶。

氟化钠　Sodium Fluoride

〔$NaF = 41.99$〕

本品为白色粉末或方形结晶。在水中溶解，水溶液有腐蚀性，能使玻璃发毛；在乙醇中不溶。

氟化钾　Potassium Fluoride

〔$KF = 58.10$〕

本品为白色结晶；有引湿性。在水中易溶，在氢氟酸或浓氨溶液中溶解，在乙醇中不溶。

氢氟酸　Hydrofluoric Acid

〔$HF = 20.01$〕

本品为无色发烟液体；有刺激臭，对金属和玻璃有强烈的腐蚀性。与水或乙醇能任意混合。

氢氧化四乙基铵　Tetraethylammonium Hydroxide

〔$(C_2H_5)_4NOH = 147.26$〕

本品游离碱仅存在于溶液中或以水合物的形式存在，一般制成10%、25%或60%的水溶液，水溶液无色；具强腐蚀性；具极强碱性，易吸收空气中的二氧化碳。

氢氧化四丁基铵溶液　Tetrabutylammonium Hydroxide Solution

〔$C_{16}H_{37}NO = 259.48$〕

本品为无色澄清液体；有氨样臭。强碱性，易吸收二氧化碳。通常制成10%和20%溶液。

氢氧化四甲基铵　Tetramethylammonium Hydroxide

〔$(CH_3)_4NOH = 91.15$〕

本品为无色透明液体；易吸收二氧化碳；有腐蚀性。在水或乙醇中溶解。

氢氧化钙　Calcium Hydroxide

〔$Ca(OH)_2 = 74.09$〕

本品为白色结晶性粉末；易吸收二氧化碳而生成碳酸钙。在水中微溶。

氢氧化钡　Barium Hydroxide

〔$Ba(OH)_2 \cdot 8H_2O = 315.46$〕

本品为白色结晶；易吸收二氧化碳而生成碳酸钡。在水中易溶，在乙醇中微溶。

氢氧化钠　Sodium Hydroxide

〔$NaOH = 40.00$〕

本品为白色颗粒或片状物；易吸收二氧化碳与水；有引湿

性。在水、乙醇或甘油中易溶。

氢氧化钾　Potassium Hydroxide

〔KOH＝56.11〕

本品为白色颗粒或棒状物；易吸收二氧化碳生成碳酸钾；有引湿性。在水或乙醇中溶解。

氢氧化铝　Aluminium Hydroxide

〔$Al(OH)_3$＝78.00〕

本品为白色粉末；无味。在盐酸、硫酸或氢氧化钠溶液中溶解，在水或乙醇中不溶。

氢氧化锂　Lithium Hydroxide

〔$LiOH \cdot H_2O$＝41.95〕

本品为白色细小单斜晶体；有辣味。强碱性，在空气中能吸收二氧化碳与水分。在水中溶解，在醇中微溶。

氢氧化锶　Strontium Hydroxide

〔$Sr(OH)_2 \cdot 8H_2O$＝265.76〕

本品为无色结晶或白色结晶；易潮解；在空气中吸收二氧化碳生成碳酸盐；在干燥空气中能失去7分子结晶水。在热水或酸中溶解，在水中微溶。

氢碘酸　Hydroiodic Acid

〔HI＝127.91〕

本品为碘化氢的水溶液。无色；见光或久置因析出碘变微黄色至棕色；有腐蚀性和强烈的刺激性气味。与水或醇能任意混和。

氢硼化钠　Sodium Borohydride

〔$NaBH_4$＝37.83〕

本品为白色结晶性粉末，有引湿性。在水、氨溶液、乙二胺或吡啶中溶解，在乙醚中不溶。

香草醛　Vanillin

〔$C_8H_8O_3$＝152.15〕

本品为白色结晶；有愉快的香气。在乙醇、三氯甲烷、乙醚、冰醋酸或吡啶中易溶，在油类或氢氧化钠溶液中溶解。

重铬酸钾　Potassium Dichromate

〔$K_2Cr_2O_7$＝294.18〕

本品为橙红色结晶，有光泽；味苦；有强氧化性。在水中溶解，在乙醇中不溶。

胨　Peptone

本品为黄色或淡棕色粉末；无臭；味微苦。在水中溶解，在乙醇或乙醚中不溶。

胆甾醇　Cholesterol

〔$C_{27}H_{46}O$＝386.66〕

本品的一水合物为白色或淡黄色片状结晶；$70 \sim 80℃$时成为无水物；在空气中能缓慢氧化变黄。在苯、石油醚或植物油中溶解，在乙醇中微溶，在水中几乎不溶。

亮绿　Brilliant Green

〔$C_{27}H_{33}N_2 \cdot HSO_4$＝482.64〕

本品为金黄色结晶，有光泽。在水或乙醇中溶解，溶液呈绿色。

姜黄粉　Curcuma Powder

本品为姜科植物姜黄根茎的粉末，含有5％挥发油、黄色姜黄素、淀粉和树脂。

活性炭　Carbon Active

〔C＝12.01〕

本品为黑色细微粉末，无臭，无味；具有高容量吸附有机色素及含氮碱的能力。在任何溶剂中不溶。

洋地黄皂苷　Digitonin

〔$C_{56}H_{92}O_{29}$＝1229.33〕

本品为白色结晶。在无水乙醇中略溶，在乙醇中微溶，在水、三氯甲烷或乙醚中几乎不溶。

浓过氧化氢溶液（30％）　Concentrated Hydrogen Peroxide Solution

〔H_2O_2＝34.01〕

本品为无色透明液体；有强氧化性及腐蚀性。与水或乙醇能任意混合。

浓氨溶液（浓氨水）　Concentrated Ammonia Solution

〔$NH_3 \cdot H_2O$＝35.05〕

本品为无色透明液体；有腐蚀性。含NH_3应为25％～28％(g/g)。与乙醇或乙醚能任意混合。

结晶紫　Crystal Violet

〔$C_{25}H_{30}ClN_3$＝407.99〕

本品为暗绿色粉末，有金属光泽。在水、乙醇或三氯甲烷中溶解，在乙醚中不溶。

盐酸　Hydrochloric Acid

〔HCl＝36.46〕

本品为无色透明液体；有刺激性特臭；有腐蚀性；在空气中冒白烟。含HCl应为36％～38％。与水或乙醇能任意混合。

盐酸二氨基联苯胺　Diaminobenzidine Hydrochloride

〔$C_{12}H_{14}N_4 \cdot 4HCl \cdot 2H_2O$＝396.14〕

本品为白色或灰色粉末。在水中溶解，溶液易氧化而变色。

盐酸甲胺　Methylamine Hydrochloride

〔$CH_3NH_2 \cdot HCl$＝67.52〕

本品为白色或类白色结晶；有引湿性。在水或无水乙醇中溶解。

盐酸半胱氨酸　Cysteine Hydrochloride

〔$CH_2(SH)CH(NH_2)COOH \cdot HCl$＝157.62〕

本品为白色结晶。在水或乙醇中溶解。

盐酸苯甲酰精氨酰萘胺　Benzoyl-DL-arginyl-naphthylamide Hydrochloride

〔$C_{22}H_{25}N_5O_2 \cdot HCl$＝439.94〕

本品为白色结晶。在水或乙醇中溶解。

盐酸苯肼　Phenylhydrazine Hydrochloride

〔$C_6H_8N_2 \cdot HCl$＝144.60〕

本品为白色或白色透明结晶；能升华。在水中易溶，在乙醇中溶解，在乙醚中几乎不溶。

盐酸萘乙二胺　N-Naphthylethylenediamine Dihydrochloride

〔$C_{12}H_{14}N_2 \cdot 2HCl = 259.18$〕

本品为白色微带红色或黄绿色结晶。在热水、乙醇或稀盐酸中易溶，在水、无水乙醇或丙酮中微溶。

盐酸 α-萘胺　α-Naphthylamine Hydrochloride

〔$C_{10}H_9N \cdot HCl = 179.65$〕

本品为白色结晶性粉末；置空气中变色。在水、乙醇或乙醚中溶解。

盐酸副品红　Pararosaniline Hydrochloride

〔$C_{19}H_{18}ClN_3 = 323.8$〕

本品为有绿色光泽的结晶或棕红色粉末。易溶于乙醇呈绯红色，热水呈红色，微溶于冷水，不溶于乙醚。

盐酸羟胺　Hydroxylamine Hydrochloride

〔$NH_2OH \cdot HCl = 69.49$〕

本品为白色结晶；吸湿后易分解；有腐蚀性。在水、乙醇或甘油中溶解。

盐酸氨基脲　Semicarbazide Hydrochloride

〔$NH_2CONHNH_2 \cdot HCl = 111.53$〕

本品为白色结晶。在水中易溶，在乙醇或乙醚中不溶。

盐酸普鲁卡因　Procaine Hydrochloride

〔$C_{13}H_{20}N_2O_2 \cdot HCl = 272.78$〕　见本版药典正文。

原儿茶酸　Protocatechuic Acid

〔$C_7H_6O_4 = 154.12$〕

本品为白色或微带棕色的结晶，置空气中渐变色。在乙醇或乙醚中溶解，在水中微溶。

钼酸钠　Sodium Molybdate

〔$Na_2MoO_4 \cdot 2H_2O = 241.95$〕

本品为白色结晶性粉末；加热至100℃失去结晶水。在水中溶解。

钼酸铵　Ammonium Molybdate

〔$(NH_4)_6Mo_7O_{24} \cdot 4H_2O = 1235.86$〕

本品为无色或淡黄绿色结晶。在水中溶解，在乙醇中不溶。

铁　Iron

〔$Fe = 55.85$〕

本品为银灰色、丝状或灰黑色无定形粉末；露置潮湿空气中遇水易氧化。在稀酸中溶解，在浓酸、稀碱溶液中不溶。

铁氰化钠　Sodium Ferricyanide, Ammoniated

〔$Na_3[Fe(CN)_5NH_3] \cdot 3H_2O = 325.98$〕

本品为黄色结晶。在水中溶解。

铁氰化钾　Potassium Ferricyanide

〔$K_3Fe(CN)_6 = 329.25$〕

本品为红色结晶；见光、受热或遇酸均易分解。在水中溶解，在乙醇中微溶。

氧化钬　Holmium Oxide

〔$Ho_2O_3 = 377.86$〕

本品为黄色固体；微有引湿性；溶于酸后生成黄色盐。在水中易溶。

氧化铝　Aluminium Oxide

〔$Al_2O_3 = 101.96$〕

本品为白色粉末；无味；有引湿性。在硫酸中溶解；在氢氧化钠溶液中能缓慢溶解而生成氢氧化物，在水、乙醇或乙醚中不溶。

氧化银　Silver Oxide

〔$Ag_2O = 231.74$〕

本品为棕黑色粉末；质重；见光渐分解；易燃。在稀酸或氨溶液中易溶，在水或乙醇中几乎不溶。

氧化锌　Zinc Oxide

〔$ZnO = 81.39$〕

本品为白色或淡黄色粉末。在稀酸、浓碱或浓氨溶液中溶解，在水或乙醇中不溶。

氧化镁　Magnesium Oxide

〔$MgO = 40.30$〕

本品为白色极细粉末，无气味；暴露空气中易吸收水分和二氧化碳，与水结合生成氢氧化镁。在稀酸中溶解，在纯水中极微溶解，在醇中不溶。

氧化镧　Lanthanum Oxide

〔$La_2O_3 = 325.84$〕

本品为类白色的无定形粉末。在空气中能吸收二氧化碳。在稀矿酸中溶解而成盐，在水中不溶。

氨气　Ammonia

〔$NH_3 = 17.03$〕

可取铵盐（氯化铵）与强碱（氢氧化钙）共热，或取浓氨溶液加热，放出的气体经过氧化钙干燥，即得。

本品为无色气体，具氨臭；-33℃时液化，-78℃时凝固成无色晶体。在水中极易溶解，溶解时放出大量热。

7-氨基去乙酰氧基头孢烷酸　7-Aminodesacetoxycephalosporanic Acid

〔$C_8H_{10}N_2O_3S = 214.25$〕

本品为白色或微带黄色结晶性粉末。在水、乙醇或丙酮中不溶，在强酸或强碱溶液中溶解。

4-氨基安替比林　4-Aminoantipyrine

〔$C_{11}H_{13}N_3O = 203.24$〕

本品为淡黄色结晶。在水、乙醇或苯中溶解，在乙醚中微溶。

1-氨基-2-萘酚-4-磺酸　1-Amino-2-naphthol-4-sulfonic Acid

〔$C_{10}H_9NO_4S = 239.25$〕

本品为白色或灰色结晶；见光易变色；有引湿性。在热的亚硫酸氢钠或碱溶液中溶解，溶液易氧化；在水、乙醇或乙醚中不溶。

氨基黑 10B　Amido Black 10B

〔$C_{22}H_{14}N_6Na_2O_9S_2 = 616.50$〕

本品为棕黑色粉末。在水、乙醇或乙醚中溶解，其溶液为蓝黑色；在硫酸中溶解，溶液为绿色；在丙酮中微溶。

氨基磺酸 Sulfamic Acid

〔$NH_2SO_3H=97.09$〕

本品为白色结晶。在水中溶解,溶液易水解生成硫酸氢铵;在甲醇或乙醇中微溶,在乙醚或丙酮中不溶。

氨基磺酸铵 Ammonium Sulfamate

〔$NH_2SO_3NH_4=114.13$〕

本品为白色结晶;有引湿性。在水中易溶,在乙醇中难溶。

L-胱氨酸 L-Cystine

〔$C_6H_{12}N_2O_4S_2=240.30$〕

本品为白色结晶。在酸或碱溶液中溶解,在水或乙醇中几乎不溶。

胰蛋白胨 Tryptone

本品为米黄色粉末,极易潮解。在水中溶解,在乙醇、乙醚中不溶。

胰蛋白酶 Trypsin

本品为白色、类白色或淡黄色粉末。在水中溶解,在乙醇中不溶。

胰酶 Pancreatin 见本版药典正文。

高氯酸 Perchloric Acid

〔$HClO_4=100.46$〕

本品为无色透明液体,为强氧化剂,极易引湿;具挥发性及腐蚀性。与水能任意混合。

高氯酸钡 Barium Perchlorate

〔$Ba(ClO_4)_2 \cdot 3H_2O=390.32$〕

本品为无色晶体。有毒。在水或甲醇中溶解,在乙醇、乙酸乙酯或丙酮中微溶,在乙醚中几乎不溶。

高碘酸 Periodic Acid

〔$HIO_4 \cdot 2H_2O=227.94$〕

本品为无色单斜结晶;有引湿性,暴露空气中则变成淡黄色;有氧化性。在水中易溶,在乙醇中溶解,在乙醚中微溶。

高碘酸钠 Sodium Periodate

〔$NaIO_4=213.89$〕

本品为白色结晶性粉末。在水、盐酸、硝酸、硫酸或醋酸中溶解;在乙醇中不溶。

高碘酸钾 Potassium Periodate

〔$KIO_4=230.00$〕

本品为白色结晶性粉末。在热水中溶解,在水中微溶。

高锰酸钾 Potassium Permanganate

〔$KMnO_4=158.03$〕

本品为深紫色结晶,有金属光泽;为强氧化剂。在乙醇、浓酸或其他有机溶剂中即分解而产生游离氧。在水中溶解。

烟酰酪氨酰肼 Nicotinyl-L-tyrosyl-hydrazide

〔$C_{15}H_{16}N_4O_3=300.32$〕

本品为白色结晶。在热乙醇中溶解。

酒石酸 Tartaric Acid

〔$H_2C_4H_4O_6=150.29$〕

本品为白色透明结晶或白色结晶性粉末。在水、甲醇、乙醇、丙醇或甘油中溶解,在乙醚中微溶,在三氯甲烷中不溶。

酒石酸氢钠 Sodium Bitartrate

〔$NaHC_4H_4O_6 \cdot H_2O=190.09$〕

本品为白色结晶性粉末;味酸。在热水中易溶,在水或乙醇中不溶。

酒石酸氢钾 Potassium Bitartrate

〔$KHC_4H_4O_6=188.18$〕

本品为白色透明结晶或结晶性粉末。在水中溶解,在乙醇中不溶。

酒石酸钾钠 Potassium Sodium Tartrate

〔$KNaC_4H_4O_6 \cdot 4H_2O=282.22$〕

本品为白色透明结晶或结晶性粉末。在水中溶解,在乙醇中不溶。

酒石酸锑钾 Antimony Potassium Tartrate

〔$C_4H_4KO_7Sb \cdot \frac{1}{2}H_2O=333.93$〕

本品为无色透明结晶或白色粉末;无臭,味微甜;有风化性。在水中溶解,在乙醇中不溶。

桑色素 Morin

〔$C_{15}H_{10}O_7=302.23$〕

本品为淡黄色针状结晶;在空气中变为棕色,在醇中易溶,在碱溶液中溶解,在醋酸或乙醚中微溶。

黄色玉米粉 Corn Flour

本品为黄色玉米加工制成的黄色粉末,不溶于水。

黄氧化汞 Mercuric Oxide,Yellow

〔$HgO=216.59$〕

本品为黄色或橙黄色粉末;质重;见光渐变黑。在稀硫酸、稀盐酸、稀硝酸中易溶,在水、乙醇、丙酮或乙醚中不溶。

1,3-萘二酚 见 1,3-二羟基萘。

α-萘胺 α-Naphthylamine

〔$C_{10}H_7NH_2=143.19$〕

本品为白色针状结晶或粉末;有不愉快臭;露置空气中渐变淡红色;易升华。能随水蒸气挥发。在乙醇或乙醚中易溶,在水中微溶。

α-萘酚 α-Naphthol

〔$C_{10}H_7OH=144.17$〕

本品为白色或略带粉红色的结晶或粉末;有苯酚样特臭;遇光渐变黑。在乙醇、三氯甲烷、乙醚、苯或碱溶液中易溶,在水中微溶。

β-萘酚 β-Naphthol

〔$C_{10}H_7OH=144.17$〕

本品为白色或淡黄色结晶或粉末;有特臭;见光易变色。在乙醇、乙醚、甘油或氢氧化钠溶液中易溶,在热水中溶解,在水中微溶。

α-萘酚苯甲醇 α-Naphtholbenzein

〔$C_{27}H_{20}O_3=392.45$〕

本品为红棕色粉末。在乙醇、乙醚、苯或冰醋酸中溶解,在水中不溶。

β-萘磺酸钠　Sodium β-Naphthalenesulfonate

〔$C_{10}H_7NaO_3S=230.22$〕

本品为白色结晶或粉末。在水中溶解，在乙醇中不溶。

1,2-萘醌-4-磺酸钠　Sodium 1,2-Naphthoquinone-4-Sulfonate

〔$C_{10}H_5NaO_5S=260.20$〕

本品为白色结晶。在水中易溶，在乙醇中难溶。

萘醌磺酸钾　Potassium Naphthoquinione Sulfonate

〔$C_{10}H_5KO_5S=276.31$〕

本品为金黄色结晶。在50%乙醇中溶解，在水中微溶。

酞紫　Phthalein Purple　又名金属酞 Metalphthalein

〔$C_{32}H_{32}N_2O_{12}=636.58$〕

本品为淡黄色或淡棕色粉末。

〔检查〕灵敏度　取本品10mg，加浓氨溶液1ml，加水至100ml，摇匀；取5ml，加水95ml、浓氨溶液4ml、乙醇50ml、0.1mol/L氯化钡溶液0.1ml，应显蓝紫色。加0.1mol/L乙二胺四醋酸二钠溶液0.15ml，溶液应变色。

酚红　Phenol Red

〔$C_{19}H_{14}O_5S=354.38$〕

本品为深红色结晶性粉末。在乙醇中溶解，在水、三氯甲烷或醚中不溶，在氢氧化钠溶液或碳酸钠溶液中溶解。

酚酞　Phenolphthalein

〔$C_{20}H_{14}O_4=318.33$〕

本品为白色粉末。在乙醇中溶解，在水中不溶。

酚磺酞　Phenolsulfonphthalein

〔$C_{19}H_{14}O_5S=354.38$〕

本品为深红色结晶性粉末。在乙醇、氢氧化钠或碳酸钠溶液中溶解，在水、三氯甲烷或乙醚中不溶。

硅钨酸　Silicowolframic Acid

〔$SiO_2 \cdot 12WO_3 \cdot 26H_2O=3310.66$〕

本品为白色或淡黄色结晶；有引湿性。在水或乙醇中易溶。

硅胶　Silica Gel

〔$mSiO_2 \cdot nH_2O$〕

本品为白色半透明或乳白色颗粒或小球；有引湿性，一般含水3%～7%。吸湿量可达40%左右。

硅藻土　Kieselguhr

本品为白色或类白色粉末；有强吸附力和良好的过滤性。在水、酸或碱溶液中均不溶解。

铝试剂(金精三羧酸铵)　Ammonium Aurintricarboxylate

〔$C_{22}H_{23}N_3O_9=473.44$〕

本品为棕黄色或暗红色的粉末或颗粒。在水或乙醇中溶解。

铜　Copper

〔$Cu=63.55$〕

本品为红棕色片状、颗粒状、屑状或粉末，有光泽；在干燥空气中和常温下稳定，久置潮湿空气中则生成碱式盐。在热

硫酸和硝酸中易溶，在浓氨溶液中溶解并生成络盐。

铬天青S　Chrome Azurol S

〔$C_{23}H_{13}Cl_2Na_3O_9S=605.31$〕

本品为棕色粉末。在水中溶解，呈棕黄色溶液；在醇中溶解度较水中小，呈红棕色。

铬黑T　Eriochrome Black T

〔$C_{20}H_{12}N_3NaO_7S=461.39$〕

本品为棕黑色粉末。在水或乙醇中溶解。

铬酸　Chromic Acid

〔$H_2CrO_4=118.01$〕

本品为三氧化铬的水溶液。

铬酸钾　Potassium Chromate

〔$K_2CrO_4=194.19$〕

本品为淡黄色结晶。在水中溶解，在乙醇中不溶。

偶氮紫　Azo Violet

〔$C_{12}H_9N_3O_4=259.22$〕

本品为红棕色粉末。在醋酸、氢氧化钠溶液或甲苯中溶解。

脲(尿素)　Urea

〔$NH_2CONH_2=60.06$〕

本品为白色结晶或粉末；有氨臭。在水、乙醇或苯中溶解，在三氯甲烷或乙醚中几乎不溶。

5-羟甲基糠醛　5-Hydroxymethyl Furfural

〔$C_6H_6O_3=126.11$〕

本品为针状结晶。在甲醇、乙醇、丙酮、乙酸乙酯或水中易溶，在苯、三氯甲烷或乙醚中溶解，在石油醚中难溶。

8-羟基喹啉　8-Hydroxyquinoline

〔$C_9H_7NO=145.16$〕

本品为白色或淡黄色结晶性粉末；有苯酚样特臭；见光易变黑。在乙醇、丙酮、三氯甲烷、苯或无机酸中易溶，在水中几乎不溶。

液化苯酚　Liquefied Phenol

取苯酚90g，加水少量，置水浴上缓缓加热，液化后，放冷，添加适量的水使成100ml，即得。

液体石蜡(液状石蜡)　Paraffin Liquid

本品为无色油状液体；几乎无臭；无味。与多数脂肪油能任意混合，在醚或三氯甲烷中溶解，在水或醇中不溶。

淀粉　Starch

〔$((C_6H_{10}O_5)_n=(162.14)_n$〕

马铃薯淀粉　Potato Starch

本品为茄科植物马铃薯 *Solanum tuberosum* L. 块茎中得到的淀粉。

本品为白色无定形粉末；吸湿性强；在冷时与碘反应，溶液呈蓝紫色。在热水中形成微带蓝色的溶胶，浓度高时则成糊状，冷却后凝固成胶冻，在冷水、乙醇或乙醚中不溶。

可溶性淀粉　Soluble Starch

本品为白色或淡黄色粉末。在沸水中溶解成透明微显荧

光的液体;在冷水、乙醇或乙醚中不溶。

琥珀酸　Succinic Acid

〔$H_2C_4H_4O_4=118.09$〕

本品为白色结晶。在热水中溶解,在乙醇、丙酮或乙醚中微溶,在苯、二硫化碳、四氯化碳或石油醚中不溶。

琼脂　Agar　见本版药典正文。

琼脂糖　Agarose

本品为白色或淡黄色颗粒或粉末;有吸湿性。在热水中溶解。

2,2′-联吡啶　2,2′-Dipyridyl

〔$C_5H_4NC_5H_4N=156.19$〕

本品为白色或淡红色结晶性粉末。在乙醇、三氯甲烷、乙醚、苯或石油醚中易溶,在水中微溶。

联苯胺　Benzidine

〔$H_2NC_6H_4C_6H_4NH_2=184.24$〕

本品为白色或微淡红色结晶性粉末;在空气和光线影响下颜色变深。在沸乙醇中易溶,在乙醚中略溶,在沸水中微溶,在冷水中极微溶解。

葡萄糖　Glucose

〔$C_6H_{12}O_6 \cdot H_2O=198.17$〕　见本版药典正文。

硝基甲烷　Nitromethane

〔$CH_3NO_2=61.04$〕

本品为无色油状液体;易燃,其蒸气能与空气形成爆炸性混合物。与水、乙醇或碱溶液能任意混合。

硝基苯　Nitrobenzene

〔$C_6H_5NO_2=123.11$〕

本品为无色或淡黄色的油状液体;有苦杏仁臭。在乙醇、乙醚、苯或油类中易溶,在水中极微溶解。

硝酸　Nitric Acid

〔$HNO_3=63.01$〕

本品为无色透明液体;在空气中冒烟,有窒息性刺激气味;遇光能产生四氧化二氮而变成棕色。含 HNO_3 应为 $69\%\sim71\%$(g/g)。与水能任意混合。

硝酸亚汞　Mercurous Nitrate

〔$HgNO_3 \cdot H_2O=280.61$〕

本品为白色结晶;稍有硝酸臭。在水或稀硝酸中易溶;在大量水中分解为碱式盐而沉淀。

硝酸亚铈　Cerous Nitrate

〔$Ce(NO_3)_3 \cdot 6H_2O=434.22$〕

本品为白色透明结晶。在水、乙醇或丙酮中溶解。

硝酸亚铊　Thallous Nitrate

〔$TlNO_3=266.40$〕

本品为白色或无色结晶。有毒。极易溶于热水,能溶于冷水,不溶于醇。约在 450℃ 分解。

硝酸汞　Mercuric Nitrate

〔$Hg(NO_3)_2 \cdot H_2O=342.62$〕

本品为白色或微黄色结晶性粉末;有硝酸气味,有引湿性。在水或稀硝酸中易溶;在大量水或沸水中生成碱式盐而沉淀。

硝酸钍　Thorium Nitrate

〔$Th(NO_3)_4 \cdot 4H_2O=552.12$〕

本品为白色结晶或结晶性粉末;为强氧化剂;有放射性,水溶液呈酸性。在水与乙醇中易溶。

硝酸钡　Barium Nitrate

〔$Ba(NO_3)_2=261.34$〕

本品为白色结晶或结晶性粉末;与有机物接触、摩擦或撞击能引起燃烧和爆炸。在水中溶解,在乙醇中不溶。

硝酸钠　Sodium Nitrate

〔$NaNO_3=84.99$〕

本品为白色透明结晶或颗粒;与有机物接触、摩擦或撞击能引起燃烧和爆炸。在水中溶解,在乙醇中微溶。

硝酸钴　Cobaltous Nitrate

〔$Co(NO_3)_2 \cdot 6H_2O=291.03$〕

本品为白色结晶或结晶性颗粒。在水或乙醇中易溶,在丙酮或氨溶液中微溶。

硝酸钾　Potassium Nitrate

〔$KNO_3=101.10$〕

本品为白色结晶或粉末;与有机物接触、摩擦或撞击能引起燃烧和爆炸。在水中溶解,在乙醇中微溶。

硝酸铁　Ferric Nitrate

〔$Fe(NO_3)_3 \cdot 9H_2O=404.02$〕

本品为浅紫色至灰白色结晶;微有潮解性,100℃ 以下即开始分解。在水、醇或丙酮中易溶,在硝酸中微溶。

硝酸铅　Lead Nitrate

〔$Pb(NO_3)_2=331.21$〕

本品为白色结晶;与有机物接触、摩擦或撞击能引起燃烧和爆炸。在水中溶解,在乙醇中微溶。

硝酸铈铵　Ammonium Ceric Nitrate

〔$Ce(NO_3)_4 \cdot 2NH_4NO_3=548.22$〕

本品为橙红色结晶,有强氧化性。在水或乙醇中溶解,在浓硝酸中不溶。

硝酸铝　Aluminum Nitrate

〔$Al(NO_3)_3 \cdot 9H_2O=375.13$〕

本品为白色结晶;有引湿性;与有机物加热能引起燃烧和爆炸。在水或乙醇中易溶,在丙酮中极微溶解,在乙酸乙酯或吡啶中不溶。

硝酸铜　Cupric Nitrate

〔$Cu(NO_3)_2 \cdot 3H_2O=241.60$〕

本品为蓝色柱状结晶,与炭末、硫黄或其他可燃性物质加热、摩擦或撞击,能引起燃烧和爆炸。在水或乙醇中溶解。

硝酸铵　Ammonium Nitrate

〔$NH_4NO_3=80.04$〕

本品为白色透明结晶或粉末。在水中易溶,在乙醇中微溶。

硝酸银 Silver Nitrate

〔$AgNO_3=169.87$〕

本品为白色透明片状结晶。在氨溶液中易溶，在水或乙醇中溶解，在醚或甘油中微溶。

硝酸锆 Zirconium Nitrate

〔$Zr(NO_3)_4 \cdot 5H_2O=429.32$〕

本品为白色结晶；易吸潮；热至100℃分解。在水中易溶，在乙醇中溶解。

硝酸镁 Magnesium Nitrate

〔$Mg(NO_3)_2 \cdot 6H_2O=256.42$〕

本品为白色结晶。具潮解性。能溶于乙醇及氨溶液，溶于水，水溶液呈中性。于330℃分解。与易燃的有机物混合能发热燃烧，有火灾及爆炸危险。

硝酸镉 Cadmium Nitrate

〔$Cd(NO_3)_2 \cdot 4H_2O=308.49$〕

本品为白色针状或斜方形结晶。具潮解性。易溶于水，能溶于乙醇、丙酮和乙酸乙酯，几乎不溶于浓硝酸。与有机物混合时，发热自燃并爆炸。

硝酸镧 Lanthanum Nitrate

〔$La(NO_3)_3 \cdot 6H_2O=433.01$〕

本品为白色结晶。在水、乙醇或丙酮中溶解。

硝酸镍 Nickelous Nitrate

〔$Ni(NO_3)_2 \cdot 6H_2O=290.79$〕

本品为绿色结晶，水溶液呈酸性。在水中易溶，在乙醇或乙二醇中溶解，在丙酮中微溶。

硫乙醇酸（巯基醋酸） Thioglycollic Acid

〔$CH_2(SH)COOH=92.12$〕

本品为无色透明液体；有刺激性臭气。与水、乙醇、乙醚或苯能混合。

硫乙醇酸钠 Sodium Thioglycollate

〔$CH_2(SH)COONa=114.10$〕

本品为白色结晶；有微臭；有引湿性。在水中易溶，在乙醇中微溶。

硫化钠 Sodium Sulfide

〔$Na_2S \cdot 9H_2O=240.18$〕

本品为白色结晶，水溶液呈碱性。在水中溶解，在乙醇中微溶，在乙醚中不溶。

硫代乙酰胺 Thioacetamide

〔$CH_3CSNH_2=75.13$〕

本品为无色或白色片状结晶。在水、乙醇或苯中溶解；在乙醚中微溶。

硫代硫酸钠 Sodium Thiosulfate

〔$Na_2S_2O_3 \cdot 5H_2O=248.19$〕

本品为白色透明结晶或白色颗粒。在水中溶解并吸热，在乙醇中微溶。

硫黄 Sulfur

〔$S=32.06$〕

本品为硫的数种同素异构体，呈黄色细小粉末；易燃。在苯、甲苯、四氯化碳或二硫化碳中溶解，在乙醇或乙醚中微溶，在水中不溶。

硫脲 Thiourea

〔$NH_2CSNH_2=76.12$〕

本品为白色斜方晶体或针状结晶；味苦。在水或乙醇中溶解，在乙醚中微溶。

硫氰酸钾 Potassium Thiocyanate

〔$KSCN=97.18$〕

本品为白色结晶。在水或乙醇中溶解。

硫氰酸铵 Ammonium Thiocyanate

〔$NH_4SCH=76.12$〕

本品为白色结晶。在水或乙醇中易溶，在甲醇或丙酮中溶解，在三氯甲烷或乙酸乙酯中几乎不溶。

硫氰酸铬铵（雷氏盐） Ammonium Reineckate

〔$NH_4Cr(NH_3)_2(SCN)_4 \cdot H_2O=354.45$〕

本品为红色至深红色结晶；在水中能分解游离出氢氰酸而呈蓝色。在热水或乙醇中溶解，在水中微溶。

硫酸 Sulfuric Acid

〔$H_2SO_4=98.08$〕

本品为无色透明的黏稠状液体；与水或乙醇混合时大量放热。含H_2SO_4应为95%～98%（g/g）。与水或乙醇能任意混合。相对密度约为1.84。

硫酸亚铁 Ferrous Sulfate

〔$FeSO_4 \cdot 7H_2O=278.02$〕

本品为淡蓝绿色结晶或颗粒。在水中溶解，在乙醇中不溶。

硫酸汞 Mercuric Sulfate

〔$HgSO_4=296.68$〕

本品为白色颗粒或结晶性粉末；无臭；有毒。在盐酸、热稀硫酸或浓氯化钠溶液中溶解。

硫酸软骨素 ABC 酶（硫酸软骨素裂解酶 ABC） Chondroitinase ABC

本品主要从普通变形杆菌中提取而得，可降解硫酸软骨素。为白色至褐色或淡橙色粉末，在水中溶解。

硫酸肼 Hydrazine Sulfate

〔$(NH_2)_2 \cdot H_2SO_4=130.12$〕

本品为白色结晶或粉末。在热水中易溶，在水或乙醇中微溶。

硫酸奎宁 Quinine Sulfate

〔$(C_{20}H_{24}N_2O_2)_2 \cdot H_2SO_4 \cdot 2H_2O=782.96$〕

本品为白色细微的针状结晶，无臭，味极苦，遇光渐变色；水溶液显中性反应。在三氯甲烷-无水乙醇（2∶1）的混合液中易溶，在水、乙醇、三氯甲烷或乙醚中微溶。

硫酸氢钾 Potassium Bisulfate

〔$KHSO_4=136.17$〕

本品为白色结晶，水溶液呈强酸性。在水中溶解。

硫酸钠 Sodium Sulfate

〔$Na_2SO_4=142.04$〕

本品为白色颗粒性粉末;在潮湿空气中吸收 1 分子水。在水或甘油中溶解,在乙醇中不溶。

硫酸钙(煅石膏) Calcium Sulfate

〔$CaSO_4 \cdot 2H_2O=172.17$〕

本品为白色结晶性粉末。在铵盐溶液、硫代硫酸钠溶液、氯化钠溶液或酸类中溶解,在水或乙醇中不溶。

硫酸钾 Potassium Sulfate

〔$K_2SO_4=174.26$〕

本品为白色结晶或结晶性粉末。在水或甘油中溶解,在乙醇中不溶。

硫酸铁铵 Ferric Ammonium Sulfate

〔$FeNH_4(SO_4)_2 \cdot 12H_2O=482.20$〕

本品为白色至淡紫色结晶。在水中溶解,在乙醇中不溶。

硫酸铈 Ceric Sulfate

〔$Ce(SO_4)_2=332.24$〕

本品为深黄色结晶。在热的酸溶液中溶解;在水中微溶,并分解成碱式盐。

硫酸铈铵 Ammonium Ceric Sulfate

〔$Ce(SO_4)_2 \cdot 2(NH_4)_2SO_4 \cdot 4H_2O=668.58$〕

本品为黄色或橙黄色结晶性粉末。在酸溶液中溶解,在水中微溶,在醋酸中不溶。

硫酸铝 Aluminium Sulfate

〔$Al_2(SO_4)_3 \cdot 18H_2O=666.43$〕

本品为白色结晶或结晶性粉末,有光泽。在水中溶解,在乙醇中不溶。

硫酸铝钾(明矾) Potassium Aluminium Sulfate

〔$KAl(SO_4)_2 \cdot 12H_2O=474.39$〕

本品为白色透明的结晶或粉末,无臭;味微甜而涩。在水或甘油中易溶,在乙醇或丙酮中不溶。

硫酸铜 Cupric Sulfate

〔$CuSO_4 \cdot 5H_2O=249.69$〕

本品为蓝色结晶或结晶性粉末。在水中溶解,在乙醇中微溶。

硫酸铵 Ammonium Sulfate

〔$(NH_4)_2SO_4=132.14$〕

本品为白色结晶或颗粒。在水中溶解,在乙醇或丙酮中不溶。

硫酸锂 Lithium Sulfate

〔$Li_2SO_4 \cdot H_2O=127.96$〕

本品为白色结晶。在水中溶解,在乙醇中几乎不溶。

硫酸锌 Zinc Sulfate

〔$ZnSO_4 \cdot 7H_2O=287.56$〕

本品为白色结晶、颗粒或粉末。在水中易溶,在甘油中溶解,在乙醇中微溶。

硫酸锰 Manganese Sulfate

〔$MnSO_4 \cdot H_2O=169.02$〕

本品为粉红色结晶。在水中溶解,在乙醇中不溶。

硫酸镁 Magnesium Sulfate

〔$MgSO_4 \cdot 7H_2O=246.48$〕

本品为白色结晶或粉末,易风化。在水中易溶,在甘油中缓缓溶解,在乙醇中微溶。

硫酸镍 Nickelous Sulfate

〔$NiSO_4 \cdot 7H_2O=280.86$〕

本品为绿色透明结晶。在水或乙醇中溶解。

硫酸镍铵 Ammonium Nickelous Sulfate

〔$NiSO_4 \cdot (NH_4)_2SO_4 \cdot 6H_2O=394.99$〕

本品为蓝绿色结晶。在水中溶解,在乙醇中不溶。

紫草 Radix Arnebiae, Radix Lithospermi

见本版药典(一部)正文紫草。

喹哪啶红 Quinaldine Red

〔$C_{21}H_{23}IN_2=430.33$〕

本品为深红色粉末。在乙醇中溶解,在水中微溶。

锌 Zinc

〔$Zn=65.39$〕

本品为灰白色颗粒,有金属光泽。在稀酸中溶解并放出氢,在氨溶液或氢氧化钠溶液中缓慢地溶解。

锌试剂 Zincon

〔$C_{20}H_{15}N_4NaO_6S=462.42$〕

本品为棕色结晶性粉末。在乙醇或氢氧化钠溶液中溶解,在水中不溶。

链霉蛋白酶 Pronase E

分子量:15000~27000

本品为白色或微褐色粉末。为从灰色链霉菌(Streptomyces griseus)中分离出的一种非特异蛋白水解酶(Protease)的专有名称。分子量一般为 20000。易溶于盐水和稀盐溶液,最适 pH 值 7.8~8.0。

氰化钾 Potassium Cyanide

〔$KCN=65.12$〕

本品为白色颗粒或熔块。在水中溶解,在乙醇中微溶。

氰基乙酸乙酯 Ethyl Cyanoacetate

〔$CH_2(CN)COOC_2H_5=113.12$〕

本品为无色液体,有酯样特臭;味微甜。与乙醇或乙醚能任意混合,在氨溶液或碱性溶液中溶解,在水中不溶。

氯 Chlorine

〔$Cl_2=70.90$〕

由盐酸和二氧化锰作用而制得。本品为黄绿色气体;有剧烈窒息性臭。在二硫化碳或四氯化碳中易溶,在水或碱溶液中溶解。

氯化二甲基苄基烃铵(苯扎氯铵) Benzalkonium Chloride

本品为白色或微黄色粉末或胶状小片。在水、乙醇或丙酮中极易溶解,在苯中微溶,在乙醚中几乎不溶。

氯化三苯四氮唑　Triphenyltetrazolium Chloride

〔$C_{19}H_{15}ClN_4 = 334.81$〕

本品为白色结晶,遇光色变暗。在水、乙醇或丙酮中溶解,在乙醚中不溶。

氯化亚铊　Thallous Chloride

〔$TlCl = 239.85$〕

本品为白色晶性粉末。有毒。在空气及光线中变成紫色。能溶于沸水,溶于 260 份冷水,不溶于醇,盐酸能降低其在水中的溶解度。

氯化亚锡　Stannous Chloride

〔$SnCl_2 \cdot 2H_2O = 225.65$〕

本品为白色结晶。在水、乙醇或氢氧化钠溶液中溶解。

氯化金　Auric Chloride

〔$HAuCl_4 \cdot 3H_2O = 393.83$〕

本品为鲜黄色或橙黄色结晶。在水、乙醇或乙醚中溶解,在三氯甲烷中微溶。

氯化钙　Calcium Chloride

〔$CaCl_2 \cdot 2H_2O = 147.01$〕

本品为白色颗粒或块状物;有引湿性。在水或乙醇中易溶。

氯化钡　Barium Chloride

〔$BaCl_2 \cdot 2H_2O = 244.26$〕

本品为白色结晶或粒状粉末。在水或甲醇中易溶,在乙醇、丙酮或乙酸乙酯中几乎不溶。

氯化钠　Sodium Chloride

〔$NaCl = 58.44$〕

本品为白色结晶或结晶性粉末;有引湿性。在水或甘油中溶解,在乙醇或盐酸中极微溶解。

氯化钯　Palladium Chloride

〔$PdCl_2 = 177.33$〕

本品为红色针状结晶,有吸潮性。在水、乙醇、丙酮或氢溴酸中溶解。

氯化钴　Cobaltous Chloride

〔$CoCl_2 \cdot 6H_2O = 237.93$〕

本品为红色或紫红色结晶。在水或乙醇中易溶,在丙酮中溶解,在乙醚中微溶。

氯化钾　Potassium Chloride

〔$KCl = 74.55$〕

本品为白色结晶或结晶性粉末。在水或甘油中易溶,在乙醇中难溶,在丙酮或乙醚中不溶。

氯化铜　Cupric Chloride

〔$CuCl_2 \cdot 2H_2O = 170.48$〕

本品为淡蓝绿色结晶。在水、乙醇或甲醇中溶解,在丙酮或乙酸乙酯中微溶。

氯化铵　Ammonium Chloride

〔$NH_4Cl = 53.49$〕

本品为白色结晶或结晶性粉末。在水或甘油中溶解,在乙醇中微溶。

氯化铯　Cesium Chloride

〔$CsCl = 168.36$〕

本品为无色立方晶或白色结晶性粉末;有潮解性。在水中易溶,在乙醇中微溶。

氯化锂　Lithium Chloride

〔$LiCl = 42.39$〕

本品为白色结晶性粉末。在水、乙醇、丙酮、乙醚、异戊醇或氢氧化钠溶液中溶解。

氯化锆酰　Zirconyl Chloride

〔$ZrOCl_2 \cdot 8H_2O = 322.25$〕

本品为白色丝状或针状结晶;水溶液呈酸性。在水或乙醇中易溶,在盐酸中微溶。

氯化锌　Zinc Chlorid

〔$ZnCl_2 = 136.30$〕

本品为白色结晶性粉末或熔块。在水中易溶,在乙醇、丙酮或乙醚中溶解。

氯化锶　Strontium Chloride

〔$SrCl_2 \cdot 6H_2O = 266.64$〕

本品为无色透明结晶或颗粒;无气味;在空气中风化;在湿空气中潮解。在水中易溶,在乙醇中溶解。

氯化镁　Magnesium Chloride

〔$MgCl_2 \cdot 6H_2O = 203.30$〕

本品为白色透明结晶或粉末。在水或乙醇中溶解。

氯亚氨基-2,6-二氯醌　2,6-Dichloroquinone Chlorimide

〔$C_6H_2Cl_3NO = 210.45$〕

本品为灰黄色结晶性粉末。在三氯甲烷或乙醚中易溶,在热乙醇或稀氢氧化钠溶液中溶解,在水中不溶。

氯铂酸　Chloroplatinic Acid

〔$H_2PtCl_6 \cdot 6H_2O = 517.90$〕

本品为橙红色结晶;易潮解。在水中易溶,在乙醇、丙酮或乙醚中溶解。

氯胺 T　Chloramine T

〔$C_7H_7ClNNaO_2S \cdot 3H_2O = 281.69$〕

本品为白色结晶性粉末;微带氯臭。在水中溶解,在三氯甲烷、乙醚或苯中不溶。

氯酸钾　Potassium Chlorate

〔$KClO_3 = 122.55$〕

本品为白色透明结晶或粉末。在沸水中易溶,在水或甘油中溶解,在乙醇中几乎不溶。

氯磺酸　Chlorosulfonic Acid

〔$SO_2ClOH = 116.52$〕

本品为无色或微黄色液体;具腐蚀性和强刺激性;在空气中发烟;滴于水中能引起爆炸分解,也能被醇和酸分解,在水中分解成硫酸和盐酸。

焦亚硫酸钠　Sodium Pyrosulfite

〔$Na_2S_2O_5 = 190.11$〕

本品为白色结晶或粉末;微有二氧化硫臭气;有引湿性。

在水或甘油中溶解，在乙醇中微溶。

焦性没食子酸　Pyrogallic Acid

〔$C_6H_3(OH)_3 = 126.11$〕

本品为白色结晶，有光泽。在水、乙醇或乙醚中溶解，在三氯甲烷、苯或二硫化碳中微溶。

焦锑酸钾　Potassium Pyroantimonate

〔$K_2H_2Sb_2O_7 = 435.73$〕

本品为白色颗粒或结晶性粉末。在热水中易溶，在冷水中难溶，在乙醇中不溶。

滑石粉　Talcum Powder

见本版药典（一部）正文滑石粉。

巯基乙酸　Mercaptoacetic Acid

〔$C_2H_4O_2S = 92.12$〕

含硫有机化合物，无色透明液体，有强烈刺激性气味。与水混溶，可混溶于乙醇、乙醚，溶于普通溶剂。

巯基乙酸钠　Sodium Mercaptoacetate

〔$C_2H_3NaO_2S = 114.10$〕

本品为白色粉末。在水中易溶，在乙醇中微溶。

蓝色葡聚糖 2000　Blue Dextran 2000

本品系在葡聚糖 T2000（平均分子量 2 000 000）上引入多环生色团冷冻干燥而成。在水或电解质水溶液中易溶。

蒽酮　Anthrone

〔$C_{14}H_{10}O = 194.23$〕

本品为白色结晶。在乙醇、苯或热氢氧化钠溶液中溶解，在水中不溶。

酪胨　Pancreatin Hydrolysate

本品为黄色颗粒，以干酪素为原料经胰酶水解、活性炭脱色处理、精制而成，用作细菌培养基，特别是作无菌检验培养基。

酪氨酸　Tyrosine

〔$C_9H_{11}NO_3 = 181.19$〕

本品为白色结晶。在水中溶解，在乙醇或乙醚中不溶。

酪蛋白　Casein

本品为白色或淡黄色的颗粒状粉末，无臭。在水或其他中性溶剂中不溶，在氨溶液或氢氧化钠溶液中易溶。

〔检查〕碱度　取本品 1g，加水 20ml，振摇 10 分钟后滤过，滤液遇石蕊试纸不得显碱性反应。

含氮量　按干燥品计算，含氮量应为 15.2%～16.0%（通则 0704）。

脂肪　不得过 0.5%（通则 0713）。

水中溶解物　不得过 0.1%。

干燥失重　不得过 10.0%（通则 0831）。

炽灼残渣　不得过 1%（通则 0841）。

酪蛋白胰酶消化物（胰酪胨或酪胨）　Casein Tryptone

本品为浅黄色粉末。由酪蛋白经胰蛋白酶消化而得，易吸湿。在水中煮沸溶解。

碘　Iodine

〔$I_2 = 253.81$〕

本品为紫黑色鳞片状结晶或块状物，具金属光泽。在乙醇、乙醚或碘化钾溶液中溶解，在水中极微溶解。

碘化四丁基铵　Tetrabutylammonium Iodide

〔$(C_4H_9)_4NI = 369.37$〕

本品为白色或微黄色结晶。在乙醇中易溶，在水中溶解，在三氯甲烷中微溶。

碘化钠　Sodium Iodide

〔$NaI = 149.89$〕

本品为白色结晶或粉末。在水、乙醇或甘油中溶解。

碘化钾　Potassium Iodide

〔$KI = 166.00$〕

本品为白色结晶或粉末。在水、乙醇、丙酮或甘油中溶解，在乙醚中不溶。

碘化镉　Cadmium Iodide

〔$CdI_2 = 366.22$〕

本品为白色或淡黄色结晶或结晶性粉末。在水、乙醇、乙醚、氨溶液或酸中溶解。

碘酸钾　Potassium Iodate

〔$KIO_3 = 214.00$〕

本品为白色结晶或结晶性粉末。在水或稀硫酸中溶解，在乙醇中不溶。

硼砂　Borax

〔$Na_2B_4O_7 \cdot 10H_2O = 381.37$〕

本品为白色结晶或颗粒，质坚硬。在水或甘油中溶解，在乙醇或酸中不溶。

硼酸　Boric Acid

〔$H_3BO_3 = 61.83$〕

本品为白色透明结晶或结晶性粉末，有珍珠样光泽。在热水、热乙醇、热甘油中易溶，在水或乙醇中溶解，在丙酮或乙醚中微溶。

微晶纤维素　Microcrystalline Cellulose

〔$C_{6n}H_{10n+2}O_{5n+1}$〕

本品为白色或类白色粉末，无臭，无味。在水、乙醇、丙酮或甲苯中不溶。

羧甲纤维素钠　Sodium Carboxymethylcellulose

本品为白色粉末或细粒，有引湿性。在热水或冷水中易分散、膨胀，1% 溶液黏度为 0.005～2.0 Pa·s。

溴　Bromine

〔$Br_2 = 159.81$〕

本品为深红色液体，有窒息性刺激臭；发烟，易挥发。与乙醇、三氯甲烷、乙醚、苯或二硫化碳能任意混合；在水中微溶。

溴化十六烷基三甲铵　Cetrimonium Bromide

〔$C_{16}H_{33}N(CH_3)_3Br = 364.45$〕

本品为白色结晶性粉末。在水中溶解，在乙醇中微溶，在乙醚中不溶。

溴化汞 Mercuric Bromide

〔$HgBr_2 = 360.40$〕

本品为白色结晶或结晶性粉末。在热乙醇、盐酸、氢溴酸或溴化钾溶液中易溶，在三氯甲烷或乙醚中微溶。

溴化钠 Sodium Bromide

〔$NaBr = 102.89$〕

本品为白色结晶或粉末。在水中溶解，在乙醇中微溶。

溴化钾 Potassium Bromide

〔$KBr = 119.00$〕

本品为白色结晶或粉末。在水、沸乙醇或甘油中溶解，在乙醇中微溶。

溴甲酚紫 Bromocresol Purple

〔$C_{21}H_{14}Br_2O_5S = 540.23$〕

本品为淡黄色或淡红色结晶性粉末。在乙醇或稀碱溶液中溶解，在水中不溶。

溴甲酚绿 Bromocresol Green

〔$C_{21}H_{14}Br_4O_5S = 698.02$〕

本品为淡黄色或棕色粉末。在乙醇或稀碱溶液中溶解，在水中不溶。

溴酚蓝 Bromophenol Blue

〔$C_{19}H_{10}Br_4O_5S = 669.97$〕

本品为黄色粉末。在乙醇、乙醚、苯或稀碱溶液中溶解，在水中微溶。

溴酸钾 Potassium Bromate

〔$KBrO_3 = 167.00$〕

本品为白色结晶或粉末。在水中溶解，在乙醇中不溶。

溴麝香草酚蓝 Bromothymol Blue

〔$C_{27}H_{28}Br_2O_5S = 624.39$〕

本品为白色或淡红色结晶性粉末。在乙醇、稀碱溶液或氨溶液中易溶，在水中微溶。

溶肉瘤素 Sarcolysin

〔$C_{13}H_{18}Cl_2N_2O_2 = 305.20$〕

本品为针状结晶。在乙醇或乙二醇中溶解，在水中几乎不溶。

溶剂蓝 19 Solvent Blue 19

本品为1-氨基-4-苯氨基蒽醌与1-甲胺基-4-苯氨基蒽醌的混合物。

聚乙二醇 1500 Polyethylene Glycol 1500

本品为白色或乳白色蜡状固体；有轻微的特臭；遇热即熔化。在水或乙醇中溶解。

聚乙二醇 6000 Macrogol 6000

本品为白色蜡状固体薄片或颗粒状粉末；略有特臭；在水或乙醇中易溶，在乙醚中不溶。

聚乙二醇戊二酸酯

〔$HO(CH_2CH_2OCO(CH_2)_3COO)_nH = 600\sim800$〕

本品为棕黑色黏稠液体。在丙酮或三氯甲烷中溶解。

聚山梨酯 80(吐温 80) Polysorbate 80

本品为淡黄色至橙黄色的黏稠液体；微有特臭。在水、乙醇、甲醇或乙酸乙酯中易溶，在矿物油中极微溶解。

蔗糖 Sucrose

〔$C_{12}H_{22}O_{11} = 342.30$〕

本品为无色结晶或白色结晶性的松散粉末；无臭，味甜。在水中极易溶解，在乙醇中微溶，在三氯甲烷或乙醚中不溶。

酵母浸出粉 Yeast Extract Powder

酵母浸膏 Yeast Extract

本品为红黄色至棕色粉末；有特臭，但无腐败臭。在水中溶解，溶液显弱酸性。

〔检查〕氯化物 本品含氯化物以 NaCl 计算，不得过 5%（通则 0801）。

含氮量 按干燥品计算，含氮量应为 7.2%～9.5%（通则 0704）。

可凝蛋白 取本品的水溶液（1→20），滤过后煮沸，不得发生沉淀。

干燥失重 不得过 5.0%（通则 0831）。

炽灼残渣 不得过 15%（通则 0841）。

碱式硝酸铋 Bismuth Subnitrate

〔$4BiNO_3(OH)_2 \cdot BiO(OH) = 1461.99$〕

本品为白色粉末，质重；无臭，无味；稍有引湿性。在盐酸、硝酸、稀硫酸或醋酸中溶解，在水或乙醇中几乎不溶。

碱性品红 Fuchsin Basic (Magenta)

本品为深绿色结晶，有金属光泽。在水或乙醇中溶解，在乙醚中不溶。

碳酸钙 Calcium Carbonate

〔$CaCO_3 = 100.09$〕

本品为白色结晶性粉末。在酸中溶解，在水或乙醇中不溶。

碳酸钠 Sodium Carbonate

〔$Na_2CO_3 \cdot 10H_2O = 286.14$〕

本品为白色透明结晶。在水或甘油中溶解，在乙醇中不溶。

碳酸氢钠 Sodium Bicarbonate

〔$NaHCO_3 = 84.01$〕

本品为白色结晶性粉末。在水中溶解，在乙醇中不溶。

碳酸钾 Potassium Carbonate

〔$K_2CO_3 \cdot 1\frac{1}{2}H_2O = 165.23$〕

本品为白色结晶粉末或颗粒，有引湿性。在水中溶解，在乙醇中不溶。

碳酸铜(碱式) Cupric Carbonate(Basic)

〔$Cu_2(OH)_2CO_3$ 或 $CuCO_3 \cdot Cu(OH)_2 = 221.12$〕

本品为绿色或蓝色无定形粉末或暗绿色结晶。有毒。在稀酸及氨溶液中溶解，在水和醇中不溶。

碳酸铵 Ammonium Carbonate

本品为碳酸氢铵与氨基甲酸铵的混合物，为白色半透明的硬块或粉末;有氨臭。在水中溶解,但在热水中分解。在乙醇或浓氨溶液中不溶。

碳酸锂　Lithium Carbonate

〔Li_2CO_3＝73.89〕

本品为白色粉末或结晶;质轻。在稀酸中溶解,在水中微溶,在乙醇或丙酮中不溶。

镁粉　Magnesium

〔Mg＝24.31〕

本品为带金属光泽的银白色粉末。在酸中溶解,在水中不溶。

精制煤油　Kerosene,Refined

本品为无色或淡黄色油状液体;有特臭。与三氯甲烷、苯或二硫化碳能混溶,在水或乙醇中不溶。

取市售煤油300ml,置500ml分液漏斗中,加粗硫酸洗涤4～5次,每次20ml,至酸层显浅黑色为止,分取煤油层,用水将酸洗尽,再用氢氧化钠溶液(1→5)20ml洗涤,最后用水洗净并用无水氯化钙脱水后,倾入蒸馏瓶中,在砂浴上附空气冷凝管蒸馏,收集160～250℃的馏出物,即得。

樟脑　Camphor

〔$C_{10}H_{16}O$＝152.25〕

本品为白色结晶性粉末或无色半透明的硬块,加少量的乙醇、三氯甲烷或乙醚,易研碎成细粉;有刺激性特臭,味初辛、后清凉;在室温下易挥发,燃烧时发生黑烟及有光的火焰。在三氯甲烷中极易溶解,在乙醇、乙醚、脂肪油或挥发油中易溶,在水中极微溶解。

樟脑油　Camphor Oil

本品为天然油类,具强烈樟脑臭。在乙醚或三氯甲烷中溶解,在乙醇中不溶。

D-樟脑磺酸　Camphor Sulfonic Acid

〔$C_{10}H_{16}O_4S$＝232.30〕

本品为白色柱状结晶。在甘油、冰醋酸或乙酸乙酯中微溶,在乙醇中极微溶解,在乙醚中几乎不溶。

橄榄油　Olive Oil

本品为淡黄色或微带绿色的液体。与三氯甲烷、乙醚或二硫化碳能任意混合,在乙醇中微溶,在水中不溶。

醋酐　Acetic Anhydride

〔$(CH_3CO)_2O$＝102.09〕

本品为无色透明液体。与三氯甲烷、乙醚或冰醋酸能任意混合,与水混溶生成醋酸,与乙醇混溶生成乙酸乙酯。

醋酸　Acetic Acid

〔$C_2H_4O_2$＝60.05〕

本品为无色透明液体。含 $C_2H_4O_2$ 应为 36％～37％(g/g)。与水、乙醇与乙醚能任意混合,在二硫化碳中不溶。

醋酸汞　Mercuric Acetate

〔$Hg(C_2H_3O_2)_2$＝318.68〕

本品为白色结晶或粉末,有醋酸样特臭。在水或乙醇中溶解。

醋酸钠　Sodium Acetate

〔$NaC_2H_3O_2 \cdot 3H_2O$＝136.08〕

本品为白色透明结晶或白色颗粒,易风化。在水中溶解。

醋酸钴　Cobaltous Acetate

〔$Co(C_2H_3O_2)_2 \cdot 4H_2O$＝249.08〕

本品为紫红色结晶。在水、乙醇、稀酸或乙酸戊酯中溶解。

醋酸钾　Potassium Acetate

〔$KC_2H_3O_2$＝98.14〕

本品为白色结晶或粉末,有引湿性。在水或乙醇中易溶。

醋酸铅　Lead Acetate

〔$Pb(C_2H_3O_2)_2 \cdot 3H_2O$＝379.34〕

本品为白色结晶或粉末。在水或甘油中易溶,在乙醇中溶解。

醋酸氧铀　Uranyl Acetate

〔$UO_2(C_2H_3O_2)_2 \cdot 2H_2O$＝424.15〕

本品为黄色结晶性粉末。在水中溶解,在乙醇中微溶。

醋酸铜　Cupric Acetate

〔$Cu(C_2H_3O_2)_2 \cdot H_2O$＝199.65〕

本品为暗绿色结晶。在水或乙醇中溶解,在乙醚或甘油中微溶。

醋酸铵　Ammonium Acetate

〔$NH_4C_2H_3O_2$＝77.08〕

本品为白色颗粒或结晶,有引湿性。在水或乙醇中溶解,在丙酮中微溶。

醋酸联苯胺　Benzidine Acetate

〔$C_{14}H_{16}N_2O_2$＝244.29〕

本品为白色或淡黄色结晶或粉末。在水、醋酸或盐酸中溶解,在乙醇中极微溶解。

醋酸锌　Zinc Acetate

〔$Zn(C_2H_3O_2)_2 \cdot 2H_2O$＝219.51〕

本品为白色结晶。在水或沸乙醇中易溶,在乙醇中微溶。

醋酸镁　Magnesium Acetate

〔$Mg(C_2H_3O_2)_2$＝142.39〕

本品为白色结晶,有引湿性。在水或乙醇中易溶。

醋酸镉　Cadmium Acetate

〔$Cd(C_2H_3O_2)_2 \cdot 2H_2O$＝266.53〕

本品为白色结晶。在水中易溶,在乙醇中溶解,在乙醚中极微溶解。

镍铝合金　Aluminum Nickel Alloy

本品为灰色金属合金。在氢氧化钠溶液中铝被溶解放出氢气,所剩余的镍具有活性。

糊精　Dextrin　见本版药典正文。

缬氨酸　Valine

〔$C_5H_{11}NO_2$＝117.15〕

本品为白色片状结晶,能升华。在水中溶解,在乙醇或乙醚中不溶。

靛胭脂　Indigo Carmine

〔$C_{16}H_8N_2Na_2O_8S_2=466.36$〕

本品为蓝色结晶或粉末,有金属光泽。在水中微溶,在乙醇中不溶。

橙黄Ⅳ(金莲橙OO)　Orange Ⅳ (Tropaeolin OO)

〔$C_{18}H_{14}N_3NaO_3S=375.38$〕

本品为黄色粉末。在水或乙醇中溶解。

磺胺　Sulfanilamide

〔$C_6H_8N_2O_2S=172.21$〕

本品为白色叶状或针状结晶或粉末。在沸水、乙醇、丙酮、甘油、盐酸或苛性碱溶液中溶解,在水中微溶,在三氯甲烷、乙醚或苯中不溶。

磺基丁二酸钠二辛酯　Dioctyl Sodium Sulfosuccinate

〔$C_{20}H_{37}NaO_7S=444.57$〕

本品为白色蜡样固体。在水、甲醇、丙酮、苯或四氯化碳中溶解,在碱性溶液中易水解。

磺基水杨酸　Sulfosalicylic Acid

〔$C_7H_6O_6S \cdot 2H_2O=254.22$〕

本品为白色结晶或结晶性粉末;遇微量铁时即变粉红色,高温时分解成酚或水杨酸。在水或乙醇中易溶,在乙醚中溶解。

凝血酶(FⅡa)　Thrombin

本品为白色冻干块状物。由牛血浆或人血浆提取纯化得到。

磷钨酸　Phosphotungstic Acid

〔$P_2O_5 \cdot 20WO_3 \cdot 28H_2O=5283.34$〕

本品为白色或淡黄色结晶。在水、醇或乙醚中溶解。

磷钼酸　Phosphomolybdic Acid

〔$P_2O_5 \cdot 20MoO_3 \cdot 51H_2O=3939.49$〕

本品为鲜黄色结晶。在水、乙醇或乙醚中溶解。

磷酸　Phosphoric Acid

〔$H_3PO_4=98.00$〕

本品为无色透明的黏稠状液体,有腐蚀性。在水中溶解。

磷酸二氢钠　Sodium Dihydrogen Phosphate

〔$NaH_2PO_4 \cdot H_2O=137.99$〕

本品为白色结晶或颗粒。在水中易溶,在乙醇中几乎不溶。

磷酸二氢钾　Potassium Dihydrogen Phosphate

〔$KH_2PO_4=136.09$〕

本品为白色结晶或结晶性粉末。在水中溶解,在乙醇中不溶。

磷酸二氢铵　Ammonium Phosphate Monobasic

〔$NH_4H_2PO_4=115.03$〕

本品为无色结晶或白色结晶性粉末;无味。露置空气中能失去约8%的氨。在乙醇中微溶,在丙酮中不溶。

磷酸三辛酯　Trioctyl Phosphate

〔$(C_8H_{17})_3PO_4=434.64$〕

本品为无色或淡黄色油状液体。在乙醇、丙酮或乙醚中溶解。

磷酸三钙　Calcium Orthophosphate

〔$Ca_3(PO_4)_2=310.20$〕

本品为白色无定形粉末;无味;在空气中稳定,在热水中分解。在稀盐酸或硝酸中溶解,在水、乙醇或醋酸中几乎不溶。

磷酸钠　Sodium Phosphate

〔$Na_3PO_4 \cdot 12H_2O=380.12$〕

本品为无色或白色颗粒。在水中易溶,在乙醇中微溶。

磷酸氢二钠　Disodium Hydrogen Phosphate

〔$Na_2HPO_4 \cdot 12H_2O=358.14$〕

本品为白色结晶或颗粒状粉末,易风化。在水中溶解,在乙醇中不溶。

磷酸氢二钾　Dipotassium Hydrogen Phosphate

〔$K_2HPO_4=174.18$〕

本品为白色颗粒或结晶性粉末。在水中易溶,在乙醇中微溶。

磷酸氢二铵　Diammonium Hydrogen Phosphate

〔$(NH_4)_2HPO_4=132.06$〕

本品为白色结晶或结晶性粉末;露置空气中能失去氨而变成磷酸二氢铵。在水中溶解,在乙醇中不溶。

磷酸铵钠　Sodium Ammonium Phosphate

〔$Na(NH_4)_2PO_4 \cdot 4H_2O=226.10$〕

本品为白色结晶或颗粒,易风化并失去部分氨。在水中溶解,在乙醇中不溶。

曙红钠　Eosin Sodium

〔$C_{20}H_6Br_4Na_2O_5=691.86$〕

本品为红色粉末。在水中易溶,水溶液呈红色荧光;在乙醇中微溶;在乙醚中不溶。

糠醛　Furfural

〔$C_5H_4O_2=96.09$〕

本品为无色或淡黄色油状液体;置空气中或见光易变为棕色。与水、乙醇或乙醚能任意混合。

鞣酸　Tannic Acid

〔$C_{76}H_{52}O_{46}=1701.22$〕

本品为淡黄色或淡棕色粉末,质疏松;有特臭;置空气中或见光逐渐变深。在水或乙醇中溶解。

麝香草酚　Thymol

〔$C_{10}H_{14}O=150.22$〕

本品为白色结晶。在水中极微溶解。

麝香草酚酞　Thymolphthalein

〔$C_{28}H_{30}O_4=430.54$〕

本品为白色粉末。在乙醇中溶解,在水中不溶。

麝香草酚蓝　Thymol Blue

〔$C_{27}H_{30}O_5S=466.60$〕

本品为棕绿色结晶性粉末。在乙醇中溶解,在水中不溶。

修 订 品 种

乙交酯丙交酯共聚物(5050)
(供注射用)

Yijiaozhibingjiaozhigongjuwu(5050)(Gongzhusheyong)

Poly(lactide-co-glycolide)(5050)(For Injection)

$$H(C_6H_8O_4)_n(C_4H_4O_4)_mOH$$

[26780-50-7]

本品为丙交酯、乙交酯的环状二聚合物在亲核引发剂催化作用下的开环聚合物。丙交酯和乙交酯摩尔百分比为50:50,特性黏度应符合附表规定,分子量分布系数$D(M_w/M_n)$应不得过2.5。

【**性状**】 本品为白色至淡黄色粉末或颗粒,几乎无臭。

本品在三氯甲烷、二氯甲烷、丙酮、二甲基甲酰胺中易溶,在乙酸乙酯中微溶,在水、乙醇、乙醚中不溶。

特性黏度 取本品0.5g,精密称定,置100ml量瓶中,加三氯甲烷70ml,超声至完全溶解,冷却至室温后,加三氯甲烷稀释至刻度,摇匀。照黏度测定法(通则0633第二法),25℃下特性黏度应符合附表规定。

【**鉴别**】 取特性黏度项下配制的溶液测定,本品的红外光谱图应与对照品的图谱一致(通则0402)。

【**检查**】 **酸度** 取本品适量,研细,加水超声10分钟,分散成约2.0mg/ml的混悬液,过滤,取续滤液,依法测定(通则0631),pH值应为5.0~7.0。

溶液的澄清度 取本品0.5g,加二氯甲烷25ml使溶解,依法检查(通则0902),溶液应澄清。

分子量分布 取本品适量,精密称定,加四氢呋喃溶解并制成每1ml中约含3mg的溶液,振摇,室温放置过夜,作为供试品溶液。另取5个聚苯乙烯分子量对照品(分子量范围应包含供试品的分子量)适量,加四氢呋喃溶解并制成每1ml中约含3mg的溶液,作为对照品溶液。照分子排阻色谱法(通则0514)测定,采用凝胶色谱柱,以四氢呋喃为流动相,示差折光检测器;检测器温度35℃。取乙腈20μl,注入液相色谱仪,记录色谱图,理论板数按乙腈峰计不少于10 000。

取上述对照品溶液各20μl,分别注入液相色谱仪,记录色谱图,由GPC软件计算回归方程。取供试品溶液20μl,同法测定,用GPC软件算出供试品的重均分子量、数均分子量及分子量分布。供试品的重均分子量应为7000~170 000,分布系数$D(M_w/M_n)$应不得过2.5。

丙交酯乙交酯摩尔比 取本品10~20mg,加含有四甲基硅烷(TMS)的氘代三氯甲烷0.6~0.8ml,溶解。照核磁共振波谱法(通则0441)测定。记录乙交酯单元中的亚甲基质子(4.4~5.0ppm)及丙交酯单元中次甲基质子(5.1~5.5ppm)的积分面积,计算丙交酯和乙交酯的摩尔百分含量,应为45%~55%和45%~55%。

乙交酯和丙交酯 取乙酸丁酯适量,精密称定,加二氯甲烷溶解,并制成每1ml约含0.125mg的溶液,作为内标溶液;取本品约0.1g,精密称定,置10ml量瓶中,加内标溶液2ml,用二氯甲烷溶解,并稀释至刻度,摇匀,作为供试品溶液;另分别取乙交酯、丙交酯适量,精密加入内标溶液适量,用二氯甲烷溶解并制成每1ml中约含乙交酯50μg、丙交酯100μg、乙酸丁酯25μg的溶液,作为对照溶液。照气相色谱法(通则0521)测定。以5%苯基-甲基聚硅氧烷(或极性相近)为固定液的色谱柱,柱温为135℃,进样口温度为250℃,检测器温度为300℃。取供试品溶液与对照溶液各3μl,分别注入气相色谱仪,按内标法以峰面积计算,含丙交酯不得过1.5%,乙交酯不得过0.5%。

残留溶剂 甲醇、丙酮、二氯甲烷和甲苯 取本品约0.1g,精密称定,置10ml量瓶中,加二甲基甲酰胺溶解,并稀释至刻度,作为供试品溶液。另取甲醇、丙酮、二氯甲烷和甲苯适量,精密称定,用二甲基甲酰胺溶解并定量稀释制成每1ml中含甲醇30μg、丙酮50μg、二氯甲烷6μg、甲苯8.9μg的混合溶液,作为对照溶液。照残留溶剂测定法(通则0861第三法)。以6%氰丙基苯-94%甲基聚硅氧(或极性相近)为固定液;起始温度为40℃,维持8分钟,以每分钟10℃的速率升温至200℃;进样口温度为180℃;检测器温度为250℃。取供试品溶液和对照溶液各3μl,注入气相色谱仪。按外标法以峰面积计算,含甲醇不得过0.3%,丙酮不得过0.5%,二氯甲烷不得过0.05%,甲苯不得过0.05%。

水分 取本品适量,以三氯甲烷作溶剂,照水分测定法(通则0832第一法)测定,含水分不得过1.0%。

炽灼残渣 取本品1.0g,依法检查(通则0841),遗留残渣不得过0.2%。

重金属 取炽灼残渣项下遗留的残渣,依法检查(通则0821第二法),含重金属不得过百万分之十。

砷盐 取本品1.0g,加氢氧化钙1.0g,混合,加水搅拌均匀,干燥后,先用小火灼烧使炭化,再在500~600℃炽灼使完全灰化,放冷,加盐酸5ml与水23ml,依法检查(通则0822第一法),应符合规定(0.0002%)。

锡 取本品0.25g,置聚四氟乙烯消解罐中,加硝酸6.0ml和浓过氧化氢溶液2.0ml,盖上内盖,旋紧外套,置微波消解仪中消解。消解完全后取消解内罐置电热板上缓缓加热至红棕色气体挥尽,用超纯水将罐内消解溶液小心转移至100ml容量瓶并稀释至刻度,摇匀,作为供试品溶液。同法制备试剂空白溶液。照电感耦合等离子体原子发射光谱(ICP-AES)法(通则0411)测定,计算,含锡不得过0.015%。

微生物限度 取本品,依法检查(通则1105与通则1106),每1g供试品需氧菌总数不得过100cfu、■不得检出大肠埃希菌■[订正];每10g应不得检出沙门菌。

细菌内毒素 取本品适量,以二甲基亚砜充分溶解,进一步使用细菌内毒素检查用水稀释至实验所需浓度(该溶液中二甲基亚砜浓度应小于0.1%),依法检测(通则1143),每1mg乙交酯丙交酯共聚物中含内毒素的量应小于0.9EU。

无菌(供无除菌工艺的无菌制剂用) 取本品,依法检查(通则1101),应符合规定。

【类别】 药用辅料,缓释材料。

【贮藏】 密封,冷藏或者冷冻(−20~8℃),在开封前使产品接近室温以尽量减少由于水分冷凝引起的降解。

■附表 黏度的限度值

标示黏度(ml/g)	特性黏度范围(ml/g)
10	5~15
15	10~20
20	15~25
25	20~30
30	25~35
35	30~40
40	35~45
45	40~50
50	45~55
60	50~70
70	60~80
80	70~90
90	80~100

■[订正]

乙交酯丙交酯共聚物(7525)
(供注射用)

Yijiaozhibingjiaozhigongjuwu(7525)(Gongzhusheyong)

Poly(lactide-co-glycolide)(7525)(For Injection)

$$H(C_6H_8O_4)_n(C_4H_4O_4)_mOH$$

[26780-50-7]

本品为丙交酯、乙交酯的环状二聚合物在亲核引发剂催化作用下的开环聚合物。丙交酯和乙交酯摩尔百分比为75:25,特性黏度应符合附表规定,分子量分布系数$D(M_w/M_n)$应不得过2.5。

【性状】 本品为白色至淡黄色粉末或颗粒,几乎无臭。

本品在三氯甲烷、二氯甲烷、丙酮、二甲基甲酰胺中易溶,在乙酸乙酯中微溶,在水、乙醇、乙醚中不溶。

特性黏度 取本品0.5g,精密称定,置100ml量瓶中,加三氯甲烷70ml,超声至完全溶解,冷却至室温后,加三氯甲烷稀释至刻度,摇匀。照黏度测定法(通则0633第二法),25℃下特性黏度应符合附表规定。

【鉴别】 取特性黏度项下配制的溶液测定,本品的红外光谱图应与对照品的图谱一致(通则0402)。

【检查】 **酸度** 取本品适量,研细,加水超声10分钟,分散成约2.0mg/ml的混悬液,过滤,取续滤液,依法测定(通则0631),pH值应为5.0~7.0。

溶液的澄清度 取本品0.5g,加二氯甲烷25ml使溶解,依法检查(通则0902),溶液应澄清。

分子量分布 取本品适量,精密称定,加四氢呋喃溶解并制成每1ml中约含3mg的溶液,振摇,室温放置过夜,作为供试品溶液。另取5个聚苯乙烯分子量对照品(分子量范围应包含供试品的分子量)适量,加四氢呋喃溶解并制成每1ml中约含3mg的溶液,作为对照品溶液。照分子排阻色谱法(通则0514)测定,采用凝胶色谱柱,以四氢呋喃为流动相,示差折光检测器;检测器温度35℃。取乙腈20μl,注入液相色谱仪,记录色谱图,理论板数按乙腈峰计不少于10 000。

取上述对照品溶液各20μl,分别注入液相色谱仪,记录色谱图,由GPC软件计算回归方程。取供试品溶液20μl,同法测定,用GPC软件算出供试品的重均分子量、数均分子量及分子量分布。供试品的重均分子量应为7000~170 000,分布系数$D(M_w/M_n)$应不得过2.5。

丙交酯乙交酯摩尔比 取本品10~20mg,加含有四甲基硅烷(TMS)的氘代三氯甲烷0.6~0.8ml中,溶解。照核磁共振波谱法(通则0441)测定。记录乙交酯单元中的亚甲基质子(4.4~5.0ppm)及丙交酯单元中次甲基质子(5.1~5.5ppm)的积分面积,计算丙交酯和乙交酯的摩尔百分含量,应为70%~80%和20%~30%。

乙交酯和丙交酯 取乙酸丁酯适量,精密称定,加二氯甲烷溶解,并制成每1ml约含0.125mg的溶液,作为内标溶液;取本品约0.1g,精密称定,置10ml量瓶中,加内标溶液2ml,用二氯甲烷溶解,并稀释至刻度,摇匀,作为供试品溶液;另取乙交酯、丙交酯适量,精密加入内标溶液适量,用二氯甲烷溶解并制成每1ml中约含乙交酯50μg、丙交酯100μg、乙酸丁酯25μg的溶液,作为对照溶液。照气相色谱法(通则0521)测定,以5%苯基-甲基聚硅氧烷(或极性相近)为固定液的色谱柱,柱温为135℃,进样口温度为250℃,检测器温度为300℃。取供试品溶液和对照溶液各3μl,分别注入气相色谱仪,按内标法以峰面积计算,■含丙交酯不得过2.0%,■[修订]乙交酯不得过0.5%。

残留溶剂 甲醇、丙酮、二氯甲烷与甲苯 取本品约0.1g,精密称定,置10ml量瓶中,加二甲基甲酰胺溶解,并稀释至刻度,作为供试品溶液。另取甲醇、丙酮、二氯甲烷与甲苯适量,精密称定,用二甲基甲酰胺溶解并定量稀释制成每1ml中含约甲醇30μg、丙酮50μg、二氯甲烷6μg、甲苯8.9μg的溶液,作为对照溶液。照残留溶剂测定法(通则0861第三法)测定。以6%氰丙基苯-94%甲基聚硅氧(或极性相近)为固定液的色谱柱;起始温度为40℃,维持8分钟,以每分钟10℃的速率升温至200℃;进样口温度为180℃;检测器温度为250℃。取供试品溶液与对照溶液各3μl,分别注入气相色谱仪,按外标法以峰面积计算,含甲醇不得过0.3%,丙酮不得过0.5%,二氯甲烷不得过0.05%,甲苯不得过0.05%。

水分 取本品适量,以三氯甲烷作溶剂,照水分测定法(通则0832第一法)测定,含水分不得过1.0%。

炽灼残渣 取本品1.0g,依法检查(通则0841),遗留残渣不得过0.2%。

重金属 取炽灼残渣项下遗留的残渣,依法检查(通则0821第二法),含重金属不得过百万分之十。

砷盐 取本品1.0g,加氢氧化钙1.0g,混合,加水搅拌均匀,干燥后,先用小火灼烧使炭化,再在500~600℃炽灼使完全灰化,放冷,加盐酸5ml与水23ml,依法检查(通则0822第一法),应符合规定(0.0002%)。

锡 取本品0.25g,置聚四氟乙烯消解罐中,加硝酸6.0ml和浓过氧化氢溶液2.0ml,盖上内盖,旋紧外套,置适宜的微波消解仪中消解。消解完全后取消解内罐置电热板上缓缓加热至红棕色气体挥尽,用超纯水将罐内消解溶液小心转移至100ml容量瓶中并稀释至刻度,摇匀,作为供试品溶液。同法制备试剂空白溶液。照电感耦合等离子体原子发射光谱(ICP-AES)法(通则0411)测定,计算,含锡不得过0.015%。

微生物限度 取本品10g,依法检查(通则1105),■每1g供试品需氧菌总数不得过100cfu,不得检出大肠埃希菌;■[订正]每10g应不得检出沙门菌。

细菌内毒素 取本品适量,以二甲基亚砜充分溶解,进一步使用细菌内毒素检查用水稀释至实验所需浓度(该溶液中二甲基亚砜浓度应小于0.1%),依法检测(通则1143),每1mg乙交酯丙交酯共聚物中含内毒素的量应小于0.9EU。

无菌(供无除菌工艺的无菌制剂用) 取本品,依法检查(通则1101),应符合规定。

【类别】 药用辅料,缓释材料。

【贮藏】 密封,冷藏或者冷冻(-20~8℃),在开封前使产品接近室温以尽量减少由于水分冷凝引起的降解。

附表 黏度的限度值

标示黏度(ml/g)	特性黏度范围(ml/g)
10	5~15
15	10~20
20	15~25
25	20~30
30	25~35
35	30~40

续表

标示黏度(ml/g)	特性黏度范围(ml/g)
40	35~45
45	40~50
50	45~55
60	50~70
70	60~80
80	70~90
90	80~100

乙交酯丙交酯共聚物(8515)
(供注射用)

Yijiaozhibingjiaozhigongjuwu(8515)(Gongzhusheyong)

Poly(lactide-co-glycolide)(8515)(For Injection)

$$H\left(O-CH-\overset{\overset{O}{\|}}{C}-O-CH\right)_n\overset{\overset{O}{\|}}{C}-O-CH_2-\overset{\overset{O}{\|}}{C}-O-CH_2-\overset{\overset{O}{\|}}{C}\right)_m O-H$$
CH₃ CH₃

$$H(C_6H_8O_4)_n(C_4H_4O_4)_m OH$$

[26780-50-7]

本品为丙交酯、乙交酯的环状二聚合物在亲核引发剂催化作用下的开环聚合物。丙交酯和乙交酯摩尔百分比为85:15,特性黏度应符合附表规定,分子量分布系数$D(M_w/M_n)$应不得过2.5。

【性状】 本品为白色至淡黄色粉末或颗粒,几乎无臭。

本品在三氯甲烷、二氯甲烷、丙酮、二甲基甲酰胺中易溶,在乙酸乙酯中微溶,在水、乙醇、乙醚中不溶。

特性黏度 取本品0.5g,精密称定,置100ml量瓶中,加三氯甲烷70ml,超声至完全溶解,冷却至室温后,加三氯甲烷稀释至刻度,摇匀。照黏度测定法(通则0633第二法),25℃下特性黏度应符合附表规定。

【鉴别】 取特性黏度项下配制的溶液测定,本品的红外光谱图应与对照品的图谱一致(通则0402)。

【检查】 **酸度** 取本品适量,研细,加水超声10分钟,分散成约2.0mg/ml的混悬液,过滤,取续滤液,依法测定(通则0631),pH值应为5.0~7.0。

溶液的澄清度 取本品0.5g,加二氯甲烷25ml使溶解,依法检查(通则0902),溶液应澄清。

分子量分布 取本品适量,精密称定,加四氢呋喃溶解并制成每1ml中约含3mg的溶液,振摇,室温放置过夜,作为供试品溶液。另取5个聚苯乙烯分子量对照品(分子量范围应包含供试品的分子量)适量,加四氢呋喃溶解并制成每1ml中约含3mg的溶液,作为对照品溶液。照分子排阻色谱法(通则0514)测定,采用凝胶色谱柱,以四氢呋喃为流动相,示差折光检测器;检测器温度35℃。取乙腈20μl,注入液相色谱仪,记录色谱图,理论板数按乙腈峰计不少于 10 000。

取上述对照品溶液各 20μl,分别注入液相色谱仪,由 GPC 软件计算回归方程。取供试品溶液 20μl,同法测定,用 GPC 软件算出供试品的重均分子量、数均分子量及分子量分布。供试品的重均分子量应为 7000～170 000,分布系数 D(M_w/M_n)应不得过 2.5。

丙交酯乙交酯摩尔比 取本品 10～20mg,加含有四甲基硅烷(TMS)的氘代三氯甲烷 0.6～0.8ml,溶解。照核磁共振波谱法(通则 0441)测定。记录乙交酯单元中的亚甲基质子(4.4～5.0ppm)及丙交酯单元中次甲基质子(5.1～5.5ppm)的积分面积,计算本品丙交酯和乙交酯的摩尔百分含量,应为 80%～90% 和 10%～20%。

乙交酯和丙交酯 取乙酸丁酯适量,精密称定,加二氯甲烷溶解,并制成每 1ml 含 0.125mg 的溶液,作为内标溶液;取本品约 0.1g,精密称定,置 10ml 量瓶中,加内标溶液 2ml,用二氯甲烷溶解,并稀释至刻度,摇匀,作为供试品溶液;另取乙交酯、丙交酯适量,精密加入内标溶液适量,用二氯甲烷溶解并制成每 1ml 中约含乙交酯 50μg、丙交酯 100μg、乙酸丁酯 25μg 的溶液,作为对照溶液。照气相色谱法(通则 0521)测定,以 5%苯基-甲基聚硅氧烷(或极性相近)为固定液的色谱柱,柱温为 135℃,进样口温度为 250℃,检测器温度为 300℃。取供试品溶液与对照溶液各 3μl,分别注入气相色谱仪,按内标法以峰面积计算,含丙交酯不得过 1.5%,乙交酯不得过 0.5%。

残留溶剂 甲醇、丙酮、二氯甲烷与甲苯 取本品约 0.1g,精密称定,置 10ml 量瓶中,加二甲基甲酰胺溶解,并稀释至刻度,作为供试品溶液。另取甲醇、丙酮、二氯甲烷和甲苯适量,精密称定,用二甲基甲酰胺溶解并定量稀释制成每 1ml 中含 30μg、50μg、6μg 和 8.9μg 的溶液,作为对照溶液。照残留溶剂测定法(通则 0861 第三法)测定。以 6%氰丙基苯-94%甲基聚硅氧(或极性相近)为固定液;起始温度为 40℃,维持 8 分钟,以每分钟 10℃的速率升温至 200℃;进样口温度为 180℃;检测器温度为 250℃。取供试品溶液与对照溶液各 3μl,分别注入气相色谱仪,按外标法以峰面积计算,含甲醇不得过 0.3%,丙酮不得过 0.5%,二氯甲烷不得过 0.05%,甲苯不得过 0.05%。

水分 取本品适量,以三氯甲烷作溶剂,照水分测定法(通则 0832 第一法)测定,含水分不得过 1.0%。

炽灼残渣 取本品 1.0g,依法检查(通则 0841),遗留残渣不得过 0.2%。

重金属 取炽灼残渣项下遗留的残渣,依法检查(通则 0821 第二法),含重金属不得过百万分之十。

砷盐 取本品 1.0g,加氢氧化钙 1.0g,混合,加水搅拌均匀,干燥后,先用小火灼烧使炭化,再在 500～600℃炽灼使完全灰化,放冷,加盐酸 5ml 与水 23ml,依法检查(通则 0822 第一法),应符合规定(0.0002%)。

锡 取本品 0.25g,置聚四氟乙烯消解罐中,加硝酸 6.0ml 和浓过氧化氢溶液 2.0ml,盖上内盖,旋紧外套,置微波消解仪中消解。消解完全后取消解内罐置电热板上缓缓加热至红棕色气体挥尽,用超纯水将罐内消解溶液小心转移至 100ml 量瓶中稀释至刻度,摇匀,作为供试品溶液。同法制备试剂空白溶液。照电感耦合等离子体原子发射光谱(ICP-AES)法(通则 0411)测定,计算,含锡不得过 0.015%。

微生物限度 取本品 10g,依法检查(通则 1105),■每 1g 供试品需氧菌总数不得过 100cfu、不得检出大肠埃希菌;■[订正]每 10g 应不得检出沙门菌。

细菌内毒素 取本品适量,以二甲亚砜充分溶解,进一步使用细菌内毒素检查用水稀释至实验所需浓度(该溶液中二甲基亚砜浓度应小于 0.1%),依法检测(通则 1143),每 1mg 乙交酯丙交酯共聚物中含内毒素的量应小于 0.9EU。

无菌(供无除菌工艺的无菌制剂用) 取本品,依法检查(通则 1101),应符合规定。

【类别】 药用辅料,缓释材料。

【贮藏】 密封,冷藏或者冷冻(−20～8℃),在开封前使产品接近室温以尽量减少由于水分冷凝引起的降解。

附表　黏度的限度值

标示黏度(ml/g)	特性黏度范围(ml/g)
10	5～15
15	10～20
20	15～25
25	20～30
30	25～35
35	30～40
40	35～45
45	40～50
50	45～55
60	50～70
70	60～80
80	70～90
90	80～100

二 甲 基 亚 砜

Erjiajiyafeng

Dimethyl Sulfoxide

$$H_3C-\overset{\overset{\textstyle O}{\|}}{S}-CH_3$$

C_2H_6OS　78.13

[67-68-5]

本品可由二甲硫醚在氧化氮存在下通过空气氧化制得;也可以从制造纸浆的副产物中制得。

本品按无水物计算,应不得少于 99.5%。

【性状】 本品为无色液体;无臭或几乎无臭;有引湿性。

本品与水、乙醇或乙醚能任意混溶,在烷烃中不溶。

■**凝点** 本品的凝点(通则 0613)为 17.0~18.3℃。■[删除]

折光率 本品的折光率(通则 0622)为 1.478~1.479。

相对密度 本品的相对密度(通则 0601)为 1.095~1.105。

【鉴别】 (1)取本品 5ml,置试管中,加氯化镍 50mg,振摇使溶解,溶液呈黄绿色,置 50℃水浴中加热,溶液呈绿色或蓝绿色,放冷,溶液呈黄绿色。

(2)本品的红外光吸收图谱应与对照品的图谱一致(通则 0402)。

【检查】 **酸度** 取本品 50.0g,加水 100ml 溶解后,加酚酞指示液 0.1ml,用氢氧化钠滴定液(0.01mol/L)滴定至溶液显粉红色,消耗氢氧化钠滴定液(0.01mol/L)不得过 5.0ml。

吸光度 取本品适量,通入干燥氮气 15 分钟,以水为空白,照紫外-可见分光光度法(通则 0401),立即测定,在 275nm 波长处的吸光度不得大于 0.30;在 285nm 与 295nm 波长处的吸光度与 275nm 波长处的吸光度的比值,分别不得过 0.65 与 0.45;在 270~350nm 的波长范围内,不得有最大吸收峰。

氢氧化钾变深物 精密量取本品 25ml,置 50ml 量瓶中,加水 0.5ml 与氢氧化钾 1.0g,密塞,在水浴上加热 20 分钟,放冷,将溶液置 1cm 吸收池中,以水为空白溶液,照紫外-可见分光光度法(通则 0401),在 350nm 的波长处测定吸光度,不得大于 0.023。

水分 取本品,照水分测定法(通则 0832 第一法 1)测定,含水分不得过 0.2%。

有关物质 取本品,精密称定,用内标溶液(0.025%二苯甲烷的丙酮溶液)稀释制成 50%的溶液,作为供试品溶液;取供试品溶液适量,加内标溶液稀释成 0.050%的溶液,作为对照溶液;取二甲基砜对照品适量,精密称定,用上述内标溶液稀释制成 0.050%的溶液,作为二甲基砜对照品溶液;照气相色谱法(通则 0521)试验,以 10%聚乙二醇 20M 为固定液,柱温为 150℃,FID 检测器;理论板数按二甲基砜峰计算不低于 1500,二甲基砜峰与内标峰的分离度应大于 2.0。取供试品溶液、对照溶液、二甲基砜对照品溶液各 2μl,分别注入气相色谱仪,记录色谱图。供试品溶液如显二甲基砜峰,其与二苯甲烷峰面积的比值,不得大于二甲基砜对照品溶液中二甲基砜与二苯甲烷峰面积的比值(0.1%)。供试品溶液中所有杂质峰面积总和(除主峰及内标峰)与二苯甲烷峰面积的比值不得大于对照溶液中二甲基亚砜与二苯甲烷峰面积的比值(0.1%)。

不挥发残留物 取本品 100g,精密称定,置 105℃已干燥恒重的蒸发皿中,在通风橱内置电热板上缓缓蒸发至干(不发生沸腾),置 105℃干燥 3 小时,称重。残留物不得过 0.01%。

【含量测定】 按以下公式计算本品的含量:

$$含量 = \frac{(1-不挥发残留物-有关物质)}{(1-水分)} \times 100\%$$

【类别】 药用辅料,吸收促进剂、溶剂和防冻剂等(仅供外用)。

【贮藏】 密闭,在阴凉、干燥处保存。

二 氧 化 钛

Eryanghuatai

Titanium Dioxide

TiO_2 79.88

[13463-67-7]

本品按干燥品计算,含 TiO_2 应为 98.0%~100.5%。

【性状】 本品为白色粉末;无臭,无味。

本品在水、盐酸、硝酸或稀硫酸中不溶。

【鉴别】 取本品约 0.5g,加无水硫酸钠 5g 与水 10ml,混匀,加硫酸 10ml,加热煮沸至澄清,冷却,缓缓加硫酸溶液(25→100)30ml,用水稀释至 100ml,摇匀,照下述方法试验。

(1)取溶液 5ml,加过氧化氢试液数滴,即显橙红色。

(2)取溶液 5ml,加锌粒数颗,放置 45 分钟后,溶液显紫蓝色。

【检查】 **酸碱度** 取本品 5.0g,加水 50ml 使溶解,滤过,精密量取续滤液 10ml,加溴麝香草酚蓝指示液 0.1ml;如显蓝色,加盐酸滴定液(0.01mol/L)1.0ml,应变为黄色;如显黄色,加氢氧化钠滴定液(0.01mol/L)1.0ml,应变为蓝色。

水中溶解物 取本品 10.0g,加硫酸铵 0.5g,加水 150ml,加热煮沸 5 分钟,冷却,用水稀释至 200ml,摇匀,用双层定量滤纸滤过,精密量取续滤液 100ml,■蒸干,在 600℃炽灼至恒重,■[修订]遗留残渣不得过 12.5mg(0.25%)。

酸中溶解物 取本品 5.0g,加 0.5mol/L 盐酸溶液 100ml,置水浴中加热 30 分钟,并不时搅拌,用三层定量滤纸滤过,滤渣用 0.5mol/L 盐酸溶液洗净,合并滤液与洗液,置经 105℃恒重的蒸发皿中,蒸干,在 105℃干燥至恒重,遗留残渣不得过 25mg(0.5%)。

钡盐 取本品 10.0g,加盐酸 30ml,振摇 1 分钟,加水 100ml,加热煮沸,趁热滤过,用水 60ml 洗涤残渣,合并滤液与洗液,用水稀释至 200ml,摇匀,取 10ml,加硫酸溶液(5.5→60)1ml,静置 30 分钟,不得产生浑浊或沉淀。

锑盐 取本品 0.50g,加无水硫酸钠 5g,置于长颈燃烧瓶中,加水 10ml,摇匀,小心加入硫酸 10ml,摇匀,小心加热煮沸至澄清,放冷,加水 30ml,再慢慢加入硫酸 10ml,混匀,放冷,用水稀释至 100ml,摇匀,即得供试品溶液。取酒石酸锑钾 0.274g,加 25%盐酸溶液 20ml 使溶解,加水稀释至 100ml,摇匀,取 10.0ml,置 1000ml 量瓶中,加 25%盐酸溶液 200ml,加水稀释至刻度,摇匀,取 10.0ml,置 100ml 量瓶中,加 25%盐酸溶液 30ml,加水稀释至刻度,即得锑标准溶液(临用新配,每 1ml 相当于 1μg 锑)。取供试品溶液 10ml,加盐酸和水各 10ml,摇匀,冷却至 20℃,加入 10%亚硝酸钠溶液(临用新配)0.15ml,静置 5 分钟,加 1%盐酸羟胺溶液 5ml 和 0.01% 的罗丹明 B 溶液（临用新配）10ml，混匀，用甲苯 10ml 萃取 1 分钟（如有必要，离心 2 分钟）。取锑标准溶液 5.0ml，加盐酸 10ml，加混合溶液（无水硫酸钠 0.5g，加硫酸 2ml，用水稀释至 15ml，摇匀，即得）15ml，自"冷却至 20℃……"起，同供试品溶液同法操作。供试品溶液的甲苯层粉红色不得深于锑标准溶液的甲苯层（0.01%）。

铁盐 取"锑盐"项下供试品溶液 20ml，依法检查（通则 0807），与标准铁溶液 2.0ml 制成的对照液比较，不得更深（0.02%）。

干燥失重 取本品，在 105℃ 干燥 3 小时，减失重量不得过 0.5%（通则 0831）。

炽灼失重 取干燥品约 2g，精密称定，在约 800℃ 炽灼至恒重，减失重量不得过 0.5%。

重金属 取本品 5.0g，加盐酸 7.5ml，振摇 1 分钟，加水 25ml，加热煮沸，滤过，滤渣用水洗涤，合并滤液与洗液，置 50ml 量瓶中，用水稀释至刻度，摇匀，精密量取 10ml，滴加氨试液至对酚酞指示液显中性，再加稀醋酸 2ml，用水稀释成 25ml，依法检查（通则 0821 第一法），含重金属不得过百万分之二十。

砷盐 取本品 0.4g，依法检查（通则 0822 第一法），应符合规定（0.0005%）。

【含量测定】 取本品 0.25g，置于石英坩埚中，精密称定，加焦硫酸钾 2g，小火熔融，大火烧至蜂窝状，放冷，分 2～3 次加硫酸 20ml，每次均加热溶解，放冷，分别转移至同一有约 100ml 水的烧杯中，搅匀，放冷，移至 250ml 容量瓶中（必要时可水浴加热至澄清），加水稀释至刻度，摇匀。精密量取 10ml 置 500ml 锥形瓶中，加水 200ml 与过氧化氢 4ml，混匀，精密加入乙二胺四醋酸二钠滴定液（0.05mol/L）25ml，放置 5 分钟，加甲基红指示液 1 滴，用 20% 氢氧化钠溶液中和至 pH 试纸显中性，加乌洛托品 5g 使溶解，加二甲酚橙指示液 1ml，用锌滴定液（0.05mol/L）滴定至溶液自橙色变为黄色最后转为橙红色；同时做空白试验校正。每 1ml 锌滴定液（0.05mol/L）相当于 3.995mg 的 TiO_2。

【类别】 药用辅料，助流剂和遮光剂等。

【贮藏】 密闭，在干燥处保存。

二 氧 化 硅

Eryanghuagui

Silicon Dioxide

$SiO_2 \cdot x H_2O$ SiO_2 60.08

[14464-46-1]

本品系将硅酸钠与酸（如盐酸、硫酸、磷酸等）反应或与盐（如氯化铵、硫酸铵、碳酸氢铵等）反应，产生硅酸沉淀（即水合二氧化硅），经水洗涤、除去杂质后干燥而制得。按炽灼品计算，含 SiO_2 应不少于 99.0%。

【性状】 本品为白色疏松的粉末；无臭、无味。

本品在水中不溶，在热的氢氧化钠试液中溶解，在稀盐酸中不溶。

【鉴别】 取本品约 5mg，置铂坩埚中，加碳酸钾 200mg，混匀，在 600～700℃ 炽灼 10 分钟，冷却，加水 2ml 微热溶解，缓缓加入钼酸铵试液（取钼酸 6.5g，加水 14ml 与氨水 14.5ml，振摇使溶解，冷却，在搅拌下缓缓加入已冷却的硝酸 32ml 与水 40ml 的混合液中，静置 48 小时，滤过，取滤液，即得）2ml，溶液显深黄色。

【检查】 **粒度** 取本品 10g，照粒度和粒度分布测定法[通则 0982 第二法（1）]检查，通过七号筛（125μm）的供试品量应不低于 85%。

酸碱度 取本品 1g，加水 20ml，振摇，滤过，取滤液，依法测定（通则 0631），pH 值应为 5.0～7.5。

氯化物 取本品 0.5g，加水 50ml，加热回流 2 小时，放冷，加水补足至 50ml，摇匀，滤过，取续滤液 10ml，依法检查（通则 0801），与标准氯化钠溶液 10.0ml 制成的对照液比较，不得更深（0.1%）。

硫酸盐 取氯化物项下的续滤液 10ml，■依法检查（通则 0802），■[订正] 与标准硫酸钾溶液 5.0ml 制成的对照液比较，不得更深（0.5%）。

干燥失重 取本品，在 145℃ 干燥 2 小时，减失重量不得过 5.0%（通则 0831）。

炽灼失重 取干燥失重项下遗留的供试品 1.0g，精密称定，在 1000℃ 炽灼 1 小时，减失重量不得过干燥品重量的 8.5%。

铁盐 取本品 0.2g，加水 25ml，盐酸 2ml 与硝酸 5 滴，煮沸 5 分钟，放冷，滤过，用少量水洗涤滤器，合并滤液与洗液，加过硫酸铵 50mg，加水稀释至 35ml，依法检查（通则 0807），与标准铁溶液 3.0ml 制成的对照液比较，不得更深（0.015%）。

重金属 取本品 3.3g，加水 40ml 及盐酸 5ml，缓缓加热煮沸 15 分钟，放冷，滤过，滤液置 100ml 量瓶中，用适量水洗涤滤器，洗液并入量瓶中，加水稀释至刻度，摇匀，取 20ml，加酚酞指示液 1 滴，滴加氨试液至淡红色，加醋酸盐缓冲液（pH3.5）2ml 与水适量使成 25ml，依法检查（通则 0821 第一法），含重金属不得过百万分之三十。

砷盐 取重金属项下溶液 20ml，加盐酸 5ml，依法检查（通则 0822 第一法），应符合规定（0.0003%）。

【含量测定】 取本品 1g，精密称定，置已在 1000℃ 下炽灼至恒重的铂坩埚中，在 1000℃ 下炽灼 1 小时，取出，放冷，精密称定，将残渣用水润湿，滴加氢氟酸 10ml，置水浴上蒸干，放冷，继续加入氢氟酸 10ml 和硫酸 0.5ml，置水浴上蒸发至近干，移至电炉上缓缓加热至酸蒸气除尽，在 1000℃ 下炽灼至恒重，放冷，精密称定，减失的重量，即为供试量中含有 SiO_2 的重量。

【类别】 药用辅料,助流剂和助悬剂等。

【贮藏】 密闭保存。

十 八 醇

Shibachun

Stearyl Alcohol

[112-92-5]

本品为固体醇混合物。■系通过氢化铝锂还原硬脂酸乙酯而制得。■[订正]含十八醇($C_{18}H_{38}O$)不得少于 95.0%。

【性状】 本品为白色粉末、颗粒、片状或块状物。

本品在乙醚中易溶,在乙醇中溶解,在水中几乎不溶。

熔点 本品的熔点(通则 0612 第二法)为 57~60℃。

酸值 应不大于 1.0(通则 0713)。

皂化值 取本品约 20.0g,依法操作(通则 0713),应不大于 2.0。

碘值 取本品 2.0g,加三氯甲烷 25ml,振摇使溶解,依法操作(通则 0713),应不大于 2.0。

羟值 应为 197~217(通则 0713)。

【鉴别】 在含量测定项下记录的色谱图中,供试品溶液主峰的保留时间应与对照品溶液主峰的保留时间一致。

【检查】 **碱度** 取本品 3.0g,加无水乙醇 25ml,加热使溶解,放冷,加酚酞指示液 2 滴,溶液不得显红色。

乙醇溶液的澄清度与颜色 取本品 0.50g,加乙醇 20ml,加热使溶解,放冷,溶液应澄清无色;如显浑浊,与 1 号浊度标准液(通则 0902 第一法)比较,应不得更浓。

炽灼残渣 取本品 2.0g,依法检查(通则 0841),遗留残渣不得过 0.05%。

【含量测定】 照气相色谱法(通则 0521)测定。

色谱条件与系统适用性试验 以 100%-聚二甲基硅氧烷毛细管柱为分析柱,火焰离子化检测器;柱温 205℃,进样口温度 250℃,检测器温度 250℃;理论板数按十八醇峰计算不低于 10 000,十八醇峰与相邻色谱峰的分离度应符合规定。

测定法 取本品 100mg,精密称定,置 100ml 量瓶中,加无水乙醇溶解并稀释至刻度,摇匀,精密量取 1μl 注入气相色谱仪,记录色谱图;另精密称取十八醇对照品适量,加无水乙醇溶解制成每 1ml 含 1.0mg 的溶液,摇匀,同法操作,按外标法以峰面积计算十八醇的含量,即得。

【类别】 药用辅料,阻滞剂和基质等。

【贮藏】 密闭,在阴凉干燥处保存。

丁 香 油

Dingxiang You

Clove Oil

[8000-34-8]

本品为桃金娘科植物丁香(*Eugenia cayophyllata* Thunb.)的干燥花蕾经水蒸气蒸馏提取的挥发油。含 β-丁香烯($C_{15}H_{24}$)应为 5.0%~14.0%,含丁香酚($C_{10}H_{12}O_2$)应为 75.0%~88.0%,含乙酸丁香酚酯($C_{12}H_{14}O_3$)应为 4.0%~15.0%。

【性状】 本品为微黄色至黄色的澄清液体;有丁香的香气,味辛辣,且有麻舌感;在空气中露置易变质。

本品在乙醇、乙醚、冰醋酸或甲苯中极易溶解,在水中几乎不溶。

相对密度 本品的相对密度(通则 0601)为 1.038~1.060。

旋光度 取本品,依法测定(通则 0621),旋光度应为 0°至 -2.0°。

折光率 本品的折光率(通则 0622)为 1.528~1.537。

【鉴别】 (1)取本品约 80mg,加甲苯 2ml 使溶解,作为供试品溶液。另称取丁香酚和乙酸丁香酚酯对照品适量,用甲苯制成每 1ml 中各含 25mg 的混合溶液,作为对照品溶液。照薄层色谱法(通则 0502)试验,吸取上述两种溶液各 2μl,分别点于同一硅胶 GF₂₅₄ 薄层板上,以甲苯为展开剂,展开,取出,放置 5 分钟后进行二次展开,取出,晾干,在紫外光灯(254nm)下检视,对照品溶液色谱中应显示两个清晰分离的斑点(斑点从上至下分别为丁香酚和乙酸丁香酚酯),供试品溶液色谱中所显主斑点的位置与颜色应与对照品溶液中丁香酚和乙酸丁香酚酯的斑点相同。再喷以茴香醛溶液(取茴香醛 0.5ml,加冰醋酸 10ml 使溶解,加甲醇 85ml 和硫酸 5ml,摇匀,即得。临用新制),在 105℃加热 5~10 分钟,供试品色谱中所显丁香酚和乙酸丁香酚酯斑点的位置与颜色应与对照品溶液中丁香酚和乙酸丁香酚酯的斑点相同,在溶剂前沿与乙酸丁香酚酯斑点下方,应各显示一个红色斑点,溶剂前沿斑点为 β-丁香烯。

(2)在含量测定项下记录的色谱图中,供试品溶液主峰的保留时间应与对照品溶液中 β-丁香烯峰、丁香酚和乙酸丁香酚酯峰的保留时间一致。

以上(1)、(2)两项可选做一项。

【检查】 **溶液澄清度** 取本品 1ml,加 70%乙醇 2ml 溶解后,依法检查(通则 0902),溶液应澄清。

水溶性酚类 取本品 1ml,加热水 20ml,振摇,放冷,用水湿润的滤纸滤过,滤液中加三氯化铁试液 1 滴,除显易消失的灰绿色外,不得显蓝色或紫色。

脂肪油和树脂化精油 取本品 1 滴滴于滤纸上,24 小时内油滴应完全挥发,不得留下半透明或油性斑点。

重金属 取本品 1.0g,依法测定(通则 0821 第二法),含重金属不得过百万分之十。

【含量测定】 照气相色谱法(通则 0521)测定。

色谱条件与系统适用性试验 用聚乙二醇为固定液(或极性相近)的毛细管柱,起始柱温为 80℃,维持 1 分钟,再以每分钟 3℃ 的速率升温至 180℃,维持 2 分钟,进样口温度为 250℃,检测器温度为 250℃。取对照品溶液 1μl,注入气相色谱仪,各组分的出峰顺序为 β-丁香烯、丁香酚、乙酸丁香酚酯。

内标溶液的制备 取水杨酸乙酯适量,加正己烷溶解并稀释制成每 1ml 中约含 9mg 的溶液,即得。

测定法 取本品约 0.1g,精密称定,置 10ml 量瓶中,加内标溶液溶解并稀释至刻度,摇匀,作为供试品溶液。■另精密称取取 β-丁香烯、丁香酚与乙酸丁香酚酯对照品适量,■[订正] 加内标溶液溶解并定量稀释制成每 1ml 中约含 1.0mg、8.8mg 与 1.0mg 的混合溶液,作为对照品溶液。另取对照品溶液与供试品溶液各 1μl,分别注入气相色谱仪,记录色谱图,按内标法以峰面积计算,即得。

【类别】 药用辅料,芳香剂和矫味剂等。

【贮藏】 密封,在凉暗处保存。

大 豆 油

Dadouyou

Soybean Oil

[8001-22-7]

本品系由豆科植物大豆(*Glycine soya* Bentham)的种子提炼制成的脂肪油。

【性状】 本品为淡黄色的澄清液体;无臭或几乎无臭。

本品可与乙醚或三氯甲烷混溶,在乙醇中极微溶解,在水中几乎不溶。

相对密度 本品的相对密度(通则 0601)应为 0.916~0.922。

折光率 ■本品的折光率(通则 0622)应为 1.472~1.476。■[订正]

酸值 本品的酸值应不大于 0.2(通则 0713)。

皂化值 本品的皂化值应为 188~200(通则 0713)。

碘值 本品的碘值应为 126~140(通则 0713)。

【检查】 **过氧化物** 取本品 10.0g,置 250ml 碘瓶中,立即加冰醋酸-三氯甲烷(60∶40)30ml,振摇使溶解,精密加饱和碘化钾溶液 0.5ml,密塞,振摇 1 分钟,加水 30ml,用硫代硫酸钠滴定液(0.01mol/L)滴定,至近终点时,加淀粉指示液 0.5ml,继续滴定至蓝色消失,并将滴定的结果用空白试验校正。消耗硫代硫酸钠滴定液(0.01mol/L)不得过 10.0ml。

不皂化物 取本品 5.0g,精密称定,置 250ml 锥形瓶中,加氢氧化钾乙醇溶液(取氢氧化钾 12g,加水 10ml 溶解后,用乙醇稀释至 100ml,摇匀,即得)50ml,加热回流 1 小时,放冷至 25℃ 以下,移至分液漏斗中,用水洗涤锥形瓶 2 次,每次 50ml,洗液并入分液漏斗中,用乙醚提取 3 次,每次 100ml;合并乙醚提取液,用水洗涤乙醚提取液 3 次,每次 40ml,静置分层,弃去水层;依次用 3% 氢氧化钾溶液与水洗涤乙醚层各 3 次,每次 40ml;再用水 40ml 反复洗涤乙醚层直至最后洗液中加入酚酞指示液 2 滴不显红色。转移乙醚提取液至已恒重的蒸发皿中,用乙醚 10ml 洗涤分液漏斗,洗液并入蒸发皿中,置 50℃ 水浴上蒸去乙醚,用丙酮 6ml 溶解残渣,置空气流中挥去丙酮。在 105℃ 干燥至连续两次称重之差不超过 1mg,不皂化物不得过 1.0%。

用中性乙醇 20ml 溶解残渣,加酚酞指示液数滴,用乙醇制氢氧化钠滴定液(0.1mol/L)❶滴定至粉红色持续 30 秒不褪色,如果消耗乙醇制氢氧化钠滴定液(0.1mol/L)超过 0.2ml,残渣总量不能当作不皂化物重量,试验必须重做。

棉籽油 取本品 5ml,置试管中,加 1% 硫黄的二硫化碳溶液与戊醇的等容混合液 5ml,置饱和氯化钠水浴中,注意缓缓加热至泡沫停止(除去二硫化碳),继续加热 15 分钟,不得显红色。

水分 取本品,以无水甲醇-癸醇(1∶1)为溶剂,照水分测定法(通则 0832 第一法 1)测定,含水分不得过 0.1%。

重金属 取本品 4.0g,置 50ml 瓷蒸发皿中,加硫酸 4ml,混匀,缓缓加热至硫酸除尽后,加硝酸 2ml 与硫酸 5 滴,小火加热至氧化氮气除尽后,在 500~600℃ 炽灼使完全灰化,放冷,依法检查(通则 0821 第二法),含重金属不得过百万分之五。

砷盐 取本品 1.0g,加氢氧化钙 1.0g,混合,加水少量,搅拌均匀,干燥后,先用小火灼烧使炭化,再在 500~600℃ 炽灼使完全灰化,放冷,加盐酸 5ml 与水 23ml,依法检查(通则 0822 第一法),应符合规定(0.0002%)。

脂肪酸组成 取本品 0.1g,置 50ml 锥形瓶中,加 0.5mol/L 氢氧化钾甲醇溶液 2ml,在 65℃ 水浴中加热回流 30 分钟,放冷,加 15% 三氟化硼甲醇溶液 2ml,在 65℃ 水浴中加热回流 30 分钟,放冷,加庚烷 4ml,继续在 65℃ 水浴中加热

---

❶ 乙醇制氢氧化钠滴定液(0.1mol/L)的制备:取 50% 氢氧化钠溶液 2ml,加乙醇 250ml(如溶液浑浊,配制后放置过夜,取上清液再标定)。取苯甲酸约 0.2g,精密称定,加乙醇 10ml 和水 2ml 溶解,加酚酞指示液 2 滴,用上述滴定液滴定至溶液显持续浅粉红色。每 1ml 乙醇制氢氧化钠滴定液(0.1mol/L)相当于 12.21mg 的苯甲酸。根据本液的消耗量与苯甲酸的取用量,计算出本液的浓度,即得。

回流5分钟后,放冷,加饱和氯化钠溶液10ml洗涤,摇匀,静置使分层,取上层液,用水洗涤3次,每次2ml,取上层液经无水硫酸钠干燥作为供试品溶液。照气相色谱法(通则0521)试验,以键合聚乙二醇为固定液,起始温度为230℃,维持11分钟,以每分钟5℃的速率升温至250℃,维持10分钟,■进样口温度为260℃,■[订正]检测器温度为270℃。分别取十四烷酸甲酯、棕榈酸甲酯、棕榈油酸甲酯、硬脂酸甲酯、油酸甲酯、亚油酸甲酯、亚麻酸甲酯、花生酸甲酯、二十碳烯酸甲酯与山嵛酸甲酯对照品,加正己烷溶解并稀释制成每1ml中含上述对照品各0.1mg的溶液,取1μl注入气相色谱仪,记录色谱图,理论板数按亚油酸峰计算不低于5000,各色谱峰的分离度应符合要求。取供试品溶液1μl,注入气相色谱仪,记录色谱图。按面积归一化法计算,供试品中含小于十四碳的饱和脂肪酸不大于0.1%、十四烷酸不大于0.2%、棕榈酸应为9.0%～13.0%、棕榈油酸不大于0.3%、硬脂酸应为3.0%～5.0%、油酸应为17.0%～30.0%、亚油酸应为48.0%～58.0%、亚麻酸应为5.0%～11.0%、花生酸不大于1.0%、二十碳烯酸不大于1.0%、山嵛酸不大于1.0%。

【类别】 药用辅料,溶剂和分散剂等。

【贮藏】 遮光,密封,在凉暗处保存。

大 豆 磷 脂

Dadou Linzhi

Soya Lecithin

[8030-76-0]

大豆磷脂系从大豆中提取精制而得的磷脂混合物。以无水物计算,含磷量应不得少于2.7%;含氮量应为1.5%～2.0%;含磷脂酰胆碱应不得少于45.0%,含磷脂酰乙醇胺应不得过30.0%,含磷脂酰胆碱和磷脂酰乙醇胺总量不得少于70%。

【性状】 本品为黄色至棕色的半固体、块状体。

本品在乙醚和乙醇中易溶,在丙酮中不溶。

酸值 本品的酸值应不大于30(通则0713)。

碘值 本品的碘值应不小于75(通则0713)。

过氧化值 本品的过氧化值应不大于3.0(通则0713)。

【鉴别】 (1)取本品约10mg,加乙醇溶液2ml,加5%氯化镉乙醇溶液1～2滴,即产生白色沉淀。

(2)取本品0.4g,加乙醇溶液2ml,加硝酸铋钾溶液(取硝酸铋8g,加硝酸20ml使溶解;另取碘化钾27.2g,加水50ml使溶解,合并上述两种溶液,加水稀释成100ml)1～2滴,即产生砖红色沉淀。

【检查】 **溶液的颜色** 取本品适量,加乙醇制成每1ml中含6mg的溶液。照紫外-可见分光光度法(通则0401),在350nm的波长处测定吸光度,不得过0.8。

丙酮不溶物 取本品1.0g,精密称定,加丙酮约15ml,搅拌使其溶解后,用G4垂熔玻璃坩埚滤过,残渣用丙酮洗涤,洗至丙酮几乎无色。残渣在105℃干燥至恒重,不溶物不得少于90.0%。

己烷不溶物 取本品10.0g,精密称定,加正己烷100ml,振摇使样品溶解,用事先在105℃干燥1小时并称重的G4垂熔玻璃坩埚滤过,锥形瓶用25ml正己烷洗涤两次,洗液过滤后,G4垂熔玻璃坩埚于105℃干燥1小时并称重,不溶物不得过0.3%。

水分 取本品适量,照水分测定法(通则0832第一法)测定,含水分不得过1.5%。

重金属 取本品1.0g,依法检查(通则0821第二法),含重金属不得过百万分之二十。

砷盐 取本品1.0g置于100ml标准磨口锥形瓶中,加入5ml硫酸,加热至样品炭化,滴加浓过氧化氢溶液,至反应停止后继续加热,滴加浓过氧化氢溶液至溶液无色,冷却后加水10ml,蒸发至浓烟消失,依法检查(通则0822第二法),应符合规定(0.0002%)。

铅 取本品0.1g,精密称定,置聚四氟乙烯消解罐中,加硝酸5～10ml,混匀,浸泡过夜,盖上内盖,旋紧外套,置适宜的微波消解炉内,进行消解。消解完全后,取消解罐置电热板上缓缓加热至棕红色蒸气挥尽并近干,用0.2%硝酸转移至10ml容量瓶中,并用0.2%硝酸稀释至刻度,摇匀,作为供试品溶液。同法制备试剂空白溶液;另取铅单元素标准溶液适量,用0.2%硝酸稀释制成每1ml含铅0～100ng的对照品溶液。取供试品和对照品溶液,以石墨炉为原子化器,照原子吸收分光光度法(通则0406第一法),在283.3nm的波长处测定,含铅不得过百万分之二。

残留溶剂 取本品0.2g,精密称定,置20ml顶空瓶中,加水2ml,密封,作为供试品溶液。精密称取乙醇、丙酮、乙醚、石油醚、正己烷适量,加水溶解并稀释制成每1ml分别含上述溶剂约200μg、200μg、200μg、50μg、27μg的溶液,作为溶液。照残留溶剂测定法(通则0861)试验。毛细管柱HP-PLOT/Q,0.53mm×30m×40μm),火焰离子检测器(FID);进样口温度为250℃,检测器温度260℃;柱温采用程序升温,初温为160℃维持8分钟,以每分钟5℃的升温速率升温至190℃,维持6分钟;分流比20∶1。氮气流速:2ml/min。顶空温度80℃,顶空时间45分钟,进样体积为1ml。各色谱峰之间的分离度应符合要求。按外标法以峰面积计算,本品含乙醇、丙酮、乙醚均不得过0.2%,含石油醚不得过0.05%,含正己烷不得过0.02%,总残留溶剂不得过0.5%。

微生物限度 取本品,依法检查(通则1105与通则1106),每1g供试品中需氧菌总数不得过100cfu,霉菌和酵母菌总数不得过100cfu,不得检出大肠埃希菌;每10g供试品中不得检出沙门菌。

【含量测定】 **磷含量** 对照品溶液的制备 精密称取经105℃干燥至恒重的磷酸二氢钾对照品0.0439g,置50ml量瓶中,加水溶解并稀释至刻度,摇匀,精密量取 10ml,置另一 50ml 量瓶中,加水稀释至刻度,摇匀(每 1ml 相当于 0.04mg 的磷)。

供试品溶液的制备　取本品约 0.15g,精密称定,置凯氏烧瓶中,加硫酸 20ml 与硝酸 50ml,缓缓加热至溶液呈淡黄色,小心滴加过氧化氢溶液,使溶液褪色,继续加热 30 分钟,冷却后,转移至 100ml 量瓶中,加水稀释至刻度,摇匀。

测定法　精密量取对照品溶液与供试品溶液各 2ml,分别置 50ml 量瓶中,各依次加入钼酸铵硫酸试液 4ml、亚硫酸钠试液 2ml 与新鲜配制的对苯二酚溶液(取对苯二酚 0.5g,加水适量使溶解,加硫酸 1 滴,加水稀释成 100ml)2ml,加水稀释至刻度,摇匀,暗处放置 40 分钟,照紫外-可见分光光度法(通则 0401),在 620nm 的波长处分别测定吸光度,计算含磷量。

氮含量　取本品 0.1g,精密称定,照氮测定法(通则 0704)测定,计算。

磷脂酰胆碱、磷脂酰乙醇胺含量　照高效液相色谱法(通则 0512)测定。

色谱条件与系统适应性试验　用硅胶为填充剂(色谱柱 Alltima Sillica,250mm×4.6mm×5μm),柱温为 40℃;以甲醇-水-冰醋酸-三乙胺(85∶15∶0.45∶0.05,V/V)为流动相 A,以正己烷-异丙醇-流动相 A(20∶48∶32,V/V)为流动相 B;流速为每分钟 1ml;按下表进行梯度洗脱;检测器为蒸发光散射检测器(参考条件:漂移管温度为 72℃;载气流量为每分钟 2.0ml)。

时间(分钟)	流动相 A(%)	流动相 B(%)
0	10	90
20	30	70
35	95	5
36	10	90
41	10	90

取磷脂酰乙醇胺、磷脂酰肌醇、溶血磷脂酰乙醇胺、磷脂酰胆碱、溶血磷脂酰胆碱对照品各适量,用三氯甲烷-甲醇(2∶1)溶解,■制成每 1ml 含上述对照品分别为 50μg、100μg、100μg、200μg、200μg 的混合溶液,■[订正] 取上述溶液 20μl 注入液相色谱仪,各成分按上述顺序依次洗脱,各成分分离度应符合规定,理论板数按磷脂酰胆碱、磷脂酰乙醇胺峰、磷脂酰肌醇计算应不低于 1500。

测定法　分别称取磷脂酰乙醇胺和磷脂酰胆碱对照品适量,精密称定,用三氯甲烷-甲醇(2∶1)溶解,稀释制成每 1ml 含磷脂酰胆碱分别为 50μg、100μg、150μg、200μg、300μg、400μg,含磷脂酰乙醇胺分别为 5μg、10μg、15μg、20μg、30μg、40μg 的溶液作为对照品溶液。精密量取上述对照品溶液各 20μl 注入液相色谱仪中,记录色谱图,以对照品溶液浓度的对数值与相应的峰面积对数值计算回归方程,另精密称取本品约 15mg,置 50ml 量瓶中,加三氯甲烷-甲醇(2∶1)溶解并稀释至刻度。取供试溶液 20μl 注入液相色谱仪中,记录色谱图,由回归方程计算磷脂酰胆碱、磷脂酰乙醇胺的含量。

【类别】　口服用药用辅料,乳化剂,增溶剂等。

【贮藏】　密封、避光、低温(-18℃以下)保存。

大豆磷脂(供注射用)

Dadou Linzhi(Gongzhusheyong)

Soya Lecithin(For Injection)

[8030-76-0]

大豆磷脂系从大豆中提取精制而得的磷脂混合物。以无水物计算,含磷量应不得少于 2.7%;含氮量应为 1.5%～2.0%;含磷脂酰胆碱应不得少于 45.0%,含磷脂酰乙醇胺应不得过 30.0%,含磷脂酰胆碱和磷脂酰乙醇胺总量不得少于 70%。

【性状】　本品为黄色至棕色的半固体、块状体。

本品在乙醚和乙醇中易溶,在丙酮中不溶。

酸值　本品的酸值应不大于 30(通则 0713)。

碘值　本品的碘值应不小于 75(通则 0713)。

过氧化值　本品的过氧化值应不大于 3.0(通则 0713)。

【鉴别】　(1)取本品约 10mg,加乙醇溶液 2ml,加 5%氯化镉乙醇溶液 1～2 滴,即产生白色沉淀。

(2)取本品 0.4g,加乙醇溶液 2ml,加硝酸铋钾溶液(取硝酸铋 8g,加硝酸 20ml 使溶解;另取碘化钾 27.2g,加水 50ml 使溶解,合并上述两种溶液,加水稀释成 100ml)1～2 滴,即产生砖红色沉淀。

(3)在含量测定项下磷脂酰胆碱和磷脂酰乙醇胺记录的色谱图中,供试品溶液主峰的保留时间应与对照品溶液主峰的保留时间一致。

【检查】　溶液的颜色　取本品适量,加乙醇制成每 1ml 中含 6mg 的溶液。照紫外-可见分光光度法(通则 0401),在 350nm 处的波长处测定吸光度,不得过 0.8。

丙酮不溶物　取本品 1.0g,精密称定,加丙酮约 15ml,搅拌使其溶解后,用 G4 垂熔玻璃坩埚滤过,残渣用丙酮洗涤,洗至丙酮几乎无色。残渣在 105℃干燥至恒重,不溶物不得少于 90.0%。

己烷中不溶物　取本品 10.0g,精密称定,加正己烷 100ml,振摇使样品溶解,用事先在 105℃干燥 1 小时并称重的 G4 垂熔玻璃坩埚滤过,锥形瓶用 25ml 正己烷洗涤两次,洗液过滤后,G4 垂熔玻璃坩埚于 105℃干燥 1 小时并称重,不溶物不得过 0.3%。

水分　取本品适量,照水分测定法(通则 0832 第一法)测定,含水分不得过 1.5%。

蛋白质　取本品 1.0g,加正己烷 10ml,微温使溶解,溶液应澄明。如有不溶物,以 3000 转/分钟的速度离心 5 分钟,弃去上清液,残留物加正己烷 5ml,搅拌使溶解,同法操作 2 次,残留物经减压干燥除去正己烷后,加水 1ml,振摇使溶解,加缩二脲试液(取硫酸铜 1.5g 和酒石酸钾钠 6.0g,加水 500ml 使溶解,边搅拌边加入 10%氢氧化钠溶液 300ml,用水稀释至 1000ml,混匀)4ml,放置 30 分钟,溶液应不呈蓝紫色或红紫色。

重金属 取本品 1.0g,依法检查(通则 0821 第二法),含重金属不得过百万分之五。

砷盐 取本品 1.0g 置于 100ml 标准磨口锥形瓶中,加入 5ml 硫酸,加热至样品炭化,滴加浓过氧化氢溶液,至反应停止后继续加热,滴加浓过氧化氢溶液至溶液无色,冷却后加水 10ml,蒸发至浓烟消失,依法检查(通则 0822 第二法),应符合规定(0.0002%)。

铅 取本品 0.1g,精密称定,置聚四氟乙烯消解罐中,加硝酸 5~10ml,混匀,浸泡过夜,盖上内盖,旋紧外套,置适宜的微波消解炉内,进行消解。消解完后,取消解罐置电热板上缓缓加热至棕红色蒸气挥尽并近干,用 0.2%硝酸转移至 10ml 容量瓶中,并用 0.2%硝酸稀释至刻度,摇匀,作为供试品溶液。同法制备试剂空白溶液;另取铅单元素标准溶液适量,用 0.2%硝酸稀释制成每 1ml 含铅 0~100ng 的对照品溶液。取供试品和对照品溶液,以石墨炉为原子化器,照原子吸收分光光度法(通则 0406 第一法),在 283.3nm 的波长处测定,含铅不得过百万分之二。

残留溶剂 取本品 0.2g,精密称定,置 20ml 顶空瓶中,加水 2ml,密封,作为供试品溶液。精密称取乙醇、丙酮、乙醚、石油醚、正己烷适量,加水溶解并稀释制成每 1ml 分别含上述溶剂约 200µg、200µg、200µg、50µg、27µg 的溶液,作为溶液。照残留溶剂测定法(通则 0861)试验。毛细管柱 HP-PLOT/Q,0.53mm×30m×40µm);火焰离子检测器(FID);进样口温度为 250℃,检测器温度 260℃;柱温采用程序升温,初温为 160℃维持 8 分钟,以每分钟 5℃的升温速率升温至 190℃,维持 6 分钟;分流比 20∶1。氮气流速∶2ml/min。顶空温度 80℃,顶空时间 45 分钟,进样体积为 1ml。各色谱峰之间的分离度应符合要求。按外标法以峰面积计算,本品含乙醇、丙酮、乙醚均不得过 0.2%,含石油醚不得过 0.05%,含正己烷不得过 0.02%,总残留溶剂不得过 0.5%。

有关物质 取本品约 125mg,精密称定,置 25ml 量瓶中,用三氯甲烷-甲醇(2∶1)溶解并稀释至刻度,摇匀,作为供试溶液。取溶血磷脂酰乙醇胺、溶血磷脂酰胆碱、磷脂酰肌醇对照品各适量,用三氯甲烷-甲醇(2∶1)溶解制成每 1ml 含溶血磷脂酰乙醇胺分别为 10µg、20µg、40µg、60µg、80µg、100µg,含溶血磷脂酰胆碱分别为 50µg、100µg、200µg、300µg、400µg、500µg 的溶液,含磷脂酰肌醇分别为 5µg、10µg、15µg、20µg、30µg、40µg 的溶液作为对照品溶液。照磷脂酰胆碱含量含量测定方法,取各对照溶液 20µl 注入液相色谱仪,以浓度的对数值为横坐标,峰面积的对数值为纵坐标计算回归方程。取供试溶液 20µl 注入液相色谱仪,记录峰面积,由回归方程计

算溶血磷脂酰乙醇胺、溶血磷脂酰胆碱、磷脂酰肌醇的含量。含溶血磷脂酰乙醇胺不得过 1%,含溶血磷脂酰胆碱不得过 3.5%,含溶血磷脂酰乙醇胺和溶血磷脂酰胆碱总量不得过 4.0%,含磷脂酰肌醇应不得过 5.0%,含总有关物质不得过 8.0%。

无菌(供无除菌工艺的无菌制剂用) 取本品,依法检查(通则 1101),应符合规定。

微生物限度 取本品,依法检查(通则 1105 与通则 1106),■每 1g 供试品中除需氧菌总数、霉菌及酵母菌数不得过 100cfu,不得检出大肠埃希菌;每 10g 供试品中不得检出沙门菌。■[订正]

细菌内毒素 取本品,以无水乙醇充分溶解,进一步使用细菌内毒素检查用水稀释至实验所需浓度(该溶液中乙醇浓度应小于 20%),依法检查(通则 1143),每 1g 大豆磷脂中含内毒素的量应小于 2.0EU。

【含量测定】 磷含量 对照品溶液的制备 精密称取经 105℃干燥至恒重的磷酸二氢钾对照品 0.0439g,置 50ml 量瓶中,加水溶解并稀释至刻度,摇匀,精密量取 10ml,置另一 50ml 量瓶中,加水稀释至刻度,摇匀(每 1ml 相当于 0.04mg 的磷)。

供试品溶液的制备 取本品约 0.15g,精密称定,置凯氏烧瓶中,加硫酸 20ml 与硝酸 50ml,缓缓加热至溶液呈淡黄色,小心滴加过氧化氢溶液,使溶液褪色,继续加热 30 分钟,冷却后,转移至 100ml 量瓶中,加水稀释至刻度,摇匀。

测定法 精密量取对照品溶液与供试品溶液各 2ml,分别置 50ml 量瓶中,各依次加入钼酸铵硫酸试液 4ml,亚硫酸钠试液 2ml 与新鲜配制的对苯二酚溶液(取对苯二酚 0.5g,加水适量使溶解,加硫酸 1 滴,加水稀释成 100ml)2ml,加水稀释至刻度,摇匀,暗处放置 40 分钟,照紫外-可见分光光度法(通则 0401),在 620nm 的波长处分别测定吸光度,计算含磷量。

氮含量 取本品 0.1g,精密称定,照氮测定法(通则 0704 第二法)测定,计算。

磷脂酰胆碱、磷脂酰乙醇胺含量 照高效液相色谱法(通则 0512)测定。

色谱条件与系统适应性试验 用硅胶为填充剂(色谱柱 Alltima Sillica,250mm×4.6mm×5µm),柱温为 40℃;以甲醇-水-冰醋酸-三乙胺(85∶15∶0.45∶0.05,V/V)为流动相 A,以正己烷-异丙醇-流动相 A(20∶48∶32,V/V)为流动相 B;流速为每分钟 1ml;按下表进行梯度洗脱;检测器为蒸发光散射检测器(参考条件∶漂移管温度为 72℃;载气流量为每分钟 2.0ml)。

时间(分钟)	流动相 A(%)	流动相 B(%)
0	10	90
20	30	70
35	95	5
36	10	90
41	10	90

取磷脂酰乙醇胺、磷脂酰肌醇、溶血磷脂酰乙醇胺、磷脂

酰胆碱、溶血磷脂酰胆碱对照品各适量,用三氯甲烷-甲醇(2∶1)溶解,■制成每1ml含上述对照品分别为50μg、100μg、100μg、200μg、200μg的混合溶液,■[订正]取上述溶液20μl注入液相色谱仪,各成分按上述顺序依次洗脱,各成分分离度应符合规定,理论板数按磷脂酰胆碱、磷脂酰乙醇胺峰、磷脂酰肌醇计算应不低于1500。

测定法 分别称取磷脂酰乙醇胺和磷脂酰胆碱对照品适量,精密称定,用三氯甲烷-甲醇(2∶1)溶解,稀释制成每1ml含磷脂酰胆碱分别为50μg、100μg、150μg、200μg、300μg、400μg,含磷脂酰乙醇胺分别为5μg、10μg、15μg、20μg、30μg、40μg的溶液作为对照品溶液。精密量取上述对照品溶液各20μl注入液相色谱仪中,记录色谱图,以对照品溶液浓度的对数值与相应的峰面积对数值计算回归方程,另精密称取本品约15mg,置50ml量瓶中,加三氯甲烷-甲醇(2∶1)溶解并稀释至刻度。取供试溶液20μl注入液相色谱仪中,记录色谱图,由回归方程计算磷脂酰胆碱、磷脂酰乙醇胺的含量。

【类别】 药用辅料,乳化剂,增溶剂等。

【贮藏】 密封、避光,低温(-18℃以下)保存。

无水亚硫酸钠
Wushui Yaliusuanna
Anhydrous Sodium Sulfite

$$Na_2SO_3 \quad 126.04$$

[7757-83-7]

本品含 Na_2SO_3 应为97.0%～100.5%。

【性状】 本品为白色结晶或粉末。

本品在水中易溶,在乙醇中极微溶解,在乙醚中几乎不溶。

【鉴别】 (1)本品的水溶液(1→10)显碱性,溶液显亚硫酸盐的鉴别反应(通则0301)。

(2)本品的水溶液显钠盐的鉴别(1)反应(通则0301)。

【检查】 溶液的澄清度与颜色 取本品1.0g,加水20ml使溶解,依法检查(通则0901与通则0902),溶液应澄清无色。

硫代硫酸盐 取本品2.0g,加水100ml,振摇使溶解,加甲醛溶液10ml,醋酸10ml,摇匀,静置5分钟,取水100ml,自"加甲醛溶液"起同法操作,作为空白。加淀粉指示液0.5ml,用碘滴定液(0.05mol/L)滴定,扣除空白试验消耗的体积,消耗碘滴定液不得过0.15ml。

铁盐 取本品1.0g,加盐酸2ml,置水浴上蒸干,加水适量溶解,依法检查(通则0807),与标准铁溶液1.0ml制成的对照液比较,不得更深(0.001%)。

锌 取本品约10.0g,精密称定,置250ml锥形瓶中,加水25ml,振摇使大部分溶解,缓缓加入盐酸15ml,加热至沸腾。冷却,用水定量转移至100ml量瓶中,并稀释至刻度,摇匀,精密量取适量,加水定量稀释制成每1ml约含20mg的溶液,作为供试品溶液;精密量取锌单元素标准溶液(每1ml中含Zn 1000μg)5ml,置200ml量瓶中,用水稀释至刻度,摇匀,精密量取2ml,置100ml量瓶中,加盐酸3ml,用水稀释至刻度,摇匀,作为对照品溶液。分别取供试品溶液和对照品溶液,照原子吸收分光光度法(通则0406第一法),在213.9nm的波长处测定,供试品溶液的吸光度不得大于对照品溶液的吸光度(0.0025%)。

重金属 取本品1.0g,依法检查(通则0821第一法),含重金属不得过百万分之十。

硒 取本品3.0g,加甲醛溶液10ml,缓缓加入盐酸2ml,水浴加热20分钟,溶液显粉红色。与另取本品1.0g,精密加硒标准溶液(精密称取硒0.100g,加硝酸2ml,蒸干,残渣加水2ml使溶解,蒸干,重复操作3次,残渣用稀盐酸溶解并定量转移至1000ml量瓶中,加稀盐酸稀释至刻度,摇匀,即得)0.2ml,加甲醛溶液10ml,缓缓加入盐酸2ml,水浴加热20分钟,制得的对照溶液的颜色比较,不得更深(0.001%)。

砷盐 取本品0.5g,加水10ml溶解后,加硫酸1ml,置砂浴上蒸至白烟冒出,放冷,加水21ml与盐酸5ml,依法检查(通则0822第二法),应符合规定(0.0004%)。

【含量测定】 取本品约0.20g,■精密称定,精密加碘滴定液(0.05mol/L)50ml,■[订正]密塞,在暗处放置5分钟,用硫代硫酸钠滴定液(0.1mol/L)滴定,至近终点时,加淀粉指示液1ml,继续滴定至蓝色消失,并将滴定的结果用空白试验校正。每1ml碘滴定液(0.05mol/L)相当于6.302mg的Na_2SO_3。

【类别】 药用辅料,抗氧剂。

【贮藏】 密封保存。

木 糖 醇
Mutangchun
Xylitol

$$C_5H_{12}O_5 \quad 152.15$$

[87-99-0]

本品为1,2,3,4,5-戊五醇,按干燥品计算,含 $C_5H_{12}O_5$ 不得少于98.0%。

【制法】 由玉米芯、甘蔗渣等物质中提取,经水解、脱色、离子交换、加氢、蒸发、结晶等工艺加工而成。

【性状】 本品为白色结晶或结晶性粉末,无臭;味甜;有引湿性。

本品在水中极易溶解,在乙醇中微溶。

熔点 本品的熔点(通则 0612)为 91.0～94.5℃。

【鉴别】 (1)取本品 0.5g,加盐酸 0.5ml 与二氧化铅 0.1g,置水浴上加热,溶液即显黄绿色。

(2)本品的红外光吸收图谱应与对照的图谱(光谱集 1088 图)一致。

【检查】 酸度 取本品 5.0g,加水 10ml 使溶解,依法测定(通则 0631),pH 值应为 5.0～7.0。

溶液的澄清度与颜色 取本品 1.0g,用水 10ml 溶解,依法检查(通则 0901 与通则 0902),溶液应澄清无色。

氯化物 取本品 0.5g 或 1.0g(供注射用),依法检查(通则 0801),与标准氯化钠溶液 5.0ml 制成的对照液比较,不得更浓(0.01%)或(0.005%)。

硫酸盐 取本品 2.0g 或 5.0g(供注射用),依法检查(通则 0802),与标准硫酸钾溶液 3.0ml 制成的对照液比较,不得更浓(0.015%)或(0.006%)。

电导率 取本品 20.0g,置 100ml 量瓶中,用水溶解并稀释至刻度,依法测定(通则 0681),不得过 $20\mu S \cdot cm^{-1}$。

还原糖 取本品 0.50g,置具塞比色管中,加水 2.0ml 使溶解,加入碱性酒石酸铜试液 1.0ml,密塞,水浴加热 5 分钟,放冷,溶液的浊度与用每 1ml 含 0.5mg 葡萄糖溶液 2.0ml 同法制得的对照溶液比较,不得更浓(含还原糖以葡萄糖计,不得过 0.2%)。

总糖 取本品 1.0g,加水 15ml 溶解后,加稀盐酸 4ml,置水浴上加热回流 3 小时,放冷,滴加氢氧化钠试液,调节 pH 值约为 5,用水适量转移至 100ml 量瓶中,加水稀释至刻度,摇匀,精密量取 4.0ml,加水 1.0ml,摇匀,作为供试品溶液;另取在 105℃ 干燥至恒重的葡萄糖适量,精密称定,加水溶解并定量稀释制成每 1ml 中约含 0.2mg 的溶液,■取 1.0ml,加水至 5ml,■[订正]作为对照品溶液;取上述两种溶液,分别加铜溶液 2.5ml,摇匀,置水浴中煮沸 5 分钟,放冷,分别加磷钼酸溶液 2.5ml,立即摇匀;供试品溶液如显色,与对照品溶液比较,不得更深(含总糖以葡萄糖计算,不得过 0.5%)。

有关物质 分别精密称取 L-阿拉伯糖醇对照品、半乳糖醇对照品、甘露醇对照品及山梨醇对照品各约 5mg,置 20ml 量瓶中,用水溶解并稀释至刻度,摇匀,作为对照品溶液。另精密称取赤藓糖醇 5mg,置 25ml 量瓶中,用水溶解并稀释至刻度,作为内标溶液。精密量取对照品溶液 1ml 置 100ml 圆底烧瓶中,精密加入内标溶液 1ml,置 60℃ 水浴上旋转蒸发至干后,精密加入无水吡啶 1ml 与乙酸酐 1ml,回流煮沸 1 小时至完全乙酰化。照气相色谱法(通则 0521),用 14% 氰丙基苯基(86%)二甲基聚硅氧烷为固定液的毛细管柱,程序升温,起始温度为 170℃,维持 1 分钟,以每分钟 10℃ 的速率升温至 230℃,维持 30 分钟;分流比 20:1,进样口温度及检测器温度均为 250℃。取上述对照品

乙酰化溶液 1μl,注入气相色谱仪,记录色谱图。半乳糖醇峰及山梨醇峰的分离度应大于 2.0。另取本品约 5.0g,精密称定,置 100ml 量瓶中,用水溶解并稀释至刻度,摇匀,作为供试品溶液,同法测定。供试品乙酰化溶液的色谱图中,如有上述对照品杂质峰,按内标法以峰面积计算,杂质总量不得过 2.0%。

干燥失重 取本品 1.0g,以五氧化二磷为干燥剂,减压干燥 24 小时,减失重量不得过 1.0%(通则 0831)。

炽灼残渣 取本品 1.0g,依法检查(通则 0841),不得过 0.2% 或 0.1%(供注射用)。

镍盐 取本品 0.5g,加水 5ml 溶解后,加溴试液 1 滴,振摇 1 分钟,加氨试液 1 滴,加 1% 丁二酮肟的乙醇溶液 0.5ml,摇匀,放置 5 分钟,如显色,与镍对照溶液 1.0ml,用同一方法制成的对照液比较,不得更深(0.0002%)。

重金属 取本品 2.0g 或 4.0g(供注射用),加水 23ml 溶解后,加稀醋酸 2ml,依法检查(通则 0821 第一法),含重金属不得过百万分之十或百万分之五(供注射用)。

砷盐 取本品 2.0g,加水 23ml 溶解后,加盐酸 5ml,依法检查(通则 0822 第一法),应符合规定(0.0001%)。

细菌内毒素(供注射用) 取本品,依法检查(通则 1143),每 1g 木糖醇中含内毒素的量应小于 2.5EU。

【含量测定】 取本品约 0.2g,精密称定,置 100ml 量瓶中,用水溶解并稀释至刻度,摇匀;精密量取 5ml,置碘瓶中,精密加高碘酸钾溶液(称取高碘酸钾 2.3g,加 1mol/L 硫酸溶液 16.3ml 与水适量使溶解,再用水稀释至 500ml)15ml 与 0.5mol/L 硫酸溶液 10ml,置水浴上加热 30 分钟,放冷,加碘化钾 1.5g,密塞,轻轻振摇使溶解,暗处放置 5 分钟,用硫代硫酸钠滴定液(0.1mol/L)滴定,至近终点时,加淀粉指示液 2ml,继续滴定至蓝色消失,并将滴定的结果用空白试验校正。每 1ml 硫代硫酸钠滴定液(0.1mol/L)相当于 1.902mg 的 $C_5H_{12}O_5$。

【类别】 药用辅料,甜味剂等。

【贮藏】 密闭,在阴凉干燥处保存。

注:(1)铜溶液 取无水碳酸钠 4g,加水 40ml 使溶解,加酒石酸 0.75g,振摇使溶解;另取硫酸铜($CuSO_4 \cdot 5H_2O$)0.45g,加水 10ml 使溶解,与上述溶液混合,加水至 100ml,摇匀,即得。

(2)磷钼酸溶液 取钼酸 3.5g,钨酸钠 0.5g,加 5% 氢氧化钠溶液 40ml,煮沸 20 分钟,放冷,加磷酸 12.5ml,加水稀释至 50ml,摇匀,即得。

(3)镍对照溶液的制备 精密称取硫酸镍铵 0.673g,置 1000ml 量瓶中,加水溶解并稀释至刻度,摇匀,作为镍贮备液(1ml 相当于 0.1mg 的 Ni),精密量取镍贮备液 1ml,置 100ml 量瓶中,用水稀释至刻度,摇匀,即得(每 1ml 相当于 1μg 的 Ni)。

月 桂 氮 䓬 酮

Yuegui Danzhuotong

Laurocapram

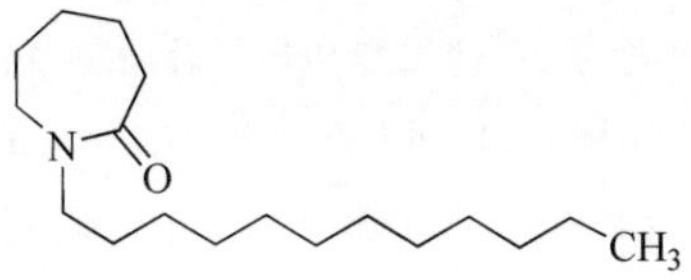

C₁₈H₃₅NO 281.48

[59227-89-3]

本品为 1-十二烷基-六氢-2H-氮杂䓬-2-酮。含 C₁₈H₃₅NO 应为 97.0%～102.0%。

【性状】 本品为无色透明的黏稠液体;几乎无臭,无味。

本品在无水乙醇、乙酸乙酯、乙醚、苯及环己烷中极易溶解,在水中不溶。

相对密度 本品的相对密度(通则 0601)为 0.906～0.926。

折光率 本品的折光率(通则 0622)为 1.470～1.473。

黏度 本品的运动黏度(通则 0633 第一法,毛细管内径 1.2mm±0.05mm),在 25℃时为 32～34mm²/s。

【鉴别】 (1)取本品 2ml,加甲醇 2ml,加 1mol/L 盐酸羟胺溶液(临用新制)1ml,加氢氧化钾 1 小粒,置水浴上加热,放冷,加三氯化铁试液 1 滴,摇匀,再置水浴上加热,溶液显棕紫色。

(2)本品的红外光吸收图谱应与对照的图谱(光谱集 48 图)一致。

【检查】 酸碱度 取本品 5ml,加中性乙醇 5ml,温热使溶解,放冷,溶液遇石蕊试纸应显中性反应。

己内酰胺与有关物质 取本品约 0.5g,置 10ml 量瓶中,加甲醇适量,振摇使溶解并稀释至刻度,摇匀,作为供试品溶液。另精密称取己内酰胺适量,用甲醇溶解并稀释制成每 1ml 含 0.05mg 的溶液,作为对照品溶液。照残留溶剂测定法(通则 0861 第三法)试验,[订正]用 100%二甲基聚硅氧烷(或极性相近)为固定液的毛细管柱,起始温度为 100℃,维持 1 分钟,以每分钟 15℃升温至 240℃,维持至主峰保留时间的 2 倍;检测器温度为 300℃;进样口温度为 250℃。取对照溶液 1μl 注入气相色谱仪,调节检测灵敏度,使主成分色谱峰的峰高约为满量程的 25%,再精密量取供试品溶液和对照品溶液各 1μl,分别注入气相色谱仪,记录色谱图,供试品溶液的色谱图中如有杂质峰,与己内酰胺保留时间一致的杂质峰的峰面积不得大于对照品溶液主峰面积(0.1%),其他杂质峰按面积归一法计算,单个杂质不得过 1.5%,总杂质不得过 3.0%。

溴化物 取本品 1.0g,加水 10ml,充分振摇,加盐酸 3 滴与三氯甲烷 1ml,边振摇边滴加 2%氯胺 T 溶液(临用新配)3 滴,三氯甲烷层如显色,与标准溴化钾溶液(精密称取在 105℃干燥至恒重的溴化钾 0.1489g,加水使溶解成 100ml,摇匀)1.0ml,用同一方法制成的对照液比较,不得更深(0.1%)。

炽灼残渣 取本品 2.0g,依法检查(通则 0841),遗留残渣不得过 0.1%。

重金属 取炽灼残渣项下遗留的残渣,依法检查(通则 0821 第二法),含重金属不得过百万分之十。

【含量测定】 照气相色谱法(通则 0521)测定。

色谱条件与系统适用性试验 用 100%二甲基聚硅氧烷(或极性相近)为固定液的毛细管柱,起始温度为 100℃,维持 1 分钟,以每分钟 15℃升温至 240℃,维持 45 分钟;检测器温度为 300℃;进样口温度为 250℃。理论板数按月桂氮䓬酮峰计算,应不低于 10 000,月桂氮䓬酮峰与内标物质峰的分离度应符合要求。

校正因子测定 取廿四烷适量,用正己烷溶解并稀释成每 1ml 中含 2mg 的溶液,作为内标溶液。另取月桂氮䓬酮对照品约 20mg,精密称定,置 10ml 量瓶中,用内标溶液溶解并稀释至刻度,摇匀,取 1μl 注入气相色谱仪,计算校正因子。

测定法 取本品约 20mg,精密称定,置 10ml 量瓶中,用内标溶液溶解并稀释至刻度,摇匀,取 1μl 注入气相色谱仪。测定,按内标法计算,即得。

【类别】 药用辅料,渗透促进剂。

【贮藏】 遮光,密封保存。

正 丁 醇

Zhengdingchun

Butyl Alcohol

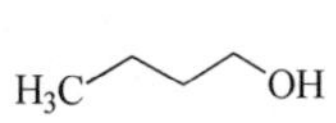

C₄H₁₀O 74.12

[71-36-3]

本品为 1-丁醇,可由羧基合成法或乙醛合成法制得,亦可用发酵法制得。

【性状】 本品为无色澄清的液体;具特殊刺鼻的酒味。

本品在水中溶解,能与乙醇、乙醚任意混溶。

相对密度 本品的相对密度(通则 0601)在 25℃时为 0.807～0.809。[订正]

馏程 本品的馏程(通则 0611)为 116～119℃,沸距不大于 1.5℃。

【鉴别】 本品的红外光吸收图谱应与对照品的图谱一致(通则 0402)。

【检查】 酸度 取本品 74ml,加酚酞指示液 2 滴,溶液应为无色,用乙醇制氢氧化钾滴定液(0.02mol/L)滴定至显粉红色 15 秒内不褪色,消耗乙醇制氢氧化钾滴定液(0.02mol/L)不得过 2.5ml。

醛化合物 取本品 10.0ml,加氨制硝酸银试液 10ml,密塞,混匀,避光静置 30 分钟,溶液不应显色。

不挥发物 取本品 100ml,置经 105℃恒重的蒸发皿中,于水浴上蒸干后,在 105℃干燥 30 分钟,遗留残渣不得过 4mg。

二丁醚与有关物质 照气相色谱法测定(通则 0521)。

色谱条件与系统适用性试验 用以聚乙二醇-20M 为固定液(或极性相近)的毛细管柱,柱温为 75℃,进样口温度为 260℃,检测器温度为 280℃。取二丁醚、2-丁醇、异丁醇和正丁醇的等体积混合溶液作为系统适用性溶液,取 1μl,注入气相色谱仪,记录色谱图,各峰的分离度应符合要求。

测定法 取本品 1μl,注入气相色谱仪,记录色谱图。按面积归一化法计算,含二丁醚不得过 0.2%,且各杂质峰面积的总和不得大于总峰面积的 0.5%。

水分 不得过 0.1%(通则 0832 第一法 2)。

【类别】 药用辅料,溶剂和消泡剂等。

【贮藏】 密闭,贮存在远离火种和热源的凉暗处。

卡 波 姆

Kabomu

Carbomer

[54182-57-9]

本品系以非苯溶剂为聚合溶剂的丙烯酸键合烯丙基蔗糖或季戊四醇烯丙醚的高分子聚合物。按干燥品计,含羧酸基(—COOH)应为 56.0%~68.0%。

【性状】 本品为白色疏松粉末;有特征性微臭;有引湿性。

【鉴别】 (1)取本品 0.1g,加水 20ml 和 10%氢氧化钠溶液 0.4ml,即成凝胶状。

(2)取本品 0.1g,加水 10ml,摇匀,加麝香草酚蓝指示液 0.5ml,应显橙色。取本品 0.1g,加水 10ml,摇匀,加甲酚红指示液 0.5ml,应显黄色。

(3)取本品 0.1g,加水 10ml,用 1mol/L 氢氧化钠溶液调节 pH 值至 7.5,边搅拌边加 10%氯化钙溶液 2ml,立即产生白色沉淀。

(4)本品的红外光吸收图谱(通则 0402)应在波数为 1710cm^{-1}±5cm^{-1}、1454cm^{-1}±5cm^{-1}、1414cm^{-1}±5cm^{-1}、1245cm^{-1}±5cm^{-1}、1172cm^{-1}±5cm^{-1}、1115cm^{-1}±5cm^{-1} 和 801cm^{-1}±5cm^{-1} 处有特征吸收,其中 1710cm^{-1} 处有最强吸收。

【检查】 酸度 取本品 0.1g,均匀分散溶胀于 10ml 水中,依法检查(通则 0631),pH 值应为 2.5~3.5。

黏度 取预先在 80℃干燥 1 小时的本品 1.0g,边搅拌边加水 200ml,至分散均匀后,用 15%氢氧化钠溶液调节 pH 值至 7.3~7.8,混匀(避免产生气泡),在 25℃水浴中静置 1 小时,依法测定(通则 0633),A 型应为 4~11Pa·s,B 型应为 25~45Pa·s,C 型应为 40~60Pa·s。

残留溶剂 苯、乙酸乙酯与环己烷 取本品约 0.2g,精密称定,置顶空瓶中,精密加入二甲基亚砜 5ml,密封,作为供试品溶液;分别取苯、乙酸乙酯和环己烷适量,精密称定,用二甲基亚砜定量稀释成每 1ml 中含苯 4μg、0.2mg 和 0.12mg 的混合溶液,精密量取 5ml,置顶空瓶中,密封,作为对照溶液。照残留溶剂测定法(通则 0861 第二法)测定,用 100%二甲基聚硅氧烷为固定液(或极性相近的的固定液)的毛细管柱,程序升温,起始温度为 40℃,维持 3 分钟,以每分钟 5℃的速率升温至 120℃,维持 20 分钟,再以每分钟 20℃的速率升温至 220℃,维持 3 分钟,再以每分钟 20℃的速率升温至 240℃,维持 8 分钟;进样口温度 260℃;检测器温度 260℃;顶空瓶平衡温度为 85℃,平衡时间为 90 分钟。取对照品溶液与供试品溶液分别顶空进样。按外标法以峰面积计算,■苯不得过 0.0002%,■[修订]含乙酸乙酯不得过 0.5%,环己烷不得过 0.3%。

丙烯酸 取本品约 50mg,精密称定,置具塞离心管中,加 2.5%硫酸铝钾溶液 5ml,封盖,在 50℃转速每分钟 250 转振摇 1 小时,以每分钟 10 000 转离心 10 分钟,滤过,滤液作为供试品溶液;取丙烯酸对照品适量,精密称定,用 2.5%硫酸铝钾溶液溶解并定量稀释成每 1ml 中含 25μg 的溶液,作为对照品溶液。照高效液相色谱法(通则 0512)测定。用十八烷基硅烷键合硅胶为填充剂;以磷酸二氢钾溶液(取磷酸二氢钾 1.36g,加水 1000ml 使溶解,用磷酸调节 pH 值至 3.0±0.1)-甲醇(80:20)为流动相;检测波长 200nm。精密量取对照品溶液和供试品溶液各 10μl,注入液相色谱仪,按外标法以峰面积计算,不得过 0.25%。

干燥失重 取本品,在 80℃减压干燥 1 小时,减失重量不得过 2.0%(通则 0831)。

炽灼残渣 取本品 1.0g,依法检查(通则 0841),遗留残渣不得过 2.0%。

重金属 取炽灼残渣项下遗留的残渣,依法检查(通则 0821 第二法),含重金属不得过百万分之二十。

【含量测定】 取本品约 0.4g,精密称定,加水 400ml,搅拌使溶解,照电位滴定法(通则 0701),用氢氧化钠滴定液(0.25mol/L)滴定(近终点时,每次滴入后搅拌至少 2 分钟)。每 1ml 氢氧化钠滴定液(0.25mol/L)相当于 11.25mg 的 —COOH。

【类别】 药用辅料,软膏基质和释放阻滞剂等。

【贮藏】 密闭保存。

【标示】 应标示本品所属的黏度类型(A 型、B 型或 C 型)、黏度值、测量用的仪器和参数。

交 联 聚 维 酮

Jiaolian Juweitong

Crospovidone

[9003-39-8]

本品为 N-乙烯-2-吡咯烷酮合成交联的不溶于水的均聚物。分子式为 $(C_6H_9NO)_n$，其中 n 代表 1-乙烯基-2-吡咯烷酮链节的平均数。按无水物计算，含氮（N）应为 $11.0\%\sim12.8\%$。

【性状】 本品为白色或类白色粉末；几乎无臭；有引湿性。

本品在水、乙醇、三氯甲烷或乙醚中不溶。

【鉴别】 （1）取本品 1g，加水 10ml 振摇使分散成混悬液，加碘试液 0.1ml，振摇 30 秒，加淀粉指示液 1ml，振摇，应无蓝色产生。

（2）本品的红外光吸收图谱应与对照品的图谱一致（通则 0402）。

【检查】 酸碱度 取本品 1.0g，加水 100ml 搅拌使成均匀混悬液，依法测定（通则 0631），pH 值应为 $5.0\sim8.0$。

水中可溶物 取本品 25.0g，置烧杯中，加水 200ml，搅拌 1 小时，用水定量转移至 250ml 量瓶中，并加水稀释至刻度，摇匀，静置（一般不超过 24 小时），取上层溶液，离心 30 分钟（每分钟 3500 转），取上清液经 0.45μm 滤膜滤过，精密量取续滤液 50ml，置已在 105℃ 干燥 3 小时并称重的烧杯中，蒸发至干，在 105℃ 干燥 3 小时，遗留残渣不得过 50mg（1.0%）。

N-乙烯-2-吡咯烷酮 取本品约 1.25g，精密称定，精密加水 50ml，振摇使分散，密塞，振荡 1 小时，静置后，取上清液滤过，续滤液作为供试品溶液；另取 N-乙烯-2-吡咯烷酮对照品适量，精密称定，用流动相溶解并稀释制成每 1ml 约含 0.25μg 的溶液，作为对照品溶液。另取 N-乙烯-2-吡咯烷酮对照品和乙酸乙烯酯适量，加甲醇溶解并制成每 1ml 中含 N-乙烯-2-吡咯烷酮 1μg 与乙酸乙烯酯 50μg 的溶液，作为系统适用性试验溶液。照高效液相色谱法（通则 0512）测定，用十八烷基硅烷键合硅胶为填充剂，以乙腈-水（8：92）为流动相，检测波长为 235nm。取系统适用性试验溶液 20μl，注入液相色谱仪，记录色谱图，N-乙烯-2-吡咯烷酮峰与乙酸乙烯酯峰的分离度应符合规定。量取供试品溶液与对照品溶液各 20μl，注入液相色谱仪，记录色谱图，按外标法以峰面积计算，不得过 0.001%。

过氧化物 在 $20\sim25$℃ 下操作。取本品 2.0g，加水 50ml 使成混悬液，均分成两份，其中一份加三氯化钛硫酸溶液（量取 15% 三氯化钛溶液 20ml，在冰浴下与硫酸 13ml 小心混合均匀，加适量浓过氧化氢溶液至出现黄色，加热至冒白烟，放冷，反复用水稀释并蒸发至溶液近无色，加水得无色溶液，并加水至 100ml，滤过）2.0ml，摇匀，放置 30 分钟，作为供试品溶液；另一份加 13%（V/V）硫酸溶液 2.0ml，摇匀，放置 30 分钟，作为空白溶液，照紫外-可见分光光度法（通则 0401），在 405nm 的波长处测定吸光度，不得过 0.35（相当于 0.04% 的 H_2O_2）。

水分 取本品，照水分测定法（通则 0832）测定，含水分不得过 5.0%。

炽灼残渣 取本品 2.0g，依法检查（通则 0841），遗留残渣不得过 0.1%。

重金属 取炽灼残渣项下遗留的残渣，依法检查（通则 0821 第二法），含重金属不得过百万分之十。

砷盐 取本品 1.0g，置凯氏烧瓶中，加硫酸 5ml，小火加热至完全炭化后（必要时可添加硫酸，总量不超过 10ml），缓缓滴加浓过氧化氢溶液，待反应停止，继续加热，并滴加浓过氧化氢溶液至溶液无色，放冷，加水 10ml，蒸发除尽过氧化氢，加盐酸 5ml 与水适量，依法检查（通则 0822），应符合规定（不得过 0.0002%）。

【含量测定】 取本品约 0.2g，精密称定，■照氮测定法（通则 0704 第一法）测定，■[订正]计算，即得。

【类别】 药用辅料，崩解剂和填充剂等。

【贮藏】 避光，密封，在阴暗处保存。

阿 司 帕 坦

Asipatan

Aspartame

$C_{14}H_{18}N_2O_5$ 294.31

[22839-47-0]

本品为 N-L-α-天冬氨酰-L-苯丙氨酸-1-甲酯。按干燥品计算，含 $C_{14}H_{18}N_2O_5$ 应为 $98.0\%\sim102.0\%$。

【性状】 本品为白色结晶性粉末；味甜。

本品在水中略微溶解，在乙醇、正己烷或二氯甲烷中不溶。

比旋度 取本品，精密称定，加 15mol/L 甲酸溶液溶解并定量稀释制成每 1ml 中约含 40mg 的溶液，立即依法测定（通则 0621），比旋度为 $+14.5°$ 至 $+16.5°$。

【鉴别】 本品的红外光吸收图谱应与对照的图谱（光谱集 768 图）一致（通则 0402）。

【检查】 吸光度 取本品，精密称定，用 2mol/L 盐酸溶液溶解并定量稀释制成每 1ml 中含 10mg 的溶液,照紫外-可见分光光度法(通则 0401),在 430nm 的波长处测定吸光度,应不大于 0.022。

酸度 取本品 1.0g,加水 125ml 溶解后,依法测定(通则 0631),pH 值应为 4.0～6.0。

有关物质 取本品,用流动相溶解并制成每 1ml 中含 6mg 的溶液,作为供试品溶液;精密量取 2ml,置 100ml 量瓶中,加流动相稀释至刻度,摇匀,作为对照溶液。照高效液相色谱法(通则 0512)测定。■用十八烷基硅烷键合硅胶为填充剂(Kromasil C18 250mm×4.6mm,5μm 柱适用);■[订正] 以枸橼酸盐缓冲液(取 9.6g 枸橼酸,溶于约 800ml 水中,用 1mol/L 氢氧化钠溶液调 pH 值为 4.7,加水至 1000ml)-甲醇(67:33)为流动相;检测波长为 254nm,取 L-天冬氨酰-L-苯丙氨酸和苯丙氨酸适量,精密称定,加流动相溶解并稀释制成每 1ml 中各含 15μg 的混合溶液,量取 20μl,注入液相色谱仪,L-天冬氨酰-L-苯丙氨酸峰和苯丙氨酸峰的分离度应符合要求。精密量取供试品溶液和对照溶液各 20μl,分别注入液相色谱仪,记录色谱图至主成分峰保留时间的 2 倍。供试品溶液的色谱图中如显杂质峰,各杂质峰面积的和不得大于对照溶液的主峰面积(2.0%)。

干燥失重 取本品,在 105℃ 干燥 4 小时,减失重量不得过 4.5%(通则 0831)。

炽灼残渣 取本品 1.0g,依法检查(通则 0841),遗留残渣不得过 0.2%。

重金属 取炽灼残渣项下遗留的残渣,依法检查(通则 0821 第二法),含重金属不得过百万分之十。

砷盐 取本品 0.67g,加氢氧化钙 1.0g,混合,加水 2ml,搅拌均匀,在 40℃ 烘干,缓缓灼烧使炭化,再以 500～600℃ 炽灼使完全灰化,放冷,加盐酸 8ml 与水 23ml,依法检查(通则 0822 第一法),应符合规定(0.0003%)。

【含量测定】 取本品约 0.25g,精密称定,加甲酸 3ml 及冰醋酸 50ml,溶解后,照电位滴定法(通则 0701),用高氯酸滴定液(0.1mol/L)滴定,并将滴定的结果用空白试验校正。每 1ml 高氯酸滴定液(0.1mol/L)相当于 29.43mg 的 $C_{14}H_{18}N_2O_5$。

【类别】 药用辅料,甜味剂和矫味剂。

【贮藏】 密封保存。

阿 拉 伯 胶

Alabojiao

Acacia

[9000-01-5]

本品系自 *Acacia senegal* (Linne) Willdenow 或同属近似树种的枝干得到的干燥胶状渗出物。

【性状】 本品为白色至微黄色薄片、颗粒或粉末。

本品在水中略溶,在乙醇中不溶。

【鉴别】 在葡萄糖和果糖检查项下记录的色谱中,■供试品溶液所显斑点的位置与颜色应与半乳糖、阿拉伯糖和鼠李糖对照品溶液的斑点相同。■[订正]

【检查】 **不溶性物质** 取本品 5.0g,加水 100ml 使溶解,加 3mol/L 盐酸溶液 10ml,缓慢煮沸 15 分钟,用经 105℃ 干燥至恒重的 4 号垂熔坩埚滤过,反复用热水洗涤滤器后,在 105℃ 干燥至恒重,残留残渣不得过 1.0%。

淀粉或糊精 取本品水溶液(1→50)煮沸,放冷,滴加碘试液数滴,溶液不得显蓝色或红色。

葡萄糖和果糖 取本品 0.1g,置离心管中,加 1% 三氟乙酸溶液 2ml,强力振摇使溶解,密塞 120℃ 加热 1 小时,离心,小心转移上层液至 50ml 烧杯中,加水 10ml 减压蒸发至干。残渣加水 0.1ml 及甲醇 0.9ml,离心分离沉淀。如有必要,用甲醇 1ml 稀释上层清液。另分别取阿拉伯糖、半乳糖、葡萄糖、鼠李糖及木糖对照品各 10mg 于 1ml 水中,用甲醇稀释至 10ml,作为对照品溶液。照薄层色谱法(通则 0502)试验,吸取上述两种溶液各 10μl,分别点于同一硅胶 G 薄层板上,以 1.6% 磷酸二氢钠溶液-正丁醇-丙酮(10:40:50)为展开剂,展开,取出,晾干,喷以对甲氧基苯甲醛溶液(取对甲氧基苯甲醛 0.5ml,加冰醋酸 10ml,甲醇 85ml,硫酸 5ml,摇匀,即得)至恰好湿润,立即在 110℃ 加热 10 分钟,放冷,立即检视,对照品溶液应显示的 5 个清晰分离的斑点,从下到上的顺序依次为半乳糖(灰绿色或绿色)、葡萄糖(灰色)、阿拉伯糖(黄绿色)、木糖(绿灰色或黄灰色)、鼠李糖(黄绿色)。供试品色谱中,在与半乳糖和阿拉伯糖对照品色谱相应的位置之间,不得显灰色或灰绿色斑点。

黄蓍胶 在葡萄糖和果糖检查项下记录的色谱中,供试品色谱中,在与木糖对照品色谱相应的位置上,不得显绿灰色或黄灰色斑点。

含鞣酸的树胶 取本品水溶液(1→50)10ml,加三氯化铁试液 0.1ml,溶液不得显黑色或不得产生黑色沉淀。

刺梧桐胶 取本品 0.2g,置一具有分度值为 0.1ml 的平底带塞玻璃量筒中,加 60% 乙醇 10ml,密塞振摇,产生的胶体不得过 1.5ml。另取本品 1.0g,加水 100ml,摇匀,加甲基红指示液 0.1ml,用氢氧化钠滴定液(0.01mol/L)滴定至溶液变色,消耗氢氧化钠滴定液(0.01mol/L)不得过 5.0ml。

干燥失重 取本品,在 105℃ 干燥 5 小时,减失重量不得过 15.0%(通则 0831)。

总灰分 不得过 4.0%(通则 2302)。

酸不溶性灰分 不得过 0.5%(通则 2302)。

重金属 取本品 0.5g,依法检查(通则 0821 第二法),含重金属不得过百万分之四十。

砷盐 取本品 0.67g,加氢氧化钙 1.0g,加水 2ml,混匀,100℃ 烘干,小火缓缓灼烧使炭化,再以 480℃ 炽灼使完全灰化,放冷,加盐酸 5ml 与水 21ml,依法检查(通则 0822 第一法),应符合规定(0.0003%)。

【类别】 药用辅料,助悬剂和增稠剂等。

【贮藏】 密封,置阴凉干燥处保存。

苯 甲 醇

Benjiachun

Benzyl Alcohol

C_7H_8O　108.14

[100-51-6]

本品按无水物计算含 C_7H_8O 不得少于 98.0%。

【性状】 本品为无色液体;具有微弱香气及灼味;有引湿性。

本品在水中溶解,与乙醇、三氯甲烷或乙醚能任意混合。

相对密度 本品的相对密度(通则 0601)为 1.043～1.050。

馏程 取本品,照馏程测定法(通则 0611)测定,在 203～206℃馏出的量不得少于 95%(ml/ml)。

折光率 本品的折光率(通则 0622)为 1.538～1.541。

【鉴别】 (1)取高锰酸钾试液 2ml,加稀硫酸溶液 2ml,再加本品 2～3 滴,振摇,即发生苯甲醛的特臭。

(2)本品的红外光吸收图谱应与对照的图谱(光谱集 236图)一致。

【检查】**酸度** 取供试品 10ml,加入乙醇 10ml 和酚酞指示液 1ml,用氢氧化钠滴定液(0.1mol/L)滴定至溶液显粉红色,消耗的氢氧化钠滴定液(0.1mol/L)不得过 0.2ml。

溶液的澄清度与颜色 取本品 2ml,加水 58ml,振摇,依法检查(通则 0901 与通则 0902),溶液应澄清无色。

氯化物 取本品 1g,依法检查(通则 0801),与标准氯化钠溶液 3.0ml 制成的对照液比较,不得更深(0.003%)。

有关物质 取本品作为供试品溶液;另取苯甲醛对照品适量,精密称定,加丙酮溶解并稀释制成每 1ml 中含苯甲醛0.5mg 的溶液作为对照品溶液。照气相色谱法(通则 0521)试验,以聚乙二醇 20M 为固定液;分流进样,分流比 20∶1;起始温度为 50℃,以每分钟 5℃的速率升温至 220℃,维持 35 分钟;进样口温度为 200℃;检测器温度 310℃;精密量取供试品溶液与对照品溶液各 1μl 注入气相色谱仪,记录色谱图,供试品溶液色谱图中任何小于主峰面积 0.0001%的峰可忽略不计。按外标法以峰面积计算,含苯甲醛不得过 0.1%,如有其他杂质峰,按面积归一化法计算,单个未知杂质不得过0.02%,其他杂质总量不得过 0.1%;供注射用时,按外标法以峰面积计算,含苯甲醛不得过 0.05%,如有其他杂质峰,按面积归一化法计算,单个未知杂质不得过 0.01%,其他杂质总量不得过 0.05%。

水分 取本品,照水分测定法(通则 0832 第一法 2)测定,含水分不得过 0.5%。

细菌内毒素(供注射用) 取本品,依法检查(通则1143),■每 1mg 苯甲醇中含内毒素的量应小于 0.1EU。■[订正]

【含量测定】 照气相色谱法(通则 0521)测定。

色谱条件与系统适用性试验 以聚乙二醇 20M 为固定相;进样口温度 200℃,检测器温度 250℃,柱温为 130℃。

测定法 取本品,精密称定,用甲醇稀释制成每 1ml 中约含 1mg 的溶液,精密量取 1μl 注入气相色谱仪,记录色谱图;另取苯甲醇对照品,同法测定,按外标法以峰面积计算,即得。

【类别】 药用辅料,抑菌剂等。

【贮藏】 遮光,密闭保存。

油 酸 钠

Yousuanna

Sodium Oleate

【性状】 本品为白色至微黄色粉末状和块状物。

本品在温水中易溶,在 90%乙醇中略溶。

碘值 取本品适量,精密称定,置 250ml 干燥碘瓶中,加三氯甲烷 10ml,精密加溴化碘溶液 25ml,密塞,振摇使溶解,在暗处放置 30 分钟,依法测定(通则 0713),碘值应不低于60。

过氧化值 应不大于 10(通则 0713)。

【检查】**碱度** 取本品,用水制成每 1ml 中含 10mg 的溶液,依法测定(通则 0631),pH 值应为 9.0～11.0。

溶液的颜色 取本品,用水制成每 1ml 中含 10mg 的溶液,与黄色 2 号标准比色液(通则 0901 第一法)比较,不得更深。

游离脂肪酸 取本品 0.25g,精密称定,置锥形瓶中。加乙醇-乙醚(1∶1)混合液(临用前加酚酞指示液 0.1ml,用0.1mol/L 氢氧化钠溶液滴定至微显粉红色)20ml,振摇使溶解,用氢氧化钠滴定液(0.01mol/L)滴定至溶液显红色,消耗氢氧化钠滴定液(0.01mol/L)的体积不得过 2.0ml。

其他脂肪酸 照油酸项下,以峰面积归一化法计算,含癸酸不得过 1.0%;月桂酸不得过 5.0%;肉豆蔻酸不得过20.0%;棕榈酸不得过 20.0%;棕榈油酸不得过 0.5%;硬脂酸不得过 20.0%;亚油酸不得过 15.0%;亚麻酸不得过1.0%。

dl-α-生育酚 避光操作,取本品和 *dl-α*-生育酚对照品适量,分别用正己烷-异丙醇-水(40∶50∶8)的混合溶液制成每1ml 中含 40mg 和 0.1mg 的溶液,作为供试品溶液和对照品溶液。照薄层色谱法(通则 0502)试验,量取上述两种溶液各

20μl,分别点于同一硅胶 G 薄层板上,以正己烷-乙醚(70∶30)为展开剂,展开,晾干,喷以硫酸铜溶液(取硫酸铜 10g,用适量水溶解,加入磷酸 8ml,用水稀释至 100ml,即得),在 170℃下干燥 10 分钟,立即检视,供试品溶液如显与对照品溶液相应的杂质斑点,其颜色与对照品溶液斑点比较,不得更深(不得过 0.25％)。

钠　取本品 0.1g,精密称定,置石英或铂坩埚中,在电炉上慢慢加热至完全炭化,移入马弗炉中,在 1 小时内加热至 600℃,再加热 12 小时,放冷,残渣用 0.5％盐酸溶液转移至 100ml 量瓶中并稀释至刻度,摇匀,作为供试品溶液。另精密量取钠标准溶液(每 1ml 中含 Na^+ 1mg)1ml、2ml、3ml,分置 25ml 的量瓶中,用 0.5％盐酸溶液稀释至刻度,摇匀,作为对照品溶液。供试品溶液和对照品溶液也可适当稀释以适应不同仪器的灵敏度,但供试品与对照品稀释的倍数应一致。照火焰光度法(通则 0407)测定,以标准曲线法计算,钠的含量应为 7.0％～8.5％。

油酸　取本品约 0.1g,精密称定,置 25ml 的锥形瓶中,加 14％三氟化硼的甲醇溶液 2ml,回流 30 分钟,加入正庚烷 4ml,继续回流 5 分钟,放冷,加入饱和氯化钠溶液 10ml,振摇 15 秒,放置,吸取上清液,用水洗 3 次,每次 2ml,有机层通过无水硫酸钠层滤过,续滤液作为供试品溶液。另取油酸钠对照品同法处理,作为对照品溶液。分别精密量取脂肪酸甲酯峰识别用溶液(用正己烷制成每 1ml 中含癸酸甲酯、月桂酸甲酯、肉豆蔻酸甲酯、棕榈酸甲酯、棕榈油酸甲酯、硬脂酸甲酯、亚油酸甲酯和亚麻酸甲酯各 0.1mg 的混合溶液)、对照品溶液和供试品溶液各 1μl,注入气相色谱仪,照气相色谱法测定(通则 0521),以聚乙二醇为固定液的毛细管柱为色谱柱,进样口温度 250℃,检测器温度为 280℃。初始温度 60℃,保持 5 分钟,以每分钟 6℃升至 240℃,保持 25 分钟测定,按峰面积归一化法计算,含油酸不得少于 50.0％。

乙醇　取本品约 0.1g,精密称定,置顶空瓶中,精密加水 5ml,密封,作为供试品溶液。另取乙醇适量,精密称定,用水定量稀释制成每 1ml 中约含 0.1mg 的溶液,精密量取 5ml,置顶空瓶中,密封,作为对照品溶液。照残留溶剂测定法(通则 0861 第二法),以 100％的二甲基聚硅氧烷为固定液的毛细管柱为色谱柱;起始温度为 40℃,维持 10 分钟,以每分钟 35℃升至 240℃,维持 5 分钟;进样口温度 250℃,检测器温度 280℃;顶空平衡温度为 80℃,平衡时间为 30 分钟。取供试品溶液与对照品溶液分别顶空进样,记录色谱图。按外标法以峰面积计算,含乙醇不得过 0.5％。

干燥失重　取本品约 2.0g,精密称定,在 105℃干燥 1 小时,减失重量不得过 2.0％(通则 0831)。

重金属　取本品 1.0g,依法检查(通则 0821 第二法),含重金属不得过百万分之十。

砷　取本品 0.5g,精密称定,置 50ml 锥瓶中,加硝酸-高氯酸(4∶1)混合溶液 15ml,在 120℃电热板上缓缓加热至黄烟消失,升温至 160℃待溶液挥发至剩余约 1ml,放冷(若还有

油状物,加适量上述混酸,重复上述消解过程),溶液应澄清。用水转移至 10ml 量瓶中,用水洗涤容器,洗液合并于量瓶中,并稀释至刻度,摇匀,作为供试品贮备溶液。精密量取供试品贮备溶液 1ml,置 10ml 量瓶中加 10％碘化钾溶液 1ml,盐酸 3ml,加水稀释至刻度,摇匀,作为供试品溶液(B);另精密量取供试品贮备溶液 1ml,置 10ml 量瓶中,加砷标准溶液(0.1μg/ml)1ml,加 10％碘化钾溶液 1ml,盐酸 3ml,加水稀释至刻度,摇匀,作为对照溶液(A);同法制备空白溶液。取空白溶液、供试品溶液和对照品溶液,在 80℃水浴中加热 3 分钟,放冷至室温,吸入氢化物发生器,以 1％硼氢化钠-0.3％氢氧化钠为还原剂;以盐酸溶液(1→100)为载液;照原子吸收分光光度法(通则 0406 第二法),在 193.7nm 的波长处分别测定吸光值,对照溶液(A)测得值为 a,供试品溶液(B)测得值为 b,b 值应小于(a－b)(0.0002％)。

热原(供注射用)　取本品约 0.4g,加注射用水 20ml,在 38℃水浴中加热并振摇使溶解完全,用 1mol/L 盐酸溶液调 pH 值至 8.0,加氯化钠注射液制成每 1ml 中含 1.3mg 的溶液,依法检查(通则 1142),剂量按家兔体重每 1kg 缓慢注射 10ml,应符合规定。

微生物限度　取本品 10g,加预热至 45℃含 3％聚山梨酯 80 的无菌氯化钠-蛋白胨缓冲液(pH7.0)至 200ml,匀浆,制成 1∶20 的供试液。取供试液 20ml,加入预热至 45℃含 0.5％聚山梨酯 80 的无菌氯化钠-蛋白胨冲洗液(pH7.0) 100ml 中,按薄膜过滤法滤过,滤膜用该冲洗液冲洗三次,每次 100ml,再用预热至 45℃的无菌氯化钠-蛋白胨冲洗液(pH7.0)冲洗液冲洗二次,每次 100ml,取膜,■贴膜培养检查需氧菌总数;■[订正]另取供试液,按常规法,依法检查(通则 1105 与通则 1106)每 1g 供试品中需氧菌总数不得过 100cfu,霉菌和酵母菌总数不得过 100cfu,不得检出大肠埃希菌。

【类别】　药用辅料,起泡剂和稳定剂等。

【贮藏】　避光,密封,在 －20℃±5℃保存。

注:砷标准溶液的制备　精密量取砷标准溶液(1mg As^{3+}/ml)适量,用 2％硝酸溶液制成每 1ml 中含 0.1μg 的溶液。

活性炭（供注射用）

Huoxingtan (Gongzhusheyong)

Activated Charcoal (For Injection)

[7440-44-0]

本品系由木炭、各种果壳和优质煤等作为原料,通过物理和化学方法对原料进行破碎、过筛、催化剂活化、漂洗、烘干和筛选等一系列工序加工制造而成具有很强吸附能力的多孔疏松物质。

【性状】　本品为黑色粉末,无臭,无味;无砂性。

【鉴别】 取本品 0.1g,置耐热玻璃管中,在缓缓通入压缩空气的同时,在放置样品的玻璃管处,用酒精灯加热灼烧(注意不应产生明火),产生的气体通入氢氧化钙试液中,即生成白色沉淀。

【检查】 **酸碱度** 取本品 2.5g,加水 50ml,煮沸 5 分钟,放冷,滤过,滤渣用水洗涤,合并滤液与洗液使成 50ml;滤液应澄清,遇石蕊试纸应显中性反应。

氯化物 取酸碱度项下的滤液 10ml,加水稀释成 200ml,摇匀;分取 20ml,依法检查(通则 0801),与标准氯化钠溶液 5.0ml 制成的对照液比较,不得更浓(0.1%)。

硫酸盐 取酸碱度项下剩余的滤液 20ml,依法检查(通则 0802),与标准硫酸钾溶液 5.0ml 制成的对照液比较,不得更浓(0.05%)。

未炭化物 取本品 0.25g,加氢氧化钠试液 10ml,煮沸,滤过;滤液如显色,与对照液(取比色用氯化钴液 0.3ml,比色用重铬酸钾液 0.2ml,水 9.5ml 混合制成)比较,不得更深。

硫化物 取本品 0.5g,加水 20ml 与盐酸 5ml,煮沸,蒸气不能使湿润的醋酸铅试纸变黑。

氰化物 取本品 5g,至蒸馏瓶中,加水 50ml 与酒石酸 2g,蒸馏,馏出液用置于冰水浴的吸收液吸收,吸收液为氢氧化钠试液 2ml 和水 10ml,蒸馏出约 25ml 馏出液,加水稀释至 50ml,加入 12 滴硫酸亚铁试液,加热至几乎沸腾,放冷,■加盐酸 1ml,■[订正]溶液应不变蓝。

乙醇中溶解物 取本品 2.0g,加乙醇 50ml 煮沸回流 10 分钟,立即滤过,滤液用乙醇稀释至 50ml,取滤液 40ml,105℃干燥至恒重,遗留残渣不得过 8mg。

荧光物质 取本品 10.0g,至蒸馏瓶中,加入 100ml 环己烷,蒸馏 2 小时,馏出液用环己烷稀释至 100ml,作为供试品溶液。取奎宁,精密称定,加 0.005mol/L 的硫酸溶液溶解并定量稀释制成每 1ml 中含奎宁 83ng 的对照溶液,照紫外-可见分光光度法(通则 0401),在 365nm 波长处分别测定吸光度,供试品溶液的吸光度应小于对照溶液的吸光度。

酸中溶解物 取本品 1.0g,加水 20ml 与盐酸 5ml,煮沸 5 分钟,滤过,滤渣用热水 10ml 洗净,合并滤液与洗液,加硫酸 1ml,蒸干后,炽灼至恒重,遗留残渣不得过 8mg。

干燥失重 取本品,在 120℃干燥至恒重,减失重量不得过 10.0%(通则 0831)。

炽灼残渣 取本品约 0.50g,加乙醇 2～3 滴湿润后,依法检查(通则 0841),遗留残渣不得过 3.0%。

铁盐 取本品 1.0g,加 1mol/L 盐酸溶液 25ml,煮沸 5 分钟,放冷,滤过,用热水 30ml 分次洗涤残渣,合并滤液与洗液加水至 100ml,摇匀;精密量取 5ml,置 50ml 纳氏比色管中,依法检查(通则 0807),与标准铁溶液 1.0ml 制成的对照液比较,不得更深(0.02%)。

锌盐 取本品 1.0g,加水 25ml,煮沸 5 分钟,放冷,滤过,用热水 30ml 分次洗涤残渣,合并滤液与洗液,加水至 100ml,摇匀;精密量取 10ml,置 50ml 纳氏比色管中,加抗坏血酸 0.5g,加盐酸溶液(1→2)4ml 与亚铁氰化钾试液 3ml,加水稀释至刻度,摇匀,如发生浑浊,与标准锌溶液[精密称取硫酸锌(ZnSO₄·7H₂O)44mg,置 100ml 量瓶中,加水溶解并稀释至刻度,摇匀,精密量取 10ml,置另一 100ml 量瓶中,加水稀释至刻度,摇匀,即得。每 1ml 相当于 10μg 的 Zn]0.5ml 用同一方法制成的对照液比较,不得更浓(0.005%)。

重金属 取本品 1.0g,加稀盐酸 10ml 与溴试液 5ml,煮沸 5 分钟,滤过,滤渣用沸水 35ml 洗涤,合并滤液与洗液,加水至 50ml,摇匀;分取 20ml,加酚酞指示液 1 滴,并滴加氨试液至溶液显淡红色,加醋酸盐缓冲液(pH3.5)2ml 与水适量至 25ml,加抗坏血酸 0.5g 溶解后,依法检查(通则 0821 第一法),5 分钟时比色,含重金属不得过百万分之三十。

吸着力 (1)取干燥至恒重的本品 1.0g,加 0.12% 硫酸奎宁溶液 100ml,在室温不低于 20℃下,用力振摇 5 分钟,立即用干燥的中速滤纸滤过,分取续滤液 10ml,加盐酸 1 滴与碘化汞钾试液 5 滴,不得发生浑浊。

(2)取两个 100ml 具塞量筒,一筒加干燥至恒重的本品 0.25g,再分别精密加入 0.1% 亚甲蓝溶液各 50ml,密塞,在室温不低于 20℃下,强力振摇 5 分钟,将两筒中的溶液分别用干燥的中速滤纸滤过,精密量取续滤液各 25ml,分别置两个 250ml 量瓶中,各加 10% 醋酸钠溶液 50ml,摇匀后,在不断旋动下,精密加碘滴定液(0.05mol/L)35ml,密塞,摇匀,放置,每隔 10 分钟强力振摇 1 次,50 分钟后,用水稀释至刻度,摇匀,放置 10 分钟,分别用干燥滤纸滤过,精密量取续滤液各 100ml,分别用硫代硫酸钠滴定液(0.1mol/L)滴定。两者消耗碘滴定液(0.05mol/L)相差不得少于 1.4ml。

微生物限度 取本品,依法检查(通则 1105 与通则 1106),每 1g 供试品中需氧菌总数不得过 1000cfu,霉菌和酵母菌总数不得过 100cfu,不得检出大肠埃希菌;每 10g 供试品中不得检出沙门菌。

细菌内毒素 **活性炭所含内毒素本底值** 称取约 75mg 活性炭,加入约 5ml 细菌内毒素检查用水配置成活性炭浓度为 1.5%(1.5g/100ml)的混合溶液,漩涡混合 9 分钟,然后 1500 转离心 5 分钟,离心后,取上清液用 0.22μm 无热原滤膜过滤,取续滤液按照通则 1143 检测,样品细菌内毒素应小于 2EU/g。

活性炭对细菌内毒素吸附力 取细菌内毒素国家标准品 1 支,按使用说明书配制成浓度为 200EU/ml,20EU/ml 的标准内毒素溶液备用,称取约 75mg 活性炭两份,分别加入约 5ml 浓度为 200EU/ml 和 20EU/ml 的标准内毒素溶液配制成活性炭浓度为 1.5% 的混合溶液,漩涡混合 9 分钟,1500 转离心 5 分钟,离心后,取上清液用 0.22μm 无热原滤膜过滤,取续滤液按照通则 1143 检测,应能使 200EU/ml,20EU/ml 的标准内毒素溶液内毒素含量均下降 2 个数量级(吸附率达到 99%)。

无菌(供无除菌工艺的无菌制剂用) 取本品,依法检查(通则 1101),应符合规定。

【类别】 药用辅料,吸附剂等。

【贮藏】 密封保存。

粉状纤维素

Fenzhuang Xianweisu

Powdered Cellulose

$$C_{6n}H_{10n+2}O_{5n+1}$$

[9004-34-6]

本品系自植物纤维浆中所得的 α-纤维素,经纯化和机械粉碎制得。

【性状】 本品为白色或类白色粉末或颗粒状粉末。

本品在水、丙酮、无水乙醇、甲苯或稀盐酸中几乎不溶。

【鉴别】 (1)取本品 10mg,置玻璃板上,加氯化锌碘溶液(取氯化锌 20g 和碘化钾 6.5g,加水 10.5ml 使全部溶解后,再加碘 0.5g,振摇 15 分钟)2ml,即显蓝紫色。

(2)取本品约 0.25g,精密称定,置具塞锥形瓶中,精密加水与 1.0mol/L 双氢氧化乙二胺铜溶液各 25ml,密塞,振摇使完全溶解,取溶液适量转移至乌氏黏度计(毛细管内径 0.7~0.8mm)中,在 25℃±0.1℃ 水浴中平衡至少 5 分钟,记录溶液流经黏度计上下两个刻度时的时间 t_1(以秒计)计算溶液的运动黏度(ν_1)。取适量 1.0mol/L 双氢氧化乙二胺铜溶液与等量水混合,用乌氏黏度计(毛细管内径 0.5~0.6mm)同法测定(通则 0633 第二法)流出时间 t_2(以秒计),计算溶剂的运动黏度(ν_2)。按下式计算供试品的相对

黏度(η_{rel})

$$\eta_{rel} = \frac{\nu_1}{\nu_2}$$

根据计算的相对黏度(η_{rel})值,查特性黏度表(附表)得到特性黏度$[\eta]C$,按下式计算聚合度(P),应不低于 440。

$$P = \frac{95[\eta]C}{m[(100-b)/100]}$$

式中 m 为供试品取样量,g;

b 为供试品干燥失重,%。

【检查】 **酸碱度** 取本品 10g,加水 90ml,搅拌 1 小时后静置,取上清液依法测定(通则 0631),pH 值应为 5.0~7.5。

溶解性 取本品 50mg,加氨制四氨铜溶液(取硫酸铜 6.9g,加水 20ml,边搅拌边滴加浓氨溶液至产生的沉淀全部溶解。放冷至 20℃ 以下,边振摇边滴加 10mol/L 氢氧化钠溶液 6ml,经 3 号垂熔玻璃漏斗滤过,用水洗涤沉淀至滤液澄清,加浓氨溶液 40ml,边加边搅拌溶解沉淀边抽滤,即得)10ml 振摇,应全部溶解,且无残渣。

醚中可溶物 取本品 10g,精密称定,置内径为 20mm 的层析柱内,用不含过氧化物的乙醚 50ml 洗脱,流速为每分钟 20 滴,洗脱液在经 105℃ 干燥至恒重的蒸发皿中蒸发至干,在 105℃ 干燥 30 分钟,遗留残渣不得过 15.0mg(0.15%)。

水中可溶物 取本品 6g,精密称定,加新沸放冷水 90ml,搅拌 10 分钟,减压滤过,弃去初滤液至少 10ml,取澄清的续滤液 15ml,在经 105℃ 干燥至恒重的蒸发皿中蒸发至干,在 105℃ 干燥 1 小时,遗留残渣不得过 15.0mg(1.5%)。

干燥失重 取本品,在 105℃ 干燥 3 小时,减失重量不得过 6.5%(通则 0831)。

炽灼残渣 取本品 1.0g,依法测定(通则 0841),以干燥品计算,遗留残渣不得过 0.3%。

重金属 取炽灼残渣项下遗留的残渣,依法检查(通则 0821 第二法),含重金属不得过百万分之十。

【类别】 药用辅料,黏合剂、填充剂和崩解剂等。

【贮藏】 密闭保存。

附表 相对黏度(η_{rel})与特性黏数和浓度的乘积转换表

η_{rel}	$[\eta]C$									
	0.00	0.01	0.02	0.03	0.04	0.05	0.06	0.07	0.08	0.09
1.1	0.098	0.106	0.115	0.125	0.134	0.143	0.152	0.161	0.170	0.180
1.2	0.189	0.198	0.207	0.216	0.225	0.233	0.242	0.250	0.259	0.268
1.3	0.276	0.285	0.293	0.302	0.310	0.318	0.326	0.334	0.342	0.350
1.4	0.358	0.367	0.375	0.383	0.391	0.399	0.407	0.414	0.422	0.430
1.5	0.437	0.445	0.453	0.460	0.468	0.476	0.484	0.491	0.499	0.507
1.6	0.515	0.522	0.529	0.536	0.544	0.551	0.558	0.566	0.573	0.580
1.7	0.587	0.595	0.602	0.608	0.615	0.622	0.629	0.636	0.642	0.649
1.8	0.656	0.663	0.670	0.677	0.683	0.690	0.697	0.704	0.710	0.717
1.9	0.723	0.730	0.736	0.743	0.749	0.756	0.762	0.769	0.775	0.782

η_{rel}	$[\eta]C$									
	0.00	0.01	0.02	0.03	0.04	0.05	0.06	0.07	0.08	0.09
2.0	0.788	0.795	0.802	0.809	0.815	0.821	0.827	0.833	0.840	0.846
2.1	0.852	0.858	0.864	0.870	0.876	0.882	0.888	0.894	0.900	0.906
2.2	0.912	0.918	0.924	0.929	0.935	0.941	0.948	0.953	0.959	0.965
2.3	0.971	0.976	0.983	0.988	0.994	1.000	1.006	1.011	1.017	1.022
2.4	1.028	1.033	1.039	1.044	1.050	1.056	1.061	1.067	1.072	1.078
2.5	1.083	1.089	1.094	1.100	1.105	1.111	1.116	1.121	1.126	1.131
2.6	1.137	1.142	1.147	1.153	1.158	1.163	1.169	1.174	1.179	1.184
2.7	1.190	1.195	1.200	1.205	1.210	1.215	1.220	1.225	1.230	1.235
2.8	1.240	1.245	1.250	1.255	1.260	1.265	1.270	1.275	1.280	1.285
2.9	1.290	1.295	1.300	1.305	1.310	1.314	1.319	1.324	1.329	1.333
3.0	1.338	1.343	1.348	1.352	1.357	1.362	1.367	1.371	1.376	1.381
3.1	1.386	1.390	1.395	1.400	1.405	1.409	1.414	1.418	1.423	1.427
3.2	1.432	1.436	1.441	1.446	1.450	1.455	1.459	1.464	1.468	1.473
3.3	1.477	1.482	1.486	1.491	1.496	1.500	1.504	1.508	1.513	1.517
3.4	1.521	1.525	1.529	1.533	1.537	1.542	1.546	1.550	1.554	1.558
3.5	1.562	1.566	1.570	1.575	1.579	1.583	1.587	1.591	1.595	1.600
3.6	1.604	1.608	1.612	1.617	1.621	1.625	1.629	1.633	1.637	1.642
3.7	1.646	1.650	1.654	1.658	1.662	1.666	1.671	1.675	1.679	1.683
3.8	1.687	1.691	1.695	1.700	1.704	1.708	1.712	1.715	1.719	1.723
3.9	1.727	1.731	1.735	1.739	1.742	1.746	1.750	1.754	1.758	1.762
4.0	1.765	1.769	1.773	1.777	1.781	1.785	1.789	1.792	1.796	1.800
4.1	1.804	1.808	1.811	1.815	1.819	1.822	1.826	1.830	1.833	1.837
4.2	1.841	1.845	1.848	1.852	1.856	1.859	1.863	1.867	1.870	1.874
4.3	1.878	1.882	1.885	1.889	1.893	1.896	1.900	1.904	1.907	1.911
4.4	1.914	1.918	1.921	1.925	1.929	1.932	1.936	1.939	1.943	1.946
4.5	1.950	1.954	1.957	1.961	1.964	1.968	1.971	1.975	1.979	1.982
4.6	1.986	1.989	1.993	1.996	2.000	2.003	2.007	2.010	2.013	2.017
4.7	2.020	2.023	2.027	2.030	2.033	2.037	2.040	2.043	2.047	2.050
4.8	2.053	2.057	2.060	2.063	2.067	2.070	2.073	2.077	2.080	2.083
4.9	2.087	2.090	2.093	2.097	2.100	2.103	2.107	2.110	2.113	2.116
5.0	2.119	2.122	2.125	2.129	2.132	2.135	2.139	2.142	2.145	2.148
5.1	2.151	2.154	2.158	2.160	2.164	2.167	2.170	2.173	2.176	2.180
5.2	2.183	2.186	2.190	2.192	2.195	2.197	2.200	2.203	2.206	2.209
5.3	2.212	2.215	2.218	2.221	2.224	2.227	2.230	2.233	2.236	2.240
5.4	2.243	2.246	2.249	2.252	2.255	2.258	2.261	2.264	2.267	2.270
5.5	2.273	2.276	2.279	2.282	2.285	2.288	2.291	2.294	2.297	2.300
5.6	2.303	2.306	2.309	2.312	2.315	2.318	2.320	2.324	2.326	2.329
5.7	2.332	2.335	2.338	2.341	2.344	2.347	2.350	2.353	2.355	2.358
5.8	2.361	2.364	2.367	2.370	2.373	2.376	2.379	2.382	2.384	2.387
5.9	2.390	2.393	2.396	2.400	2.403	2.405	2.408	2.411	2.414	2.417

η_{rel}	$[\eta]C$									
	0.00	0.01	0.02	0.03	0.04	0.05	0.06	0.07	0.08	0.09
6.0	2.419	2.422	2.425	2.428	2.431	2.433	2.436	2.439	2.442	2.444
6.1	2.447	2.450	2.453	2.456	2.458	2.461	2.464	2.467	2.470	2.472
6.2	2.475	2.478	2.481	2.483	2.486	2.489	2.492	2.494	2.497	2.500
6.3	2.503	2.505	2.508	2.511	2.513	2.516	2.518	2.521	2.524	2.526
6.4	2.529	2.532	2.534	2.537	2.540	2.542	2.545	2.547	2.550	2.553
6.5	2.555	2.558	2.561	2.563	2.566	2.568	2.571	2.574	2.576	2.579
6.6	2.581	2.584	2.587	2.590	2.592	2.595	2.597	2.600	2.603	2.605
6.7	2.608	2.610	2.613	2.615	2.618	2.620	2.623	2.625	2.627	2.630
6.8	2.633	2.635	2.637	2.640	2.643	2.645	2.648	2.650	2.653	2.655
6.9	2.658	2.660	2.663	2.665	2.668	2.670	2.673	2.675	2.678	2.680
7.0	2.683	2.685	2.687	2.690	2.693	2.695	2.698	2.700	2.702	2.705
7.1	2.707	2.710	2.712	2.714	2.717	2.719	2.721	2.724	2.726	2.729
7.2	2.731	2.733	2.736	2.738	2.740	2.743	2.745	2.748	2.750	2.752
7.3	2.755	2.757	2.760	2.762	2.764	2.767	2.769	2.771	2.774	2.776
7.4	2.779	2.781	2.783	2.786	2.788	2.790	2.793	2.795	2.798	2.800
7.5	2.802	2.805	2.807	2.809	2.812	2.814	2.816	2.819	2.821	2.823
7.6	2.826	2.828	2.830	2.833	2.835	2.837	2.840	2.842	2.844	2.847
7.7	2.849	2.851	2.854	2.856	2.858	2.860	2.863	2.865	2.868	2.870
7.8	2.873	2.875	2.877	2.879	2.881	2.884	2.887	2.889	2.891	2.893
7.9	2.895	2.898	2.900	2.902	2.905	2.907	2.909	2.911	2.913	2.915
8.0	2.918	2.920	2.922	2.924	2.926	2.928	2.931	2.933	2.935	2.937
8.1	2.939	2.942	2.944	2.946	2.948	2.950	2.952	2.955	2.957	2.959
8.2	2.961	2.963	2.966	2.968	2.970	2.972	2.974	2.976	2.979	2.981
8.3	2.983	2.985	2.987	2.990	2.992	2.994	2.996	2.998	3.000	3.002
8.4	3.004	3.006	3.008	3.010	3.012	3.015	3.017	3.019	3.021	3.023
8.5	3.025	3.027	3.029	3.031	3.033	3.035	3.037	3.040	3.042	3.044
8.6	3.046	3.048	3.050	3.052	3.054	3.056	3.058	3.060	3.062	3.064
8.7	3.067	3.069	3.071	3.073	3.075	3.077	3.079	3.081	3.083	3.085
8.8	3.087	3.089	3.092	3.094	3.096	3.098	3.100	3.102	3.104	3.106
8.9	3.108	3.110	3.112	3.114	3.116	3.118	3.120	3.122	3.124	3.126
9.0	3.128	3.130	3.132	3.134	3.136	3.138	3.140	3.142	3.144	3.146
9.1	3.148	3.150	3.152	3.154	3.156	3.158	3.160	3.162	3.164	3.166
9.2	3.168	3.170	3.172	3.174	3.176	3.178	3.180	3.182	3.184	3.186
9.3	3.188	3.190	3.192	3.194	3.196	3.198	3.200	3.202	3.204	3.206
9.4	3.208	3.210	3.212	3.214	3.215	3.217	3.219	3.221	3.223	3.225
9.5	3.227	3.229	3.231	3.233	3.235	3.237	3.239	3.241	3.242	3.244
9.6	3.246	3.248	3.250	3.252	3.254	3.256	3.258	3.260	3.262	3.264
9.7	3.266	3.268	3.269	3.271	3.273	3.275	3.277	3.279	3.281	3.283
9.8	3.285	3.287	3.289	3.291	3.293	3.295	3.297	3.298	3.300	3.302
■9.9	3.304	3.305	3.307	3.309	3.311	3.313	3.316	3.318	3.320	3.321

η_{rel}	$[\eta]C$									
	0.0	0.1	0.2	0.3	0.4	0.5	0.6	0.7	0.8	0.9
10	3.32	3.34	3.36	3.37	3.39	3.41	3.43	3.45	3.46	3.48 ■[订正]
11	3.50	3.52	3.53	3.55	3.56	3.58	3.60	3.61	3.63	3.64
12	3.66	3.68	3.69	3.71	3.72	3.74	3.76	3.77	3.79	3.80
13	3.80	3.83	3.85	3.86	3.88	3.89	3.90	3.92	3.93	3.95
14	3.96	3.97	3.99	4.00	4.02	4.03	4.04	4.06	4.07	4.09
15	4.10	4.11	4.13	4.14	4.15	4.17	4.18	4.19	4.20	4.22
16	4.23	4.24	4.25	4.27	4.28	4.29	4.30	4.31	4.33	4.34
17	4.35	4.36	4.37	4.38	4.39	4.41	4.42	4.43	4.44	4.45
18	4.46	4.47	4.48	4.49	4.50	4.52	4.53	4.54	4.55	4.56
19	4.57	4.58	4.59	4.60	4.61	4.62	4.63	4.64	4.65	4.66

DL-酒石酸

DL-Jiushisuan

DL-Tartaric Acid

$C_4H_6O_6$　150.09

[133-37-9]

本品为 2,3-二羟基丁二酸。按干燥品计算,含 $C_4H_6O_6$ 不得少于 99.5%。

【性状】 本品为白色或类白色颗粒或结晶或结晶性粉末。

本品在水中易溶,在乙醇中微溶。

【鉴别】 (1)取本品约 1g,加水 10ml 使溶解,溶液应使蓝色石蕊试纸显红色。

(2)取本品约 1g,加少量水溶解,用氢氧化钠试液调至中性,加水稀释至 20ml,作为供试品溶液。取在预先加有 2%间苯二酚溶液 2~3 滴与 10%溴化钾溶液 2~3 滴的硫酸 5ml,加供试品溶液 2~3 滴,置水浴上加热 5~10 分钟,溶液应显深蓝色;放冷,将溶液倒入过量的水中,溶液应显红色。

(3)本品的红外光吸收图谱应与 DL-酒石酸对照品的图谱一致(通则 0402)。

(4)本品的水溶液显酒石酸盐的鉴别反应(2)(通则 0301)。

【检查】 溶液的澄清度与颜色 取本品 1.0g,加水 10ml 使溶解,■依法检查(通则 0901 与通则 0902),■[订正]溶液应澄清无色;如显色,与黄色 2 号标准比色液(通则 0901 第一法)比较,不得更深。

旋光性 取本品,精密称定,加水溶解并定量稀释制成每 1ml 中约含 0.1g 的溶液,依法测定(通则 0621),比旋度应为 -0.10°至+0.10°。

氯化物 取本品 0.5g,依法检查(通则 0801),与标准氯化钠溶液 5.0ml 制成的对照液比较,不得更浓(0.01%)。

硫酸盐 取本品 2.0g,依法检查(通则 0802),与标准硫酸钾溶液 3.0ml 制成的对照液比较,不得更浓(0.015%)。

草酸盐 取本品 0.8g,加水 4ml 使溶解,加盐酸 3ml 与锌粒 1g,煮沸 1 分钟,放置 2 分钟后,加 1%盐酸苯肼溶液 0.25ml,加热至沸,迅速放冷,将溶液转移至纳氏比色管中,加等体积的盐酸与 5%铁氰化钾溶液 0.25ml,摇匀,放置 30 分钟后,与标准草酸溶液[精密称取草酸($C_2H_2O_4$・$2H_2O$)10.0mg,加水稀释成 100ml,摇匀,每 1ml 中含 $C_2H_2O_4$ 70μg]4.0ml 同法制成的对照液比较,所产生的红色不得更深(0.035%)。

易氧化物 取本品 1.0g,加水 25ml 与硫酸溶液(1→20) 25ml 使溶解,将溶液保持在 20℃±1℃条件下,加 0.02mol/L 高锰酸钾溶液 4.0ml,溶液的紫色在静置条件下 3 分钟内应不消失。

干燥失重 取本品,在 105℃干燥至恒重,减失重量不得过 0.5%(通则 0831)。

炽灼残渣 取本品 1.0g,依法检查(通则 0841),遗留残渣不得过 0.1%。

钙盐 取本品 1.0g,加水 10ml 使溶解,加 5%醋酸钠溶液 20ml,摇匀,作为供试品溶液。取醇制标准钙溶液(精密称取碳酸钙 2.50g,置 1000ml 量瓶中,加 5mol/L 醋酸溶液 12ml,加水适量使溶解并稀释至刻度,摇匀,作为钙贮备溶液。临用前,精密量取钙贮备溶液 10ml,置 100ml 量瓶中,加乙醇稀释至刻度,摇匀。每 1ml 中含 Ca 0.1mg)0.2ml,置纳氏比色管中,加 4%草酸铵溶液 1ml,1 分钟后,加 2mol/L 醋酸溶液 1ml 与供试品溶液 15ml 的混合液,摇匀,放置 15 分钟后,与标准钙溶液(临用前,精密量取钙贮备溶液 1ml,置 100ml 量瓶中,加水稀释至刻度,摇匀,每 1ml 中含 Ca 10μg)

10.0ml,加 2mol/L 醋酸溶液 1ml 与水 5ml 同法制成的对照液比较,不得更浓(0.02%)。

重金属 取炽灼残渣项下遗留的残渣,依法检查(通则 0821 第二法),含重金属不得过百万分之十。

砷盐 取本品 1.0g,加水 23ml 与盐酸 5ml 使溶解,依法检查(通则 0822 第一法),应符合规定(0.0002%)。

【含量测定】 取本品约 0.65g,精密称定,加水 25ml 溶解后,加酚酞指示液数滴,用氢氧化钠滴定液(1mol/L)滴定。每 1ml 氢氧化钠滴定液(1mol/L)相当于 75.04mg 的 $C_4H_6O_6$。

【类别】 药用辅料,pH 值调节剂和泡腾剂等。

【贮藏】 遮光、密封保存。

硅化微晶纤维素

Guihua Weijing Xianweisu

Silicified Microcrystalline Cellulose

微晶纤维素[9004-34-6]
二氧化硅[112945-52-5]

本品由微晶纤维素和胶态二氧化硅在水中共混干燥制得。按干燥品计算,含微晶纤维素应为 94.0%～100.0%。

【性状】 本品为白色或类白色微细颗粒或粉末;无臭,无味。

本品在水、稀酸、5%氢氧化钠溶液、丙酮、乙醇或甲苯中不溶。

【鉴别】 (1)本品红外光吸收图谱应与对照的图谱(附图)一致(通则 0402)。

(2)取本品 10mg,置表面皿上,加氯化锌碘试液 2ml,即变蓝色。

(3)取炽灼残渣项下的残渣约 5mg,置铂坩埚中,加碳酸钾 0.2g,混匀。炽灼 10 分钟,放冷,加水 2ml 微热溶解,缓缓加入钼酸铵溶液(取钼酸 6.5g,加水 14ml 与浓氨溶液 14.5ml,振摇使溶解,放冷,■在搅拌下缓缓加入硝酸 32ml 与水 40ml 的混合液中[订正],静置 48 小时,滤过,取滤液即得)2ml,溶液显深黄色。

(4)取鉴别(3)项下得到的深黄色钼硅酸溶液 1 滴,滴于滤纸上,蒸干溶剂。加邻联甲苯胺的冰醋酸饱和溶液 1 滴以减少硅钼酸转化为钼蓝。将该滤纸置于浓氨溶液上方,有蓝绿色斑点产生(在通风橱中操作,实验过程中避免接触邻联甲苯胺试剂)。

【检查】 酸度 取电导率项下的上清液,依法测定(通则 0631),pH 值应为 5.0～7.0。

水溶性物质 取本品 5.0g,加水 80ml,振摇 10 分钟,滤过,滤液置预先恒重的蒸发皿中,在水浴上蒸干,在 105℃ 干燥 1 小时,遗留残渣不得过 0.25%。

脂溶性物质 取本品 10.0g,装入内径约 20mm 的玻璃柱中,用无过氧化物的乙醚 50ml 通过柱,收集乙醚液置预先

恒重的蒸发皿中,蒸发至干,并在 105℃ 干燥 30 分钟,遗留残渣不得过 0.05%。

电导率 取本品 5.0g,加新沸冷水 40ml,振摇 20 分钟,离心,取上清液测定电导率。同时测定所用水的电导率,供试品溶液电导率与水电导率的差值不得过 75μS/cm。

聚合度 取本品约 1.3g,精密称定,置 125ml 具塞锥形瓶中,精密加水和 1.0mol/L 氢氧化乙二胺铜溶液各 25ml,立即通入氮气,于电磁搅拌器上搅拌至完全溶解,转移适量溶液至已校正的黏度计(或其他类似黏度计)中,在 25℃ 水浴中平衡至少 5 分钟,记录溶液流经黏度计上下两个刻度的时间 t_1(以秒计),按下列公式计算溶液的运动黏度 V_1。

$$V_1 = t_1 \times k_1$$

式中 k_1 为黏度计常数。

取适量 1.0mol/L 氢氧化乙二胺铜溶液与水等量混合,用乌氏黏度计(毛细管内径 0.63mm,已校正)依法测定,测得流出时间 t_2(以秒计),按下列公式计算溶液的运动黏度 V_2。

$$V_2 = t_2 \times k_2$$

式中 k_2 为黏度计常数。

按以下公式计算供试品的相对黏度(η_{rel})

$$\eta_{rel} = \frac{V_1}{V_2} = \frac{t_1 k_1}{t_2 k_2}$$

根据计算得的相对黏度 η_{rel} 值,查特性黏度表,得特性黏度$[\eta]C$,按以下公式计算聚合度(P),应不大于 350。

$$P = 95[\eta]C / \{m[(100-a)/100][(100-b)/100]\}$$

式中 m 为供试品取样量,g;

b 为供试品干燥失重百分值;

a 为供试品炽灼残渣百分值。

干燥失重 取本品,在 105℃ 干燥 3 小时,减失重量不得过 6.0%(通则 0831)。

炽灼残渣 取本品 1.0g,依法检查(通则 0841),遗留残渣应在 1.8%～2.2%。

重金属 取本品,依法检查(通则 0821 第二法),含重金属不得过百万分之十。

微生物限度 取本品,依法检查(通则 1105 与通则 1106),每 1g 供试品中需氧菌总数不得过 1000cfu,霉菌及酵母菌数不得过 100cfu,还不得检出大肠埃希菌。

【含量测定】 取本品约 0.125g,精密称定,置锥形瓶中,加水 25ml,精密加重铬酸钾溶液(取基准重铬酸钾 4.903g,加水适量使溶解并稀释至 200ml)50ml,混匀,缓缓加硫酸 100ml,迅速加热至沸,放冷,移至 250ml 量瓶中,加水稀释至刻度,摇匀,精密量取 50ml,加邻二氮菲指示液 3 滴,用硫酸亚铁铵滴定液(0.1mol/L)滴定,并将滴定的结果用空白试验校正。每 1ml 硫酸亚铁铵滴定液(0.1mol/L)相当于 0.675mg 的纤维素。

【类别】 药用辅料,填充剂、润滑剂。

【贮藏】 密封保存。

【标示】 应标注堆密度及粒度分布,并注明方法和限度。

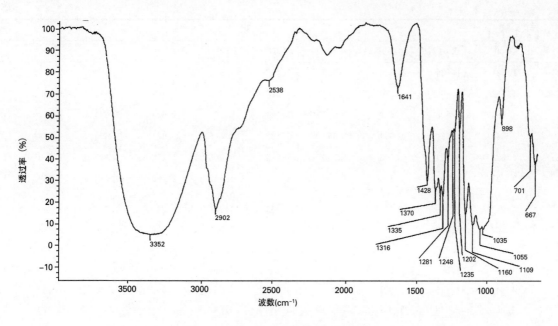

附图　硅化微晶纤维素红外光吸收图谱

附表　相对黏度(η_{rel})与特性黏数和浓度的乘积($[\eta]C$)转换表

η_{rel}	$[\eta]C$									
	0.00	0.01	0.02	0.03	0.04	0.05	0.06	0.07	0.08	0.09
1.1	0.098	0.106	0.115	0.125	0.134	0.143	0.152	0.161	0.170	0.180
1.2	0.189	0.198	0.207	0.216	0.225	0.233	0.242	0.250	0.259	0.268
1.3	0.276	0.285	0.293	0.302	0.310	0.318	0.326	0.334	0.342	0.350
1.4	0.358	0.367	0.375	0.383	0.391	0.399	0.407	0.414	0.422	0.430
1.5	0.437	0.445	0.453	0.460	0.468	0.476	0.484	0.491	0.499	0.507
1.6	0.515	0.522	0.529	0.536	0.544	0.551	0.558	0.566	0.573	0.580
1.7	0.587	0.595	0.602	0.608	0.615	0.622	0.629	0.636	0.642	0.649
1.8	0.656	0.663	0.670	0.677	0.683	0.690	0.697	0.704	0.710	0.717
1.9	0.723	0.730	0.736	0.743	0.749	0.756	0.762	0.769	0.775	0.782
2.0	0.788	0.795	0.802	0.809	0.815	0.821	0.827	0.833	0.840	0.846
2.1	0.852	0.858	0.864	0.870	0.876	0.882	0.888	0.894	0.900	0.906
2.2	0.912	0.918	0.924	0.929	0.935	0.941	0.948	0.953	0.959	0.965
2.3	0.971	0.976	0.983	0.988	0.994	1.000	1.006	1.011	1.017	1.022
2.4	1.028	1.033	1.039	1.044	1.050	1.056	1.061	1.067	1.072	1.078
2.5	1.083	1.089	1.094	1.100	1.105	1.111	1.116	1.121	1.126	1.131
2.6	1.137	1.142	1.147	1.153	1.158	1.163	1.169	1.174	1.179	1.184
2.7	1.190	1.195	1.200	1.205	1.210	1.215	1.220	1.225	1.230	1.235
2.8	1.240	1.245	1.250	1.255	1.260	1.265	1.270	1.275	1.280	1.285
2.9	1.290	1.295	1.300	1.305	1.310	1.314	1.319	1.324	1.329	1.333
3.0	1.338	1.343	1.348	1.352	1.357	1.362	1.367	1.371	1.376	1.381
3.1	1.386	1.390	1.395	1.400	1.405	1.409	1.414	1.418	1.423	1.427
3.2	1.432	1.436	1.441	1.446	1.450	1.455	1.459	1.464	1.468	1.473
3.3	1.477	1.482	1.486	1.491	1.496	1.500	1.504	1.508	1.513	1.517

η_{rel}	$[\eta]C$									
	0.00	0.01	0.02	0.03	0.04	0.05	0.06	0.07	0.08	0.09
3.4	1.521	1.525	1.529	1.533	1.537	1.542	1.546	1.550	1.554	1.558
3.5	1.562	1.566	1.570	1.575	1.579	1.583	1.587	1.591	1.595	1.600
3.6	1.604	1.608	1.612	1.617	1.621	1.625	1.629	1.633	1.637	1.642
3.7	1.646	1.650	1.654	1.658	1.662	1.666	1.671	1.675	1.679	1.683
3.8	1.687	1.691	1.695	1.700	1.704	1.708	1.712	1.715	1.719	1.723
3.9	1.727	1.731	1.735	1.739	1.742	1.746	1.750	1.754	1.758	1.762
4.0	1.765	1.769	1.773	1.777	1.781	1.785	1.789	1.792	1.796	1.800
4.1	1.804	1.808	1.811	1.815	1.819	1.822	1.826	1.830	1.833	1.837
4.2	1.841	1.845	1.848	1.852	1.856	1.859	1.863	1.867	1.870	1.874
4.3	1.878	1.882	1.885	1.889	1.893	1.896	1.900	1.904	1.907	1.911
4.4	1.914	1.918	1.921	1.925	1.929	1.932	1.936	1.939	1.943	1.946
4.5	1.950	1.954	1.957	1.961	1.964	1.968	1.971	1.975	1.979	1.982
4.6	1.986	1.989	1.993	1.996	2.000	2.003	2.007	2.010	2.013	2.017
4.7	2.020	2.023	2.027	2.030	2.033	2.037	2.040	2.043	2.047	2.050
4.8	2.053	2.057	2.060	2.063	2.067	2.070	2.073	2.077	2.080	2.083
4.9	2.087	2.090	2.093	2.097	2.100	2.103	2.107	2.110	2.113	2.116
5.0	2.119	2.122	2.125	2.129	2.132	2.135	2.139	2.142	2.145	2.148
5.1	2.151	2.154	2.158	2.160	2.164	2.167	2.170	2.173	2.176	2.180
5.2	2.183	2.186	2.190	2.192	2.195	2.197	2.200	2.203	2.206	2.209
5.3	2.212	2.215	2.218	2.221	2.224	2.227	2.230	2.233	2.236	2.240
5.4	2.243	2.246	2.249	2.252	2.255	2.258	2.261	2.264	2.267	2.270
5.5	2.273	2.276	2.279	2.282	2.285	2.288	2.291	2.294	2.297	2.300
5.6	2.303	2.306	2.309	2.312	2.315	2.318	2.320	2.324	2.326	2.329
5.7	2.332	2.335	2.338	2.341	2.344	2.347	2.350	2.353	2.355	2.358
5.8	2.361	2.364	2.367	2.370	2.373	2.376	2.379	2.382	2.384	2.387
5.9	2.390	2.393	2.396	2.400	2.403	2.405	2.408	2.411	2.414	2.417
6.0	2.419	2.422	2.425	2.428	2.431	2.433	2.436	2.439	2.442	2.444
6.1	2.447	2.450	2.453	2.456	2.458	2.461	2.464	2.467	2.470	2.472
6.2	2.475	2.478	2.481	2.483	2.486	2.489	2.492	2.494	2.497	2.500
6.3	2.503	2.505	2.508	2.511	2.513	2.516	2.518	2.521	2.524	2.526
6.4	2.529	2.532	2.534	2.537	2.540	2.542	2.545	2.547	2.550	2.553
6.5	2.555	2.558	2.561	2.563	2.566	2.568	2.571	2.574	2.576	2.579
6.6	2.581	2.584	2.587	2.590	2.592	2.595	2.597	2.600	2.603	2.605
6.7	2.608	2.610	2.613	2.615	2.618	2.620	2.623	2.625	2.627	2.630
6.8	2.633	2.635	2.637	2.640	2.643	2.645	2.648	2.650	2.653	2.655
6.9	2.658	2.660	2.663	2.665	2.668	2.670	2.673	2.675	2.678	2.680
7.0	2.683	2.685	2.687	2.690	2.693	2.695	2.698	2.700	2.702	2.705
7.1	2.707	2.710	2.712	2.714	2.717	2.719	2.721	2.724	2.726	2.729
7.2	2.731	2.733	2.736	2.738	2.740	2.743	2.745	2.748	2.750	2.752
7.3	2.755	2.757	2.760	2.762	2.764	2.767	2.769	2.771	2.774	2.776
7.4	2.779	2.781	2.783	2.786	2.788	2.790	2.793	2.795	2.798	2.800
7.5	2.802	2.805	2.807	2.809	2.812	2.814	2.816	2.819	2.821	2.823

η_{rel}	$[\eta]C$									
	0.00	0.01	0.02	0.03	0.04	0.05	0.06	0.07	0.08	0.09
7.6	2.826	2.828	2.830	2.833	2.835	2.837	2.840	2.842	2.844	2.847
7.7	2.849	2.851	2.854	2.856	2.858	2.860	2.863	2.865	2.868	2.870
7.8	2.873	2.875	2.877	2.879	2.881	2.884	2.887	2.889	2.891	2.893
7.9	2.895	2.898	2.900	2.902	2.905	2.907	2.909	2.911	2.913	2.915
8.0	2.918	2.920	2.922	2.924	2.926	2.928	2.931	2.933	2.935	2.937
8.1	2.939	2.942	2.944	2.946	2.948	2.950	2.952	2.955	2.957	2.959
8.2	2.961	2.963	2.966	2.968	2.970	2.972	2.974	2.976	2.979	2.981
8.3	2.983	2.985	2.987	2.990	2.992	2.994	2.996	2.998	3.000	3.002
8.4	3.004	3.006	3.008	3.010	3.012	3.015	3.017	3.019	3.021	3.023
8.5	3.025	3.027	3.029	3.031	3.033	3.035	3.037	3.040	3.042	3.044
8.6	3.046	3.048	3.050	3.052	3.054	3.056	3.058	3.060	3.062	3.064
8.7	3.067	3.069	3.071	3.073	3.075	3.077	3.079	3.081	3.083	3.085
8.8	3.087	3.089	3.092	3.094	3.096	3.098	3.100	3.102	3.104	3.106
8.9	3.108	3.110	3.112	3.114	3.116	3.118	3.120	3.122	3.124	3.126
9.0	3.128	3.130	3.132	3.134	3.136	3.138	3.140	3.142	3.144	3.146
9.1	3.148	3.150	3.152	3.154	3.156	3.158	3.160	3.162	3.164	3.166
9.2	3.168	3.170	3.172	3.174	3.176	3.178	3.180	3.182	3.184	3.186
9.3	3.188	3.190	3.192	3.194	3.196	3.198	3.200	3.202	3.204	3.206
9.4	3.208	3.210	3.212	3.214	3.215	3.217	3.219	3.221	3.223	3.225
9.5	3.227	3.229	3.231	3.233	3.235	3.237	3.239	3.241	3.242	3.244
9.6	3.246	3.248	3.250	3.252	3.254	3.256	3.258	3.260	3.262	3.264
9.7	3.266	3.268	3.269	3.271	3.273	3.275	3.277	3.279	3.281	3.283
9.8	3.285	3.287	3.289	3.291	3.293	3.295	3.297	3.298	3.300	3.302
9.9	3.304	3.305	3.307	3.309	3.311	3.313	3.316	3.318	3.320	3.321

η_{rel}	$[\eta]C$									
	0.0	0.1	0.2	0.3	0.4	0.5	0.6	0.7	0.8	0.9
10	3.32	3.34	3.36	3.37	3.39	3.41	3.43	3.45	3.46	3.48
11	3.50	3.52	3.53	3.55	3.56	3.58	3.60	3.61	3.63	3.64
12	3.66	3.68	3.69	3.71	3.72	3.74	3.76	3.77	3.79	3.80
13	3.80	3.83	3.85	3.86	3.88	3.89	3.90	3.92	3.93	3.95
14	3.96	3.97	3.99	4.00	4.02	4.03	4.04	4.06	4.07	4.09
15	4.10	4.11	4.13	4.14	4.15	4.17	4.18	4.19	4.20	4.22
16	4.23	4.24	4.25	4.27	4.28	4.29	4.30	4.31	4.33	4.34
17	4.35	4.36	4.37	4.38	4.39	4.41	4.42	4.43	4.44	4.45
18	4.46	4.47	4.48	4.49	4.50	4.52	4.53	4.54	4.55	4.56
19	4.57	4.58	4.59	4.60	4.61	4.62	4.63	4.64	4.65	4.66

[订正]

羟 苯 苄 酯

Qiangbenbianzhi

Benzyl Hydroxybenzoate

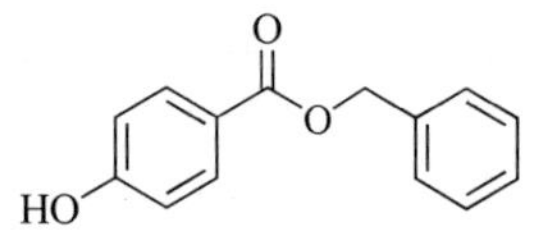

$C_{14}H_{12}O_3$　228.25

[94-18-8]

■本品为苄基-4-羟基苯甲酸酯。■[订正]按干燥品计算，含 $C_{14}H_{12}O_3$ 应为 98.0%～102.0%。

【性状】　本品为白色或乳白色结晶性粉末。

本品在甲醇或乙醇中溶解，在水中几乎不溶。

熔点　本品的熔点(通则 0612)为 111～113℃。

【鉴别】　(1)在含量测定项下记录的色谱图中，供试品溶液主峰的保留时间应与对照品溶液主峰的保留时间一致。

(2)取本品，加乙醇溶解并稀释制成每 1ml 中约含 5μg 溶液，照紫外-可见分光光度法(通则 0401)测定，在 260nm 的波长处有最大吸收。

(3)本品的红外光吸收图谱应与对照品的图谱一致(通则 0402)。

【检查】　**酸度**　取本品 0.2g，加 50% 乙醇水溶液 5ml，摇匀，加甲基红指示液 2 滴，用氢氧化钠滴定液(0.1mol/L)滴定至橙色，消耗氢氧化钠滴定液(0.1mol/L)不得过 0.1ml。

氯化物　取本品 2.0g，加水 50ml，80℃水浴加热 5 分钟，放冷，滤过；取续滤液 5.0ml，依法检查(通则 0801)，与标准氯化钠溶液 7.0ml 制成的对照溶液比较，不得更浓(0.035%)。

硫酸盐　取氯化物项下续滤液 25ml，依法检查(通则 0802)，与标准硫酸钾溶液 2.4ml 制成的对照溶液比较，不得更浓(0.024%)。

有关物质　取本品，加溶剂[1%冰醋酸-甲醇(40：60)]溶解并稀释制成每 1ml 中含 1mg 的溶液，作为供试品溶液；精密量取 1ml，置 100ml 量瓶中，加溶剂稀释至刻度，摇匀，作为对照溶液。精密称取对羟基苯甲酸对照品适量，加溶剂溶解并定量稀释制成每 1ml 含 10μg 的溶液，作为对照品溶液。照高效液相色谱法(通则 0512)试验，用苯基硅烷键合硅胶为填充剂，流动相 A 为 1%冰醋酸，流动相 B 为甲醇；按下表进行梯度洗脱，检测波长为 254nm。称取羟苯丁酯与羟苯苄酯对照品各适量，加溶剂溶解并稀释制成每 1ml 各含 10μg 的混合溶液，作为系统适用性溶液，取系统适用性溶液 20μl，注入液相色谱仪，记录色谱图，羟苯丁酯与羟苯苄酯峰之间的分离度应不小于 3.0。取对照溶液 20μl，注

入液相色谱仪，调节检测灵敏度，使主成分峰的峰高约为满量程的 25%；再精密量取供试品溶液、对照溶液与对照品溶液各 20μl，分别注入液相色谱仪，记录色谱图。供试品溶液色谱图中如有与对羟基苯甲酸峰保留时间一致的峰，按外标法以峰面积计算，含对羟基苯甲酸不得过 1.0%，其他单个杂质峰面积不得大于对照溶液主峰面积的 0.5 倍 (0.5%)，其他各杂质峰面积的和不得大于对照溶液主峰面积(1.0%)。

时间(分钟)	流动相 A(%)	流动相 B(%)
0	40	60
17	40	60
40	0	100
45	0	100
46	40	60
52	40	60

干燥失重　取本品，置硅胶干燥器内，减压干燥至恒重，减失重量不得过 0.5%(通则 0831)。

炽灼残渣　取本品 1.0g，依法检查(通则 0841)，遗留残渣不得过 0.1%。

重金属　取炽灼残渣项下的遗留残渣，依法测定(通则 0821 第二法)，含重金属不得过百万分之二十。

【含量测定】　照高效液相色谱法(通则 0512)测定。

色谱条件与系统适用性试验　以苯基硅烷键合硅胶为填充剂，以 1%冰醋酸为流动相 A，以甲醇为流动相 B，按下表进行梯度洗脱。检测波长 254nm。取有关物质项下系统适用性溶液 20μl，注入液相色谱仪，记录色谱图，羟苯丁酯与羟苯苄酯峰之间的分离度应不小于 3.0。

测定法　取本品适量，精密称定，加溶剂[1%冰醋酸-甲醇(40：60)]溶解并定量稀释制成每 1ml 中约含 0.1mg 的溶液，精密量取 20μl，注入液相色谱仪，记录色谱图；另取羟苯苄酯对照品适量，同法测定。按外标法以峰面积计算，即得。

时间(分钟)	流动相 A(%)	流动相 B(%)
0	40	60
17	40	60
18	0	100
23	0	100
24	40	60
30	40	60

【类别】　药用辅料，抑菌剂。

【贮藏】　密闭保存。

硬 脂 酸

Yingzhisuan

Stearic Acid

本品系从动、植物油脂中得到的固体脂肪酸,主要成分为硬脂酸($C_{18}H_{36}O_2$)与棕榈酸($C_{16}H_{32}O_2$)。含硬脂酸($C_{18}H_{36}O_2$)不得少于 40.0%,含硬脂酸($C_{18}H_{36}O_2$)与棕榈酸($C_{16}H_{36}O_2$)总量不得少于 90.0%。

【性状】 本品为白色或类白色有滑腻感的粉末或结晶性硬块,其剖面有微带光泽的细针状结晶;有类似油脂的微臭。

本品在三氯甲烷或乙醚中易溶,在乙醇中溶解,在水中几乎不溶。

凝点 本品的凝点(通则 0613)不低于 54℃。

碘值 本品的碘值(通则 0713)不大于 4。

酸值 本品的酸值(通则 0713)为 203～210。

【鉴别】 在含量测定项下记录的色谱图中,供试品溶液两个主峰的保留时间应分别与对照品溶液两个主峰的保留时间一致。

【检查】 **溶液的颜色** 取本品适量,在 75℃ 水浴上加热熔化,如显色,与黄绿色 1 号标准比色液(通则 0901)比较,不得更深。

水溶性酸 取本品 5.0g,加热熔化,加等容新沸的热水,振摇 2 分钟,放冷,滤过,滤液中加甲基橙指示液 1 滴,不得显红色。

中性脂肪或蜡 取本品 1.0g,加无水碳酸钠 0.5g 与水 30ml,煮沸使溶解,溶液应澄清。

炽灼残渣 取本品 4.0g,依法检查(通则 0841),遗留残渣不得过 0.1%。

镍 取本品 0.10g,置高压消解罐中,加硝酸适量,130℃ 加热至消化完全,冷却,转移置 10ml 量瓶中,用 1% 硝酸稀释至刻度,作为供试品溶液。同法制备空白溶液。另取镍单元素标准溶液,■用 1% 硝酸稀释制成 0、5、10 和 15ng/ml 的对照品溶液。■[订正] 取供试品溶液和对照品溶液,照原子吸收分光光度法(通则 0406 第一法),在 232.0nm 的波长处测定,计算,即得。含镍不得过 0.0001%。

重金属 取炽灼残渣项下遗留的残渣,依法检查(通则 0821 第二法),含重金属不得过百万分之五。

【含量测定】 照气相色谱法(通则 0521)测定。

色谱条件与系统适用性试验 用聚乙二醇 20M 为固定液的毛细管柱;起始温度为 170℃,维持 2 分钟,再以每分钟 10℃ 的速率升温至 240℃,维持数分钟,使色谱图记录至除溶剂峰外的第二个主峰保留时间的 3 倍;进样口温度为 250℃;检测器温度为 260℃。硬脂酸甲酯峰与棕榈酸甲酯峰的分离度应大于 5.0。

测定法 取本品约 0.1g,精密称定,置锥形瓶中,精密加

三氟化硼的甲醇溶液(13%～15%)5ml 振摇使溶解,置水浴中回流 20 分钟,放冷,用正己烷 10～15ml 转移并洗涤至分液漏斗中,加水 10ml 与氯化钠饱和溶液 10ml,振摇分层,弃去下层(水层),正己烷层加无水硫酸钠 6g 干燥除去水分后置 25ml 量瓶中,用正己烷稀释至刻度,摇匀,作为供试品溶液;另取硬脂酸对照品约 50mg 与棕榈酸对照品约 50mg,同上法操作制得对照品溶液。精密量取供试品溶液与对照品溶液各 1μl 注入气相色谱仪,记录色谱图。按面积归一化法以峰面积计算供试品中硬脂酸($C_{18}H_{36}O_2$)与棕榈酸($C_{16}H_{36}O_2$)的含量。

【类别】 药用辅料,润滑剂和软膏基质等。

【贮藏】 密闭保存。

附表 三种型号硬脂酸

型号	含硬脂酸量	含硬脂酸与棕榈酸总量
硬脂酸 50	40.0%～60.0%	不少于 90.0%
硬脂酸 70	60.0%～80.0%	不少于 90.0%
硬脂酸 95	不少于 90.0%	不少于 96.0%

紫 氧 化 铁

Zi Yanghuatie

Purple Ferric Oxide

本品系红氧化铁与黑氧化铁按一定比例混合而成。按炽灼至恒重后计算,含 Fe_2O_3 不得少于 98.0%。

【性状】 本品为暗紫红色粉末;无臭,无味。

本品在水中不溶,在沸盐酸中易溶。

【鉴别】 取本品约 0.1g,加稀盐酸 5ml,煮沸冷却后,溶液显铁盐的鉴别反应(通则 0301)。

【检查】 **水中可溶物** 取本品 2.0g,加水 100ml,置水浴上加热回流 2 小时,滤过,滤渣用少量水洗涤,合并滤液与洗液,置经 105℃ 恒重的蒸发皿中,蒸干,在 105℃ 干燥至恒重,遗留残渣不得过 10mg(0.5%)。

酸中不溶物 取本品 2.0g,加盐酸 25ml,置水浴中加热使溶解,加水 100ml,用经 105℃ 恒重的 4 号垂熔坩埚滤过,滤渣用盐酸溶液(1→100)洗涤至洗液无色,再用水洗涤至洗液不显氯化物的反应,在 105℃ 干燥至恒重,遗留残渣不得过 6mg(0.3%)。

■**炽灼失重** 取本品约 1.0g,精密称定,在 800℃ 炽灼至恒重,减失重量不得过 4.0%(通则 0831)。■[删除]

钡盐 取本品 0.2g,加盐酸 5ml,加热使溶解,滴加过氧化氢试液 1 滴,再加 10% 氢氧化钠溶液 20ml,滤过,滤渣用水 10ml 洗涤,合并滤液与洗液,加硫酸溶液(2→10)10ml,不得显浑浊。

铅 取本品 2.5g,置 100ml 具塞锥形瓶中,加 0.1mol/L 盐酸溶液 35ml,搅拌 1 小时,滤过,滤渣用 0.1mol/L 盐酸溶

液洗涤,合并滤液与洗液于 50ml 量瓶中,加 0.1mol/L 盐酸溶液稀释至刻度,摇匀,作为供试品溶液。照原子吸收分光光度法(通则 0406),在 217.0nm 的波长处测定。另取标准铅溶液 2.5ml,置 50ml 量瓶中,加 1mol/L 盐酸溶液 5ml,加水稀释至刻度,摇匀,同法测定。供试品溶液的吸光度不得大于对照溶液(0.001%)。

砷盐 取本品 0.67g,加盐酸 7ml,加热使溶解,加水 21ml,滴加酸性氯化亚锡试液使黄色褪去,依法检查(通则 0822 第一法),应符合规定(0.0003%)。

【含量测定】 取经 800℃ 炽灼至恒重的本品约 0.15g,精密称定,置具塞锥形瓶中,加盐酸 5ml,置水浴上加热使溶解,加过氧化氢试液 2ml,加热至沸数分钟,加水 25ml,放冷,加碘化钾 1.5g 与盐酸 2.5ml,密塞,摇匀,在暗处静置 15 分钟,用硫代硫酸钠滴定液(0.1mol/L)滴定,至近终点时加淀粉指示液 2.5ml,继续滴定至蓝色消失。每 1ml 硫代硫酸钠滴定液(0.1mol/L)相当于 7.985mg 的 Fe_2O_3。

【类别】 药用辅料,着色剂和包衣材料等。

【贮藏】 密封保存。

黑氧化铁

Hei Yanghuatie

Black Ferric Oxide

$Fe_2O_3 \cdot FeO$ 231.53

[1317-61-9]

本品按炽灼至恒重后计算,含 Fe_2O_3 不得少于 96.0%。

【性状】 本品为黑色粉末;无臭,无味。

本品在水中不溶;在沸盐酸中易溶。

【鉴别】 取本品约 0.1g,加稀盐酸 5ml,煮沸冷却后,溶液显铁盐的鉴别反应(通则 0301)。

【检查】 水中可溶物 取本品 2.0g,加水 100ml,置水浴上加热回流 2 小时,滤过,滤渣用少量水洗涤,合并滤液与洗液,置经 105℃ 恒重的蒸发皿中,蒸干,在 105℃ 干燥至恒重,遗留残渣不得过 10mg(0.5%)。

酸中不溶物 取本品 2.0g,加盐酸 25ml,置水浴中加热使溶解,加水 100ml,用经 105℃ 恒重的 4 号垂熔坩埚滤过,滤渣用盐酸溶液(1→100)洗涤至洗液无色,再用水洗涤至洗液不显氯化物的反应,在 105℃ 干燥至恒重,遗留残渣不得过 6mg(0.3%)。

■炽灼失重 取本品约 1.0g,精密称定,在 800℃ 炽灼至恒重,减失重量不得过 4.0%(通则 0831)。■[删除]

钡盐 取本品 0.2g,加盐酸 5ml,加热使溶解,滴加过氧化氢试液 1 滴,再加 10%氢氧化钠溶液 20ml,滤过,滤渣用水 10ml 洗涤,合并滤液与洗液,加硫酸溶液(2→10)10ml,不得显浑浊。

铅 取本品 2.5g,置 100ml 具塞锥形瓶中,加 0.1mol/L 盐酸溶液 35ml,搅拌 1 小时,滤过,滤渣用 0.1mol/L 盐酸溶

液洗涤,合并滤液与洗液置 50ml 量瓶中,加 0.1mol/L 盐酸溶液稀释至刻度,摇匀,作为供试品溶液。照原子吸收分光光度法(通则 0406),在 217.0nm 的波长处测定吸光度。另取标准铅溶液 2.5ml,置 50ml 量瓶中,加 1mol/L 盐酸溶液 5ml,加水稀释至刻度,摇匀,同法测定。供试品溶液的吸光度不得大于对照溶液(0.001%)。

砷盐 取本品 0.67g,加盐酸 7ml,加热使溶解,加水 21ml,滴加酸性氯化亚锡试液使黄色褪去,依法检查(通则 0822 第一法),应符合规定(0.0003%)。

【含量测定】 取经 800℃ 炽灼至恒重的本品约 0.15g,精密称定,置具塞锥形瓶中,加盐酸 5ml,置水浴上加热使溶解,加过氧化氢试液 2ml,加热至沸数分钟,加水 25ml,放冷,加碘化钾 1.5g 与盐酸 2.5ml,密塞,摇匀,在暗处静置 15 分钟,用硫代硫酸钠滴定液(0.1mol/L)滴定,至近终点时加淀粉指示液 2.5ml,继续滴定至蓝色消失。每 1ml 硫代硫酸钠滴定液(0.1mol/L)相当于 7.985mg 的 Fe_2O_3。

【类别】 药用辅料,着色剂和包衣材料等。

【贮藏】 密封保存。

滑 石 粉

Huashifen

Talc

[14807-96-6]

本品系滑石经精选净制、粉碎、浮选、干燥制成。主要成分为 $Mg_3Si_4O_{10}(OH)_2$。本品含镁(Mg)应为 17.0%~19.5%。

【性状】 本品为白色或类白色、无砂性的微细粉末,有滑腻感。

本品在水、稀盐酸或 8.5%氢氧化钠溶液中均不溶。

【鉴别】 (1)取本品 0.2g,置铂坩埚中,加等量氟化钙或氟化钠粉末,搅拌,加硫酸 5ml,微热,立即将悬有 1 滴水的铂坩埚盖盖上,稍等片刻,取下铂坩埚盖,水滴出现白色浑浊。

(2)取本品 0.5g,置烧杯中,加入盐酸溶液(4→10)10ml,盖上表面皿,加热至微沸,不时摇动烧杯,并保持微沸 40 分钟,取下,用快速滤纸滤过,用水洗涤滤渣 4~5 次。取滤渣约 0.1g,置铂坩埚中,加入硫酸溶液(1→2)10 滴和氢氟酸 5ml,加热至冒二氧化硫白烟时,取下,冷却,加水 10ml 使溶解,取溶液 2 滴,加镁试剂(取对硝基苯偶氮间苯二酚 0.01g,加 4%氢氧化钠溶液 1000ml 溶解,即得)1 滴,滴加 40%氢氧化钠溶液使成碱性,生成天蓝色沉淀。

(3)本品的红外光吸收图谱应在 $3677cm^{-1} \pm 2cm^{-1}$、$1018cm^{-1} \pm 2cm^{-1}$、$669cm^{-1} \pm 2cm^{-1}$ 波数处有特征吸收(通则 0402)。

【检查】 酸碱度 取本品 10.0g,加水 50ml,煮沸 30 分钟,

时时补充蒸失的水分,滤过,滤液遇石蕊试纸应显中性反应。

水中可溶物 取本品约 5g,精密称定,置 100ml 烧杯中,加新沸放冷的水 50ml,加热煮沸 30 分钟后,冷却,用经 105℃ 干燥至恒重的 4 号垂熔坩埚滤过,滤渣用水 5ml 洗涤,洗液与滤液合并,蒸干,在 105℃ 干燥 1 小时,遗留残渣不得过 5mg(0.1%)。

酸中可溶物 取本品约 1g,精密称定,置 100ml 具塞锥形瓶中,精密加入稀盐酸 20ml,称重,在 50℃ 浸渍 15 分钟,放冷,再称重,用稀盐酸补足减失的重量,摇匀,用中速滤纸滤过,精密量取续滤液 10ml,置经 105℃ 干燥至恒重的蒸发皿中,加稀硫酸 1ml,蒸干,105℃ 干燥至恒重,遗留残渣不得过 10mg(2.0%)。

石棉 取本品,照 X 射线粉末衍射法(通则 0451)测定,实验条件:Cu Kα 辐射石墨单色器,管压 40kV,管流 40mA,连续扫描方式,2θ 扫描范围为 10°~13° 及 24°~26°,扫描步长为每分钟 0.02°,在 10.5°±0.1° 2θ 处特征峰为角闪石特征峰,在 24.3°±0.1° 2θ 和 12.1°±0.1° 2θ 处特征峰为蛇纹石特征峰。若在 X 射线粉末衍射检出石棉特征峰,需将样品置光学显微镜下观察,如发现有细针状纤维状物,且长短径比大于 20 或长于 5μm,判定为样品中含石棉;或发现以下情形中至少两项,也可判定样品中含有石棉:成束状的平行纤维;纤维束呈发散性末端;纤维状物呈薄针状;有由单个纤维状物缠结而成的团块或纤维状物呈弯曲状。应不得检出。

炽灼失重 取本品约 2g,精密称定,在 600~700℃ 炽灼至恒重,减失重量不得过 5.0%。

铁 取本品约 10g,精密称定,置锥形瓶中,加 0.5mol/L 盐酸溶液 50ml,摇匀,置水浴加热回流 30 分钟,放冷,用中速滤纸滤过,滤液置 100ml 量瓶中,用热水 30ml 分次洗涤容器及滤渣,滤过,洗液并入同一量瓶中,放冷,加水至刻度,摇匀,作为供试品贮备液,精密量取 5ml,置 200ml 量瓶中,用 0.25mol/L 盐酸溶液稀释至刻度,摇匀,作为供试品溶液;同法制备空白溶液;另精密量取铁标准溶液适量,用 0.25mol/L 盐酸溶液稀释制成每 1ml 中含铁 5~10μg 的系列对照品溶液。取空白溶液、供试品溶液和对照品溶液,照原子吸收分光光度法(通则 0406 第一法),在 248.3nm 的波长处测定,计算,即得。含铁不得过 0.25%。

铅 取铁盐项下的供试品贮备液作为供试品溶液;除去供试品,同法制备空白溶液;另精密量取铅标准溶液适量,用 0.25mol/L 盐酸溶液稀释制成每 1ml 中含铅 0.5~1.25μg 的系列对照品溶液。取空白溶液、供试品溶液和对照品溶液,照原子吸收分光光度法(通则 0406 第一法),在 217.0nm 的波长处测定,计算,即得。含铅不得过 0.001%。

钙 精密量取含量测定项下的供试品贮备液 5ml,置 20ml 量瓶中,用混合溶液(取盐酸 10ml 和 8.9% 氯化镧溶液 10ml,加水至 100ml)稀释至刻度,摇匀,作为供试品溶液;同法制备空白溶液;另精密量取钙标准溶液适量,用水稀释制成每 1ml 中含钙 100μg 的溶液,精密量取适量,用混合溶液稀释制成每 1ml 中含钙 1~5μg 的系列对照品溶液。取空白溶液、供试品溶液和对照品溶液,照原子吸收分光光度法(通则 0406 第一法),在 422.7nm 的波长处测定,计算,即得。含钙不得过 0.9%。

铝 精密量取含量测定项下的供试品贮备液 1ml,置 50ml 量瓶中,加水稀释至刻度,摇匀,精密量取 1ml,置 25ml 量瓶中,用混合溶液(取盐酸 10ml 和 2.5% 氯化铯溶液 10ml,加水至 100ml)稀释至刻度,摇匀,作为供试品溶液;同法制备空白溶液;另精密量取铝标准溶液适量,用水稀释制成每 1ml 中含铝 1.0μg 的溶液,精密量取适量,用混合溶液稀释制成每 1ml 中含铝 10~50ng 的系列对照品溶液。取空白溶液、供试品溶液和对照品溶液,用石墨炉原子化器,照原子吸收分光光度法(通则 0406 第一法),在 309.3nm 的波长处测定,计算,即得。含铝不得过 2.0%。

砷盐 ■取铁盐项下供试品贮备液 10ml,■[订正]加盐酸 5ml 与水 13ml,依法检查(通则 0822 第一法),应符合规定(0.0002%)。

【含量测定】 取本品约 0.1g,精密称定,置聚四氟乙烯容器中,加盐酸 1ml、无铅硝酸 1ml 与高氯酸 1ml,搅拌摇匀,加氢氟酸 7ml,置加热板上缓缓蒸至近干(约 0.5ml),残渣加盐酸 5ml,加热至沸,放冷,用水转移至 50ml 量瓶中,用水稀释至刻度,摇匀,作为供试品贮备液。精密量取贮备液 2ml,置 50ml 量瓶中,用水稀释至刻度,摇匀,精密量取 2ml,置 100ml 量瓶中,用混合溶液(取盐酸 10ml 和 8.9% 氯化镧溶液 10ml,加水至 100ml)稀释至刻度,摇匀,作为供试品溶液。精密量取镁标准溶液适量,分别用水稀释制成每 1ml 中含镁 10μg、15μg、20μg、25μg 的溶液,各精密量取 2ml,分置 100ml 量瓶中,用混合溶液稀释至刻度,摇匀,作为对照品溶液。取空白溶液、供试品溶液和对照品溶液,照原子吸收分光光度法(通则 0406 第一法),在 285.2nm 的波长处测定,用标准曲线法计算,即得。

【类别】 药用辅料,润滑剂等。

【贮藏】 置干燥处保存。

微 晶 纤 维 素

Weijing Xianweisu

Microcrystalline Cellulose

$C_{6n}H_{10n+2}O_{5n+1}$

[9004-34-6]

本品系含纤维素植物的纤维浆制得的 α-纤维素,在无机酸的作用下部分解聚,纯化而得。

【性状】 本品为白色或类白色粉末或颗粒状粉末;无臭,无味。

本品在水、乙醇、乙醚、稀硫酸或5%氢氧化钠溶液中几乎不溶。

【鉴别】 (1)取本品10mg,置表面皿上,加氯化锌碘试液2ml,即变蓝色。

(2)取本品约1.3g,精密称定,置具塞锥形瓶中,精密加水25ml,振摇使微晶纤维素分散并润湿,通入氮气以排除瓶中的空气,在保持通氮气的情况下,精密加1mol/L双氢氧化乙二胺铜溶液25ml,除去氮气管,密塞,强力振摇,使微晶纤维素溶解,作为供试品溶液;取适量,置25℃±0.1℃水浴中,约5分钟后,移至乌氏黏度计内(毛细管内径为0.7~1.0mm,选用适宜黏度计常数K_1),照黏度测定法(通则0633第二法),于25℃±0.1℃水浴中测定。记录供试品溶液流经黏度计上下两刻度时的时间t_1,按下式计算供试品溶液的运动黏度ν_1:

$$\nu_1 = t_1 \times K_1$$

分别精密量取水和1mol/L双氢氧化乙二胺铜溶液各25ml,混匀,作为空白溶液,取适量,置25℃±0.1℃水浴中,约5分钟后,移至乌氏黏度计内(毛细管内径为0.5~0.6mm,黏度计常数K_2约为0.01),照黏度测定法(通则0633第二法),于25℃±0.1℃水浴中测定。记录空白溶液流经黏度计上下两刻度时的时间t_2,按下式计算空白溶液的运动黏度ν_2:

$$\nu_2 = t_2 \times K_2$$

照下式计算微晶纤维素的相对黏度:

$$\eta_{rel} = \nu_1 / \nu_2$$

根据计算所得的相对黏度值(η_{rel}),查附表,得$[\eta]C$值〔特性黏数$[\eta]$(ml/g)和浓度C(g/100ml)的乘积〕,按下式计算聚合度(P),应不得过350。

$$P = \frac{95[\eta]C}{m}$$

式中 m 为供试品取样量,g,以干燥品计算。

【检查】 酸碱度 取电导率项下制备的上清液,依法测定(通则0631),pH值应为5.0~7.5。

氯化物 取本品0.10g,加水35ml,振摇,滤过,取滤液,依法检查(通则0801),与标准氯化钠溶液3.0ml制成的对照液比较,不得更浓(0.03%)。

水中溶解物 取本品5.0g,加水80ml,振摇10分钟,室温静置10~20分钟,真空抽滤(使用孔径2μm或以下的微孔滤膜或定量分析滤纸),滤液置105℃干燥至恒重的蒸发皿中,在水浴上蒸干,并在105℃干燥1小时,遗留残渣不得过0.2%。

醚中溶解物 取本品10.0g,置内径约为20mm的玻璃柱中,用不含过氧化物的乙醚50ml洗脱柱子,收集洗脱液置105℃干燥至恒重的蒸发皿中挥发至干,在105℃干燥至恒重遗留残渣不得过0.05%。

淀粉 取本品0.10g,加水5ml,振摇,加碘试液0.2ml,不得显蓝色。

电导率 取本品5.0g,加新沸并放冷至室温的水40ml,振摇20分钟,离心,取上清液,在25℃±0.1℃依法测定(通则0681),同法测定制备供试品溶液所用水的电导率,两者之差不得过75μS/cm。

干燥失重 取本品1.0g,在105℃干燥3小时,减失重量不得过7.0%(通则0831)。

炽灼残渣 取本品1.0g,依法检查(通则0841),遗留残渣不得过0.1%。

重金属 取炽灼残渣项下遗留的残渣,依法检查(通则0821第二法),含重金属不得过百万分之十。

砷盐 取本品1.0g,加氢氧化钙1.0g,混合,加水搅拌均匀,干燥后,先用小火烧灼使炭化,再在600℃炽灼使完全灰化,放冷,加盐酸5ml与水23ml使溶解,依法检查(通则0822第一法),应符合规定(0.0002%)。

【类别】 药用辅料,填充剂和崩解剂等。

【贮藏】 密闭保存。

【标示】 标明产品型号,细度测定方法与要求。

附表　相对黏度(η_{rel})与特性黏数和浓度的乘积($[\eta]C$)转换表

η_{rel}	$[\eta]C$									
	0.00	0.01	0.02	0.03	0.04	0.05	0.06	0.07	0.08	0.09
1.1	0.098	0.106	0.115	0.125	0.134	0.143	0.152	0.161	0.170	0.180
1.2	0.189	0.198	0.207	0.216	0.225	0.233	0.242	0.250	0.259	0.268
1.3	0.276	0.285	0.293	0.302	0.310	0.318	0.326	0.334	0.342	0.350
1.4	0.358	0.367	0.375	0.383	0.391	0.399	0.407	0.414	0.422	0.430
1.5	0.437	0.445	0.453	0.460	0.468	0.476	0.484	0.491	0.499	0.507
1.6	0.515	0.522	0.529	0.536	0.544	0.551	0.558	0.566	0.573	0.580
1.7	0.587	0.595	0.602	0.608	0.615	0.622	0.629	0.636	0.642	0.649
1.8	0.656	0.663	0.670	0.677	0.683	0.690	0.697	0.704	0.710	0.717
1.9	0.723	0.730	0.736	0.743	0.749	0.756	0.762	0.769	0.775	0.782

η_{rel}	$[\eta]C$									
	0.00	0.01	0.02	0.03	0.04	0.05	0.06	0.07	0.08	0.09
2.0	0.788	0.795	0.802	0.809	0.815	0.821	0.827	0.833	0.840	0.846
2.1	0.852	0.858	0.864	0.870	0.876	0.882	0.888	0.894	0.900	0.906
2.2	0.912	0.918	0.924	0.929	0.935	0.941	0.948	0.953	0.959	0.965
2.3	0.971	0.976	0.983	0.988	0.994	1.000	1.006	1.011	1.017	1.022
2.4	1.028	1.033	1.039	1.044	1.050	1.056	1.061	1.067	1.072	1.078
2.5	1.083	1.089	1.094	1.100	1.105	1.111	1.116	1.121	1.126	1.131
2.6	1.137	1.142	1.147	1.153	1.158	1.163	1.169	1.174	1.179	1.184
2.7	1.190	1.195	1.200	1.205	1.210	1.215	1.220	1.225	1.230	1.235
2.8	1.240	1.245	1.250	1.255	1.260	1.265	1.270	1.275	1.280	1.285
2.9	1.290	1.295	1.300	1.305	1.310	1.314	1.319	1.324	1.329	1.333
3.0	1.338	1.343	1.348	1.352	1.357	1.362	1.367	1.371	1.376	1.381
3.1	1.386	1.390	1.395	1.400	1.405	1.409	1.414	1.418	1.423	1.427
3.2	1.432	1.436	1.441	1.446	1.450	1.455	1.459	1.464	1.468	1.473
3.3	1.477	1.482	1.486	1.491	1.496	1.500	1.504	1.508	1.513	1.517
3.4	1.521	1.525	1.529	1.533	1.537	1.542	1.546	1.550	1.554	1.558
3.5	1.562	1.566	1.570	1.575	1.579	1.583	1.587	1.591	1.595	1.600
3.6	1.604	1.608	1.612	1.617	1.621	1.625	1.629	1.633	1.637	1.642
3.7	1.646	1.650	1.654	1.658	1.662	1.666	1.671	1.675	1.679	1.683
3.8	1.687	1.691	1.695	1.700	1.704	1.708	1.712	1.715	1.719	1.723
3.9	1.727	1.731	1.735	1.739	1.742	1.746	1.750	1.754	1.758	1.762
4.0	1.765	1.769	1.773	1.777	1.781	1.785	1.789	1.792	1.796	1.800
4.1	1.804	1.808	1.811	1.815	1.819	1.822	1.826	1.830	1.833	1.837
4.2	1.841	1.845	1.848	1.852	1.856	1.859	1.863	1.867	1.870	1.874
4.3	1.878	1.882	1.885	1.889	1.893	1.896	1.900	1.904	1.907	1.911
4.4	1.914	1.918	1.921	1.925	1.929	1.932	1.936	1.939	1.943	1.946
4.5	1.950	1.954	1.957	1.961	1.964	1.968	1.971	1.975	1.979	1.982
4.6	1.986	1.989	1.993	1.996	2.000	2.003	2.007	2.010	2.013	2.017
4.7	2.020	2.023	2.027	2.030	2.033	2.037	2.040	2.043	2.047	2.050
4.8	2.053	2.057	2.060	2.063	2.067	2.070	2.073	2.077	2.080	2.083
4.9	2.087	2.090	2.093	2.097	2.100	2.103	2.107	2.110	2.113	2.116
5.0	2.119	2.122	2.125	2.129	2.132	2.135	2.139	2.142	2.145	2.148
5.1	2.151	2.154	2.158	2.160	2.164	2.167	2.170	2.173	2.176	2.180
5.2	2.183	2.186	2.190	2.192	2.195	2.197	2.200	2.203	2.206	2.209
5.3	2.212	2.215	2.218	2.221	2.224	2.227	2.230	2.233	2.236	2.240
5.4	2.243	2.246	2.249	2.252	2.255	2.258	2.261	2.264	2.267	2.270
5.5	2.273	2.276	2.279	2.282	2.285	2.288	2.291	2.294	2.297	2.300
5.6	2.303	2.306	2.309	2.312	2.315	2.318	2.320	2.324	2.326	2.329
5.7	2.332	2.335	2.338	2.341	2.344	2.347	2.350	2.353	2.355	2.358
5.8	2.361	2.364	2.367	2.370	2.373	2.376	2.379	2.382	2.384	2.387
5.9	2.390	2.393	2.396	2.400	2.403	2.405	2.408	2.411	2.414	2.417

η_{rel}	$[\eta]C$									
	0.00	0.01	0.02	0.03	0.04	0.05	0.06	0.07	0.08	0.09
6.0	2.419	2.422	2.425	2.428	2.431	2.433	2.436	2.439	2.442	2.444
6.1	2.447	2.450	2.453	2.456	2.458	2.461	2.464	2.467	2.470	2.472
6.2	2.475	2.478	2.481	2.483	2.486	2.489	2.492	2.494	2.497	2.500
6.3	2.503	2.505	2.508	2.511	2.513	2.516	2.518	2.521	2.524	2.526
6.4	2.529	2.532	2.534	2.537	2.540	2.542	2.545	2.547	2.550	2.553
6.5	2.555	2.558	2.561	2.563	2.566	2.568	2.571	2.574	2.576	2.579
6.6	2.581	2.584	2.587	2.590	2.592	2.595	2.597	2.600	2.603	2.605
6.7	2.608	2.610	2.613	2.615	2.618	2.620	2.623	2.625	2.627	2.630
6.8	2.633	2.635	2.637	2.640	2.643	2.645	2.648	2.650	2.653	2.655
6.9	2.658	2.660	2.663	2.665	2.668	2.670	2.673	2.675	2.678	2.680
7.0	2.683	2.685	2.687	2.690	2.693	2.695	2.698	2.700	2.702	2.705
7.1	2.707	2.710	2.712	2.714	2.717	2.719	2.721	2.724	2.726	2.729
7.2	2.731	2.733	2.736	2.738	2.740	2.743	2.745	2.748	2.750	2.752
7.3	2.755	2.757	2.760	2.762	2.764	2.767	2.769	2.771	2.774	2.776
7.4	2.779	2.781	2.783	2.786	2.788	2.790	2.793	2.795	2.798	2.800
7.5	2.802	2.805	2.807	2.809	2.812	2.814	2.816	2.819	2.821	2.823
7.6	2.826	2.828	2.830	2.833	2.835	2.837	2.840	2.842	2.844	2.847
7.7	2.849	2.851	2.854	2.856	2.858	2.860	2.863	2.865	2.868	2.870
7.8	2.873	2.875	2.877	2.879	2.881	2.884	2.887	2.889	2.891	2.893
7.9	2.895	2.898	2.900	2.902	2.905	2.907	2.909	2.911	2.913	2.915
8.0	2.918	2.920	2.922	2.924	2.926	2.928	2.931	2.933	2.935	2.937
8.1	2.939	2.942	2.944	2.946	2.948	2.950	2.952	2.955	2.957	2.959
8.2	2.961	2.963	2.966	2.968	2.970	2.972	2.974	2.976	2.979	2.981
8.3	2.983	2.985	2.987	2.990	2.992	2.994	2.996	2.998	3.000	3.002
8.4	3.004	3.006	3.008	3.010	3.012	3.015	3.017	3.019	3.021	3.023
8.5	3.025	3.027	3.029	3.031	3.033	3.035	3.037	3.040	3.042	3.044
8.6	3.046	3.048	3.050	3.052	3.054	3.056	3.058	3.060	3.062	3.064
8.7	3.067	3.069	3.071	3.073	3.075	3.077	3.079	3.081	3.083	3.085
8.8	3.087	3.089	3.092	3.094	3.096	3.098	3.100	3.102	3.104	3.106
8.9	3.108	3.110	3.112	3.114	3.116	3.118	3.120	3.122	3.124	3.126
9.0	3.128	3.130	3.132	3.134	3.136	3.138	3.140	3.142	3.144	3.146
9.1	3.148	3.150	3.152	3.154	3.156	3.158	3.160	3.162	3.164	3.166
9.2	3.168	3.170	3.172	3.174	3.176	3.178	3.180	3.182	3.184	3.186
9.3	3.188	3.190	3.192	3.194	3.196	3.198	3.200	3.202	3.204	3.206
9.4	3.208	3.210	3.212	3.214	3.215	3.217	3.219	3.221	3.223	3.225
9.5	3.227	3.229	3.231	3.233	3.235	3.237	3.239	3.241	3.242	3.244
9.6	3.246	3.248	3.250	3.252	3.254	3.256	3.258	3.260	3.262	3.264
9.7	3.266	3.268	3.269	3.271	3.273	3.275	3.277	3.279	3.281	3.283
9.8	3.285	3.287	3.289	3.291	3.293	3.295	3.297	3.298	3.300	3.302
9.9	3.304	3.305	3.307	3.309	3.311	3.313	3.316	3.318	3.320	3.321

■   续表

η_{rel}	$[\eta]C$									
	0.0	0.1	0.2	0.3	0.4	0.5	0.6	0.7	0.8	0.9
10	3.32	3.34	3.36	3.37	3.39	3.41	3.43	3.45	3.46	3.48
11	3.50	3.52	3.53	3.55	3.56	3.58	3.60	3.61	3.63	3.64
12	3.66	3.68	3.69	3.71	3.72	3.74	3.76	3.77	3.79	3.80
13	3.80	3.83	3.85	3.86	3.88	3.89	3.90	3.92	3.93	3.95
14	3.96	3.97	3.99	4.00	4.02	4.03	4.04	4.06	4.07	4.09
15	4.10	4.11	4.13	4.14	4.15	4.17	4.18	4.19	4.20	4.22
16	4.23	4.24	4.25	4.27	4.28	4.29	4.30	4.31	4.33	4.34
17	4.35	4.36	4.37	4.38	4.39	4.41	4.42	4.43	4.44	4.45
18	4.46	4.47	4.48	4.49	4.50	4.52	4.53	4.54	4.55	4.56
19	4.57	4.58	4.59	4.60	4.61	4.62	4.63	4.64	4.65	4.66

■[订正]

羧甲纤维素钠

Suojia Xianweisuna

Carboxymethylcellulose Sodium

[9004-32-4]

本品为纤维素在碱性条件下与一氯醋酸钠作用生成的羧甲纤维素钠盐。按干燥品计算,含钠(Na)应为6.5%～9.5%。

【性状】 本品为白色至微黄色纤维状或颗粒状粉末;无臭;有引湿性。

本品在水中溶胀成胶状溶液,在乙醇、乙醚或三氯甲烷中不溶。

【鉴别】 取本品1g,加温水50ml,搅拌使扩散均匀,制成胶状溶液,放冷,备用。

(1)取上述溶液10ml,加硫酸铜试液1ml,即生成蓝色絮状沉淀。

(2)取上述溶液5ml,加等体积氯化钡试液,即生成白色沉淀。

(3)取上述溶液,显钠盐的火焰反应(通则0301)。

【检查】 黏度 取本品4.0g(按干燥品计),置已称定重量的250ml的烧杯中,加热水150ml,置热水浴中保温30分钟,迅速搅拌,至粉末充分湿透,放冷,加足量的水使混合物总重为200g,静置,时时搅拌至完全溶解。调节温度至25℃,选用适宜的单柱型旋转黏度计(Brookfield type LV model或效能相当黏度计),按下表试验条件,依法测定(通则0633第三法),或按照标示方法配制溶液及测定,应为标示黏度的75%～140%。

标示黏度(mPa·s)	转子	转速(r/min)
1000～2500(不包括2500)	3号	30
	2号	12
2500～8000(不包括8000)	4号	60
	3号	12
8000～12 000(不包括12 000)	4号	30、60
	3号	6

酸碱度 取本品0.5g,加温水50ml,剧烈搅拌,至形成胶体溶液,放冷,依法测定(通则0631),pH值应为6.5～8.0。

溶液的澄清度与颜色 取本品1.0g,加煮沸放冷至40～50℃的水90ml,剧烈搅拌,至形成胶体溶液,放冷,用煮沸放冷的水稀释至100ml。如显浑浊,与3号浊度标准液(通则0902第一法)比较,不得更浓;如显色,与黄色3号标准比色液(通则0901第一法)比较,不得更深。

氯化物 取本品1.0g(按干燥品计),精密称定,置250ml锥形瓶中,加无水乙醇5ml,再加水150ml使溶解,加30%过氧化氢溶液5滴,缓缓煮沸10分钟,冷却,加铬酸钾指示液1ml,用硝酸银滴定液(0.1mol/L)滴定。每1ml硝酸银滴定液(0.1mol/L)相当于3.545mg的Cl。含Cl不得过1.0%。

硫酸盐 取本品0.5g(按干燥品计),加水50ml使溶解,取10ml,加盐酸1ml,摇匀,置水浴上加热,产生絮状沉淀,放冷,离心。沉淀用水洗涤,每次10ml,离心,重复三次,合并洗液与上清液置50ml量瓶中,加水稀释至刻度,摇匀。精密量取10ml,置50ml纳氏比色管中,■[订正]加水至约40ml,■[订正]依法检查(通则 0802),与标准硫酸钾溶液 1.0ml 用同一方法制成的对照液比较,不得更浓(0.5%)。

硅酸盐 取本品 1.0g(按干燥品计),置坩埚中,炽灼至完全灰化;加稀盐酸 20ml,盖上玻璃平皿,缓缓煮沸 30 分钟。移去玻璃平皿,水浴挥发至干,继续小火加热 1 小时,加热水 10ml,搅拌均匀。经定量滤纸滤过,沉淀用热水洗涤至冲洗液中加硝酸银试液不再产生沉淀时止。沉淀与定量滤纸同置已恒重的坩埚中,在 500～600℃ 炽灼至恒重,遗留残渣不得过 0.5%。

乙醇酸钠 避光操作。取本品 0.5g(按干燥品计),精密称定,置烧杯中,加 5mol/L 醋酸溶液和水各 5ml,搅拌至少 30 分钟使乙醇酸钠溶解,加丙酮 80ml 与氯化钠 2g,搅拌使羧甲纤维素完全沉淀,滤过,用丙酮定量转移至 100ml 量瓶中,加丙酮稀释至刻度,摇匀,静置 24 小时,取上清液作为供试品溶液。取室温减压干燥 12 小时的乙醇酸 0.310g,置 1000ml 量瓶中,加水溶解并稀释至刻度,摇匀,精密量取 5ml,置 100ml 量瓶中,加 5mol/L 醋酸 5ml,静置 30 分钟,加丙酮 80ml 和氯化钠 2g,摇匀,用丙酮稀释至刻度,摇匀,静置 24 小时,作为对照品溶液。取供试品溶液和对照品溶液各 2.0ml,分别置 25ml 纳氏比色管中,水浴加热至丙酮挥去,放冷,精密加 2,7-二羟基萘硫酸溶液(取 2,7-二羟基萘 10mg,加硫酸 100ml 使溶解,放置至颜色褪去,2 天内使用)20ml,密塞,摇匀,置水浴中加热 20 分钟,放冷,供试品溶液与对照品溶液比较,颜色不得更深。必要时,取上述两种溶液,照紫外-可见分光光度法(通则 0401),10 分钟内,在 540nm 的波长处测定吸光度,计算。含乙醇酸钠不得过 0.4%。

干燥失重 取本品 1.0g,在 105℃ 干燥 6 小时,减失重量不得过 10.0%(通则 0831)。

铁盐 取本品 1.0g(按干燥品计),置坩埚中,缓缓炽灼至完全炭化,放冷;加硫酸 0.5ml 使残渣湿润,低温加热至硫酸蒸气除尽后,在 550～600℃ 炽灼使完全灰化,放冷,加盐酸 1ml 与硝酸 3 滴,置水浴上蒸干,放冷,加稀盐酸 16ml 与水适量,使残渣溶解,移至 100ml 量瓶中,加水至刻度,摇匀(必要时滤过),精密量取 25ml,置 50ml 纳氏比色管中,依法检查(通则 0807),与标准铁溶液 4.0ml 用同一方法制成的对照液比较,不得更深(0.016%)。

重金属 取本品 1.0g(按干燥品计),依法检查(通则 0821 第二法),含重金属不得过百万分之十。

砷盐 取本品 0.67g(按干燥品计),加氢氧化钙 1.0g,混合,加水 2ml,搅拌均匀,干燥后,以小火烧灼使炭化,再于 500～600℃ 炽灼使完全灰化,放冷,加盐酸 8ml 与水 23ml,依法检查(通则 0822 第一法),应符合规定(0.0003%)。

【含量测定】 取干燥失重项下的本品约 0.25g,精密称定,置 150ml 锥形瓶中,加冰醋酸 50ml,摇匀,加热回流 2 小时,放冷,移至 100ml 烧杯中,锥形瓶用冰醋酸洗涤 3 次,每次 5ml,合并洗液于烧杯中,照电位滴定法(通则 0701),用高氯酸滴定液(0.1mol/L)滴定,并将滴定的结果用空白试验校

正。每 1ml 高氯酸滴定液(0.1mol/L)相当于 2.299mg 的 Na。

【类别】 药用辅料,崩解剂和填充剂等。

【贮藏】 密封保存。

【标示】 以 mPa·s 或 Pa·s 为单位标明黏度。

聚乙二醇 1500

Juyi'erchun 1500

Macrogol 1500

本品为环氧乙烷和水缩聚而成的混合物。分子式以 $HO(CH_2CH_2O)_nH$ 表示,其中 n 代表氧乙烯基的平均数。

【性状】 本品为白色蜡状固体薄片或颗粒状粉末;略有特臭。

本品在水或乙醇中易溶,在乙醚中不溶。

凝点 本品的凝点(通则 0613)为 41～46℃。

黏度 取本品 25.0g,■置 100ml 量瓶中,■[订正]加水溶解并稀释至刻度,摇匀,用毛细管内径为 0.8mm 的平氏黏度计,依法测定(通则 0633 第一法),在 40℃ 时的运动黏度为 $3.0～4.0mm^2/s$。

【鉴别】 (1)取本品 0.05g,加稀盐酸 5ml 和氯化钡试液 1ml,振摇,滤过;在滤液中加入 10% 磷钼酸溶液 1ml,产生黄绿色沉淀。

(2)取本品 0.1g,置试管中,加入硫氰酸钾和硝酸钴各 0.1g,混合后,加入二氯甲烷 5ml,溶液呈蓝色。

【检查】 **平均分子量** 取本品约 4.5g,精密称定,置干燥的 250ml 具塞锥形瓶中,精密加邻苯二甲酸酐的吡啶溶液(取邻苯二甲酸酐 14g,溶于无水吡啶 100ml 中,放置过夜,备用)25ml,摇匀,加少量无水吡啶于锥形瓶口边缘封口,置沸水浴中,加热 30～60 分钟,取出冷却,精密加入氢氧化钠滴定液(0.5mol/L)50ml,以酚酞的吡啶溶液(1→100)为指示剂,用氢氧化钠滴定液(0.5mol/L)滴定至显红色,并将滴定的结果用空白试验校正。供试量(g)与 4000 的乘积,除以消耗氢氧化钠滴定液(0.5mol/L)的容积(ml),即得供试品的平均分子量,应为 1350～1650。

酸度 取本品 1.0g,加水 20ml 溶解后,依法测定(通则 0631),pH 值应为 4.0～7.0。

溶液的澄清度与颜色 取本品 5.0g,加水 50ml 溶解后,依法检查(通则 0901 与通则 0902),溶液应澄清无色;如显浑浊,与 2 号浊度标准液(通则 0902 第一法)比较,不得更浓;如显色,与黄色 2 号标准比色液(通则 0901 第一法)比较,不得更深。

乙二醇、二甘醇、三甘醇 取乙二醇、二甘醇与三甘醇对照品各 400mg,置 100ml 量瓶中,加无水乙醇稀释至刻度,摇匀,作为对照贮备液。取内标物 1,3-丁二醇 400mg,置 100ml 量瓶中,加无水乙醇稀释至刻度,摇匀,作为内标贮备液,取对

照贮备液和内标贮备液各 1.0ml,置 100ml 量瓶中,加无水乙醇稀释至刻度,摇匀,作为对照溶液;另取本品 4.0g,置100ml 量瓶中,加入内标贮备液 1.0ml,加无水乙醇稀释至刻度,摇匀,作为供试品溶液。取上述溶液,照气相色谱法(通则0521)测定。以 50%苯基-50%聚二甲基硅氧烷为固定相。起始温度 60℃,维持 5 分钟,以每分钟 2℃的速率升温至 170℃,维持 5 分钟,再以每分钟 15℃的速率升温至 280℃,维持50 分钟。进样口温度为 270℃,检测器温度为 290℃。载气为高纯 N_2。燃气为 H_2。助燃气为压缩空气。柱流量为4.0ml/min。按内标法计算,含乙二醇、二甘醇与三甘醇均不得过 0.1%。

环氧乙烷和二氧六环 取本品 1g,精密称定,置顶空瓶中,精密加入超纯水 1.0ml,密封,摇匀,作为供试品溶液。量取环氧乙烷 300μl(相当于 0.25g 环氧乙烷),置含 50ml 经过处理的聚乙二醇 400(以 60℃,1.5~2.5kPa 旋转蒸发 6 小时,除去挥发性成分)的 100ml 量瓶中,加入相同溶剂稀释至刻度,摇匀,作为环氧乙烷对照品贮备液,精密称取 1g 冷的环氧乙烷对照品贮备液,置含 40ml 经过处理的聚乙二醇 400 的50ml 量瓶中,加相同溶剂稀释至刻度。精密称取 10g,置含30ml 水的 50ml 量瓶中,加水稀释至刻度。精密量取 10ml,置 50ml 量瓶中,加水稀释至刻度,摇匀,作为环氧乙烷对照品溶液。取二氧六环适量,精密称定,用水制成每 1ml 中含0.1mg 的溶液,作为二氧六环对照品溶液。精密称取本品1g,置顶空瓶中,精密加入 0.5ml 环氧乙烷对照品溶液及0.5ml 二氧六环对照品溶液,密封,摇匀,作为对照品溶液。量取 0.5ml 环氧乙烷对照品溶液置顶空瓶中,加入新鲜配制的 0.001%乙醛溶液 0.1ml 及二氧六环对照品溶液 0.1ml,密封,摇匀,作为系统适用性试验溶液,照气相色谱法(通则0521)试验,以聚二甲基硅氧烷为固定液,起始温度为 35℃,维持 5 分钟,以每分钟 5℃的速率升温至 180℃,然后以每分钟 30℃的速率升温至 230℃,维持 5 分钟(可根据具体情况调整)。进样口温度为 150℃,检测器温度为 250℃,顶空瓶平衡温度为 70℃,平衡时间为 45 分钟。取系统适用性试验溶液顶空进样,调节检测器灵敏度使环氧乙烷峰和乙醛峰的峰高约为满量程的 15%,乙醛峰和环氧乙烷峰之间的分离度不小于 2.0,二氧六环峰高应为基线噪音的 5 倍以上,分别取供试品溶液及对照品溶液顶空进样,重复进样至少 3 次。环氧乙烷峰面积的相对标准偏差应不得过 15%,二氧六环峰面积的相对标准偏差应不得过 10%,按标准加入法计算,环氧乙烷不得过 0.0001%,二氧六环不得过 0.001%。

甲醛 取本品 1g,精密称定,加入 0.6%变色酸钠溶液0.25ml,在冰水中冷却后,加硫酸 5ml,摇匀,静置 15 分钟,缓缓定量转移至盛有 10ml 水的 25ml 量瓶中,放冷,缓慢加水加至刻度,摇匀,作为供试品溶液。另取甲醛 0.81g,精密称定,置 100ml 量瓶中,加水稀释至刻度,精密量取 1ml,置100ml 量瓶中,用水稀释至刻度;精密量取 1ml,自"加入0.6%变色酸钠溶液 0.25ml"起,同法操作,作为对照液。取

上述两种溶液,照紫外-可见分光光度法(通则 0401),在567nm 波长处测定吸光度,并用同法操作的空白溶液进行校正。供试品溶液的吸光度不得大于对照溶液的吸光度(0.003%)。

水分 取本品 2.0g,照水分测定法(通则 0832 第一法 1)测定,含水分不得过 1.0%。

炽灼残渣 不得过 0.1%(通则 0841)。

重金属 取本品 4.0g,加盐酸溶液(9→1000)5ml 与水适量,溶解后,用稀醋酸或氨试液调节 pH 值至 3.0~4.0,再加水稀释至 25ml,依法检验(通则 0821 第一法),含重金属不得过百万分之五。

【类别】 药用辅料,软膏基质和润滑剂等。

【贮藏】 密闭保存。

聚乙二醇 400

Juyi'erchun 400

Macrogol 400

本品为环氧乙烷和水缩聚而成的混合物。分子式以$HO(CH_2CH_2O)_n H$ 表示,其中 n 代表氧乙烯基的平均数。

【性状】 本品为无色或几乎无色的黏稠液体;略有特臭。本品在水或乙醇中易溶,在乙醚中不溶。

凝点 本品的凝点(通则 0613)为 4~8℃。

相对密度 本品的相对密度(通则 0601)应为 1.110~1.140。

黏度 本品的运动黏度(通则 0633 第一法),在 40℃时(毛细管内径为 1.2mm)应为 37~45mm²/s。

【鉴别】 (1)取本品 0.05g,加稀盐酸 5ml 和氯化钡试液1ml,振摇,滤过;在滤液中加入 10%磷钼酸溶液 1ml,产生黄绿色沉淀。

(2)取本品 0.1g,置试管中,加入硫氰酸钾和硝酸钴各0.1g,混合后,加入二氯甲烷 5ml,溶液呈蓝色。

【检查】 平均分子量 取本品约 1.2g,精密称定,置干燥的 250ml 具塞锥形瓶中,精密加邻苯二甲酸酐的吡啶溶液(取邻苯二甲酸酐 14g,溶于无水吡啶 100ml 中,放置过夜,备用)25ml,摇匀,加少量无水吡啶于锥形瓶口边缘封口,置沸水浴中,加热 30~60 分钟,取出冷却,精密加入氢氧化钠滴定液(0.5mol/L)50ml,以酚酞的吡啶溶液(1→100)为指示剂,用氢氧化钠滴定液(0.5mol/L)滴定至显红色,并将滴定的结果用空白试验校正。供试量(g)与 4000 的乘积,除以消耗氢氧化钠滴定液(0.5mol/L)的容积(ml),即得供试品的平均分子量,应为 380~420。

酸度 取本品 1.0g,加水 20ml 溶解后,依法测定(通则0631),pH 值应为 4.0~7.0。

溶液的澄清度与颜色 取本品 5.0g,加水 50ml 溶解后,

依法检查(通则 0901 与通则 0902),溶液应澄清无色;如显浑浊,与 2 号浊度标准液(通则 0902)比较,不得更浓;如显色,与黄色 2 号标准比色液(通则 0901 第一法)比较,不得更深。

乙二醇、二甘醇、三甘醇 取乙二醇、二甘醇与三甘醇对照品各 400mg,置 100ml 量瓶中,加无水乙醇稀释至刻度,摇匀,作为对照贮备液。取内标物 1,3-丁二醇 400mg,置 100ml 量瓶中,加无水乙醇稀释至刻度,摇匀,作为内标贮备液,取对照贮备液和内标贮备液各 1.0ml,置 100ml 量瓶中,加无水乙醇稀释至刻度,摇匀,作为对照溶液;另取本品 4.0g,置 100ml 量瓶中,加入内标贮备液 1.0ml,加无水乙醇稀释至刻度,摇匀,作为供试品溶液。取上述溶液,照气相色谱法(通则 0521)测定。以苯基-聚二甲基硅氧烷(50%:50%)为固定相。起始温度 60℃,维持 5 分钟,以每分钟 2℃的速率升温至 170℃,维持 5 分钟,再以每分钟 15℃的速率升温至 280℃,维持 50 分钟。进样口温度为 270℃,检测器温度为 290℃,载气为高纯 N_2,燃气为 H_2,助燃气为压缩空气,柱流量为 4.0ml/min。按内标法计算,含乙二醇、二甘醇与三甘醇均不得过 0.1%。

环氧乙烷和二氧六环 取本品 1g,精密称定,置顶空瓶中,精密加入超纯水 1.0ml,密封,摇匀,作为供试品溶液。量取环氧乙烷 300μl(相当于 0.25g 环氧乙烷),置含 50ml 经过滤处理的聚乙二醇 400(以 60℃,1.5~2.5kPa 旋转蒸发 6 小时,除去挥发性成分)的 100ml 量瓶中,加入相同溶剂稀释至刻度,摇匀,作为环氧乙烷对照品贮备液,精密称取 1g 冷的环氧乙烷对照品贮备液,置含 40ml 经过处理的聚乙二醇 400 的 50ml 量瓶中,加相同溶剂稀释至刻度。精密称取 10g,置含 30ml 水的 50ml 量瓶中,加水稀释至刻度。精密量取 10ml,置 50ml 量瓶中,加水稀释至刻度,摇匀,作为环氧乙烷对照品溶液。取二氧六环适量,精密称定,用水制成每 1ml 中含 0.1mg 的溶液,作为二氧六环对照品溶液。精密称取本品 1g,置顶空瓶中,精密加入 0.5ml 环氧乙烷对照品溶液及 0.5ml 二氧六环对照品溶液,密封,摇匀,作为对照品溶液。量取 0.5ml 环氧乙烷对照品溶液置顶空瓶中,加入新鲜配制的 0.001%乙醛溶液 0.1ml 及二氧六环对照品溶液 0.1ml,密封,摇匀,作为系统适用性试验溶液,照气相色谱法(通则 0521)试验,以聚二甲基硅氧烷为固定液,起始温度为 35℃,维持 5 分钟,以每分钟 5℃的速率升温至 180℃,然后以每分钟 30℃的速率升温至 230℃,维持 5 分钟(可根据具体情况调整)。进样口温度为 150℃,检测器温度为 250℃,顶空瓶平衡温度为 70℃,平衡时间为 45 分钟。取系统适用性试验溶液顶空进样,调节检测器灵敏度使环氧乙烷峰和乙醛峰的峰高约为满量程的 15%,乙醛峰和环氧乙烷峰之间的分离度不小于 2.0,二氧六环峰高应为基线噪音的 5 倍以上,分别取供试品溶液及对照品溶液顶空进样,重复进样至少 3 次。环氧乙烷峰面积的相对标准偏差应不得过 15%,二氧六环峰面积的相对标准偏差应不得过 10%,按标准加入法计算,环氧乙烷不得过 0.0001%,二氧六环不得过 0.001%。

甲醛 取本品 1g,精密称定,加入 0.6%变色酸钠溶液 0.25ml,在冰水中冷却后,加硫酸 5ml,摇匀,静置 15 分钟,缓缓定量转移至盛有 10ml 水的 25ml 量瓶中,放冷,缓慢加水加至刻度,摇匀,作为供试品溶液。另取甲醛 0.81g,精密称定,置 100ml 量瓶中,加水稀释至刻度,精密量取 1ml,用水定量稀释至 100ml;精密量取 1ml,自"加入 0.6%变色酸钠溶液 0.25ml"起,同法操作,作为对照液。取上述两种溶液,照紫外-可见分光光度法(通则 0401),在 567nm 波长处测定吸光度,并用同法操作的空白溶液进行校正。■供试品溶液的吸光度不得大于对照溶液的吸光度(百万分之三十)■[订正]。

水分 取本品 2.0g,照水分测定法(通则 0832 第一法 1)测定,含水分不得过 1.0%。

炽灼残渣 不得过 0.1%(通则 0841)。

重金属 取本品 4.0g,加盐酸溶液(9→1000)5ml 与水适量,溶解后,用稀醋酸或氨试液调节 pH 值至 3.0~4.0,再加水稀释至 25ml,依法检验(通则 0821 第一法),含重金属不得过百万分之五。

砷盐 取本品 0.67g,置凯氏烧瓶中,加硫酸 5ml,用小火消化使炭化,控制温度不超过 120℃(必要时可添加硫酸,总量不超过 10ml),小心逐滴加入浓过氧化氢溶液,俟反应停止,继续加热,并滴加浓过氧化氢溶液至溶液无色,冷却,加水 10ml,蒸发至浓烟发生使除尽过氧化氢,加盐酸 5ml 与水适量,依法检查(通则 0822 第一法),应符合规定(0.0003%)。

【类别】 药用辅料,溶剂和增塑剂等。

【贮藏】 密封保存。

聚乙二醇 4000

Juyi'erchun 4000

Macrogol 4000

本品为环氧乙烷和水缩聚而成的混合物。分子式以 $HO(CH_2CH_2O)_nH$ 表示,其中 n 代表氧乙烯基的平均数。

【性状】 本品为白色蜡状固体薄片或颗粒状粉末;略有特臭。

本品在水或乙醇中易溶,在乙醚中不溶。

凝点 本品的凝点(通则 0613)为 50~54℃

黏度 取本品 25.0g,■置 100ml 量瓶中■[订正],加水溶解并稀释至刻度,摇匀,用毛细管内径为 0.8mm 的平氏黏度计,依法测定(通则 0633 第一法),在 40℃时的运动黏度为 5.5~9.0mm²/s。

【鉴别】 (1)取本品 0.05g,加稀盐酸 5ml 和氯化钡试液 1ml,振摇,滤过;在滤液中加入 10%磷钼酸溶液 1ml,产生黄绿色沉淀。

(2)取本品 0.1g,置试管中,加入硫氰酸钾和硝酸钴各 0.1g,混合后,加入二氯甲烷 5ml,溶液呈蓝色。

【检查】 平均分子量 取本品约 12g,精密称定,置干燥的 250ml 具塞锥形瓶中,精密加邻苯二甲酸酐的吡啶溶液(取邻苯二甲酸酐 14g,溶于无水吡啶 100ml 中,放置过夜,备用)25ml,摇匀,加少量无水吡啶于锥形瓶口边缘封口,置沸水浴中,加热 30～60 分钟,取出冷却,精密加入氢氧化钠滴定液(0.5mol/L)50ml,以酚酞的吡啶溶液(1→100)为指示剂,用氢氧化钠滴定液(0.5mol/L)滴定至显红色,并将滴定的结果用空白试验校正。供试量(g)与 4000 的乘积,除以消耗氢氧化钠滴定液(0.5mol/L)的容积(ml),即得供试品的平均分子量,应为 3400～4200。

酸度 取本品 1.0g,加水 20ml 溶解后,依法测定(通则 0631),pH 值应为 4.0～7.0。

溶液的澄清度与颜色 取本品 5.0g,加水 50ml 溶解后,依法检查(通则 0901 与通则 0902),溶液应澄清无色;如显浑浊,与 2 号浊度标准液(通则 0902 第一法)比较,不得更浓;如显色,与黄色 2 号标准比色液(通则 0901 第一法)比较,不得更深。

乙二醇、二甘醇、三甘醇 取乙二醇、二甘醇与三甘醇对照品各 400mg,置 100ml 量瓶中,加无水乙醇稀释至刻度,摇匀,作为对照贮备液。取内标物 1,3-丁二醇 400mg,置 100ml 量瓶中,加无水乙醇稀释至刻度,摇匀,作为内标贮备液,取对照贮备液和内标贮备液各 1.0ml,置 100ml 量瓶中,加无水乙醇稀释至刻度,摇匀,作为对照溶液;另取本品 4.0g,置 100ml 量瓶中,加入内标贮备液 1.0ml,加无水乙醇稀释至刻度,摇匀,作为供试品溶液。取上述溶液,照气相色谱法(通则 0521)测定。以 50%苯基-50%聚二甲基硅氧烷为固定相。起始温度 60℃,维持 5 分钟,以每分钟 2℃的速率升温至 170℃,维持 5 分钟,再以每分钟 15℃的速率升温至 280℃,维持 50 分钟。进样口温度为 270℃,检测器温度为 290℃,载气为高纯 N_2,燃气为 H_2,助燃气为压缩空气,柱流量为 4.0ml/min。按内标法计算,含乙二醇、二甘醇与三甘醇均不得过 0.1%。

环氧乙烷和二氧六环 取本品 1g,精密称定,置顶空瓶中,精密加入超纯水 1.0ml,密封,摇匀,作为供试品溶液。量取环氧乙烷 300μl(相当于 0.25g 环氧乙烷),置含 50ml 经过处理的聚乙二醇 400(以 60℃,1.5～2.5kPa 旋转蒸发 6 小时,除去挥发性成分)的 100ml 量瓶中,加入相同溶剂稀释至刻度,摇匀,作为环氧乙烷对照品贮备液,精密称取 1g 冷的环氧乙烷对照品贮备液,置含 40ml 经过处理的聚乙二醇 400 的 50ml 量瓶中,加相同溶剂稀释至刻度。精密称取 10g,置含 30ml 水的 50ml 量瓶中,加水稀释至刻度。精密量取 10ml,置 50ml 量瓶中,加水稀释至刻度,摇匀,作为环氧乙烷对照品溶液。取二氧六环适量,精密称定,用水制成每 1ml 中含 0.1mg 的溶液,作为二氧六环对照品溶液。精密称取本品 1g,置顶空瓶中,精密加入 0.5ml 环氧乙烷对照品溶液及 0.5ml 二氧六环对照品溶液,密封,摇匀,作为对照品溶液。量取 0.5ml 环氧乙烷对照品溶液置顶空瓶中,加入新鲜配制的 0.001%乙醛溶液 0.1ml 及二氧六环对照品溶液 0.1ml,密

封,摇匀,作为系统适用性试验溶液,照气相色谱法(通则 0521)试验,以聚二甲基硅氧烷为固定液,起始温度为 35℃,维持 5 分钟,以每分钟 5℃的速率升温至 180℃,然后以每分钟 30℃的速率升温至 230℃,维持 5 分钟(可根据具体情况调整)。进样口温度为 150℃,检测器温度为 250℃,顶空瓶平衡温度为 70℃,平衡时间为 45 分钟。取系统适用性试验溶液顶空进样,调节检测器灵敏度使环氧乙烷峰和乙醛峰的峰高约为满量程的 15%,乙醛峰和环氧乙烷峰之间的分离度不小于 2.0,二氧六环峰高应为基线噪音的 5 倍以上,分别取供试品溶液及对照品溶液顶空进样,重复进样至少 3 次。环氧乙烷峰面积的相对标准偏差应不得过 15%,二氧六环峰面积的相对标准偏差应不得过 10%,按标准加入法计算,环氧乙烷不得过 0.0001%,二氧六环不得过 0.001%。

甲醛 取本品 1g,精密称定,加入 0.6%变色酸钠溶液 0.25ml,在冰水中冷却后,加硫酸 5ml,摇匀,静置 15 分钟,缓缓定量转移至盛有 10ml 水的 25ml 量瓶中,放冷,缓慢加水加至刻度,摇匀,作为供试品溶液。另取甲醛 0.81g,精密称定,置 100ml 量瓶中,加水稀释至刻度,精密量取 1ml,置 100ml 量瓶中,用水稀释至刻度;精密量取 1ml,自“加入 0.6%变色酸钠溶液 0.25ml”起,同法操作,作为对照液。取上述两种溶液,照紫外-可见分光光度法(通则 0401),在 567nm 波长处测定吸光度,并用同法操作的空白溶液进行校正。供试品溶液的吸光度不得大于对照溶液的吸光度(0.003%)。

水分 取本品 2.0g,照水分测定法(通则 0832 第一法 1)测定,含水分不得过 1.0%。

炽灼残渣 不得过 0.1%(通则 0841)。

重金属 取本品 4.0g,加盐酸溶液(9→1000)5ml 与水适量,溶解后,用稀醋酸或氨试液调节 pH 值至 3.0～4.0,再加水稀释至 25ml,依法检验(通则 0821 第一法),含重金属不得过百万分之五。

【类别】 药用辅料,软膏基质和润滑剂等。

【贮藏】 密闭保存。

聚乙二醇 6000

Juyi'erchun 6000

Macrogol 6000

本品为环氧乙烷和水缩聚而成的混合物。分子式以 $HO(CH_2CH_2O)_nH$ 表示,其中 n 代表氧乙烯基的平均数。

【性状】 本品为白色蜡状固体薄片或颗粒状粉末;略有特臭。

本品在水或乙醇中易溶,在乙醚中不溶。

凝点 本品的凝点(通则 0613)为 53～58℃

黏度 取本品 25.0g,■置 100ml 量瓶中,■[订正]加水溶解

并稀释至刻度,摇匀,用毛细管内径为 1.0mm 的平氏黏度计,依法测定(通则 0633 第一法),在 40℃时的运动黏度为 $10.5\sim16.5mm^2/s$。

【鉴别】(1)取本品 0.05g,加稀盐酸 5ml 和氯化钡试液 1ml,振摇,滤过;在滤液中加入 10%磷钼酸溶液 1ml,产生黄绿色沉淀。

(2)取本品 0.1g,置试管中,加入硫氰酸钾和硝酸钴各 0.1g,混合后,加入二氯甲烷 5ml,溶液呈蓝色。

【检查】 **平均分子量** 取本品约 12.5g,精密称定,置干燥的 250ml 具塞锥形瓶中,精密加邻苯二甲酸酐的吡啶溶液(取邻苯二甲酸酐 14g,溶于无水吡啶 100ml 中,放置过夜,备用)25ml,摇匀,加少量无水吡啶于锥形瓶口边缘封口,置沸水浴中,加热 30～60 分钟,取出冷却,精密加入氢氧化钠滴定液(0.5mol/L)50ml,以酚酞的吡啶溶液(1→100)为指示剂,用氢氧化钠滴定液(0.5mol/L)滴定至显红色,并将滴定的结果用空白试验校正。供试量(g)与 4000 的乘积,除以消耗氢氧化钠滴定液(0.5mol/L)的容积(ml),即得供试品的平均分子量,应为 5400～7800。

酸度 取本品 1.0g,加水 20ml 溶解后,依法测定(通则 0631),pH 值应为 4.0～7.0。

溶液的澄清度与颜色 取本品 5.0g,加水 50ml 溶解后,依法检查(通则 0901 与通则 0902),溶液应澄清无色;如显浑浊,与 2 号浊度标准液(通则 0902)比较,不得更浓;如显色,与黄色 2 号标准比色液(通则 0901 第一法)比较,不得更深。

乙二醇、二甘醇、三甘醇 取乙二醇、二甘醇与三甘醇对照品各 400mg,置 100ml 量瓶中,加无水乙醇稀释至刻度,摇匀,作为对照贮备液。取内标物 1,3-丁二醇 400mg,置 100ml 量瓶中,加无水乙醇稀释至刻度,摇匀,作为内标贮备液,取对照贮备液和内标贮备液各 1.0ml,置 100ml 量瓶中,加无水乙醇稀释至刻度,作为对照溶液;另取本品 4.0g,置 100ml 量瓶中,加入内标贮备液 1.0ml,加无水乙醇稀释至刻度,摇匀,作为供试品溶液。取上述溶液,照气相色谱法(通则 0521)测定。以苯基-聚二甲基硅氧烷(50%：50%)为固定相。起始温度 60℃,维持 5 分钟,再以每分钟 2℃的速率升温至 170℃,维持 5 分钟,再以每分钟 15℃的速率升温至 280℃,维持 50 分钟。进样口温度为 270℃。检测器温度为 290℃。载气为高纯 N_2。燃气为 H_2。助燃气为压缩空气。柱流量为 4.0ml/min。按内标法计算,含乙二醇、二甘醇与三甘醇均不得过 0.1%。

环氧乙烷和二氧六环 取本品 1g,精密称定,置顶空瓶中,精密加入超纯水 1.0ml,密封,摇匀,作为供试品溶液。量取环氧乙烷 300μl(相当于 0.25g 环氧乙烷),置含 50ml 经过处理的聚乙二醇 400(以 60℃,1.5～2.5kPa 旋转蒸发 6 小时,除去挥发性成分)的 100ml 量瓶中,加入相同溶剂稀释至刻度,摇匀,作为环氧乙烷对照品贮备液,精密称取 1g 冷的环氧乙烷对照品贮备液,置含 40ml 经过处理的聚乙二醇 400 的 50ml 量瓶中,加相同溶剂稀释至刻度。精密称取 10g,置含 30ml 水的 50ml 量瓶中,加水稀释至刻度。精密量取 10ml,置 50ml 量瓶中,加水稀释至刻度,摇匀,作为环氧乙烷对照品溶液。取二氧六环适量,精密称定,用水制成每 1ml 中含 0.1mg 的溶液,作为二氧六环对照品溶液。精密称取本品 1g,置顶空瓶中,精密加入 0.5ml 环氧乙烷对照品溶液及 0.5ml 二氧六环对照品溶液,密封,摇匀,作为对照品溶液。量取 0.5ml 环氧乙烷对照品溶液置顶空瓶中,加入新鲜配制的 0.001%乙醛溶液 0.1ml 及二氧六环对照品溶液 0.1ml,密封,摇匀,作为系统适用性试验溶液,照气相色谱法(通则 0521)试验,以聚二甲基硅氧烷为固定液,起始温度为 35℃,维持 5 分钟,以每分钟 5℃的速率升温至 180℃,然后以每分钟 30℃的速率升温至 230℃,维持 5 分钟(可根据具体情况调整)。进样口温度为 150℃,检测器温度为 250℃,顶空瓶平衡温度为 70℃,平衡时间为 45 分钟。取系统适用性试验溶液顶空进样,调节检测器灵敏度使环氧乙烷峰和乙醛峰的峰高约为满量程的 15%,乙醛峰和环氧乙烷峰之间的分离度不小于 2.0,二氧六环峰高应为基线噪音的 5 倍以上,分别取供试品溶液及对照品溶液顶空进样,重复进样至少 3 次。环氧乙烷峰面积的相对标准偏差应不得过 15%,二氧六环峰面积的相对标准偏差应不得过 10%,按标准加入法计算,环氧乙烷不得过 0.0001%,二氧六环不得过 0.001%。

甲醛 取本品 1g,精密称定,加入 0.6%变色酸钠溶液 0.25ml,在冰水中冷却后,加硫酸 5ml,摇匀,静置 15 分钟,缓缓定量转移至盛有 10ml 水的 25ml 量瓶中,放冷,缓慢加水加至刻度,摇匀,作为供试品溶液。另取甲醛 0.81g,精密称定,置 100ml 量瓶中,加水稀释至刻度,精密量取 1ml,用水定量稀释至 100ml;精密量取 1ml,自"加入 0.6%变色酸钠溶液 0.25ml"起,同法操作,作为对照液。取上述两种溶液,照紫外-可见分光光度法(通则 0401),在 567nm 波长处测定吸光度,并用同法操作的空白溶液进行校正。供试品溶液的吸光度不得大于对照溶液的吸光度(0.003%)。

水分 取本品 2.0g,照水分测定法(通则 0832 第一法 1)测定,含水分不得过 1.0%。

炽灼残渣 不得过 0.1%(通则 0841)。

重金属 取本品 4.0g,加盐酸溶液(9→1000)5ml 与水适量,溶解后,用稀醋酸或氨试液调节 pH 值至 3.0～4.0,再加水稀释至 25ml,依法检验(通则 0821 第一法),含重金属不得过百万分之五。

【类别】 药用辅料,软膏基质和润滑剂等。

【贮藏】 密封,在干燥处保存。

聚山梨酯 80

Jushanlizhi 80

Polysorbate 80

[9005-65-6]

本品系油酸山梨坦和环氧乙烷聚合而成的聚氧乙烯 20 油酸山梨坦。

【性状】 本品为淡黄色至橙黄色的黏稠液体；微有特臭，味微苦略涩，有温热感。

本品在水、乙醇、甲醇或乙酸乙酯中易溶，在矿物油中极微溶解。

相对密度 本品的相对密度（通则 0601）为 1.06～1.09。

黏度 本品的运动黏度（通则 0633 第一法），在 25℃ 时（毛细管内径为 2.0～2.5mm）为 350～550mm²/s。

酸值 取本品 10g，精密称定，置 250ml 锥形瓶中，加中性乙醇（对酚酞指示液显中性）50ml 使溶解，附回流冷凝器煮沸 10 分钟，放冷，加酚酞指示液 5 滴，用氢氧化钠滴定液（0.1mol/L）滴定，酸值（通则 0713）不得过 2.0。

皂化值 本品的皂化值（通则 0713）为 45～55。

羟值 本品的羟值（通则 0713）为 65～80。

碘值 本品的碘值（通则 0713）为 18～24。

过氧化值 本品的过氧化值（通则 0713）不得过 10。

【鉴别】 （1）取本品的水溶液（1→20）5ml，加氢氧化钠试液 5ml，煮沸数分钟，放冷，用稀盐酸酸化，显乳白色浑浊。

（2）取本品的水溶液（1→20），滴加溴试液，溴试液即褪色。

（3）取本品 6ml，加水 4ml 混匀，呈胶状物。

（4）取本品的水溶液（1→20）10ml，加硫氰酸钴铵溶液（■取硫氰酸铵 17.4g 与硝酸钴 2.8g，■[订正]加水溶解成 100ml）5ml，混匀，再加三氯甲烷 5ml，振摇混合，静置后，三氯甲烷层显蓝色。

【检查】 **酸碱度** 取本品 0.50g，加水 10ml 溶解后，依法测定（通则 0631），pH 值应为 5.0～7.5。

颜色 取本品 10ml，与同体积的对照液（取比色用重铬酸钾液 8.0ml 与比色用氯化钴液 0.8ml，加水至 10ml）比较，不得更深。

乙二醇与二甘醇 取本品约 4g，精密称定，置 100ml 量瓶中，精密加入内标溶液（取 1,3-丁二醇适量，用丙酮制成每 1ml 中约含 4mg 的溶液）1ml，加丙酮稀释至刻度，摇匀，作为供试品溶液；另取乙二醇、二甘醇各约 40mg，精密称定，置同一 100ml 量瓶中，加丙酮稀释至刻度，摇匀，精密量取 10ml 置另一 100ml 量瓶中，精密加入内标溶液 1ml，加丙酮稀释至刻度，摇匀，作为对照品溶液。照气相色谱法（通则 0521）试验。以 50％苯基-50％甲基聚硅氧烷为固定液（柱长为 30m，

内径为 0.53mm，膜厚度 1.0μm），起始温度为 40℃，以每分钟 10℃ 的速率升温至 60℃，维持 5 分钟后，以每分钟 10℃ 的速率升温至 170℃，再以每分钟 15℃ 的速率升温至 280℃，维持 60 分钟（可根据具体情况调整）。进样口温度为 270℃，检测器温度 290℃。取对照品溶液作为系统适用性试验溶液，各峰之间的分离度均不得小于 2.0，各峰的拖尾因子均应符合规定。量取供试品溶液与对照品溶液各 1μl，分别进样，记录色谱图。按内标法以峰面积计算，乙二醇、二甘醇均不得过 0.01％。

环氧乙烷和二氧六环 取本品约 1g，精密称定，置顶空瓶中，精密加超纯水 1.0ml，密封，摇匀，作为供试品溶液；精密量取环氧乙烷对照品贮备溶液适量，置量瓶中，加经处理的聚乙二醇 400（在 60℃，1.5～2.5kPa 旋转蒸发 6 小时，除去挥发成分）溶解并稀释制成每 1ml 中约含 1μg 的溶液，作为环氧乙烷对照品溶液。另取二氧六环适量，精密称定，用水制成每 1ml 中约含 10μg 的溶液，作为二氧六环对照品溶液。取本品约 1g，精密称定，置顶空瓶中，精密加环氧乙烷对照品溶液与二氧六环对照品溶液各 0.5ml，密封，摇匀。作为对照品溶液。量取环氧乙烷对照品溶液 0.5ml 置顶空瓶中，加新配制的 0.001％乙醛溶液 0.1ml 及二氧六环对照品溶液 0.5ml，密封，摇匀。作为系统适用性试验溶液。照气相色谱法（通则 0521）试验。以聚二甲基硅氧烷为固定液，起始温度为 35℃，维持 5 分钟，以每分钟 5℃ 的速率升温至 180℃，再以每分钟 30℃ 的速率升温至 230℃，维持 5 分钟（可根据具体情况调整）。进样口温度为 150℃，检测器温度为 250℃。顶空平衡温度为 70℃，平衡时间 45 分钟，取系统适用性试验溶液顶空进样，流速为每分钟 2.5ml，分流比 1：20。调整仪器灵敏度使环氧乙烷峰和乙醛峰的峰高为满量程的 15％，乙醛峰和环氧乙烷峰的分离度不小于 2.0，二氧六环峰高至少应为基线噪音的 5 倍以上。分别取供试品溶液与对照品溶液顶空进样，重复进样至少 3 次。环氧乙烷峰面积的相对标准偏差应不得过 15％，二氧六环峰面积的相对标准偏差应不得过 10％。按标准加入法计算，含环氧乙烷不得过 0.0001％，含二氧六环不得过 0.001％。

冻结试验 取本品，置玻璃容器内，于 5℃±2℃ 放置 24 小时，不得冻结。

水分 取本品，照水分测定法（通则 0832 第一法 1）测定，含水分不得过 3.0％。

炽灼残渣 取本品 1.0g，依法检查（通则 0841），遗留残渣不得过 0.2％。

重金属 取炽灼残渣项下遗留的残渣，依法检查（通则 0821 第二法），含重金属不得过百万分之十。

砷盐 取本品 1.0g，置凯氏烧瓶中，加硫酸 5ml，用小火消化使炭化，控制温度不超过 120℃（必要时可添加硫酸，总量不超过 10ml），小心滴加浓过氧化氢溶液，俟反应停止，继续加热，并滴加浓过氧化氢溶液至溶液无色，冷却，加水 10ml，蒸发至浓烟发生使除尽过氧化氢，加盐酸 5ml 与水适

量,依法检查(通则 0822 第一法),应符合规定(不得过 0.0002%)。

脂肪酸组成 取本品约 0.1g,精密称定,置 50ml 锥形瓶中,加 2%氢氧化钠甲醇溶液 2ml,置 65℃水浴中加热回流 30 分钟,放冷,加 14%三氟化硼甲醇溶液 2ml,在水浴中加热回流 30 分钟,放冷,加正庚烷 4ml,继续在水浴中加热回流 5 分钟,放冷,加饱和氯化钠溶液 10ml,振摇,静置使分层,取上层液,用水洗涤 3 次,每次 4ml,上层液经无水硫酸钠干燥后,作为供试品溶液。照气相色谱法(通则 0521)试验。以聚乙二醇-20M 为固定液的石英毛细管柱(0.32mm×30m,膜厚度 0.50μm)为色谱柱,起始温度为 90℃,以每分钟 20℃的速率升温至 160℃,维持 1 分钟,再以每分钟 2℃的速率升温至 220℃,维持 20 分钟;进样口温度为 190℃;检测器温度为 250℃。分别称取肉豆蔻酸甲酯、棕榈酸甲酯、棕榈油酸甲酯、硬脂酸甲酯、油酸甲酯、亚油酸甲酯与亚麻酸甲酯对照品适量,加正庚烷溶解并制成每 1ml 中各含约 1mg 的溶液,取 1μl 注入气相色谱仪,记录色谱图,理论板数按油酸甲酯峰计算不低于 10 000,各色谱峰的分离度应符合要求。取供试品溶液 1μl 注入气相色谱仪,记录色谱图,按面积归一化法计算(峰面积小于 0.05%的峰可忽略不计),含油酸不得少于 58.0%,含肉豆蔻酸、棕榈酸、棕榈油酸、硬脂酸、亚油酸与亚麻酸分别不得大于 5.0%、16.0%、8.0%、6.0%、18.0%与 4.0%。

【类别】 药用辅料,增溶剂和乳化剂等。

【贮藏】 遮光,密封保存。

聚山梨酯 80(供注射用)
Jushanlizhi 80(Gongzhusheyong)
Polysorbate 80(For Injection)

[9005-65-6]

本品系植物来源油酸山梨坦和环氧乙烷聚合而成的聚氧乙烯 20 油酸山梨坦。

【性状】 本品为无色至微黄色黏稠液体,微有特臭,味微苦略涩,有温热感。

本品在水、乙醇、甲醇或乙酸乙酯中易溶,在矿物油中极微溶解。

相对密度 本品的相对密度(通则 0601 第二法),在 20℃时应为 1.06~1.09。

黏度 本品的运动黏度(通则 0633 第一法),在 25℃时(毛细管内径为 2.0~2.5mm)为 350~450mm²/s。

酸值 取本品 10g,精密称定,置 250ml 锥形瓶中,加中性乙醇(对酚酞指示液显中性)50ml,使溶解,附回流冷凝器煮沸 10 分钟,放冷,加酚酞指示液 5 滴,用氢氧化钠滴定液(0.1mol/L)滴定,酸值(通则 0713)不得过 1.0。

皂化值 本品的皂化值(通则 0713)为 45~55。

羟值 本品的羟值(通则 0713)为 65~80。

碘值 本品的碘值(通则 0713)为 18~24。

过氧化值 本品的过氧化值(通则 0713)不得过 3。

【鉴别】 (1)取本品的水溶液(1→20)5ml,加氢氧化钠试液 5ml,煮沸数分钟,放冷,用稀盐酸酸化,显乳白色浑浊。

(2)取本品的水溶液(1→20),滴加溴试液,溴试液即褪色。

(3)取本品 6ml,加水 4ml 混匀,呈胶状物。

(4)取本品的水溶液(1→20)10ml,加硫氰酸钴铵溶液(■取硫氰酸铵 17.4g 与硝酸钴 2.8g,■[订正]加水溶解成 100ml)5ml,混匀,再加三氯甲烷 5ml,振摇混合,静置后,三氯甲烷层显蓝色。

【检查】 **酸碱度** 取本品约 0.50g,加水 10ml 溶解后,依法测定(通则 0631),pH 值应为 5.0~7.5。

吸光度 取本品 0.1g,精密称定。置 25ml 量瓶中,加乙腈:水(70:30)混合液适量,使完全溶解,继续加乙腈:水(70:30)混合液至刻度。照紫外-可见分光光度法(通则 0401),扫描范围 190~400nm。在 225nm 波长处吸光度不得过 1.0,在 267nm 波长处吸光度不得过 0.10 且不得出现最大吸收峰。

颜色 取本品 10ml,与同体积的黄色 2 号标准液比较(通则 0901),不得更深。

乙二醇、二甘醇和三甘醇 取本品 4g,精密称定。置 100ml 量瓶中,取 1,3-丁二醇 0.004g,精密称定,置同一量瓶中,加丙酮使溶解,相同溶剂稀释至刻度,作为供试品溶液。取乙二醇 0.0025g,二甘醇 0.004g,三甘醇 0.004g,精密称定,置同一 100ml 量瓶中,取 1,3-丁二醇 0.004g,置该量瓶中,加丙酮使溶解,相同溶剂稀释至刻度,作为对照品溶液。照气相色谱法(通则 0521)试验。以 50%苯基-50%甲基聚硅氧烷为固定液(液膜厚度 1.0μm)的毛细管柱,起始温度为 40℃,以每分钟 10℃的速率升温至 60℃,维持 5 分钟,再以每分钟 10℃的速率升温至 170℃,维持 0 分钟,再以每分钟 15℃的速率升温至 280℃。维持 60 分钟(可根据具体情况调整)。检测器为氢火焰离子化检测器。检测器温度 290℃,进样口温度为 270℃。取对照品溶液作为系统适用性试验溶液,载气为氦气,流速 5.0ml/min,分流比 2:1,进样体积 1.0μl。乙二醇,二甘醇和三甘醇与内标 1,3-丁二醇的分离度均不得小于 2.0,各峰间的拖尾因子应符合规定,乙二醇,二甘醇和三甘醇峰面积相对于内标 1,3-丁二醇的峰面积相对标准偏差不得过 5.0%。以 1,3-丁二醇峰面积计算乙二醇,二甘醇和三甘醇的峰面积,以下式计算:

$$结果=(R_u/R_s)×(C_s×C_u)×F×100$$

式中 R_u 为供试品溶液中各待测物质与内标的峰面积比率;

R_s 为对照品溶液中各对照物质(乙二醇、二甘醇和三甘醇)与内标的峰面积比率;

C_s 为对照品溶液中各对照物质(乙二醇、二甘醇和三甘醇)的浓度,μg/ml;

C_u 为供试品溶液中待测物质的浓度,mg/ml;

F 为转换因子,10^3 mg/g。

依法检测,乙二醇,二甘醇和三甘醇均不得过 0.01%。

环氧乙烷和二氧六环 取本品 1g,精密称定,置顶空瓶中,精密加超纯水 1.0ml,密封,摇匀,作为供试品溶液。70℃放置 45 分钟。量取环氧乙烷 300μl(相当于环氧乙烷 0.25g),置含 50ml 经处理的聚乙二醇 400(以 60℃,1.5～2.5kPa 旋转蒸发 6 小时,除去挥发成分)的 100ml 量瓶中,加入前后称重,用相同溶剂稀释至刻度,摇匀。作为环氧乙烷对照品贮备液。精密称取 1g 冷的环氧乙烷对照品贮备液,置含 40.0ml 经处理的冷聚乙二醇 400 的 50ml 量瓶中,加相同溶剂稀释至刻度。精密称取 10g,置 30ml 水的 50ml 量瓶中,用水稀释至刻度。精密量取 10ml,置 50ml 量瓶中,加水稀释至刻度,摇匀。作为环氧乙烷对照品溶液。取二氧六环适量,精密称定,用水制成每 1ml 中含 0.1mg 的溶液,作为二氧六环对照品溶液。取本品 1g,精密称定,置顶空瓶中,精密加环氧乙烷对照品溶液 0.5ml 及二氧六环对照品溶液 0.5ml,密封,摇匀。70℃放置 45 分钟。作为对照品溶液。量取环氧乙烷对照品溶液 0.5ml 置顶空瓶中,加新配制的 0.001%乙醛溶液 0.1ml 及二氧六环对照品溶液 0.1ml,密封,摇匀。70℃放置 45 分钟。作为系统适用性试验溶液。照气相色谱法(通则 0521)试验。以聚二甲基硅氧烷为固定液,起始温度为 35℃,维持 5 分钟,以每分钟 5℃的速率升温至 180℃,再以每分钟 30℃的速率升温至 230℃,维持 5 分钟(可根据具体情况调整)。进样口温度为 150℃,检测器为氢火焰离子化检测器,温度为 250℃。顶空平衡温度为 70℃,平衡时间 45 分钟。取系统适用性试验溶液顶空进样,调整仪器灵敏度使环氧乙烷峰和乙醛峰的峰高为满量程的 15%,乙醛峰和环氧乙烷峰的分离度不小于 2.0,二氧六环峰高至少应为基线噪音的 5 倍以上。分别取供试品溶液及对照品溶液顶空进样,重复进样至少 3 次。环氧乙烷峰面积的相对标准偏差应不得过 15%,二氧六环峰面积的相对标准偏差应不得过 10%。按标准加入法计算,环氧乙烷不得过 0.0001%,二氧六环不得过 0.001%。

环氧乙烷对照品贮备液的标定 取 50%氯化镁的无水乙醇混悬液 10ml,精密加入乙醇制盐酸滴定液(0.1mol/L)20ml,混匀,放置过夜。取环氧乙烷对照品贮备液 5g,精密称定,置上述溶液中混匀,放置 30 分钟,照电位滴定法(通则 0701)用氢氧化钾乙醇滴定液(0.1mol/L)滴定,并将滴定结果用空白试验校正,每 1ml 氢氧化钾乙醇滴定液相当于 4.404mg 的环氧乙烷,计算,即得。

冻结试验 取本品,置玻璃容器内,于冰浴中放置 24 小时,不得冻结。

水分 取本品,照水分测定法(通则 0832 第一法 1)测定,含水分不得过 0.5%。

炽灼残渣 取本品 1.0g,依法检查(通则 0841),遗留残渣不得过 0.1%。

重金属 取炽灼残渣项下遗留的残渣,依法检查(通则 0821 第二法),含重金属不得过百万分之十。

砷盐 取本品 1.0g,置凯氏烧瓶中,加硫酸 5ml,用小火消化使炭化,控制温度不超过 120℃(必要时可添加硫酸,总量不超过 10ml),小心逐滴加入浓过氧化氢溶液,俟反应停止,继续加热,并滴加浓过氧化氢溶液至溶液无色,冷却,加水 10ml,蒸发至浓烟发生使除尽过氧化氢,加盐酸 5ml 与水适量,依法检查(通则 0822 第一法),应符合规定(不得过百万分之二)。

脂肪酸组成 取本品 0.1g,精密称定,置 50ml 锥形瓶中,加 2%氢氧化钠甲醇溶液 2ml,置水浴中加热回流 30 分钟,放冷,加 14%三氟化硼甲醇溶液 2ml,在水浴中加热回流 30 分钟,放冷,加正庚烷 4ml,继续在水浴中加热回流 5 分钟,放冷,加饱和氯化钠溶液 10ml,振摇,静置使分层,取上层,用水洗涤 3 次,每次用蒸馏水 4ml,作为供试品溶液。照气相色谱法(通则 0521)试验。以 88%氰丙基聚硅氧烷为固定液(液膜厚度 0.20μm)的石英毛细管柱(100m×0.25mm)为色谱柱,起始柱温为 90℃维持 0 分钟,以每分钟 20℃的速率升温至 160℃,维持 1 分钟,再以每分钟 2℃的速率升温至 220℃,维持 20 分钟;进样口温度 340℃;检测器为氢火焰离子化检测器,温度 330℃。分别取肉豆蔻酸甲酯、棕榈酸甲酯、棕榈油酸甲酯、硬脂酸甲酯、亚油酸甲酯、亚麻酸甲酯以及油酸甲酯对照品适量,■加正庚烷溶解并制成每 1ml 中各含 0.01mg 的溶液,■[订正]取 1μl 注入气相色谱仪,记录色谱图,理论板数按油酸甲酯峰计算不低于 10 000,各色谱峰的分离度应符合要求。取供试品溶液 1μl 注入气相色谱仪,记录色谱图,按面积归一化法以峰面积计算(忽略峰面积小于 0.05%的峰)油酸含量不得低于 98.0%,其中肉豆蔻酸、棕榈酸、棕榈油酸、硬脂酸、亚油酸、亚麻酸含量均不得过 0.5%。

无菌(供无除菌工艺的无菌制剂用) 取本品,依法检查(通则 1101),应符合规定。

细菌内毒素 取本品,依法检测(通则 1143),每 1mg 聚山梨酯 80 中含内毒素的量应小于 0.012EU。

【类别】 药用辅料,增溶剂和乳化剂等

【贮藏】 遮光,密封保存。

聚丙烯酸树脂 Ⅱ

Jubingxisuan Shuzhi Ⅱ

Polyacrylic Resin Ⅱ

本品为甲基丙烯酸与甲基丙烯酸甲酯以 50:50 的比例共聚而得。

【性状】 本品为白色条状物或粉末,在乙醇中易结块。

本品(如为条状物断成长约 1cm,粉末则不经研磨)在温乙醇中 1 小时内溶解,在水中不溶。

酸值 取本品约 0.5g,精密称定,置 250ml 锥形瓶中,加 75%中性乙醇(对酚酞指示液显中性)25ml,微温使溶解,放冷,精密滴加氢氧化钠滴定液(0.1mol/L)15ml,加氯化钠 5g 与水 10ml,用氢氧化钠滴定液(0.1mol/L)继续滴定至粉红色持续 30 秒不褪。本品的酸值(通则 0713),按干燥品计算,应为 300～330。

【鉴别】 本品的红外光吸收图谱应与对照品的图谱一致(通则 0402)。

【检查】 黏度 取本品 6.0g,加乙醇 100ml,微温使溶解,用旋转式黏度计,■依法测定(通则 0633 第三法)■[订正],在 25℃时的动力黏度不得过 50mPa·s。

酸度 取本品 3.0g,加 pH 值约为 7 的 75%乙醇 100ml,微温使溶解,放冷,依法测定(通则 0631),pH 值应为 4.0～6.0。

干燥失重 取本品,在 110℃干燥至恒重,减失重量不得过 10.0%(通则 0831)。

重金属 取本品 1.0g,依法检查(通则 0821 第二法),含重金属不得过百万分之三十。

砷盐 取本品 1.0g,置 150ml 锥形瓶中,加硫酸 5ml,加热完全炭化后,逐滴加入浓过氧化氢溶液(如发生大量泡沫,停止加热并旋转锥形瓶,防止未反应物在瓶底结块),直至溶液无色。放冷,小心加水 10ml,再加热至三氧化硫气体出现,放冷,缓缓加水适量使成 28ml,依法检查(通则 0822),应符合规定(0.0002%)。

【类别】 药用辅料,包衣材料和释放阻滞剂等。

【贮藏】 密封,在阴凉处保存。

聚丙烯酸树脂Ⅲ

Jubingxisuan Shuzhi Ⅲ

Polyacrylic Resin Ⅲ

本品为甲基丙烯酸与甲基丙烯酸甲酯以 35:65 的比例共聚而得。

【性状】 本品为白色条状物或粉末,在乙醇中易结块。

本品(条状物断成长约 1cm,粉末则不经研磨)在温乙醇中 1 小时内溶解,在水中不溶。

酸值 取本品约 0.5g,精密称定,置 250ml 锥形瓶中,加 75%中性乙醇(对酚酞指示液显中性)25ml,微温使溶解,放冷,精密滴加氢氧化钠滴定液(0.1mol/L)15ml,加氯化钠 5g 与水 10ml,用氢氧化钠滴定液(0.1mol/L)继续滴定至粉红色,持续 30 秒不褪。本品的酸值(通则 0713),按干燥品计算,应为 210～240。

【鉴别】 本品的红外光吸收图谱应与对照品的图谱一致(通则 0402)。

【检查】 黏度 取本品 6.0g,加乙醇 100ml,微温使溶解,用旋转式黏度计,■依法测定(通则 0633 第三法)■[订正],在 25℃时的动力黏度不得过 50mPa·s。

聚丙烯酸树脂Ⅳ

Jubingxisuan Shuzhi Ⅳ

Polyacrylic Resin Ⅳ

本品为甲基丙烯酸二甲氨基乙酯与甲基丙烯酸酯类的共聚物。

【性状】 本品为淡黄色粒状或片状固体;有特臭。

本品在温乙醇中(1 小时内)溶解,在盐酸溶液(9→1000)中(1 小时内)略溶,在水中不溶。

相对密度 取本品 10.25g,置 100ml 量瓶中,加异丙醇-丙酮(3:2)溶解并稀释至刻度,作为供试品溶液。供试品溶液的相对密度(通则 0601)为 0.810～0.820。

折光率 取相对密度项下的供试品溶液,依法测定(通则 0622),供试品溶液的折光率为 1.380～1.395。

碱值 取本品约 0.3g,精密称定,加中性乙醇(对溴酚蓝指示液呈黄色)25ml,使溶解,精密加盐酸滴定液(0.1mol/L)20ml 和溴酚蓝指示液数滴,摇匀,用氢氧化钠滴定液(0.1mol/L)滴定至溶液呈蓝绿色,同时做空白试验,以本品消耗的氢氧化钠滴定液(0.1mol/L)的容积(ml)为 A,空白试验消耗的容积(ml)为 B,本品的重量(g)为 W,照下式计算即得,碱值应为 162.0～198.0。

$$碱值 = \frac{(B-A) \times 5.61}{W}$$

【鉴别】 取黏度测定项下的溶液约 10μl,涂布于直径 13mm 的溴化钾压制空白片上,加热挥干溶剂,测定红外光谱图,应与同法制作的对照品红外光谱图一致(通则 0402)。

【检查】 黏度 取本品 12.00g,置 100ml 量瓶中,加乙醇溶解并稀释至刻度,用 NDJ-79 型旋转式黏度计,■依法测定(通则 0633 第三法)■[订正],在 30℃时的动力黏度为 5～20mPa·s。

溶液的颜色 取相对密度项下的供试品溶液,照紫外-可见分光光度法(通则0401),在420nm的波长处测定吸光度,不得过0.20。

干燥失重 取本品,在110℃干燥至恒重,减失重量不得过4.0%(通则0831)。

炽灼残渣 取本品1.0g,依法检查(通则0841),遗留残渣不得过0.2%。

重金属 取炽灼残渣项下遗留的残渣,依法检查(通则0821第二法),含重金属不得过百万分之十。

砷盐 取本品1.0g,加硫酸10ml,加热至完全炭化后,逐滴加入过氧化氢溶液至溶液完全褪色,放冷,加水10ml,加热到产生三氧化硫气体,放冷,加水适量使成28ml,依法检查(通则0822第一法),应符合规定(0.0002%)。

【类别】 药用辅料,包衣材料和释放阻滞剂等。

【贮藏】 密封,在阴凉处保存。

聚 维 酮 K30

Juweitong K30

Povidone K30

$$(C_6H_9NO)_n$$

[9003-39-8]

本品系吡咯烷酮和乙烯在加压下生成乙烯基吡咯烷酮单体,在催化剂作用下聚合得到的。1-乙烯基-2-吡咯烷酮均聚物,其平均分子量为3.8×10^4,分子式为$(C_6H_9NO)_n$,其中n代表1-乙烯基-2-吡咯烷酮链节的平均数。

【性状】 本品为白色至乳白色粉末;无臭或稍有特臭,无味;具引湿性。

本品在水、乙醇、异丙醇或三氯甲烷中溶解,在丙酮或乙醚中不溶。

【鉴别】 (1)取本品水溶液(1→50)2ml,加1mol/L盐酸溶液2ml与重铬酸钾试液数滴,即生成橙黄色沉淀。

(2)取本品水溶液(1→50)3ml,加硝酸钴约15mg与硫氰酸铵约75mg,搅拌后,滴加稀盐酸使呈酸性,即生成浅蓝色沉淀。

(3)取本品水溶液(1→50)3ml,加碘试液1~2滴,即生成棕红色沉淀,搅拌,溶解成棕红色溶液。

【检查】 **K值** 取本品1.00g(按无水物计算),精密称定,置100ml量瓶中,加水适量使溶解,在25℃±0.05℃恒温水浴中放置1小时后,加水稀释至刻度,■依法检查(通则0633第二法)■[订正],测得相对黏度η_r,按下式计算K值,应为27.0~32.0。

$$K = \frac{\sqrt{300W\lg\eta_r + (W + 1.5W\lg\eta_r)^2} + 1.5W\lg\eta_r - W}{0.15W + 0.003W^2}$$

式中 W为供试品的重量(按无水物计算),g。

pH值 取本品1.0g(按无水物计算),加水20ml溶解后,依法检查(通则0631),pH值应为3.0~7.0。

醛 取本品约20.0g(按无水物计算),置圆底烧瓶中,加4.5mol/L硫酸溶液180ml,加热回流45分钟,放冷,另取盐酸羟胺溶液(取盐酸羟胺6.95g,加水溶解并稀释至100ml,用氨试液调节pH值至3.1)20ml,置锥形瓶中,再将锥形瓶置冰浴中,连接蒸馏装置,将冷凝管下端插入盐酸羟胺溶液的液面下,加热蒸馏,至接收液的总体积约为120ml时,停止蒸馏,馏出液用氢氧化钠滴定液(0.1mol/L)滴定至pH值为3.1,并将滴定的结果用空白试验校正,消耗氢氧化钠滴定液(0.1mol/L)不得过9.1ml。

N-乙烯基吡咯烷酮 取本品10.0g(按无水物计算),加水80ml使溶解,加醋酸钠1g,精密加碘滴定液(0.05mol/L)10ml,放置10分钟,用硫代硫酸钠滴定液(0.1mol/L)滴定,至近终点时,加淀粉指示液2ml,继续滴定至蓝色消失,并将滴定的结果用空白试验校正,消耗碘滴定液(0.05mol/L)不得过3.6ml。

水分 取本品,照水分测定法(通则0832)测定,含水分不得过5.0%。

炽灼残渣 取本品1.0g,依法检查(通则0841),遗留残渣不得过0.1%。

重金属 取炽灼残渣项下遗留的残渣,依法检查(通则0821第二法),含重金属不得过百万分之十。

含氮量 取本品约0.1g,精密称定,置凯氏定氮瓶中,依次加入硫酸钾10g和硫酸铜0.5g,沿瓶壁缓缓加硫酸20ml,在凯氏定氮瓶口放一小漏斗,用直火缓缓加热,俟溶液成澄明的绿色后,继续加热30分钟,放冷。转移至100ml量瓶中,加水稀释至刻度,摇匀。精密吸取10ml,照氮测定法(通则0704第二法)测定,馏出液用硫酸滴定液(0.005mol/L)滴定,并将滴定的结果用空白试验校正。按无水物计算,含氮量应为11.5%~12.8%。

【类别】 药用辅料,黏合剂和助溶剂等。

【贮藏】 遮光,密封,在干燥处保存。

索 引

中 文 索 引

（按汉语拼音顺序排列）

英 文 索 引

二　部

三　部

A

B

D

G

H